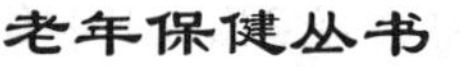

丛书主编　侯国新　谢英彪

老年养生保健

主　编　穆志明

副主编　问奉文　樊凯芳　赵翠英

编　委　窦　云　魏永明　杨　慧

樊娟娟　主嘉佳　徐晓明

曹松美　魏金荣

东南大学出版社

SOUTHEAST UNIVERSITY PRESS

·南京·

图书在版编目(CIP)数据

老年养生保健 / 穆志明主编. —南京:东南大学出版社,2016.9

(老年保健丛书)

ISBN 978-7-5641-6695-3

Ⅰ.①老… Ⅱ.①穆… Ⅲ.①老年人-养生(中医) ②老年保健学 Ⅳ.①R161.7

中国版本图书馆CIP数据核字(2016)第197490号

老年养生保健(老年保健丛书)

出版发行	东南大学出版社
社　　址	南京市四牌楼2号(邮编:210096)
出 版 人	江建中
责任编辑	褚　蔚(Tel: 025-83790586)
经　　销	全国各地新华书店
印　　刷	常州市武进第三印刷有限公司
开　　本	700mm×1000mm　1/16
总 印 张	48.5
总 字 数	815千字
版　　次	2016年9月第1版
印　　次	2016年9月第1次印刷
书　　号	ISBN 978-7-5641-6695-3
总 定 价	120.00元

丛书前言

对于老年人的年龄划分有着不同的标准，国际上一般按照 65 岁划分，也有按 60 岁划分的。我国目前将 60 岁作为退休年龄，所以习惯上视 60 岁以上为老年人。

人口老龄化是指某个国家或者地区总人口中因为年轻人数量的减少、老年人数量的增加而导致的老年人口比例相对增高的一种动态过程。人口老龄化有两方面的含义：一是指老年人口相对增多，在总人口中所占比例不断上升的过程；二是指整个社会的人口结构呈现出一种老年状态，进入老龄化社会。

中国人口老龄化将伴随 21 世纪始终。早在 1999 年，我国就提前进入老龄化社会，目前是世界老年人口最多的国家，占全球老年人口总量的 1/5。第六次全国人口普查的数据表明，60 岁及以上人口占 13.26%，比 2000 年人口普查上升 2.93 个百分点，其中 65 岁及以上人口占 8.87%，比 2000 年人口普查上升 1.91 个百分点。中国人口年龄结构的变化，说明随着中国经济的快速发展，人民生活水平和医疗卫生保健事业的巨大改善，生育率持续保持较低水平，老龄化进程逐步加快。

在发展中国家中我国是第一个进入老龄化社会的国家，与其他西方发达国家相比，我国人口老龄化具有不同的特点。我国是世界上人口最多的国家，目前全国人口总数超过 13 亿，在这样一个人口基数庞大的国家，随着我国人口老龄化程度的不断加深，老年人口数量占全国总人口数量的比重将不断增长，老年人口基数日益庞大。我国的国土面积约为 960 万平方公里，由于受到地形、经济发展水平、气候等相关因素的影响，我国不同地区的人口老龄化呈现出发展不平衡的特点。我国人口老龄化的另一个显著特点是城乡老龄化倒置，乡村表示出比城市更为严重的人口老龄化。从 1982—2000 年，是我国人口年龄结构的一个转型时期，从成人型人口过渡到老年型人口，我国只花了不到 20 年的时间。从世界各国的人口老龄化历程来看，转变可以说是相当迅速的，中国是世界上人口老龄化速度最快的国家。我国人口老龄化呈现出高龄化趋势，越来越高比例的老年人口数量的增加，意味着医疗和社会养老保险的水平也会随之越来越高。

我国即将进入人口老龄化迅速发展时期，为适应中国社会老龄化的发展现状，我们特组织作者编写了“老年保健丛书”一套，共五本，分别是：《老年养生保健》、《老年饮食营养》、《老年心理保健》、《老年家庭护理》、《老年疾病防治》。

老年人的生活规律必须顺应四季的变化。《老年养生保健》在介绍了老年养生要领后，分别根据春暖、夏暑、秋燥、冬寒的气候特点来详解老年人的养生保健与防病治病方法。

老年饮食营养要根据老年人的饮食习惯选择食物和烹制方法，经常调换口味，促进老年人的食欲。《老年饮食营养》详述了老年人的合理营养与饮食抗衰老，阐明了老年人的饮食宜忌，细说老年病患者的饮食宜忌与饮食调养。

老年心理保健旨在提高老年人的生活质量，使老年人能度过一个愉快幸福的晚年。《老年心理保健》在介绍了老年人的心理健康常识之后，细说老年心理健康与长寿的关系，指出了老年人心理调适的一些方法，探讨了老年病患者如何保持心理健康，最后阐述了老年精神疾病患者的心理呵护。

开展老年人家庭护理，对于老年人及家人的健康教育和指导至关重要。《老年家庭护理》详细回答了老年人生活起居中的护理问题，并指导了老年人家庭合理用药，对老年常见病患者的家庭护理和康复护理中的常见问题作了认真解答，最后罗列了一些常见的家庭护理技巧，并针对高龄老年人的护理介绍了作者的一些经验。

人到老年，身体的各器官的功能减退，一些疾病也会随之而来。《老年疾病防治》针对老年内科病（包括呼吸系统疾病、消化系统疾病、心血管系统疾病、血液疾病、内分泌代谢障碍疾病、肾脏疾病、神经系统疾病、精神障碍疾病）、老年妇科病、老年泌尿外科病、老年五官科病和老年皮肤病中的100多种常见病介绍了病因、症状，重点详述了常用的防治方法。

“老年保健丛书”对老年养生的方方面面进行全方位的探讨，为老年人消除烦恼，希望能成为老年生活的好帮手。

作　者

2016年8月28日

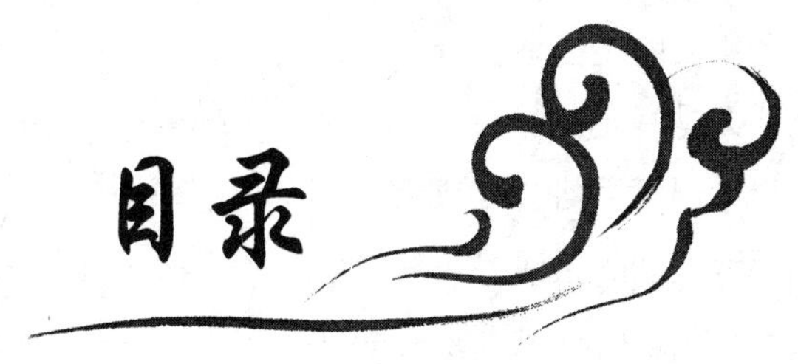

目录

一、老年养生要领

二、春季养生

三、夏季养生

四、秋季养生

五、冬季养生

一、老年养生要领

养生的意义何在?

中医所说的养生是指通过各种方法颐养生命、增强体质、预防疾病,从而达到延年益寿的一种医事活动。中医养生重在整体性和系统性,目的是预防疾病,治未病。

自20世纪70年代以来,国内外日益注重对养生学的研究。国外重点在于理论及实验研究,探索衰老形成的原因和机理,包括生物的内在决定因素与生物生存过程中有害积累这两个方面;国内则侧重于对传统理论的整理及探索抗衰老的具体方法。养生的目的是为了健康,而健康是财富、是幸福、是资源、是学习力、是生产力,甚至是战斗力。健康不仅属于个人,也属于整个家庭,乃至全社会。追求健康、渴望长寿是人类的共同梦想。重视养生,说明现代人对自己的生命质量要求更高,对养生的探索在很大程度上反映了社会文明的进步程度。但仅仅认识到生命是可贵的还不够,还必须通过倡导养生,通过科学、文明、健康的生活和行为方式,才能真正达到健康长寿的目的。

医学模式是随着社会的发展和科学的进步不断演变和发展的。从远古时代的神灵医学模式到文艺复兴后的生物医学模式,再演变为现在的生物-心理-社会医学模式。如今这种医学模式的主要任务是预防慢性病的发生。

激烈的社会竞争给人类健康带来的问题是“生活方式疾病”。生活方式疾病将会成为世界头号杀手。世界卫生组织指出,处于亚健康状态的人超过75%,其中大多数或绝大多数是患富裕病或有富裕病初期症状的人。不科学的生活方式是引起文明病的主要原因,如生活节奏快、运动减少、压力增大、高热量饮食的摄入、脂肪过剩、饮酒吸烟等。调查发现,都市化程度越高,这些病的发病率也就越高。

而与现在疾病谱、医学模式相适应的中医养生学,它的基本思想就是防患于未然，主要采取增强体质的方法，增进健康，并采用特殊的中医养生措施，对疾病进行早期预防，建立健康的生活理念。中医养生的特点是防重于治，即“治未病”思想。用现代生物医学手段，用中医原始和质朴的、讲究整体、注重变化为特色的治未病和辨证施治理念来研究亚健康以及慢性复杂性疾病。

什么是形神共养?

形神合一是中医学的生命观，也是中医学整体观念的具体表现。所谓形，是指构成人体的基本结构，包括五脏、六腑、皮肉、经络、骨骼等，是维持人体生命活动的物质基础；所谓神，则指人的精神思维活动，包括神志、意识、情感等，是人体生命活动的外在表现，也是维持生命活动的主宰。因此，形神共养，就是不仅要注意形体的保养，而且还要注意精神的摄生，使形体强健、精力充沛，身体和精神得到协调发展，才能保持健康长寿。

形作为神的物质基础存在，而又受到神的主宰，构成了形神合一的有机整体。形的生理功能异常可导致神的变化，反之亦然。因此，养形和养神必须兼顾，切不可偏废，形体的健壮和精神的充沛需相辅相成，方能相得益彰。

什么是顺应自然?

中医整体观认为，人与自然界具有统一性，是一个有机整体，自然界是人类生存的基础。自然界的各种变化都可以直接或间接地影响人体的生命活动，使机体产生适应性的反应。当这一变化控制在机体生理反应范围内时，人体可以适应性地接受；当外界变化超越了这一范围，就会产生病理反应。顺应自然包括两方面的内容：一是遵循自然界正常的变化规律，二是谨防异常变化造成的影响。

四时、昼夜、天地、地域等的变化，都会对机体产生一定影响，使人体产生生理或病理的反应。在四时的气候变化中，春属木，其气温；夏属火，其气热；长夏属土，其气湿；秋属金，其气燥；冬属水，其气寒。因此，春温、夏热、长夏湿、秋燥、冬寒就是四时变化的一般规律，在这种气候变化下，人就会对应地产生生、长、化、收、藏等一系列的适应性变化。由于每个季节都有其自身的特点，所以当季节特点太过或不及时，就会使人体产生病理性的变化而发为季节性疾病。此外，某些慢性宿疾，如痹证、哮喘等，也会在季节更替的时候发作或加重。

在昼夜晨昏的变化中，人体也会产生与之相适应的反应。尽管昼夜的寒温变化幅度并不及四时的变化明显，但也会对人体产生一定的影响。一日之内，人体的阳气变化也会随着时辰的不同而变化，日间阳气多趋向于表，夜间多趋向于里。

地区气候的差异、地理环境及生活习惯的不同，也是影响人体生理活动的因素。南方湿热，人体往往腠理疏松；北方干寒，人体多腠理致密。故易地而处，容易出现水土不服的现象，这就是人体不能适应突然改变的环境所出现的应激反应。一段时间后，人体适应了这一改变，不适症状也会随之消失。

因此，顺应四时、昼夜和地域的变化规律，是养生的重要环节。

自然界是人类生命的源泉，人要维持其生命活动，必须顺应自然，适应自然变化的规律。事实上，人不仅可以认识自然，更可以利用、改造、保护自然，建立起更加有利于健康长寿的自然环境，造福于人类。

什么是平衡阴阳？

阴阳的平衡是指阴阳的对立制约、互根互用是处在不断的运动变化之中的。在正常的生理限度内，阴阳间平衡的不断建立和打破，贯穿了人体生、长、壮、老、已的整个过程。当平衡不再被打破，也就意味着新陈代谢停止和生命终结。因此，从"平衡"的角度来说，中医学认为，阴阳的消长变化才是机体保持气血充足、精神振奋的不二法则，即所谓"阴平阳秘，精神乃治"。中医养生学认为，只有保持气血阴阳的平衡，才能起到延年益寿的作用。其基本点即在于燮理阴阳、调整阴阳的偏盛偏衰，使其复归于"阴平阳秘"的动态平衡状态。

人体的生命过程就是新陈代谢的过程，整个生命过程中的新陈代谢也是通过阴阳平衡来完成的。人体作为一个开放的系统，时刻与外界环境发生物质交换，诸如呼吸的吐故纳新、食物的吸收和排泄，同时，体内各部之间也时刻发生相互协调的变化，如体温的升高和降低、内环境酸碱的变化等，都是由体内外阴阳协调平衡共同完成的。

人体就是一个阴阳运动协调平衡的统一整体，人生历程就是一个阴阳运动平衡的过程。阴阳平衡是人体健康的必要条件，运用阴阳平衡的规律，协调机体各部之间的功能，使机体达到内外平衡协调就是养生的根本任务。人体是以五脏和六腑为主体，与五志、五神等有机结合的整体，因此，在协调脏腑功能时，不仅要关注脏腑间的平衡，更要注意情志间的平衡。喜、怒、忧、思、悲、恐、惊等情志过激，都可影响脏腑，造成脏腑功能失衡而滋生百病，而疾病又可反馈人的情志，造成恶性循环。因此,必须随时调整机体生理与外界环境的关系,才能维护其协调平衡的状态。

什么是动静结合?

动和静是养生观中对立统一的两个方面。动静结合是指在人的生命过程中始终保持着动静和谐的状态,维持着机体的生理活动。

人体的新陈代谢,概括而言就是自身动静变化的过程,健康的生理活动就是机体动静相对平衡的表现。我们常认为,坐卧为静、走跳为动,其实不然,当我们处于坐卧的相对静态中时,我们的脏腑器官并未停止运动,我们仍然存在呼吸、消化、分泌等活动,甚至做梦也是机体内脏运动的表现。当内部运动达到一定程度时,平衡就会被打破,在日常生活中我们会表现为口渴、饥饿或从梦中醒来等现象。

动和静是中国传统养生法则的两个方面。众所周知,"生命在于运动",适量的运动有助于促进人体新陈代谢,增强体质,延缓衰老。但过量运动又会造成机体的运动性损伤,或者出现过度疲劳的亚健康状态,所以又有人提出"生命在于静止"的观点。以动静为纲,可将古代养生家分为主静和主动两派,以老、庄为首的道家养生推崇以静养生,强调静以养神;而以《吕氏春秋》为主的一派,主张以动养生,强调动以养形。

神是形的主宰,中医认为,神是安静的、内守的,所以需"静以养神"。我国历代医家也非常注重"养神"与健康的关系。安静养神绝非是神无所用,心无所属的状态。只有在动静相宜的指导思想下,既安静养神,又正常思索,不妄动心血才是养生正道。在日常生活中,可以通过少私寡欲、调摄情志、顺应四时、常练静功等诸多方法静养情志,同时结合动静相宜的观点,做好养形的基础。

动以养形是《内经》中动静互涵养生观的另一重要方面。适度运动可以使气机调畅、气血通利,长时间坐卧则易使人气机郁滞、气血凝结。现代社会中,人们处于高速的城市生活中,来自各方面的社会压力往往使人只关注忙碌的工作,而忽略了运动的重要性,导致亚健康状态,这就是因为违背了动静相宜的养生观点。其实,只需每日维持适度的运动,就能起到活络筋骨、行气活血的作用,从而符合动静相宜的要求。

动静相宜、形劳不倦的原则贯穿在养神和养形两个方面。古代养生家们一直都主张动静适宜,主张动静结合,刚柔并济。实践证明,只有当动和静、劳和逸这些对立的关系协调得当时，才能起到养生的作用。所以，动静相宜是养生的一大法则，人们需根据自身情况，衡量运动的具体量。身体强壮的人可以适度增加运动量，身体虚弱、体力较差的人则可以适度减少。

养生为什么要因人制宜？

根据年龄、性别、体质、职业、生活习惯等的不同，有针对性地选择相应的养生方法，叫作“因人制宜”。人类本身存在着较大的个体差异，这种差异不仅存在于种族之间，也存在于个体之间。每个人所处的环境、生活习惯的不同，会造成个体身心、体质的明显不同。这就要求我们在选择养生方法时要做到因人施养、辨证取法，达到延年益寿的目的。

人到老年，生机减退，气血亏虚，各方面机能都出现明显的衰退。其生理特点表现为生理机能自然衰退，机体协调能力及稳定性减弱。老年体虚，多患虚证或虚实夹杂之证，养护时当注意审慎调食，老年人脾胃消化功能减退，故饮食应当符合营养多样、清淡易消化的标准，当多食温熟软烂的食物；还需调摄起居、谨避风寒、适度锻炼等，以维护身心健康。

男女性别不同，各有其生理特点。女性有经、带、胎、产等情况，其脏腑经络气血活动与男子有所不同，各时期养生也有所不同。女性情感丰富，精、血、神、气颇多耗损，极易患病早衰，做好女性的养生，有着特别重要的意义。

养生为什么要因时制宜？

四时气候的变化，对人体的生理功能、病理变化均产生一定的影响。因时制宜，就是按照时令季节的变化规律，运用相应的养生手段保证健康长寿的方法。这种“天人相应，顺应自然”的养生方法，是中医养生学的一大特色。

在四时养生中有“春夏养阳，秋冬养阴”的说法，意思是春夏季节，阳气逐渐生发，万物复苏，是属于生发的季节，人们顺应天时顾护阳气；到了秋冬季节，气候逐渐转凉，是人体阳气收敛，万物收藏的时候，此时人们也当以保养阴精为主而顺应天时。人们在顺应季节养护正气的同时，更需格外注意避忌外邪。

春三月，是指从立春开始到谷雨的六个节气。春为四时之首，新春伊始，冰雪消融，是万物萌发的季节，自然界生机勃发，一派欣欣向荣的景象。因此，此季节的养生，需要顺应春天万物生发的特点，顾护阳气。春季气温开始升高，阳气运动趋向于表,此时腠理渐松,体表气血供应增多,使人产生困顿之感,所以,人们应该夜卧早起,促进阳气生发,清晨可以做适量的运动,使形体舒展,一则缓解困倦感,二则助阳生发。春季属木,与肝相应,木曰曲直,喜调达,故春季当重视养肝,保持心情的舒畅,戒躁戒怒,常参加户外活动,避免独居室内而产生抑郁感。春季饮食宜食辛香发散之品,不宜食酸收之味。

夏三月是从立夏到大暑的六个节气。夏季阳光充足,气温偏高,雨水充沛,是万物竞相生长的季节,所以,此季节的养生应着眼于一个“养”字。夏季的作息,可以适当地晚睡早起,以顺应自然界阳盛阴衰的特点。夏季气温偏高,人体易被“暑气”侵袭,出现中暑的症状,故夏季午后日晒最烈的时候当避免户外活动,亦可小睡片刻,一则可避炎热,二则缓解疲劳。此外,夏季饮食也需以清凉解暑为宜,多食绿豆、西瓜等消暑之品。可以在清晨或傍晚,气温凉爽的时候进行适度运动,但不宜剧烈,避免汗出过多,耗气伤阴。

秋三月是从立秋至霜降的六个节气。秋季是万物成熟的季节,此时天气逐渐转寒,是阳气渐收,阴气渐长,由阳向阴转换的关键时期。所以,此季养生当注重一个“收”字。秋季作息,当早卧早起以顺应秋季收的自然特性。秋季气温渐降,草枯叶落,花木凋零,常使人产生凄凉之感,《素问·四气调神大论》指出:“使志安宁,以缓秋刑,收敛神气,使秋气平;无外其志,使肺气清,此秋气之应,养收之道也。”说明秋季养生首先要培养乐观情绪。秋季应多食酸收之味;又因秋季天气干燥,不宜辛香发散之品,可多食滋阴润燥之物,如芝麻、蜂蜜、梨等。

冬三月是指从立冬开始至大寒的六个节气,是一年中最寒冷的季节。此季,阳气潜藏,万物凋零,蛰虫深伏,阴气最重。所以,此季养生最重“藏”字,只有在冬季充分地养精蓄锐,才能为来年的生机勃发做好准备。冬季作息,当早卧晚起,冬季具有日短夜长的气候特点,清晨时分,气温较低,阳气不能生发,故过早起床不利于顾护阳气。此冬气之应,养藏之道也。冬季饮食,应遵循“秋冬养阴”的原则,最宜食用滋阴潜阳的高热量高蛋白食物。冬季也是最适宜食补的季节,可多食羊肉、谷类、木耳、鳖等食物以顾护阳气。冬季气候寒冷,故可改为在室内进行适量运动。

养生为什么要因地制宜?

不同地区,由于地理环境、气候条件及生活习惯各异,人的生理活动和病理特点也不尽相同。根据不同地域的环境特点而制定适宜的养生原则,称为因地制宜。

不同的地域，地势有高低，气候有寒热湿燥、水土性质的不同，养生的方法也各有所异。传统概念上，我们将地理方位结合五行特点，分为东、西、南、北、中五方。其中，西北方海拔较高，气候干燥与西北属金、属火的五行特点相吻合。而南方地势低洼，平原湖泊较多，气候湿润。因此，两地人们所选养生方法自然不同。

山区，泛指以山地、丘陵为主的高原地带。此地区，随着海拔的升高，空气中的含氧量下降，昼夜温差较大，紫外线辐射强烈。此处的人们，通常身材高大、体格健壮、皮肤黝黑、性格豪爽、热情大方，这与他们长期生活在这种广阔的环境下，以农牧为主的生活方式有关。起居方面，也因地制宜地创造了他们自己的建筑风格，比如黄土高原冬暖夏凉的窑洞式建筑，藏族的牦牛帐篷及蒙古族牧区的蒙古包等。饮食方面，多以富含蛋白质和热量的牛、羊肉以及各种乳制品为主，可以起到暖中补气、御风寒的作用。山区通常风景优美，气候宜人，空气格外清新，呼吸这样的空气可以减少呼吸道疾病的发生，且山区的人出入常需爬坡，保持一定量的运动也是延年益寿的关键。

平原，指陆地上海拔在200米以下，地面宽广、平坦或有轻微起伏的地区。以起伏和缓的特点区别于丘陵，又以较小的高度有异于高原。我国的三大平原为东北、华北和长江中下游平原。盆地为四周高(山地或高原)、中间低(平原或丘陵)的盆状地形。我国著名的四大盆地为四川、塔里木、准噶尔和柴达木盆地。平原地区地势平缓，多与湖泊、河流等地形相结合，矿产资源丰富，人口密度大。此处的住宅常采用坐北朝南、避风向阳的布局；衣着多采用麻布、丝绸等轻薄透气的织物；饮食结构复杂多样，不可概述。就我国几个盆地而言，以四川盆地为首的川、湘地区的居住者嗜食麻辣，这与当地湿润的气候有关，除了可以防寒保暖外，还可以防治当地常见的风湿性腰腿疾病；而在广阔的东北地区的居住者则喜食大蒜、芥末等食物，也可以起到冬季辛温暖中的作用。我国湖滨地区多气候湿润宜人，景色秀丽，湖光山色相映生辉，使人心旷神怡、精神振奋，历来也为中外人士所向往，成为养生的良好去处。

沿海地区以温和湿润的海洋性气候为主。清新的海陆风环流和充足的日照使得此处的居民通常在长时间的户外活动中接受较多的紫外线辐射，呈现出肤色黝黑，体魄结实、精悍的特点。饮食是以吃“鱼生”和其他半熟或生肉食为主，如港、澳、海南、广东及台湾等地最喜欢将新鲜塘鱼切片，加上姜、葱、芝麻油等调料搅拌食之。值得注意的是，由于寄生在鱼体内的肝吸虫藏在鱼的血肉中，不煮熟而食，也容易受到寄生虫的侵袭。但是丰富的渔产资源也为人们提供了丰富的蛋白质，温和的气候适宜各种瓜果的生长，既满足口味的需求，也保证了各种营养的供给。海滨气候所具备的特有的综合作用，可协调机体各组织器官的功能，对许多慢性疾患如神经衰弱、支气管炎、哮喘、风湿病、结核病、心血管系统疾患及各种皮肤病都有一定的防治作用。

老年人会有哪些老化改变?

机体老化是生命过程中的一种必然现象，在人体成熟期后就出现了漫长的老化演变过程。随着年龄的增长，人体组织器官日趋老化，生理功能逐渐减退。

(1) 心血管系统：动脉硬化，心脏重量增加，心肌收缩与舒张功能下降，心脏储备功能下降；窦性心率随年龄的增长而减慢；心排血量减少，动脉压力升高，静脉压力下降，心脏和内分泌功能减退，微循环障碍等。

(2) 呼吸系统：上呼吸道腺体萎缩，分泌功能减退，加温和湿化功能减弱；黏膜上皮萎缩，分泌型免疫球蛋白 A 减少，防御功能下降；肺泡数目减少，肺泡壁变薄，肺总换气面积减少，肺通气功能降低，残气量增加，换气效率明显降低等。

(3) 消化系统：口腔味蕾数目减少，味觉减退；牙齿可有部分或全部缺失；唾液腺分泌功能减低；食管黏膜上皮萎缩，平滑肌蠕动及输送食物的功能减弱；胃运动、分泌功能减退，消化能力低下；肠道上皮黏膜变粗、萎缩，腺体形态异常，肌层萎缩，张力降低；肝脏重量减轻，肝功能减退；胆汁分泌量减少；胰腺分泌脂肪酶减少等。

(4) 神经系统：脑重量减轻；神经细胞减少，神经纤维传导速度减慢，神经递质减少；脑血流量与氧代谢率降低，记忆力衰退，思维活动缓慢，感觉功能障碍等。

(5) 泌尿系统：肾脏重量减轻，皮质减少；肾血流量减少；肾小球出现生理性硬化，肾小球滤过功能下降；肾小管储钠及排钠功能受损，稀释功能降低，尿酸化功能受损等。

(6) 内分泌系统：代谢生长激素降低，性激素水平下降，胰岛素分泌迟缓，胰岛素受体敏感性减低，脂代谢和糖代谢障碍，蛋白质和核酸代谢障碍等。

(7) 其他：免疫功能老化，表现为血清天然抗体滴度下降，自身抗体水平升高；运动系统肌肉神经萎缩，骨质增生；听觉功能障碍，老视等。

老年人的皮肤和毛发有什么改变?

老年人皮肤内的弹性组织退化,脂肪细胞减少或消失,基质及水分含量也减少,因而皮肤各层显著萎缩,整个皮肤枯燥松弛,并出现皱纹。如前额的皱纹逐渐增加,变深变粗,眼角的皱纹、耳前纵行的皱纹、唇周边的放射状皱纹日益明显。颈部的皱纹有时比面部的变化更为明显。可以说,面部皮肤皱纹是衰老的重要征象。40 岁以后,在面颊和手臂上常常出现棕色色素斑,通常称为老年斑,同时出现疣。50 岁以上的老年人身上可出现白斑,呈圆形,边界清楚,它是由于局部色素细胞老化而成。老年人的皮脂腺也逐渐萎缩,皮脂分泌减少,因而皮肤和毛发失去光泽,易断裂。汗腺的数量减少,汗液分泌也减少,使老年人感到皮肤干痒,尤其在冬季洗浴后更甚。

毛发的衰老有两种变化:白发和秃发。据观察,硬而粗的头发易变白,细而软的头发易脱落。一般来说,毛发变白或脱落,常始于顶部和额部。白发的原因是由于毛囊内的黑色素细胞逐渐减少,合成黑色素的功能减退,使毛发内的色素减少。部分人的毛发改变与遗传有关,而后天因素如全身性疾病、精神刺激、内分泌障碍等对其也有一定的影响。一般 60 岁的老年人约有半数出现白发,80%出现脱发。

老年人的感觉器官有什么改变?

在所有感觉中,视觉接受和感知的外界信息达 80%以上。老年人除视力明显下降外,眼睛的各方面功能都在减退。由于角膜周边部位的脂肪浸润,角膜周围可出现 1～2 毫米的半月状或环状浑浊,称为老年环。眼的退行性变化常表现为老花眼、老年白内障等,因此,老年人常感到眼前云雾状或视物不清。

老年人听觉功能逐渐减退,听力降低。一般来说,左耳比右耳听力好,女性比男性听力好。老年性耳聋主要由内耳障碍所致。同时,由于位置觉感受器的敏感性减退,也会出现平衡觉障碍,如走路不协调、站立不稳等。

老年人的心血输出量减少,肾的血流量相应减少,药物在体内储留的时间延长,致使药物中毒的机会增加,尤其对听神经有损害的药物,如链霉素、庆大霉素等,极易引起老年人耳鸣、耳聋、头晕等,且难以恢复。

老年人的心脏和血管有什么改变？

老年人心脏的四大特点是：心房扩大，心室容积减少，瓣膜口肥厚，瓣环扩大。心输出量在30岁以后随年龄增加而减少，平均每年减少约1%，这导致心脏收缩期延长和血流速度减慢，因此，老年人心脏比年轻时明显增大。老年人冠状动脉贮备能力下降，即使增加冠状动脉的血流量，也难以满足心肌细胞的需要。由于心脏厚度的增加，加之冠状动脉的狭窄等病变，使毛细血管间的距离增大，造成心肌营养不良和心肌缺血。80%的缺血性心脏病发生在老年，在临床上可表现为心绞痛或心肌梗死。

老年人的动脉和末梢血管的弹性随年龄增加而降低，特征性的变化为动脉中层的胆固醇等脂质成分蓄积，由此导致动脉粥样硬化斑块产生，结缔组织老化或钙化，弹性蛋白变性、消失，使血管腔狭窄、变硬，血流不畅，造成组织缺氧和高血压。末梢血管壁增厚，扩张能力减弱，毛细血管弹性降低，脆性增加，在较大压力下易破裂出血。

随着年龄的增加，静脉内层弹性逐渐消失，血管扩张，形成静脉曲张，静脉血流减少，导致全身有效循环血量减少。局部循环障碍时易导致疾病（如痔疮）。

老年人血小板的数量下降不明显，但血小板的功能有下降倾向。血液凝结功能减退，血小板黏附性增加。当患冠状动脉粥样硬化性心脏病时，冠状动脉内的血小板活性增强，聚集反应增强，促使产生血栓，易导致血栓栓塞性缺血性心脏病等。

老年人的呼吸系统有什么改变？

老年人由于肋骨脱钙和肋软骨钙化等变化，使胸廓变得僵硬，横径变小，出现桶状胸，同时，因骨质疏松症、运动减少、呼吸肌的萎缩等，导致胸廓运动减弱，影响了呼吸功能。鼻黏膜萎缩、气管软骨钙化、细支气管管腔变小或被阻塞，肺弹性纤维减少等，均导致肺活量减少，残气量增多，最大通气量降低，并导致动脉血含氧量降低，使老年人常感到胸闷。

此外，老年人呼吸频率加快，到70～79岁时，男性每分钟呼吸达19～20次，同时，还常见呼吸节律不齐，甚至在睡眠时出现短暂的呼吸暂停。若有鼻咽部结构改变，睡眠时鼾声大作，再频繁发生呼吸暂停，则易出现缺氧、紫绀，形成呼吸暂停综合征，以肥胖者多见，病人有猝死的倾向。

老年人的消化系统有什么改变?

老年人的牙龈逐渐萎缩,致使牙颈部外露,遇冷、热、酸、甜等刺激易过敏,引起不适。同时,由于唾液分泌减少,口腔自洁能力下降,龋齿发生率增加,又易引发牙周炎症,导致牙齿松动,直至脱落。一般在50～60岁以后,牙齿逐渐脱落。由于老年人唾液分泌减少,影响碳水化合物的消化而出现口干。唾液腺及舌黏膜的乳头萎缩,味蕾数目减少,味觉失敏,因此较年轻时口重,而多食钠盐是诱发或加重高血压病的重要危险因素之一。由于老年人胃肠、胰的消化酶分泌趋于减少,胃肠运动功能减弱,故常引起消化不良及便秘。因此,老年人应食易消化的食物,更应细嚼慢咽。

老年人肝脏的变化主要是肝细胞数减少,而双核细胞增加,因此老年人肝脏体积缩小。肝脏的再生功能也随年龄增长而降低。除血清转氨酶活性降低外,老年人肝脏参与氧化、还原的酶类亦有所减少,这些对于药物的代谢及解毒功能将产生不利影响。因此,老年人用药应慎重。

老年人胆囊和胆道管壁增厚,弹性降低,胆囊常下垂,胆汁减少而黏稠,且含大量的胆固醇,胆囊功能减弱,易发生胆囊炎和胆石症。

老年人胰岛素分泌减少,葡萄糖的耐量因而降低,所以增加了发生胰岛素依赖型糖尿病的危险性。

老年人的泌尿系统有什么改变?

肾脏的泌尿功能随年龄增加而减退。老年人肾脏萎缩,重量减轻,肾内脂肪组织增加。30～40岁时肾脏重量约270克,70岁时下降为230克,80岁时仅有190克。肾单位也逐渐减少,70～80岁时大约有30%的肾单位失去作用。因此,肾小球和肾小管功能在中年以后逐渐减退。正常人肾小球每日滤出的原尿为100～120升,但每人每日尿量平均为1～1.5升,其余的99%又被肾小管和集合管重新吸收而回到血管内。肾小管重吸收减少1%,尿量则增加一倍,故尿量增加是肾功能减退的早期表现之一。

老年人常有夜尿增多的现象,这说明老年人对尿量的昼夜调节能力变差,也是肾功能减退的表现。除了膀胱萎缩和肾功能减退表现为夜尿次数增多外,男性前列腺肥大也是引起夜尿增多的原因之一。

由于肾小球动脉腔萎陷、阻塞，导致肾小球血管表面积减少，肾小球的血流量减少。40 岁以前，肾血流量基本不变，40 岁以后，年龄每增加 10 岁，肾血流量就减少 1%。尿素和肌酐的清除率随年龄增加而减少，在 65 岁以后变化更明显。

老年人的膀胱肌萎缩，膀胱贮尿量减少，以致排尿次数增加，尤其是夜尿次数增加。

老年人的尿道括约肌收缩无力，可导致在咳嗽、走路或从坐位起立时，发生尿失禁。老年妇女可因老年性阴道炎引起尿道炎症。

另外，老年人常因前列腺肥大而排尿困难，尿流射程缩短。

老年人的生殖系统有什么改变？

老年男性由于促性腺激素释放减少，使睾丸分泌睾酮的作用减弱，再加之睾丸萎缩，使性功能逐渐下降。老年女性生殖系统的变化主要表现在乳房脂肪沉积，腺体萎缩，外生殖器缩小，阴道湿度减小，子宫及宫颈萎缩，卵巢缩小、硬化，促性腺激素的释放也减少，因此，卵巢产生雌激素的能力下降。老年人的性功能随着年龄增长而减退，并在性欲方面存在着身心分离现象。老年人性功能减弱一般呈渐进型，但在严重躯体疾患或精神创伤后，可呈阶梯形下降。老年人常对性欲采取掩饰与克制的态度。有老年人随年龄增长突然出现纵欲、露阴癖或其他反常行为，则可能为脑器质性病变的前驱症状，且常早于痴呆或神经系统体征的出现。

60 岁以后，部分男性会出现更年期综合征，主要表现为倦怠、体重减轻、食欲减退、全身衰弱、易疲劳和容易激动等。性欲抑制通常伴随性能力逐步丧失，不能集中精力。

老年人的神经系统有什么改变？

随着年龄增加，脑细胞数量减少，表现为脑的重量减轻。50 岁以后，脑的重量逐渐减轻，70 岁时脑的重量约减轻 5%，80 岁时减轻约 10%，90 岁时减轻 20%。脑的老化最明显的表现是脑萎缩。

脑的重量减轻，脑回变窄，沟回变宽，侧脑室扩张，水平树突明显变性，因而临床上往往出现精神活动能力降低，如老年人常感记忆力减退，易疲劳，并可出现肌张力低下、动作迟缓及认识能力降低等。

随着年龄的增加，脑血管逐渐出现代谢障碍，管壁内弹力纤维减少，管径变小，脑的血液供氧减少，促进和加速了脑细胞的萎缩。当血栓形成而引起脑梗死及脑皮质营养障碍时，神经中枢缺血缺氧，出现躯体运动障碍。若血管破裂出血，即脑出血，则引起偏身运动障碍、偏身感觉障碍和同向性偏盲，俗称偏瘫。

老年人的骨和关节有什么改变？

老年人的运动量随着年龄增大而逐渐减少，同时，由于老年人的消化功能减弱，钙磷的吸收也相应减少，导致老年人的骨骼出现进行性退化、骨质萎缩、疏松，骨质中的有机质减少，使骨脆而不坚。因此，骨质疏松症、长骨骨折、椎体萎缩及压迫性骨折是高龄老年人的多发症。此外，老年人缺钙时，还可造成肌群劳损而致腰背疼痛，肌肉痉挛，甚至抽搐。老年人的关节老化，使关节的灵活性逐渐减退，主要表现在肩、膝、髋和脊柱等关节活动幅度变小，出现动作缓慢、步态蹒跚。

一般情况下，人的身高于40岁后开始缩短，原因是椎间盘萎缩，脊柱弯曲强直，椎体扁平化，下肢弯曲。体重于身高发育停止后稍有增加，40～50岁最重，50岁后逐渐减轻，70～80岁减轻最明显。体重减轻的原因是皮下脂肪组织减少和骨骼、肌肉及各脏器萎缩。但有些老年人由于生活条件与营养状况好，体重反而增加。

老年人的睡眠有什么改变？

由于老年人脑力与体力活动减少，新陈代谢降低，以及大脑皮质神经细胞退行性变化，因此对睡眠的生理需要也相应减少。此外，老年人常存在某些影响睡眠的躯体因素，诸如前列腺肥大所致排尿困难，脑动脉硬化所致脑供血不足等。

有失眠病的人应设法克服失眠，不要让自己神经过度紧张，在就寝前不要考虑不愉快的事情等。总之，创造良好的睡眠环境，保证睡眠质量，也是抗衰老的有效措施。

睡眠时间一般应维持7～8小时，但不一定强求，应视个体差异而定。入眠快而睡眠深、一般无梦或少梦者，睡上6小时即可完全恢复精力。入眠慢而浅睡眠多、常多梦、噩梦者，即使睡上10小时，精神仍难清爽，应通过各种治疗，以获得有效睡眠。由于每个人有不同的生理节奏，在睡眠早晚的安排上要因人而异。事实上，不同生理节奏使睡眠出现两种情况，即“夜猫子”和“百灵鸟”。顺应这种生理节奏，有利于提高工作效率和生活质量，反之则对健康不利。

睡眠时间的多少，睡多长时间，应以消除疲劳为准。一般说来，老年人每天宜有8小时的睡眠。如果睡眠时间过长，反而会引起神经功能紊乱，导致活动时间少，身体机能减弱，人体免疫力下降，容易引起各种疾病。如每晚睡眠10小时的人比仅睡7小时的人更易患突发性心脏病或脑卒中。如果睡眠不足也会促使人提前衰老，如女性早脱发，面部失去光泽，肌肉松弛，眼睑无力等。

有心脏疾患的人，最好取右侧卧，以免造成心脏受压而增加发病几率。脑部因血压高而疼痛者，应适当垫高枕位。肺系疾病病人除垫高枕位外，还要经常改换睡侧，以利痰涎排出。胃见胀满和肝胆系疾病者，以右侧位睡眠为宜。四肢有疼痛者，应力避压迫痛处而卧。总之，选择舒适、有利于病情的睡位，有助于安睡。

老年人的内分泌代谢有什么改变?

随着年龄的增长，胰岛细胞逐渐萎缩，胰岛的功能减退，因而胰岛素分泌减少，加之末梢组织对胰岛素的敏感性降低以及胰岛素受体减少等，使老年人的糖耐量降低，易患糖尿病。老年人空腹血糖一般在正常值范围内，但葡萄糖耐量试验常出现高糖曲线，即糖耐量下降。

基础代谢逐渐降低甚至达最低限。一般认为，60岁以上比20～30岁平均降低约10%，在相同的劳动条件下完成相同的工作量时，老年人比年轻人消耗的热量要多，而且劳动强度越大，老年人消耗热量的比率就越大。

脂肪代谢方面，研究发现，在40～50岁就可出现总血糖、中性脂肪及胆固醇的增高。老年人发生的这些脂肪代谢异常，不仅受饮食中类脂质含量的影响，而且与蛋白质代谢也有关。老年人的血浆总蛋白轻度减少，主要是白蛋白减少，而球蛋白略增高，随年龄的增长，体内核酸总量降低。

老年人的免疫系统有什么改变?

免疫功能衰退是老年人生命过程中最明显的特征之一。老年人免疫器官、免疫细胞和免疫分子出现萎缩、减少和功能减弱，血液中的免疫球蛋白也有所减少，使免疫功能减退，抵抗力下降，易患多种疾病。免疫功能不足对老年人的健康产生极为不利的影响，使多种传染病、新老感染性疾病与非感染性疾病的发病率和病死率均提高。与成年人相比，老年人感染具有其独特的特点，主要表现为：

(1) 由外源性向内源性感染变迁。宿主阳性病原体由强毒力的致病微生物向低毒力条件致病微生物转化，院内感染的病原体中.以病毒、革兰阴性杆菌、厌氧菌及深部真菌感染的病原相应增多。

（2）院内感染率随增龄而上升。60～70 岁的院内感染率为 11.6%，71～80 岁者为 19.4%，80 岁以上者为 44.7%。

（3）感染者多患有多种慢性或重要器质性疾患。如冠心病、高血压、白内障、糖尿病、老年慢性支气管炎、肺源性心脏病、慢性胃炎、溃疡病、乙型肝炎、丙型肝炎、肝硬化、胆囊结石、恶性肿瘤和偏瘫等，这些常见慢性病削弱了老人的免疫力，增加了感染的可能性。

（4）病情急变、进展快，并发症多，诊断延误。老年人各器官储备功能明显减退，一旦发生新的病原因子感染，可使病情急转直下。如原有冠心病、有心梗史、硅沉着症病人一旦患流感高热，很易转为肺炎，诱发心衰、心律失常，可致循环呼吸衰竭。有的老年人感染性疾病发生较隐匿，如肝炎后肝硬化早已有腹水，继发腹膜炎（轻度腹泻、低热腹胀）时主观上还不愿就落，待出现高热、休克时才就诊，易延误诊治。

（5）疗效差、恢复慢、病程长。老年人即便是急性普通感冒、带状疱疹、肺炎、急性胃肠炎等，疗程及恢复期均比年轻人明显延长，如糖尿病和肿瘤术后的老年患者发生带状疱疹感染时可迁延半年至一年仍不愈。免疫缺陷加再生修复功能低下是恢复延缓、病程冗长的根源。

（6）容易出现药物不良反应。老年人在多种慢性基础疾病上发生感染时，原先服药种类较多，用抗感染药时容易增加原用药物不良反应的发生率。

（7）病原菌耐药快，耐药谱广。治疗困难，病死率高。

（8）感染部位相同，病原体不尽相同，二重、三重感染多见。老年危重者多见多重病原混合感染，感染涉及多器官，多呈反复性。易发生机会性感染。

（9）易诱发多器官功能衰竭。老年人在器官老化和患有多种慢性疾病基础上，常由感染、大手术、创伤、中毒等诱因激发，在短时间内相继出现两个以上器官序贯或同时发生衰竭。

什么是衰老？

衰老是生命过程中整个机体的形态、结构和功能逐渐衰退的现象。

组成人的机体的基本单位是细胞，细胞的生命在于新陈代谢，当它们的代谢功能失调时，细胞就会出现衰老，细胞的衰老必然导致组织器官和人体的衰老。

衰老和老年是两个不同的概念，但两者又有着密切的关系。按世界卫生组织关于年龄划分的新标准，44 岁以下为青年，45～59 岁为中年，60～74 岁为准老年（或称老年前期），75～89 岁为老年，90 岁以上为长寿。显然，“老年”指的是一个年龄阶段，而衰老则指的是一个动态过程，它可因物种的不同、个体的不同以及同一个体中器官和组织的不同，在衰老的速度和程度上有所不同，并不受年龄的限制。但是，在进人“老年”这个阶段前后，衰老的一些变化更“表面化”了，这是由衰老的特点决定的。

（1）衰老的过程呈渐进性：衰老是一个持续的、渐进的过程。例如：8 岁儿童晶状体的屈光度为 1 500 左右，以后随着年龄增加而逐渐降低。20 岁左右为 1 000，50 岁左右约为 200，到 75 岁左右已降至近乎为零。又如：人的大脑皮质神经元从 25 岁左右开始丧失，以后每年以 1%的速度递减，到 60 岁左右，基底核神经元丧失约 40%。因此，衰老实际上并非自老年才开始的，多数器官的衰老是始于青年时期。

（2）衰老呈普遍性：普遍性的意义有两层：一是指在同一个体内，衰老涉及每一个器官、组织和系统；二是指同一物种，在大致相同的年龄阶段都能表现出来的现象，如人的皮肤皱纹和老年斑的出现与增加，学习和记忆力的减弱，乃至大致相同的最高寿命等。所以，衰老是生物的共同规律，而不是个别人体的特有表现。

（3）衰老呈退行性和积累性：上述的渐进性变化都表现为人体各个器官和系统的结构和生理功能的退行性变化，而且这些变化一旦出现就不可逆转。例如：随年龄增长，心肌细胞有不同程度的萎缩，细胞内脂褐素的沉积也不断增加，最终可使心肌呈棕色，这种形态上的退行性变化一旦发生，即表现为渐进性积累，不可逆转。由此可见，如何抗衰老应该在年轻时就要受到重视。

精神因素为何会导致衰老?

精神因素是指一个人的情绪、精神压力和刺激等而言。对防衰老来说，神经系统占有头等重要的位置，它调节着各个器官的活动，使各个器官之间彼此协调、合作，成为不可分割的整体，使机体适应周围的环境变化，保持代谢运转正常。

良好的心理状态可增进健康，不良的心理变化可导致疾病的发生。我们的祖先早就认识到心理因素对人体健康的影响，《黄帝内经》曾有“怒伤肝、喜伤心、思伤脾、恐伤肾”等记载，说明情感的变化可影响五脏的功能。中医学十分强调“喜、怒、悲、哀、思、惊、恐”这七种感情（简称“七情”，是疾病产生的内在因素）的变化在疾病产生中的作用。近代医学的研究也充分证明心理因素对人体健康的重要性。心理活动是高级神经中枢的特殊活动，心理因素致病是通过中枢神经系统、内分泌和免疫三方面作为中介机制而致病的。癌症是当今最凶恶的疾病之一，其病因除生物、化学、物理等因素外，现在人们也非常重视个性、情绪等心理因素在癌症发病中的作用。有人调查了 250 名癌症病人，发现其中有 156 人在患病以前精神上受到过强烈的刺激，心情压抑和不愉快。这就是说，不良的精神因素可引起高级神经中枢活动的严重失调，使机体的正常代谢遭到破坏，从而发生病变，加速了机体的衰老。

许多疾病的发生和发展都与情绪有关，学会调节情绪，保持乐观的精神状态，对于维护身心健康、延缓衰老十分重要。首先要养成对一切事物不抱过高期望的心态，不做非分之想，不苛求，对人、对事、对自己都应如此。其次，对各种事物保持兴趣，积极参与生活，享受生活中的乐趣，培养业余爱好，并从中获得快乐。第三，要树立乐观的人生态度，学会幽默地面对生活，用微笑迎接困难。第四，不自卑、不自怜、不自责。自信来自对自己的正确评价，正确充分的自信是保持心情愉快的重要条件。第五，遇事都要想得开，要承认生活不会一帆风顺，常常是有快乐也有烦恼，有成功也有失败，从而使自己拥有良好的心境。第六，忍让是最好的“制怒术”，宽容大度和坚强的自制力是忍让克制的基础，要学会理智、全面地分析问题，采取转移现场、转移情绪等方法使自己的情绪平静下来。第七，常同朋友们一起从事有意义的、有情趣的活动，可以使自己的情绪放松，消除紧张和焦虑。第八，助人为乐，为别人做事有助于确定自己的价值，在获得珍贵友谊的同时，也忘却了自己的烦恼。感受快乐是良好心境的体现。

导致衰老的生活习惯有哪些？

良好的生活习惯对人的健康起着重要的作用。相反，不良的生活习惯违背生理的自然规律，容易导致机体代谢紊乱，加速衰老。常见的不良生活习惯有以下几种：

（1）起居无常：是指作息而言。人的作息为什么要有规律？主要是因为机体各器官的运转都需消耗能量，当各器官的运转熟练地形成习惯性的条件反射后，完成等量工作所消耗的能量就比未习惯时少，器官的磨损亦较小，其代谢功能的减退也小，衰老速度也相应放慢。如果个体的生活节奏被打乱，则各器官适应能力降低，即会破坏机体各器官之间的协调共济，失掉内在平衡，导致代谢紊乱，促进衰老。因此，每天的体育锻炼、饮食、工作、大便、休息等，基本上都应按照固定时间进行。一般来说，应早起早睡，定时进食和定时大便，可及时排除肠内毒素，保持胃肠健康，工作和休息时间要合理安排，才能保持身体健康，精力旺盛，从而提高工作效率。

(2) 饮食无节：正确的饮食习惯是均衡、定时、定量、细嚼慢咽、不暴饮暴食和不贪食、偏食。定时定量使胃肠消化功能形成条件反射，正常运转，免受伤害。细嚼可帮助消化，减少胃肠负担，慢咽可预防食物误入气管。不暴饮暴食和贪食，以免打乱胃肠的习惯性。勿偏食，可以使吸收的营养互补，避免营养失调。良好的饮食习惯及合理的营养是保证身体健康、充满生机、延年益寿、预防疾病的重要措施。

(3) 吸烟：吸烟对人体可以说是有百害而无一利。香烟的烟雾中含有 3,4～苯并芘，具有很强的致癌作用，因此吸烟者易患肺癌。吸烟还与口腔癌、咽癌和食道癌等相关。吸烟是心脏病的主要原因之一，并与慢性支气管炎、肺气肿和心血管病的发生和发展有一定的关系。近来有报告指出，吸烟老年人的智力下降程度较从未吸烟者明显；每天吸一包烟者进入老年后，黄斑老化的可能性较不吸烟者高 2.5 倍，且对视力造成不良影响。近年来，被动吸烟的危害越来越受到人们的重视，其危害比人们原来想象的要严重得多。被动吸烟对人体的心血管系统危害最大，这是因为被动吸烟者的心血管不像经常吸烟者那样对香烟的有害成分有代偿能力，一旦吸入烟雾，血管壁就会受到损伤，使代谢废物在此处沉积。被动吸烟者比经常吸烟的人更容易产生血液黏度增高、血小板聚集乃至血栓形成。如此看来，为了自己和他人的健康，戒烟是最明智的选择。

(4) 饮酒：过去有人认为少量饮酒使血管扩张，有利于促进血液循环，故宣称适量饮酒对身体有益。实际上这并无科学定论，是商家宣传上的需要。世界卫生组织最近指出，饮酒没有“安全量”，饮酒有损健康，并郑重声明：“少量饮酒有益健康的说法无根据，酒精是仅次于烟草的第二杀手。”过量饮酒，势必加重肝脏负担，导致代谢紊乱，最终酿成疾病。酒中的乙醛直接作用于肝细胞，可使蛋白质合成功能和胆汁分泌功能发生障碍。未能及时分解的酒精，还会经血液输送到人体各个部位去，最严重的莫过于对中枢神经系统的毒害了。酒精对中枢神经有直接作用，最初表现为兴奋，可见心跳加快，言语多，判断力差；继而出现共济失调，行动障碍，语无伦次，轻举妄动，寻衅滋事，最终发展到中毒昏迷，甚至因呼吸中枢麻痹而死亡，这就是急性酒精中毒。长期大量饮酒可引起酒精性心肌病，引发心律失常、心力衰竭和促使酒精性精神病的发生。长期以来，饮酒对健康的危害被人们所忽视。在正式或非正式的交往场合，可偶尔饮酒，但不宜过量。如果作为一种嗜好，经常豪饮，则无疑会损害健康。

导致衰老的环境因素有哪些？

人是生存在自然界这个大环境中的，环境的状况如何，与人的健康和寿命有直接关系。在现代社会中，由于工业的发展，环境遭到污染的机会越来越多。各种废气，特别是城市中汽车排出的废气，工业排出的废水，各种废弃物和噪声，都直接威胁着人们的健康。这些物质可导致人体免疫和抗肿瘤能力下降，有的还具有直接的致癌作用。而有些老年人往往在夜幕降临时，集中在被污染的场合运动、锻炼，运动时呼吸量又大大增加，会吸入大量有害气体，长此以往，难免有损健康。

导致衰老的社会因素有哪些？

社会因素对人类寿命影响很大，时代不同、医疗科技水平不同、生活条件不同、社会制度不同、人的寿命也不同。

人生存在社会当中，无时无刻不受到社会因素的影响，经济、家庭、社会制度、职业、宗教信仰、意识形态、名利、荣誉，以及人与人之间的关系，随时都会给人以不同的刺激。大脑皮质首先受到各种各样的冲击，其次是各项生理功能受到不同程度的影响。退休的落寞、儿女的忙碌、失去老伴的痛苦、对新时代信息的匮乏，以及对社会保障的担忧等等，总会让老年人或多或少地情绪波动。

中医认为，随着现代人的社会生活节奏加快，工作压力的加大，人际关系的复杂成为时代的社会特征，从中医体质辨识养生学的角度来看，如果没有较强的心理承受力和应变力，就十分容易引起心血暗耗、肝气郁结、肝阳上亢、脾气受损、肾精下泄等病理变化，从而导致早衰。

运动是如何抗衰老的？

科学的体育锻炼是挽救现代职业女性健康的积极手段，经过无数实践证明，运动锻炼具有增强人的体质、缓解压力、调节情绪、加强人际关系、改善老年人的生理机能、健美体形、预防中老年慢性疾病、抗衰老等方面的重要作用。

运动锻炼可使人心情舒畅，精神愉快，能调节人的情绪，从而改善人的心情，忘记工作和生活中一些不愉快的事情、消除忧郁。如每天早晨伴着晨风、迎着朝阳，在鲜花、绿草和树丛中，跑步或打拳，能给人以身心的净化和升华，不仅能防治疾病，增强生命活力，而且对人心理的改善是其他活动所不能比拟的。

随着社会的发展以及生活节奏的加快，人与人之间的社会联系越来越少，如果一个人没有朋友只能陷入孤立、郁郁寡欢的困境，而运动锻炼却是一种增加人与人之间相互接触的好形式，在锻炼中，通过与他人的接触，可以共享锻炼的快乐，可以互相交流锻炼的体会。特别是性格内向的人，更需要积极参加运动锻炼，以增加与他人交往的机会，消除孤独感。

运动锻炼能延缓女性衰老，改变臃肿的体形，通过肌肉的活动，能塑造出优美的形体，使人保持良好的姿态。一些长年参加运动练习的女性，50 岁、60 多岁还显得敏捷，身材挺拔、精神焕发、风韵犹存。

运动锻炼，可使血液循环加快，血液的载氧量增大，肌红蛋白、肌糖原增多，可以使肌肉变得结实，预防肌肉松弛，可以使骨密质增多，减少骨密质流失，预防老年人的骨质疏松症；可以提高关节的稳固性和灵活性，减少关节的劳损；可以使韧带保持弹性，减少韧带的僵硬和老化。运动锻炼，能使心肌细胞获得更充足的氧气和营养供应、增加心脏的功能，能促进体内物质代谢过程，减少脂质在血管壁的沉积，保持血管壁的良好弹性、预防血管硬化；还能促进体内脂肪的消耗，起到减肥和降低血脂的作用；能改善中枢神经系统的功能，提高大脑的工作能力，活跃思维，提高神经细胞活动的灵活性以及对刺激的反应能力；能促进食欲增加，提高消化能力，同时还能提高呼吸器官的功能，促使血液中含氧量增多，大大提高人体的耐力和健康水平。

如何交替运动抗衰老？

运动有益于健康，这几乎是人人皆知的道理，但是要使体育运动达到增强体质、抗衰老的目的，却要讲究运动的方法。理论和实践都显示，交替运动是使阴阳达到真正平衡的方法。

交替运动是欧美健康学家根据相对医学理论设计和提出的一种全新健身法，这种健身法具有简便易行的特点，随时随地都可以进行，它可以使人体各系统生理机能交替进行锻炼，是提高自我保健能力的一种新的理论和措施。

体力劳动者终年劳动，大脑的智力往往不能充分开发。脑力劳动者终年累月地伏案工作，其呼吸系统、循环系统以及肌肉、关节的机能就远不如体力劳动者。所以体力劳动者要进行脑力训练，而脑力劳动者要经常从事适当的体力劳动，这就是交替运动。

交替运动主要包括以下几个方面：

(1) 体脑交替：体力锻炼和脑力锻炼交替进行，不仅增强体力，而且可使脑力经久不衰。体脑交替要求人们一方面进行爬山、跑步、跳舞、打球等体力锻炼，另一方面要进行看书、背诵、写作、下棋等脑力锻炼。

(2) 上下交替：人们由于直立而形成的手足分工，无疑是一种进步，但也带来了消极作用。双足的精巧动作机能退化，支配双足的大脑皮质机能也退化，人的机动性、灵活性、敏捷性及对外界反应随之降低。因此，除坚持活动上肢外，特别是要经常活动一下脚趾，还可酌情做一些倒立动作，这样可以增强人的机敏性，减少心脑血管疾病的发生。

(3) 前后交替：向前行走在人的大脑皮质已形成"定势"。要尽力改变这一"定势"，每天做些向后退的动作。这不仅使人的下肢关节灵活，思维敏捷，还可以防治某些腰腿痛，避免老年后下肢动作不灵，步态不稳。

(4) 左右交替：平时习惯用左手、左腿者，不妨多活动右手、右腿。相反，平时惯用右手、右腿者，不妨多活动左手、左腿。"左右交替"活动的好处，不仅使左右肢体得以"全面发展"，而且还使大脑左右两半球也得以"全面发展"。

(5) 倒立交替：科学证明，经常进行倒立交替(即头朝下脚朝上)运动，可改善血液循环，增强内脏功能，能使耳聪目明，记忆力增强，对癔病、意志消沉、心绪不宁等精神性疾病也有功效。

(6) 走跑交替：这是人体移动方式的结合，更是体育锻炼的一种方法。做法是先走后跑，交替进行。走跑交替若能经常进行，可增强体质，增加腰背腿部的力量，对防止中老年"寒腿"、腰肌劳损、脊椎间盘突出症有良好的作用。

(7) 胸、腹呼吸交替：一般人平时多采用轻松省力的胸式呼吸，腹式呼吸仅在剧烈运动下采用。专家认为，经常的胸、腹交替呼吸，有利于肺泡气体的交换，可以明显减少呼吸道疾病的发生，对老年慢性支气管炎、肺气肿病人尤为有益。

(8) 穿、脱鞋走路交替：足底有着与内脏器官相联系的敏感区，赤足走路时，敏感区首先受刺激，然后把信号传入相关的内脏器官和与内脏器官相关的大脑皮质，发挥人体内的协调作用，达到健身的目的。

此外，还有冷热交替锻炼以及逻辑思维和形象思维的交替锻炼等，也可根据交替运动的原则，自己去设想创造，如能经常锻炼，你的反馈、调节技能将大大提高，身心更加健康。

如何动静结合抗衰老？

人们一方面不断进行体力和脑力的活动锻炼，另一方面要求人们每天抽一定时间使体、脑都安静下来，全身肌肉放松，去除头脑中一切杂念，可使全身心得到休息，有利于调节全身的循环系统。

对于老年人说来，适当的运动是必不可少的，否则，器官的退行性病变得更加加速。但人至中老年，形气衰少，精血俱耗，神气失养而不易守持于内。所以说，老年人的保健必须特别讲究动静结合。

华佗说："人体欲得劳动，但不当使极耳。动遥则欲气得消，血脉流通，病不得生，譬如户枢，终不朽也。"唐代医学家王冰则曰："恬淡虚无，静也。法道清静，精气内持，故其气从，邪不能为害。"在动静结合的比例分配中，似乎老人更应把大多数时间放在静养上，正如清代曹庭栋在《老老恒言》中所指出的："养静为摄生首务。"

在动的方面，老人宜做些气功、太极拳、体操、慢跑、散步等锻炼，以及干一些力所能及的家务活。但活动量必须控制好，在时间上也不宜过长。有人调查长寿老人，发现大多数都能生活自理，操持轻便家务。在风和日丽之时，喜欢漫步于街头巷尾，柳荫花丛。

关于静养，一方面需保持平时的心平气和、与世无争的心态，另一方面可采用静坐法。其方法是：摒除一切杂念，什么都不想，解衣宽带，从容入坐，可单盘膝或双盘膝。两手掌侧翻转朝上，右手背安置在左手心上，两手同时很自然地贴近小腹，并轻放在盘坐的腿足上面。此静坐可20～30分钟。静坐之关键在于"三调"，即调身、调息、调心。

古人养生之道就是调养生息，有劳有逸，有动有静，动与静二者不可偏废。只强调"生命在于运动"是不全面的。应当是"生命在于调节自身生理平衡"，而剧烈运动是无助于调节自身生理平衡的。

如何散步抗衰老？

古往今来，许多伟人、学者都以走路为保健延寿的良方。古人走路多是游历名山大川，既锻炼体魄，又陶冶性情，还可赏玩大自然的风光。走路为什么会起到健体强身的作用呢？因为行走时，身体大部分骨骼、肌肉、韧带、神经和血管都参与了活动。因此，走路对人体的内脏、代谢、大脑都有良好的刺激作用。

散步是一种怡情抒怀的锻炼方式，漫步于原野，既可以呼吸清新空气，又可以优哉游哉地放松心情，脱离紧张的工作生活环境。散步，可以有效地调整中枢神经系统的兴奋与抑制过程，使大脑的兴奋与抑制两大活动得以协调、平衡。这样，便能有效地消除大脑和全身疲劳，起到养神舒心作用。对于夜间睡眠不好，或者常有失眠的中年人，睡前散散步，有助安眠入睡，保证充分休息。散步是一种缓慢轻松的健身运动，能有效地提高身体体质，散步时两腿有节奏的交替动作，既锻炼了腿部肌肉功能，又促进腿部骨关节和全身的活动功能，是中年人运动的理想锻炼方式。

散步的轻度活动，对于心脏血管功能，有明显的锻炼作用。散步的缓和运动，对于胃肠功能有良好促进。散步有助于胃肠道蠕动，有助于胃肠消化液分泌，对胃肠功能紊乱、便秘的老人，散步有利于大便畅通。散步或经常步行，能促进老人新陈代谢，改善糖代谢、脂肪代谢。经常散散步，还可以提高呼吸功能，提高呼吸道抗病能力。总之，散步对于改善全身机能状态很有益处。散步简单易行，不受条件时间限制，轻松舒展，安全有效，可以去病延年，是十分理想的老年人锻炼手段。

对于高龄、身体有病或者体质比较虚弱的老年人，更需要多注意，预防意外。希望通过散步运动收到较大锻炼效果，还需要注意步行速度。只有步行到达一定速度，散步效果才能更好一些，才能达到锻炼目的。一般说来，散步以中速步行（每分钟 60～90 步）和快速步行（每分钟 100 步以上）效果较好。60 岁以上健康老年人，步行速度应力求每分钟 100 步左右，每天坚持步行约 1 个小时，1 天总量约 6 000步。最佳运动量可以通过自我感觉是否良好作为标准。步行时，脉搏通常最高可以到达每分钟 110～120 次。经常“以步代车”，多一点步行，也能收到散步锻炼效果。散步如同其他运动锻炼项目一样，需要坚持，经常参加和坚持下去，才能收到较好的效果。

有人饭后不动或饭后一觉，以此为养身之道，其实，这样做有害于身体健康。

饭后胃里容纳的不少食物，依靠胃的蠕动进入十二指肠和小肠，并对食物不断的消化和吸收。饭后坐着休息，会使胃肠有压迫感，不利于胃肠消化吸收。饭后入睡更为不好，因为当人入睡时，人的基础代谢减慢，胃肠消化液和酶分泌量也相应减少，久而久之会造成胃肠道疾病或导致肥胖。如果饭后散步，既克服了上述不适现象也使精神悠闲愉快，对胃肠消化也有益，长期下去，就可以减少胃肠疾病。所以，饭后百步走，有益于健康长寿和抗衰老。

饭后百步走也要有个时间概念，饭后最好休息片刻，再到户外散步。

如何光脚走路抗衰老？

远古时期，人类都是赤脚生活的，随着社会的进步，人们开始穿鞋。穿鞋本是为保护脚，使之免受伤害，可过分依赖鞋反而使脚丧失了许多功能，甚至染上各类脚疾。赤脚走路就让脚恢复到最自然的状态，光脚的过程就是多种快感的集合，同时，光脚走路也可以抗衰老。

中医认为，人体的五脏六腑在脚上都有相应的穴位，脚底是各经络起止的汇聚处，脚背、脚底、脚趾间汇集了很多穴位，脚掌上有无数的神经末梢与大脑相连，光脚走在地面上，可使这些穴位受到刺激，并通过经络传感到各个器官，具有协调脏腑、促进气血流畅、祛病疗疾、强身健体和增强人体免疫力等作用。

赤脚走路不仅让人心情好，对人的身体也有许多好处。脚部血液循环的好坏与全身血液循环密切相关。赤脚走路能使足底肌肉、经络、韧带及神经末梢与地面的沙土、草地以及不平整的卵石面接触、摩擦，进而通过神经传输刺激内脏器官及大脑皮质，达到强身健体的目的。赤脚走路还有利于足部汗液的分泌和蒸发，防止脚气。人体积存过多的静电对健康有害，经常赤脚走路能使多余的电以脚为导体得到释放，对人体有益。

老年人光脚锻炼可选择草坪、沙滩、鹅卵石等场地，尽量避免在雨天或冷天进行，以免脚受凉而导致疾病。糖尿病患者不宜光脚走路。

如何快步行走抗衰老？

步行锻炼身体，从古至今一直为人们所重视，有关学者指出："人类衰老首先是从脚开始的，一个人的脚力弱，则他的寿命也短。"所以，以步当车，实在是一种延年益寿的好方法。快步走步时，人体大部分肌肉骨骼都参加了活动，使血液循环加速，肺活量增加，肌肉的能量、物质代谢率提高，从而使人的肌肉发达，心肺功能改善，减少各种疾病的发生。

每天10分钟快步行走，不但对身体健康大有裨益，还能使消沉的意志一扫而光，保持精神愉快。因为人在行走时，肌肉系统犹如转动的泵，能把血液推送回心脏，而下肢是肌肉最多的部位，其作用最为重要。如果下肢行动过于软弱无力，就不能产生足够的推动力使心脏输送血液。快步走路比慢步走路更能锻炼身体，是因为它能促进血液循环，有利于提高氧气的消耗，增加心脏的起搏力度。

按照速度，时速在3 000米以内称散步，时速在3 600米叫慢行，时速在4 500米则为快步行走。据此，快步行走10分钟应该为1 000米左右路程。每个月大步流星地走6次，每次30分钟，可以大大降低过早死亡的危险。

如何打太极拳抗衰老？

太极拳是在我国明末时期流行于民间的拳法，作为我国传统的健身运动项目，具有轻松、自然、舒展、柔和的特点，内功与外功相结合，练拳时要求意念锻炼、呼吸锻炼和肢体活动三者紧密结合。太极拳根据拳式特点和风格分为杨式、陈式、吴式、武式、孙式和简化太极拳六类，由于流派不同，其架势、风格和特点各有不同。太极拳的练功法是运动量、气血活动量大，而消耗量小的运动方法，是非常符合养身之道的，也是防治慢性病、恢复身体健康的良好药方。

打太极拳是一种全身心运动，可以活动全身肌肉、关节，可促进老年人机体的新陈代谢功能，特别是可以使腰腿得到锻炼，延缓骨骼的老化。随着年龄增长，人的骨骼出现老年性变化，肌肉肌腱与韧带的弹性也差了，通过太极拳的锻炼，可以有效提高老年人脊柱的活动能力。练太极拳还能预防高血压、动脉硬化、肺气肿等慢性病，促进消化吸收功能，加速代谢过程。此外，太极拳还能调节神经系统功能，增进全身健康。

练习太极拳时能放松心境，特别适合平时易焦虑和过分紧张的人，练拳时凡俗事什么都不要想，这样练习一段时间，心态就会自然而然的安和下来。

太极拳有“松、活、弹、抖、震”的特点，特别适合平时运动量少的人，其动作一动周身无有不随动之处，太极拳的“松、活、弹、抖、震”可有效疏达全身郁气，通过锻炼使全身肌肉及其他组织气血充沛，推陈出新，不但对抗忧郁，而且对抗衰老。

具体来说，老年人打太极拳的功用表现在以下几个方面：

(1) 能增强体质,延缓体态的衰老。一般说来,人到 20 岁时,体力达到最高峰,到 50 岁时,维持一定水平,50 岁以后逐渐衰减。可是练太极拳的人,比不练拳的人体力衰减时间推迟约 15 年左右。练拳者的握力比不练拳者大 32.8%,这说明练拳可延缓肌力衰退。直腿弯腰时手指或手掌能摸到地面的练拳者占 77%,而不练拳者只占 25%,这说明练拳能减少或推迟骨骼与韧带的硬化及钙化、保持关节的灵活。

(2) 可改善心、肺、消化功能,增强新陈代谢。心脏、肺和胃肠是人体内三大重要器官,它们功能的强弱直接影响人的健康和寿命。

(3) 提高机体抵抗力。练拳可治疗慢性疾病,如高血压病、高脂血症、动脉硬化、糖尿病、肺结核、慢性支气管炎等,有效率达 90%以上,其中尤以对心血管病疗效最为明显。

(4) 练太极拳不仅能增强体质,还能使中枢神经系统能得到调节,增强大脑的记忆能力,延缓脑细胞的衰老。太极拳有架势,轻松柔和、动作连贯均匀、体态圆活自然、上下协调完整的特点,因此,在操练太极拳时强调意识引导动作。就是说要放松全身肌肉,静下心来,把意识全都集中到动作中,气沉丹田,做到神为主帅,身为驱使,意动身随。要求在动中求静,以静御动,虽动犹静,意念集中。用太极拳的术语,叫作"练意、练气、练身"。

(5) 太极拳运动可以充实人体"精、气、神"这三种生命活动的基本物质。中医认为,太极拳的练腰,能加强肾的藏精、保精功能,并可调节内分泌系统。因此,通过太极拳锻炼,可治疗发育不良、腰腿酸软和体虚肾亏等病症。太极拳主张练气,所谓以意领气,气沉丹田,即腹式呼吸。通过腹式呼吸,能增强胃肠蠕动,促进消化吸收和排泄,同时又能扩大肺活量,促进血液循环和新陈代谢。因此,太极拳主张练意养神,以调整神经衰弱、健忘失眠、神志不宁等。

如何动动手脚抗衰老?

手脚灵活是健康的表现,经常动手动脚可以抗衰老。

研究表明,手与大脑关系密切,老年人多活动手指或刺激手掌,有利于延缓大脑衰老,对预防老年痴呆有一定帮助。具体做法如下:① 将小指向内折弯,再向后拨,反复做屈伸运动 10 次。② 揉捏小指根部正中,早晚各 10 次。③ 双手十指交叉,用力相握,然后猛力拉开,对肌肉给予必要的刺激。④ 刺激手掌中央,即从中指根部向手腕横纹垂直画一条线，用手指揉按刺激该线正中部位，连续揉按20次，既有助于血液循环，又对安定自主神经有效。⑤ 常揉搓中指尖端，每次3分钟，这对大脑血液循环很有好处。上述五种手指运动方法可交替使用，每天选用2～3种。此外，老年人应尽量利用各种机会活动手指，如双手转健身球、转核桃以及弹钢琴等。

护脚操可在起床前和临睡前做，采用仰卧姿势进行。① 蹬：双脚用力蹬脚后跟，然后脚尖上抬，一蹬一松做10次，拉伸韧带。② 擦：两脚底相对，来回摩擦，使脚底有热感。③ 按：用擦热的脚底，交替按摩脚背和腿部侧面，使皮肤有热感。④ 弯：两脚并拢，十趾用力弯曲、松开，做10次，使通往脚趾的肺、大肠、心包三焦等经络和微细血管受到刺激。⑤ 转：两脚并拢，脚尖左右转圈各10次。⑥ 捏：双腿跷二郎腿，用双手从髋部开始，前后、左右、上下来回捏到脚趾，疏通气血。⑦ 捶：轻握拳捶击脚底，重点是脚底中央的涌泉穴。⑧ 拍：用双手上下左右轻拍双腿，放松肌肉。

如何做防老关节操抗衰老？

经常全范围地活动全身各个关节，有抗衰老作用。

（1）床上运动

① 充分伸展四肢，即伸懒腰，然后移开被子、枕头。

② 仰卧，用力翘脚尖，抬头，目视脚尖，稍停，放松平卧。

③ 仰卧，翘脚尖，抬头，眼看膝关节，同时，双手伸向膝关节，手按膝关节片刻后，放松平卧。

④ 仰卧，翘脚尖，抬头，手臂在体侧交替触摸膝关节，然后放松平卧。

⑤ 仰卧，翘脚尖，抬头，用右手触摸左膝关节；然后再用左手触摸右膝关节，尔后放松平卧。

⑥ 仰卧，翘脚尖，抬头，手掌和手臂紧贴床面，缓慢地抬高大腿，屈膝，尽量压向胸部。先右后左，交替进行，重复数次，然后放松平卧。

⑦ 俯卧，屈臂抱肘，前额枕在手臂上，下肢紧贴床面，同时将头与手臂尽可能抬高，稍停，放松。

（2）床边运动

① 坐在床边，双脚着地，手臂缓慢垂直上举。左右交替，重复数次。

② 坐在床边,双脚着地,双手于体侧支撑在床上,然后抬腿,用膝关节触摸前额,先右后左,交替进行,重复数次。

③ 坐在床边,双脚着地,两臂屈肘置于体侧,然后用力轮流快速向上、下、左、右、前五个方向做拳击动作,目光随拳头移动。注意做动作时,背部要挺直。

④ 坐在床边,双脚着地,前臂放在大腿上,头下垂,两眼注视腹部,全身放松,做腹式呼吸运动。

(3) 床下运动

① 床前站立,双脚稍分开,左手臂经鼻前斜上举,目光随指尖移动,稍停,放下。左右交替,重复数次。

② 床前站立,双脚稍分开,肩关节向后做绕环运动,然后再反方向做。注意:做绕环运动时,身体应保持直立。

③ 床前站立,双脚稍分开,双臂分开,以肩关节为轴做旋转运动,幅度要大。

④ 床前站立,双脚稍分开。轻摆双臂,做高抬腿运动,左右交替,重复数次。

在练习过程中应注意:尽可能使每个关节的活动达到最大幅度,每做完一个动作,应充分放松片刻,再做下一个动作,同时应随时调整呼吸,以不感到疲劳为度。

日常生活中如何抗衰老?

目前,绝大多数人都不是真正的老死,而病死于70～80岁左右,所以所谓的“衰老”其实是一种“病”。许多科学家并不将衰老当作一个由于时光流逝所带来的必然后果,而是将它当作一种疾病,是由于身体细胞在人的生命期中长期受到环境的冲击和伤害,引起身体逐渐缓慢地退化,并导致许多身体功能丧失的一种综合性疾病,也就是所谓的慢性病。与其他所有的疾病过程一样,衰老可以被延缓甚至逆转。在日常生活中注意一些小问题,同样可以抗衰老。

(1) 洗脸时:用毛巾或双手搓擦按摩面部,向上推时稍稍用力,向下时轻轻带下。经常为之,可使面部皮肤红润而有光泽,减少皱纹,还可消除斑块以及防治感冒。

(2) 洗脚时:经常用温水浸泡双足,并用手搓擦按摩足底、足趾及足后跟,有祛湿固肾之功,亦可促进足部乃至整个下肢的血液循环,有助于安眠、降血压、醒脑明目。

(3) 吃饭时:尽可能做到心情愉快,细嚼慢咽,以便多渗出唾液,可健脾益胃。

(4) 排便时:闭口咬齿,有强肾固齿之功。大小便后,收提前、后阴数次,可固精益气,防治脱肛、痔疮。大小便不可强忍。

(5) 坐着时:一不能久坐沙发,以免骨架松散,精神萎靡。二不能跷二郎腿,以防腿部血流不畅。很多女人都喜欢翘二郎腿,但美国的一个医学研究机构却发起了"女人们,改掉翘二郎腿习惯"的活动。原因是长期翘二郎腿会造成腰椎与胸椎压力的分布不均,压迫神经,引起骨骼变形、弯腰驼背,而且还会妨碍腿部血液循环,影响新陈代谢的正常活动,容易产生疲惫感,造成身体尤其是皮肤与骨骼的早衰。静脉瘤、关节炎、神经痛、静脉血栓的患者,跷腿会使病情加重。尤其是腿长的人,很容易患静脉血栓。

(6) 睡觉时:在睡前分别搓擦腰部和足心,可暖肾固腰,减少夜尿,帮助入眠。躺下后以手摩腹,可健脾助运,理气导滞,对防治腹泻、便秘皆有帮助。

(7) 每周吃一次鱼:鱼是公认的益寿食品。鱼肉中的蛋白质含量高达25%~30%,其中的不饱和脂肪酸很丰富,它们对清理和软化血管、降低血脂以及抗衰老都有好处。所以,爱美的女士应该每周至少吃一次鱼打打牙祭。

如何摆脱失眠抗衰老?

睡眠疾病已成为多发病,严重影响人类的健康,目前我国40%的老年人患有这一病征,由此诱发的多脏器疾病达84种。

长期睡眠不良或处于紧张状态,会使神经内分泌的应激调控系统被激活并逐渐衰竭而发生调节紊乱,注意力、专注力、精细操作能力、高智力思考及记忆力、学习效率及创造性思考力也会显着减退,这些也可以被看作是衰老的表现。

防止失眠的妙招有:

(1) 上床之前,应确保自己的情绪平稳,人处在放松的状态之中。睡觉前,可做一些有助于放松自己大脑的活动。如果睡前想看一会儿电视,或听一会儿音乐,应避免将音量放得很大。如果有睡前看书的习惯,灯光则不要调得很亮。此外,做一会儿瑜伽功,或进行片刻沉思,都有助于放松。

(2) 每天睡觉和起床的时间应尽可能固定,这样有利于身体内部的生物钟为睡觉和起床做好准备。卧室的温度不宜太高,室内的布置应以温馨为主调。如果床头放有夜光闹钟,则应将其置于视野之外。

(3) 上床后,如果辗转反侧睡不着超过15分钟时,可以下床,做些有助于放松的事情，如读书。睡不着时，如果硬坚持躺在床上，只能使自己为不能很快入眠而倍感着急，无助于入眠。

(4) 锻炼可帮助睡得更好。但选择锻炼的时间非常重要。理想的锻炼时间为早晨。晚上锻炼反而会导致失眠，因为锻炼可导致体内的能量增加。

(5) 晚饭不要吃得太多。对于那些不容易入眠的人，下午和晚上最好不要喝含有咖啡因的饮料。烟酒之类的东西也容易影响正常的睡眠功能。

(6) 热水洗脚是利用水和热不断刺激皮肤神经末梢，通过中枢神经调节内脏器官功能，促进血液循环，加强新陈代谢延缓人的衰老。中医认为，人体五脏六腑在脚上都有相应的投影。脚上的 60 余个穴位与五脏六腑有着密切的关系，而人的失眠多梦以及疾病的产生，都是脏腑功能失调后反映出来的阴阳偏衰或偏盛的状态。用热水洗脚，如同用艾条灸这些穴位，可起到促进气血运行，舒筋活络，颐养五脏六腑，使人体阴阳恢复平衡的作用，因而具有催眠和祛病健身的功效。研究表明，睡前用温水洗洗脚不仅有助于睡眠，而且还具有足浴的疗效，这是因为热水洗脚可使更多的血液流向下肢的末梢血管，并引起大脑血流量相对减少，使人产生嗜睡感而易入眠。睡前洗脚要方法得当，水温以 42～45 ℃为宜，水深超过踝关节，脚没在热水中的时间不少于 5 分钟，同时双脚要不停地摩擦，出浴后要立即揩干，并用手掌在脚背、脚心处揉搓各 200 次。

如何护肤抗衰老?

现代医学认为，面部老化是自然因素和非自然因素造成的：自然因素，即自然衰老：从 40 岁开始，皮肤的老化即渐渐明显，但老化的程度因人而异。非自然因素包括以下几方面的内容：① 健康因素：各种慢性消耗性疾病。② 精神因素：心情不畅，过度紧张。③ 营养因素：营养失调或缺乏。④ 生活习惯：起居无常，抽烟，劳逸不节等。⑤ 环境因素：长期阳光暴晒，风吹雨淋等。⑥ 内分泌因素：内分泌失调。⑦ 皮肤保养不当：使用热水、碱性肥皂、洗烫、滥用化妆品和皮肤病治疗药物等。

减少面部皱纹的方法很多，较常用的有指压法和气功与按摩相结合的美容方法。指压法是一种能减少面部皱纹的简易美容方法，是在脸上选择合适的指压部位进行指压。脸上的指压部位很多，最常用、最有效的点有六个(左右各三个)。第一个点是在前额颞侧，眉梢外侧旁开二横指，再向上行四横指处。第二点在颧骨下方偏内侧，与鼻孔平齐的颊部，第三个点在口角外侧，旁开一横指处。如坚持每天在这个指压点上进行较轻缓指压 10～20 分钟，可以减少面部皱纹。

气功与按摩相结合的美容方法，对消除面部抬头纹、鱼尾纹、眼袋及保持颈部健美有一定的作用。

(1) 准备：练功者端坐于椅子的前 1/3 处，闭目，呼吸自然双腿略宽于肩，松肩垂肘，双手掌心向下放于膝上，意守丹田。双手掌向内回收沿体前上升至额前，以劳宫穴对印堂穴，轻轻左右抖动双手至耳部出现热感。

(2) 消除抬头纹：接上式，双手中、食指点按神庭穴，沿神庭穴下至印堂穴，缓缓向上向下旋转按揉至左右太阳穴，点按太阳穴，顺时针旋转 9 次。

(3) 消除上眼袋：接上式，双手由太阳穴移至面前，双手中、食指分别点按左右丝竹空穴、攒竹穴。双手食指横置于眼球上，闭目，稍稍用力按压眼睑，做挑眉动作 9 次。

(4) 消除下眼袋：用左右手食指分别点揉左右眼外眼角，然后由目外眦沿下眼睑向目内眦缓缓推进至睛明穴，点揉睛明穴。往返共做 9 次。

(5) 消除鱼尾纹：右手食指按揉右眼内眼角，然后沿下眼睑横拉至四白穴，点按四白穴。向右上方稍稍用力将食指拉至距太阳穴 2 厘米处，顺时针旋转 9 次，沿耳前缓缓下落至颊车穴，点按颊车穴，同时尽力向上挑眼眉。左手沿左眼再做一遍，动作同右。

(6) 巧防面部衰老：① 鼓起左腮，用力呼气，使气流通过左嘴角呼出。再鼓起右腮，用力吹气，使气流通过右嘴角呼出。反复多次。② 鼓起两腮，让气流左右往返滚动。③ 闭紧嘴唇，两腮用力鼓起，用食指按住嘴微张，再闭上，反复多次。④ 咬紧牙齿，嘴唇微张，再闭上，反复多次。⑤ 张大鼻孔，闭紧嘴唇，深吸气。两腮用力鼓起，深呼吸，使气流从双唇呼出。反复多次。

如何做好卧室养生抗衰老？

按人均每天睡眠 8 小时计，人的一生中要有三分之一的历程在睡眠中度过。对睡好觉的意义，古人已做出过准确的评解："养生之道，莫大于眠食"，"养生之诀，当以睡眠居先，睡能还精，睡能养气，睡能健脾益胃，睡能坚骨强筋。"

床的高度应以略高于人的膝盖为宜，以方便上下床活动。理想的铺垫物是在木板床上铺 9 厘米厚的棉垫，可使人体脊柱处于正常的生理状态，保证睡眠舒适。

颈部是人体最柔弱的器官之一，枕头太高或太低都会影响颈部肌肉的自然放松，日久天长还使肌肉韧带软组织失去张力和弹性，导致脖子发僵或患颈椎病，严重时甚至发生椎骨错位等疾病。一般说来，枕头高度在9～15厘米时易获得最佳睡眠。可选用菊花、茶叶、芦花、防风等作枕芯，也可用玉枕、磁性枕等保健枕，以起到清肝明目、饱满精神等作用。

中医认为，夜晚人体阴气转盛而阳气内敛。屈曲如弓的卧姿有利于阳气的收敛，使肌肉筋膜完全放松，易于消除疲困。最好右侧卧，这种卧姿可减轻心脏负担，促进肝脏藏血功能和胃肠的顺利运行。

被子质地以轻便、松软、保暖为宜，不可盖得太重太厚，否则会使身体处于一定的压力之下，有碍放松休息。睡眠时忌穿紧身衣裤。女性的文胸也应除去，使乳房呈自然生长状态。

睡前应进行自我按摩，益处很多。如按摩头皮，可促进头皮血液循环，松弛神经，消除疲劳，改善头部营养和氧气的供应，对防治白发、脱发有良好效果。按摩脸部，有助于除去陈旧老化的角质层，加速新陈代谢，保持皮肤柔软光滑。按摩腹部，有助于胃肠消化及脂肪的代谢，预防腹部"发福"。每次按摩花时不多，但日久必见佳效。

足部的穴位很多，每天晚上睡前用热水洗脚，可使足部的血管扩张，血液循环加快，能起到很好的保健作用。尤其是对于患有失眠和足部静脉曲张者，可减轻症状，易于入睡。俗话说"热水洗脚，如吃补药"，是很有道理的。

按人体生物钟的规律，入眠的最佳时间是22～23点，早晨5～6点则是生物钟的高潮时间，应及时起床。按此规律睡眠，可获得最佳的睡眠休息效果，长期坚持会使你生活规律，代谢正常，有利于健康长寿。

如何梳头养生抗衰老？

老年人多梳头发，有疏通气血、宣泄郁滞、通达阳气等作用。中医认为，头是"诸阳之首"，"诸阳所会，百脉相通"，人体的重要经脉和40余个大小穴位，以及10多处的特殊刺激区均聚于此。"发为血之余"，常梳头可使头发根部血液循环加快，毛母角化细胞和毛母色素细胞得到充分的营养，使发根坚固，发色黑润，改善头发及颅内营养。能疏通经络，活血化瘀，有平肝熄风、开窍宁神、耳聪目明、醒脑提神等养生保健作用。在用脑过度、感到疲乏时，梳头数分钟就会感到轻松舒适。常做梳头功，可以疏通血脉，改善头皮血液循环，黑发光泽，减少脱发。能降低血压，预防脑出血。还有提神健脑,消除疲劳,防止大脑衰退,增强记忆力,抗衰老等功效。

梳子以牛角梳、木梳等不会产生静电的为佳,尼龙、塑料的梳子容易产生静电,对头发、皮肤有损伤,不宜使用。梳齿疏密适中,齿端不能太尖锐,且要时时保持梳子的清洁。洗发之前或大风的天气里,梳拢披散的头发时,使用粗纹的动物毛制成的刷子最好,既不会伤害头发,又能对头表皮起到按摩作用。

梳头要全头梳,不论头中间还是两侧都应该从额头的发际一直梳到颈后的发根处。首先从梳开散乱的毛梢开始,用刷子毛梢轻贴头皮,慢慢地旋转着梳拢。用力要均匀,如用力过猛,会刺伤头皮。先从前额的发际向后梳,朝相反方向,再沿发际从后向前梳。然后,从左、右耳的上部分别向各自相反的方向进行梳理。最后让头发向头的四周披散开来梳理。在梳头时,同时将身体向前屈或向后仰,以促进血液循环,这样效果会更好。一处每次梳 5～6 次,整个头发平均一天梳拢 100 下左右为最适宜。

随着年龄增长头发变得稀疏甚至快掉光发的老年朋友们,可直接用手指代替梳子来“梳头”。“指梳”时,可由前发际慢慢梳向后发际,边梳边揉擦头皮。上述方法最好均以中等力度和速度进行,一直梳至头皮微热为好,每次至少百几十下,早晚各一次,有时间的老人午睡前也可做多一次,但要长期坚持方有保健之效。

清晨到户外空气新鲜的地方,站立,两腿分开同肩宽,膝略屈,头正直,两眼平视,舌抵上腭,排除杂念,全身放松,自然呼吸。年老体弱者可取坐位。两掌心轻按前额,向下经鼻口擦至下颌,再转向后颈部,往上擦过头顶,回到前额,做 36 次。两手十指稍屈,自前额发际经头顶向后至后脑部,轻梳头皮,然后将两手向两边分开,梳两侧头皮,经两耳上部至后脑部,做 36 次。

如何揉耳养生抗衰老?

耳朵是人体五官之一,也是人体经络汇集之处。人体任何部位发生病变,都可通过经络反映到耳郭的相应部位上来。如果经常锻炼双耳,对局部按摩,拉引刺激,可促进血液、淋巴循环和组织间的代谢,调理人体各部及脏腑机能,达到健身强体的目的。

按摩耳朵不仅对耳鸣、头痛、眼花等病有一定的疗效,而且能够起到“耳聪目明”的作用。除了人们在早晚洗脸时,注意按摩耳朵,平时空闲时也可以做耳朵按摩,方法很简单:① 捏揉耳尖:用双手食、拇指肚捏、揉、抖耳尖端半分钟,有镇静、止痛、清脑等功能。② 揉耳郭:两手掌心对向太阳穴,按捏住耳郭,顺时针揉动15次,逆时针揉动15次。③ 钻耳眼:两手食指分别轻轻插进两侧外耳孔,如同钻井打水一样,来回转动,注意用力要均匀,切勿损伤外耳道皮肤。④ 捏弹耳垂:以双手食、拇指肚,分别提揉双耳垂,先轻轻捏揉耳垂半分钟,使其发红发热,然后揪住耳垂向下拉,再放手,让耳垂回原形,此法可促进血液循环、延缓老年性耳聋、减少耳鸣。⑤ 掐痛点:如果患有疾病,可以用食指尖在耳朵上寻找一个敏感的疼痛点,然后用指尖掐捏,直到疼痛点有痛感为限,此时为穴位治疗,原来病痛处会减轻或感到不疼了。⑥ 手摩耳轮:双手握成空拳,以食、拇指沿耳轮上下来回擦摩数十下,使至充血发热。此法有保肝、补肾等作用。⑦ 按摩耳屏:以食、拇指肚夹耳屏(耳中心部),不分凹凸高低,按摩捏揉半分钟,重点按摩耳甲腔、耳甲艇,其属心、肺、呼吸道和消化、泌尿系统反射区。然后用双手中指插入耳道口,指肚向前对准屏内侧,顺逆时针旋转2～3圈后拔出,如此反复,具有调整理气血,开九窍、益五脏、健美、抗衰老的功能。⑧ 右手绕过头顶,以食、拇指夹耳尖向上牵拉左耳36下,换左手同法。此法可提高免疫系统的功能,促进颌下腺、舌下腺的分泌,起到保护视力、减轻喉咙疼痛,防治慢性咽炎。⑨ 用双手掌把耳朵由后面带动耳郭向前扫,紧接着再回过来时带动耳郭向后扫,此法可激活免疫系统的功能,增强抗病力,可醒脑补肾、调合阴阳。

如何眼保健抗衰老?

眼睛是人体的重要器官,长时间的用眼,比如看书、看电视、看电脑,都可以引起眼睛的疲劳,全身疲乏,精神极度紧张,最终的结果就是视力下降。现代人常有视疲劳,如能坚持注意眼保健,在耄耋之年也仍将会眼清目明,这就可以抗衰老。

(1) 瞪目:目视室内或室外某一与眼平行的目标,然后闭目瞬间,暗想留在脑际的视觉形象,重复3次。

(2) 闭目:闭目养神1分钟,减轻视觉疲劳。

(3) 摩面:单手摩面,重点在眉眼部位,摩至面部皮肤有微热感即可。

(4) 搓头:用单手或双手的指腹搓揉发根,可使头脑清醒,眼目明亮。

(5) 击鼓:用双手的指腹敲打,从前额至脑后发际。

(6) 远眺:注视窗外蓝天白云或青山绿树,调节视力。

(7) 眨眼:眼睛眨动几下,再闭目片刻,再突然睁大眼睛,重复几次。

(8) 顾盼:头部不动,眼珠向左右眼角移动几次。

(9) 后视:转颈回头,左右交替各向后看5次。

(10) 转睛:晨醒后,在床上闭目转睛5次。晚上躺在床上后,先睁目后闭目各转眼珠5次。

(11) 熨目:两掌相合摩擦,至手心发热,以掌熨帖两眼,并轻轻按压眼部5次。

(12) 点穴:以食指指背第一关节处,重按眉目及眼周各5次,以有酸胀感为度。

(13) 抹颈:以一手掌用力按住脑后颈部上端发际,自上而下抹几次。

如何揉腹养生抗衰老?

揉腹养生是一种比较适合老年朋友们使用的自我保健方法,这种养生法在我国已经有几千年的历史了。中医认为,揉腹可以使胃、肠、腹壁肌肉强健,增强消化液的分泌以及肠胃的蠕动能力,促进血液循环,以利于食物的消化和营养的吸收,从而达到强身健体、抗衰老的目的。

一般可取仰卧位或坐位,先做数次深呼吸,以放松肌肉,排除杂念,然后将右手掌贴于脐部,左手掌放在右手背上,以脐部为中心,稍稍用力,作顺时针按揉,按摩的范围由小到大,再由大到小,连续按摩50次。再更换左右手位置,逆时针按揉50次,如此反复3～5次。关键在于长年累月不间断,方能收奇效。

对患慢性肝炎非活动期而经常有肝区隐痛、腹胀不适的患者,可采用自我按摩肝区和腹部的方法来解除痛苦。只要每天坚持做2～8次,每次5～10分钟,就可以改善症状,以至痊愈。经多人验证,确有治疗效果。

经常便秘的人可以在早晨醒后和晚上睡前,仰卧床上,双腿蜷曲,用手顺时针方向旋转,按摩肝脐部位。每次按摩50～100次即可,多数患者在10次左右即可见效。

晚上入睡前仰卧床上,一边用手绕脐揉腹,一边默念计数。一般揉摩三四百次便有倦意。此时停下,很快即可入睡。

俗话说:“人到四十五,肚皮往外鼓”,也就是说,人到中年往往开始发胖,特别是一些老年人,大腹便便,与年轻时的体态判若两人。这不仅对健康不利,而且还影响体型的健美。揉腹减肥是一种营养性的自我锻炼。其方法是:取仰卧位,以肚脐为中心,用手旋摩30分钟,每天坚持1～2次。可起到去脂消油的作用,达到体态苗条的目的。

如果遇胃、肠穿孔，腹部有急性炎症及恶性肿瘤患者，不宜揉腹。另外，揉腹时腹内若出现温热感、饥饿感，或有便意感觉以及肠鸣、放屁等状况时，均属于揉腹所产生的正常反应，大可不必在意。

如何自我按摩抗衰老?

自我按摩养生法是流传在民间的养生保健方法，它的特点是简便易行，容易掌握，自我按摩而不需他人帮助。时常练习，不仅能养生保健，强身健体，抗衰老，还能防治一些常见病。自我保健按摩能促进血液循环和新陈代谢，疏经活络，宣通气血，解除肌肉痉挛，解除疲劳，安神镇静，振奋精神，可防治神经衰弱、过度疲劳、肥胖、关节疼痛、消化不良、慢性支气管炎、肺气肿等。

(1) 全身自我按摩:每天早晨或晚上都可以练此功法，站势或坐势均可。心平气和全身放松后按照下面的程序做一遍，每次约 25～30 分钟。① 搓手:两手掌相对，用力搓摩，由慢到快，以搓到手掌发热发烫为止(约 36 次左右)。② 按摩头面:搓热手掌后，立即摩擦头面。左手摩擦左侧头面，右手摩擦右侧头面，两手掌分别从下颌开始推摩，向上摩擦脸，再向上经头顶，向下推摩至颈背部。如此推摩 7～21 次。按摩头面有改善头面血液循环、清脑醒神、明目、美颜等作用。按摩鼻梁有改善鼻黏膜的血液循环和新陈代谢，增强鼻黏膜上皮细胞的抵抗力，有预防感冒的作用。③ 按摩胸部:用右手掌按摩左胸，用左手掌按摩右胸。以乳房为中心，在胸部作环形摩擦 7～12 遍。先按摩左胸再按摩右胸，再用左手掌轻轻拍打右胸，用右手掌拍打左胸，由上至下，由腋下至胸骨，再由胸骨至腋下。按摩拍打胸部能放松胸部肌肉，促进血液循环，加深呼吸，促进排痰，适用于慢性支气管炎、肺气肿等，对预防感冒也有一定的作用。④ 按摩腹部:用手掌作轻微的按摩，以脐为中心，顺、逆时针方向绕脐作环形按摩，各按摩 24～36 遍。脐腹按摩具有理气宽中，加快胃肠蠕动，改善腹腔瘀血等作用，可防治消化不良、便秘、肠胀气、肥胖等症。⑤ 按摩足掌:先后按摩左、右足掌，每只足掌按摩 36～108 次。按摩足掌有改善血液循环、安神镇静、解除疲劳等作用。

(2) 面部自我按摩:脸部按摩可抗衰老，其原理是通过按摩使皮肤的血液循环得到改善，促进皮肤的新陈代谢，使皮肤润释、充满活力。脸部按摩可以早晚各一次，用温水将脸部洗净，再用冷水向脸上拍打数下，以刺激脸部血液循环，然后再做面部按摩，其目的是消除脸部肌肉的紧张，恢复肌肤的光泽。脸部按摩强调顺着肌肉的走向，皱纹与肌肉走向成直角，按摩时与皱纹成直角就是顺着肌肉的走向。也就是说，皱纹是横向，就往纵向按摩。皱纹是纵向，就往横向按摩。另外，脸部肌肉是从中心向外延伸，按摩也要从里向外，若来来回回按摩，与肌肉的走向相反，反而会导致皱纹的出现。按摩的手法要轻，至皮肤微微发热或有红晕即可。按摩时要先洗净脸，涂上按摩霜，这样省力又滑润。按摩完后用热毛巾擦掉按摩霜。如果皮肤有感染时，不要进行按摩。

(3) 腿足自我按摩：① 浴足：用热水泡脚，特别是用生姜或辣椒煎水洗脚，可较快地扩张人体呼吸道黏膜的毛细血管网，加快血液循环，从而使呼吸道黏膜内血液中的白细胞及时地消灭侵袭人体的细菌和病毒，使人体免受感染。② 摩脚：洗脚后，双手搓热，轻揉搓相关部位或穴位，可全脚按摩，也可局部按摩，多摩涌泉穴（足心）或太冲穴（第一、二足趾关节后）或太溪穴（内踝高点与跟腱之间凹陷处）。对头昏、失眠、厌食、面色晦暗、疲劳、高血压、便秘等有防治作用。③ 高抬贵脚：每天将双脚跷起 2～3 次，平或高于心脏，此时脚、腿部血液循环旺盛，下肢血液流回肺和心脏的速度加快，得到充分循环，头部可得到充足而新鲜的血液和氧，同时对脚部穴位、反射区也是一个良性刺激。④ 搓揉腿肚：以双手掌紧夹一侧小腿肚，边转动边搓揉，每侧揉动 20 次左右，然后以同法揉动另一条腿。此法能增强腿力。⑤ 扳足：取坐位，两腿伸直，低头，身体向前弯，以两手扳足趾和足踝关节各 20～30 次，能锻炼脚力，防止腿足软弱无力。⑥ 扭膝：两足平行靠拢，屈膝微向下蹲，双手放在膝盖上，膝部前后左右呈圆圈转动，先向左转，后向右转，各 20 次左右。可治下肢乏力、膝关节疼痛。⑦ 甩腿：一手扶物或扶墙，先向前甩动小腿，使脚尖向上跷起，然后向后甩动，使脚尖用力向后，脚面绷直，腿亦尽量伸直。在甩腿时，上身正直，两腿交换各甩数十次。此法可预防半身不遂、下肢萎缩无力及腿麻、小腿抽筋等。

如何做小动作抗衰老？

有些非常简单的小动作，只要每天坚持做，就能有效地抗衰老。

(1) 目常转：经常转动眼珠，按摩眼眶。轻闭两眼，拇指微曲，用两侧指关节处轻擦两眼皮各 18 次，再用两大拇指背轻擦眼眉各 18 次，再轻闭两眼，眼珠左右旋转各 18 次。能促进眼球和眼肌的活动，加速血液循环，防治目疾，增强视力。

(2) 鼻常擦:用两手大拇指指背,轻擦鼻两侧各 18 次。有预防感冒和治疗慢性鼻炎的作用。

(3) 齿常叩:思想集中,上下牙齿轻叩 36 次(不要用力相碰)。叩齿可以刺激牙齿,改善牙齿和牙周围血液循环,保持牙齿坚固,预防牙病的发生。

(4) 牙常咬:解小便时,要咬牙齿,紧闭眉目,事后才睁开眼睛,放松牙齿,可以防治性欲减退等。

(5) 丹田常擦:将两手搓热,先用左手手掌沿结肠蠕动方向绕脐做圆圈运动。即由右下腹开始做顺时针揉腹运动(擦丹田),如此周而复始 100 次。再将手搓热,用上法以右手擦丹田 100 次。擦丹田能增强内脏功能、调整内脏的活动。

(6) 腰常搓:先将两手互相搓热,以热手搓腰部两侧肾俞穴各 18 次,能促进腰部血液循环,消除腰肌疲劳,防治腰痛、痛经、闭经等。

(7) 太阳穴常揉:每天用双手中指按太阳穴转圈揉动,顺揉七八圈,倒揉七八圈,反复做几次,这样不仅能加快局部血液循环与新陈代谢、健脑提神、养目护耳、消除疲劳,而且对偏头痛等有较好的疗效。每天晨后睡前做,效果最佳。

(8) 睡要宽身:睡觉时,要穿宽松的衣服,并放松裤带,可多做右侧卧。睡前如有条件可喝 1 杯牛奶,能令你全身血脉流通,即刻进入梦乡。

(9) 背要常暖:五脏皆系于脊背,经常温暖,不让它受寒,可防治感冒,健康少病。

(10) 肩要常揉:以左手掌揉右肩 18 次,再以右手掌揉左肩 18 次,可促进血液循环,治疗和预防肩关节炎和肩周炎。

(11) 足三里常按:足三里为全身总穴,在膝盖骨下。用大拇指尖对准它,其他四指抱住腿。经常按此,可以祛病强身。

(12) 涌泉常搓:用左手中、食指擦右足心 100 次,再用右手中、食指擦左足心 100 次,能调节心脏功能,治疗头目眩晕。用手心劳宫穴搓脚心涌泉穴,因劳宫是心经穴,涌泉是肾经穴,所以,此法是"心肾相交"互导之法,有水火相济,通调心肾、宁静心神、壮盛肾气的作用。还可用右手心搓左脚心,用左手心搓右脚心,各 30～50 次。早晚进行尤佳。

(13) 津常咽:用舌在口腔内上下牙齿外运转,左右各 18 次,生了唾液不要咽下,将唾液鼓漱 36 次,然后用力咽下,可通百脉。咽下时用思想诱导着唾液慢慢到丹田,使胃肠液分泌增强,改善消化功能,增进食欲,促进营养吸收。

(14) 手常握:经常运动手指(健身圈和球可以利用),通过捏握、搓转,可锻炼手部肌肉,从而收到健脑增智之效,并以通全身经络。

如何拍打健身抗衰老?

我国古代医学家在实践中创造出一套拍打健身法,其目的是促进血液循环,通经活络,以强筋健骨、增加局部肌肉营养,使肌肉更发达,增强肌肉的抗病能力,从而起到强身健体的作用。

(1) 拍打头颈部:自己站立或坐于椅子上,双目平视前方,全身放松。然后举起双臂,用手掌同时拍打头颈部,左手拍打左侧,右手拍打右侧,先从后颈开始,逐渐向上拍打,一直拍打到前额部,再从前额部向后拍打,直到后颈部。如此反复5~8 次,可防治头部疾病。如头痛、头晕、头部不适时,拍打后立即会感到轻松,症状可以减轻或消失。经常行此法,还有延缓中年脑力衰退,增强记忆力的作用。

(2) 拍打胸背部:取站立姿势,全身自然放松,冬天宜脱掉棉衣,然后双手半握拳,先用左手拍打右胸,再用右手拍打左胸,先由上至下,再由下至上。左右胸各拍打 200 次。拍打胸部后再拍打背部,手仍半握拳,然后用左手伸至头后去拍打右背部,右手拍打左背部,每侧各拍打 100 次,有助于减轻呼吸道及心血管疾病症状。同时,还可防治中年人肌肉萎缩,促进局部肌肉健康,增加肺活量,增强机体免疫力。

(3) 拍打腰腹部:站立,全身放松,双手半握拳或手指平伸均匀,然后腰部自然而然地左右转动,随着转腰动作,两上肢也跟着甩动。当腰向右转动时,带动左上肢的手掌向右腹部拍打,同时右上肢及手背向左腰部拍打。腰部向左转动时,上肢再进行与腰部右转时的相反动作。如此反复转动,手掌有意识地拍打腰部与腹部,每侧拍打 200 余次。主要用来防治腰痛、腰酸、腹胀、便秘和消化不良等疾病,也可使腰肌灵活,防止扭腰岔气。劳累时拍打,可有舒服解乏的作用。

(4) 拍打肩部:正坐在椅子上,用左手去拍打右肩,用右手去拍打左肩。每侧拍打 100 下,可防治肩痛、肩酸、肩周炎、中老年性关节僵硬等。治病时,拍打前可先涂一些外用药。

(5) 拍打肢体:用左手拍打右上肢,用右手拍打左上肢。拍打时要周到,四周都要拍打,一般每侧拍打 100~200 次。可以防治肢体麻木,促进肌肉发育,延缓肌肉衰老,解除上肢的酸痛症状。拍打下肢时宜采用坐位,坐于椅子上,先拍打左腿,再拍打右腿，各打 100 次。

如何足部保健抗衰老？

人之有脚犹似树之有根，树枯根先竭，人老脚先衰。足部又是人体脉络经穴的重要集中地，人体的 12 条长经脉中，有 6 条分布在足部。踝部以下有 66 个穴位，占全身穴位总数的 10%。人体的器官脏腑在足部均有对应的反射区。如果对足部进行保健，就可以防病强身。

俗话说“人老足先衰，腿勤人长寿”，腿足部灵活与否是衰老的重要标志。人到 45 岁以后，腿部肌肉逐渐松弛，应十分注意加强腿足活动锻炼，如步行、慢跑、骑车、踢毽子、跳绳、游泳、登高、爬楼梯、太极拳等运动，均可增强全身肌肉与关节灵活度，改善心脑微循环，提高免疫功能，延缓表皮衰老。

热水泡脚在医学上称为“足浴”。在踝部以下共有 66 个穴位，局部热能的不断增加，可起促进气血运行，温煦脏腑的作用，故有健身防病之效。现代医学认为，热水泡脚是利用水和热来刺激皮肤神经末梢感受器，通过中枢神经，起调节内脏器官功能的作用，能促进血液循环，加强新陈代谢。结合搓脚心的健身方法，能治疗高血压、神经衰弱、肾炎、腿脚麻木等疾病。这是由于搓脚心对大脑皮质有良好的刺激，能引起神经反射，脚心皮肤较薄，经搓擦毛细血管扩张，增强血液循环，促进新陈代谢，并改变脑部充血状态，使头脑轻松清醒，全身感到温暖和舒适，确实有健身防衰老的作用，尤其是老年人经常搓脚心对心脏、腿和脚力更是有益无害的。

足三里穴在外膝眼下 3 寸，距胫骨前嵴一横指，在胫骨前肌上。取穴时，由外膝眼向下量四横指，在腓骨与胫骨之间，由胫骨旁开一横指即是。足三里是抗衰老的有效穴位，在该穴处按摩，有着调节胃肠功能、补肾强筋、防病健身抗衰延年的作用，对各种常见的老年病有很好的防治效果，对于抗衰老延年益寿大有裨益。① 端坐凳上，四指并拢，按放在小腿外侧，将拇指指端按放在足三里穴处，作按掐活动，一掐一松，连做 36 次。两侧交替进行。② 端坐凳上，四指屈曲，按放在小腿外侧，将拇指指端按放在足三里穴处，作点按活动，一按一松，连做 36 次。两侧交替进行。③ 正身端坐，小腿略向前伸，使腿与凳保持约 120°，食指按放在足三里穴上，移放中指在上面加压，两指一并用力，按揉足三里穴，连做 1 分钟。两侧交替进行。④ 正身端坐，小腿略向前伸，使腿与凳保持约 120°，将拇指指端按放足三里穴处，力集中于指端，尽力按压，然后推拨该处筋肉，连做 7 次。两侧交替进行。

⑤ 正身端坐，一腿前伸，两手张掌，搓擦腿部，自上而下，搓擦至遍，两腿各搓擦一遍。按摩要有一定的力度，以局部有酸胀感为佳。按摩的同时可以配合艾灸，点燃艾条熏灼足三里穴，每日 1 次。

如何按摩颈后抗衰老?

"从脖子上可以寻找到女人的年龄"，的确，岁月留痕，当你的眼角仍保持细嫩的肤质时，颈部却已经显露了衰老的迹象。然而，很多女人在毫不吝啬地往脸上"堆砌"各类护肤品时，却忽视了对颈部的呵护。

颈部在人体的解剖学上是一个"多事三角区"，组织结构较为薄弱，皮脂腺和汗腺的数量只有面部的 1/3，由于油脂分泌较少，难以保持水分，所以更易产生皱纹。可以选用一些除脂产品，并在涂护肤品时加以按摩。手法如下：在颈前两手由下而上按摩，注意：如果方向相反，由上往下按摩，不但会使皮肤下垂，还会加速衰老。颈后按摩则是在耳后附近，斜向下力度适中地按压。许多人在护理颈部的时候只注意颈前，却忘记颈后的护理，其实，如果颈后护理不当，产生的皱纹还会向前延伸。

日常护颈可以做颈部健美操，具体步骤是：① 头部从左至右旋转，再反方向从右至左旋转。② 双肘侧平举，双手握拳，一拳置于另一拳上，抵住下颏，做向前的低头动作，尽量克服双手的阻力。③ 将双手指尖放在颧骨上，用大拇指从下巴至两耳反复推拿下巴肌肉。每天练习 15～25 分钟，一段时间之后，颈部皮肤的弹性就会逐渐恢复了。

良好的日常生活习惯也可以预防颈部皱纹的产生。睡眠时，枕头过高会使颈部弯曲，容易产生皱纹，因此，应使用低枕头。风沙大、天气冷时，应围上围巾保暖，并防止皮肤干燥。紫外线强度高时，不要忘了在颈部涂上防晒霜。对于敏感型皮肤，尽量别穿透气性差的化纤衣服。长期从事文字工作或经常弯腰工作的女性，颈部容易产生皱纹，因此，要特别注意坐姿，空闲时经常活动头部，以保持良好的血液循环，使皮肤更有弹性。

如何做日光浴抗衰老?

人是大自然中微小的一分子，除了要摄取必要的食物、水分、氧气等以供机体营养之外，更应置身于大自然中，采阳光雨露、天地之灵气，以强壮身体，抗衰老。

日光浴四季均可进行，但每天选择时间应因地区和季节有所不同。一般说来，选择气温在 18～20 ℃时较为理想。最好在室外开阔处进行，时间不宜过久，可由开始的 10 分钟逐步增加至 1～2 小时为度。日光浴时酌情裸露身体，使皮肤直接接触阳光，且宜不断更换体位。地点以江湖、海滨、旷野林间为佳。时间一般以气候的寒暑而定，大约夏季以 7 时和 16～18 时最为适宜。春秋两季可在 8～11 时，15～17 时进行，冬季天气冷，以暖和无风的 11～14 时，在庭园进行。一般进行日光浴 20～30 分钟。事先准备睡椅、毛巾、草帽等。

日光疗法有三种常用方法：① 背光浴：以日光照晒背部为主，也可适当转身。② 面光浴：病人仰面对日坐定，让日光充分照晒面部，戴上墨镜或闭眼，当面部自觉热时，适当转身。③ 全身日光浴：不断变换体位进行日光浴，让身体各部都能接受日照。用于老人一般摄生健康，病后康复。

日光中的可见光，能使人感到舒适、愉快。日光疗法就是利用太阳照射人体以治疗疾病，促进身心康复的方法。亦称“晒疗”或日光浴。日光之于人体生命活动的重要性，古人早有认识，认为：“火气之精为日”。“火气”即阳气，充分说明日光是阳气的精华。日光疗法是养生长寿的方法。《养生论》主张：“晒以朝阳”，指出日光疗法的最佳时间。《理瀹骈文》主张“对日坐定”。徐灵脂则主张全身晒法。无论背晒或对日晒或全晒都须依据病情需要而定。日光疗法的作用机理主要以天时的阳气补人体之阳气。人体督脉行背脊正中，总督一身之阳经，故为阳脉之海，背日而照供日光直补督脉阳气，具有全身影响，尤其对脑、髓、肾精肾阴亏损者其补阳之效益彰。

人体各部分对日光的耐受性不一样的。一般说来，眼睛和脑组织对阳光比较敏感。阳光中的红外线作用于皮肤时，能使局部体温升高达 40 ℃以上，因而形成红斑。头部如在阳光下长时间照射，红外线可穿透颅骨，使脑组织的温度升高，脑组织呈现不同程度的充血、水肿，甚至出现瘀血点，使脑神经的机能发生障碍，从而可能引起头痛、头晕、耳鸣、眼花，严重者可昏倒呈昏睡状态，这就所谓的“日射病”。

眼睛在日光长时间直射下，几秒钟后就会羞明，流泪，结膜充血，视物模糊。所以，在进行日光浴时，最好戴草帽，保护头部，以免发生不良反应。如有条件，戴上暗色玻璃护目镜，就更好了。

有发热、心血管系统疾病、高血压或有出血倾向的慢性病患者，不宜进行日光锻炼。患有顽固性皮肤病、关节病、神经痛等病的人可以进行局部日光浴，非照部分可用白布遮蔽，但也要配合医疗，最好在医生的指导下进行。

如何休闲娱乐抗衰老？

众所周知，休闲娱乐既能娱人心神，又能活动形体，是娱乐养生的一个好办法。

(1) 舞蹈。有研究发现，舞蹈有助于老人长寿，让他们在享受欢乐的同时，还能拥有健康。舞蹈还能减轻老人们的孤独感，让他们认为自己并没有被这个社会遗弃，同时还能消减因衰老而带来的周身疼痛。此外，舞蹈还使老人们经常在一起，增进了解和沟通。

实践证明，在紧张的劳动之余或晚餐后，安排适当的时间跳舞，可以减少消化不良、肥胖、痔疮、高血压和动脉硬化等病症的发生，能够促进大脑更好地休息，有益于夜间睡眠。美国一位学者认为：舞蹈运动是世界上最好的安定剂。这是因为适量跳舞能缓和神经肌肉的紧张，从而获得安神定志的效果。某些代谢性疾病患者通过跳舞可以得到防治。如跳舞可使糖尿病患者的血糖降低。跳舞需要全身活动，能加速周身血液循环，舒松关节肌肉，消除体力和脑力的疲劳。不论跳探戈、伦巴、华尔兹、迪斯科何种形式，都必须挺胸收腹，头、颈、背、臂、腰、胯、腿、脚各部位联合协调运动，使动作挺而不僵，柔而不懈，实而不松，从而达到美的统一。跳舞中的跳动扭摆，使胸廓扩张，肺活量增加；腰臀的扭摆加强了腰腹肌的锻炼，增强了臀肌的弹性，提高腰背的灵活性和协调性，增加了盆腔和髋的柔软性；自由的舞姿给人以创造的天地，大幅度的动作可以充分舒展身体的各个部分。因此，跳舞不仅可使人们体型健美，而且可使人体的神经、心血管、消化、泌尿生殖系统都得到充分的锻炼。适合老年人的舞蹈以慢步和中步为好，快三则少跳，并可根据自身的身体健康状况，选择适合自己锻炼的老年舞。

(2) 音乐。音乐对人心理的影响可直接而迅速地表现出来，其对人生的影响也显而易见。一首节奏明快、悦耳动听的乐曲，会使人拂去心中的不快，乐而忘忧，此时，体内的神经体液系统处于最佳状态，从而达到调和内外、协调气血运行的效果。威武雄壮、高昂激越的乐曲，可使热血沸腾、激情满怀，产生积极向上的力量。而哀怨缠绵的乐曲，则会令人愁肠百结、伤心落泪。因而老人在欣赏音乐时，应该选择那些高雅、曲调优美、节奏轻快舒缓的音乐，以达到消乏、怡情、养性的目的。

(3) 书法、绘画。有人把书法、绘画比作“不练健身气功的气功锻炼”。首先书法讲究意念，练习时必须平心静气、全神贯注、排除杂念，这与健身气功的呼吸锻炼和意守有异曲同工之妙。其次，书法、绘画都讲究姿势，要求头端正、肩平齐、胸张背直、提肘悬腕，将全身的力量集中在上肢，这与健身气功修炼的姿势极为接近。所不同的是，书画练习将身心锻炼寓于艺术娱乐活动之中，更能使人体验到创作后的欢乐和美的享受，因而书法、绘画又被人称为“艺术气功”。

(4) 垂钓。适合垂钓的地方多在郊外，经常到郊外去走走，本身就是一种锻炼。其次，水边河畔，空气异常清新，负离子含量高，让人感到悠悠然自得，心旷神怡，有利于人体的新陈代谢，能起到镇静、催眠、降压、减轻疲劳的作用。另外，垂钓时静等鱼儿上钩，则欢快轻松之情溢于言表，从而达到内无思虑之患，外无体疲之忧的最佳养生境界。

(5) 养花。养花不仅可以美化环境，令人赏心悦目，而且花的香气还能起到灭菌、净化空气的作用。同时，鲜花释放的芳香，通过人的嗅觉神经传入大脑后，令人气顺意畅、血脉调和、怡然自得。对于养花人来说，看着自己精心培植的花草，枝繁叶茂，鲜花吐艳，会从中体验到令人陶醉的收获之乐。

(6) 旅游。旅游可以使人饱览大自然的奇异风光和历史、文化、习俗等人文景观，让人获得精神上的享受。同时，置身在异域的风景，呼吸一下清新的空气，让身心作一次短暂的流浪，更能让人获得放松。

如何药物养生抗衰老?

在衰老机制的研究从整体水平、器官水平向细胞水平、分子水平深入发展的同时，抗衰老药物的研究和开发也蓬勃兴起。一些传统的保健抗衰老药物，经过运用现代科学技术方法的研究，提纯和精制，有了新的提高和突破。更有不少的保健抗衰老药物从理论探索、实验研究跨入临床应用阶段。

人类面临的是一个自然界博大的内外环境，有诸多的因素可以影响整体的衰老，所以在抗衰老药物学研究中必然涉及许多与药物学有关的领域，例如衰老的生物学、生理学、生化学、病理学、免疫学、药理学、毒理学、形态学和中老年医学的研究。近年来就是依靠这种学科之间的渗透性研究，使我国在中西医结合抗衰老方面有了重大的突破，筛选得到许多延缓抗衰有效的药物。由此可见，抗衰老药物学的概念应该是一个广义范围的研究领域，而不是纯粹从药物学角度着手。

在众多抗衰老药物中，有些被包含于食物成分内，有些就是机体内的正常代谢物或酶类，或者在化学结构、生物活性等方面与机体内的代谢物或酶类相似，它们常常影响酶的活性或参与体内生化代谢。因此，这类药物往往显示出生物活性高、预防治疗效果好、不良反应少等优点。其中有些药物如海马等，在古代就已经用于治疗某些疾病和保健抗衰老。有些药物如维生素制剂，用于防治各种维生素缺乏症，在临床应用也已多年。而有些药物如神经生长因子、脑活素、蝮蛇抗栓酶等，则在近年来陆续被研制开发，应用于临床，治疗某些神经疾患、脑血管疾病和心血管疾病等，改善疾病症状、延长机体寿命、取得了较好的疗效。

可以养生抗衰老的药物有：

（1）抗氧化剂：在正常的生物代谢过程中，人体细胞会产生多种自由基，如果自由基生成过多，没有被机体消除掉，则会导致细胞功能的严重受损，机体因而会逐渐衰老，抗氧化剂主要是消除人体过多的自由基，以减少其对人体细胞及细胞线粒体的损害，从而起到抗衰老的作用。常用药品有维生素 E、维生素 C、谷胱氧化酶等。但必须注意如果长期大剂量地使用这些药物，可产生不良反应。

（2）单胺氧化酶抑制剂：这是一种抗氧化酶，可提高使用者体内儿茶酚胺的含量，调节其神经系统的平衡，增强记忆力。常用的药物有福康宁、益康宁等。

（3）微量元素：是人体正常活动所必需的，其主要作用是，可促进多种酶的活性，调解人体的各种生理活动，从而抗衰老，如锰、锌、铜等微量元素都具有抗衰老的作用。目前国内常用的复方制剂如金石而康、21 金维他等。但如果过多补充，反而会引起人体生理的功能紊乱。

（4）免疫制剂：人体的免疫功能状态与衰老是密不可分的，正常情况下人体的免疫功能会随年龄的增长而逐渐减退。常用的免疫制剂有转移因子、免疫核糖核酸、银耳多糖、香菇多糖、卡介苗、白介素-2 等；另外还有黄芪、党参、枸杞、人参、三七等中药。同样，如果不适当地服用，也可引起副作用。

（5）脂褐素清除剂：随着人年龄的增长，脂褐素在人体内的沉积会逐渐增多，很多人在皮肤上出现老年斑，这是人体细胞衰老的基本特征。维生素 E 可使人体脑神经细胞中的脂褐素减少，从而延缓人的衰老。

（6）大脑功能促进剂：人的大脑衰老的表现是记忆力减退、健忘、反应迟钝等，大脑功能促进剂的主要作用是能促进大脑的血液流动，改善脑神经细胞的营养，提高大脑的功能，延缓人的衰老。常用的大脑功能促进剂有脑复康、脑活素、都可喜、哈伯因、脑复新等。

药物养生抗衰老要注意什么?

(1) 人体新陈代谢的废物,人年龄越老时越易沉积,这些废物恰恰是衰老之基础。细胞基因的失控、胶原蛋白的老化、脂褐素的堆积、体细胞的突变等致衰老因素,无不与过分摄入高胆固醇、高蛋白、高营养物质密切相关,故不重视清除体内污染,单纯地无节制地进补,并无益于抗衰老。

(2) 要根据中医"辨证论补"的原则,明察体质虚实及病情的轻重,正确选择抗衰老药物的品种和用量,做到缺什么补什么,切忌滥用补剂。

(3) 若自行选择品种,一定要了解该药物的适用范围、禁忌及可能发生的毒副反应等,以免误服和超剂量。

(4) 服药期间要注意用药后的反应,如出现药疹、发热、恶心、呕吐、头晕等,应立即停药,找出原因后对症处理。

(5) 服药期间要注意忌口,如服用人参、党参忌同食萝卜,服用生地、何首乌忌同食葱、蒜等。

(6) 抗衰老不能光靠服用抗衰老药,还可采取食疗、体育锻炼、养生等措施。

(7) 进补不等于抗衰,单纯无节制地进补,无助于抗衰老,其关键在于分清虚实。对于因实邪致虚致衰者,只有祛邪,元气才能恢复,故中医又有"以通为补","寓补于通"的说法。民间有人定期服用大黄等"过肠泻火"而抗衰延年,便是例证。

(8) 老年人服用抗衰老补益药,应从小剂量开始,要选用适合老年人体质的药物,合理用药,达到"丝丝入扣",才能收到预期的药效。如果盲目滥用,就会产生相反的结果。例如长期大剂量的服用人参,可以产生烦躁不安、血压升高、水肿、失眠等副作用;龟龄集对肾阳虚者很适宜,但五心烦热阴虚的老年人服用以后,可能引起鼻流血、痔出血等反应。

如何巧用维生素养生抗衰老?

维生素是维持机体健康所不能缺少的营养素,同时它还有抗衰防老,延年益寿作用。

(1) 维生素 E:能终止或降低脂质过氧化速率,有效清除自由基,稳定机体的各种生物膜。具体说来,维生素 E 防衰老的作用表现在以下方面:① 可以停止有毁坏细胞作用的游离基的链状化学反应。② 可以阻止低密度脂蛋白胆固醇和其他破坏细胞脂肪的氧化。③ 可以预防心脏病和心肌梗死。④ 可以预防动脉栓塞。⑤ 可以提高免疫系统功能。⑥ 可以防止癌症发生和癌细胞的生长。⑦ 可以保护大脑免患退化性疾病。⑧ 可以缓解关节炎的症状。⑨ 可以推迟白内障的发生。⑩ 可以缓解暂时性行走障碍。

(2) 维生素 C:抗衰老途径有以下方面:① 降低血压。② 降低胆固醇。③ 提高体内游离基的最强硬对手谷胱甘肽的含量。④ 防止不良的 LDL 胆固醇被毒化(腐败或氧化)而引起动脉栓塞。⑤ 清除动脉壁的脂肪积存。提高血管壁的强度,避免受损伤。⑥ 减少引起心脏病的血管痉挛。⑦ 提高免疫力。⑧ 减少哮喘、慢性支气管炎、肺炎及呼吸系统问题的出现。⑨ 通过击退游离基的攻击,防止牙龈疾病。⑩ 阻止游离基对眼睛的损伤,预防白内障和其他中老年性眼疾的发生。⑪ 阻止致癌物的形成,防止游离基对 DNA 的破坏,这是预防癌症的第一步。每天 250 ~ 1 000 毫克的剂量被认为足以对付一般的衰老和中老年病的发生。

(3) 叶酸:存在于蔬菜和豆科植物的绿叶当中的一种重要的 B 类维生素,它的历史也很悠久。叶酸用处广泛,可以挽救退化的智力,还能帮助恢复良好的精神状态,防止和改善沮丧情绪并可以防治癌症。在人体的一些特别器官的细胞中,哪怕是轻微的或局部的叶酸缺乏,都会使人更容易受到癌症的伤害。叶酸缺乏毁坏动脉,引起心肌梗死和脑卒中。叶酸有助于保持老年人的正常智力,而精神病方面的症状如记忆丧失、抑郁和痴呆等,在低叶酸含量水平的人群中,特别是老年人当中十分常见。

(4) 维生素 B_6:如果身体不能得到足够的维生素 B_6,人就更容易出现衰老的典型特征,主要是免疫系统功能下降,低落的精神状态,心脏健康会受到威胁,会患各种各样的传染病甚至癌症。其作用是:① 提高免疫系统功能。体内较低的维生素 B_6 含量会使免疫系统被大量残害,淋巴细胞的比例显著减少。② 挽救血管。维生素 B_6 是和高半胱氨酸战斗的最主要角色,高半胱氨酸是新近发现的血管的破坏者。维生素 B_6 是第二道防线。研究发现,血液中缺乏维生素 B_6 会使高半胱氨酸不断堆积,破坏动脉血管并引起心肌梗死和脑卒中。另有证据表明,维生素 B_6 同样可以防止血栓形成的危险。③ 改进大脑功能。一项实验显示,每日服用 20 毫克的维生素 B_6,3 个月之后记忆力得到改善。足够的维生素 B_6 可以延迟与年龄有关的记忆力衰退。

(5) 胡萝卜素:作用有:① 预防癌症的发生。② 预防心脏病。② 预防脑卒中。

④ 刺激免疫系统功能的提高。

如何巧用微量元素养生抗衰老?

人一生体内必需微量元素含量的变化可反映人体代谢机能变化,也能反映人体衰老程度。人的一生中,许多必需微量元素的含量,以刚出生的婴儿为最高。由1岁到10岁逐渐下降,此后到20岁,维持到一定水平上,青年期后又逐渐下降,到50～60岁时降到了一个相当低的水平上,这时,人已经显示衰老了。

锌、硒等都可增强免疫力,适当补充可防止中年人的正常免疫机能随年龄增长而下降,从而有利于防衰老。铜、锰、锌、硒等能有效地阻止人体内发生在任何器官的任何有机物(如蛋白质、脂类等)分子上的自由基反应,从而避免自由基的产生、生长,保持这些器官的正常功能。锌、锰、铜等都能以不同方式保持生物膜,避免因电离辐射、紫外线、缺氧及自由基等而引起生物膜的损失,从而对膜内物质的交换、信息传递、能量转换、神经刺激传导等许多重要生理活动起保护作用,发挥抗衰老作用。铜、硒、锰、钴等均与多种酶的活性有关,许多酶需要这些微量元素参与结构组成或激活。如果缺乏这些微量元素或微量元素间比例失调,则可影响酶的活性,导致机体功能的失常。

海产品中锌的含量最多,比如带壳的水生动物特别是牡蛎,是目前所知的最丰富的含锌食物,注意:一定要煮后食用或者食用罐头制品。瘦肉也是锌的来源之一。谷类制品、坚果的含量也较高,但是它们同时还含有阻碍锌吸收的物质。对大多数人来说,改善锌缺乏状态和提高免疫力的日剂量仅仅需要15~30毫克。因此人们没有理由和必要摄入过多的锌。在任何情况下,除非是遵照医嘱,每天不要摄入多于50毫克的锌。

保肝有利养生保健,而保肝则应多补充微量元素硒。适当多吃些富含硒的食品,有益健康长寿,抗衰老。补硒保肝可选用富含硒的食品,如动物肝脏、牡蛎、瘦肉、紫皮蒜头、硒蛋及富硒茶等。临床实验证明,肝炎病人补硒,能大大改善食欲不振、乏力、面色晦暗等症状,有利于早日康复。

如何中医辨证调补抗衰老?

中医认为,衰老与中医的五脏虚损、气血阴阳不足密切相关,五脏中又以肾、心、脾虚为多,气血阴阳则以气、阳虚为多。有人提出“正虚挟瘀”是导致衰老的主要机制，认为血瘀在衰老进程中起着十分重要的作用。阴血不足，脉道枯涩亦导致血瘀，血瘀又进一步影响气的生化与运行，必致脏腑功能进一步衰退。故血瘀既是衰老的产物，也是加速衰老的重要因素。虚损与血瘀两者相互影响，促进衰老。

调补脏腑应根据脏腑的阴阳气血的盛衰及老年人的生理特点来选用不同的调补方法。如滋肾补肾时，临证用药应注意滋阴不忘阳，补阳不忘阴。阴阳双补时要分清阴阳虚衰的主次关系而调之，或滋肾益阴佐以温肾助阳，或温肾助阳佐以滋肾益阴，可于温滋两法方药权宜择之。诚如《景岳全书》曰："善补阳者，必于阴中求阳，则阳得阴助而生化无穷。善补阴者，必于阳中求阴，则阴得阳升而源泉不竭"。又如疏肝养肝，老年人本来阴血亏虚，在进行疏肝理气时，不可过用香燥理气之品，以免更伤其阴血，而应尽量选用一些理气而不伤阴血的药物。同时，在养肝之阴血时，要考虑到女性易伤情志，特别是围绝经期的女性，多兼有情怀不舒，肝郁失疏的病理变化，所以还要适当配合少量疏肝理气之品。

气和血，是供养脏腑的物质基础，也是脏腑功能活动的产物。气为阳，血为阴，阴阳互根，气血相互资生、相互依存，在病理上往往相互影响。老年人衰老或衰老性疾病过程中，无不涉及到气血，在病变的不同阶段，都能反映出气血盛衰的不同变化。因此，须注意辨气血，调气血。气血亏虚者当补，气血瘀滞者当疏，或补或疏，贵在用之得当。

标和本是一个相对的概念，它主要说明病变过程中矛盾的主次关系。衰老性疾病的病理性质多属本虚标实，正虚为本，邪实为标。本虚多属肝、脾、肾诸脏腑气血阴阳，以及津液的亏虚；标实多为气滞、血瘀、痰湿、水湿为患。因此，临床治疗应以补虚泻实（扶正祛邪）为原则。补虚扶正重在补脏腑气血阴阳，其中补肾滋肾、养肝健脾、补益气血均为常用方法。泻实祛邪多采用理气活血、祛湿化痰等法。

脾胃为后天之本，气血生化之源。老年人衰老或疾病过程中调补脾胃至为重要。因此，防治女性衰老和治疗衰老性疾病时，要时时顾护脾胃。一方面，在运用补益药时应根据脾胃功能的状态而选用适当的药物；另一方面，可配合运用健脾和胃药以帮助补益药充分吸收而发挥作用。同时，在防治疾病过程中，如采用祛邪法时，亦要注意保护胃气，不可过用攻下之品。

如何合理进补养生抗衰老？

"补"是与"缺"相对应的，也就是"缺"时才需要"补"。我国自古以来的多种补方，都是对缺与虚拟出的，有功效，有补益，有利于健康长寿，所以沿用至今，不失为宝。而盲目进补者，不问自身虚实、盈缺，不辨某些保健品的真伪与副作用，一味地跟着广告，跟着别人补、补、补。人们不禁要问，那些盲目进补者究竟缺什么？大概最缺的应该是知识，是对自身负责的科学态度。有些厂商为了商业目的，不负责任地宣传，肆意夸大甚至歪曲其作用，让人眼花缭乱，激起人们的购买欲。人们吃亏就吃在轻信上。对老年人来说，适当服用一些滋补品，确实可以帮助增强体质，抗衰老和防治疾病。老年人进补时，应当区分两种情况：一种是身体衰弱、有慢性病时的进补；一种是无病养身的进补。抗衰老药物毕竟不是食物，不能常吃，就是医食兼用的药用食物，也不是吃多就好，弄不好会“物极必反”。迷信补药，乱用抗衰老补药，不仅起不到应有的进补效果，反而会招致疾病，不利健康。

进补需要掌握以下原则：

(1) 食物滋补是进补的基点：我们强调食补，用动植物食品补充人体营养素是最自然、最直接、最全面的滋补方法。凡天然的、绿色的食物是人类最好的滋补品。人类来源于大自然，还必须回归大自然，这才是健身养神、延年益寿的最基本方法。

(2) 滋补应细水长流：只有坚持细水长流，日积月累才能逐渐得到效果，而不是一曝十寒所能奏效的。无论是补脏、补腑，均应当有针对性地少量长期进补。例如糖尿病病人有乏力、四肢懒动，动则气急，每日嚼服生晒参 2～3 克，既可健脾益气，又能提高机体免疫力。

(3) 辨证滋补无需贵重药：中医进补主要分两大类，一补脏，二补腑。而实五脏六腑无需一定要用贵重药。只要切实掌握平补、调补、清补、滋补、温补的原则，就能达到贵重药达不到的目的。如肾虚目涩证，每日嚼服枸杞子 30 粒，就能达到补肾和明目的目的。

(4) 慎防误证进补：进补误证，不但达不到滋补的效果，反而可导致疾病。如病人大便不畅、机体消瘦、纳谷不香，这类病人，只需用大黄制剂，便可使大便通畅、食欲增加，整个消化系统运转正常。如果进补误证使用鹿茸、冬虫夏草等名贵中药材，将会是雪上加霜，火上浇油，使病情加重，欲速而不达。

更年期如何进补养生抗衰老？

处于更年期的妇女切不可忽视饮食调养，因为这可从根本上调治女性更年期生理的变化。多数女性只要在这个时期注意饮食，再辅以一定药物，并进行适当体育锻炼，都会顺利地度过更年期的。

气虚体质之人，宜常用补气健脾的食物。因脾能益气，所以健脾是补气的主要方法。根据中医气血互生的道理，又可以补气为主，佐以养血。气虚常表现为容易疲倦，动则气短，多汗自汗，声音低微，食欲不振，消化不良，脏器下垂，大便溏薄，头面四肢浮肿，脉弱无力，舌质淡，舌苔白等。常用补气食物有糯米、小米、黄米、大麦、黄豆、扁豆、栗子、山药、大枣、胡萝卜、刀豆、苹果、菠萝、牛肉、兔肉、羊肚、猪肚、鸡肉、黄鳝、鲢鱼等。食物中常结合使用的保健药物有花粉、蜂王浆、人参、党参、黄芪、太子参、茯苓、甘草、刺五加等。常用的药膳有黄芪炖鸡、人参蘑菇汤、山药大枣泥、茯苓煎饼等。

血虚者宜食健脾胃、养肝血之物。血虚常表现面色苍白，指甲、口唇、眼睑缺少血色，毛发稀疏脱落，须发早白，头晕、乏力，妇女月经量少及延期，脉搏微细。血象检查有红细胞、白细胞、血小板减少等。常用补血类食物有小大枣、酸枣、胡萝卜、松子、荔枝、桂圆肉、红糖、桑葚、黑芝麻、瘦猪肉、火腿、猪肝、牛肝、羊肝、甲鱼、海参、干贝、鸭肫肝、乌骨鸡等。常结合使用的保健药物有当归、何首乌、熟地黄、阿胶等。常用的药膳有糖渍大枣、何首乌蜜膏、蜜饯桑葚、当归羊肉汤、海参木耳羹等。

阴虚体质之人，宜常用滋阴养液为主的食物。阴虚常表现午后低热或夜热早凉，怕热，手足心热，烦躁易怒，口唇红或颧红，口干咽痛，口渴喜冷饮，盗汗，月经先期，色暗量多，皮下出血，舌体瘦，舌质红嫩，舌苔光净，脉细数。常用的补阴类食物有梨、荸荠、西瓜、大白菜、甘蔗、百合、鲜藕、枸杞子、黑木耳、银耳、龟肉、蛤蜊肉、甲鱼、燕窝、猪肉皮、牛奶、羊奶、鸡蛋黄等。常结合使用的保健药物有生地黄、阿胶、麦冬、沙参、天门冬、玄参、石斛、玉竹、女贞子、枸杞子等，常用的药膳有木耳银耳羹、燕窝粥、莲子百合粥、蜜饯百合秋梨、青蒿甲鱼等。

阳虚体质之人，宜温补阳气为主。阳虚除表现类似气虚征象外，尚有怕冷，四肢不温，喜热饮，体温偏低等。常用补阳类食物有核桃仁、黑枣、韭菜、干姜、桂皮、茴香、鹿肉、羊肉、狗肉、牛鞭、海虾、淡菜、鳗鱼、鹌鹑等。常结合使用的保健药物有人参、鹿茸、仙茅、附子、冬虫夏草、蛤蚧、雄蚕等。常用的药膳有黄酒炖核桃泥、韭菜炒海虾、冬虫夏草炖老鸡等。

如何巧用穴位养生抗衰老？

穴位学名腧穴，医学上指人体上可以针灸的部位，多为神经末梢密集或较粗的神经纤维经过的地方。研究发现，有些穴位与抗衰老直接相关。

人的寿命有长有短，有的人可活到八九十岁，有的人却英年早逝。究其原因，是因为后者没有充分利用自身的“长寿资源”。有专家认为，每个人都有两个“长寿穴”：一个是涌泉穴，另一个是足三里穴。若常“伺候”这两个穴位，有增精益髓、补肾壮阳、强筋壮骨之功。

涌泉穴位于足底，屈趾时凹陷处便是。每晚睡前，盘腿而坐，用手按摩或屈指点压双侧涌泉穴，力量以酸胀感觉为度，每次 50～100 下，若能长年坚持，自然会增强肾脏功能。

足三里位于外膝下 10 厘米，用自己的掌心盖住膝盖骨，五指朝下，中指尽处便是此穴。常用艾灸足三里，不但能补脾健胃，促使饮食尽快消化吸收，增强人体免疫功能，扶正祛邪，还能消除疲劳，恢复体力，使人精神焕发，青春常驻。如果能每月用艾灸此穴 10 次，每次 20 分钟，便可活到一百岁。若家中无艾，以指关节按压足三里，亦可达到同等效果。

研究表明，针灸对细胞免疫和体液免疫均有促进作用，同时还可以促使中年人 T 细胞上升，增强人体的免疫功能及调节全身的内分泌功能，从而达到抗衰老的作用。

针刺足三里、曲池、三阴交等穴，能促进胃肠更好地吸收微量元素，这是延年益寿的物质基础。针灸可以提高多种微量元素的吸收和调节体内微量元素的平衡，使肾气得以充实，人则生机勃勃，延年益寿。

上述穴位，可每周针灸 1～2 次，每年春、秋季各坚持 3 个月。足三里、涌泉、三阴交每日自我按摩、揉捏，每穴 3～5 分钟，坚持数月、数年为宜，必有抗衰老之作用。

三阴交穴在小腿内侧，脚踝骨的最高点往上三寸处（自己的手横着放，约四根手指横着的宽度）。三阴交是一个大补穴，能补气补血，提升女人的性欲，让女人逃离性冷淡，重温浪漫人生。每天晚上 5～7 时，肾经当令之时，按揉三阴交，提升性欲的效果最好。坚持一个月，定能收到你想要的效果。每天中午 11 时，脾经当令之时，按揉左右腿的三阴交各 20 分钟，能把身体里面的湿气、浊气、毒素都给排出去。另外，三阴交还能调治脾胃虚弱，消化不良，腹胀腹泻，白带过多，子宫下垂全身水肿，眼袋浮肿，小便不利，脚气，失眠等症。

如何指压养生抗衰老？

指压是我国劳动人民和医学家在与疾病作斗争的长期实践中，不断发展充实起来的一种健身方法，已有一千多年的历史。掌握指压，并根据自己的健康情况善于运用，对中、老年人强身防病、延年益寿大有裨益。指压的主要作用是通过刺激经络穴位及末梢神经，促进血液、淋巴循环和组织间的新陈代谢过程，调整大脑皮质的机能状态，提高中枢神经系统及内脏器官的活动水平，从而达到锻炼身体、增强体质、防治疾病、延年益寿的目的。指压可每天早晚各做一次，可防病于未然，治病于初起。操作时，不仅要全身放松、思想集中，而且手法要轻柔缓和，用力恰当，用力过小不能起到应有的刺激作用。

(1) 摩脸：先将两手掌指搓热，然后摩脸，顺着鼻旁、眼周、额部、耳旁作洗脸状转圈摩动约 1 分钟。

(2) 揉头：两手指微屈，彼此张开，插到头皮上，轻轻来回交叉揉动，如同洗头相似，约 1 分钟。

(3) 擦颈：两手指交叉抱着后颈部，头稍后仰，然后两手来回摩擦约 2 分钟。

(4) 揉太阳穴：两手掌小鱼际着力，分别置于两侧头颞部、眉梢与眼角连线中点的凹陷处太阳穴，作顾时针揉动约半分钟，然后再作逆时针揉动半分钟。

(5) 擦迎香穴：两手拇指微屈，余指轻握拳，拇指背侧分别置于鼻翼两旁 0.5 寸、鼻唇沟中迎香穴，沿鼻翼上下往返适当用力擦摩约 2 分钟。

(6) 弹风池穴：两手掌指微屈，手掌稍用力，按紧左右耳孔，中指放在枕骨上。然后两食指分别弹啄颈后枕骨下方、两大筋外侧凹陷处风池穴约半分钟。

(7) 耳：两手掌指伸展，手掌着力，分别按压、振动两侧耳孔，紧压、急放，反复 3～5次。

(8) 摩腹：右手掌置于肚脐上，左手掌贴在右手背上，两手重叠相互着力，循肚脐为中心，由右而上，然后由左向下，来回摩按旋转约 3 分钟。

(9) 擦腰：两手掌指着力，紧贴腰眼，用力向下擦到骶部，如此反复施术约 1 分钟。

(10) 转膝：两足并行靠拢着地，屈膝，微下蹲，两手掌置于膝部，然后膝关节左右呈圆圈转动，各转半分钟。

(11) 按足三里穴：两手拇指分别置于两膝关节外膝眼下 3 寸、稍外处足三里穴，按揉约 1 分钟。

(12) 擦涌泉穴：将右足搁在左腿上，右手掌贴在右膝眼上，左手掌小鱼际置于足底前、中 1/3 交界处涌泉穴上，两手分别同时擦摩膝关节和涌泉穴约 1 分钟。然后换左足亦然。

二、春季养生

春季如何养生保健?

春季,人体阳气顺应自然,向上向外疏发,因此要注意保护体内的阳气,凡有损阳气的情况都应避免。

春天气候多变,时寒时暖,同时人体皮表疏松,对外界的抵抗能力减弱,所以春天到来之时不要一下子就脱去厚衣服,尤其是老年人和体质虚弱者。

春季饮食宜选用辛、甘、微温之品。春季饮食应避免吃油腻生冷之物,多吃富含维生素 B 的食物和新鲜蔬菜。

春气内应肝,阳气升发,肝气、肝火易随春气上升,而肝阳旺盛,易导致高血压、眩晕、肝炎等疾病。肝气旺盛也使得人的精神情绪随之高昂亢进,有些人对春天气候的变化无法适应,易引发精神疾病。因此,春天应保持乐观开朗的情绪,以使肝气顺达,要力戒动怒,更不要心情抑郁,要做到心胸宽阔,豁达乐观。

入春以后可以到空气清新的大自然中去跑步、打拳、做操、散步、打球、放风筝,让机体吐故纳新,使筋骨得到舒展。春季经常参加锻炼的人,抗病能力强、不易疲劳。

老年人春季如何防病?

万物苏醒的春天,温暖的气息、骤冷骤热的温差、春寒的突袭,让许多疾病蠢蠢欲动,老年人在季节里要特别注意。

春天特别容易发生呼吸道疾病。呼吸道疾病最大的危害是引发并发症,如气管炎、支气管炎、肺气肿、肺心病等,治疗不及时甚至会危及生命。预防呼吸道疾病应保持室内空气湿度,可在室内晾湿衣服、使用加湿器等。

关节炎往往受寒冷刺激而发病,特别是曾经骨折或有外伤史的老人应注意。

早春气候多变，关节组织往往随气候改变而收缩和松弛，容易造成关节酸痛。患者要注意保暖，适当按摩患部，以使局部血流畅通。

春寒会使血管收缩加强，易引发心脑血管疾病，导致冠心病和脑卒中，诱发心绞痛或心肌梗死，对老人的危害相当大。老人在春季要尽可能保持身体的恒温。最好做一次全身体检，尤其要经常测量血压，在气温骤降时要减少户外活动。

温暖的气候，为肠道传染病的发生和流行创造了良好的环境，如甲型肝炎、细菌性痢疾及食物中毒等，都会出现抬头趋势。老人要保证清洁、注意饮食卫生，不给病菌以可乘之机。要培养良好的个人健康生活习惯，饭前便后和外出回家后要洗手。

初春气候干燥，老年人会出现皮肤瘙痒、红肿，严重的还会出现皲裂和脱皮。而牛皮癣、过敏性皮炎和鱼鳞病等皮肤病，也容易在春天复发。春天洗澡不要太频，最好使用碱性小、含有滋润成分的浴液，避免使用香皂；水温不要太高，洗澡后应涂抹含有保湿成分的护肤品。

许多老年男性都患有前列腺肥大症，其发病高峰期为春、秋两季。常因寒冷刺激而诱发前列腺充血、水肿而加重增生肥大。患者在早春时应注意下腹部保暖，不要过早脱去棉裤。最好每天坚持温水坐浴。

春季如何养成良好的习惯保持不生病？

老年人在春季要养成良好的生活习惯，少吃多餐，饭只吃七分饱。早上要吃好，中午要吃饱，晚上要吃少。忌暴饮暴食。少吃油腻的食物，多吃蔬菜。日常饮食应以清淡为主，以便清理肠胃。进食要温凉适当，以免热伤黏膜，寒伤脾胃。进食温凉适当，不要过热也不可过凉，因为热伤黏膜、寒伤脾胃，均可导致运化失调。少食质硬、质黏、煎炸、油腻、辛辣性食品。

不要嗜酒无度，以免损伤脾胃。少量饮酒能刺激胃肠蠕动，以利消化，亦可畅通血脉、振奋精神、消除疲劳、祛风散寒，但过量饮酒，脾胃必受其害，轻则腹胀不消，不思饮食，重则呕吐不止。

适当的运动可促进消化，增进食欲，使气血充足，精、气、神旺盛，脏腑功能不衰。老年人要根据各自的实际情况选择合适的运动锻炼方式。散步是一种和缓自然的体育活动，可快可慢，可使精神得到休息，使肌肉放松，气血调顺，帮助脾胃运化，借以祛病防衰。

中医认为，思虑过度易伤脾胃。久之会气血生化不足，使精神疲乏、心悸气短、健忘失眠、形体消瘦，从而导致神经衰弱、肠胃神经官能症、消化性溃疡等。所以，必须注意性格、情操及道德的修养，做到心胸豁达，待人和善。遇事不要斤斤计较，更不要对身外之物多费心思。尽量避免不良情绪的刺激和干扰，经常保持平和的心境和乐观的心态，这也是保养脾胃、祛病延年的妙方。

春季养生为什么要重视养神?

在春季养生中，养神占首要地位，因为心主宰形体，养神没有做好，养形也是困难的。春季精神养生，应通过调节情志，使体内的阳气得以疏发，保持与外界环境的协调与和谐。春应于肝，从中医藏象理论看，肝藏血，主疏泄，在志为怒。肝藏血不足，则疏泄失职，阳气升泄太过，表现为稍受刺激则易怒。肝最喜调达舒畅，恶抑郁恼怒。春季在精神修养上做到心胸开阔，情绪乐观，向社会施予善良爱心。

春季气候多变容易引起人的情绪波动，进而影响身心健康，因此，在心理上不要受气候变化的影响，不受外界牵制，豁达开朗，愉悦身心，明确自己能够认识自然变化的规律，也有能力运用规律来为自己服务，也能适应气候的变化。

清静养神是以养神为目的，以清静为其法，只有清静，神气方可内守。清静养神的运用归纳起来，不外有三：一是以清静为本，无忧无虑，静神而不用；二是少思少虑，用神而有度，不过分劳耗心神，使神不过用；三是常乐观，和喜怒，无邪念妄想，用神而不躁动，专一而不杂，可安神定气。

冬去春来为什么要重视养肝?

春天万物复苏，人体的新陈代谢也逐渐旺盛，此时，只有保持肝脏旺盛的生理机制，才能适应自然界生机勃发的变化。如果忽视了护肝养肝，肝脏机能失常，则会出现一系列的病症，特别是肝病、精神病及高血压春季常复发或病情加重。故中医早就提出“春宜养肝”，在此季节过生活上不要过分劳累，精神上要保持愉快，遇到烦恼的事，也别暴怒伤肝。

肝脏是人体内最大的腺体器官，几乎所有营养物质的代谢都需要肝脏参加，据统计，在肝脏中发生的化学反应约有 500 种以上，肝脏是人体的主要解毒器官，它可保护机体免受损害。保护肝脏就是保证长寿。

春季养肝以食为先。要注意全面营养，宜多吃富含蛋白质、维生素的食物，少食动物脂肪性食物，按时就餐，消化功能差时采取少食多餐的方法，保证营养的摄入。新鲜熟透的水果，有益于健康。鸡肝味甘而温，可补血养肝，是食补肝脏的佳品，较其他动物肝脏补肝的作用更强，且可温胃。以味补肝则首选食醋，醋味酸而入肝，具有平肝散瘀，解毒杀虫等作用。

初春时节寒气较盛，肝阳难以开发，如能少量饮些酒，则可利用其走窜推动的作用，使肝中阳气升发。鸭血性平，营养丰富，可养肝血而治贫血，是保肝最佳食品之一。菠菜具有滋阴润燥，舒肝养血的作用，如作汤加上动物血，可治疗肝气不舒。

经常锻炼春季养肝还要注意保持心情舒畅，不发怒，不生闷气。经常锻炼身体可使血液流通，使肝脏获得足够的氧和营养供应。

春天为什么要重视多开窗？

严寒的冬天，人们往往将门窗紧闭，以防寒风袭人，这样做虽然起到保暖作用，但是由于空气不对流，使室内空气的清洁度下降而影响健康。

春天，雨水较多，气温开始回升，正是流脑、流感、百日咳等传染病的细菌及病毒生长繁殖的时机。经常开窗，特别是晴天太阳光照入室内，不仅可降低室内湿度，改变细菌、病毒赖以生长繁殖的“安乐窝”，而且太阳光中的紫外线还可直接杀死部分病菌，同时可减少家具、衣服的发霉，防止尘螨的孳生，减少过敏性哮喘的发生。

一般的家庭习惯于早晨起床后开窗换气，其实，早晨是空气污染的高峰期，地球每天有500万吨二氧化碳及有害气体排入大气层中。所以开窗换气以上午9～10时或下午2～4时为最佳。此时，气温已升高，逆流层现象已消失，沉积在大气低层的有害气体已逐渐散去。

春季如何排毒？

人体内其实有多种毒素存在，这些毒素来自人体消化和代谢过程中的副产物（不被人体吸收利用的废物质），而“排毒”就是这些废弃物质的正常代谢过程。必须重视体内排毒。

(1) 多喝水：春天比较干燥，喝较多的水可帮助中和体内毒素，一天喝足8大杯水，就能从充满光泽的皮肤看出体质改变。

(2) 定期去角质：肌肤表面的老废角质会阻碍毛细孔代谢毒素，定时去角质，帮助肌肤的代谢机能维持正常运作。

(3) 泡澡:泡个热水澡能活络血液循环,通过流汗帮助加速体内的代谢循环。也可在浴缸中加入一些精油,如:天竺葵、迷迭香、杜松、柠檬草,使用海盐按摩肌肤也有不错的排毒作用。

(4) 改变饮食习惯:以天然食品取代精致加工食物,新鲜水果是最强力的净化食物,菠萝、木瓜、猕猴桃、梨子都是不错的选择,此外,减少刺激性饮食,改掉喝咖啡和红茶的习惯,不妨以花果茶和绿茶取代。

早春为什么要当心“倒春寒”?

初春气候多变。如果冷空气较强,可使气温猛降至 10 ℃以下,甚至雨雪天气。此时经常是白天阳光和煦,让人有一种“暖风熏得游人醉”的感觉,早晚却寒气袭人,让人倍觉“春寒料峭”。这种使人难以适应的“善变”天气,就是通常所说的倒春寒。倒春寒对老年人的身体健康威胁较大,切不可掉以轻心,可采取以下措施:

一是当气温发生骤降时,要注意添衣保暖,特别是要注意手、脸(口与鼻部)的保暖,因为这些部位特别敏感。室温控制在 16～20 ℃比较合适,必要时家中可采用电暖气等设备取暖。睡眠时被子应盖得稍厚一点,以不出汗为宜。

二是加强体育锻炼,提高身体素质。春季是开展体育锻炼的黄金季节。要“早卧早起,广步于庭”,或郊游览胜,或登高踏青,或练拳做操,或散步慢跑,或踢毽子,或放风筝,这些活动,既能使人体气血通畅,又可畅达心胸,怡情养性,增强体质。

三是注意休息和保持情绪稳定,在精神上和体力上都不要过度疲劳和紧张。室内要经常保持清洁整齐,物品放置有序,还可养花、种草、养鱼。门窗要常开,使室内阳光充足,空气流通新鲜,这对防病保健大有裨益。

四是饮食方面应注意多饮茶,多喝姜汤、食用菌汤,多吃菇类、黑木耳等。因为茶叶中的茶色素可有效对抗纤维蛋白原的凝集,抑制血小板的黏附和集聚;黑木耳中的某些成分能有效降低血液黏稠度,防止血液凝固。这些都有利于机体对抗“倒春寒”的袭击。

告别春困有何妙法?

春季本是阳气升发的季节,如果不知保养,让阳气疏泄太过,则会感到“春困”,因此,老年人的春季作息应根据养阳兴衰规律作科学的安排。

(1) 早睡早起:春季有了良好的休息睡眠,人体才能得到调整和补充,进一步促使机能承受紧张度能力的增加,减少白天的困倦。睡懒觉不能增加大脑的血液供应,反而会引起人的惰性,越睡越困,越睡越懒。

(2) 做头皮操:先用双手十指自然屈指并拢,用指端自前向后、自中绕两侧,对整个发际较有力地划摩 10 次;再用十指依前顺序较有力地一点一点地按压 3 遍;再用十指依前顺序做短距离往返搔抓 3 遍,每个搔抓区抓 5 下;最后用十指依前顺序轻缓按摩 5 遍。每天早起、晚睡前各做 1 次。

(3) 慢跑:慢跑有助于细胞和组织得到额外的氧,促使大脑清醒。

(4) 科学膳食:春天,身体非常需要水果和蔬菜,因此不妨吃几天生的素食:萝卜、辣椒、香葱、水果等,能帮助克服极度的倦意。摄食适当的养阳之品,如羊肉、狗肉、黑枣等,恢复人体阴阳平衡,使人精力充沛。

(5) 科学用脑:在春季,当头脑不清醒和胀痛时,可听听音乐、赏赏花草、做做体操,让右脑半球得到活动和使用,左脑半球适当休息。

(6) 勤刷牙洗脸:刷牙洗脸是一种消除春困的较为简便有效的方法。当困倦之意袭来时,可采用具有芳香气味的牙膏刷牙漱口,用冷水洗脸,这样可以提神醒脑。

早春为什么要暖"两头"?

早春虽然气温转升,但常是乍暖乍寒,尤其是湿度较大,早晚低温,因此,总让人感到寒气透骨,沉重凝冷,使人感到比严冬还难受。因春天主生发,万物皆蠢蠢欲动,细菌、病毒等亦随之活跃,故稍不留心就容易生病。这时除了仍需保持穿暖少脱之外,特别要注意的是护好"两头",即重点照顾好头颈与双脚。

老年人,尤其是头发稀疏者,不宜过早摘下帽子、围巾。因为整个冬天都在受着大帽温馨护着的头颈,已经习惯于这种环境生活,若在乍暖还寒的气温下,突然远离帽子,就容易遭受风寒头痛、感冒伤风。若在早春疏于保护,颈椎病、肩周炎等就会乘虚而入,尤其是已有颈椎增生的老年人,若在春寒时长久暴露于寒湿中,常导致局部肿胀,颈椎病的症状加重。一些老年人在早春时颈部疼痛、僵硬不适、头昏、肩重、手麻、乏力等缠绵不已,正是源于颈部疏于保护之故。

早春容易使人大意的是一双脚的保暖和保干。一些人常早早地换上春装,穿上凉鞋,早春的寒气与湿气也悄悄地乘虚而入,由下而上,由表入里,侵透骨骼、关节，尤其是踝露的脚趾与踝、膝关节，不知不觉间会感酸胀不适，走路酸痛，下肢沉重、乏力、关节僵直等。

春捂得当为什么能保健康?

春季是由冬寒向夏热的过渡时节，它处于阴退阳长、寒去热来的转折期。此时阳气渐生，而阴寒未尽，由于冷空气仍在活动，气候多变，温差很大。所以有些地区一天之内天气会有急剧的变化。有时早晨是旭日东升，春风送暖，中午还阳光暴晒，气温骤升，但到了傍晚就可能寒流突至，冷气逼人。所以初春时节如果衣着单薄，很容易感受春寒而染病。

历来，古代医家都强调"春捂"的通俗说法，就是"春不忙减衣"，民间所谓"二月休把棉衣撇，三月还是梨花雪"，"吃了端午粽，再把寒衣送"，这些谚语说的就是这个道理。

中医认为，"春捂"既是顺应阳气生发的养生需要，也是预防疾病的自我保健良方。药王孙思邈曾说："春天不可薄衣，令人伤寒，霍乱，食不消，头痛。"明代医家汪绮石说："春防风，又防寒"。现代人已认识到，如过早脱去棉衣，极易受寒，寒则伤肺，易发生流行性感冒、急性支气管炎、肺炎等病。春天还是流脑、麻疹、腮腺炎等传染病的多发季节。这些疾病的发生虽与细菌、病毒感染有关，但感染后发病与否很大程度上取决于个人的体质和起居调摄。不忙脱衣，"春捂"得法，将会减少发病的机会。

春季怎样保养皮肤?

春天，气候温暖，大地复苏，皮肤的新陈代谢变得十分活跃，皮脂腺和汗腺的分泌也日渐增多，此时，空气中的花粉、灰尘和细菌随着阵阵春风到处飘扬。这些都会给皮肤带来不利影响，易引起过敏性皮炎和斑疹。为了防止或减少春天皮肤病的发生，保护皮肤健美，必须注意以下几个方面的皮肤保养：

每日至少要洗脸 3 次，用温水彻底清洗。此外，常沐浴对皮肤的保养也十分有效。

避免过量食用高脂类、糖类食品以及葱蒜、辣椒等刺激性的调味品。多摄取富含维生素 B_6、维生素 C、维生素 E 类的食物。

睡前饮一杯水及洗澡前饮一杯水，能使体内的细胞得到充足的水分，使皮肤更加细腻柔滑。

应选用有保湿功效的护肤品而非油性的面霜。

此外,应注意生活要有规律。避免过度紧张,不要时常熬夜,保持轻松愉快的心境。

春天如何防紫外线过敏?

每到春天,人们脸上皮肤多变得干燥、粗糙,有的人还脸上长疙瘩或出现苔藓样变化。这种春季性皮炎与中波紫外线的照射有关。如何防治春季性皮炎呢?

(1) 有春季性皮炎史的人,可适当外涂防晒剂,以保护皮肤免受各种波段紫外线和可见光的损伤。

(2) 防止长时间暴晒。春游时,可用宽边防护帽或伞遮挡。

(3) 不要用含光感物质较多的化妆品。如香料等。

(4) 多食含维生素 A 的食物及新鲜蔬菜和水果,以维持皮肤的正常功能。对一些可诱导春季性皮炎的光感性物质,如油菜、菠菜、莴苣、无花果等,应尽量少吃或不吃。

(5) 洗脸时尽量不用热水、碱性肥皂、粗糙毛巾。

(6) 每天做面部美容操。其方法为:五指并拢,双掌摩擦微热后,轻轻按摩额、颧处肌肤以及鼻、耳部,持续 3～5 分钟,以促进面部血液循环,使面部皮肤光洁。

为什么在春天旧伤易痛?

我国属季风气候区,春天是冬季和夏季的季风交替转换的过渡时期,冷暖空气时常交汇,形成"锋面"天气带。气候统计表明,我国许多地区的春天,每隔三五天就会有一次冷空气入侵,故"三暖四寒"天气最为常见;有时,上午还风和日丽,下午冷风过境,天气即刻转为阴雨,所以"春天孩儿脸,一天变三变",也是春季气候的一个特征。由于冷暖空气经常交替,所以春季里的空气湿度变化也较大。

从生理角度上说,曾经骨折、手术或有其他陈旧性外伤的,其伤口部位的皮肤和皮下组织会形成疤痕,疤痕内有无数个纤细的神经纤维,它们对外界气象条件的变化相当敏感。春天里,寒热变化无常,直接刺激了瘢痕内的神经纤维,使人感到疼痛不适;而天气时阴时雨,湿度时高时低,这样对神经纤维产生挤压或牵拉的刺激,从而导致疼痛。当然,对于一些做过内科手术的患者来说,由于手术脏器的生理功能降低，天气的变化也会引起疼痛。以胃部手术为例，当冬春季出现寒潮天气时，由于气温变化幅度大，患者多半都会出现胃部疼痛和不适。

为了预防和减轻旧伤疼痛，有旧伤史的患者要增强自我保护意识，尤其在春季冷空气来临时要注意保暖，阴雨天气要注意除湿，尽可能地减少外出。一些有过骨折或外伤的患者，要采用取局部保暖的措施，使得旧伤处的温度保持恒定；也可用手按摩旧伤处，促进血液循环。

老年人春游要注意哪些事项？

旅游要考虑到季节，春季天地气清，万物以荣，春芽初萌，自然生发之气始生，逢春季应顺应自然之生机，踏青便是一项有益活动。老年人缓步春游还可以使腰腿部肌肉和骨骼得到锻炼，但老年人春游时需要注意以下几点：

(1) 要选择好的天气。春游前要了解天气预报，预知风雨、气温等信息，以便及时添加衣物，适应天气变化。

(2) 注意安全防意外。路滑之处，陡峭之路，最好不去，如果要去，也不能大意，小心留神，防止滑倒。老年人反应比较迟钝，举止不够灵活，游览时宜选择平坦大路走，脚步要均匀，不宜时快时慢，落地重心要稳，以防止跌倒。高龄老年人春游要配备手杖，以保安全。乘车时应尽量选择中间位置及舒适的座位，必要时可加一层软棉垫，以防止晕车发生。

(3) 在外就餐要注意卫生。出外春游时饮食和饮水卫生不能忘，以防病从口入。患有冠心病和气管炎的老年人忌食生冷，以免诱发心绞痛和加重气管炎的病情。此外，还要防止暴饮暴食，对美味佳肴和风味小吃不能来者不拒，应当有所节制，以免加重胃肠负担，出现腹痛腹胀等症状。

(4) 衣着鞋帽要适当。春游之际，乍暖还寒，气候变化较大，要带足衣物，及时穿衣脱衣，以防感冒。衣着应宽松合体，鞋袜大小要合适，鞋带不要系得太紧，以免引起脚趾挤压伤和脚底麻木酸痛。

(5) 春游要量力而行。老年人与青年人相比，在体力和耐力方面均占下风，因此要量力而行，春游之时不能乐而忘返，造成过度疲劳，如果出现心悸、乏力多汗、头晕眼花等症状，应尽早休息，切忌勉强。

(6) 需防植物花粉过敏。郊外的一些植物和空气中的花粉可以使过敏体质的人出现荨麻疹、呕吐、腹泻、喉部充血水肿、胸闷、呼吸困难、窒息等症状，故有过敏史者应避免接触易引起过敏的植物和花粉，也可事先服用抗过敏的药物，如扑尔敏等，以防止过敏的发生。

（7）备好必需的药品。对于患有高血压、心脏病、气管炎、胃痛等慢性病的老年人说来，可因春游时的生活规律和环境改变而发生病情波动，故应带好常用药物，最好再准备一些特殊的急救用药，以防不测。长期服药的慢性病患者不能中断服药，以免旧病复发或病情加重。

（8）老年人不要单独去春游。老年人春游，不宜一人单独出去，应有人作伴，以免发生意外。

春天踏青如何防花毒？

春天里来百花开，正是人们出门踏青的大好时光。脚踏青青草地，沐浴和煦阳光，阵阵花香袭人，怎能不让人感到心旷神怡？然而，春季踏青需防花毒，更不能因一度好奇而误食了有毒的花果。有些人在花丛前待久了，还会出现头昏脑胀，咽喉肿痛等症状，原来有些花会释放一种对人体有害的废气，有的花粉含有毒碱，久与花伴会造成慢性中毒。

（1）杜鹃花：杜鹃花又叫映山红，在南方的一些山上，一到开春的时节，漫山遍野地开着红的，黄的杜鹃花。其中黄色杜鹃花中含有四环二萜类毒素，中毒后会引起呕吐，呼吸困难，四脚麻木等症状。

（2）夜来香：夜间停止光合作用时，夜来香会排出大量废气，对人的健康极为不利，因而在晚上不应在夜来香花丛前久留。

（3）含羞草：内含含羞草碱，接触过多会引起眉毛稀疏，毛发变黄，严重的不定期会引起毛发脱落。

（4）郁金香：郁金花中含有毒碱，人在这种花丛中呆上 2 小时就会头昏脑胀，出现中毒症状，严重者可能导致毛发脱落。

（5）夹竹桃：夹竹桃的茎、叶、花朵都有毒，它分泌出的乳白色汁液含有一种叫夹竹桃苷的有毒物质，误食会中毒。

（6）一品红：全株有毒。一品红中的白色乳汁一旦接触皮肤，会使皮肤产生红肿等过敏症状，误食茎、叶有中毒死亡的危险。

（7）万年青：花叶内含有草酸和天门冬素，误食后会引起口腔，咽喉，食道，胃肠肿瘤，甚至伤害声带，使人变哑。

(8) 虞美人:全株有毒,尤其以果实的毒性最大,误食后会引起中枢神经系统中毒,严重的甚至可导致生命危险。

(9) 仙人掌类植物:刺内含有毒汁,人体被刺后,易引起皮肤红肿、疼痛、瘙痒等过敏症状。

春天为何适宜森林浴?

在森林步行时,各个关节会自动替自己“加油”,使各机能发挥它的功能,对身体的四肢及五脏六腑等都会自动协调,有韵律地活动着,尤其可以促进细胞的新陈代谢作用。

在森林中行走、做体操,可以舒展筋骨和肌肉,减缓骨骼的老化过程,从而使人长寿。用手抓住树木的某个部位,全身随手臂的屈伸做来回运动,可用于治疗腰痛,还能使头、肩、背部得到舒展,消除疲劳。

在森林中闭目养神,忘掉周围一切,在幽静的环境中,使大脑极度放松,可调节人的自律神经系统,对治疗神经衰弱、失眠症等,极为有效。

深吸一口气,在 15～20 秒内将气缓慢全部呼出;用鼻呼吸 10～20 秒;暂停呼吸 5 秒钟左右。将上述三个动作连续做 10～15 次,可以调和五脏六腑。

人在忧愁、苦恼、焦虑、悲哀、精神抑郁时,会呼吸短促,气郁闷胀,此时可以在森林中放开喉咙,昂首挺胸,仰望天空,尽情地有节律地发出吼声或呼叫声,每间隔半至一分钟吼叫一声,连续 10～20 声为一次,每日 1 次,顿时就会有精神振作、轻松愉快、心平气和、胃口大开。因为大吼大叫可以吸入大量的氧气,增加肺活量,改善呼吸功能,提高胸廓的舒张幅度,调节神经系统的兴奋性,增强胃肠蠕动,促进胃液分泌,可以达到健身治病的目的。

森林中由于枯叶的作用,阳光疏密适中,人体能适当地受到紫外线照射,从而增强人的体质,是适合做日光浴的佳点。不致像在强烈阳光暴晒下那样,造成皮肤灼伤。

春天正是享受森林浴的好时节!听听鸟语,闻闻花香,呼吸着森林中的新鲜空气,置身其中,令人心旷神怡,流连忘返,不但放松精神、消除疲劳,而且全身的经络气血也运行舒畅与和谐!

为什么春天放风筝利于养生?

清代诗人高鼎在《村居》一诗中说:“草长莺飞二月天,拂堤杨柳醉春烟。儿童放学归来早,忙趁东风放纸鸢。”每年春季都到处可见放风筝的人们,放风筝是极富情趣和养生意义的雅事。

春放风筝不仅是民间百姓喜爱的文娱活动,而且有益人体身心健康。古籍《续博物志》载:“春季放风筝,引线而上,令小儿张口仰视,可以泄内热。”《燕京岁时记》载:“放风筝,最能清目。”风筝是我国民间一项传统的体育娱乐项目。近年来,我国年年都要举办风筝节,风筝比赛已经列入国际化的大型体育项目之中。

春放风筝也是一项有益人体健康的体育活动。寒冬,人们久居室内,气血郁积,春季到室外放风筝,可以呼吸到负离子含量高的新鲜空气,清醒头脑,促进新陈代谢。在放风筝时,或缓步,或迅跑,缓急相间,张弛有变,活动周身关节,促进血液循环,是一项很好的全身运动。放风筝时昂首翘望,极目远视,能调节眼部肌肉和神经,消除眼的疲劳,防治近视眼,达到保护视力的目的。不过,在这里提醒您的是,放风筝时一定要注意安全,以防外伤和交通事故。

为什么春季养阳贵在锻炼?

春天气候逐渐转暖,万物复苏,是一年中最美好的季节,然而,春天也是“百草发芽,百病发作”的季节,因此应注意保健养生。“春夏养阳,秋冬养阴”,是我国古代医学家根据自然界四季变化对人体脏腑气血功能的影响而提出的养生原则。

春日养阳重在养肝。五行学说中,肝属木,与春相应,主升发,喜畅达疏泄而恶抑郁。所以,养肝首要一条是调理情态。现代医学研究表明,不良的情绪易导致肝气郁滞不畅,使神经内分泌系统功能紊乱,免疫功能下降,容易引发精神病、肝病、心脑血管病、感染性疾病。因此,春天应注意情志养生,保持乐观开朗的情绪,以使肝气顺达,起到防病保健的作用。

春日养阳宜甘减酸。而春天是肝旺之时,多食酸性食物会使肝火偏亢,损伤脾胃。应多吃一些性味甘平,且富含蛋白质、糖类、维生素和矿物质的食物,如瘦肉、禽蛋、牛奶、蜂蜜、豆制品、新鲜蔬菜、水果等,有利于发寒散邪,扶助阳气。

春日养阳顺应气候。春季乍暖还寒,气候多变,所以要顺应气候来保暖防寒,不使阳气受遏。“春捂秋冻”就是顺应气候的养生保健经验。因为春季气候变化无常，忽冷忽热，加上人们穿着冬衣捂了一冬，代谢功能较弱，不能迅速调节体温。如果衣着单薄，稍有疏忽就易感染疾病，危及健康。患有高血压、心脏病的中老年人，更应注意防寒保暖，以预防脑卒中、心肌梗死等病的发生。

春日养阳贵在锻炼。春天，万木吐翠，空气清新，正是采纳自然之气养阳的好时机，而“动”为养阳最重要一环。人们应根据自身体质，选择适宜的锻炼项目，如散步、慢跑、做操、放风筝、打球等，或到近郊、风景区去春游。这样不仅能畅达心胸、怡情养性，而且还能使气血通畅、郁滞疏散，提高心肺功能，增强身体素质，减少疾病的发生。

为什么说春季是锻炼的黄金季节？

春季是健身的最佳季节，人们应该充分利用春天的季节优势，抓住一切可能的时间锻炼身体，用适度的锻炼来恢复人体各器官的机能水平，从而收到良好的健身效果。阳春三月，气候温暖，湿度大，利于提高神经系统的兴奋性，降低肌肉的黏滞性，最大限度地发挥肌肉的收缩力量，因而堪称锻炼的“黄金季节”。对讲究形体美的人来说，由于阳气上升，气温增高，食欲下降，喜欢清淡，加上昼长夜短，消耗增多，因而又是降脂减肥的大好时机。

春天，人们根据自己的身体情况进行各项锻炼，既可补充冬季寒冷之气所消耗的阳气，又能供奉将要来临的夏暑炎热之季消耗的阴津。春季锻炼不要选择高强度的剧烈运动，以免由于过度活动和损耗反而对人体养生和生长产生不利影响。

老年人锻炼前要做好热身准备，运动前充分、合理、科学的准备活动能提高神经肌肉兴奋性，防止运动不适或损伤。

老年人春季锻炼要注意哪些事项？

老年人春天锻炼时应注意以下几点：

一不宜早。初春晨间气温低、湿度大、雾气重。因室内外温差悬殊，人体骤然受次序，容易患伤风感冒或使哮喘病、“老慢支”、肺心病等病情加重，故老年人在太阳初升后外出锻炼为宜。

二不宜空。老年人新陈代谢慢，早晨血流相对缓慢，血压、体温偏低，晨炼前应喝些热饮料，如牛奶、蛋汤、咖啡、麦片等，以补充水分，增加热量，加速血液循环，防止脑血管意外。

三不宜露。早晨户外活动，要选择避风向阳、温暖安静、空气新鲜的旷野、公园或草坪中，不要顶风跑，不宜脱衣露体锻炼。当感到太热出汗时，运动强度可小些、速度慢些或休息一会儿，千万不可突然脱衣服，让寒风直吹，寒气侵袭容易使人致病。

四不宜激。老年人体力弱、适应力差，故运动时一定要量力而行、循序渐进、舒适为宜，不能过于激烈或持久，宜多做些散步、广播操等舒缓的活动。

五不宜急。即不做无准备的锻炼，因老年人晨起后肌肉松弛，关节韧带僵硬，四肢功能不协调，故锻炼前应轻柔地活动躯体，扭动腰肢，放松肌肉，活动关节，以提高运动的兴奋性，防止因骤然锻炼而诱发意外伤害。

春季锻炼为什么不宜大汗淋漓？

春天确实是人们进行户外健身活动的好时光，一些科学适度的户外活动将可以为一年的体育锻炼和身体健康打下良好的基础。但是经过寒冷的冬季，身体各器官的功能包括肌肉功能都处在一个较低的水平，肌肉和韧带也都比较僵硬，因此，刚开春的时候进行体育运动主要应该以恢复人体的机能水平为目的，注意适度，不能盲目追求运动量。

有些人对春季锻炼有误解，认为和往常一样运动到浑身大汗才能够达到目的。在气温适宜的情况下，这样确实能够取得很好的锻炼效果。但在初春乍暖还寒的气温条件下，在健身运动中身体活动量过大、出汗过多，一旦被冷空气吹拂又没有保暖措施，很容易使身体受凉感冒和诱发各种呼吸道疾病。而且在春天，身体需要一个阶段的调整才能适应较大的运动量。这时如果突然加大运动量，会对身体造成较大的消耗。普通的锻炼者如果没有专业人士指导，很可能忽视了对身体损耗的及时补充，影响锻炼效果。

在进行锻炼前，一定要进行充分的准备活动，让肌肉和韧带得到充分的放松，防止因为运动量的突然加大而造成肌肉和韧带损伤。

至于运动方式的选择，一些节奏比较慢而且运动量不大的方式应该成为首选，爬山、慢跑、步行和做广播体操等都是不错的选择。

为什么春季不可滥用人参？

说起人参，人们首先想到的是延年益寿、长生不老，其实，盲目服用人参，非但达不到保健治疗作用，还会产生流鼻血、全身过敏甚至休克等副作用。西洋参和人参都属于补药，其化学成分没有本质的区别，都具有强壮身体、抗疲劳、降血糖、精神安定、免疫增强等多种生理活性作用。

春季补益，服用人参要在医生辨证施治的基础上，根据患者体质和病情配伍用药。中医界有句俗语："人参杀人无过，大黄救人无功"，说的正是滥用人参调补，结果反害了人的道理。由于人参药性偏热，长期大量服用会产生头痛、失眠、心悸、血压升高、精神抑郁等副作用。

不同种类人参的作用机制不一样。西洋参药性属凉性，一般用于热证，如血压增高、便秘等。而人参性温，适用于寒证。其中生晒参为清补之品，主要用于气阴两虚的症候和症状，如伴有疲劳的出虚汗、胃肠虚弱、食欲不振、心功能不全、口渴等。热证的人如果用温性的生晒人参，则可加强身体的兴奋度，使炎症恶化。红参为温补之药，气味浓厚，微苦而甘，功能偏于温养，主要用于气虚而兼有寒象的病症，如心血管疾病、大病后的恢复期，切忌实热证不能用红参。

需要注意的是，萝卜为破气食物，绿豆有解毒功效，茶中含有鞣酸，在服用参类期间不宜同时食用，以免影响其功效。

春天进补为什么宜选温和食物？

食补春季食补宜选用较清淡温和且扶助正气、补益元气的食物。如偏于气虚的，可多吃一些健脾益气的食物，如米粥、红薯、山药、土豆、鸡蛋、鹌鹑蛋、鸡肉、鹌鹑肉、牛肉、瘦猪肉、鲜鱼、花生、芝麻、大枣、栗子、蜂蜜、牛奶等。偏于气阴不足的，可多吃一些益气养阴的食物，如胡萝卜、豆芽、豆腐、莲藕、荸荠、百合、银耳、蘑菇、鸭蛋、鸭肉、兔肉、蛙肉、龟肉、甲鱼等。另外，春季饮食还要吃些低脂肪、高维生素、高矿物质的食物，如新鲜蔬菜有荠菜、油菜、芹菜、菠菜、马兰头、枸杞头、香椿头、蒲公英等，这对于内热偏亢者可起到清热解毒、凉血明目、通利二便、醒脾开胃等作用。

药补是针对人体已明显出现气、血、阴、阳方面的不足，依靠食补已不能纠正其亏损时，在中医指导下，施以甘平的补药，以平调阴阳，祛病健身。对于体虚乏力，少气懒言，不耐劳累，经常感冒，容易出汗或内脏下垂等，可酌情选用中成药补中益气丸、人参健脾丸、香砂养胃丸、玉屏风散等。药膳可选食黄芪党参炖鸡、人参蘑菇汤、参枣米饭等。

哪些食物能缓解春季食欲不振?

自然界的规律是春生、夏长、秋收、冬藏。春季春阳升发、乍暖还凉,不但要合理地调整饮食,还要有目的地选择一些适合春季的食物。

樱桃素有“春果第一枝”的美誉,其铁的含量尤为突出,超过柑橘、梨和苹果 20 倍以上,居水果首位。樱桃性温,味甘微酸,具有补中益气,调中益颜,健脾开胃的功效。需注意的是,樱桃属火,不可多食,身体阴虚火旺、鼻出血等症及患热病者应忌食或少食。

春天的韭菜娇嫩鲜美,有天然“伟哥”之称,不但是调味佳品,而且是富含营养的佳蔬良药。春季气候冷暖不一,需要保养阳气。而韭菜性温,最宜人体阳气,春季常吃韭菜,可增强人体脾胃之气。由于韭菜不易消化,故一次不应吃得太多。一般来说,胃虚有热、下部有火、消化不良者,皆不宜多吃韭菜。

菠菜是一年四季都有的蔬菜,但以春季为佳,其根红叶绿,鲜嫩异常,尤为可口。春季上市的菠菜,对解毒、防春燥颇有益处。中医也认为菠菜性甘凉,能养血、止血、敛阴、润燥。因菠菜含草酸较多,有碍机体对钙和铁的吸收,吃菠菜时宜先用沸水烫软,捞出再炒。

葱、姜、蒜不仅是调味佳品,还有重要的药用价值,不但可增进食欲、助春阳,还具有杀菌防病的功效。春季是葱和蒜在一年中营养最丰富,也是最嫩、最香、最好吃的时候,此时食之可预防春季最常见的呼吸道感染。

在春季多风的季节里,蜂蜜是最理想的保健饮品。每天早晚各饮用一杯,既可润肠通便,又可预防感冒,清除体内毒素。冲服即可,不需煎煮。由于蜂蜜富含可迅速吸收的糖分,是高能量食品,减肥者不可贪吃。

春季如何防治过敏性鼻炎?

过敏性鼻炎好发于过敏体质,常见症状为鼻痒、鼻堵、流清涕、打喷嚏,时常还带有并发症,如持续性鼻堵塞时由于张口呼吸可以引发咽喉干燥、疼痛,合并有鼻窦炎时可引起头痛、失嗅、口气异味,过敏性鼻炎还可合并鼻息肉,使鼻腔堵塞不能缓解,并发过敏性哮喘可引起憋气、呼吸困难甚至过敏性休克。春季患了过敏性鼻炎,如果得不到及时治疗,就非常容易引发哮喘病。

过敏性鼻炎当前的治疗方法首选避免与过敏原接触,如花粉。在花粉季节减少室外活动，或安排异地生活，对市内尘土或螨虫过敏可减少室内陈设，地面去除地毯等。局部用药比口服用药副作用低，使用方便，是治疗过敏性鼻炎的首选药物。提前使用局部类固醇药物可预防患者鼻炎的发作，安全度过花粉季节。

全身治疗一般采用口服药物，如抗组胺 H_1 受体拮抗剂及皮质激素，对控制过敏性鼻炎的炎症和症状非常有效，但这些药物可引起许多全身副作用，不过有时它的应用是不可避免的。其他全身治疗还有免疫治疗。

春季如何远离螨虫危害?

当空调、地毯、天花板、墙纸、有色玻璃等豪华装修进入家庭后，您在拥有居室现代化的同时，也为螨虫提供了繁衍生息的有利环境。

居室内的尘螨主要在地毯、沙发、被褥、坐垫和枕芯内孳生，粉螨则在贮存的食品和粮食中繁殖，甜食螨则喜欢在含糖高的食品内生存。尘螨在装上茶色玻璃门窗又终日紧闭的阴暗潮湿的屋子里数量多得惊人，潮湿闷热的春夏季是一年中的繁殖高峰。

这些害螨不仅咬人，而且还会使人生病。螨类中的尘螨的尸体、分泌物和排泄物都是过敏原。这些物质在人们打扫地面、铺床时飞入空气中，过敏体质者吸入肺内，会产生特异性的过敏抗体，出现变态反应，患上各种变态反应性疾病。

装上空调的居室要经常打开窗户，保持室内通风、透光、干燥，避免螨虫大量繁殖。此外，居室要经常清洁除尘，被褥、枕芯、床垫、坐垫要勤洗勤晒。

如上述措施不能减少螨虫危害，则需要定期喷洒杀虫剂。现代化学杀虫(螨)剂五花八门，但均味臭有毒，又可能对过敏体质者诱发变态反应性疾病，可选择一些低毒的植物杀虫剂。

春季如何防止甲肝肆虐?

甲型肝炎由甲型肝炎病毒引起，传染性很强，且青中年所患比例很高，一旦发生大流行，就会对社会人群构成巨大的威胁。我国甲肝的发病一般在春秋两季，易感人群在感染甲型肝炎病毒后 15～40 天(平均 28 天左右)的潜伏期即可出现症状。由于易感人群在积累，致使每隔 3～5 年或 6～7 年可能就会出现一次甲肝流行高峰。

甲肝病毒在病人发病前 2～3 周就开始从粪便中排出，而具有传染性。黄疸出现时达到最高峰，然后迅速下降和消失。此病通过污染的手、水、食物、餐具等经口传染，以日常生活接触为主要传播方式，也可通过污染的水和食物引起暴发流行。还可通过血行传播，亦可通过同性恋之间的肛交传播。在甲肝流行地区，预防工作主要以切断传播途径为原则。隔离病人，期限不应少于30天。疑似病人及与患者密切接触者要进行医学观察4～6周。

甲型肝炎主要是通过粪-口途径传播的。所以，我们要养成良好的个人卫生习惯，加强对饮食摊点的卫生监督和管理，对病人的排泄物也要加强管理，同时管理好水源、垃圾，消除四害。

春季如何防止旧病复发?

一年四季之中，气温、气压、气流、气湿等气象要素最为变化无常的季节是春季。由于气象要素的多变，在春天常引起许多疾病的复发或增患新病。常见的有：

每年2～4月份是心肌梗死的一个发病高峰期，主要是由于天气变化无常，忽冷忽热，时风时雨，常使原有冠心病患者病情加重或恶化。

风心病是风湿性心脏病的简称，主要是由于风湿热反复发作侵犯心脏引起的。常因寒冷、潮湿、过度劳累以及上呼吸道感染后复发或加重。研究表明，春天是“风心病”复发率极高的季节。

关节炎病人对气象的变化甚为敏感，尤其是早春，气温时高时低，时风时雨，关节炎患者症状明显加重。因此，患者应重视关节及脚部保暖。如果受寒，应及时用热水泡脚，以增加关节血液循环。

春季是感冒的多发季节，对肾炎患者说来，感冒不仅引起发热、流涕、鼻塞、咳嗽、咽痛等上呼吸道炎症，而且极易导致肾炎复发。

春天是精神病的高发期，每年3～4月份是发病的高峰，故民间素有“菜花黄，痴子忙”的说法，即使是老病人也极易复发。因此，在春天应特别注意预防。如保证充足的睡眠，遵医嘱正规治疗，发现有情绪异常者，应及时就医。

每年春暖花开、艳阳高照时节，总有些人感到鼻、眼奇痒难忍，喷嚏连续不断，流涕、流泪不止。有的人还会出现头痛、胸闷、哮喘等症状，这是接触某种花粉后引起的过敏反应，又称“花粉症”。因此，在鲜花绽开、花粉飘香的季节，有过敏体质的人应尽量少赏花，外出时要戴口罩、墨镜等，以减少接触花的机会。

哮喘病患者气象要素的变化适应性差，抵抗力弱，极易引起复发或使病情加重或恶化。

春季防感冒有什么妙招?

感冒的原因众多,一年四季都可以发生。春天因气候多变,乍暖乍寒,尤其是早春时节,常有寒潮侵袭,气温骤降,加上人体的皮肤已开始变得疏松,对寒邪抵御能力有所减弱。因此,人们很容易伤风感冒,并由此引发急性支气管炎、肺炎、哮喘等疾病。所以,要在生活中注意防治,就会预防或避免疾病的发生。

(1) 洗:每天早晨用冷水洗脸,晚上用热水泡脚。

(2) 漱:早晚用淡盐水漱口一次,可杀死口腔病菌。

(3) 动:多进行户外活动,增强体质。

(4) 按:两手掌心相对,搓热后按摩迎香穴和涌泉穴,次数不限,舒服为度,早晚均可。

(5) 开:每天至少要开启居室窗户30分钟。

(6) 饮:用红糖30克,生姜3克,开水冲泡,睡前饮用;或用绿茶泡饮也可以。

(7) 滴:在流感多发时期,用米醋加水对半,装入滴鼻眼用的空瓶里,常滴鼻(切忌滴眼),使鼻腔浸润,杀死鼻腔内病毒。

(8) 保:注意保暖防寒,早晚要加衣。

(9) 吃:注意日常饮食营养的均衡,特别是要多吃些蔬菜水果。

(10) 通:养成良好的生活习惯,饭要八成饱,少吃或不吃零食,保证每天消化系统的畅通。

春季如何防哮喘?

怎样能预防哮喘的春季发作呢?

首先,春天哮喘病人在生活中要做到四“适宜”:① 穿着要适宜。俗话说:春捂秋冻,很有道理。春天要注意保暖,避免受凉感冒以及冷空气刺激诱发哮喘。② 出入场所要适宜。春季是上呼吸道感染的高发期,为了避免交叉感染,哮喘病人应尽量不去那些人群聚积的地方,如:商店、影剧院、各种聚会。对花粉及植物过敏者请不要到花园及植物园,严重花粉过敏者,可考虑异地预防。③ 外出时间要适宜。一天当中,午间及午后是空气中花粉飘散浓度较高的时间,此时,应尽量减少外出。在风沙比较大的地区,出行时,要注意天气情况,刮大风时要减少外出,免遭尘土及冷空气的刺激。④ 居室环境要适宜。哮喘患者室内要保持温暖、干燥，室内陈设力求简单、洁净，注意通风透光，被褥要勤洗勤晒，减少尘螨及霉菌孳生。

其次，预防性治疗也非常重要，且应在发病季节到来之前提前进行。可采用如下措施：① 中医中药扶正固本，如：服用晨喘安、夜喘静、穴位（或背部反应物）注射、中药药物离子导入等。② 雾化吸入激素类药物，消除气道炎症，如必可酮等。③ 抗过敏药物，如酮替酚、开瑞坦等。④ 免疫调节剂，如胸腺肽等。⑤ 脱敏治疗。

哮喘病人应到专业医院就诊，与有经验的医生共同拟定一份适合自身情况的预防治疗方案，并在医生指导下认真执行。

春季如何防带状疱疹？

伴随着春天的脚步翩然而至，春天是美好的，春天又是许多疾病的好发季节，“串腰龙”就是其中一种。“串腰龙”学名带状疱疹，是由水痘-带状疱疹病毒感染引起的一种沿周围神经分布的群集疱疹和以神经痛为特征的病毒性皮肤病，相当于中医的“缠腰火丹”、“蛇串疮”或“蜘蛛疮”范畴。该病四季可见，尤好发于春秋，老年人多见，往往在紧张劳累、情志不舒之后发病，可发生于任何部位，多见于腰部。

发病前局部皮肤往往先有感觉过敏或神经痛，伴有轻度发热、全身不适、食欲不振等前驱症状，亦可无前驱症状而突然发病。患部先发生潮红斑，继而其上出现多数成群簇集的粟粒至绿豆大的丘疱疹，迅速变为水疱，水疱透明澄清，疱壁紧张发亮，疱周有红晕。数群水疱常沿皮神经排列呈带状，各群水疱间皮肤正常。10 余日后水疱吸收干涸、结痂。愈后留有暂时性淡红色斑或色素沉着，不留疤痕。亦可因疱膜破溃形成糜烂，甚至坏死或继发化脓感染。全病程约 2～3 周。

除典型的皮疹外，神经痛是本病的另一大特点。一般在皮疹出现前 1～2 天即有神经痛，直到皮疹消退。疼痛的程度轻重不等，且与皮疹的严重程度无一定的关系。通常儿童带状疱疹患者疼痛很轻或没有疼痛，而老年患者多疼痛剧烈，甚至难以忍受。而且约 30%～50%的中老年患者于损害消退后可遗留顽固性神经痛，常持续数月或更久。

由于带状疱疹发病较急，疼痛较剧，且在发病之初不断有新疹出现，真如龙蛇爬行一般，有些患者会感到恐惧。而且在民间还流传这样一种说法，即缠腰龙如果在腰上缠绕一圈就会死人，这是毫无科学根据的。得了“串腰龙”一般不会危及生命，患者不必过于紧张，应及时到医院就诊。病情较重或有其他并发症时应住院治疗。患病期间应适当休息，起居有常，心情舒畅，避免局部摩擦，饮食宜清淡、多饮水、多食新鲜水果蔬菜，不宜吃辛辣、腥发动风之品，不宜饮酒，以利康复。

春季如何防头痛？

在一年四季中，春季头痛患者最多，这是为什么呢？主要有以下几种原因：

睡眠节律改变春天白昼时间明显延长，早晨天亮也变早了。人脑中的松果体根据光亮分泌激素，使人早早醒来。人的睡眠时间因为早醒而减少了近 30 分钟，造成睡眠不足，引起精神紧张，大脑血管反射性轻度扩张，从而发生紧张性头痛。

病毒感染春季气温上升，但气候不稳，气温变化大，这种温差大的气象条件，容易导致病毒性疾病的发生。人感染病毒后不一定出现典型的疾病，但肯定会发生病毒血症。此时，人体产生抵抗病毒的抗体，去杀灭和清除病毒，引起颅内血管扩张，甚至有轻度颅内压升高，从而出现头痛、恶心、呕吐等症状。

衣原体感染春季容易发生衣原体感染。衣原体是介于细菌和病毒之间的一种微生物。人体感染衣原体可以发生气管炎、肺炎、眼结膜炎、尿道炎等，衣原体侵入人体可引起明显的头痛、关节痛。

高血压春季万物勃发，高血压患者的血压往往随着气温升高而上升。血压升高也是引起头痛的原因之一。

因此，春季预防头痛应注意调整睡眠时间，抗高血压和预防感染。如果已经发生了头痛，应查明病因，针对病因进行治疗，不要只依靠去痛片进行治疗。

春季如何防皮肤过敏？

(1) 注意不要过勤更换化妆品和使用香味太浓的化妆品。如果要更换化妆品最好先试用再选择，试用的方法可在耳朵后面涂上你想购买的产品，15 分钟后如果不出现过敏现象一般可以使用。敏感性皮肤最好不要多种品牌一起使用。

(2) 避免接触可引起过敏的物品。

(3) 注意饮食，不要过量饮酒、吸烟和吃海鲜等，以免食物刺激引起过敏。还要保证睡眠，生活要有规律。

(4) 春季万物复苏，皮肤敏感的人要避免花粉刺激。同时不要忘记给皮肤涂上保护霜，以隔离污浊的空气、风沙和阳光的伤害，尽量避免在炎热的地方逗留，注意保持皮肤清洁。

(5) 对于一些喜欢桑拿的朋友,最好在蒸桑拿时用冰毛巾捂住脸,减少高温刺激,避免皮肤受热过度,毛细血管破裂而出现红血丝。

皮肤出现过敏后的护理措施:① 皮肤出现过敏后,要立即停止使用任何化妆品,对皮肤进行观察保养。② 常用冷水洗脸,选用抗过敏系列的护肤品,如冷膜、敏感面霜,治疗敏感的精华素等,以镇静皮下神经丛,减少毛细血管扩张、红斑等。③ 忌用陌生的护肤系列,切忌选用磨砂护肤品做全脸按摩。④ 尽量少化妆或化淡妆。

春季如何防肺炎?

早春季节,温差变化比较大,又是病原微生物大量孳生的季节,因此,是肺炎和其他呼吸系统感染的高发时期。老年人感冒可并发肺炎,患有慢性心肺疾病的老年人,因肺炎而导致的病死率较高,更应高度警惕。

预防肺炎,最重要的是平时进行适当的锻炼,增强体质,提高机体自身的抗病能力;生活要有规律,注意休息,防止着凉感冒;老年人在呼吸系统感染季节尽可能少到人群密集的场所去,室内要经常通风,保持空气清新;尽量不要到医院探视高烧不退或肺炎病人,如果探视要戴多层纱布的口罩;要养成良好的生活习惯,有糖尿病、慢性支气管炎、肺结核、冠心病和慢性心衰的病人要下决心戒烟。无论是细菌性肺炎还是非典型肺炎,都是可以预防的。

三、夏季养生

夏季如何养生?

夏季养生重在精神调摄,保持愉快而稳定的情绪,切忌大悲大喜,以免以热助热,火上加油。心静人自凉,可达到养生的目的。

夏季运动量不宜过大、过于剧烈,应以运动后少许出汗为宜,以免运动量过大、出汗过多损伤心阴。对于夏季依然坚持锻炼身体的人可以选择练太极拳,太极拳动静相兼,刚柔相济,开合自如,起伏有致,身端形正不偏倚,正气存于内而风邪不可侵,与自然的阴阳消长相吻合,是夏季最佳的养心运动之一。

夏日的膳食调养,应以低脂、低盐、多维生素且清淡为主。应多吃小米、玉米、豆类、鱼类、洋葱、土豆、冬瓜、苦瓜、芹菜、芦笋、南瓜、香蕉、苹果等,少吃动物内脏、鸡蛋黄、肥肉、鱼子、虾等,少吃过咸的食物,如咸鱼、咸菜等。人们出汗多,食欲不好,可用各种营养保健粥来开胃,并调理身体。如早、晚进餐时食粥,午餐时喝汤,这样既能生津止渴、清凉解暑,又能补养身体。

夏天炎热,易生菌,保持床铺整洁不但可使人有个良好的睡眠环境而且还可以有份好的睡眠心情。夏季应晚睡早起,以顺应自然界阳盛阴虚的变化,同时适当的午睡以补充睡眠的不足。午睡一般安排在午餐后 15～30 分钟,应以卧姿为宜。

夏季天气热,要尽量避免在强烈阳光下进行户外工作或活动,特别是午后高温时段;在进行户外活动时,要避免长时间在阳光下暴晒,同时采取防晒措施,避免发生中暑。

夏季为什么要重“神养”?

暑热季节,骄阳似火,热气蒸人。人体气血运行都要与环境相协调。此时,人们宜静心养神,避免情绪激动而生发肝火。中医认为,心主神明为君主之官,中医说的“心”，不仅仅指心脏，包括了大脑神经系统的功能，养心，调节情志为先，养生莫若养性，贵在讲究精神卫生。夏天，炎热的暑气往往使人心烦急躁，易怒发火，这对心身健身是有害的。因此，保持一个淡泊宁静的心境，对夏季养生极为重要。要神清气和，胸怀宽阔，思想平静下来，避免心火内生，做到“心静自然凉”。

在赤日炎炎的夏季，要重视心神的调养，要神清气和，胸怀宽阔，精神饱满，如同含苞欲放的花朵需要阳光那样，对外界事物要有浓厚兴趣，培养乐观外向的性格，以利于气机的通泄。养生家嵇康说：“夏季炎热，更宜调息静心，常如冰雪在心”，这里指出了“心静自然凉”的夏季养生法。在万物欣欣向荣的夏天，应有广泛的兴趣爱好，利用业余时间参加一些有意义的文娱活动，如下棋、游泳、打扑克等。如果条件许可，还可以参加夏令营、外出旅游、消夏避暑等活动，这样既使人们心旷神怡，又可以锻炼机体。

为什么说炎夏养生最宜清?

中医有“天人相应”的养生之说，就是说人体要适应自然环境、季节气候的变化。夏天的特点是“热”，故以“凉”克之，“燥”以“清”驱之。因此，夏季养生的关键在于“清”。

思想宜清静。盛夏酷暑蒸灼，人容易闷热不安和困倦烦躁，所以首先要使自己的思想平静下来、神清气和，切忌火暴脾气，遇事一蹦三跳，防止心火内生。

饮食宜清淡。炎夏的饮食应以清淡质软、易于消化为主，少吃高脂厚味及辛辣上火之物。清淡饮食能清热、防暑、敛汗、补液，还能增进食欲。多吃新鲜蔬菜瓜果，既可满足所需营养，又可预防中暑。主食以稀为宜，如绿豆粥、莲子粥、荷叶粥等。还可适当饮些清凉饮料，如酸梅汤、菊花茶等。但冷饮要适度，不可偏嗜寒凉之品，否则会伤阳而损身。另外，吃些醋，既能生津开胃，又能抑制杀灭病菌，预防胃肠道病。

居室宜清凉。早晚室内气温低，应将门窗打开，通风换气。中午室外气温高于室内，宜将门窗紧闭，拉好窗帘。阴凉的环境会使人心静神安。

游乐宜清幽。炎夏不可远途跋涉，应就近寻幽。早晨，曙光初照，空气清新，可到草木繁茂的园林散步锻炼，吐故纳新。傍晚，若漫步徜徉于江边湖畔，那习习的凉风会使你心静似水，神怡如梦，涤尽心头的烦闷，暑热顿消。

夏季如何防“情绪中暑”?

炎热的夏季,人们往往会动“肝火”,出现急躁、心烦、暴怒等情绪,心理学家称之为“情绪中暑”。

“情绪中暑”对夏季养生危害甚大。特别是老年人,由于“发火”会造成心肌缺血、心律失常、血压升高,甚至会因此发生猝死,故防止“情绪中暑”,乃夏季养生的重要一环。

防止“情绪中暑”,首先要特别注意“静心”养生,俗话说:“心静自然凉”。《内经》亦特别强调:夏季“更宜调息净心,常如冰雪在心,炎热亦于吾心少减。不可以热为热,更生热矣。”故越是天热,我们越要“心静”,遇事戒躁戒怒,心平气和。

其次,要根据夏季天气炎热和昼长夜短的特点,及时调整与安排好自己的工作、学习计划。

第三,注意夏季的起居养生。居室要通风。通风,可以迅速散去人体周围的热气及减少空气污染,使人产生“凉快”的感觉。

情绪与睡眠亦密切相关,睡眠不足,心情会变得急躁。故夏季尤应给自己安排一个严格的起睡时间。一般说来,夏季最佳就寝时间为22:00～23:00,最佳起床时间为5:30～6:30。中午亦要“小睡”,一般以30分钟至1小时为宜。

此外,在饮食方面亦应注意调养,还要因人而异加强体育锻炼。

夏日如何避免情感障碍?

人的情绪、心境和行为与季节变化有关。在炎热的夏季,约有16%的人会出现情绪、心境和行为异常,这称之为“夏季情感障碍”。该障碍主要有以下三种表现:① 情绪烦躁,思维紊乱,爱发脾气,自感头脑糊涂,容易忘事。② 情绪低落,对任何事都不感兴趣,觉得日子过得没劲。③ 行为古怪,常固执地重复一些行为动作,如反复洗手、洗脸等。

现代医学研究发现,夏季情感障碍的发生与气温、出汗、睡眠时间及饮食不足关系密切。当环境温度超过30 ℃、光照时间超过12小时,情感障碍发生率明显上升。在炎热的7～8月份,一般人的睡眠时间和饮食量都有所减少,加上出汗增多,人体内的电解质代谢容易出现障碍,通过影响大脑功能活动而致情绪、心境和行为方面的异常。

因此，在炎热的夏季，应尽可能增加睡眠时间。当气温过高时，老年人就不宜再做体育活动，以免体能消耗过多。另外，不要轻易减少饮食量，为避免电解质代谢紊乱，在出汗多时要适当补充盐分，以菜汤、果汁补充为佳。

为什么夏季宜养阳?

按中医理论，阳气就脏腑机能来说，指六腑之气；就营卫之气来说，指卫气；就运动的方向和性质来说，则行于外表的、向上的、亢盛的、增强的、轻清的为阳气。夏季三个月，万物茂盛，天地阴阳之气都交汇在一起，万物开花结果。夏天我们可以适当晚睡一些，早晨要早起一些去迎接清晨的阳光滋养，不要怕热，不要怕阳光的照射，夏季就应该外散的。

夏季是培养阳气的时候，是发散的时候，不要过分贪凉，过多吃冷饮、吹空调，这样只能让我们失去发散的良机，损害身体的阳气，进而导致一系列的问题。

饮食方面可多吃一些时令的水果以消暑，比如西瓜，西瓜有清热解暑、生津止渴、利尿除烦的功效。还可以喝点绿豆汤，绿豆汤历来是夏季解暑的佳品。乌梅汤可以祛暑开胃。在用食物消暑降温，祛暑解烦的同时，应注意呵护自身的阳气，可以适量服食一些大枣，已避免过多的凉性食物损害我们脆弱的胃，平时做菜适当多吃一点姜。

夏季外界阳气最旺，应该在清晨，多到户外活动，这样可补充身体能量、调畅气血、养护阳气，但夏天不宜运动过度，出门应做到防晒。

夏季如何防湿邪侵袭?

湿为阴邪，易伤阳气，尤其是损伤脾胃阳气。长夏的湿邪最易侵犯脾胃的功能，导致消化吸收功能低下。中医营养学认为，长夏的饮食原则宜清淡，少油腻，要以温食为主。如元代著名养生家邱处机主张夏季饮食应:“温暖，不令大饱，时时进之……其于肥腻当戒”。也就是说，长夏的饮食要稍热一点，不要太寒凉。亦不要吃得太多，但在次数上可稍多一些。在我国一些南方地区，不少人有食辣椒的习惯，这是因为吃辣可以促使人体排汗，在闷热的环境里增添凉爽舒适感。另外，通过吃辣可帮助消化，增加食欲，增加体内发热量，从而有助于人们防止在高温、高湿的时候，出现的消化液分泌减少、胃肠蠕动减弱现象。

防止湿邪侵袭，在居住环境上就要切忌潮湿。中医认为，“湿伤肉”，即感受湿邪，易损伤人体肌肉，如常见的风湿关节炎等症。《黄帝内经》里又指出："伤于湿者，下先受之"。下，指人体下部，意谓湿邪伤人往往从人体下部开始，这是因为湿邪的形成往往与地的湿气上蒸有关，故其伤人也多从下部开始，如常见的脚气、下肢溃疡、妇女带下等。因此，在长夏，居室一定要做到通风、防潮、隔热。有些国家对儿童风湿病的研究证明，50％以上的患儿是由于住在潮湿的屋内造成的。

盛夏如何防中暑？

在高温环境中(室温超过 35 ℃)或在烈日暴晒下，劳动时间较长，且无足够的防暑降温措施，尤其在湿度较大、通风不良的情况下容易中暑。老年人、体弱多病者、肥胖者以及一些患有心、脑、肾慢性疾病者更容易中暑。另外，露天作业者和旅游者也容易中暑。

中暑症状：轻的中暑病人一般表现为头昏、头痛、恶心、口渴、大汗、全身疲乏、心慌、胸闷、面色潮红等症状，体温可升高到 38 ℃以上；或出现面色苍白、四肢湿冷、血压下降、脉搏增快的虚脱症状。重者可表现为高热，体温超过 41 ℃、无汗，意识障碍，手足抽搐，甚至出现休克、心力衰竭、肺水肿和脑水肿等。

在气温高的情况下，年老者、体弱多病者尽量不要到室外活动，尤其不要长时间暴露在烈日下。现在多数居民家庭安装了空调，但不要把温度调得过低，否则室内外温差太大，容易引发感冒，也易加重中暑。在高温环境下工作或在室外活动者，尽量多饮一些水，尤其喝些淡盐水，同时应着长袖衣服、戴草帽、撑阳伞遮阳，还可服一些仁丹，使用清凉油等降温。

人们一旦出现上述症状，应立即离开高温环境，至阴凉通风处安静休息，补充清凉含盐饮料。体温升高者予以物理降温，如冷水擦浴，腋窝、腹股沟处放置冰袋。重者送医院抢救。

夏日为什么也应防受凉？

一般认为，感受风寒是冬天的事，夏日高温之时纳凉露宿犹恐不及，又怎会有风寒感冒呢！其实，这正是认识上的误区。盛夏酷暑，外界温度高，人体体温调节中枢为了保持身体温度的平衡，就要不断向外散热，使体表的毛细血管扩张。汗腺敞开，以排汗降温。中医称这称现象叫"腠理疏泄，卫阳不固"。由于夏季炎热，人们睡眠差，吃得少，容易疲劳等原因，使本身抵御外邪的能力降低，因此容易着凉。

夏天感冒多数是夜间睡觉时开窗或开电扇或室外露宿或突遭雨淋受凉所致。这就是中医中常说的“虚邪贼风”趁机而入的缘故。风寒感冒的主要症状是怕冷、发热、咳嗽、头痛、全身酸楚、乏力无汗等，治疗应该以疏散风寒为主，可以吃点热姜汤、红糖茶或午时茶。

不要因为怕热贪凉而露宿在外，因为深夜冷露侵入，易使人受凉而患感冒。晚间乘凉，时间也不宜过长，在城市也不宜超过11点。夏季睡觉时不宜长时间吹风扇，更不宜夜晚露宿。在有空调的房间，注意不要让室内外温度相差太大。贪凉过度、彻夜露宿，或电扇不离身，或长时期待在空调房内，这样的消暑降温的方式均是夏季养生的大忌，对身体健康不利。

夏夜着凉虽是小恙，但有时也会并发扁桃腺炎、气管炎、关节炎，甚至肾炎、风湿性心脏病等严重症候，出现严重症候时应尽快去医院求诊。只要像在冬天那样地随着气候变化而增减衣服，晚上睡觉时胸腹部盖好被褥。大汗后不洗冷水澡，不贪图一时的凉快，雨淋后立即擦干，换上干衣服，或吃些姜汤，夏夜着凉是可以防止的。

夏季如何保护好肠胃？

夏季胃肠道疾病是常见病、多发病。老年人因为生活一般比较节俭，剩菜、剩饭也舍不得扔掉，有的老年人则不注意食品的保质期，或是过了期也觉得没什么，都吃进肚子里。

引起急性胃肠炎的食品主要有肉类、蛋奶类、豆制品、鱼虾、糕点等。由于这些污染食物的致病菌不分解蛋白质，因此，被污染的食品通常没有感官性状的变化，容易被忽视。可是如果进食了这些有毒食物，在6～12小时后病人常有恶心、呕吐、腹痛和腹泻，拉黄绿色水样便，重者带黏液和脓血等症状。病人体温可达38～40 ℃。

很多生的食物也可能带有致病菌，因此，进食未经彻底煮熟的海鲜如虾、蟹、蚝等或进食未经洗净的蔬菜水果等易引发胃肠道疾病。肠道疾病的典型表现为腹痛、腹泻、脱水，引起电解质紊乱从而引发各种精神、躯体症状，严重时可威胁生命。

夏季选购食物时，切勿光顾无牌食品及路边贩卖熟食的小贩，应该尽量选购新鲜有保障的食品。其次，在家处理食物时，应用清水彻底洗净食物，将食物煮透后再进食。从冰箱内取出的肉类和豆制品等熟食要加热消毒后再食用。在处理食物及进食前，应将双手彻底洗干净。做熟的食品放置时间不要过长，最好在出锅后尽快吃掉。避免存放剩余食品。如要保留吃剩的饭菜,应冷藏保存,再进食前需彻底加热,若怀疑是变质食物应立即倒掉。

生、熟食物一定要分开处理及储存,避免熟食与生食接触,生、熟食的刀具、案板要分开,避免交叉污染。外出就餐应该去信誉可靠的餐馆,慎食海产品及腌制食品。进食自助餐时,应小心选择进食冷冻食物,例如刺身和生蚝等,且不宜过量进食,以免引致肠胃不适。夏季食用冷饮要适度,冰箱储藏食物时间不宜过长。

旅游期间更应注意饮食卫生,特别是对海产品和肉类食品的食用。不暴饮暴食,尽量减少到外聚餐的次数。如发现病情应尽早到医院的肠道门诊就医,以免延误病情,危及生命。

夏日如何防晒伤?

日光对人体健康有极其重要的作用,但过度暴晒是有害的。日光皮炎和日光疹是夏季的多发病,无伤大雅。另一类非炎症性日光损害,如日光性角化症、日光性肉芽肿等,则属于增生性的,一旦失控就可能癌变。过度日晒也是良性色素痣转为恶性黑色素瘤的重要诱因。紫外线可诱发出多株动物肿瘤(皮肤鳞状与皮癌、纤维肉癌等)。过度的紫外线照射,可使皮肤丧失弹性,表皮粗糙,过早地出现皱纹,久而久之,能导致皮肤癌。日光能激发或加重红斑狼疮,使多数患者对紫外线过敏,经阳光暴晒后皮疹增加,病情加重。另外,炎夏季节,强烈的阳光照射还可使人体过热,引起中暑。因此,阳光的作用有利有弊。紫外线-B的能量很大,可以射透皮肤内部,容易导致毛细血管充血,还能破坏蛋白质,损伤真皮弹性纤维,使皮肤缺乏弹性。因此,防止光辐射,实际上是指防止紫外线-B辐射。紫外线-B是通过大气中的臭氧层照射到地面的,当太阳处于斜射方向时,穿越大气臭氧层照射到地面上的中波紫外线最多、最强。这段时间大约是在上午10点前和下午5点之后。尽量避开这段时间的太阳光对减轻和减少光危害有实际意义。

光敏物质或光感物质能诱发或激发光敏反应。对大多数人说来,完全不晒太阳,不大可能。但尽量少晒是不难做到的。可是,一旦沾上光敏物,仅是一般性地接触日光,也可能发生强烈的光敏反应。先天性光敏者为数不多,而光敏物质激发的光敏反应却时有所闻。曾有光过敏病史者、过敏体质者、近期内户外活动频繁者,要更加警惕,尽量不接触、不服用或食用可能的光敏物质。

夏天为什么要少戴变色镜？

变色镜又称防太阳眼镜，这种眼镜在室外（或阳光下）光线强烈照射时，镜片颜色会渐渐变深，可以保护眼镜免受强光刺激；进入室内，光线减弱，镜片颜色渐渐变浅，保证了对景物的正常观察。夏季阳光较强，街上戴变色镜的人比比皆是，有人用它保护眼睛，有人用它增加风度。但是，长时间戴变色眼镜利少弊多。

变色眼镜之所以变色，是由于这类眼镜的镜片中含有变色物质卤化银，这种物质随光线的强弱而发生变化。日光中包括紫外线、红外线和可见光，戴上变色镜后，由于可见光减弱，瞳孔长时间处于扩大状态，使紫外线进入眼睛的量成倍增加，可对眼睛造成伤害。过量紫外线照射可引起角膜水肿，失去原来的光泽和弹性，使瞳孔对光反应迟钝，视力下降。紫外线的长时间作用，还可导致晶体硬化和钙化，诱发白内障。另外，少数对紫外线过敏的人，还可能引起中心视网膜炎等眼底疾病，严重损害视力。

老年人更不宜戴变色眼镜，因为老年人视力调节能力逐步衰退，写字、看书读报时要求光线充足，而明亮的光线会使变色镜颜色加深，瞳孔随之扩大，造成眼球的前房角狭窄，房水引流不畅，时间长了，易诱发青光眼。600 度以上的高度近视者常戴变色眼镜可使近视程度加深。

夏季如何正确使用花露水？

花露水是传统的夏季护理产品，祛痱止痒、提神醒脑、防蚊虫叮咬，花露水的这些功能已被人们所广为应用。但是，花露水是使用和保管都应该非常注意避火的物品，这含有食用酒精，因而具有易燃性。因此，涂抹花露水后千万不要立即使用明火，如点蚊香、点烟或使用明火灶具等。

值得注意的是，“虫咬皮炎”的患者不要涂花露水。虽然居室表面看起来很干净，但仍会有一些肉眼难以发现的席螨、粉螨、尘螨等螨虫叮咬人体皮肤，其分泌的神经毒素、溶血毒素会引起皮肤炎症反应，有些人会发生水肿性红斑、风团、水疱等，但大多数人可无任何皮疹。螨虫叮咬人体后，导致的剧烈瘙痒感，尤以晚间为甚，此时若用花露水、红花油、清凉油、风油精等止痒，里面的薄荷、樟脑等成分非但不能改善局部炎症，反而产生过敏反应，导致接触性皮炎。

所以，此时不要自行涂抹花露水等止痒，如皮疹范围大或有剧痒，有的还会发生感染，这时要尽快就医，使用相应药物。

为什么不能拿“冰箱病”不当回事？

冰箱病指的就是人吃了存放在冰箱中的食物，引起腹泻或是肠胃疾病的不良反应。食用从冰箱取出的食品不当可能引起形形色色的“冰箱病”，如冰箱头痛、冰箱肺炎、冰箱胃炎、冰箱肠炎等。

生活很多人以为食物放进冰箱就万事大吉了，把冰箱当成了“消毒柜”、“保险箱”。其实冰箱不具备灭菌功能，只能推迟食物腐败变质过程。很多家庭使用电冰箱很少进行过认真的清洗、消毒，更为细菌的繁殖创造了条件。

食品放入冰箱内，不可避免地会接触到冰箱内壁，这样就会污染食品。吃了这种被细菌污染，而又未煮透的食物，就会染上“冰箱肠炎”，其症状为恶心、腹疼、腹泻，并伴有发热，极容易误诊为阑尾炎。预防冰箱肠炎的方法是定期对冰箱进行清洗、消毒，夏季每周 1 次。生、熟食品分仓放，并用塑料袋加以封装，防止互相感染。食品存放时间不宜过长，存放的熟食、瓜果一定要加热煮沸或洗涤干净后再吃。此外，冰箱里存放食物不要太多，东西之间应有空隙，以利空气对流。

夏天刚从冰箱冷冻室取出的食品温度一般在－6 ℃以下，而口腔温度在 37 ℃左右，两者温差悬殊。若快速进食，可刺激口腔黏膜，反射性地引起头部血管痉挛，产生头晕、头痛、恶心等的一系列症状。因此，冰箱内取出的、不能再加热的食品，宜在室温下放置一段时间后再食用。

摇扇消暑有什么好处？

夏日摇扇可以纳凉消暑、养生健身。摇扇，是一种需要手指、腕和局部关节肌肉协调配合的上肢运动。夏日坚持进行摇扇运动，正是对上肢的关节肌肉进行锻炼的极好机会，可以促进肌肉的血液循环，增强肌肉力量和各关节协调配合的灵活性，防止运动不足症。

老年肩周炎是由于肩关节长期缺乏活动引起的，而摇扇运动正是肩关节锻炼的最好方式，可大大加强肩关节肌肉韧带的力量和协调性。所以，老年人在夏日经常摇扇纳凉，可有效防治肩周炎。

摇扇是一种单侧肢体运动，不仅可锻炼肢体的关节肌肉，而且还可锻炼大脑血管的收缩与舒张功能。由于大脑对身体的控制是交叉的，左脑半球支配右侧肢体，右脑半球支配左侧肢体。然而老年人往往长期习惯使用右手，左手运动较少，造成左脑半球锻炼有余而右脑半球锻炼不足。老年人脑出血发生部位大多在右脑半球，这正是由于左手运动较少，使得支配左侧肢体活动的右脑半球血管得不到锻炼而显得比较脆弱。因此，老年人在夏日应有意识进行左手摇扇，通过加强左手经常性运动，可以活化右脑，改善左侧肢体的灵活性和废用性萎缩，还可以增强右脑半球血管的韧性和弹性，从而减少脑出血等血管疾病的发生。

老年人手摇扇子，可以根据天气情况和自己身体健康状况控制风速快慢和风量大小，这样能很好地避免因电风扇风量大、风速猛和长时间吹风带来的身体不适和疾病。

为什么要防止电风扇吹过头?

夏日长时间吹电风扇对养生健身是有害的，电风扇使用不当甚至会引起猝死。

用风扇伴眠，对着人体不断吹风时，由于流动空气的传导和对流作用，身体吹到的一面体表热量迅速散失，皮肤血管和汗腺随之收缩，吹不到的一面皮肤温度仍然较高，表皮血管及汗腺仍是舒张的，因体温中枢来不及调节，就会引起机体生理功能紊乱，出现头昏头痛、乏力懒散、腰酸背痛、鼻塞流涕等症状。

直对电风扇连续吹风常常使人头晕头痛、疲倦乏力、食欲减退。长时间大风量地吹拂头部，甚至会使面神经发生痉挛收缩，随之肿胀、缺血，瘫痪麻痹，出现眼睛闭合不全、口角歪斜，不能做皱眉、鼓气、吹口哨等症状。有人睡觉时吹风还会引起关节酸痛和落枕。另外，电风扇的“回旋风”对耳膜也会产生有害影响。

使用电风扇时应注意下列几点：① 吹电风扇时，头面部不要靠电风扇太近，以免风速太大，使皮肤散热过快。洗澡后或大量出汗时不宜长时间用电风扇吹头部，以防止头部皮肤过度受凉。② 吹电风扇时，不要固定吹一个部位，最好来回转动，这样间断轮回地吹风不会让皮肤温度一下子骤然降低。③ 剧烈运动后不宜马上吹电风扇，因为此时汗腺大开，毛孔疏松，邪风极易乘虚而入，轻则伤风感冒，重则高热不退，给人体健康带来危害。④ 有些人喜欢将身体浸湿后再吹电风扇，经常如此会促发风湿性关节炎。

盛夏为什么要防“空调病”?

盛夏来临，空调成为许多家庭的必备电器。空调是一把双刃剑，在炎炎夏季使人们感受到惬意清凉时，如过分依赖空调会对人们健康造成伤害。

由于空调房室内外温差较大，经常出入会引起咳嗽、头痛、咽喉痛、流鼻涕等感冒症状。屋内温度如调得较低，衣着单薄会引起关节酸痛、手脚麻木。在空气不流通的空调房待得过久，容易使人胸闷憋气，头晕目眩。这些症状都是空调综合征，俗称“空调病”。

为预防空调病的发生，医生建议：要经常开窗换气，最好在开机1～3小时后关机。要多利用自然风降低室内温度，使用负离子发生器。室温最好定在25～27℃左右，室内外温差不要超过7℃，否则出汗后入室，会加重体温调节中枢负担，引起神经调节紊乱。

有空调的房间应注意保持清洁卫生，最好每半个月清洗一次空调过滤网。办公桌不要安排在冷风直吹处。若长时间坐着办公，应适当增添衣服，在膝部覆毛巾加以保护。下班回家后，先洗个温水澡，自行按摩一番，再适当加以锻炼，增强自身抵抗力。

夏季睡眠如何有规律?

夏季睡眠应按夏令特点调整，可凌晨5点起床，进行适合夏令的体育锻炼，6点左右进早餐，稍事休息后进行一些力所能及的劳动。到上午11点，便要停止劳作，准备吃午饭。午饭后要抓紧时间睡午觉，睡上1小时左右的午觉，到了3～6点这段时间精神饱满，头脑也清醒，工作效率高。7～8点吃晚饭，晚餐后宜休息，闭目养神，有助于消化。30～50分钟后，可到林荫道散步，放松身体，神志悠闲，让脑子得到休息，使心平气和，情绪安定，散步20～30分钟，回来洗浴后休息看电视，或做其他活动。晚11点前睡觉，这才有益于身心健康。

老年人要想睡得好，首先要除掉杂念，其次是要有一个好的睡眠环境，室内室外要安静，如果声音大于15分贝就可能醒来。温度和气压要适宜，最佳睡眠温度为24℃，气压过高过低都会使人嗜睡。饱食后嗜睡、体重的增减都会影响睡眠。饭后不要马上睡觉，因为饭后睡眠，影响消化功能，如在饭后睡觉时，应采取右侧卧式，对消化影响较小。

莫贪睡，睡得越多，越易发病。每晚睡眠10小时的人比仅睡7小时的人，因心脏病死亡的比例高1倍，因脑卒中而死亡的比例则高3倍。这可能是因为睡眠时血液流动缓慢，增加了心脏或脑内血液凝块的危险。睡眠太久也可能是动脉硬化的表现。

夏季为什么要午睡?

夏天昼长夜短，气温较高，人体的新陈代谢加快，能量消耗大，这样供给大脑的血液相应减少，故使人感到昏昏欲睡。因此，对于许多人说来，仅靠夜间的睡眠是不够的，需要利用午睡来加以补充。有益健康的午睡，以 30 分钟到 1 小时为最合适，午睡只能达到第一阶段睡眠状态，即浅睡而不能向深睡发展，这样睡醒后人的精神会倍增。

65 岁以上患有动脉硬化或体重超过标准 20%的人、血压很低的人以及血循环有严重障碍的人，特别是脑血管病变而经常头晕的人，饭后立即午睡尤为危险，因为饭后消化食物的需要，血液流向胃肠增多，而大脑局部相对供血量减少，容易诱发脑卒中。因此吃完饭后最好先看看书报再做点事，休息 10 分钟后再睡为宜。

午睡要注意躺下休息。坐姿睡眠会加重脑贫血，醒来之后，就会出现耳鸣、头晕、腿软、面色苍白等症状。伏在台桌上睡觉，压迫了胸部，影响呼吸，而且手会发麻。侧卧比仰卧好，有利于胃里的食物流向十二指肠。

不要躺在电风扇下或高温处午睡，因为这样做可引起感冒或中暑。不宜睡在树荫草地或水泥地面上，也不要睡在穿堂风处，而且腹部最好盖上被单，因为人在睡眠时，体温调节中枢功能减退，易受凉感冒。

夏日为什么要多洗澡?

洗澡能洗掉积汗和污垢，促进排汗，进而保证皮肤有效地调节体温。洗澡能洗掉皮肤表面孔穴、缝隙里的堵塞物，有利于皮肤的呼吸功能。

洗澡能使皮肤和肌肉的血液循环加快，皮肤的各部分获得更多的营养。血液循环加速还促进新陈代谢，清除乳酸等使人感到疲倦的物质和其他废物。消除人的疲劳，不仅使皮肤舒适，也能使肌肉放松，去除肩肌等处的板硬现象，减轻或止住肌肉痛。温度恰当的浴水对皮肤神经有安抚镇静作用，有助于止痒、止痛和缓解其他不适感或异感。

在浴水中加入各种药物，可使这些药直接经皮吸收，就地发挥作用，对许多皮肤病大有裨益。夏天由于出汗多，有些人身上经常会发出难闻的气味，为了避免这一情况出现，除勤洗澡外，可事先在体臭较浓的部位喷上清幽的香水，这些香水会借着体温连同体臭一起发散出来，变成了一种独特的气味，不会让人难以忍受。此外，在身上体温较高的部位也可喷上香水，如前胸、腋下、膝下，香味容易得到发散。

洗澡水的温度很重要，温水和热水能使皮肤毛细血管扩张，汗孔开放，促进代谢废物排泄，去污能力比冷水强，但去脂力也强，使皮肤干燥。所以皮肤原本干燥者不宜常用热水洗澡。冷水使皮肤血管先收缩后扩张，这对血管运动功能是很好的锻炼。一般浴水温以 35～38 ℃为宜。

夏季祛暑可选哪些药浴？

夏天汗流浃背，洗温水澡很舒爽，如在浴水中加入一些祛暑保健药物，尤觉凉爽又消暑。

茶浴：茶叶主要成分有咖啡因、茶碱、鞣酸等，鞣酸可消毒杀菌，收敛伤口。因此，茶水浴身，具有护肤功效。尤其是皮肤干燥的人，经过几次茶浴后，皮肤可变得光滑细嫩。

醋浴：醋的成分主要是醋酸，有很好的抑菌、杀菌作用。将少量的酸加入洗澡水中，搅梏均匀，入浴后周身舒适并可止痒，还可使头发柔软光泽。

橘皮浴：橘皮含挥发性芳香油，将橘皮煎汁，取汁加入浴水中，可使浴水清香，令人精神舒畅，有利健康。

翠衣浴：取西瓜皮若干，去表皮后涂抹全身。五六分钟后，用温水洗净。此法既可防痱子，又可健美皮肤。

菊花浴：用布包适量菊花煎汁，取汁加入水中一刻中后入浴，有解暑、明目、清热、醒脑之效。

风油精浴：在洗澡水中加入三五滴风油精，浴后浑身凉爽，还可防止痱子发生。

十滴水浴：将 10 毫升一瓶的十滴水三瓶加入浴水中，浸浴一刻钟。浴后双目明清，体感凉爽，可治痱子。

人丹浴：一盆浴水放 30 粒，充分搅拌溶化。入浴后，皮肤沁凉，神态舒畅，有助消暑提神。

大蒜浴：大蒜有抗癌、抗菌、消炎的作用，用大蒜煮汤洗澡，不仅可防蚊叮虫咬，防止皮肤疾病，还有治皮肤神经痛及风湿痛的作用。

艾叶浴：艾叶有理气血，逐塞湿、止血、安眠、温经等功效。取新鲜艾叶 30～50 克，在澡盆中用沸水冲泡 5～10 分钟，取出艾叶加水调至适宜水温即可沐浴。

艾汁浴对毛囊炎、湿疹有一定疗效。

为什么夏季洗冷水浴要谨慎?

夏日冷水浴能使血管先收缩后扩张,增进血液循环效率,而增强皮肤营养,使皮下组织堆积一定量的脂肪,使皮肤富有弹性,不易患皮肤病。冷水浴能锻炼皮肤温觉神经感受器,消除不正常出汗。对全身而言,冷水浴能提高身体对寒冷的快速适应力,不易患因着凉而起的病,如感冒、支气管炎、扁桃体炎、肺炎及过敏性鼻炎等。冷水浴促进皮肤内脏间的血液来回循环。血管的一张一缩锻炼了血管弹性,能预防血管硬化及因此而引起的疾病,如冠心病、高血压病等。冷水浴使内脏血管包括消化道血管内血流量增多,从而加强了消化系统功能。

用冷水浴进行降温时,初起不宜猛然浸全身于冷水中。最好用手或淋浴喷头先泼洒些冷水在身上,或用冷水先淋湿手脚,再以毛巾浸些冷水稍湿润一下前胸后背,摩擦身体片刻后才将冷水淋遍全身,很快拭干至皮肤发红,自觉爽快就说明有好的效果。如感到寒战,应缩短淋浴时间或升高水温。

下列几种人不宜洗冷水澡。① 高血压病人:皮肤一接触冷水,血管就急剧收缩,大量血液回到内脏,使本来就高的血压更升高。② 坐骨神经痛、关节炎病人:神经受寒受凉后,疼病会更加剧烈。③ 对冷过敏的人:如寒冷性荨麻疹、皮肤瘙痒症患者,在疾病发作期间不要洗冷水澡。

夏季着装有什么讲究?

夏装必须有良好的透气性。服装的透气性取决于衣料的密度、厚度、表面形状、弹性及柔软性等因素。夏装应选择轻、薄、柔软、密度小、内表面不光滑、弹性较好的机织布或针织品,以利于透气散热。夏装的通风性能常与衣服的设计形式有关,一般应以领口部分较大、穿着宽舒、内外换气良好为原则,敞开的衣领、宽大的袖口和裤腿,在活动时有明显的鼓风作用,促使衣服内外空气对流。

真丝衣服柔软光滑,可以让皮肤自由地排汗和分泌,并能加以吸收,从而可以保持皮肤的清洁。过多的紫外线对人的肌肤是有害的,而真丝衣服对紫外线有较强的吸收作用,能够保护皮肤免受紫外线的伤害。夏天高温出汗时,穿着真丝衣服能起到吸湿和放湿透气的作用,有利于调节人体的温度和湿度。

凉帽种类很多,有草帽、布帽、太阳帽等。每种凉帽都有其优点,草帽散热防热性能好，而通风散汗性能差。竹笼帽的防热、散热、散汗性能均好，但是比较重。选用凉帽时，只要能遮日散热、透风散汗就可以了。盛夏戴凉帽，可以遮挡阳光，透气好的凉帽可避免帽内形成高温高湿。

皮凉鞋通常由天然皮革和橡胶底制成，既能吸湿又透气良好，故穿用性能最佳。合成革凉鞋穿用性仅次于皮凉鞋，价格较便宜。塑料凉鞋缺乏透气性和吸湿性，隔热性也差，但晴雨天两用，易洗易干，价格低廉，穿着方便。

夏天出汗多，要穿单薄、透气、吸湿、排湿好的袜子，才有利于脚汗的挥发使人感到舒服。

夏天选用凉席要注意什么？

夏天凉席种类繁多，只有挑选得当才能既享受凉爽，又不会损害健康。

草席采用灯心草、蒲草、马兰草等编织而成，材质柔软，与皮肤的亲和力强，凉度较低，多受老年人以及体质虚弱的人喜爱。使用过的草席会沾上汗水或灰尘，每天睡觉前应用温水擦拭。

竹席应选竹节长而平、纤维细、质地柔软坚韧的"头青席"。头青即头道篾，最为凉爽柔韧。然而，竹席凉性大，老年人不宜用。

亚麻席凉度适中，适宜于老年人使用。此外，亚麻凉席还具有卫生性好的优点，能抑制真菌和微生物的生长。

牛皮席属于高档凉席，以整张水牛皮制作的为好，其散热、防潮功能优良，凉度适中，且越用越光亮，但价格较高。

无论是何种类型的凉席，使用时室温都不宜过低，尤其是不要长时间开空调，否则，"凉上加凉"，对身体没有好处，对年老体弱的人来说更是如此。夜间睡觉最好盖条毯子或薄被，尤其是要保证肩膀、脊椎和腹部等部位不要受凉。

初夏为什么宜做耐热锻炼？

夏天的评定标准是日平均气温稳定在 22 ℃以上。在盛夏酷暑的日子里，高温环境对人体是个严峻的考验。

人体的热耐受能力与热应激蛋白有关，而这种热应激蛋白合成的增加，与受热程度和受热时间有关。经常处于高温环境中，人的热应激蛋白的合成增加，使人体的热耐受力增强，以后再进入高温环境中，人体细胞的受损程度就会明显减轻。进一步的研究还揭示,获得或提高热耐受能力的最佳方法是进行耐热锻炼,即在气温逐渐升高的时期进行锻炼,以达到适应更高温度环境的目的。初夏这一时段,日平均气温的变化正好符合“逐渐升高”的特点,所以是进行耐热锻炼的最好时机。

初夏进行耐热锻炼的具体办法是:每天抽出一小时左右的时间进行室外活动,可选择气温在 25 ℃左右、湿度在 70%以下的天气,进行散步、跑步、体操、拳术等锻炼项目。每次锻炼都要达到发汗的目的,以提高机体的散热功能。锻炼不可过分,尤其当气温高于 28 ℃、湿度高于 75%时,要减轻运动量,以防中暑。同时,在这一时段内,要尽可能地不用电风扇、空调(梅雨季节或湿度较大时,可用空调抽湿),让室内温度经常保持在 22 ℃以上,湿度保持在 60%左右。经过初夏一个多月的耐热锻炼,盛夏来临之时,即使室内气温在 28~31 ℃,室外气温在 36 ℃以上,人体也不会感觉太热。

夏季运动为什么不宜过量?

一些老年人平日较难察觉的隐性疾病(如心脏病等),可能已影响了健康,这些致命的疾病更可能会因过度运动而被引发出来。所以老年人在任何运动前,都应该了解自己的健康情况,量力而为。

剧烈运动会使体内多项生化指标发生改变。肾上腺分泌的化合物会抑制单核细胞释放细胞因子,细胞因子是机体免疫功能的促发剂。此时,人的免疫功能下降,会降低体内坏死细胞和组织碎片的消除能力,促使组织老化。

不少老年人有观念上的错误,误以为只要运动就对身体有益,运动越激烈越好,甚至在运动期间即使出现不舒服,仍忍着继续下去,这是非常危险的!运动时,一些不适的感觉已是身体发出的警告,像头晕、头痛、恶心等等,应立即停下来休息。

夏季为什么要喝绿豆汤?

夏季暑热盛行,绿豆汤是我国民间传统的解暑佳品。中医认为,绿豆具有消暑益气、清热解毒、润喉止渴的功效,能预防中暑,治疗食物中毒等。

现代医学研究也认为,绿豆营养价值较高,蛋白质含量比鸡肉还多,钙质是鸡肉的 7 倍,铁质是鸡肉的 4.5 倍,磷也比鸡肉多。这些对促进和维持机体的生命发育及各种生理机能都有一定的作用。有关实验还表明,绿豆可能对治疗动脉粥样硬化，减少血液中的胆固醇及保肝等均有明显作用。

绿豆的清热之力在皮，解毒之功在内。因此，如果只是想消暑，煮汤时将绿豆淘净，用大火煮沸，10 分钟左右即可，注意不要久煮。这样熬出来的汤，颜色碧绿，比较清澈。喝的时候也没必要把豆子一起吃进去，就可以达到很好的消暑功效。如果是为了清热解毒，最好把豆子煮烂。这样的绿豆汤色泽浑浊，消暑效果较差，但清热解毒作用更强。

绿豆与其他食品一起烹调，疗效更好，如防中暑可以喝绿豆银花汤：绿豆 100 克、金银花 30 克，水煎服用。

如何应对苦夏？

"苦夏"并不是一种器质性病变，而是由于气温高、湿度大等气候因素，导致植物神经功能紊乱而引发。"苦夏"之"苦"，始于胃肠。人们常常先感到食欲不振、腹胀、便秘或腹泻或二者交替，继而出现全身倦怠无力、心悸、出汗、失眠、多梦等神经衰弱症状，女性和老年人居多。

"苦夏"现象，轻者一般不会影响身体发育和健康，不至于带来不良后果，且在夏季过去天气转凉后可自行缓解。故对大多数朋友而言，对"苦夏"无需药物。对症状较重者，可在医生指导下，服用谷维素、维生素 C 和复合维生素 B 族，以利于调节植物神经功能，消除"苦夏"症状。

饮食上要食物种类多样化，注意色、香、味、形、质等的搭配，以刺激食欲。可使用蒜泥、姜末、食醋等调味品，以增强食欲。但不提倡食用过多辛辣食物或调味品来刺激胃口，这样做，往往适得其反。多食用绿豆粥，可起解热、止渴的作用。多食用新鲜蔬菜和水果。每日保证 500 克蔬菜和 2～3 个水果。可多选用苦味蔬菜，如苦瓜等。应注意的是，粗纤维过高的蔬菜，如韭菜等，不宜食用过多，以免导致消化不良和胃肠不适。多食用鱼类等，减少或避免肥腻的动物食品。每日保证饮水 6～8 杯，纯净水和矿泉水等均可。从营养学角度看，煮沸后自然冷却的凉开水较易透过细胞膜，促进新陈代谢。习惯于饮用白开水的人，体内脱氢酶活性高，肌肉内乳酸堆积少，不易产生疲劳。因此，鼓励人们夏季多饮用凉开水，并养成定时饮水的好习惯。不提倡过多摄入甜的饮料，更不可用饮料替代水。不可食用过多冷饮，对老年人和胃肠功能弱的人，一次饮用大量冷饮，不仅难以起到防暑降温的目的，还会导致急性胃肠炎。

另外,睡眠的质量对解除“苦夏”十分重要。夏季,成人每天睡眠时间应达到8小时,儿童要睡足9小时。夏季昼长夜短,加之燥热,一般夜间睡眠时间短,睡眠质量差,入睡困难者,临睡前1小时左右,可采用食疗催眠,如喝点牛奶等。

夏季如何防治皮肤病?

夏季阳光强烈,气候炎热,不但易诱发许多皮肤病,而且还易使原有的皮肤病加重,所以夏季尤其应积极预防皮肤病,其中常见的有以下四大类:

(1) 光感类皮肤病:这是人体对阳光发生强烈反应所致,多见于皮肤白皙的人,对光敏感的机体,或摄入敏感物质如某些食品或药物等。阳光较长时间地照射在皮肤暴露处,会引起手背、面部发红、肿胀,甚至发生水疱,这通常称为光感性皮肤性皮炎。此外红斑狼疮、雀斑等虽然不属光感性皮肤病,但因阳光照射也可使病情加重。预防光感性皮肤炎主要是注意避免光敏物质和日光直接照射。治疗可服氯喹、维生素B、维生素C和烟酰胺、抗组胺药物,如息斯敏等。

(2) 汗液障碍类皮肤病:在高热天气下,出了汗液排泄不畅,积于皮内而造成。如痱子、汗疮疹、汗腺囊瘤等。预防方法是通风降温,衣着要宽敞透气。局部治疗可用炉甘石剂、稀酒精、5%的福尔马林或1%乌洛托品、痱子粉等。

(3) 微生物感染皮肤病:汗液浸渍皮肤,尘埃黏附,容易招致葡萄球菌、链球菌和真菌的感染,易引起毛囊炎、脓疱疮、疖、体癣、汗斑与股癣等。预防方法是勤洗澡、勤换衣服,避免汗渍,保持皮肤清洁;细菌感染的,用抗生素,如四环素等;真菌感染的,用癣药水擦局部或用抗真菌药物。

(4) 接触性皮炎:多因乱用皮肤药物所致,其症状是接触部位皮肤发生红斑、肿胀、水疱等,自感灼热、痒或痛。治疗方法,皮肤刚出现红肿时,可用清洁凉水冲洗,擦炉甘石洗剂和肤轻松膏等,有水疱者忌挑破,以防细菌感染。皮炎严重的,可内服抗组织胺药物,如扑尔敏。

夏季如何防止肠道传染病?

夏季炎热,是细菌性肠道传染病的高发季节,肠道传染病发病突然、症状严重。

(1) 家庭采购要严格把好质量关,切不可为贪便宜而购买变质的禽、蛋、肉和水产品。

(2) 菜要烧熟煮透,吃剩的菜放在冰箱里过夜再次食用时应重新回锅加热。

(3) 购买易生虫的蔬菜如鸡毛菜、如菜叶鲜嫩无虫眼，应留意是否被违章使用了剧毒的甲胺磷农药，购回家摘去黄叶后，应用水浸泡半小时以上，中间换水2～3次，然后再烹调，但注意不要切碎后浸泡，以免蔬菜中的水溶性维生素流失。

(4) 冰箱内贮存食品或使用刀、砧板加工食品时，都应该生、熟分开。

(5) 不喝生水、也不去夜排挡就餐和购买无证经营的盒饭。

(6) 饭前用流动的水洗手。

(7) 发现食物有异样或异味应立即弃用，不要指望再煮沸烧透能保证安全。

(8) 洗干净的碗筷应由其自然干燥，不要擦干后存放。

(9) 夏季多吃些醋和大蒜，有助于预防肠道传染病。

夏季如何防治结节性痒疹?

结节性痒疹是一种皮肤病，临床上以伴有剧痒的疣状结节为主要特征。病因尚不明确，可能与昆虫叮咬、胃肠功能紊乱及内分泌障碍有关，皮损好发于四肢，也可见于腰臀部，最多见于小腿伸侧。皮损初起为淡红色丘疹，以后演变为黄豆至蚕豆大小的半球形坚实结节，表面粗糙呈疣状，为红褐色或灰褐色，可有抓痕及血痂，皮损数目不定，孤立存在。病程慢性，常年不愈，自觉剧痒。

结节性痒疹在临床并不少见。此病非常顽固，不仅对病人身体造成伤害，而且对患者的精神折磨也很残酷。目前西医采用内服抗组胺药物及镇静安眠药物，严重时可使用乙双吗啉、反应停、雷公藤及皮质类固醇等药物。局部外用皮质类固醇软膏封包或硬膏外贴，也可局部封闭、冷冻治疗。中医采用中药洗浴等方法，但是效果都不是太理想。

夏天防蚊虫叮咬时，注意不要过度抓挠蚊虫叮咬之处，以免引起感染和疾病。

夏季如何防治毒虫蜇伤?

夏季常有被蜂、蝎、蜈蚣蜇伤的事发生，一旦遇上，由于它们的毒液影响，除会引起蜇伤局部疼痛、奇痒、红肿或发生荨麻疹样改变外，严重时还会引起头昏、眼花、发热、恶心、呕吐等症状，个别人甚至出现抽搐、昏迷，可危及生命。

碰到蜂蜇伤，应立即在蜇伤部位寻找蜂刺，可用放大镜寻找，并设法取出。随即用肥皂水清洗伤口，再涂上10%氨水或5%小苏打水。也可采用青苔、鲜夏枯草或野甘草鲜叶捣烂后涂搽与敷于伤处。

蝎螫伤局部疼痛比较严重，为了帮助毒液排出，一般要用10%氨水或1∶5 000浓度的高锰酸钾溶液清洗。如伤口肿胀，局部还得用小刀切开引流。毕后，伤口上涂以10%氨水，或涂用食醋调制的胆矾。

蜈蚣螫伤后，也要采用肥皂水、10%氨水或5%小苏打水等碱性溶液清洗，接着将等量雄黄、枯矾混合研粉，用白酒调匀后外敷，也可取新鲜桑叶汁或白矾加水研汁涂患处。

无论蜂、蝎、蜈蚣哪种螫伤，在完成上述局部伤口处理后，还应观察是否出现全身性中毒症状，患者必须大量饮水，并服用解毒的中药，常用处方是半边莲15克、紫花地丁15克、蒲公英12克、生甘草3克，用水煎服，直至症状消失。如手边有六神丸或各种蛇药片，也可服用以帮助解毒，例如六神丸用量为每服10粒，每日服1～2次。全身中毒症状严重时，必须去医院治疗。

夏季哪些人易发生“心衰”？

高温热浪使人体出汗较多，体液丢失快，引起心脏供血不足。同时，夏天人们心情易烦躁、睡眠不足、食欲不振，这也是发病的诱因。在高温天气里容易发生心力衰竭的主要是以下一些群体：① 曾经突发心脏病者。② 有冠心病等心肌损害者。③ 高血压病患者。④ 肺心病患者。⑤ 心功能不全者。一般说来，头晕头痛、半身麻木或酸软、抬不起腿来、频频打哈欠、语言不清等，是发生脑卒中的先兆。而脚踝部出现进行性肿胀、运动后容易疲劳和呼吸急促，是值得重视的三个早期心力衰竭症状。当这些症状明显时，患者的家人应立即拨打“120”急救电话，送病人到医院急救，切不可麻痹大意，以免延误治疗而造成严重后果。

对于上述在高温天气里易发生“心衰”的高危患者，必须做到戒烟、少酒。注意补充水分，即使不渴也要喝一些茶水或绿豆汤，不使血液过分黏稠。保持低脂饮食，多吃些新鲜瓜果、蔬菜、瘦肉、鱼虾、豆制品等，少吃多脂、过咸、过辣的食物，把血液胆固醇水平和血压控制在基本正常的范围内。减少外出和过度劳累。有脑卒中病史或心脑血管病的患者，在高温天气里应在较为凉爽的室内休息，不要做过多体力活动。避免情绪激动。不要将空调温度调得太低，注意房间通风。手边常备急救药物等。

夏季如何防脑卒中?

夏季连续出现的闷热环境极易让人出汗,出汗多肌体水分散失就多、血液易浓缩、血液黏稠度大,血小板易于凝聚,血液多呈高凝态势。血流迟缓,极易形成“血凝块性栓子”。

栓子若堵塞冠状动脉则使心肌缺血氧而发生心绞痛或急性心肌梗死。栓子若堵塞脑动脉则形成脑栓塞或脑血栓等缺血性脑卒中。尤其是在盛夏湿热季节,缺血性脑卒中的发病概率较高。

湿热环境中出汗多的人群,尤其是人过中年者应注意及时补水,以防范或及时纠正血液浓缩、延缓或消除血液过高的黏稠度,对控制缺血性心脑血管病症的形成有好处。

提倡临睡前饮用一杯白开水、矿泉水等,是预防缺血性脑卒中的可信赖又经济的防病举措。另外,盛夏出汗稍多后应及时补充白开水。餐后喝些绿豆汤、米汤、薏苡仁粥等,少食肥甘厚味,不吸烟、少饮些啤酒或葡萄酒,不饮烈性酒。忌狂喜或暴怒。适度午睡及纳凉。必要时去医院体检。由医生给予溶栓等相关治疗。

夏季为何要防生癣?

癣是浅部霉菌病的简称,主要侵犯表皮角质层、毛发和指(趾)甲,是我国最常见的传染性皮肤病。引起癣的霉菌常见的有十余种,不同菌种感染不同的组织和部位,可产生不同的表现。头癣常由黄癣菌、铁锈色小孢子菌、断发癣菌或紫色毛癣菌等所致,而手、足、体、股和甲癣等多由红色毛癣菌、石膏样毛癣菌、絮状表皮癣菌等引起。这些致病霉菌寄生于人体皮肤可从中获得必需的营养成分。在适宜的温度和湿度下可大量生长繁殖,温度最能影响霉菌的生长和繁殖,浅部霉菌生长的最佳温度为 22～28 ℃。其生长亦需要一定的湿度,最佳湿度因菌种而异,一般霉菌在中等湿度的环境里生长较好。因此,长江以南在梅雨季节或夏秋季由于天气温暖潮湿,适宜霉菌生长繁殖而更易生癣。

真菌是一种条件致病菌,当人体免疫功能旺盛时便不易患病,而在人体抵抗力下降时便易染病。对已确诊的患者应及时治疗,如能经常做到保护皮肤,养成良好的卫生习惯,坚持用药。

如何应对夏季过敏症？

夏季常见的过敏症主要是过敏性皮炎，包括湿疹、日光性皮炎（紫外线过敏）、防晒化妆品过敏，以及常吃海鲜引发的过敏。这些过敏症以皮肤的斑丘疹、红肿热痛和色素沉着为特点。过敏人群怎样才能使自己摆脱这些烦恼，过一个清爽的夏天呢？

首先要避免暴晒，要知道紫外线对于健康体质的皮肤也是有诸多危害的，更何况对过敏体质，强大的紫外线A和紫外线B会穿透皮肤表层，使本来娇嫩敏感的皮肤雪上加霜。其次是从衣食住行上注意远离过敏原，不要穿化纤衣物、塑料凉鞋。尽可能少吃或不吃生猛海鲜。保持屋内湿度，过湿或过干对皮肤都不好。选择防晒化妆品前先在局部试用，确认不过敏再大面积使用。

另外，夏天白昼较长，天气炎热，往往睡眠时间短、睡眠质量差，这也会导致过敏症经久不愈，因此睡眠休息十分重要。

四、秋季养生

秋季如何养生?

一般说来,秋季养生可以分为初秋、中秋和晚秋三个阶段。

初秋之时,饮食之味宜减辛增酸,以养肝气。古代医学家认为,秋季,草木零落,气清风寒,节约生冷,以防疾病,此时宜进补养之物以生气。《四时纂要》要说:“取枸杞浸酒饮,耐老。”

中秋炎热,气候干燥,容易疲乏。此时应多吃新鲜少油食品。其次,应多吃含维生素和蛋白质较多的食物。现代医学认为,秋燥症应多食含维生素 A、B 族维生素、维生素 C、维生素 E 类食品,如胡萝卜、藕、梨、蜂蜜、芝麻、木耳等以养血润燥,提高抗秋燥、抗病能力。

晚秋季节,心肌梗死发病率明显增高。专家指出,秋冬季节之交(约 11 月份)为心肌梗死的高峰期。高血压病人,秋冬之交血压往往要较夏季的血压增高 20 毫米汞柱左右,因此容易造成冠状动脉循环的障碍。此时日常饮食中注意多摄入含蛋白质、镁、钙丰富的食物,既可有效地预防心脑血管疾病,也可预防脑血管意外的发生。切忌进食过饱,其晚餐以八分饱为宜,晨起喝杯白开水,以冲淡血液。日间,多喝淡茶,坚持每天喝 2～3 杯茶水,对心脏有保健作用。

秋天调理情志应该注意些什么?

人体的肺、大肠、皮毛、鼻等与运行中的“金”相配合,也与自然界中的秋天、燥、白色、辛味相关联。因为肺居胸腔内,上连气道,外合皮毛,开窍于鼻。肺的主要生理功能是主气,主肃降,通调水道。其性宣、降。对血液有协助运行的作用。大肠的功能主要是传导糟粕,调整大便。因此关于上述功能的病症,多与肺和大肠有关。这些疾病与秋天有着密切联系,也是秋天调理情志应该注意的问题。在《素问·四气调神大论秋三月》里可以得到启示:秋三月,是草木自然成熟的季节。金风渐来,天气劲急。暑湿已去,地气清明。在这季节里,应该早卧早起,鸡鸣即起,使意志保持安定、舒缓,不急不躁,使秋天肃杀之气得以和平,不使意志外弛,使得肺气清静。这是适应秋天"收养"的方法。如果违背了这个方法,肺会受伤,到了冬天就会生完谷有化的飧泄(肠从腹泻)。这是为什么呢?因为秋天收养基础一差,供给冬天潜藏之气的能力也就差了。肺的经脉络于大肠,大肠的经脉也络于肺,二者成为表里关系。故大肠排便功能和肺气的活动具有一定关系,互相影响起到相表里的作用。

入秋后如何要防"情绪疲软"?

天气凉爽了,但许多人却犯困、精神疲乏。夏季持续高温,导致人体能量消耗透支,入秋必须小心"情绪疲软"。

夏季高温使人一直处于亢奋状态,出现脾气暴躁、容易发火等"情绪中暑"状况。立秋前后,随着天气渐渐凉快,人也从过激情绪中调整过来,这时就容易因身体能量消耗过多,而出现疲软、困乏等状况,严重者会影响正常生活。

为摆脱这种"情绪疲软"状态,最好能保持充足睡眠,尽量争取在晚上10点前入睡。要早睡早起,早晨如能提前进入储备状态,就能防止一上班就犯困。中午适当"充充电",小睡10~30分钟也利于化解困顿情绪。

在饮食上,最好吃清淡些,油腻食物会在体内产生酸性物质,加深困倦。要多吃水果、多喝水,最好是喝绿茶,提神效果远比咖啡好。

这种困乏状态和人体缺氧也有关,因此,可在室内放些绿色植物,如吊兰、橡皮树、文竹等植物,能释放氧气、调节室内空气。

秋季为什么要重视起居养生?

秋季,人们要早点睡觉,早点起床。早卧既顺应阳气之收,又避凉气入中。早起使肺气得以舒展。生活在初秋,暑热未尽,凉风时至,应多备几件厚薄不一的秋装,穿衣要酌情增减。

秋季应根据自己的身体状况,调节饮食。秋天空气比较干燥,人易损伤津液,要适量吃些苹果、梨子等水果,多喝茶、牛奶等饮料,以满足机体对水分、营养的需要,提高抗病能力。深秋,体内精气开始封藏,进补已易于吸收储藏。因此,体质虚弱的老年人可以开始对症选食一些清平的补品。

秋天空气温度低，风力较大，人体汗液蒸发很快，皮肤容易干燥，甚至出现口干唇焦等秋燥症状，并同时失去一部分水溶性维生素，秋天饮食应以养阴清热、润燥止渴、清心安神的食物为主。常见的滋养润燥的食物有花生、乳类、梨、苹果、香蕉、芝麻、蜂蜜等。注意多补充水分和维生素，每天都要喝些汤水、稀粥、果汁和稀牛奶。脾胃虚弱或消化不良者可以食用具有健脾补脾胃作用的莲子、扁豆、红枣等。

秋天气候干燥，常使人皮肤干裂，口干咽燥，毛发易脱落，大便易秘结，宜保持室内一定温度，多饮水，防秋燥。秋季天气多变，衣服增减要适时，体质好的老年人，可稍穿得少些，提高身体御寒能力。注意不要捂得太严，民间的“春捂秋冻”就是此意。暮秋，气温较低，风寒邪气易伤人，应及时增穿衣服，谨避伤寒。

如何防治秋燥？

按中医五行学说，秋属肺金，“金木水火土”五行中，秋属金，肺属金，这个季节，燥是主要现象。

秋季要少吃过油、过甜、过辣、过咸的东西，饮食以清淡为主，少喝甜味饮料。

多吃粗粮和富含纤维素、矿物质的东西，促进排便。为什么排便与补津液有关呢？因为长期便秘，“火”发不出去，自然灼烧津液了。

多运动，运动促进血液循环，津液自然充溢。

饮食宜偏寒凉，而温热类（如羊肉、狗肉、虾、韭菜等）少吃为妙。寒凉食物很多：豆腐、黑豆、梨、银耳、芝麻、百合、藕、海参、蜂蜜、鸡蛋、苦瓜等等。

忌情绪过激。情绪不稳定、心情烦，这些都会产生心火，灼烧津液，使自己口舌干燥。

水果宜吃葡萄、梨等，忌温性的荔枝、苹果等。

虽然喝水喝茶当然能防燥，可是仅靠这一点还是不够的。有时间就给自己熬点汤和粥，这也是防燥的要点。

这个季节，能少说话就少说两句，别老“夸夸其谈，口若悬河”。别小看了这一点，它也能防燥呢。

秋季如何对付鼻燥？

干燥性鼻炎经过治疗，大多数可以治愈，且预后良好，但是如果治疗不当或不及时，可并发鼻出血而长期不愈。当鼻炎未能得到及时治疗，影响嗅觉黏膜时，就会出现嗅觉障碍，导致闻不着香臭等气味。

鼻干燥者在局部用生理盐水或油剂滴鼻药液。如复方薄荷油、液体石蜡或鼻软膏，可暂时缓解局部干燥的症状。但是，需要注意的是，切勿用血管收缩剂。然后寻找病因，对工作环境加以改善，比如降尘、降温、通风等改善环境条件，加强个人保护，如戴口罩、冲洗鼻腔等。

有些鼻干燥的患者，可能某些营养素缺乏，因此，患者可内服促进细胞代谢、增强免疫功能的药物，如鱼肝油丸、维生素C片、维生素 B_2 等改善鼻干燥。

在治疗鼻燥的同时，日常生活中应对鼻子做好自我防护。不要经常用手挖鼻，这样做会损伤鼻黏膜。正确的做法是每天清洗鼻腔，将结痂浸软然后才取出。为保护鼻黏膜，气候干燥时，出门时应戴口罩，鼻腔滴用复方薄荷油，或用棉签蘸上眼膏轻轻地涂抹鼻腔，起到湿润鼻腔黏膜的作用，减少鼻腔内结痂的机会。

平时多吃一些水果蔬菜，补充维生素A、维生素 B_2、维生素C，有助于鼻黏膜上皮的恢复。戒除烟酒，饮食中忌食辛辣、燥热之物，保持大便通畅。

另外，还有一点就是加强体育锻炼，每天花上几分钟做一做鼻部摩擦或按摩鼻穴，用拇指沿鼻梁上下摩擦鼻翼数次，用食指旋转按摩迎香穴数次，加强鼻部血液流通，这是鼻炎患者保护鼻子最简单又有效的方法。

秋季晨起如何防着凉？

秋季，从季节变化的角度话保健，早晨起床忌忽视身子着凉。因为，秋晨风凉，人们睡在床上，身体中的新陈代谢与各器官活动大大降低了，降至只能维持内脏活动的程度。当然，体温也有所下降。所以，要依靠被单、毛毯之类保温。在此情况下，如果一跃而起，没有披上外衣，跑到盥洗室，很容易受晨风着凉。

秋季最容易罹病的部位就是呼吸系统，如受风寒，吃燥热食物，都很容易导致气管发炎，出现咳嗽、咳痰。最初是干咳无痰，不久就会吐白色的稀痰，以后的痰会逐渐变成黄色而且黏稠。如果不予治疗，炎症可能会向下蔓延，引起支气管炎或肺炎，那麻烦就大了。

有些人经过治疗，病情有了好转，接近痊愈时，便忽视起来，就在将愈阶段停止了治疗，等待它自己痊愈。结果，往往病患拖出一条长长的尾巴，把身体缠得好苦。这条尾巴很可能就是慢性支气管炎。有人说支气管炎是秋天送给疏忽者的礼物，这话一点也不错。

发现急性支气管炎时，首先要注意的是不可使身体继续受凉，早晨起床最好穿上外衣，吃容易消化的流质食物，多饮开水，症状较严重时应及时求医诊治。

为什么不能忽视“秋冻”？

所谓“秋冻”是指虽然到了秋凉的时节，但也不必忙于加衣服。即使是晚秋，穿衣也要有所控制做到有意识地让机体冻一冻。因为，这一“冻”，可以避免因多穿衣服而导致的体热出汗、汗液蒸发、阳气外泄，顺应了秋天阴精内蓄、阳气内收的养生需要。因此，秋季养生忌忽视秋冻。

古往今来，“秋冻”是中医一直强调的一种养生方式。中医早就提出“天人合一”的观点，强调人和大自然和谐同步，生命才能有序。

人们应该重视对大自然的适应。秋天是人们锻炼御寒能力的最好时机，通过对外界气温突然变化的逐渐适应，进一步提高机体的适应能力，使自身抗病能力不断加强，有效地预防上呼吸道感染、肺炎等各种疾病的发生，即使患病，症状也较轻，恢复也较快。同时，加强“秋冻”锻炼，还能提高肌肉和关节的活动能力，促进血液循环，流向四肢骨骼的血液也随之增加，提高抗寒能力。“秋冻”既是顺应自然的养生需要，也是预防疾病的良方。

秋季睡眠有何禁忌？

睡眠是人们恢复体力，保证健康，增强机体免疫力的一个重要手段。秋季气候凉爽，人们睡眠的气象条件大为改善，但如果不适当加以注意，睡眠质量将会大受影响。所以，秋季睡眠应该注意以下几个方面：

一忌睡前进食。这将会增加肠胃负担，易造成消化不良，有害身体，还会影响入睡。睡前如实在太饿，可少量进食，休息一会儿再睡。

二忌饮茶。茶中的咖啡因能刺激中枢神经系统，引起兴奋，睡前饮过浓的茶会因之而难以入睡，饮用过多的茶会使夜间尿频，影响睡眠。

三忌睡前情绪激动。睡前情感起伏会引起气血的紊乱，导致失眠，还会对身体造成损害。所以睡前应力戒忧愁焦虑或情绪激动，特别是不宜大动肝火。

四忌睡前过度娱乐。睡前如果进行过度娱乐活动，尤其是长时间紧张刺激的活动，会使人的神经持续兴奋，使人难以入睡。

五是睡时忌多言谈。卧躺时过多说话易伤肺气，也会使人精神兴奋，影响入睡。

六是睡时忌掩面。睡时用被捂住面部会使人呼吸困难，身体会因之而缺氧，对身体健康极为不利。

七是睡时忌张口。睡觉闭口是保养元气的最好方法。如果张大嘴巴呼吸，吸入的冷空气和灰尘会伤及肺脏，胃也会因之而着凉。

八是睡时忌吹风。人体在睡眠状态下对环境变化适应能力降低，易于受风邪的侵袭。故在睡眠时要注意保暖，切不可让风直吹。

秋季为什么要重视气温变化？

秋天天气虽好，人们还是要注意养生保健。天气转凉时既要逐渐增加衣服，也要适度经受寒冷锻炼，“春捂秋冻”对提高皮肤和鼻黏膜的耐寒力有利，对人体适应气候变化也有帮助。当然，“冻”也要适度，秋天早晨、夜间凉意甚浓，要注意保暖，尤其是腹部。“白露”以后，阴气渐重，大气明显转凉，秋天重回大地。秋天天气与夏天有很大的区别，人们的衣食住行得适时调整。

从夏季与冬季的平均温度之差来看，要相差 30 ℃左右，这 30 ℃是在秋天季节里渐渐降低的。在秋季中往往是下一场雨，气温要下降几度。此外，秋季的日平均温差也要比其他月份为显著，如果在山区，中午热，一早一晚凉则更为明显，有时日平均温差可达 20 ℃以上。

人体对不同气温适应的能力是有限度的，入秋以后稍不注意就会感冒，因此在气温多变的秋季里，应该积极参加体育锻炼来增强体质，并进行各种耐寒锻炼。例如，坚持用冷水洗脸、洗鼻孔、洗脚，如果能坚持冷水浴则更好。还可以做赤脚锻炼，每日 2 次，每次 1 小时，以提高皮肤、鼻腔、脚对温度变化的适应能力，加速这些部位的血液循环和新陈代谢，增加身体的抗寒能力和抗病能力，以预防感冒、气管炎等疾病。

秋季为什么要重视洗理护肤？

秋天易使人皮肤干裂，正确的洗脸方法有助于养生健身。在洗脸之前，要认真洗净双手(平时尽量少用手摸触面部)，然后才能用手除去脸上的化妆品。洗脸用水最好是软水，凉开水比直接从水龙头里接的冷水软得多。老年人皮脂腺渐趋萎缩，皮肤的润滑剂减少，洗脸过勤会使皮肤干燥，因此，老年人在秋天洗脸不宜多，宜用中性肥皂。洗完后，将双手掌揩干，对搓至发热，然后两手揉摩脸和颈，以感到舒适为度，并擦上润滑剂。

秋季经常洗澡能清除污垢和汗臭，使汗毛孔通畅，保持皮肤良好的排泄功能，调节体温，还能使皮肤和肌肉的血液循环加快，促使机体的新陈代谢。热水洗澡能够刺激兴奋过程，提高中枢神经系统的紧张度，从而增强全身各器官的机能。人们经过热水浴后感觉精神振奋、心情愉快就是这个道理。但热水浴时间不宜过长，一般为 10～16 分钟之间，水温以 37～42 ℃左右为宜。

对于老年人说来，洗澡是一种较强的体力劳动，缺氧时容易出现呼吸急促，心跳加快，眼前发黑，甚至晕倒的情况。老年人洗澡，一要体力和精神好的时候洗；二要注意时间不宜过长，最好在 20 分钟左右就洗好；三要防止受凉，引起感冒；四要注意安全。此外，老年人的皮肤干燥，应选用刺激性较小的檀香皂、硼酸皂、卫生皂等。

初秋养生如何选择药浴？

初秋之时，宜洗药浴。药浴不仅可以促进血液循环，让人体及早适应温度变化的刺激，进一步提高耐受能力，而且还可驱除体内残留的暑气，缓解因酷暑带来的紧张、焦虑情绪。如果能根据体质及患病状况，灵活配伍出适合每一个人的药浴处方，那就既能治病，又可健身。

药浴是通过药物、水、温度的结合，达到药疗、热敷和水疗的三重效果。而加入的药物所散发出的芳香气味与沐浴时的畅快心情，除了让身心能得到放松，更可对某些关节、肌肉损伤的复原有正面帮助。所加入的药物，可经皮肤、毛孔渗透到体内，再随气血运行到全身各处，达到治病、健身的效果。

现在常用的保健药浴有温泉硫黄浴、香茅草浴、艾叶浴、当归浴、川芎浴、红花浴、薄荷浴、藿香浴、紫苏浴等许多种类。一般地讲，只要选择 1～2 种功效不同的药物入浴即可。如硫磺浴可止痒杀虫，香茅草浴则适合各种体质人群，艾叶浴可祛风湿，当归浴可活血通经，川芎浴辛香走串止头痛，红花浴可祛淤血，薄荷浴可除疲劳，藿香浴可驱内湿，紫苏浴可治感冒等等。

家庭药浴的制法简单，可购买适量药物，以常规煎药法滤出药汁后兑入浴缸，注入适量温水稀释即可洗浴。

天凉如何锻炼?

秋季登高能使肺通气量、肺活量增加，血液循环增强，脑血流量增加，小便酸度上升。秋日登高，由于气候的独特，气象要素的变化对人体生理机能还有些特殊的益处。年老体弱者登高时要避开气温较低的早晨和傍晚，登高速度要缓慢，上下山时可通过增减衣服达到适应空气温度的目的。高血压、冠心病等患者更要量力而行。

慢跑也是一项很理想的秋季运动项目，对于老年人说来，跑步能大大减少由于不运动引起的肌肉萎缩及肥胖症，减少心肺功能衰老的现象，降低胆固醇，减少动脉硬化，有助于延年益寿。慢跑的过程，实际上也是在经历"空气浴"。一天之中，人们如果有1至2个小时到室外呼吸新鲜空气，其中抽出40分钟左右进行慢跑，不仅会少染疾病，体质也会增强，精力也会日益充沛起来。

冷水浴锻炼是用5～20 ℃之间的冷水洗澡，秋季的自然水温正是在这一范围内。常见的冷水浴有以下四种：① 头面浴，即以冷水洗头洗脸。② 脚浴，双足浸于水中，水温可从20 ℃左右开始，逐渐降到5 ℃左右。③ 擦浴，即用毛巾浸冷水擦身，用力不可太猛，时间不宜太长，适可而止。④ 淋浴，先从35 ℃左右温水开始，渐渐降到用自来水洗浴。但是，有些人的皮肤对冷水敏感，遇到冷水就会产生过敏症状，如起疹子、生紫斑等，这类特异体质的人就不能进行冷水浴。此外，患有严重高血压、冠心病、风湿病、空洞性肺结核、坐骨神经痛以及高热病人都不可进行冷水淋浴。

为什么老寒腿的保暖与锻炼要从入秋开始?

有关资料显示，我国超过1/6的人口患有风湿病，还有上升趋势。风湿病是免疫性疾病，往往侵害骨关节及周围软组织，缠绵难愈。根据中医理论，风湿病属于"痹症"，是风、寒、湿等外邪侵犯人体，阻塞经络，引起气血运行不畅，轻者导致肌肉、筋骨、关节发生麻木、酸痛，重者屈伸不利。痹症的发生与体质的盛衰以及气候条件、生活环境有密切关系。研究表明，空气的温度、湿度与大气压力等均会影响风湿病的症状。

风湿病患者在天气转凉时就应注意保暖，特别是病变部位的保暖。每天最好用热毛巾或热水袋热敷1～2次，水温保持在60 ℃左右，每次20分钟(有红肿、疼痛时应遵医嘱),内衣汗湿后应及时换洗。

中医讲“正气存内,邪不可干”,所以加强锻炼、增强身体素质十分重要。运动能促进肢体血液循环,使病变部位血液循环得以改善,减轻关节疼痛症状。因此,风湿病患者应经常参加户外运动,如散步、慢跑、打太极拳、做广播操等。需要注意的是,运动量不能太大,不要过于疲劳。

秋季锻炼为什么要早动晚静?

秋季锻炼应做到动静结合,以早动晚静为要。早晨,动的锻炼以打太极拳等为最佳项目。太极拳提倡“心静无杂念,用意不用力”,非常适合于老年人,它不但以平稳舒展的架势展示了美的造型,而且以前后贯串,连绵不断,完整一气,轻松柔和的动作令人感到协调、自然。每当锻炼结束,就会感到浑身舒服,精神焕发,步履轻松。长期坚持,则对于一些慢性疾病,如高血压、动脉硬化、心脏早搏、肺结核、胃溃疡等都有较为明显的疗效。

晚上,以静养打坐为锻炼的最佳形式。静坐最好是在就寝之前,时间长短要视自己的能力而定,循序渐进,逐步提高。静坐的姿势是把左脚放在右腿上,再把右脚搬到左腿上,双脚背放在股上,双脚底朝上方。静养打坐的要领是:端然正坐,腰直头正,不前俯后仰,不左歪右斜。摆正坐势之后,调整身体,双手合十于胸前,然后眼观鼻、鼻观口,口观心。调匀呼吸,不急不缓,令其自然。思想集中,用一个念头抵制其他杂念的干扰,强迫自己入静。长期坚持静养打坐,不仅可以锻炼自己的忍耐能力(如忍腰酸腿痛、忍冷忍热)和意志,而且可以锻炼自己排除杂念,心神专一。静养打坐,表面看似乎文静不动,实际上是外静内动,体内血液循环加强,肺活量增加,新陈代谢加快,所以能起到抗病防病的作用。只要持之以恒,对于修心养性、养生健身,效果是非常显著的。

秋季如何练习养肺功?

(1) 摩鼻、浴鼻:不少人鼻腔黏膜对冷空气过敏,秋季一到,便感冒、流涕。除去必要的治疗外,在夏秋交季之时,经常按摩鼻部很有好处。将两手拇指外侧相互摩擦,有热感后,用双手拇指外侧滑鼻梁、鼻翼两侧上下按摩 30 次左右,然后,按摩鼻翼两侧的迎香穴 15～20 次(迎香穴位于鼻唇沟与鼻翼交界处)。每天摩鼻 1～2 遍,可增强鼻的耐寒能力,亦可治感冒、鼻塞不通。如果每日清晨或傍晚,用冷水浴鼻则效果更好。方法是将鼻浸在冷水中，闭气不息，少顷，抬头换气后，再浸入水中。如此反复 3～5 遍。亦可用毛巾浸冷水后敷于鼻上。

(2) 冷水浴：冷水浴对提高身体耐寒能力，促进周身血液循环是十分有益的，它可以预防感冒、支气管炎，也可以改善心血管及神经系统的功能。进行这种锻炼可在夏末开始，先用温水，逐渐改用冷水，同时用毛巾擦身。长期进行这种锻炼，精神清爽，皮肤润泽，不易感冒。

(3) 躬身撑体：端坐，全身放松，调匀呼吸，然后，两腿自然交叉，躬身弯腰，两手用力支撑，使身体上抬 3～5 次为 1 组。可根据个人体力，反复做 3～5 组。注意：两臂支撑要用力，用力时，宜闭息、不呼吸。身体上抬时，要尽量躬身。双腿自然交叉，是为了避免借下肢的力量支撑身体。所以，要用臂力，腿不要用力。这种方法可以通达肺气，疏通肺的经脉，具有调养肺气的作用，对风邪伤肺及肺气虚损均有调养的功效。

(4) 捶背：端坐，腰背自然直立，双目微闭，放松，两手握成空拳，反捶脊背中央及两侧，各捶 3～5 遍。捶背时，要闭气不息。同时，叩齿 5～10 次，并缓缓吞咽津液数次。注意：捶背时，要从下向上，再从上到下，沿背捶打，如此算一遍。先捶脊背中央，再捶左右两侧。这种方法可以畅胸中之气，通脊背经脉，预防感冒着凉，同时具有健胃养肺的功效。

(5) 摩喉：上身端直，坐立均可，仰头，颈部伸直，用手沿咽喉部向下按搓，直至胸部。双手交替按搓 20 次为 1 遍，可连续做 2～3 遍。注意：按搓时，拇指与其他四指张开，虎口对准咽喉部，自颏下向下按搓，可适当用力。这种方法可以利咽喉，具有止咳化痰的功效。

(6) 按天突：用拇指按压天突穴 10～15 次。具有止咳平喘的功效。

秋季健身有什么禁忌?

由于秋季早晚温差大，气候干燥，要想收到良好的健身效果，必须注意四忌：

(1) 忌运动拉伤：因为人的肌肉和韧带在气温较低的情况下会反射性地引起血管收缩，黏滞性增加，伸展度降低，关节的活动幅度减小，神经系统对肌肉的指挥能力下降，锻炼前若不充分做好准备活动，会引起关节韧带拉伤、肌肉拉伤等。准备活动的时间和内容可因人而异，一般以做到身体发热为宜。

(2) 忌受凉感冒：秋日清晨气温低，不可穿着单衣去户外活动，应根据户外的气温变化来增减衣服。锻炼时不宜一下脱得太多，应待身体发热后，方可脱下过多的衣服。锻炼后切忌穿着汗湿的衣服在冷风中逗留，以防身体着凉。

(3) 忌运动过度：秋天是锻炼的好季节，但此时因人体阴精阳气正处在收敛内养阶段，故运动也应顺应这一原则，即运动量不宜过大，以防出汗过多，阳气耗损，运动宜选择轻松平缓、活动量不大的项目。

(4) 忌忽视秋燥：秋天气候干燥，温度较低，是肝气偏旺、肝气偏衰的季节，易引起咽喉干燥、口舌少津、嘴唇干裂、鼻出血、便秘等症。对于运动者说来，每次锻炼后应多吃些滋阴、润肺、补液生津的食物，如梨、芝麻、蜂蜜、银耳等。

运动后还要多补充水分多吃甘蔗、梨、苹果、乳类、芝麻、新鲜蔬菜等柔润食物，以保持上呼吸道黏膜的正常分泌，防止咽喉肿痛。

秋季如何防咳嗽？

秋风起，秋风燥，不少人又开始了感冒。咳嗽，经久不愈，一些人一直要咳嗽到第二年开春，吃药打针，都不能见效。有时秋天气候干燥，本来身体很好的人也会喉痒咳嗽，干咳无痰。根据临床统计，秋天患咳嗽的人，要比夏天多 2～3 倍。秋天是最易犯咳嗽的季节。由于秋季气候干燥，空气中缺乏水分的湿润，常可使人的咽喉、鼻有干燥之感。加上秋风阵阵，凉意袭人，使人的皮肤收缩。人的肺脏十分娇嫩，不耐痰湿和干燥，古人譬喻为悬挂的金钟。稍有外邪犯肺，金钟就会报警，出现咳嗽。由于秋令与肺相应，秋燥之邪更易通过口鼻呼吸道或皮毛而侵犯于肺，影响肺脏清润宣肃的功能。所以，秋天的咳嗽，多以燥性咳嗽为特征。

秋天的燥咳，可有温燥与凉燥之分。一般以中秋节(阴历八月十五日)为界线。中秋以前有暑热的余气，故多见于温燥。中秋之后，秋风渐紧，寒凉渐重，故多出现凉燥。当然，秋燥温与凉的变化，还与人的体质和机体反应有关。温燥咳嗽是燥而偏热的类型，常见症状有干咳无痰，或者有少量黏痰，不易咯出，甚至可有痰中带血。兼有咽喉肿痛，皮肤和口鼻干燥，口渴心烦，舌边尖红，苔薄黄而干。初起时，还可有发热和轻微怕冷的感觉。治疗宜清肺祛风，润燥止咳。凉燥咳嗽是燥而偏寒的类型，常见怕冷，发热很轻，头痛鼻塞，咽喉发痒或干痛，咳嗽，咯痰不爽，口干唇燥，舌苔薄白而干。治疗宜祛风散寒，润燥止咳。

秋风阵阵，秋凉乍起，要注意体质的锻炼和保护，及时添加衣服，预防感冒。秋天生梨上市，每天吃 1～2 个，可养肺润燥、预防咳嗽。此外，金橘有很好的止咳作用，每天服 3 次，每次吃 5～6 颗。

秋燥如何防便秘？

预防便秘要注意下列几个方面：

(1) 要养成定时大便的习惯，在每天清早或餐后大便。在繁忙的日常生活中，力争改变自己的不良习惯，如发现肠蠕动和排便感，就应去厕所。不要因故控制排便。最好是早餐后排便，如能早餐后坚持去厕所，经一段时间即可养成早餐后定时排便的好习惯。

(2) 饮食调理很重要，要合理安排饮食结构，多吃富含纤维素的食物，多吃蔬菜、水果。每天早晨可空腹喝 1 杯淡盐开水。应当使每日饮食有足够量以刺激肠蠕动。正常人每千克体重约需 90～100 毫克纤维素来维持正常排便，便秘者应适当增加其摄入量，多吃些含纤维素的蔬菜、水果和谷物，如芹菜、韭菜、菠菜、丝瓜、香蕉，鸭梨及杂粮等。在食物中，蜂蜜、脂肪类食物也有较好的通便作用，特别是植物油，如花生油、豆油、芝麻油、菜籽油等。重视早餐的摄入量，以促使清晨的胃肠大蠕动。足量饮水，使肠道得到充足水分利于肠内容物通过，起床后或早餐前半小时喝一杯冷开水，有轻度通便作用。牛乳中含有易被消化道分解的乳糖等润便成分，如能早餐前喝一杯，既可通便，又富营养，对老年人、病后便秘者尤为适宜。但不宜过多吃糖，因高渗糖利尿后，易使大便干燥。

(3) 运动可增加腹肌张力和增强胃、肠道蠕动，改善排便动力不足。早晨散步、慢跑、做深呼吸、活动腰肢等，有良好的促进消化和排便作用。

(4) 保持豁达健康的精神情趣，避免抑郁的精神状态，多参加一些有益于健康的活动。

(5) 许多药物在发挥治疗作用的同时，也可引起便秘。特别是一些消炎药，如诺氟沙星、土霉素、庆大霉素等都可引起药物性便秘。有慢性炎症缠身的患者更应密切观察自己的大便变化，及时更换药物。

(6) 必要时可在医生指导下服用一些中药，如麻仁丸等。但长期服用泻药，不仅可引起大肠功能障碍，使肠壁神经感受细胞应激性降低，即使肠内有足量粪便也不产生正常蠕动和排便反射，成为泻剂依赖性顽固便秘。而且可引起结肠和直肠形态学改变。

五、冬季养生

冬季如何养生？

冬季，人体阳气收藏，气血趋向于里，皮肤致密，水湿不易从体表外泄，大部分下注膀胱成为尿液，无形中就加重了肾脏的负担，因此冬季要注意肾的养护。

饮食上注意热量的补充，要多吃些动物性食品和豆类，补充维生素和无机盐。狗肉、羊肉、鹅肉、鸭肉、大豆、核桃、栗子、木耳、芝麻、红薯、萝卜等均是冬季适宜食物。冬天肾的功能偏旺，如果再多吃一些咸味食品，肾气会更旺，从而极大地伤害心脏，使心脏力量减弱，影响人体健康。因此，在冬天里，要少食用咸味食品，以防肾水过旺；多吃些苦味食物，以补益心脏，增强肾脏功能，常用食物如猪肝、羊肝、大头菜、莴苣、醋、茶等。

冬季作息时间应“早睡晚起”，起床的时间最好在太阳出来之后。因为早睡可以保养人体阳气，保持温热的身体，而迟起可养人体阴气。待日出再起床，就能躲避严寒，求其温暖。

冬季从事体育锻炼对增进健康是颇有益处的。但必须注意体育卫生。冬季易患感冒，患感冒或发烧时，千万不要从事剧烈运动。否则，会加重病情，甚至诱发心肌梗死或心肌炎。运动前不要忘记做准备活动。因为在寒冷条件下，人体的肌肉僵硬，关节的灵活性差，易发生肌肉拉伤或关节挫伤。

冬季精神调养要着眼于“藏”，即要保持精神安静。此外，还要防止季节性情感失调症，正确的方法是多晒太阳，加强体育锻炼，尽量避免因自主神经功能失调而引起的紧张、易怒、抑郁等状态。

冬季如何注意情绪变化？

冬季情绪调适得好，可迎来开春时节的精神激昂、情绪饱满，从而带来全面的健康。冬季万物闭藏，养生要顺应自然，精神要安静自如，恬淡节欲，使神气内藏，宜“知足常乐”，养精蓄锐，热爱生活，丰富自己的情趣，开展有规律的活动，以战胜寒邪疾病。寒冬之时，枯木衰草，毫无生机，万物凋零，阴雪纷纷，常会使人触景生情，抑郁不欢。现代科学证实，冬天确实会使人的精神处于悲郁低落状态。要改变这种不良的情绪，最好的方法就是多参加各种休闲娱乐活动，如跳舞、弈棋、绘画、练书法、欣赏音乐、访亲会友等，这样既可以消除由冬季带来的低落情绪，有利于振奋精神，激起人们对生活的热情和向往。

冬天老年人发生季节性情绪失调症怎么办?

冬天的黎明和黄昏，会造成部分人无精打采和轻微的精神沮丧，甚至在某些人身上还会引起严重的意志消沉。这种现象称为“季节性情绪失调症”。

研究表明，患“季节性情绪失调症”的主要原因是人体受到光的影响。光能通过松果体作用于大脑，这个腺体能分泌出诱人入睡的激素，名叫“褪黑激素”，它不但会使人意志消沉，而且还会造成人的思维迟钝。研究发现，强光可减少人体褪黑激素的含量，人们可通过调节黎明和黄昏的光线来改变人体褪黑激素的产生。因此，为了帮助那些体内生物钟比正常时间慢几个小时的“季节性情绪失调症”患者得以摆脱这种沮丧局面，科学家提出了如下三个解决办法：

(1) 晒太阳。凡是有这种症状的患者，体内的生物钟通常比正常人的生物钟慢数小时。因此，必须早点起床，到户外去晒太阳，以便加速体内生物钟的运转。

(2) 光线疗法。科学家们已发明了一种模仿太阳光谱但比户内的正常照明亮5倍的特殊光线。早晚置病人于距这种光线1米处，每天光疗5小时，连续3天之后，便能初见成效。

(3) 通过某些光线的波长或颜色来影响人体的褪黑激素。科学家们发现，青蓝光对褪黑激素的灭活力最大，而紫光或红光则会轻微增加褪黑激素的产生。科学家们还发现，光线越强，褪黑激素产生越少。但是，患者不要擅自作光线疗法，应在医生的严格指导下进行，最有效的办法还是早起床。

为什么冬季养肾可以御寒?

中医认为，寒为阴邪，易伤阳气。由于人身阳气根源于肾，所以寒邪最易中伤肾阳。可见，数九严冬，若欲御寒，首当养肾。

冬天的生活起居要有规律，宜多开展力所能及的体育活动，这不但能增强与人体免疫有关的肾气功能，提高抗病力。冬天经常叩齿，有益肾之功。肾“在液为唾”，冬日以舌抵上腭，待唾液满口后，慢慢咽下，能够滋养肾精。肾之经脉起于足部，足心涌泉穴为其主穴，冬夜睡前最好用热水泡脚，并按揉脚心。冬天人处于“阴盛阳衰”状态，宜进行“日光浴”，以助肾中阳气升发。冬天应注意背部保暖，穿件棉或毛背心，以保肾阳。

对于养肾防寒说来，饮食调摄也很重要。冬天宜选食如羊肉、狗肉、雀肉等温肾壮阳、产热量高的食物，这对素体虚寒者尤其有益。还可食一些具有补肾益肾功能的食品，如核桃、板栗、桂圆等。“黑色食品”能入肾强肾，亦宜择食，如黑米、黑豆、黑芝麻、黑枣、黑木耳、乌骨鸡、海带、紫菜之类。冬日宜常进各类温性热粥，若将上述食品置入粥中煮食，既能祛寒，又可给养，还能疗疾。对于肾之阴精渐衰的老年人，冬天可配食乌龟、甲鱼、枸杞等护阴之品。冬令饮不可过咸，因咸味入肾，致肾水更寒，有扰心阳。另切忌寒凉食品，以免“雪上加霜”，折伤元阳。

为什么说冬日阳光尤可贵？

在寒冷的冬天，金灿灿的太阳不仅能让人感到寒意顿消，心胸开阔，精神舒畅，而且对养身保健，强身防病大有裨益。

太阳照射人体时，可见光有改善感觉、提高情绪和劳动效率的作用。红外线有强烈的热效应，使深层的组织血管扩张，促进血液循环和新陈代谢。直射的紫外线，能直接杀死细菌和病毒，还能使皮肤里的去氢胆固醇转变成维生素 D，促使骨基质钙化。紫外线还能使皮肤中黑色素原通过氧化酶作用转变成黑色素，使皮肤黝黑而对外界刺激的抵抗力增强，并防止内部组织过热。适量紫外线照射，在加强新陈代谢的同时，可增强人体免疫功能。此外，紫外线还可刺激造血器官更好地工作，使体内红细胞、白细胞、血色素增加，抗病能力增强。

我国位于地球的北回归线，接受太阳光照射的强度比赤道附近低得多，阳光中的紫外线成分也少得多。冬季太阳的位置又偏南，白昼变短，日照时间相应更少。加之冬季阳光斜射，浓雾遮日，使太阳光线穿过大气层的厚度增加了，光线被大气层中的水分、尘埃及其他杂质吸收和反射掉很多，以致阳光中的紫外线到达地面时的数量仅为夏季的 1/6。所以，如果人们在近于晦暗的环境中度过整个冬季，则对健康极为不利。另外，紫外线不能穿过玻璃，在室内隔着玻璃接受阳光是得不到紫外线照射的，必须让太阳直接照射在皮肤上，才能收到好效果。

冬季如何防干燥?

干燥的气候会引起人体一系列生理病理现象，诱发多种疾病的发生。空气干燥，气温偏低，风力较大，使皮肤分泌的汗液和皮脂大大减少，并被迅速蒸发，皮肤变得相对干燥粗糙，易受内衣和尘埃微粒的摩擦引起微痛，即刺痒。气候干燥的季节和天气，可加大皮肤与衣服的摩擦力，产生大量静电电荷，晚上脱衣时便可引起静电放电。皮肤细胞在静电场发生突变时，则因突感不适而引起高度刺痒。空气过于干燥，还会引起其他疾病的发生。如吸进干燥空气后会使鼻腔黏膜干裂，发生鼻腔出血的现象。人体失水多会引起血液黏稠，故冬春季心血管病和脑血管病人往往增多，且死亡率较高。尽管干燥只引起人体一些局部不适，但人体是一个有机整体，往往可以诱发或加剧与此有关的其他病症。

对于干燥气候引起的一些生理病理现象，只有采取增加水分的措施才能补救。首先，在平时要多喝水，皮肤可适当用一些润肤剂，其次，在室内采取增湿措施也很有效。此外，科学饮食也是不错的选择。嘴唇干裂者推荐饮用黄瓜猕猴桃汁：取黄瓜 200 克、猕猴桃 30 克、凉开水 200 毫升、蜂蜜两小匙。黄瓜洗净去籽、留皮切成小块，猕猴桃去皮切块，一起放入榨汁机，加入凉开水搅拌，倒出加入蜂蜜于餐前一小时饮用。黄瓜性甘凉，能清热解毒、利水，而猕猴桃性甘酸寒，功能解热止渴，合用能润口唇。其他富含维生素的水果蔬菜也可以使用，如西红柿、柚子等。

冬季为什么要慎用“电热毯”?

电热毯又名电热褥，是冬季家庭理想的保暖用品。但若使用不当，会引起过敏性皮炎。过敏性皮炎的发生，一方面是使用时电热毯持续性散热，使人体皮肤水分被蒸发干燥。另一方面是由于热原体本身对皮肤的刺激，使某些人的皮肤过敏、瘙痒，或身上出现大小不等的小丘疹，抓破后可出血、结痂、脱屑。这种症状大多先从人体背部开始，然后逐渐遍及全身。它往往使人瘙痒难忍，彻夜难眠，影响休息。怎样预防呢?

一是电热毯不要与人体接触，在其上面应铺一层毛毯或被单。

二是通电时间不宜过长，一般是睡前通电加热，上床入睡时要关掉电源。无论如何也不要通宵使用，尤其是婴幼儿。

三是有过敏反应的人尽量不要用电热毯。孩子出现脱水时,只要不发烧,不咳嗽,可先给孩子饮一杯水,若孩子仍感烦躁不安,应送医院治疗。出现皮炎时,要停用电热毯,应口服扑尔敏、赛庚啶等药物。

四是经常使用电热毯者,应增加适量的饮水。

冬季为什么要多开门窗?

现代社会物质生活条件的改善,使人们有了增进健康、延长寿命的保障。以往燃煤或烹调产生的煤烟,由于改用液化石油气或煤气以及使用脱排油烟设备而得以改善。然而,物质生活条件的改善也会给现代生活带来新的空气污染,居室宜经常通风,当室内外温度相差 10 ℃时,15 分钟即可将室内空气交换一遍。

如果人长时间地生活在密闭而空气混浊的房间里,就会感到头晕、目眩、精神不振、容易疲劳。经常开窗、通风换气,让大自然中充满新鲜氧的洁净空气进屋来,把屋内的浊气放出去,可使人心胸开朗,精神振奋。室内空气中存在着许多致病菌,通过空气对流的作用,可将它们暴露在光天化日之下,阳光中的紫外线来消灭它们。早起开窗,呼吸一点冷空气,可以增强人体的御寒能力,防止感冒,晚上睡眠时留个气窗,还可防止煤气中毒。

勤开窗门虽是一种简单的办法,往往能事半功倍。勤开窗门在南方较易做到,在北方勤开窗门困难要多些,但也应引起重视,可在住宅避风侧的窗上开小窗。为防止室外冷空气直接进入室内,可半开小窗,并在小窗外加设简易的"风斗",风斗可将冷风挡住,室内污染的空气则可经风斗的上口排出。

冬季为什么要勤晒被?

晒被是一项生活琐事,但晒过的被褥会变得干燥、松软,睡起来感到舒服,保存起来不发霉。从防病角度来看,勤晒被还有更重要的作用。通常,人体每昼夜能排出 1 000 克的汗水,每周从皮肤可分泌 200～300 克的半液体状的油脂,这些汗水和油脂在晚上睡觉时,有一部分沾污到被褥上,原来存在被褥上的细菌和其他微生物,就把它当作为养料而繁殖起来,在分解这些污垢时,可产生种种难闻的臭气。被褥太脏了,也容易生虱子,传播疾病。被褥经常在阳光下晒晒,阳光中的紫外线有着强烈的杀菌消毒作用,那些葡萄球菌、大肠杆菌、结核杆菌是见不得太阳的。阳光是件宝,人的生命活动少不了它,勤晒被可使人类充分享受大自然的恩赐。

晾晒被褥应讲究科学。首先要选择风和日丽的天气晾晒被褥，以免被褥弄脏受污染。其次，久存不用或新购的被褥，在用之前都要进行一次晾晒；而正在使用的被褥，每周晾晒一次即可。第三，冬季午后温暖的阳光中紫外线相对较强，以每天中午11时到下午2时晾晒被褥最为合适。第四，在晾晒过程中，要适度拍打被褥，以去除空气中落下的粉尘和人体皮肤掉下的皮屑，使被褥更干净。第五，羊毛被褥和羽绒被褥不要在日光下暴晒，只要在阳台等通风处晾一小时就可以了。如放户外晾晒，最好在上面盖一层薄布，尽量避免或减少阳光直射对其纤维造成损害，以延长使用寿命和维持其良好的保暖性能。

冬季取暖要注意哪些事项？

寒冬人们常借助取暖设备来御寒，取暖设备的使用要注意防患于未然。室内装制火炉或室内烧火盆取暖，要防止发生一氧化碳中毒。

城市居民用冷暖两用的空调器取暖也日益普及，此时需要注意适时开窗换气，以保证室内空气新鲜。必须在空调房间长时间工作的人员，则应增加到室外活动的时间。

用电热取暖器时，一般无须日夜使用，多在早晚开启使用，电取暖用多了对养生也不利，会减弱自身抗寒能力，容易感冒。遇有取暖中毒的病人，应该首先将病人安置通风处，然后解开衣领、裤带、放低头部，但要注意保暖，同时给病人嗅氨水或针刺人中等穴位，促其苏醒。如病人呼吸停止时，应一面做人工呼吸和胸外心脏按摩，一面迅速送医院急救，不能耽搁。

老年人冬季洗澡如何防浴晕？

冬季，在温度较高的浴室内洗澡，长时间在热水盆中浸泡，可能突然出现头昏、眼花、恶心、呕吐、大汗不止等症状，严重者会晕倒在盆内，尤其是年老体弱者更容易发生这种“浴晕”现象。为安全起见，老年人冬季洗澡，应注意以下几点：

(1) 一旦发生“浴晕”，应尽快走出浴盆，如自己已不能行走，周围人可将患者扶出或抬出洗澡间，平卧于空气新鲜处，身体要注意保暖，以防感冒。

(2) 及时地给患者喝些热糖水或热生姜汤，一般情况下，患者在短时间内可以恢复正常。

(3) 经上述处理，患者未见情况好转，且出现频繁呕吐、神志不清或胸前区憋闷及疼痛等症状时，周围人应尽快将患者送医院诊治。

(4) 冬天洗澡（尤其是盆浴）水温不可过高，控制在 32～35 ℃为好。不宜长时间在热水中泡澡，浴室也不要完全密闭。

(5) 患有高血压、冠心病、肺心病等疾病的人，最好淋浴。另外，入浴时应带上硝酸甘油之类的急救药，以利于及时救治。

(6) 年老体弱者不要单独去公共澡堂洗浴，在家中洗澡时，亲属应不时呼唤以求回应，可以防止发生意外，并能及时处理。

(7) 在家庭浴室中为老年人安装特制的扶杆和把手，盆中也可放一防滑胶垫，以防跌倒。

为什么有些人要慎穿保暖内衣?

市售的保暖内衣多采用复合夹层材料制成，比如，有些是在两层普通棉织物中夹一层蓬松化学纤维或超薄薄膜，通过阻挡皮肤与外界进行热量交换，起到保暖效果。但这种内衣透气性差，出汗后，汗液中的尿素、盐类等会附着在体表，不及时清除会引起皮肤瘙痒，造成接触性皮炎、湿疹等疾病。而且，内衣夹层中的化学纤维还容易产生静电，使皮肤的水分减少、皮屑增多，进而诱发或加剧皮肤瘙痒。尤其是老年人，皮肤功能开始衰退，长期穿保暖内衣，会加重冬季频发的皮肤瘙痒症状。

爱出汗的人、干性皮肤、对化纤制品过敏的人，以及湿疹、皮炎、银屑病患者，都应该慎穿保暖内衣。内热重、易上火的人或有高烧症状的病人，最好也不要穿，以免加重病情。

保暖内衣通常含有甲醛，如果衣服上的甲醛含量超标，部分游离甲醛可通过皮肤或呼吸道侵入人体，诱发呼吸道疾病。有过敏性鼻炎、哮喘等病史的老年人购买时要规避没有明示甲醛含量的保暖内衣。

一件舒适的内衣是三个指标最佳配合的结果，即保温率达到 45%以上，透气率控制在 300～600 毫米/秒之间，透湿量大于 3 000 克/平方米/日，达到以上三项指标的保暖内衣穿起来是比较舒适的。

冬季如何防止“衣领病”?

冬天，有些人穿着高领衣服，在转头动作时因速度过快，竟会突然发生心动过缓和低血压，造成脑部血流的暂时减少或中断。病人表现为突然头昏目眩、四肢无力、耳鸣、眼前发黑、胸闷等症状。这就是“衣领病”,医学上称“颈动脉窦性晕厥”。

引起“衣领病”的原因是由于人的颈部是颈动脉搏动最明显的地方,两侧下额角处,即颈动脉的分叉处,有一个小小的球状体,称为颈动脉窦,当它受压迫时,可反射性地引起心跳变慢、血压下降和全身周围血管扩张。按压颈动脉窦超过 3 秒钟时,即可引起头晕、两眼发花发黑。由于衣领过硬过紧,容易使颈动脉窦突然受压,通过神经反射性血压下跌、心脏博动力大大减弱或停止搏动,导致脑组织供血不足,出现头晕或昏厥,因此可能引起严重后果。

上衣领子不宜过高过硬,也不宜做得过紧,纽扣也不要扣得太板。对于已患有动脉硬化的病人,特别容易诱发“衣领病”。遇到“衣领病”发生时,首先应让病人躺下,抬高下肢,解开患者的衣领及紧身衣服。多数病人可慢慢清醒,醒后不要急于坐起或站立,应多躺一会儿,待病情稳定后可徐徐坐起或站立。对于心动过缓者,可静脉注射阿托品。血压过低者,可肌肉注射麻黄素。病人除了积极寻找和清除病因外,在选购衣服时应适当注意衣领的高度和硬度,衣领的上缘与下颌要有一段距离,领扣也不要系得过紧,转头的动作更不宜太快,以免发生不测。

冬季如何防止羽绒过敏?

穿羽绒服轻便、美观、暖和,盖羽绒被轻松柔软、舒适温暖。但是,有些人穿羽绒服或盖羽绒被后,全身会出现大小不等、形状不一、境界清楚、颜色浅红、周有红晕、略高出皮肤、瘙痒难忍的中硬性丘疹或团块,称为荨麻疹,也可表现为鼻咽痒、流鼻涕、打喷嚏、咳嗽、胸闷等。若过敏发生在喉头,可引起喉部水肿,发生呼吸困难、气急、紫癜,严重时可发生窒息。若发生在气管,可造成支气管痉挛和黏膜水肿,发生严重的支气管哮喘。上述现象表现统称为过敏反应。

引起过敏反应的原因是有些人对羽绒特别敏感,当皮肤接触或吸入羽绒服、羽绒被内的细小羽绒纤维后,会使人体大量释放组胺、缓激肽等活性物质,引起毛细血管扩张,血管通透性增加,血清蛋白与水分从血管内大量渗出,进入皮下组织,故皮肤出现皮疹、荨麻疹、瘙痒等。这些活性物质还能使毛细血管痉挛,黏膜充血水肿,分泌物增多,支气管腔变窄,因而发生呼吸困难。穿羽绒服或盖羽绒被即发生过敏反应,而不穿羽绒服或盖羽绒被,过敏反应马上好转或减轻,重新使用时又突然发作,则说明是对羽绒过敏,以后应尽量避免接触羽绒制品,以免发生过敏反应。如果发生过敏,可适量服用扑尔敏、酮替酚进行等治疗。发生支气管哮喘者可服用氨茶碱。发生过敏反应严重时，应到医院诊治。

患有过敏性鼻炎、喘息性气管炎和哮喘病的人，不宜穿羽绒服。

冬季衣着防寒有什么讲究？

冬季戴帽最好选择质地柔软、轻便、保暖性强的帽子。易感风寒头痛的人冬季可戴毛呢制品等保暖性能好的帽子。高血压病人戴帽子时不宜过于厚重，以免头痛头晕。

围巾要经常洗换，天气严寒时常有人将围巾当口罩使用，会降低鼻腔对冷空气的适应性，缺乏对伤风感冒和支气管病的抵抗力。此外，由于围巾较厚，捂住口鼻也会妨碍正常呼吸，影响肺部换气。

天冷时戴口罩也要注意合理使用。不必天一冷就戴口罩，否则会使呼吸道对寒冷的适应能力下降，从而降低呼吸道对寒冷的适应能力，致使呼吸道疾病乘虚而入。

防寒手套宜选用最好的保暖材料制作。手背的血管接近皮肤表面，为了保证血液供应，防止冻伤，所以手背尤其需用好的隔热保暖材料。

冬天穿鞋不能紧。因为脚部尤其是脚趾如果受挤压，会影响脚部血液循环，引起脚趾肿胀、疼痛、甚至形成血栓。鞋太紧了，还会引起足底趾骨炎等严重的疾病。如果给孩子穿过紧的鞋，更对孩子的脚趾发育不利。

棉袜保暖性能好，也能养脚保护皮肤。老年人气血衰弱，在冬至以后，可选穿纯棉袜穿在里，再穿羊毛袜在外，这样就可以保暖了。有脚汗的人冬天应穿透气性较好的棉线袜、羊毛绒袜或毛线袜。冬季脚常干裂的人，应选用透气性和吸湿性较差的尼龙袜，并穿皮棉鞋。

冬季如何防治皮肤皲裂？

冬季气候寒冷而干燥，随着西北风吹过，人们的手足由湿润转为粗糙，如果不加以保护，极易出现裂口，严重者还会引起疼痛、出血，医学上称之“皲裂症”。预防皮肤皲裂最好的办法，是注意保护皮肤，一般应该做到以下几点：

（1）洗手、洗足、洗脸时，要尽量少用肥皂或药皂，因为皮肤表面的油脂是保护皮肤的，油脂洗涤得太彻底，皮肤就容易干燥及开裂。冷天还应适当减少洗手脚的次数。

(2) 洗后要立即擦干,并涂搽油脂,保护皮肤的滋润。护肤的油脂类很多,医院的维生素 E 或软膏、凡士林、甘油等也有保护皮肤的作用。

(3) 平时要多做些室外活动,经常摩擦手、脸,活动手足关节,促进血液循环,增强皮肤的耐寒能力。

(4) 注意饮食营养。维生素 A 有促进上皮生长、保护皮肤,防止皲裂的作用,可多吃富含维生素 A 的食物如胡萝卜、豆类、绿叶蔬菜、鱼肝、牛奶等,我们还应适当多吃脂肪类、糖类食物,可使皮脂腺分泌量增加,减少皮肤干燥及皲裂。

一旦手足皲裂,可以用鱼肝油丸涂擦手足患处,效果很好。其方法是:先用热水洗手足患处,待角质层充分发胀后揩干,用刀片削去过厚的角质,取 2～3 粒鱼肝油丸,挤出药液均匀涂擦患处。以后每晚睡前涂一次。鱼肝油对患处无刺激性,可在皲裂处形成一层与外界隔绝的保护膜,杜绝外来刺激,使裂口加速愈合。

冬季皮肤瘙痒怎么办?

冬季皮肤瘙痒病多见于中老成年人,下肢臀部尤为严重。这些人皮脂腺功能减弱,皮肤干燥。到了冬季,洗澡所花时间长,使用的肥皂多,皮肤更加干燥。随着气温降低,瘙痒就开始了。下列简易方法有助于防治冬季皮肤瘙痒病:

(1) 花椒泡水:用 500 毫升沸水冲泡 100 克花椒,浸泡 24 小时后,滤去花椒,用花椒水涂于患处,可以止痒。如果在此水中加入适量的维生素 C,效果更佳。除缓解皮肤瘙痒外,花椒水还能用来治疗荨麻疹和褥疮。一般每天使用一次,一周后便可见效。需要注意的是:过敏体质者不能使用花椒水,使用时要注意避免花椒水触及眼睛。

(2) 冬瓜皮泡水:将晒干的冬瓜皮煎水后沐浴,然后再将冬瓜皮贴于皮肤瘙痒处,可以止痒。冬瓜皮味甘,性微寒,有清胃热、利水消肿等功效。冬瓜皮还能防治液体外渗,一些皮肤瘙痒后感觉皮肤肿胀、水肿的患者,或者因长时间静脉滴注导致皮肤肿胀并外渗液体的患者,用冬瓜皮水擦拭和贴瓜皮于滴注处,每天两次,可以消除水肿、防止液体外渗。

(3) 鲜韭菜水:鲜韭菜与淘米水,按 1∶10 重量配好,先泡两小时再一起烧开,除去韭菜用水洗痒处或洗澡,洗后勿用清水过身。1 日 1 次,连洗 3 天。

(4) 香菜泡酒:用白酒将香菜浸泡 2 小时,然后用香菜蘸酒涂抹瘙痒处,可很快止痒。

冬季寒冷如何护唇?

预防冬季唇裂的方法是:洗脸后涂上一些油脂,外出时应戴上口罩,以保持口唇湿润。平时还要多饮一点水,多吃一些蔬菜水果,并适当补充维生素。如果发生口唇干裂,不要用舌头舔,否则口唇上的水分容易蒸发,加重口唇干裂和疼痛。对于已经唇裂者说来,可挤点消炎眼药膏或其他油脂,涂抹在唇裂部,一天用药 2~3 次。必要时可口服维生素 B_2,每次 2 片,一日 3 次。维生素 C 每次 0.2 克,一日 3 次。

口角炎也是冬季常见病,其发生原因是冬季气候干燥,使人的嘴唇及嘴角皮肤黏膜干裂,易引起细菌感染发炎。再则,冬季食用的副食品品种单调,新鲜绿叶蔬菜和瓜果少,人体内维生素 B_2 摄入不足。此外,经常舔舌、流口水感染、发烧等也是患口角炎的重要诱因,因为口角外流出的唾液过多,会形成适合白色念珠菌繁殖生长的温暖而潮湿的环境。预防口角炎要养成良好的习惯,洗脸时最要不要用有刺激性的肥皂,洗完脸后在口角和唇部涂抹一点护肤油脂。平时不要用舌头去舔唇部。进食后要擦干净口角。多吃新鲜绿叶蔬菜和水果,特别是富含维生素 B_2 的菠菜、雪里蕻、胡萝卜和动物肝脏、蛋黄、牛奶、豆制品等。

冬季如何跑步锻炼?

跑步是冬季锻炼中最简单易行、也是人们喜爱的一种项目,其准备工作很容易做到。跑步最重要的是准备一双好的跑鞋。此种跑鞋鞋底应具有一定的弹性、软硬适中,鞋身要轻,橡胶底、白布面的田径鞋比较合适,布鞋、篮球鞋、网球鞋则都因弹性差或重量大或对跑步落地帮助不大而不太适合。跑步时穿的袜子最好选择质地柔软的棉毛织品。其次,跑步时所穿衣裤要宽松柔软,不能对肢体活动产生牵拉作用。还要能适应季节的变化,冬天能保暖、夏天能散热。冬天要准备手套、帽子、护耳等。此外还要准备汗巾卫生纸,有些老年人须随身带一点应急药品。跑步前应该做 3~5 分钟的准备活动,如肢体伸展运动或徒手操,使全身大肌肉群及关节得到舒展,以防止突然运动造成肌肉损伤或引起运动后酸痛。

冬季锻炼选择什么时间好?

有些人认为,冬季清晨锻炼身体不但可以呼吸新鲜空气,而且还能提高抗寒能力。其实,冬季清晨过早起床锻炼身体是有害无益的,空气的洁净程度是随季节而变化的,冬春两季空气的洁净程度最差,尤其是在上午 8 点以前和下午 5 点以后最为严重。因为这个季节清晨的地面温度低于空中温度,空气中有一个“逆温层”,接近地面的污浊空气不易稀释扩散。污染物飘移于低空,再加上冬季绿色植物减少,空气洁净程度会更差。如果此时锻炼身体,污染物会通过呼吸道被吸入体内,不但无益反而会有损健康。所以,冬季锻炼的最佳时间应是上午 10 点左右。此外,冬季锻炼还要选择在没有雾的时候进行,雾是飘浮在地球表面低空中的细小水珠,水珠中溶解了许多有害物质,同时还吸附着尘埃和病原微生物等有害固体微粒。如果在雾中做剧烈运动,这些有害物质会被大量吸入,从而可能引起多种疾病。

冬季锻炼主要是提高锻炼的强度和密度,增加动作的组数和次数,同时增加有氧锻炼的内容,相应延长锻炼时间,用以改善机能,消耗体脂,防止脂肪过多堆积。另外要注意锻炼间歇休息要适当短一些,避免长时间站立于冷空气中。如果间歇时间太长,体温下降,易使肌肉从兴奋状态疲惫下来,这样不但影响锻炼效果,而且容易发生损伤事故。

为什么雾天不宜在室外锻炼?

大雾天在户外锻炼是对人体健康不利。雾是气温下降时,空气中所含的水蒸汽凝结成小水点飘浮在接近地面的空气中而形成的。大雾天空气的湿度相当高,而过于潮湿的空气对人体有害。大雾低温时,人体内的热量更容易丧失,机体更易受寒冷的损害,还会发生支气管炎及风湿病,而高温大雾环境则有碍机体散热,使体温调节障碍。潮湿环境对结核病、肾脏病、风湿性关节炎、腰腿痛等病患者都是不利的。在接近地面的空气中,常含有大量的病原微生物,城市的雾中的小水滴还会与空气中的尘埃、工业废气相混合,从而含有大量对人体有害的化学物质如臭氧、氨气、硫化氢、二氧化硫等,这些物质会伤害眼睛或咽喉,甚至会引起哮喘、肺气肿等病,有的还是致癌物质。在这种气候条件下进行体育锻炼,易引起上呼吸道感染或过敏性疾病(支气管炎、咽喉炎、鼻炎、眼结膜炎、荨麻疹等)。在雾中进行锻炼后,有的人坐下吃饭、写字时会感到心跳加快,或两腿发抖,双手发麻,影响工作和学习。此外,大雾时气压较低,空气中湿度又大,不仅自感呼吸困难,而且汗液也不易蒸发,不利于皮肤的散热,锻炼后会感到浑身不舒服。再加上雾中视线模糊,能见度差,如果在人来车往的马路上跑步,有可能发生运动创伤及其他事故。所以,大雾天不宜在户外冬炼,而应改为室内活动。

冬季锻炼为什么要注意保暖?

冬天的清晨,气温较其他时候更低,故而冬炼时需要戴帽子、手套、护耳等御寒用具,以防冻伤或因寒冷而诱发感冒、胃病、心绞痛等疾病。

进行室外体育锻炼,不宜一下子穿得太单薄,否则将会影响人体全身或局部的血液循环。另外,不可一上运动场就过早脱掉衣服,待准备活动做完,身体微微发热后再逐渐脱掉过多的衣服。锻炼结束后,应用热毛巾擦干体并及时更换内衣和鞋袜。对暴露在外的手、脸、鼻和耳朵等,进行按摩,以促进局部血液循环。并在这些部位涂抹适量的防冻膏、抗寒霜或油脂,以防皮肤冻伤。

冬季如何练养肾功?

(1) 屈肘上举:端坐,两腿自然分开,与肩同宽,双手屈肘侧举,手指伸直向上,与两耳平。然后,双手上举,以两胁部感觉有所牵动为度,随即复原。这一动作可连续做3~5次为1遍,每日可酌情做3~5遍。在做动作之前,全身要放松,调匀呼吸。双手上举时吸气,复原时呼气。上举时用力不宜过大、过猛。这种动作可以活动筋骨,畅达经脉。同时,由于双手上举与吸气同时进行会增大吸气的力量,有助于进行腹式呼吸,使气归于丹田。这对老年气短、呼吸困难者有缓解的作用,于增强肾气十分有益。

(2) 抛空:端坐,左臂自然屈肘,放于腿上,右臂屈肘,手掌向上,做抛物动作3~15次。然后,右臂放于腿上,左手做抛空动作,与右手动作相同。如此为一遍,每日可做3~5遍。在做抛物动作时,手向上空抛,动作可略快。但要与呼吸配合,手上抛时吸气,复原时呼气。这种动作的作用与第一种动作相同,都有助于增强肾气。

(3) 荡腿:端坐,两脚自然下垂,先缓缓左右转动身体3~5次,然后两脚悬空,前后摆动10多次,可根据个人体力情况,酌情增减次数。在做这一动作时,全身要放松,动作要自然、和缓。特别是摆动两腿时,不可僵硬,要自由摆动。转动身体时,躯干要保持正直,不宜前后俯仰。这种动作可以活动腰、膝,具有益肾强腰的功效。中医认为"腰为肾之府","肾主腰膝",经常练这种动作,不仅膝、腰部得到锻炼,于肾也十分有益。

（4）摩腰：端坐，宽衣，将腰带松开，双手相搓，以略觉发热为度。然后，将双手置于腰间，上下搓摩腰部，直到腰部感觉发热为止。从经络走行来看，腰部有督脉的命门穴，以及足太阳膀胱经的肾俞、气海俞、大肠俞等穴位。搓摩腰部，实际上是对上述经穴的一种自我按摩。这些穴位大多与肾脏有关，待搓至发热时，则可疏通经络、行气活血，具有温肾壮腰、调理气血的作用。

上述四种功法都是围绕着益气、固肾、强腰等内容而进行的身体锻炼，经常练习，特别是在冬季练习，会有补肾、固精、益气、壮腰膝、通经络的作用。对肾及膀胱的疾患，如腰酸、膝部酸软无力、勃起功能障碍、遗精、带下、气虚、头晕等病症，都有治疗、调养及康复的作用。

冬季锻炼如何防止损伤？

年岁大的人不合适做冰雪运动，尤其是五十岁以上的老年人。因为五十岁以上有骨质疏松，通俗地讲就是骨质比较脆，容易骨折。因此，老年人要慎重选择滑冰滑雪这样的运动项目。

球类项目适合的范围比较广，如果有兴趣，可以选择球类运动，像室内的乒乓球、羽毛球，室外的篮球、足球，都可以玩一玩。跑步对任何人来说都适合，除非特别情况，年纪大的人如何跑不动了，可以快走，达到一定的强度，也是锻炼的好手段。

冬天比较冷，肌肉容易僵，关节活动不开，所以在运动之前最好做好准备活动。俗话说，要让关节、肌肉热起来，这样不容易受伤。

冬令进补有哪些误区？

（1）以膏方价格评判补膏优劣。因为高价补膏大多是加了一些价格昂贵的中药材，如龟甲、鳖甲、藏红花、虫草等。对于没有针对性的用药，一般不会显出特殊效果。

（2）头脑不够冷静。有的人觉得进补总比不补好，体质素来很好，指望通过进补搞个“超常发挥”。其实补药只能使病态或亚健康状态恢复到正常的健康状态，超常是不可能的。

（3）受广告误导。纵观老一辈中医师的用药是十分严谨的，即使是现成的补药或补膏也要观其处方成分然后辨证使用。无病进补是欠妥的。

（4）进补不对症。有的处方四五十味药，成了霰弹打麻雀漫无重点的百草方。

也有不管张三李四，千篇一律就那几味药，不像在辨证进补，倒像是成方专卖。

(5) 胡乱进补：身体强壮的人不需要进补。对于体虚者，补虚也有气虚、血虚、阳虚、阴虚之别，并且还要兼顾气血阴阳，不可一味偏补，过偏则反而引发疾病。

(6) 以贵贱论优劣：对于补药，绝不要存在越贵越好、越贵越有效的想法。药物只要运用得当，大黄可以当补药。服药失准，人参即为毒草。

(7) 过于滋腻厚味：对于身体虚弱，脾胃消化不良者来说，冬补重点在于恢复脾胃的功能。而过于滋腻厚味不仅不会收到好的效果，还有可能也引起消化不良。

(8) 外感进补：患有感冒、发热、咳嗽等外感病症时，不要进补，中医认为这会将外邪留在体内，久之则留邪为寇，后患无穷。

冬季如何防治慢性支气管炎？

慢性支气管炎发病最高时段一般出现在每年的 11 月至次年的 1 月，这三个月的发病率约占全年的 50%。

现代医学早已阐释清楚寒冷与支气管炎病发作的关系：冷空气使呼吸道局部温度降低，毛细血管收缩，局部血液减少；寒冷又导致黏膜上皮的纤毛活动减慢，使气管排出进入呼吸道的细菌的功能减弱，外界的或寄生于呼吸道中的病毒和细菌就会乘机肆虐，导致支气管炎病的发作。所以，在寒冷的冬季，慢性支气管炎或肺气肿患者，病情最易复发。

最好能从秋天就开始一些“耐寒锻炼”，如到户外去呼吸新鲜空气，用冷水洗脸、洗澡等。冬季体育锻炼的方式因人而异，老年人可选择体操、气功、散步和慢跑。烟酒可使支气管上皮受损，能生湿积痰，容易刺激呼吸道导致剧烈咳嗽，对慢性支气管炎的康复非常不利，患者应坚决杜绝。

一方面，冬季空气湿度相对较低，必须适当增加室内的空气湿度(措施有洒水、室内晾湿毛巾或使用加湿器等)，使空气湿度达到 60%左右。另一方面，冬季经常出现大雾天气和大气逆温现象(多出现在清晨)，使得空气中含有大量的烟尘和其他污染物，此时要关紧门窗，避免外出(可等到烟消云散、太阳出来以后再开窗换气)，以免诱发和加重慢性支气管炎病症。

冬季如何防治肺炎？

冬季是老年人肺炎的多发季节。老年人免疫机能相对减退，如发生上呼吸道感染或流感，很容易引起肺炎；老年人患糖尿病和恶性肿瘤的很多，其免疫机能减退，也容易合并肺炎；老年人因脑血管意外、外伤、衰老而长期卧床，容易发生吸入性肺炎和坠积性肺炎。要知道，虽然如今各种新的抗菌药不断面世，但老年人因肺炎而丧生的比例仍然居高不下，肺炎常常成为老年人的直接死因。

老年人患肺炎有以下几个特点：一是早期症状常常不明显。一般患了肺炎会有高烧、咳嗽、胸痛、气紧等症状，化验血白细胞会明显增高。老年人患了肺炎有时发烧不明显甚至不发烧，咳嗽、胸痛的症状也不显著，化验血白细胞也没增高，痰常不易咳出，致使老年病人往往未能及时就诊，有时也会因诊断不准而造成病情延误或加重。二是人到老年常常伴有多种疾病，如肺气肿、心脏病或高血压、糖尿病等，一旦患了肺炎极易使原有疾病发作和加重或引发其他疾病，甚至早期出现休克、呼吸衰竭和多器官衰竭等危重情况，给治疗带来困难。三是老年人肺炎感染的细菌常常比较复杂，有的老年人平常就爱自己吃药，这使得致病细菌对一些常用的抗菌药产生耐药性，从而影响治疗效果。正因为老年人患了肺炎有以上特点，所以家人一旦发现老年人精神萎靡、食欲不佳、呼吸困难、轻微发烧或咳嗽，就要及早送医院检查，尤其要做胸部 X 光透视。一旦确诊，要尽早应用有效的药物治疗，注意药物对心、肝、肾的影响，并应加强全身支持性治疗，以使病人尽快恢复健康。

老年人防肺炎需增强体质，要保证饮食均衡、营养充足，并适当活动锻炼，以增强体质。室内要常通风换气，天气晴朗时，老年人要多到室外呼吸新鲜空气，多晒太阳。要根据气温变化合理增减衣服，宁可穿暖和些也不能受凉。有慢性病的老年人要积极治疗原有的慢性病，对长期卧床的老年病人应经常变换体位，拍背排痰，以免发生坠积性肺炎。吸烟者要坚决戒烟，在感冒流行季节，老年人应少去人多拥挤的公共场所。对年老体弱、经常容易发生呼吸系统感染的老年人还可通过注射流感疫苗来预防流感，接种肺炎球菌疫苗来预防肺炎的发生。

冬季如何防治冠心病发作？

冠状动脉粥样硬化性心脏病简称“冠心病”，是指冠状动脉粥样硬化使血管缺血缺氧而引起的心脏病。冠心病多发生于 40 岁以后，男性多于女性。临床上冠心病可分为隐匿型、心绞痛型、心肌梗死型、心力衰竭型、猝死型等五种类型。

寒冷可以引起冠状动脉收缩，导致心肌缺血。由于寒冷机体加速产热，增加心脏和全身对氧的消耗，外周血管收缩，增加回心血量，加重心脏负荷。冠心病患者要随时注意保暖，适应四时气候变化，防止受凉，夜晚如厕要披衣，不要长时间逆风走路。每年的11月份和4月份为急性心肌梗死的发病高峰期，这两个月多数地区的气压、风速、温差处于极不平衡状态，而变化多端的气候可能导致心脏血管发生痉挛，最终导致急性心梗。所以，此间冠心病患者应减少体力活动，注意保暖，避免疲劳和情绪激动，尽量少参加社交活动和长途旅行等。冠心病人只适宜洗温水澡。此外，洗澡时间不宜过长，浴室内空气不流通，温度高，空气中氧含量较少，对发病也起着助纣为虐的作用。至于冷水浴，如果未经长期锻炼的病人，则属禁忌之列。因冷水的刺激，引起全身小动脉收缩，心脏射血阻力增加，心肌耗氧量也随之增加。冠脉正常的人，可通过增加冠脉血流来弥补心肌供氧，但冠心病人冠脉流量不能随之增加，致使心肌缺血而发生心绞痛，甚至发生急性心肌梗死而猝死。

冠心病人要有足够的睡眠时间，良好的睡眠质量，才能得到充分的休息。睡眠不好的可适当服用镇静安眠的中西药物。有关睡眠的调摄，冠心病人还需注意重视的是，睡眠起床必须先在床上躺一会儿，待"醒透"后再起床，这样就可以使血液循环有机会调节到充分适应心脏所需，从而避免心绞痛发作。这是由于人在睡眠状态时，体温和血压均会下降，甚至白天是高血压的人，夜间血压可以正常。产生此种现象，主要是自主神经调节的结果。当患者在早晨似醒非醒的时候，自主神经常常处于不稳定状态，如果此时突然起床，血压一时不能从低水平恢复到原有的高度，就会产生相对的冠状动脉供备不足。

运动锻炼要有一定的强度，能持之以恒。一般每周不少于3次，每次20～40分钟。运动量以无明显增加心率为宜，或心率虽明显增加，但经休息片刻后，便逐渐恢复正常，且不伴有胸闷、气短、咳嗽、胸痛等，自我感觉良好，说明运动量适中。如果运动后心率持续难以恢复原来水平，且出现显著的疲劳、出汗、胸痛，均表示运动量过高。

精神情绪的急剧变化，往往是冠心病心绞痛的诱因。日常生活和工作中，要防止过度激动和兴奋，如大怒、暴喜，要保持情绪稳定。另外，要避免焦急、恐怖、沮丧、悲伤、不满、紧张等负性情绪的产生。

冬季如何防治骨质疏松症？

冬季寒冷的天气为行人带来诸多不便，尤其是行动迟缓的老年人更容易发生骨折事故。调查发现，老年人在冬季骨折的发生率比其他季节要高出24%，最易发生骨折的部位有椎体、股骨颈、桡骨远端、肱骨等处。究其原因，主要是由于人体内维生素D的浓度在冬季显得特别低，而影响钙磷的正常吸收和骨化作用，使骨的一个单位容积内骨组织总量减少，稍轻的外力作用即可导致骨折。同时，骨质疏松症也是导致老年人摔倒易骨折的直接原因。

我国目前已明确诊断为"骨质疏松症"的患者高达5 000万人，其中绝大多数为50岁以上的中老年人。老年期的骨质疏松症实际上是人体长期缺钙的一种后果。所以，饮食营养与骨质疏松症的发生有很大关系，18岁以下的儿童及青少年，每日应摄取1 200毫克钙质，成年人则每月应摄取800毫克钙质，同时要多摄取维生素D，帮助身体更容易并且更有效地吸收钙质。

食物中含有丰富维生素D的、有沙丁鱼，鱼肝油等，膳食钙如由于某些原因不能满足需要，在必要时也可补钙剂。冬季，特别是北方的一些城市，含钙食物比较缺乏，通过日常的饮食已不能补充足量的钙，可以在医生的指导下通过服用钙制剂来补充。补充钙剂时，应注意选择钙含量高并且吸收率高的钙尔奇D片，其元素钙含量高，吸收相对也高，并含有维生素D，是钙补充制剂的上选产品。晒阳光也不失为一种补钙方法。冬季太阳比较温和，适合多在户外晒晒太阳：上午6～9时，阳光以温暖柔和的红外线为主，是一天中晒太阳的一个黄金时段：上午9～10时，下午4～7时，是储备体内维生素D的大好时间，而上午10至下午4时，对皮肤有害的紫外线含量最高，应尽可能避免接触。

冬季如何防治腰腿痛?

医学上把"腰腿痛"称为坐骨神经痛。人的脑子和神经是负责人体全身活动的。坐骨神经是人身上最大最长的神经，从腰部一直分布到两条大腿、小腿和足部。人的下肢活动主要由坐骨神经支配。如果坐骨神经发炎或受到其周围病的压迫，就会引起腰、臀部、大腿、小腿酸痛。当弯腰、行走、咳嗽、打喷嚏或者蹲下大便时，疼痛更厉害，严重时可影响工作和生活。所以，冬防"腰腿痛"。

(1) 要适当休息：正在发病，腰腿疼痛的时候，要躺下休息，最好睡硬板床，腰间垫一个小枕头，以保持腰和尾椎骨地方的肌肉松弛。发病不太厉害，也要适当休息，暂时不要扛东西，不要从事重体力劳动。

(2) 要注意保暖：特别是要注意不让腰和尾椎骨的地方受风、受寒、受潮，以防病情加重或复发。另外，咳嗽、打喷嚏时不要用力过大，否则会牵动神经，加重疼痛。腰腿疼痛时，可在腰、腿上拔火罐或者用热砂袋、热水袋作热敷。

(3) 服用中药独活寄生汤：独活 6 克，桑寄生 18 克，防风 18 克，秦艽 12 克，当归 12 克，川牛膝 6 克，白芍 9 克，茯苓 12 克，党参 12 克，制附子 6 克，桂枝 3 克，水煎服，每天服用 1 剂。

(4) 体疗：为了加速慢性期坐骨神经痛的早日痊愈，这里介绍一套"一睡，二坐，三站"的自我体疗康复办法。"一睡"：仰卧、屈腿，轮流伸直两腿，接着向上轮流举腿。一般健侧下肢一下子能直举到与床面成 90 度，患侧下肢开始多半仅能举 40 度左右，以后可逐步增加直腿高举的角度。"二坐"：正坐在床沿或椅边，足跟着地，足尖翘起，两手平放大腿上，随后逐步向前弯腰，两手也同时推向足部。在初练时，两手或许只能推到小腿上，练久以后，能抵达足背和足尖。"三站"：两手叉腰直立，先轮流直腿向前举起，接着尽量分开两腿站立，轮流弯曲左右膝部，使身体呈弓形下蹲，这样另一侧未弯曲的下肢便受到一股伸直的牵拉力作用。这套自我体疗康复方法，应该每天进行 2 次，可安排在早晚各 1 次，每次都应一气呵成，每个动作可重复 20 遍左右。只要持之以恒，经过几个月后，不但坐骨神经痛的症状会销声匿迹，两腿的灵活性也会大有好转。

冬季如何防治皮肤瘙痒症？

冬季，老年人皮肤常会感到奇痒难忍，而且越抓越痒。冬天气候寒冷，机体为了防止体温的散失，使皮肤血管收缩，汗腺和皮脂腺的分泌随之减少，所以皮肤缺乏水分和油脂，加上冬天风大，气候干燥，皮肤受寒风吹袭，因而变得干燥粗糙。这是引起冬天皮肤发痒的根本原因。冬天由于人们洗澡和换衣的次数减少，皮肤表面污垢增多，也容易引起皮肤发痒。在寒冷的冬天，人们习惯地喜欢吃一些辣椒、葱、蒜等刺激性的食物，这样会使人感到暖和一些。另外也有一些人常常通过饮酒来取暖。如果这些刺激性的东西吃得多了，有的人也会导致皮肤阵发性发痒。此外，冬天如穿紧身的毛织品内衣，由于毛织物对皮肤神经末梢的刺激，或由于皮肤对毛织物发生过敏反应，也都可引起皮肤发痒。

冬令皮肤瘙痒症的发生虽是以天气变冷为前提，但真正的诱因却是热，每当从寒冷的室外进入暖和的室内，或是躺在热被窝以及用热水烫洗时，瘙痒时就会随之而来。冬令皮肤瘙痒症发作起来，人们会不自觉地进行搔抓，同时精神注意力也就集中在痒的地方。当痒感在一阵搔抓后不缓解时，往往会使人的情绪变得焦躁、激动和不安。这些刺激使得内分泌改变，痒感愈加强烈。另一方面，搔抓本身不仅构成对皮肤血管神经的一种刺激，还会使某些区域发生感染或原有炎症扩散，增加刺激的强度，因此，皮肤就会产生越抓越痒的现象。

皮肤瘙痒的治疗可外用 0.5%薄荷脑酚甘油洗剂、2%樟脑霜或 2%石炭酸软膏，皮肤干燥者可用 15%的尿素软膏，苔藓化时外用皮质类固醇激素软膏。

冬天皮肤发痒，只要找到原因，采取相应的措施，避免用搔抓、摩擦和开水烫的方法来止痒，一般是可以防止的。需要预防皮肤瘙痒者应当注意不要用过热的水擦洗身体，内衣要柔软宽松、宜棉织品，最好不穿人造纤维织物的内衣。常洗澡、勤换衣常是解决皮肤发痒的一个有效措施。但洗澡时不要用碱性太大的肥皂，因为碱虽能清除污垢，但能降低皮肤的酸性，减弱皮肤的杀菌能力，给细菌造成适宜的环境。值得提出的是，由于冬天的皮肤缺少油脂，过多地用温度较高的热水洗澡，反而会使皮肤更加干燥而引起皮肤瘙痒。因此，冬天洗澡的次数，不宜过多，除工作性质要求天天洗澡外，一般以每周 1 次为宜。另外，要注意饮食，不要饮酒、吸烟，浓茶和咖啡等也不宜多饮。

冬季如何防治冻疮？

冻疮是由于皮肤局部血管痉挛，皮下瘀血、水肿造成的。一般多发生在手指、手背、足跟以及耳朵等部位。冬季寒冷刺激可使耳朵、面颊、手脚等部位的皮下浅层血管收缩，造成局部血液循环不良和瘀血，从而发生冻疮。

冻疮初起时不易觉察，当感觉到局部刺痒灼痛时，轻微的冻疮已经形成。这时如及时采取措施，加强保暖，尚能使其逐渐好转，症状不再加重。冻疮早期的皮肤呈紫红色，有不同程度的硬结和红肿，症状加重后可出现水疱或溃烂，溃烂后引起感染。生冻疮后宜马上用火烤或用热水浸泡，因为冻伤的皮肤已经缺氧，如果温度突然升高，细胞就需要更多的氧气，使皮肤细胞缺氧更为严重，导致细胞变性和死亡。

预防冻疮，首先要注意锻炼身体，增强抵抗寒冷的能力。随着天气的变化，注意身体的保暖。冬天，手足要加强防护，注意保暖和保持干燥。鞋袜要宽松，勤换袜子。手足暴露于严寒后，不要马上烤火或在热水中泡，可以在温暖的地方休息，并将受冻部分摩擦发热。容易患冻疮的人，应从天气刚转冷时就注意保暖，天气转暖后不要马上减脱鞋袜。因为冻疮往往是在天气突然变冷，防护不好或温度稍微上升马上解脱防护而产生的。其次，不要长时间地站立或卧不动，以免影响血液循环。第三，要注意营养，保证冬季身体所需要的足够热量。第四，经常患冻疮的人在冬天来临之际可按摩易生冻疮的部位，可起到预防作用。临冬时，要多活动手脚，经常用温水洗泡，摩擦手足，增加对寒冷的适应能力。

治疗冻疮主要是改善局部微循环，提高组织抗寒能力，使患者能度过寒潮的侵袭，不发生冻疮。冻疮的治疗可分为全身治疗和局部治疗，全身治疗主要是口服阿托品等兴奋交感神经、扩张血类药物和维生素 E 等，提高血管对寒冷的应激力。

局部治疗较为常用，可采取药物浸泡疗法和局部涂抹敷贴各类霜剂、软膏、酊剂、搽剂、硬膏等，也可采用一些简、廉、便、验的验方等。

(1) 用热盐水泡洗患处。

(2) 每晚用花椒适量煎汤，趁热洗患处。

(3) 取醋适量，置火上煮热，用布趁温热洗敷，每日 2～3 次。

(4) 取生姜 1 块，在热灰中煨热，切开搽患处。或将生姜 50 克捣烂，加入白酒 50 毫升中浸泡，搅匀后外擦患处。

(5) 取陈皮烤焦研末，猪油调敷患处。

(6) 取猪油 10 克、蜂蜜 30 克，调匀涂患处，每日 2 次。

(7) 取花生衣炒黄研碎，过筛成粉末，每 50 克加入醋 100 克，调成糊状，放入樟脑粉 1 克，用酒精少许调匀，药糊厚厚地敷于患处，然后用纱布固定，一般轻症2～3 天可愈。

(8) 取螃蟹 1 只，烧焦存性，研成细末，加入蜂蜜适量，调匀使成膏状，涂于患处，每日换药 2 次。

(9) 取生姜、辣椒、白萝卜各适量，水煎熏洗患处，每日 1～2 次。生姜 60 克，捣烂，加入白酒 100 毫升，浸泡 3 天后，每日 3 次外搽患处，连用 7 天。

(10) 取尖红椒 10 克，洗净切细，以 60％烧酒 50 克，浸泡 10 天，去渣过滤，制成辣椒酊，外敷患处。

(11) 取山药适量，去皮捣烂敷于患处，用纱布包扎，干后即换药。

(12) 取大白菜 500 克，洗净后煎浓汁，睡前洗患处。

(13) 取橄榄核数个，烧炭研末，用熟猪油调涂患处。

(14) 取萝卜 1 个、橘皮 9 克，加水煎汤洗患处，再取螃蟹壳 2 个焙干研成细末，加入香油调匀涂患处。

(15) 取山楂适量，烧熟去核，捣烂趁热摊在布上，外敷患处，每日 1 次。

(16) 取花椒 15 克研为细末，大蒜 15 克去皮捣烂，加入熟猪油 70 克，混合搅匀成膏状，外敷冻疮未破处，用纱布包扎，每日用药 1 次。

(17) 为防止冻疮冬季复发，在夏季，将大蒜头捣烂、晒干后，常搽在易患冻疮处，有预防效果。

冬季如何防治低体温症？

发热容易被病人和医生发现与重视，从而得到及时治疗，而低体温则不易被人注意。低体温症是指体温降到 35 ℃(肛温)以下的状况，多在室温降至 10～18 ℃时发生，随着体内热能的不断散失，患者开始出现定向力障碍、思维混乱、运动失调。人体在正常状态下是保持恒温的。人的体温并不随外界环境温度的变化而发生明显的变化，因为位于下丘脑的体温调节中枢具有调节人体体温的功能，使人的体温恒定，但超过一定限度时，产热与散热之间的平衡会被打破，体温应会上升或下降。

随着年龄的增长，老年人体内的各种机能均会起退行性变化，大脑的生理减轻、功能衰退、血管硬化，使得老年人的体温调节功能减退，体内的温度常常低于 37 ℃。还有，老年人食欲不振，饭量减少，因而摄入的糖类能量不足，这也是老年人容易发生低体温症的原因之一。另外，某些药物如氯丙嗪、苯巴比妥等镇静安眠药，也可促使低体温症的发生。饮酒对任何年龄的人都会增加“体温过低”的危险性，这是因为酒精妨碍血管收缩这一保暖的天然防御机能，同时又减低了人体对寒冷的感知，从而耽误采取预防措施。

在低体温症形成之前，一般有如下的先兆：皮肤苍白、冰冷，而且有紫癜，面部浮肿，肌肉变得僵硬，尤其是颈部及上下肢肌肉僵硬明显，寒战频繁，有动作协调障碍和思维障碍，呼吸次数及咳嗽反射降低，心率徐缓，有突发性内脏梗死和末梢性坏疽等。

调查表明，冬季老年人低体温症患者大约为 10%左右，因此，提高对老年人低体温的警惕十分必要。发现有低体温症状时要及时采取升温措施，如将患者裹上毛毯或棉被，移到温暖处，或用 40 ℃左右的温水沐浴，以及使用电热毯、热水袋等。如果出现精神萎靡甚至意识不清时，需立即送医院抢救。

预防低体温症需要注意:① 提高对体温过低早期征象的识别能力,一旦发现,立即采取紧急救治措施。主要的紧急救治措施是迅速给予保暖。② 重视对老年人加强采暖、保暖措施,老年人冬季宜穿暖、软、轻、保温性能好的衣服。严冬时节限制户外活动,必要活动时,穿着应足以保暖,戴帽子至为重要,因为有 30%的热量会通过头部散失。③ 禁止饮酒,要加强营养,提供高蛋白、高能量和高维生素、清淡可口易消化的食物,有足够的能量供应,必要时两餐间可增添牛奶等饮料。④ 要适当活动,老年人腿脚不灵,冬季常卧床,所以要鼓励老年人根据自己的体质情况多参加适当的体育锻炼。⑤ 要有向阳、密封暖和的居室,睡觉前关好门窗。⑥ 保持安定情绪,勿急、勿躁,尽量少用或不用镇静药,此类药物容易导致血管扩张,抑制寒战及降低对温度的敏感性。⑦ 冬季洗澡不要过频,以每周 1～2 次为宜,水温不宜过热。

老年保健丛书

丛书主编　侯国新　谢英彪

老年饮食营养

主　编　逯尚远　邱　斌
副主编　宗爱珍　刘　玮
编　委　刘丽娜　徐同成　周明飞
贾　敏　刘振华

东南大学出版社
SOUTHEAST UNIVERSITY PRESS
·南京·

图书在版编目(CIP)数据

老年饮食营养 / 逯尚远，邱斌主编. —南京：东南大学出版社，2016.9

(老年保健丛书)

ISBN 978-7-5641-6695-3

Ⅰ.①老… Ⅱ.①逯…②邱… Ⅲ.①老年人-饮食营养学 Ⅳ.①R153.3

中国版本图书馆 CIP 数据核字(2016)第 197498 号

老年饮食营养(老年保健丛书)

出版发行	东南大学出版社
社　　址	南京市四牌楼 2 号(邮编:210096)
出 版 人	江建中
责任编辑	褚　蔚(Tel: 025-83790586)
经　　销	全国各地新华书店
印　　刷	常州市武进第三印刷有限公司
开　　本	700mm×1000mm　1/16
总 印 张	48.5
总 字 数	815 千字
版　　次	2016 年 9 月第 1 版
印　　次	2016 年 9 月第 1 次印刷
书　　号	ISBN 978-7-5641-6695-3
总 定 价	120.00 元

本社图书若有印装质量问题，请直接与营销部联系，电话:025-83791830

丛书前言

对于老年人的年龄划分有着不同的标准，国际上一般按照65岁划分，也有按60岁划分的。我国目前将60岁作为退休年龄，所以习惯上视60岁以上为老年人。

人口老龄化是指某个国家或者地区总人口中因为年轻人数量的减少、老年人数量的增加而导致的老年人口比例相对增高的一种动态过程。人口老龄化有两方面的含义：一是指老年人口相对增多，在总人口中所占比例不断上升的过程；二是指整个社会的人口结构呈现出一种老年状态，进入老龄化社会。

中国人口老龄化将伴随21世纪始终。早在1999年，我国就提前进入老龄化社会，目前是世界老年人口最多的国家，占全球老年人口总量的1/5。第六次全国人口普查的数据表明，60岁及以上人口占13.26%，比2000年人口普查上升2.93个百分点，其中65岁及以上人口占8.87%，比2000年人口普查上升1.91个百分点。中国人口年龄结构的变化，说明随着中国经济的快速发展，人民生活水平和医疗卫生保健事业的巨大改善，生育率持续保持较低水平，老龄化进程逐步加快。

在发展中国家中我国是第一个进入老龄化社会的国家，与其他西方发达国家相比，我国人口老龄化具有不同的特点。我国是世界上人口最多的国家，目前全国人口总数超过13亿，在这样一个人口基数庞大的国家，随着我国人口老龄化程度的不断加深，老年人口数量占全国总人口数量的比重将不断增长，老年人口基数日益庞大。我国的国土面积约为960万平方公里，由于受到地形、经济发展水平、气候等相关因素的影响，我国不同地区的人口老龄化呈现出发展不平衡的特点。我国人口老龄化的另一个显著特点是城乡老龄化倒置，乡村表示出比城市更为严重的人口老龄化。从1982－2000年，是我国人口年龄结构的一个转型时期，从成人型人口过渡到老年型人口，我国只花了不到20年的时间。从世界各国的人口老龄化历程来看，转变可以说是相当迅速的，中国是世界上人口老龄化速度最快的国家。我国人口老龄化呈现出高龄化趋势，越来越高比例的老年人口数量的增加，意味着医疗和社会养老保险的水平也会随之越来越高。

我国即将进入人口老龄化迅速发展时期，为适应中国社会老龄化的发展现状，我们特组织作者编写了“老年保健丛书”一套，共五本，分别是：《老年养生保健》、《老年饮食营养》、《老年心理保健》、《老年家庭护理》、《老年疾病防治》。

老年人的生活规律必须顺应四季的变化。《老年养生保健》在介绍了老年养生要领后，分别根据春暖、夏暑、秋燥、冬寒的气候特点来详解老年人的养生保健与防病治病方法。

老年饮食营养要根据老年人的饮食习惯选择食物和烹制方法，经常调换口味，促进老年人的食欲。《老年饮食营养》详述了老年人的合理营养与饮食抗衰老，阐明了老年人的饮食宜忌，细说老年病患者的饮食宜忌与饮食调养。

老年心理保健旨在提高老年人的生活质量，使老年人能度过一个愉快幸福的晚年。《老年心理保健》在介绍了老年人的心理健康常识之后，细说老年心理健康与长寿的关系，指出了老年人心理调适的一些方法，探讨了老年病患者如何保持心理健康，最后阐述了老年精神疾病患者的心理呵护。

开展老年人家庭护理，对于老年人及家人的健康教育和指导至关重要。《老年家庭护理》详细回答了老年人生活起居中的护理问题，并指导了老年人家庭合理用药，对老年常见病患者的家庭护理和康复护理中的常见问题作了认真解答，最后罗列了一些常见的家庭护理技巧，并针对高龄老年人的护理介绍了作者的一些经验。

人到老年，身体的各器官的功能减退，一些疾病也会随之而来。《老年疾病防治》针对老年内科病（包括呼吸系统疾病、消化系统疾病、心血管系统疾病、血液疾病、内分泌代谢障碍疾病、肾脏疾病、神经系统疾病、精神障碍疾病）、老年妇科病、老年泌尿外科病、老年五官科病和老年皮肤病中的100多种常见病介绍了病因、症状，重点详述了常用的防治方法。

“老年保健丛书”对老年养生的方方面面进行全方位的探讨，为老年人消除烦恼，希望能成为老年生活的好帮手。

作　者

2016年8月28日

目录

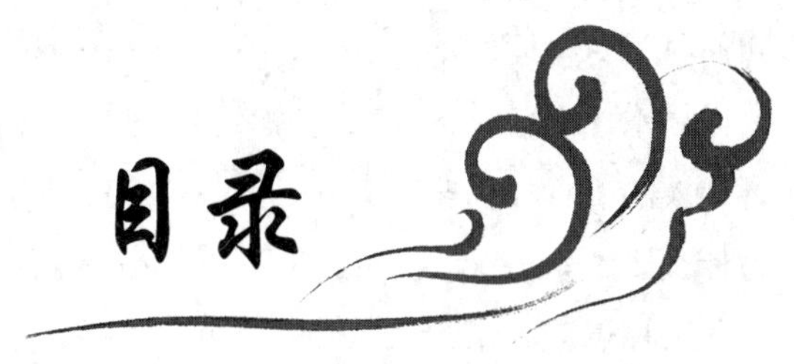

一、老年人的合理营养与膳食

二、可以延缓衰老的食物

三、老年人的饮食宜忌

四、老年病的饮食宜忌

五、老年病的饮食调养

一、老年人的合理营养与膳食

营养与健康有什么关系？

人体是由物质构成的，这些物质大多数都是营养物质，所以营养物质是生命之本。人体又是一个平衡的生命体，需要各种营养物质间的平衡，以维持机体的健康。而老年人因进入衰老状态，机体功能易出现不平衡，从而影响老年人的健康，故目前提倡老年人要健康衰老，保障晚年的生活质量，其重要的保障条件之一就是合理营养。

现代营养学认为，人体需要的营养物质有42种，按其性质与功能来分，可分为六大类，即蛋白质、脂类、碳水化合物、矿物质、维生素和水。这些营养物质在体内可提供能量，通过参与多种活性物质的组成对机体生理功能进行调节，同时还参加机体的构成与修复。对老年人来说，这些营养物质也有特别重要的意义。

蛋白质与健康有什么关系？

蛋白质是人体组织的构成成分，正常人体内约16%～19%是蛋白质。其通过参与构成体内各种重要生理活性物质（如酶、抗体、血红蛋白等），对机体的生理功能进行调节。1克食物蛋白质在体内还可产生16.7千焦耳的能量。蛋白质也能维持体内的氮平衡，即保持摄入氮和排出的氮相等。

蛋白质是所有营养物质中唯一含氮的营养素，它由20种氨基酸组成，根据这些氨基酸在体内合成的情况，营养学上将组成人体蛋白质的氨基酸分为必需氨基酸[苏氨酸、赖氨酸、缬氨酸、苯丙氨酸、含硫氨酸（蛋氨酸）、亮氨酸、色氨酸、异亮氨酸和组氨酸]、非必需氨基酸（如精氨酸、天冬氨酸等）、条件必需氨基酸（半胱氨酸、酪氨酸）。

不同的食物其氨基酸组成的模式有不同，当食物蛋白质的氨基酸模式与人体蛋白质的组成模式相近时，必需氨基酸被机体利用的程度也越高，食物蛋白质的营养价值也相对越高，这种蛋白质被称为优质蛋白质。动物性食物中由蛋、奶、肉、鱼等提供的蛋白质以及大豆提供的蛋白质均属于优质蛋白。

但有的食物蛋白质中一种或几种必需氨基酸相对含量较低，大部分植物性食物均存在此类问题，为了提高植物性蛋白质的营养价值，往往将两种或两种以上的食物混合食用，而达到以多补少的目的，相互补充其必需氨基酸的不足，提高膳食蛋白质的营养价值，这种作用被称为蛋白质互补作用。营养学中典型的蛋白质互补作用体现在粮谷类与豆类食品的互补上，两者按一定比例混合食用时，可明显提高食物蛋白质的营养价值。

由于疾病或营养不当，机体摄取的蛋白质/能量不足，机体可出现水肿型（以蛋白质缺乏为主）、消瘦型（能量和蛋白质同时缺乏）的营养不良。但如果机体摄取的蛋白质过多，可引起脂肪、胆固醇摄入过多，肾负担加重，肾功能受到影响；如果含硫氨基酸摄入过多，还可加速骨骼中钙损失，导致骨质疏松；摄取的半胱氨酸过多时，还可导致动脉粥样硬化的发生；过多的蛋白质甚至可诱发肿瘤（如结肠、乳腺、肾、胰、前列腺等部位的肿瘤）。

脂类与健康有什么关系？

脂类分为甘油三酯、磷脂及固醇。

甘油三酯（又称脂肪）能贮存和提供能量，通过产能，使用于产能的蛋白质减少，从而节约蛋白质；机体多余的能量则以甘油三酯的形式储存于脂肪细胞中。食物中的甘油三酯能增加饱腹感、改善食品风味与感观，提供脂溶性维生素并促进它们在体内的吸收。机体如缺乏脂肪，可出现生殖障碍、皮疹、肝、肾、神经、视觉等的损害；但脂肪过多可引起高脂血症，如果多不饱和脂肪酸过多，还可导致体内发生脂质过氧化。

磷脂能向机体提供能量，并可与脂肪结合，成为微粒，从而促进其在肠道内的吸收，也可在肝脏中与之结合，将其排出体外。磷脂还能利用其双重极性，进行机体内外的物质运输，防止胆固醇在血管壁沉积，降低血黏度，预防心血管疾病。机体缺乏磷脂时，细胞膜结构受损，诱发机体出现皮疹。

机体的固醇主要是胆固醇。机体中的胆固醇99%存在于细胞内，故其为细胞中不可缺少的成分。胆固醇可作为原料，参加体内多种重要活性物质的合成，如胆汁、肾上腺素、维生素 D、性激素。机体胆固醇过多时,可导致高脂血症。

甘油三酯主要来源于动物性脂肪、肉类、植物种子,磷脂主要来源于蛋黄、肝、大豆、麦胚、花生,而胆固醇则主要来源于动物脑、肝、肾、蛋黄。

碳水化合物与健康有什么关系?

碳水化合物是一大类物质的总称,根据组成碳水化合物糖分子的数量,可将其分为单糖(只有一个糖分子组成,如葡萄糖、果糖等)、双糖(由两个糖分子组成,如蔗糖、麦芽糖、乳糖等)、寡糖(由 3~9 个糖分子组成,如棉子糖、水苏糖、异麦芽低聚糖等)和多糖(由 10 个以上糖分子组成,如可被人体消化吸收的糖原、淀粉以及不能被人体消化吸收的膳食纤维等)。

碳水化合物能储存和提供能量,1 克碳水化合物可向机体提供 16.7 千焦耳的能量,且葡萄糖是大脑唯一能利用的能源物质。碳水化合物以糖脂、糖蛋白、多糖形式参与细胞膜糖蛋白、核糖核酸等组成。利用碳水化合物产能,既可减少机体蛋白质的损耗,也可防止因脂肪不完全氧化而产生丙酮、己酮,故碳水化合物具有节约蛋白质和抗生酮作用;此外其还通过提供能量、参与葡萄糖醛酸的组成,参与机体的解毒作用。

碳水化合物在体内仅占干体重的 2%,且每日消耗大于储备,故需要及时补充。碳水化合物主要来源于粮谷类、根茎类、糖类,而膳食纤维则主要来源于粗粮、水果、蔬菜等。

能量与健康有什么关系?

能量不是营养素,但其对健康的意义非常重要。能量是由蛋白质、脂类、碳水化合物产生的。能量的单位为千卡或千焦耳,1 千卡=4.18 千焦耳,1 千焦耳=0.239 千卡。

基础代谢是维持生命活动的最低能量消耗,是人体在安静、恒温条件、禁食 12 小时、静卧放松而又清醒的情况下,仅用于维持体温、血液循环、呼吸和其他器官的生理需要时的能量消耗,约占总能量消耗的 60%~70%。体力活动时人体从事各种活动消耗的能量,约占总能量消耗的 15%~30%。根据不同活动的能量消耗,目前将人类的活动分为三种活动强度,即轻度活动强度(如办公室、讲课等)、中度活动强度(如学生日常活动、车床操作人员等)和重度活动强度(如炼钢、体育运动等)。

机体如果缺乏能量，则引起消瘦、乏力、工作效率降低等，而能量过剩，则可引起超重、肥胖的发生。

各种食物均可提供能量。根据其营养素和水的组成，将含脂肪高、水分少的食物称为能量密度高的食物（如奶油、坚果、肉类等），脂肪含量相对较少、水分相对较多的食物称为能量密度相对较高的食物（如豆类、干果、粮食等），而水分含量多、脂肪含量少者为能量密度较低的食物（如水果、蔬菜等）。

矿物质与健康有什么关系？

在组成机体的元素中，除碳、氢、氧、氮外，其余的元素均称为矿物质，根据其在体内的数量，将其在体内总重量超过体重 0.01％者称为常量元素（如钙、镁、钾、钠、磷、矿、氯），而低于体重的 0.01％者则称为微量元素，目前认为人体的必需微量元素有铁、钴、锌、钒、钼、硅、氟、铜、镍、硒、硼、铬、碘、锰。这些矿物质可参与机体成分构成，调节细胞膜通透性、机体的渗透压、酸碱平衡和肌肉兴奋，还可作为酶的辅基起调节作用。在中国，人们易缺乏的矿物质元素有钙、铁、锌、碘、硒。

（1）钙：是人体中含量最多的元素。机体中骨骼和牙齿中的钙占全身钙的 99％。钙还参与心肌和肌肉兴奋、调节神经信号的传递、调节离子通道的开放，从而维持机体的兴奋性。钙可促进酶的活性，对腺苷酸环化酶、鸟苷酸环化酶等活性起调节作用。钙还参与机体凝血、激素分泌、酸碱平衡、细胞胶质稳定性等的调节。如机体钙摄取不足，在儿童可导致佝偻病，在成人可出现骨质疏松、骨软化等。而如机体长期钙摄取过多，则可增加肾结石的危险性，引起高血钙、碱中毒、肾功能衰竭等，还可干扰其他元素的吸收。钙主要来源于奶及奶制品、水产品、小虾皮、海带、豆及豆制品、蔬菜。

（2）铁：是人体中最多的微量元素之一。铁主要以血红蛋白、肌红蛋白、细胞色素、呼吸酶的形式参与机体氧的运输和组织呼吸。其能参与造血功能，与红细胞生成有关。铁还参与许多重要功能，如催化胡萝卜素转为维生素 A、免疫功能（主要是抗体生成、细胞增殖及活化）等。机体如果铁摄取不足，易出现贫血、行为和智力认知下降、免疫功能下降、耐寒能力降低等。而机体摄取的铁过多，则可导致含铁血黄素沉着症。铁主要来源于肝脏、动物血、畜肉类、鱼类，且在这些食物中铁与卟啉结合，成为在体内吸收和利用均较高的血红素铁。但应注意牛奶中缺乏铁，蛋类中铁的吸收率较低。

（3）碘：碘在体内主要参加甲状腺素的合成，因此其可促进生物氧化、蛋白质合成、碳水化合物和脂肪代谢；调节组织中水、电解质代谢，促进维生素吸收和利用、活化酶的作用，并能促进神经系统发育。机体如碘摄取不足，可导致成人出现地方性甲状腺肿大。而机体摄取的碘过多，也可引起高碘性甲状腺肿大。碘主要来源于海产品，如海带、紫菜等。

（4）锌：是体内 200 多种酶的组成成分，对机体的功能起调节作用，尤其是锌为 DNA 聚合酶和 RNA 聚合酶的组成成分，故其能促进生长发育和组织再生。锌还能促进免疫细胞的繁殖维持细胞的稳定性，防止细胞受到氧化。锌还与舌乳头味蕾中味觉素的形成有关，帮助感受味觉。此外锌还可通过锌指结构调节基因功能和细胞凋亡。机体锌摄取不足时，导致免疫功能降低，伤口不易愈合，食欲不振等。而锌摄取过多，能损害免疫器官，影响细胞吞噬功能。锌主要来源于牡蛎、畜禽肉、肝、蛋。

（5）硒：是谷胱甘肽过氧化物酶的重要组成成分、对金属有强亲和力，能保护心血管，维护心肌健康，还可促进生长，保护视觉器官，抗肿瘤。机体硒摄取不足时，可导致克山病（以心功能受损为主要表现）和大骨节病。而机体硒摄取过多，可导致地方性硒中毒，表现为皮肤损伤、肢端麻木、偏瘫等。硒主要来源于肝、肾、海产品。

（6）铬：是机体葡萄糖耐量因子的组成成分，可对血糖水平进行调节，还能提高体内高密度脂蛋白的水平，起降低胆固醇的作用。铬可减少皮质醇，增加免疫球蛋白来增强机体的免疫功能。机体缺乏铬时，可导致血脂升高、葡萄糖耐量异常、高血糖及高尿糖，并使体重降低，还可出现外周神经炎。而铬摄取过量，则能引起小鼠畸形，引起细胞的突变。铬主要来源于肉类和海产品，如牡蛎、海参、鱿鱼、鳗鱼，谷类、豆类、坚果、黑木耳，紫菜中铬的含量也较丰富，啤酒酵母和肝脏中铬的吸收利用度较高。

维生素与健康有什么关系？

维生素是维持机体生命活动不可缺少的一类微量有机化合物。根据其溶解性，可分为脂溶性维生素（维生素 A、维生素 D、维生素 E、维生素 K）和水溶性维生素（B 族维生素、维生素 C），前者可存于组织中，摄取过多可引起中毒，而后者因能从尿中排出，一般无毒性，但摄取过量，可有副作用。

(1) 维生素A:可参与视网膜中感暗光的物质(视紫红质)的形成,维持在暗光条件下的正常视觉。维生素A还能调节上皮组织的生长,如呼吸道、消化道、皮肤等上皮的生长,保证组织结构的完整性。通过调节细胞的生长与分化,维持正常免疫功能,维生素A通过维持细胞的正常分化、而胡萝卜素则通过抗氧化、捕捉自由基起抑制肿瘤的作用。机体缺乏维生素A时,可使暗适应能力下降,导致夜盲;使组织上皮干燥,增生角化,导致干眼病;此外还使免疫功能降低。经期内大量摄取维生素A时,可导致急性中毒、引起恶心、呕吐、少动等。如果长期摄取过量的维生素A时,可出现头痛、脱发、肝大、肌肉僵直、皮肤瘙痒等慢性中毒的表现。维生素A主要来源于动物肝脏、鱼肝油、全奶、奶油。深色的水果蔬菜如冬寒菜、菠菜、苜蓿中含有胡萝卜素,可转变为维生素A,6个分子的β胡萝卜素可转变为1个分子的维生素A。

(2) 维生素D:通过促进肠黏膜上钙结合蛋白的形成,增强肠黏膜对钙的通透性,促进小肠中钙的吸收,其还能促进肾小管对钙、磷的重吸收,故对维持机体钙正常水平有重要作用。其还抑制肿瘤细胞的分化,并与内分泌系统共同调节血钙平衡。机体缺乏维生素D时,在成人可引起骨软化症、骨质疏松症。但机体维生素D过多时,则会出现食欲不振、体重减轻、组织转移性钙化和肾结石。维生素D的最主要来源是晒太阳,使皮下7-脱氢胆固醇转变为维生素D_3。含维生素D较多的食物有海水鱼、肝、蛋黄、鱼肝油。

(3) 维生素E:具有抗氧化功能,可抵抗机体产生自由基,因其能减少体内脂褐质形成,改善皮肤弹性,减轻性腺萎缩,提高免疫能力,故其具有抗衰老的作用。它还与精子形成有关。此外维生素E能调节血小板的黏附和聚集功能,降低血胆固醇,抑制肿瘤生长。如机体长期维生素E摄取不足,可引起红细胞膜受损,出现溶血。动物的组织出现退行性病变。近年来许多研究结果表明,人类的动脉粥样硬化、肿瘤、白内障、老年性病变与维生素E摄取减少有关。但摄取维生素E过多,可干扰甲状腺功能,使肝中脂类增多,甚则出现中毒症状,如视觉模糊、头痛、极度疲劳等。维生素E主要来源于植物油、麦胚、坚果、种子、豆类。

(4) 维生素B_1:可作为辅酶,调节体内的能量代谢,其还能调节神经、肌肉功能。机体缺乏维生素B_1,可引起干性(以外周神经炎为主)、湿性(以心功能不全为主)、混合性脚气病,严重者可出现脑性脚气病。维生素B_1主要来源于动物内脏、瘦肉、全谷、豆类、坚果,但精白米面中含量较少。

(5) 维生素 B_2:可参与酶的辅基的组成,参与体内的生物氧化和能量代谢,其组成的黄素蛋白还具有抗氧化作用。机体缺乏维生素 B_2 时可出现口角炎、舌炎、唇炎、眼部症状、皮炎等。维生素 B_2 主要来源于动物内脏、蛋黄、乳类,

(6) 烟酸:以 NAD、NADP 形式参与体内的氧化还原和生物合成,与 DNA 复制、修复、细胞分化有关,大剂量下可降甘油三酯、胆固醇水平,升高高密度脂蛋白,维持心血管功能。烟酸参与调节血糖水平。机体缺乏烟酸时可引起癞皮病,出现皮炎、腹泻、痴呆等。而如果摄取烟酸过多,则可出现皮肤发红、眼部感觉异常、恶心、呕吐、黄疸、转氨酶增高。烟酸主要来源于动物内脏、瘦肉、全谷、豆类。玉米中的烟酸为结合型,需要加碱处理,才能被机体吸收和利用。烟酸还可由色氨酸转化而来,60 个分子的色氨酸可转变为 1 个分子的烟酸。

(7) 维生素 B_6:参与近百种酶反应,与体内氨基酸转换有关,可将丝氨酸代谢为叶酸,从而影响核酸和 DNA 合成。它还能调节神经递质的水平。机体缺乏维生素 B_6 时,可出现口腔炎、口唇干裂、易激惹、抑郁、人格改变。而摄取的维生素 B_6 过多,则引起神经毒性、光敏感性反应。维生素 B_6 主要来源于肉类、肝、豆类、核桃。

(8) 叶酸:是体内一碳单位(如甲基)的载体,其与嘌呤、胸腺嘧啶合成有关,从而影响 DNA、RNA 的合成,它还促进甘氨酸与丝氨酸相互转化,并使同型半胱氨酸向蛋氨酸转化。机体缺乏叶酸时,一般表现为衰弱、精神萎靡、健忘、阵发性欣快,胃肠道功能紊乱、舌炎,还可出现巨幼红细胞贫血,增加患癌危险性,此外可导致同型半胱氨酸血症,引起动脉粥样硬化。但叶酸摄取过多,则能诱发患者出现惊厥,影响锌吸收,并干扰维生素 B_{12}。叶酸主要来源于动物肝、肾、鸡蛋、豆类、绿叶蔬菜、水果、坚果。

(9) 维生素 C:能起抗氧化作用,其还能作为羟化过程中酶的辅因子,参与胶原、神经递质的合成,将胆固醇代谢为胆酸,它能将高价铁还原为亚铁,促进铁的吸收,此外,维生素 C 能清除体内的自由基,起防癌作用。机体缺乏维生素 C 时,可导致坏血病。而维生素 C 摄取过多,则会出现腹泻、尿路结石、红细胞破坏、铁吸收过度。维生素 C 主要来源于新鲜蔬菜、水果。

水与健康有什么关系?

水是体内一切生理过程中生物化学变化必不可少的介质。水具有很强的溶解

能力和电离能力(水分子极性大),可使水溶性物质以溶解状态和电解质离子状态存在,甚至一些脂肪和蛋白质也能在适当条件下溶解于水中,构成乳浊液或胶体溶液。溶解或分散于水中的物质有利于体内化学反应的有效进行。食物进入空腔和胃肠后,依靠消化器官分泌出的消化液,如唾液、胃液、胰液、肠液、胆汁等,才能进行食物消化和吸收。在这些消化液中水的含量高达 90%以上。

在新陈代谢过程中,人体内物质交换和化学反应都是在水中进行的。水不仅是体内生化反应的介质,而且参与体内氧化、还原、合成、分解等化学反应。水是各种化学物质在体内正常代谢的保证。如果人体长期缺水,代谢功能就会异常,会使代谢减缓从而堆积过多的能量和脂肪,使人肥胖。

由于水的溶解性好,流动性强,又包含于体内各个组织器官,水充当了体内各种营养物质的载体。在营养物质的运输和吸收、气体的运输和交换、代谢产物的运输与排泄中,水都是起着极其重要的作用。比如:运送氧气、维生素、葡萄糖、氨基酸、酶、激素到全身;把尿素、尿酸等代谢废物运往肾脏,随尿液排出体外。

水的比热高,对机体有调节体温的作用。防止中暑最好的办法就是多喝水。这是因为认为摄入的三大产能营养素在水的参与下,利用氧气进行氧化代谢,释放能量,再通过水的蒸发可散发大量能量,避免体温升高。当人体缺水时,多余的能量就难以及时散出,从而引发中暑。此外,水还能够改善体液组织的循环,调节肌肉张力,并维持机体的渗透压和酸碱平衡。

在缺水的情况下做运动是有风险的,因为组织器官缺少了水的润滑,很容易造成磨损。因此,运动前的 1 个小时最好要先喝充足的水。体内关节、韧带、肌肉、膜等处的活动,都由水作为润滑剂。水的黏度小,可使体内摩擦部位润滑,减少体内脏器的摩擦,防止损伤,并可使器官运动灵活。同时水还有滋润功能,使身体细胞经常处于湿润状态,保持肌肤丰满柔软。定时定量补水,会让皮肤特别水润、饱满、有弹性,可以说,水是美肤的佳品。

体内没有足够的水,毒素就难以有效排出,淤积在体内。水不仅有很好的溶解能力,而且有重要的稀释功能,肾脏排泄水的同时可将体内代谢废物、毒物及食入的多余药物等一并排出,减少肠道对毒素的吸收,防止有害物质在体内慢性蓄积而引发中毒。因此,服药时应喝足够的水,以利于有效地消除药品带来的副作用。

机体水摄入不足或丢失过多,可引起体内失水。如果失水量达到体重的 2%～4%,可引起口渴、尿少、尿比重增高、工作效率下降;失水量达到 4%～8%时,可出现皮肤干燥、口舌干裂、声音嘶哑、全身软弱；如失水量>8%，表现为皮肤干燥、高热、烦躁、精神恍惚；若失水量>10%则可危及生命。而饮水过多，则能引起水中毒，出现水肿以及心脏功能受损等表现。

老年人因机体代谢的客观需要，每日应主动饮用1 000～1 500毫升的水。

老年人的合理营养有什么重要性?

合理营养是保证老年人健康衰老的条件之一。目前认为衰老与机体出现自由基损伤有关，由于自由基的出现使膜磷脂的多不饱和脂肪酸形成过氧化脂质，细胞膜通透性和脆性增加，过氧化脂质分解产物丙二醛使核酸与蛋白质交联，蛋白质变性，被溶酶体吞噬后在溶酶体内蓄积，形成脂褐素沉积于皮肤及组织内，对细胞的代谢产生影响。此外，因机体功能衰退，体内酶蛋白变性，也会对机体代谢产生影响，最终加速机体的衰老。许多营养物质对预防衰老具有重要意义，如维生素E、维生素C、胡萝卜素均可清除自由基，提高谷胱甘肽过氧化物酶的作用，且机体的超氧化物歧化酶含有锌、铜、锰。硒是谷胱甘肽过氧化物酶中活性中心的主要成分，这些酶均可加速过氧化物还原成无害的羟基化合物的过程，从而防止由于机体过氧化而出现的损伤。

随着机体衰老的进程，老年人易出现负氮平衡，而适当补充优质蛋白质，可减缓这种变化，从而延缓衰老发生，保证老年人摄取足够的钙，能促进其骨健康，有效地预防骨质疏松的发生。

老年人的营养有什么要求?

老年人因机体的衰老，出现了许多退行性改变，加之消化功能降低，机体以分解代谢为主，导致了许多功能受损，还可诱发许多疾病。故为了保证老年人健康衰老，维护机体的正常功能，老年人要通过营养物质来调整体内物质的平衡，减少机体的损伤。

(1) 能量:老年人的能量供给应适当减少。男性每日7.74～9.20兆焦，女性每日为7.10～8.36兆焦。这是因为老年人的基础代谢下降，体力活动减少，机体成分也发生了改变，体内肌肉组织减少，而脂肪组织比例增加。一般认为60岁的老年人较青年时期减少20%的能量摄取，70岁后则应减少30%。老年人的能量摄取应以保持能量平衡、维持正常体重为原则，要根据体重和活动强度进行调节。

（2）蛋白质：老年人的蛋白质摄取宜少而精。男性每日为 75 克，女性为每日 65 克。这是因为老年人体内蛋白质分解较多、合成下降，易出现负氮平衡，为维持机体的氮平衡，需要摄取足够量的蛋白质，但老年人肝肾功能降低，过多的蛋白质可造成肝肾负担加重。故老年人应在数量上注意控制，而质量上尽量选择优质蛋白质，多食豆类及其制品。

（3）脂肪：老年人食物中脂肪不宜过多，这是因为老年人胆汁酸分泌减少，且脂酶活性降低，故对脂肪的消化能力降低，如摄取过多的脂肪则易导致机体出现高脂血症。建议老年人膳食能量中由脂肪提供的能量不要超过 20%～30%，且要控制饱和脂肪酸高的脂肪摄取，如肥肉、猪油等，尽量保持食物中多不饱和脂肪酸、单不饱和脂肪酸、饱和脂肪酸的比例达 1∶1∶1。胆固醇的摄取量每日不宜超过 300 毫克。

（4）碳水化合物：老年人对碳水化合物的摄取应适量。这是因为老年人葡萄糖耐量水平低，易出现高血糖，且如果膳食纤维摄取过少，还可导致便秘。建议老年人膳食中由碳水化合物提供的能量占能量的 55%～65%，不宜选择高蔗糖的食物，故鼓励老年人选用含果糖的食物（如蜂蜜）。为了增加膳食纤维的摄取，应鼓励老年人采用适合于自身的方法摄取蔬菜、水果。

（5）矿物质：因为年龄原因，老年人对某些矿物质有特殊的要求。老年人应每日摄取 1 000 毫克的钙，这是因为老年人肝肾功能降低，活动少的原因，机体产生的活性维生素 D 减少，老年人钙吸收能力下降，使得机体中钙吸收与钙沉积减少，易导致骨质疏松的出现。老年人每日应摄取 15 毫克的铁，这是因为老年人铁吸收能力下降，且造血功能减退，易出现贫血。老年人在选择含铁食物时，应注意选择含血红素铁的食物，如肝脏、全血等，如果铁大多来自于植物性食物，则在膳食中应注意摄取富含维生素 C 的食物，如新鲜水果、蔬菜。老年人每日应摄取 50 微克的硒，以维持抗氧化能力，减轻机体的损伤。老年人每日应摄取 11.5 毫克的锌以保护免疫功能，改善味觉。老年人每日应摄取 2 毫克的铜，以抗氧化、维护胶原正常，老年人每日应摄取 50 微克的铬，以维持葡萄糖耐量。

（6）维生素：老年人每日应摄取适量的维生素 A，男性为 800 微克，女性为 700 微克。老年人易出现维生素 A 缺乏，引起皮肤干燥。老年人每日应摄取 10 微克的维生素 D，来调节机体钙平衡。老年人每日应摄取 14 毫克的维生素 E 帮助人健康衰老。老年人每日应摄取 1.3 毫克的维生素 B_1，这是因为老年人体内维生素 B_1 的利用率降低，且摄取的精米白面较多，易出现维生素 B_1 的摄取不足。老年人因易缺乏维生素 B_2，影响老年人的消化与健康，故应注意维生素 B_2。老年人每日应摄取 100 毫克的维生素 C。这是因为老年人血管脆性增加，易出现血管硬化，老年人机体还易处于过氧化状态以减少血管硬化、机体过氧化的危险。

(7) 水和液体：老年人还应摄取适量的水，每日不少于 1 000 毫升。

老年人如何合理营养？

(1) 食物多样，谷类为主，粗细搭配：因为任何一种天然食物都不能提供老年人所需的全部营养素，只有通过多种多样的食物，充分发挥食物互补作用，才能使老年人获得每日所需的大部分或全部营养素，所以老年人每日膳食要由粮谷类、豆类、肉鱼蛋奶类、蔬菜水果类等食物组成，最好配有蕈类或海藻类(如蘑菇、紫菜、木耳等)。老年人也不能偏食、挑食。为了避免老年人摄取过高的能量、脂肪，老年人还应坚持以谷类为主，与此同时，还要注意粗细搭配，经常吃一些粗粮、杂粮和全谷类食物。每天最好能吃到 50～100 克。不要购买精米白面。选择粗粮时，应注意粗细搭配、粗粮细作。建议老年人的膳食组成为：牛奶 300 克，鸡蛋 25～50 克，鱼禽瘦肉 100～150 克，豆腐或制品 30～40 克，蔬菜 300～500 克，水果 200～400 克，植物油 20～25 克，粮食 225～350 克，盐 6 克。

(2) 多吃蔬菜水果和薯类：新鲜蔬菜水果水分多、能量低，可为老年人提供一定量的膳食纤维，蔬菜水果还能提供维生素 C、胡萝卜素、矿物质和植物化学物质，薯类还含有丰富的淀粉以及多种维生素和矿物质。这些都是老年人适宜的健康食品。

(3) 每天吃奶类、大豆或其制品：奶类营养成分齐全，组成比例适宜，容易消化吸收。除含丰富的优质蛋白质和维生素外，含钙量较高，且利用率也很高，是钙的重要来源。奶类的胆固醇含量并不高，非常适宜老年人的健康。大豆含丰富的优质蛋白质、必需脂肪酸、B 族维生素、维生素 E 和膳食纤维等营养素，且含有磷脂、植物固醇等多种植物化学物，是老年人重要的优质蛋白质来源，对老年人具有很好的保健作用。

(4) 常吃适量的鱼、禽、蛋和瘦肉：鱼、禽、蛋和瘦肉都是动物性食物，可向老年人提供优质蛋白质、维生素 A、维生素 D、B 族维生素和矿物质。动物性食物中蛋白质不仅含量高，且氨基酸组成与人体组成相似，尤其富含赖氨酸和蛋氨酸，如与谷类或豆类食物搭配食用，可明显发挥蛋白质互补作用。但因动物性食物一般都含有一定量的饱和脂肪酸和胆固醇，摄入过多，可能增加心血管病的危险性，故摄取应适量。

(5) 减少烹调油用量，吃清淡少盐膳食：虽然烹饪用油可提供老年人一定数量的脂肪，还可增加菜肴的风味，并可提供必需脂肪酸，有利于脂溶性维生素的消化吸收，但是脂肪摄入过多，可引起肥胖、高血脂、动脉粥样硬化等多种慢性疾病。膳食盐的摄入量过高也与老年人高血压的患病率增高相关。故老年人的饮食宜清淡。

(6) 食不过量，保持健康体重：老年人因消化功能较低，不能一次大量进食过多的食物，否则可引起消化不良，并可导致能量过剩。为维持老年人的健康，老年人的进食量和运动量应合理，相互协调。体重过高和过低都是不健康的表现，易患多种疾病，缩短寿命。

(7) 重视预防营养不良和贫血：老年人可通过调整摄入的食物种类、增加数量和餐次、适当使用营养素补充剂等来保持正常的体重，以预防营养不良与贫血。老年人正常的体重(kg)宜为身高(cm)－105，或 BMI[体重(kg)÷身高^2(m^2)]＝18.5～23.9。

老年人如何选择食物?

(1) 宜选用的食物：老年人宜选用柔软的米面及其制品，如面包、馒头、花卷、厚粥、面条、馄饨。细软的蔬菜、水果、豆制品；鸡蛋、牛奶等容易消化吸收的食物，适量的鱼虾、瘦肉、禽类。

(2) 少选用的食物：老年人要少吃肥肉、动物内脏、油脂、甜食、咖啡、浓茶、烈酒、生冷辛辣和不易消化的食物(油炸食品)、含胆固醇高的食物(如动物脑、鱼籽、蟹黄)等。

老年人的食物也可参照中国居民平衡膳食宝塔来选择。该膳食宝塔共分五层，包含每天应吃的主要食物种类。宝塔中食物的数量只是一个参考值，年老、活动少的人需要的能量少，可少吃些主食。同时要注意食物同类互换，调配丰富多彩的膳食。

影响老年人营养的因素有哪些?

老年人的健康问题中有 1/3～1/2 直接或间接与营养有关。下面几种特殊情况影响着老年人的营养与健康问题：

（1）食物摄入量减少：老年人在生活实践中常因经济上的限制、行动不便、生活安排不合理、性格孤僻、精神抑郁等原因影响食欲，引起食物摄取不足。缺乏营养知识及烹调经验，以及随着年龄的增加嗅觉、味觉降低，缺牙等生理改变，都是摄食不足、营养受限的因素。据1991年统计，65岁以上的美国老年人中有一半是没牙的，1/4是缺牙的。对3 500名老年人一天的回顾性营养调查发现，34%的人没吃水果，18%的人没吃蔬菜，20%的人无牛奶或乳制品吃。

（2）胃肠道疾病：老年人的胃肠道疾病比60岁以下的人发病率高，其中以便秘为最多。约有1/4的老年人患有此病，比中老年人的发病率高2倍。经常使用泻药的70岁以上的老年人比40～50岁的人要多1倍。老年便秘原因是多方面的，如肠道肌肉强度和运动功能减弱，低纤维食物、饮水不足，服用镇静、安定、治疗高血压药以及某些制酸药物。此外，肠憩室也是便秘的原因。肠憩室发病率随年龄增长而增高，60岁以上的老人中有5%～10%的人因肠憩室致劳力丧失。因此，在许多情况下，进食适量液体和适量高植物纤维膳食，以及适当运动对治疗老年人便秘有积极作用。

（3）肥胖：老年人超重比低营养带来的危害更大。肥胖可影响其他危险因素的到来而增加发病率和死亡率。肥胖者容易引起呼吸困难、支气管炎、糖尿病、胆囊疾病、痛风、高血压、全身动脉硬化，还可能增加发生事故的倾向。老年人超重并非表现出身体的明显肥胖（为标准体重130%以下），统计表明，体重为标准体重的75%～95%的人，其发病率和死亡率较低。肥胖的治疗对任何年龄组来说都比较困难，特别是老年人治疗更困难了。因为他们所需要的能量低，同时也不可能过大增加运动量。然而，通过降低食物摄取来解决老年人肥胖的难题是可取的，但必须注意给予全面而足够数量的营养素，比如当每天热能摄取低于62～80千焦时，必须补充维生素和矿物质。此外，有人调查发现，肥胖的发病率到60岁以后便有降低趋势，而且中年肥胖导致发病率和死亡率明显增加。所以在整个成年期保持适宜的体重，加上有规律的生活，是防止老年期过度肥胖的最好办法。

慢性疾病对老年人的营养有什么影响？

约3/4的家居老年人有一种以上的慢性病，慢性病常以多种方式影响食物和营养的摄取，如患心血管病、肾病、肝病时，需采用低钠饮食就是明显的例子。其次，由于慢性病运动受限制、视力或神经肌肉协调减退，也影响适当食物的摄取。再者，患慢性病者由于长期服药亦会影响食欲，改变营养需要和营养代谢。还有对某些与食物有关的疾病，如心血管疾病、糖尿病、癌、骨质疏松和贫血进行营养治疗时，亦可能影响患者的饮食与营养。

(1) 心血管疾病：有人推荐对老年人应该限制胆固醇、饱和脂肪酸和盐，保持一定的体重及适当减少摄入动物性脂肪，要求总的脂肪占能量的比例少于 30q0。关于充血性心力衰竭患者的营养支持疗法需要量研究较少，一般认为用力呼吸时可能会增加营养需要量，限制钠的摄入影响了食物的味道而会降低患者的食欲。

(2) 糖尿病：老年糖尿病是成人型的糖尿病，而且许多是肥胖的患者。目前已证实随着年龄增长，老年人糖耐量降低，同时肥胖与损害糖耐量密切相关。就以导致老年人主要致死病因是动脉硬化来说，糖尿病更增加了对老年人的威胁。因此，糖尿病的饮食治疗尤为重要，而给予合理的营养食物又是食疗之中心，原则上要求高的复合碳水化合物（占能量的 50%～55%）和低脂肪（占能量的 30%以下）。

(3) 肿瘤：据统计，65 岁以上的老年人中接近一半死于肿瘤。因此，老年人常常是处于带瘤生活之中，而且每每受到抗肿瘤治疗副作用的影响。近年来，营养因素对肿瘤病因学的意义已有不少评述。肿瘤治疗中最明显的营养问题是代谢率增加、食欲减低和其他恶病质症状。纵然目前还未找到由于提供适当的营养治疗而可以延长任何类型的肿瘤患者存活年限的实证，但有一点是可以估价的，那就是通过积极的营养治疗有可能改善患者体质，使患者更好地耐受疾病的放疗、化疗、手术等所引起的机体损害，帮助他们身体的恢复。

(4) 骨质疏松：老年人对骨质疏松是敏感的，有人估计，在美国绝经期后的妇女中约 50%患此病。关于本病的成因是多方面的，目前所提出的几个致病因素是：体力活动减少；长期低钙、低维生素 D 和低氟的饮食；钙和磷的比例、钙和蛋白质比例不适当；绝经后内分泌紊乱导致骨的吸收和合成的平衡障碍。因此，应保证摄入适量的钙（每天最少 800 毫克）和维生素 D，如牛奶、乳制品以及市售的含钙药品等，均为补钙的米源。此外，如果生活区饮用水中氟含量较低，则应补充氟。

(5) 贫血：虽然老年人对铁的需要量相对较低，但是老年人患贫血的比例还相当大。其因素可能为含铁食物摄取不足、胃酸缺乏引起铁吸收不良，某些老年人因其他疾病继发潜在性出血。治疗的要点分三方面：一是应确诊；二是进行病因治疗；三是补充铁。巨细胞贫血的老年患者也比年轻人多。部分胃切除或回肠切除的患者以及吸收不良综合征均可引起维生素 B_{12} 和叶酸缺乏。而且随着年龄增长，维生素 B_{12} 的吸收率降低，胃酸缺乏发生率增多也可伴有维生素 B_{12} 缺乏，因此每天补充 15 微克以上的维生素 B_{12} 对老年人来说是必要的。一般人体内叶酸的储存量是较少的，如果摄入不足，就可能在 3～4 个月内出现叶酸缺乏症状，这在老年人的营养方面是值得注意的。

药物对老年人的营养有什么影响？

老年人常因患多种疾病而服用多种药物。药物、食物和营养的相互作用是复杂而多变的，许多药物影响机体对营养的摄取功能或需要；反过来，营养的摄取和营养情况又可以改变药物的代谢和作用。

药物引起营养缺乏，大多数发生在长期用药的情况下，其机制可能是通过抑制或刺激食欲，引起口干，改变味觉或影响机体对营养素的吸收、代谢或排泄。例如，使各种营养素摄取减少的药物有抗惊厥药、洋地黄和其生物碱、癌化疗药、酒精（过量）、镇静药与安定药（过量）等；妨碍营养素吸收的药物有矿物油、双醋酚丁、新霉素、氢氧化铝、苯妥英钠、苯巴比妥，D-青霉胺等；增加尿中营养素（钾、钙、镁、锌等）损失的药物有速尿、噻嗪类利尿剂、可的松及有关药物等；使叶酸、维生素 B_6 和维生素 K 受影响的营养拮抗剂有氨甲喋呤、氨苯喋啶、肼苯哒嗪、左旋多巴、异烟肼等。

药物除了能对食物摄取产生的一般影响外，最值得注意的是它还可以干扰某些营养素的吸收和利用，从而引起营养缺乏。为了防止和控制药物引起的营养不良，往往采取许多措施，比如限制多种药物的同时服用，耐心向患者及家属宣传药物的危害，监测患者服药期的营养情况以及及时补充适当的营养素等。另外，由于在药店出售的药物（包括镇痛药、泻药和抗酸药）和饮酒常是导致药物引起营养缺乏的最普通原因，因此，在护理老年人时要全面了解病史和教育患者。

老年人在营养方面有何特殊要求？

对老年人来说，合理的饮食、充足的营养，是弥补衰退、维护健康的重要条件。一般要求做到以下几点。

（1）保证蛋白质的质和量。老年人的代谢过程以消耗（分解代谢）为主，需要较多的蛋白质以补偿组织蛋白的消耗，因此，老年人对蛋白质的要求相对较高。但与青年人相比，由于老年人代谢低，其实际需要量并不高于青年人。一般认为，蛋白质的供给量可按每千克体重 1 克计算，蛋白质供给过多会加重肝、肾负担，并增加胆固醇的合成。对蛋白质的质，则要求高一些，最好有一半是来自乳、蛋、鱼、豆类等。

(2) 避免高脂肪高胆固醇饮食。食物中动物脂肪及胆固醇含量多少，与动脉硬化及心脏病的发生有密切关系，老年人宜应用低脂肪、低胆固醇饮食，因进食脂肪太少会影响且旨溶性维生素的吸收，故不宜过分限制脂肪。重要的是在食物选择中应尽量选用含不饱和脂肪酸的油质，以减少膳食中饱和脂肪酸和胆固醇的含量。食用植物油中不饱和脂肪酸含量高，对健康较为有益，特别是菜籽油，不饱和脂肪酸的含量约为 94%。

(3) 适当调整膳食中的糖类。食物中糖类的含量和质量与动脉硬化及冠心病的发病有密切关系。实验证明，摄入过多糖类可引起高脂血症，可促进动脉硬化及冠心病的发生与发展。当然，糖的质量因素也很重要。日常膳食中的糖主要来自淀粉，是多糖，需分解成单糖才能被吸收利用。一般认为，葡萄糖的吸收利用较好。对老年人来说，果糖比葡萄糖好些。果糖能更快转化为氨基酸，而转变为脂肪的可能性比葡萄糖小。果糖不仅可以替代蛋白质，而且还有利于老年人对糖的吸收和利用。老年人的消化吸收功能都有不同程度的降低，因此在避免过量摄入糖类、防止高脂血症的前提下，可供给一部分含有果糖的碳水化合物，如蔗糖、蜂蜜和各种糖果点心等，还要多吃一些水果和蔬菜。

(4) 要有丰富的维生素和纤维素。维生素对老年人有极重要的意义。许多维生素都参与体内的化学反应过程，例如，酶在体内的催化作用极强，没有酶就不能维持生命。没有维生素就没有酶，维生素 B_2、B_6 等都是酶的成分。维生素 C 参与体内氧化还原过程，有预防衰老作用，维生素 E 也有延缓衰老的作用。纤维素和半纤维素属于多糖类，主要存在于蔬菜、糠麸和谷类食品中，对身体有益。正常人的结肠中有大量细菌，能产生多种毒物，如酚、氨等。如果食物中纤维素少，则粪便的体积就小，黏滞度增加，粪便在肠中停留的时间较长，这些毒性物质就会对肠壁发生毒害作用，并能通过肠壁被吸收。含纤维素多的食物可使粪便体积增大，含水量多，使毒素变稀，刺激肠蠕动，使粪便能较快地排出体外，这样可以减少毒素对肠壁的毒害，因而有预防结肠癌的作用。纤维素亦可治疗老年人习惯性便秘，抑制胆固醇的吸收，因而有显著的降低胆固醇的作用。每天应为老年人提供 6～10 克食用纤维。

(5) 供给适量的无机盐。人体内约有50多种主要的无机盐,有的无机盐是构成人体组织的原料,如钙、磷、铁、铜等;有的是维持酶和激素活性不可缺少的成分,如镁、硒、锌、碘等;有的则维持着水和无机盐、酸碱度、渗透压以及细胞代谢的平衡。老年人由于各脏器功能有不同程度的减退,膳食中须注意无机盐的调节。老年人的饭菜不宜过咸,吃盐过多会使钠在体内潴留,引起水肿、血压增高,增加肾脏负担。每日摄取食盐不应超过10克。钾对细胞代谢极为重要,每日摄取氯化钾不应少于3克。老年人易发生脱钙而致骨质疏松和骨折,因而每日摄取钙不应少于0.8克。钾与钙主要由蔬菜中获得,老年人只要注意多吃蔬菜,是不会缺乏无机盐的。

老年人的饮食要掌握哪些要点?

(1) 数量少一点:进食量要比年轻时减少10%～15%左右,但不能超过20%。

(2) 质量好一点:应满足蛋白质特别是优质蛋白质的供应。优质蛋白质以鱼类、禽类、蛋类、牛奶、大豆为佳。

(3) 蔬菜多一点:多吃蔬菜对保护心血管和防癌很有好处,每天都应吃不少于250克的蔬菜。

(4) 菜要淡一点:盐吃多了会加重心、肾负担,一日食盐量应控制在6克以下,同时要少吃酱肉和其他咸食。

(5) 品种杂一点:要荤素兼顾,粗细搭配,品种越杂越好。每天主副食品不应少于10样。

(6) 饭菜香一点:老年女性的味觉减退,食欲较差,所以应适当往菜里多加些葱、姜、醋等调料,尽量做得香一些。

(7) 饭菜烂一点:食物应做得烂一些、细一些、软一些,以利消化;杂粮细做,便于消化和吸收。

(8) 饮食热一点:老年女性饮食应稍热一些,在严冬更应注意,但也不宜过热。

(9) 饭要稀一点:把饭做成粥,最利于老年女性食用,不仅有益消化,而且能补充老年女性必需的水分。

(10) 吃得慢一点:细嚼慢咽可使食物消化得更好,吃得更香,易产生饱胀感,防止吃得过多。

(11) 早餐好一点:早餐应占全天总热量的30%～40%,质量及营养价值要高一些、精一些，便于提供充足的能量。

(12) 晚餐早一点："饱食即卧，乃生百病"，所以晚餐不仅要少吃点，而且要早点吃。饭后宜稍活动，以利于促进饮食消化。

为什么要膳食搭配？

(1) 有利于营养平衡。由于膳食的科学搭配，注重多样、适量食物的合理组合，有利于人体对蛋白质、脂肪、糖类、矿物质等各种营养素的摄入，从而与机体生理需求保持基本平衡。

(2) 食物营养互补。由于膳食的科学搭配，注重多种食物的主杂搭配、荤素搭配、粗细搭配等，使得各种食物营养素的营养优势互补。如由肉类与豆制品组成的菜肴，使动物蛋白与植物蛋白有机地结合，使蛋白质对机体健康发挥更好的作用。

(3) 提高食物营养价值。食物营养价值的高低，取决于食物中所含营养素是否与人体所需模式相近，如越接近则营养价值越高。膳食的科学搭配正是为了提高食物的营养价值。

(4) 增进食物协同作用。膳食科学搭配，可以产生一种营养物质促进另一种营养物质在体内消化、吸收与利用过程的积极效果，从而增进营养和促进健康。机体获取到均匀、全面的营养素，有利于食物营养协同作用的有效发挥。如维生素 A 促进蛋白质的合成，维生素 C 促进铁吸收等。

(5) 避免食物相克现象。由于各种食物在其化学性质、性味特点、矿物元素方面的各自特点，有可能带来一些不应有的食物相克现象，造成食物营养价值降低或产生相应的食物毒副反应。讲究膳食的科学搭配，可以避免常见的食物相克现象。

(6) 提高营养美食效果。对各种食物的主料、副料、点缀料进行科学组合，注重色、香、味、形、质的菜肴风味，可以大大增进营养美食的食欲效果，并间接提高食物的消化与吸收。

如何判断老年人的饮食是否合适？

(1) 一日三餐定时、定量，而不是经常以点心充饥或经常暴饮暴食。

(2) 吃饭的时间要充分，保持悠闲，不讲话，不被打扰，而不是一面从事其他活动，一面狼吞虎咽地向肚里倾倒饭菜。

(3) 大多数菜肴应采用不饱和脂肪的烹调油，对动物脂肪应自觉限制并少吃。

(4) 每周吃油炸食物不宜超过 4 次,每天鸡蛋黄不宜超过 2 个。

(5) 每天饮水或脱脂牛奶的量平均为 1500 毫升。选食高纤维的食物菜肴至少两种以上。

(6) 应经常吃鱼,其次吃禽肉。猪肉、牛肉要尽量少吃,多油的肥肉不吃或慎吃。

(7) 两餐之间吃点心,应以水果或不甜的果汁淡椒盐麦麸食品为主,甜馅饼、蛋糕、果酱、巧克力、奶油制品要少吃。

(8) 酱瓜、椒盐团饼、马铃薯片、各种咸菜要避免大量食用,每天限制摄入食盐量在 6 克以内为最佳,菜肴宜淡不宜咸。

(9) 喝茶、奶、咖啡、豆浆时最好不加糖,避免每天饮用大量含糖饮料。咖啡饮用每天切勿超过 800 毫升。

(10) 自觉忌烟限酒。

为什么老人饮食宜"三低"?

人到老年,身体各器官功能逐渐减退衰弱,易患各种慢性疾病,因此在饮食时宜低盐、低脂肪、低糖。

(1) 低盐:盐是人体内氯和钠的主要来源。但常吃过咸的食物,会使体内水分潴留、心脏排血量增加,易引起肾病和高血压。老年人运动量不足,出汗较少,耗盐量低,故食盐量宜少,每天不得超过 8 克。患高血压病、肾炎、肝脏病、心力衰竭等病时,饮食更要偏淡,食盐量每日以 2~4 克为宜。

(2) 低脂肪:油吃多了有害身体。高脂饮食,特别是高动物性脂肪的饮食,与发生心血管疾病、胆囊炎、胰腺炎的关系密切。一般人平均每天动物食品摄食量达到 150 克时,就应控制食油量在 20 克左右为宜。老年人活动减少,消耗的脂肪也少,更宜少吃,特别是动物性脂肪。如果饮食是以素菜为主,可适量增加一点脂肪。

(3) 低糖:老年人常食高糖食品,弊大于利。因为老年人消耗的能量不多,血糖调节功能逐渐减弱,经常吃甜食和糖果,容易造成龋齿,引起缺钙,身体易发胖,还易患糖尿病、高血压、心血管等疾病。

如何科学对待胆固醇?

高胆固醇是人类健康长寿的大敌,但胆固醇也是人体内的必需物质。胆固醇过低后，红细胞膜变薄，会减少红细胞的寿命。

人体内的胆固醇是组成细胞的营养物质，它大部分是自身产生，肝脏是主要生产胆固醇的地方，占血内胆固醇来源的 85%，食物为外源性胆固醇，是次要来源。故正常情况下内源与外源相互调节，维持其平衡。如果摄入的胆固醇多了，体内合成数量就能自动减少；摄入的少了，就会多合成。但是人到中年以后，由于内分泌和脂质代谢的失调，能使这种自身调节的机能发生紊乱而失去平衡。此外由于高级神经中枢长期过度紧张，高血压、激素的影响，遗传、体胖以及活动量减少等种种原因，也能使这种自身调节机能失调，此时如果摄入胆固醇多了，体内合成并不减少，于是就会增加了血脂中胆固醇的含量，形成动脉硬化。

应该特别强调老年人注意的是，有时摄入过多的精制糖也会出现高胆固醇和高三酰甘油等高血脂现象，这时控制饮食中胆固醇的摄入量就十分必要了。要分别对胆固醇和精制糖的摄入作适当的限制。血中胆固醇含量的升高主要是由于膳食中的脂肪，尤其是饱和脂肪酸摄取过多过高的缘故，与食物中胆固醇摄取关系不大，除非是先天性、遗传性的。

怎样饮水才有益于老年人健康？

(1) 足量饮水。不常饮水的人，能引起多种健康问题，如口臭、肤质粗糙、便秘、尿路感染，甚至还能形成肾结石。饮水足量就可以解除肝、肾、脾脏和尿道功能的失调，减少产生心脏病的危险和降低高血压等。

(2) 宜饮温开水。将水烧开不仅能够杀死细菌、病毒，提高水质，而且传统医学认为开水有助阳气、通经络的功效。实践证明：30℃左右的温开水进入人体后最宜透过细胞膜，常饮能够促进新陈代谢、调节体温，能增加血液中的血红蛋白含量，增强机体免疫功能，有助于预防感冒、咽喉炎、心脑血管疾病等，也是解渴的最佳选择。

(3) 不要口渴时才饮水。口渴说明人体已经轻度脱水，是身体发生脱水的一种信号，正像田地因干旱而出现龟裂一样，如果此时才想到浇水，为时已晚，因此绝不能口渴时再饮水。

(4) 忌暴饮水。本来老年人的胃张力就下降，暴饮水可致急性胃扩张，降低胃功能，出现胃脘疼痛、呕吐等。同时暴饮水易冲洗胃液、降低食欲。

(5) 忌饮有水垢的水。有水垢的水对人体有害，易导致神经、消化、泌尿以及造血系统病变的发生。

(6) 忌饮蒸饭水。许多人有饮用蒸饭、蒸肉后水的习惯,这对人体健康极为不利,因这种水亚硝酸盐增多,易与人体血红蛋白结合而降低红细胞的运氧功能导致缺氧性疾病。

老年人的主食如何吃?

主食是最重要也是最经济的热能来源。老年人大多喜吃主食,容易形成蛋白不足的情况。蛋白质缺乏将会导致老年人机体抵抗力下降,机体的调节机能、生理、生化反应减弱;机体的供能减少等,甚至严重影响老年健康

老年人既要吃好主食,又要营养均衡。宜搭配优质蛋白食物,补充主食中的不足,建议吃主食时要搭配食用一定量的优质蛋白食物,如牛奶、鸡蛋、豆腐及其制品,提高主食的营养价值。例如,早餐:食用花卷、面包、粥的同时,要搭配牛奶、豆浆、鸡蛋、豆制品、熟肉等;午餐:食用米饭、面条、馒头同时,搭配各种豆腐、蛋类或肉类;肉菜合馅的包子、水饺、馄饨、馅饼等搭配比较合理;二面馒头(豆面+玉米面),三面馒头(豆面+玉米面+白面)的营养价值超过了一般的白面馒头。

用精米、精面制成的食品,质地细腻、外观雪白、香甜诱人,已成为许多人主食中的首选;而糙米、粗面及五谷杂粮却被人遗忘。随着健康教育和营养知识的普及,糙米、粗面又重新出现,而且上了餐桌成为主食中的新时尚。过去过分地提高米、面的粗细度,使得富含营养物质的谷粒周围部分和胚芽大部分成了副产品而丢弃,从而丢失了较多的B族维生素、矿物质和膳食纤维,而这些东西正是老年人们需要的。标准米面比精米面保留了较多的维生素、矿物质和膳食纤维,从保健强身的观点来看,糙米、粗面更有益于身体健康。

为什么要荤素搭配?

所谓荤素搭配,是指每日的膳食要将荤食和素食科学地搭配起来吃,不能只吃荤食,也不能只吃素食。荤食一般是指鸡、鸭、鱼、肉、内脏、鸡蛋、牛奶、虾、蟹等动物性食物。素食一般是指各种蔬菜、豆类制品、水果等植物性食物,同时也泛指包括米、面和各种杂粮等在内的一切植物性食物。

人体血液的pH要保持在7.4,必须荤素搭配才能使酸碱度容易保持平衡。荤食多了,血管脂肪沉积,变硬变脆,易患高血压、心脏病、脂肪肝。素食则可清除胆

固醇在血管壁的沉积。但单纯吃素者，其蛋白质、脂肪、矿物质等不足，不能很好地满足组织细胞的修复和维护健康的需要。

荤食的最大特点是含有人体所必需的氨基酸和优质蛋白质，而素食中的植物蛋白质除大豆及豆制品外，其他所含必需氨基酸都不完全，蛋白质质量亦较差。此外，动物性食物比植物性食物富含钙、磷，容易被人体吸收，鱼、肝、蛋类含有素食中缺少的维生素 A 和维生素 D。而素食中的维生素 C 和胡萝卜素则是荤食中常缺乏的，素食中的粗纤维素很丰富，可促进肠蠕动，因此，只吃荤食则很易造成习惯性便秘。

由此可见，两者各有所长，又各有所短。追求健美长寿者更应注意荤食素食搭配，取长补短，才有利于延年益寿。

为什么提倡多吃水果？

有许多老年人不爱吃水果，这种习惯会严重影响老年人的健康。

水果中含有丰富的膳食纤维，在肠道内不易被消化吸收，能增加肠蠕动，有预防肠癌的作用。水果中含果胶多，这种可溶性膳食纤维有降低胆固醇的作用，利于预防动脉粥样硬化、高血压、冠心病。

有机酸能使食物保持一定的酸度，对维生素 C 的稳定性具有保护作用。苹果、樱桃、杏、柑橘类水果等含有丰富的维生素 P，为天然后抗氧化剂、抗衰老剂，能维持微血管的正常功能，保护维生素 C、维生素 A、维生素 E、硒等不被氧化破坏，发挥其正常作用。

水果是“成碱性食物”，和蔬菜一样有助于维持体液的酸碱平衡。

建议老年人多食新鲜全果，少用或不用果汁、罐头水果。水果应成熟、新鲜，每天每人坚持至少食用 50 克。根据水果的特点和个人体质食用。如有胃病的人不宜食用红果、柠檬、李子、香蕉等；大便干燥者可经常食用香蕉、桃、梨等；易腹泻的可选用苹果、柿子等；胃寒体虚的人可经常食用荔枝、桂圆、杏、樱桃等温热性水果。较为平和的水果有樱桃、枣、菠萝、苹果、橙等。

不常吃蔬菜对健康有什么影响？

我国人民的日常膳食，多以米、面和蔬菜为主，因此蔬菜就成为多种维生素和矿物质的主要来源。只有经常吃蔬菜，才能满足人体对维生素和矿物质的需要。

如果由于季节性或所在地区缺少蔬菜，或者由于不良的饮食习惯，如只爱吃肉而不爱吃蔬菜等原因，使膳食缺少蔬菜，就容易因为某些维生素和矿物质摄入不足，出现相应的营养缺乏症。

因缺蔬菜而引起的营养缺乏症有：由于维生素 B_2 不足，而出现口角炎、唇炎、舌炎。由于胡萝卜素不足，有人皮肤粗糙，胳膊和大腿上出现成片的小血疹，叫做毛囊角质化症。由于维生素 C 缺乏，有人牙龈红肿，易出血。由于吃进的纤维素太少，最容易患便秘，日久还容易引起痔疮及其他肠道疾病。出现上述症状，只要改进膳食结构，每天多吃一些新鲜蔬菜，尤其是带叶的蔬菜，症状即可逐渐消除。

生食蔬菜可以保证其营养成分不因烹调加热而遭破坏，从而摄取更多的自然性营养物质，对人体是大有益处的。经常生食新鲜蔬菜，不仅有利于容颜美貌，还有利于许多疾病的治疗。生食蔬菜必须保证新鲜、清洁、没有农药污染，否则生吃不干不净的蔬菜反而使人致病，得不偿失。

谷类食物有何营养价值?

谷类食品包括大米、面粉、玉米、小米、荞麦和高粱等。谷类所含的营养素主要是糖类，其次是蛋白质。目前我国居民膳食中热量和蛋白质的主要来源，约有60%～70%的热能和60%的蛋白质来自谷类，在谷类蛋白质必需氨基酸含量中，赖氨酸的含量较低，尤其是小米和小麦中赖氨酸最少。玉米中缺乏赖氨酸和色氨酸，而小米中色氨酸较多。因此，把多种粮食混合食用，可以起到蛋白质的互补作用，能提高谷类蛋白质的营养价值。谷类食品还是膳食中 B 族维生素的重要来源。但精制大米和面粉，由于谷胚和麸皮被碾磨掉，使维生素和矿物质的含量明显减少，因此大米白面不是越精细越好。其实正相反，尤其是面粉，加工得越白，去掉的谷胚和麸皮越多，营养素损失也越多。损失掉的谷胚和麸皮还使面粉中的纤维素大量地减少，使得面粉制品的升糖指数变高，对维持正常血糖有不利的影响。

食用谷类食品应注意两点：一是为了提高膳食中谷类的营养价值，可以采取多种粮食混合食用，如谷类与豆类和薯类混合食用；二是为了减少谷类 B 族维生素和矿物质的丢失，粮食碾磨和加工不可过于精细。

水产品有什么样的营养价值?

水产品是蛋白质、矿物质和维生素的良好来源，尤其是蛋白质含量丰富。

鱼类蛋白质的氨基酸组成与人体组织蛋白质的组成相似,因此营养价值较高,属优质蛋白。鱼肉的肌纤维比较纤细,组织蛋白质的结构松软,水分含量较多,所以肉质细嫩,易为人体消化吸收,比较适合老年人食用。另外,鱼类脂肪含量与组成和畜肉明显不同,不但含量低,且多为不饱和脂肪酸,极易为人体消化吸收,消化吸收率可达95%以上。还具有一定的防治动脉粥样硬化和冠心病的作用,比较适合老年人食用。

尽管水产品营养丰富,但若食之不当,甚至会送命,如河豚。鱼肉和畜肉不同,其所含的水分和蛋白质较多,结缔组织较少,因此较畜肉更容易腐败变质,且腐败速度快,有些鱼类即使刚刚死亡,体内往往已产生食物中毒的毒素。因此,吃鱼一定要新鲜。烹调加工时应注意烧熟煮透,以免寄生虫感染。还有一些鱼,主要是青皮红肉鱼,如鲐鱼、金枪鱼等,体内含有较多的组胺,体质过敏者吃后会引起过敏反应,如皮肤潮红、头晕、头痛,有时还会出现哮喘或荨麻疹等,因此要特别注意。

肉类及其制品有什么样的营养价值?

肉类分为畜肉和禽肉两种。畜肉包括猪肉、牛肉和羊肉等。禽肉包括鸡肉、鸭肉和鹅肉等。它们能提供人体所需要的蛋白质、脂肪、矿物质和维生素等。肉类营养成分因动物种类、年龄、部位以及肥瘦程度不同,有很大差异。

肉、禽类蛋白质的氨基酸组成基本相同,含有人体需要的各种必需氨基酸,并且含量高,其比例也适合于合成人体蛋白质,生物学价值在80%以上,故称为完全蛋白质或优质蛋白。但是在氨基酸组成比例上,苯丙氨酸和蛋氨酸偏低,赖氨酸较高,因此宜与含赖氨酸少的谷类食物搭配使用。肉类脂肪的组成以饱和脂肪酸居多,不易为人体消化吸收。猪肉的脂肪含量因牲畜的肥瘦程度及部位不同有较大差异。如猪肥肉脂肪含量达90%,猪里脊为7.9%,前肘为31.5%,五花肉为35.3%。如果吃大鱼大肉过多,很容易使脂肪摄入量过多。

由于肉类食品在氨基酸组成比例上,苯丙氨酸和蛋氨酸偏低,赖氨酸较高,因此宜与含赖氨酸少的谷类食物搭配使用。

食用肉类食品应注意以下两点:第一,肉类食品宜和谷类食物搭配使用,也就是说不能光吃肉,不吃主食。第二,各种烹调方法对肉类蛋白、脂肪和矿物质的损失影响较小,但对维生素的损失影响较大。从保护维生素的角度,肉类食品宜炒不宜烧炖和蒸炸。

老年人如何正确选择奶粉?

(1) 老年人在选择奶粉产品时要根据自己的身体状况和需要来选择,一般身体较胖者,或高血脂和心、脑血管疾病患者要选择高蛋白、低脂型产品,其他的消费者可根据自身需要选择高蛋白、低脂型产品或高蛋白、高脂型产品。

(2) 在外包装上应标明厂名、厂址、生产日期、保质期、执行标准、商标、净含量、配料表、营养成分表及食用方法等项目。

(3) 营养成分表中一般要标明热量、蛋白质、脂肪、碳水化合物等基本营养成分,维生素类如维生素 A、维生素 D、维生素 C、部分 B 族维生素,微量元素如钙、铁、锌、磷,或者还要标明添加的其他营养物质。

(4) 由于规模较大的生产企业技术力量雄厚,产品配方设计较为科学、合理,对原材料的质量控制较严,生产设备先进,企业管理水平较高,产品质量也有所保证。

(5) 质量好的奶粉冲调性好,冲后无结块,液体呈乳白色,品尝奶香味浓;而质量差或乳成分很低的奶粉冲调性差,即所谓的冲不开,品尝奶香味差甚至无奶的味道,或有香精调香的香味;另外,淀粉含量较高的产品冲后呈糨糊状。

平衡血压为什么要实施低盐饮食?

研究显示,每天摄入食盐 5～6 克,血压可下降 5～8 毫米汞柱,每天摄入食盐 2～3 克,血压会下降 9～16 毫米汞柱。这比吃降压药管用多了。人体每天食盐的生理需要量仅为 2 克,味精的主要成分也含钠,所以都应少吃。

高血压病的发病原因很多,除了精神因素、肾脏内分泌因素之外,电解质的高低与高血压的发病也有密切关系,而电解质中的主要影响因素是食盐中所含的钠。调查发现,凡是食盐摄入高的地区,高血压的发病率就高。例如非洲某些过着半原始生活的部落或民族,没有人患高血压病,其原因就是这些地方的居民很少吃盐或不吃盐。而当他们一旦吃盐,高血压病便成为常见病和多发病。居住在北冰洋沿岸的爱斯基摩人,油脂用量很高,但食盐极少,他们基本上也无高血压病发生,即或随着年龄增长,血压也未见升高。

世界卫生组织建议,成人每日食盐用量不超过 6 克,酱油、味精等也要少食。

一日三餐的量怎样安排?

大多数人的膳食习惯是一日三餐,每天早晨、中午、晚上各吃一顿饭,而且总结出"早餐要吃好,午餐要吃饱,晚餐要吃少"的用餐法,还是有一定道理的。一般说来,每天所需要的营养物质,应均摊在一日三餐之中。但是,上午、下午、晚上人体的活动量不同,又不能平均分配,而要科学地安排。

(1) 早餐摄入的热量应占全天摄入量的30%,如果每天吃500克主食,那么早餐就应吃150克。早餐应多吃一些含优质蛋白质的食物,早餐吃得好不好,直接影响一个人上午和全天的精力。因此,早餐可吃1个鸡蛋、2个糖包和1碗粥;也可吃面包片抹黄油夹肉片、吃1碗豆浆;或饮1杯牛奶、1个馒头或豆包加小菜等。

(2) 午餐要补充上午身体消耗掉的营养,还要维持下午身体的需要,摄入的热量要占全天摄入总量的40%,如全天吃500克主食,午餐应吃200克。副食要有肉类、蛋类、鱼类,也要有一定数量的蔬菜。

(3) 晚餐不但量不能过多,而且应吃易于消化吸收的清淡食物。因为晚上要睡眠,吃得过饱,或吃的食物不好消化,会影响睡眠。晚餐主食应占全天总量的30%,最好是吃粥、面条汤等,副食以蔬菜为主。

就餐速度有什么讲究?

进食时缓慢嚼咽,能使唾液大量分泌,唾液中的淀粉酶可帮助食物消化,溶菌酶和一些分泌性抗体可帮助杀菌解毒。唾液在咀嚼过程中与食物的混合,以及细嚼使食物磨碎,都可促进食物的消化和吸收。缓慢进食还能使胃、胰、胆等消化腺得到和缓的刺激,令其逐渐分泌消化液,从而避免出现因为"狼吞虎咽"而使消化器官难以适应的状态。另外,细嚼慢咽不仅有利于消化,而且由于唾液有解毒的作用,还具有预防消化道癌症的作用。

一般含淀粉多的主食,需要1～2小时才能消化;含蛋白质多的食物,需3个小时;含脂肪多的食物消化时间更长。

人每天约分泌1～2升唾液,其中含有球蛋白、黏蛋白、氨基酸、溶菌酶、淀粉酶、生长激素、钾、钠、钙等有益物质,具有助消化、抗菌、抗衰老、消炎等多种生物功能。因此,进餐时应该细嚼慢咽,让唾液将食物充分拌和后再咽下,不仅有益消化,更具有预防消化道癌症的作用。

二、可以延缓衰老的食物

哪些食品可以延缓衰老？

衰老是人类不可抗拒的自然规律，但是衰老可以延缓的，利用食品抗衰老已越来越为人们所重视。

蛋白质是构成人体组织细胞的主要原料，如摄入不足可加速组织器官老化。蛋白质丰富的食品是维持生命活力和延缓老化的主要食品。如含蛋白质丰富的动物性食品中，鸡、鸭可补五脏虚损、健脾胃、强筋骨；鱼可健脾益气；牛奶、羊奶有滋补和抗癌作用；含植物蛋白质的大豆可降胆固醇；花生被称为“长生果”，含有人体全部的必需氨基酸，吸收率高，其中赖氨酸可防老化。

机体中过氧化脂质的生成与衰老有关，维生素 E 是抗氧化剂，可防止过氧化脂质的生成。因此，含维生素 E 丰富的植物油、奶油、肉、蛋、奶、豌豆、绿叶菜均有抗衰老作用。维生素 C 也是一种抗氧化剂，有防止动脉硬化、抗癌、抗病作用。它广泛存在于绿叶菜和水果之中。硒也是一种抗氧化剂，存在于动物肝肾、海味和全谷之中。

具有增强机体免疫力作用的食物，如食用菌类、银耳；具有防血栓作用的黑木耳；以及萝卜、胡萝卜、山药、甲鱼、海参、莲子、蜂蜜等，都有抗衰老作用。

另外，洋葱中含有半胱氨酸，也是一种抗衰老物质，可推迟细胞衰老。番茄中含有谷胱甘肽，也可延缓体内某些组织细胞的衰老。

吃大豆可以延缓衰老吗？

大豆看起来像是自然界中一种不起眼的东西，其实，大豆中包含了许多的抗氧化物，能够抗衰老。

大豆含有蛋白质、异黄酮、低聚糖、皂苷、磷脂、核酸等营养成分。大豆富含植物蛋白，可以增强体质和机体的抗病能力，还有降血压和减肥的功效，并能补充人体所需要的热量，可以治疗便秘，极适宜老年人食用。大豆含有丰富的蛋白质，含有多种人体必需的氨基酸，可以提高人体免疫力。黄豆中的卵磷脂可除掉附在血管壁上的胆固醇，防止血管硬化，预防心血管疾病，保护心脏。大豆中的卵磷脂还具有防止肝脏内积存过多脂肪的作用，从而有效地防治因肥胖而引起的脂肪肝。大豆中含有的可溶性纤维，既可通便，又能降低胆固醇含量。大豆中含有一种抑制胰酶的物质，对糖尿病有治疗作用。大豆所含的皂苷有明显的降血脂作用，同时，可抑制体重增加。大豆异黄酮是一种结构与雌激素相似，具有雌激素活性的植物性雌激素，能够减轻女性更年期综合征症状、延迟女性细胞衰老、使皮肤保持弹性、养颜、减少骨丢失，促进骨生成、降血脂等。

大豆是更年期妇女、糖尿病和心血管病患者的理想食品。脑力工作者和减肥的朋友也很适合。大豆在消化吸收过程中会产生过多的气体造成胀肚，故消化功能不良、有慢性消化道疾病的人应尽量少食。患有严重肝病、肾病、痛风、消化性溃疡、低碘者应禁食。患疮痘期间不宜吃黄豆及其制品。大豆中的优质蛋白质，可以降低心脑血管疾病。

用大豆制作的食品种类繁多，可用来制作主食、糕点、小吃等。将大豆磨成粉，与米粉掺和后可制作团子及糕饼等，也可作为加工各种豆制品的原料，如豆浆、豆腐皮、腐竹、豆腐、豆干、百叶、豆芽等，既可供食用，又可以炸油。生大豆含有不利健康的抗胰蛋白酶和凝血酶，所以大豆不宜生食，夹生黄豆也不宜吃，不宜干炒食用。黄豆通常有一种豆腥味，很多人不喜欢。如在炒黄豆时，滴几滴黄酒，再放入少许盐，这样豆腥味会少得多，或者，在炒黄豆之前用凉盐水洗一下，也可达到同样的效果。食用时宜高温煮烂，不宜食用过多，以碍消化而致腹胀。

吃菠菜可以延缓衰老吗？

菠菜富有营养，每 100 克中含有水分 91.2 克，蛋白质 2.6 克，脂肪 0.3 克，膳食纤维 1.7 克，碳水化合物 2.8 克，灰分 1.4 克，胡萝卜素 2.92 毫克，维生素 A 0.487 毫克，维生素 B_1 0.04 毫克，维生素 B_2 0.11 毫克，烟酸 0.6 毫克，维生素 C 32 毫克，钙 66 毫克，磷 47 毫克，铁 2.9 毫克。菜中的草酸含量较高，每 100 克可食部分中含草酸 100 毫克以上。此外，还含有芸香甙、皂甙、胆甾醇、菠菜叶素等营养成分。

菠菜性凉味甘，具有利五脏、通肠胃、开胸膈、下气调中、止渴润燥等功效。适用于衄血、便血、贫血、大便涩滞、小便不畅、肺结核、高血压病、糖尿病、夜盲症等。研究表明，菠菜中含有丰富的维生素，对人体的生长发育和维持正常生理功能有一定作用。菠菜中含有丰富的铁，而维生素 C 含量较丰富，可促进铁的吸收，故对贫血和各种出血有利。菠菜中的粗纤维含量也较丰富，对便秘患者有利。近年来，还发现菠菜中含有辅酶 Q_{10} 和丰富的维生素 E，因而具有抗衰老作用。此外，菠菜中还含有促进胰腺分泌功能的物质，对糖尿病患者有利。

菠菜中含有各种各样的抗氧化物，因此我们就可以理解为什么菠菜及其提取物能够防治大量的由于游离基的破坏而导致的疾病。如癌症、心脏病、高血压、中风、白内障、黄斑退化，甚至精神类疾病。菠菜当中最具功效的抗氧化物之一是叶黄素，它被认为与众所周知的胡萝卜素具有同样强大的作用。而菠菜中这两种物质的含量都很高。食用大量的菠菜能够使黄斑退化的发病率降低 45%，而黄斑退化是失明的一个潜在病因。每天食用一杯生菠菜或一杯煮过的菠菜能使患肺癌的机会下降一半，即使对有长期烟龄的人也是如此。菠菜中还含大量的叶酸，它是大脑和心脏的健康卫士，同时它也是一种抗癌物。

菠菜可以炒食，亦可凉拌，做汤和馅心等。菠菜的涩味即是草酸较多的缘故，若烹调时先将洗净的菠菜在开水里烫一下，可去掉草酸，消除涩味。但是烫煮时间不宜过长，一则避免维生素的过多损失，再则煮得太烂，吃起来腻口。

菠菜是甘凉之菜，脾胃虚寒者宜少食，结石患者忌食。此外，菠菜亦不宜过食，因其含有较多的草酸，在肠道中会与其他食物中的锌、钙等矿物质结合而使之排出体外。

吃大蒜可以延缓衰老吗？

每 100 克蒜头的可食部分中含有水分 66.6 克，蛋白质 4.5 克，脂肪 0.2 克，膳食纤维 1.1 克，碳水化合物 26.5 克，钙 39 毫克，磷 117 毫克，铁 1.2 毫克。此外，还含有维生素 B_1 0.24 毫克，维生素 B_2 0.06 毫克，烟酸 0.6 毫克，维生素 C 7 毫克，以及大蒜辣素、大蒜氨酸、挥发油和微量元素硒等。

大蒜性味辛温，具有杀虫除湿、温中消食、化食消谷、解毒、破恶血、攻冷积等功效。适用于高血压病、高脂血症、糖尿病、冠心病、脂肪肝、水肿、小便不利等。研究表明，大蒜不仅是很好的蔬菜和调料，而且是天然植物抗菌素，大蒜富含抗菌性物质大蒜辣素，对痢疾杆菌、大肠杆菌、枯草杆菌、伤寒杆菌、结核杆菌、霍乱弧菌、白喉杆菌、金黄色葡萄球菌，均有杀灭作用，并能杀灭阴道滴虫和羌虫热立克次氏体。大蒜具有抗癌作用。冠心病患者服用大蒜油5个月，胆固醇可降低10%，三酰甘油可降低21%。大蒜可以预防脑血栓形成，糖尿病患者容易合并冠心病和脑血栓形成，大蒜素则能降低血糖，所以它对冠心病和血栓形成有预防作用。大蒜还具有降压作用。铅生产工人在不脱离中毒铅浓度的环境下，坚持每天吃105克生大蒜，就不会发生铅中毒。

大蒜由复杂得令人难以置信的化学物质组成，科学家们到现在还不明确是其中的哪一种物质功效最大，但是现在已经确知大蒜中的化学物质有多种天赋，它是一种抗体，可以抗病毒、降低胆固醇、降压、防癌、消除充血、抗感染，还能防止大脑细胞的衰老。喂以大蒜的实验室动物，在年老时比其他动物具有更好的身体功能，并且活得更久。

大蒜不仅可以防癌，它还可以延长癌症患者的生存寿命。在动物研究中，大蒜被证实是一种可信赖的对所有类型癌症都有效的药物。大蒜可以防止癌症在所有组织中的发生，包括乳房、肝脏和结肠。

大蒜不仅可以在心脏动脉中，也可以在动脉中起到抗衰老和抗血栓的作用。它可以缓解间歇性跛足(由于腿部动脉的阻塞和狭小所引起的腿疼)。服用了大蒜粉之后，这些间隙性跛足患者比那些只服用安慰剂的患者可以不停顿地多步行50米。而在通常情况下，由于腿部的疼痛，患者行走很短的距离就必须停下来休息一会儿。根据德国人的研究结果，这种大蒜治疗法必须进行5个星期之后才能见效。

大蒜是极佳的抗衰老自然药物之一，可以从食物中获取它。如果喜欢大蒜，可以生吃或煮着吃，磨碎或切碎了吃。如果不喜欢大蒜，不喜欢吃了以后嘴里的怪味，或由于其他理由不喜欢它，那么可以服用特制的补充制品。研究发现：大蒜中含有至少200种化学物质，包括许多抗氧化物，它能够保护细胞免遭游离基的伤害，并防止整个身体的早衰。

大蒜中含有大蒜素，具有强烈的杀菌作用，对葡萄球菌，痢疾杆菌、霍乱弧菌、大肠杆菌均有杀灭作用。大蒜汁能在3分钟内杀死培养基里的全部细菌，而在1∶15的大蒜汁液中，各种球菌在10分钟左右全部被抑制和杀灭。如大蒜在嘴里嚼3～5分钟，口腔内的细菌能全部被消灭。大蒜素以紫皮或独头蒜含量为最高，其次是白皮蒜和马牙蒜。

大蒜之所以具有医疗作用，是由于大蒜素作用的结果。大蒜素是一种挥发性油类，受热则被破坏，故大蒜用于治病时要生食，不可熟食。

大蒜在烹饪中既可当蔬菜，又可作为调料。它在烹饪中主要作用是去腥增香。如炖鱼、烧海参等，均需在烧、炖时投入蒜片或拍碎的蒜瓣。在烹调羊肉、狗肉、鱼虾等带有腥膻气味的菜肴时，只要加进适量蒜头，就会使这些食物的味道变得更加鲜美。在制作咸味带汁的菜肴中，加点大蒜可使菜肴散发香味，如烧茄子、炒猪肝等。把大蒜茸与葱段、生姜末、黄酒、淀粉等兑成汁，可用于熘炒类等佳肴。大蒜还可用于凉拌菜，把蒜瓣拍碎，放适量精盐水。

吃洋葱可以延缓衰老吗？

洋葱的营养丰富，每 100 克中含有水分 89.2 克，蛋白质 1.1 克，脂肪 0.2 克，膳食纤维 0.9 克，碳水化合物 8.1 克，钙 24 毫克，磷 39 毫克，铁 0.6 毫克，锌 0.23 毫克。此外，还含有维生素 A 20 微克，维生素 B_1 0.03 毫克，维生素 B_2 0.03 毫克，烟酸 0.3 毫克，维生素 C 8 毫克。

洋葱性温，味辛辣，具有温肺化痰、解毒杀虫的功效。适用于腹中冷痛、宿食不消、高血压、高血脂、糖尿病等。研究表明，洋葱能溶血栓，也能抑制高脂肪饮食引起的血胆固醇升高。洋葱中还含有一种能够降低血糖的物质甲苯磺丁脲，对肾上腺性高血糖有明显的降糖作用。洋葱中还含有前列腺素 A，而前列腺素 A 是较强的血管扩张剂，能降低外周血管阻力，使血压下降。它能增加肾血流量和尿量，促使钠和钾的排泄。洋葱内的槲皮苦素在人体黄酮醇的诱导作用下，可以成为一种药用配糖体，具有很强的利尿作用。洋葱中的挥发性物质硫化丙烯具有杀菌作用，能杀灭金黄色葡萄球菌、白喉杆菌等。洋葱中的硒元素能刺激人体免疫反应，使环磷腺苷酸增多，抑制癌细胞的分裂和生长，还能使致癌物的毒性降低。

大蒜的近亲洋葱同样具有各种各样的抗衰老功效。由于含有丰富的抗氧化物，洋葱有助于防癌，特别是胃癌，它还可以“稀释血液”防止血栓并增加良性的 HDL 胆固醇。红洋葱和黄洋葱是槲皮苷含量最丰富的食物。槲皮苷是一种著名的抗氧化物，它能够降低致癌物的活性，破坏致癌变酶的成长，它还具有抗发炎、抗细菌、抗病毒和抗真菌的活性。槲皮苷还可以防止破坏动脉血管。很多研究表明，洋葱能够破坏如黄油之类的脂肪在动脉中形成的血栓。

洋葱甜润而白嫩，多用作配料，偶可单独烹调成菜，还可用作调味底料。适宜于煎、炒、爆、汆、拌、炖、煮等烹调方法，刀工处理上可切成片、丝、小块、小丁、末等。洋葱之所以能烹调出浓郁的香气，是因为洋葱含有挥发性物质硫醇和多种不饱和的含硫芳香烃，一经高温烹调便香气四溢。在切洋葱时，它还能散发出有强烈的刺激性的气体，刺激人的眼睛流泪，这种刺激性的气味来源于二烯丙基二硫化物和二烯丙基硫醚，此两种物能与泪水结合生成微量的硫酸和乙醛，令人双目难受和睁不开。为避免洋葱对眼睛的刺激，可把洋葱浸在水里切，使散发出的气体溶解在水里。

食用洋葱不宜过多，否则易产气，引起腹部胀气，其气味令人不快。

吃西红柿可以延缓衰老吗？

西红柿营养丰富，每 100 克中含有水分 94.4 克，蛋白质 0.9 克，脂肪 0.2 克，膳食纤维 0.5 克，碳水化合物 3.5 克，灰分 0.5 克，胡萝卜素 0.55 毫克，维生素 A 92 微克，维生素 B_1 0.03 毫克，维生素 B_2 0.03 毫克，烟酸 0.6 毫克，维生素 C 19 毫克，钙 10 毫克，磷 2 毫克，铁 0.4 毫克，还含有维生素 K、维生素 P、苹果酸、柠檬酸等物质。每人每天吃新鲜的西红柿 100～200 克，便可满足一天中的维生素和主要矿物质的需求。

随处可见的西红柿是一种令人意想不到的抗衰老佳品。西红柿是到目前为止已知的含有抗氧化物番茄红素最多的食品。研究显示，番茄红素消灭某些游离基的作用甚至比胡萝卜素更强。研究发现，番茄红素具有保持中老年人良好的大脑和身体功能的作用。血液中高含量的番茄红素可以减少人体患胰腺癌和宫颈癌的危险。研究表明，那些平时大量生吃西红柿的人可以使消化道癌症的发病率减少一半，这些癌症包括口腔癌、咽癌、食道癌、胃癌、结肠癌和直肠癌。西红柿中的化学物质能够破坏致癌的亚硝胺的作用。只有西红柿和西瓜当中含有较多的番茄红素含量，杏当中含有少量。蒸煮或罐头制造过程不会破坏番茄红素，这样，西红柿汁罐头和所有的西红柿制品就都具有保持抗衰作用。

西红柿性平，味甘酸，具有生津止渴、健胃消食、凉血平肝、清热解毒的功效。适用于高血压病、眼底出血、热性病发热、口干渴、食欲不振等。研究表明，番茄红素是食物中的一种天然色素成分，在化学结构上属于类胡萝卜素。西红柿、西瓜和葡萄、柚等食物中番茄红素的含量很高，这些食物所具有的红或黄颜色主要就是由番茄红素引起的。由于被发现具有抗氧化、抑制突变、降低核酸损伤、减少心血管疾病及预防癌症等多种功能，番茄红素日益受到营养界的关注。蔬菜和水果对多种人类癌症的预防作用是肯定的。在可能有效的多种防癌成分中，番茄红素可能是主要的一种。医学研究发现，血浆番茄红素的浓度越高，胃癌发病率越低。此外，番茄红素有可能预防心血管疾病的发生。

西红柿中的维生素 C 含量高，其抗坏血酸酶和有机酸的保护而不易被破坏。维生素 C 可软化血管而防止动脉硬化，可与亚硝胺结合而具有防癌抗癌作用。西红柿中的烟酸既可保护人体皮肤健康，又能促进胃液正常分泌和红细胞生成。西红柿中的谷胱甘肽物质可延缓细胞衰老，有助于消化和利尿。西红柿中的纤维素可促进胃肠蠕动和促进胆固醇由消化道排出体外，因而具有降低血胆固醇和通便的作用。西红柿中的有机酸可促进食物消化，黄酮类物质有显著的降压、止血、利尿作用。

西红柿果实肉厚汁多，西红柿既可生吃，又可熟食，且适用于炒、拌、腌等多种烹调方法，可作主料，可作配料，尚可加工西红柿酱、西红柿干、西红柿粉和西红柿罐头等，也可以酿制酒和醋。

虽然多吃西红柿有益人体健康，但要严格做到三不吃：① 不吃青色西红柿。未熟的西红柿中含有龙葵素，食之会有不适感，特别是口腔会感到苦涩，严重者出现口干、发麻、恶心、呕吐、腹泻等中毒症状。当西红柿成熟变红后，龙葵素会因酸的成分增多而水解，变成无毒物质，此时吃起来才又酸又甜。② 不空腹吃西红柿。西红柿中的一些化学物质易与胃酸作用生成不易溶解的硬块。空腹时胃酸多而易形成硬块，堵塞胃内容物的排出，引起胃扩张，发生腹胀腹痛等症状，饭后因胃酸与食物混合而降低酸度，此时吃西红柿可避免上述症状。③ 不吃带皮或变质的西红柿。生吃西红柿应洗净开水烫，然后剥皮食用，以免皮上虫卵、病菌和农药等污染物危害人体健康。腐烂变质的西红柿应弃之勿食，否则有可能引起腹泻和食物中毒。

吃葡萄可以延缓衰老吗？

葡萄历来被视为珍果，名列世界四大水果之首。葡萄是一种营养价值较高的水果，每 100 克可食部分中含有水分 88.7 克、蛋白质 0.5 克、脂肪 0.2 克、膳食纤维 0.4 克，碳水化合物 9.9 克，钙 5 毫克，磷 13 毫克，铁 0.4 毫克，锌 0.18 毫克，还含有胡萝卜素 50 微克，维生素 B_1 0.04 毫克、维生素 B_2 0.02 毫克、烟酸 0.2 毫克、维生素C 25毫克，以及有机酸、卵磷脂、氨基酸、果胶等成分。

葡萄味甘、酸、性平、具有补气血、强筋骨、利小便等功效。适用于气血虚弱、肺虚咳嗽、心悸、盗汗、风湿骨痛、淋病、小便不利等。研究表明，葡萄中的有机酸类和果胶能抑制肠道细菌繁殖，并对肠道有收敛作用。

印度的研究人员发现葡萄等水果可治疗不育，可以增加不育男性的精子数量。

葡萄含单糖不仅可促进消化，且有保肝作用。葡萄中含有天然聚合苯酚，能与细菌或病毒中的蛋白质化合，使之失去传染疾病的能力。葡萄有抵抗病毒的能力。葡萄中富含钾盐，含钠量低，有利尿作用。它含丰富的葡萄糖及多种维生素，对改善食欲、保护肝脏、减轻腹水和下肢浮肿的效果明显，还能提高血浆白蛋白，降低转氨酶。葡萄中的葡萄糖、有机酸、氨基酸、维生素的含量很丰富，对大脑神经有补益和兴奋作用，对肝炎伴有神经衰弱和疲劳有一定效果。肝炎多伴食欲差，葡萄含多量果酸能帮助消化。

葡萄抗衰老的秘密是简单而又高效的，根据加利福尼亚大学的研究，葡萄当中含有20种已知的抗氧化物，它们能够抵抗氧化游离基攻击所造成的疾病和衰老。这些抗氧化物存在于果皮和籽当中，葡萄皮的色彩越是鲜艳，它的抗氧化功能越大。这也就是说，红葡萄、紫葡萄以及紫葡萄汁的功效较高。葡萄中的抗氧化物有防血栓的作用，它可以防止胆固醇的氧化，而使得血管中的危险得以降低。威斯康星大学的测试发现：3杯的紫葡萄汁在防止动脉栓塞的功效方面相当于一杯红葡萄酒。在洋葱和茶叶中含量丰富的槲皮苷，同样是葡萄中最有效的抗氧化物之一。

葡萄经简单晒干后的葡萄干，同样也是一种值得一提的食品。事实上，葡萄干比新鲜的葡萄含有更多抗衰老物质，不过要比红葡萄酒中的含量要低，这是斯皮勒博士的总结。他发现，葡萄干中酚或抗氧化物的含量是新鲜葡萄中的3～5倍。食用一次葡萄干(1.5盎司)相当于喝一杯多白葡萄酒或一杯正宗法国红葡萄酒所摄入的抗氧化物。

葡萄除供鲜食外，还可制作葡萄酒、汁、干和罐头等。也可成为茶、粥、羹、菜肴等食谱的原料。

葡萄虽好，但多食会引起泄泻，故不宜过多食用。

吃胡萝卜可以延缓衰老吗？

胡萝卜营养丰富，每100克中含水分89.2克，蛋白质1克，脂肪0.2克，膳食纤维 1.1 克,碳水化合物 7.7 克,灰分 0.8 克,胡萝卜素 4.01 毫克,维生素 A 0.688 毫克,维生素 B_1 0.04 毫克,维生素 B_2 0.03 毫克,烟酸 0.6 毫克,维生素 C 13 毫克,钙 32 毫克,磷 27 毫克,铁 1 毫克等营养成分。

胡萝卜性平,味甘,具有健脾、化滞、下气、补中、利胸膈肠胃、安五脏等功效。适用于消化不良、痢疾、咳嗽等症,并可防治夜盲症、角膜干燥症、皮肤干燥、头发干脆易脱落等维生素 A 缺乏症。经常食用胡萝卜,还有利于美容,使皮肤清洁健美,嫩滑光润。研究表明,胡萝卜中还含有槲皮素、山柰酚等,能增加冠脉血流量,降低血脂,促进肾上腺素合成。胡萝卜中所含琥珀酸钾盐是降压药的有效成分,因而胡萝卜具有降血压、强心等功能。胡萝卜素是维生素 A 的前身,也称维生素 A 原,经人体吸收后,可按体内需要转化为维生素 A。可以控制上皮细胞分化,促进细胞正常成熟,甚至抑制癌性病变,对易患上皮癌的器官(口腔、食管、肺、结肠、直肠、膀胱等)尤有好处。经常食用胡萝卜还具有防癌抗癌作用,胡萝卜素在人体中转化成维生素 A 后可降低肺癌发病率。胡萝卜素是一种抗氧化剂,可以帮助人体血液中超氧化歧化酶清除血液中对人体细胞有毒害的“氧自由基”,阻止致癌物质与细胞结合,防止肿瘤生长。抑制肿瘤细胞对前列腺素 E_2 的合成,减少人体免疫系统的损害。胡萝卜中还含有较多的叶酸,也有抗癌作用。胡萝卜中的木质素可提高机体抗癌免疫力和间接消灭癌细胞的作用。

胡萝卜对付衰老性疾病方面有很多传奇事迹。最近一项哈佛大学的研究发现,每周至少吃 5 次以上胡萝卜,可以使妇女患中风的机会降低 68%,另一项研究发现,每天吃两根胡萝卜,可以使男子体内的血液胆固醇降低 10%。每天吃一根中等大小的胡萝卜,它所含的胡萝卜素可以使肺癌的危险降低一半,即使是对那些有多年烟龄的人也是如此。血液中胡萝卜素含量较低的人更容易得心肌梗死、各种癌症或者死于中风或者由于中风而留下残疾。胡萝卜素还有助于保护眼睛免受中老年性眼部疾病的破坏。一个中等大小的胡萝卜中大约含有 6 毫克的胡萝卜素。为了摄入胡萝卜素,你可以试试胡萝卜汁,一杯胡萝卜汁中含有 24 毫克的胡萝卜素。

胡萝卜有种植的和野生的两种,颜色有红、紫红、橘黄、生姜黄等。因根形不同又有长、短和粗细之分,有的长只有 3~5 厘米,有的则长达 40 厘米以上。胡萝卜可生食,也可熟食,并是酱制、腌菜的原料。烹制菜肴时宜于炒拌、烧等,也可蒸食、煮、拔丝、做馅等。此外,胡萝卜色泽鲜艳,可用作食品雕刻材料,或切片用模具压成各种花形，点缀冷热菜肴。由于胡萝卜素是一种脂溶性物质，所以，食用胡萝卜时要多放点油，或与肉类一同烹调，以利吸收。烹制胡萝卜时不宜多加醋，以减少对胡萝卜素的破坏作用。

过多食入胡萝卜会引起高胡萝卜血症，即人的皮肤出现黄色素沉着。首先从手掌和足掌开始，逐渐向躯干和面部蔓延，并伴有恶心呕吐、食欲差、乏力等症状，易误诊为肝炎，应注意鉴别。停止食用含维生素A原的食品后，黄色素沉着可逐渐消退，多喝水有助于促进维生素A原的排泄。胡萝卜素在空气中易破坏，因此，胡萝卜制作菜肴不宜放置过久。生吃胡萝卜不易消化，约有90%的胡萝卜素随粪便排泄掉。

吃卷心菜可以延缓衰老吗？

每100克卷心菜中含有水分93.2克，蛋白质1.5克，脂肪0.2克，膳食纤维1克，碳水化合物3.6克，灰分0.5克，胡萝卜素70微克，维生素B_1 0.03毫克，维生素B_2 0.03毫克，烟酸0.4毫克，维生素C 40毫克，钙49毫克，磷26毫克，铁0.6毫克。此外，还含有多种人体必需的氨基酸，如色氨酸、甲基蛋氨酸、赖氨酸、酪氨酸等营养成分。

卷心菜性平，味甘，具有利五脏、调六腑、填脑髓的功效。适用于消化道溃疡、动脉硬化、胆石症、便秘等。研究表明，卷心菜中的钾精盐比钠精盐多很多，因而可阻止体内液体潴留。卷心菜是中性的，适合胃酸过多的患者食用。卷心菜中含糖量低，几乎不含淀粉，因此，糖尿病患者、过重、过胖的人和患动脉粥样硬化的人均可以食用。卷心菜中的丙醇二酸还可阻止碳水化合物转变成脂肪，阻止脂肪和胆固醇沉着，但丙醇二酸在热加工时会被破坏，新鲜的卷心菜汁含有植物杀菌素和烯丙芥子挥发油可抑制细菌、真菌和原虫的生长繁殖。

和花茎甘蓝一样，卷心菜也是一种有抗氧化功能的十字花科蔬菜。一项研究发现，每周食用一次卷心菜比每月食用一次卷心菜的男子，前者患结肠癌的机会只是后者的66%。卷心菜还似乎可以阻止胃癌和乳腺癌的发生。卷心菜中的一种特殊的抗氧化物吲哚-3-甲醇，可以加速身体对引发乳腺癌的有害的雌性激素的处理。布拉德洛博士是纽约勘探特朗科诺癌症研究实验室的科学家，他发现食用卷心菜的妇女中有70%的人，在5年之内体内危险的雌性激素得到了控制。有效的食用量是1/5颗到1/3颗卷心菜，其中折皱较多的卷心菜的效果最好。为了从卷心菜中获得最多的抗衰老好处,你应该经常多吃生的或稍微煮过的卷心菜以及其他十字花科蔬菜。

卷心菜质地脆嫩,味甘鲜美,制作菜肴可素可荤,冷热皆宜,可以凉拌、做汤,也可用炝、熘、熬等烹调方法烹制出美味佳肴,也可制成各种炒菜和馅心。此外,还可醋渍、腌制,是制作泡菜的理想原料。

胃肠出血者不宜食用卷心菜,因为它粗糙的植物纤维较多,其机械刺激会加重疼痛,诱发出血。腹腔和胸外科手术者,腹泻及胃炎、肠炎患者不宜食用。

吃杂粮可以延缓衰老吗?

营养学认为,最好的饮食其实是平衡膳食。平衡膳食的第一原则就要求食物要尽量多样化。多样化有两个层次,一个是类的多样化,就是要尽量吃粮食、肉类、豆类、奶类、蛋类、蔬菜、水果、油脂类等各类食物。另一个是种的多样化,就是在每一类中要尽量吃各种食物,比如肉类要吃猪肉、牛肉、羊肉、鸡肉、鱼肉、兔肉、鸭肉等等。粮食也如此,只吃精米、白面是不符合平衡膳食原则的,还要吃杂粮,如粟米、玉米、荞麦、高粱、燕麦等。对此,中医古籍《黄帝内经》已有认识,“五谷为养,五果为助,五畜为益,五菜为充”。在五谷里面通常认为稻米、小麦属细粮。杂粮是指除稻米、小麦以外的其他粮食,即前面提到的玉米、荞麦、燕麦、粟米、高粱、薯类等。

杂粮含有更多的膳食纤维。膳食纤维是不能被人体胃肠道消化吸收的植物食物的残余物,因为不能被消化和吸收,所以它不属于通常的营养成分。不过,这并不妨碍它具有非常好的健康价值。事实上,正是因为它对人体健康具有很多不可取代的作用,所以被称为“第七营养素”。

杂粮含更多的微量元素。杂粮中的钾、钙、维生素 E、叶酸、生物类黄酮的含量也比细粮丰富。

杂粮有利于糖尿病。用杂粮代替部分细粮有助于糖尿病患者控制血糖近年的研究表明,进食杂粮及杂豆类后的餐后血糖变化一般小于小麦和普通稻米,利于糖尿病患者血糖控制。

杂粮还有减肥之功效,如玉米含有大量镁,镁可加强肠壁蠕动,促进机体废物的排泄,对于减肥非常有利。

杂粮预防脑血管意外。杂粮中含有丰富的抗氧化物、矿物质、植物化学物质、纤维素和维生素,这些物质均会在加工过程中损失,故细粮中的含量远远低于杂粮。杂粮的这些物质与脑血管意外的关系早就引起人们的关注，特别是维生素 E、叶酸、镁、钾、纤维素。多食高钾、高镁的食物能预防脑血管意外，此外，还存在许多其他有益的、未被认识的植物化学物，可能与脑血管意外有关。在饮食中多吃杂粮是预防脑血管意外的行之有效的措施。

多吃“杂粮”可预防癌症。

杂粮该如何吃？

吃杂粮的三大原则。一是粗细搭配，要求市民食物要多样化，粗细粮可互补。其二是杂粮与副食搭配，杂粮内的赖氨基酸含量较少，可以与牛奶等副食搭配补其不足。其三是杂粮细吃，杂粮普遍存在感官性不好及吸收较差的劣势，可以通过把杂粮熬粥或者与细粮混起来吃解决这个问题。

杂粮族的“细、多、少”。① 细：胃肠功能较差的老年人(60 岁以上)及消化功能不健全的儿童要少吃杂粮，并且要做到杂粮细吃。② 多：中老年人尤其是有“三高”、便秘等症状者、长期坐办公室者、接触电脑较多族、应酬较多的人则要多吃杂粮。③ 少：患有胃、肠溃疡，急性胃肠炎的患者的食物要求细软，所以要尽量避免吃杂粮。患有慢性胰腺炎、慢性胃肠炎的患者要少吃杂粮。运动员、体力劳动者由于要求尽快提供能量也要少吃杂粮。

杂粮最好在晚餐食用。食用杂粮最好安排在晚餐，正常人吃的频率以 2 天一次为宜，如果是因为“三高”病情需要的话，也可安排一天两次。至于进食杂粮具体数量则可以用纤维素作为基准来衡量，与人体每日吸收的热能成正比。一般说来成人日吸收热能为 7 524 千焦需要纤维素 25 克，10 032 千焦热能则为 30 克纤维素，11 704 千焦热能为 35 克纤维量。1～18 岁之间的少年儿童需要的纤维素以年龄数加 5～10 克为宜。

什么事情都是两面的，杂粮当然也有它本身的弊病。由于杂粮中含有的纤维素和植酸较多，每天摄入纤维素超过 50 克，而且长期食用，会使人的蛋白质补充受阻、脂肪利用率降低，造成骨骼、心脏、血液等脏器功能的损害，降低人体的免疫能力，甚至影响到生殖力。此外，荞麦、燕麦、玉米中的植酸含量较高，会阻碍钙、铁、锌、磷的吸收，影响肠道内矿物质的代谢平衡。所以，粗细搭配最合理。

吃桂圆可以延缓衰老吗?

桂圆自古以来就被视为中老年人抗衰老的滋补佳品,其营养成分确非一般水果可比。每100克桂圆肉含水分17.7克、蛋白质4.6克、脂肪1克、膳食纤维2克、碳水化合物71.5克、钙39毫克、磷120毫克、铁3.9毫克。此外,还含有维生素B_1 0.04毫克、维生素B_2 1.03毫克、尼克酸8.9毫克、维生素C 27毫克,以及有机酸、腺嘌呤、胆碱等成分。

研究发现,桂圆肉除对全身有补益作用外,对脑细胞特别有益,能增强记忆,消除疲劳。桂圆含有大量的铁、钾等元素,能促进血红蛋白的再生以治疗因贫血造成的心悸、心慌、失眠、健忘。桂圆中含烟酸高达2.5毫克(每100克),可用于治疗烟酸缺乏造成的皮炎、腹泻、痴呆,甚至精神失常等。动物实验表明,桂圆对JTC-26肿瘤抑制率达90%以上,对癌细胞有一定的抑制作用。临床给癌症患者口服桂圆粗制浸膏,症状改善90%,延长寿命效果约80%。此外,桂圆水浸剂(1∶2)在试管内对奥杜盎小芽孢癣菌有抑制作用。桂圆肉可降血脂,增加冠状动脉血流量。桂圆肉具有抗衰老作用,能选择性地抑制使人衰老的黄素蛋白酶——脑B型单胺氧化酶(MAO-B)的活性。所以桂圆肉可能成为具有抑制MAO-B活性的抗衰老食品。同时,本品能提高免疫功能,桂圆肉提取液有增加免疫器官重量的作用。

桂圆甘甜滋腻,内有痰火及湿滞停饮者慎用。

市场上,有一种叫疯人果的有毒野果,产于广西、云南及越南,肉味甘甜,但果实有毒,以核仁毒性最大,多吃会引起中毒性精神病,甚至死亡。现将两者的鉴别要点简要介绍如下:① 桂圆果壳较平,少数呈不明显的鳞斑状。果蒂旁有一个小"芽",周围有纹路。壳内壁棕黄色,较平滑,有亮泽。果肉不黏手,容易剥离,有点透明,有韧性。果肉完全覆盖种子。果核圆形而光滑,无纹路,果核切开后,棕黑的壳和籽容易分开。果肉具有桂圆特有的香甜味。② 疯人果:外壳一般涂有黄粉,无果蒂及小"芽",无纹路,果壳有明显的鳞状突起,很像荔枝。壳内壁发白或呈淡黄色、不平滑,无光泽。果肉黏手不易剥离,剥下的果肉无韧性。果肉不完全覆盖种子。果核椭圆形,有一明显的沟或槽,切开后,棕黄色的皮壳与籽不易分开。无桂圆的香味,仅有点苦涩的甜味。

吃核桃可以延缓衰老吗?

核桃仁是中老年人很好的滋补品,每100克干品中含水分5.2克、蛋白质14.9

克、脂肪58.8克、膳食纤维9.5克、碳水化合物9.6克、钙56毫克、磷294毫克、铁2.7毫克。此外，还含有维生素A 30微克、维生素B_1 0.15毫克、维生素B_2 0.14毫克、尼克酸0.9毫克。鲜核桃仁可食，甘美适口。核桃仁炒食香味浓，亦可做配料用于冷菜素肴，还可加工成美味糕点，并可制成核桃仁杏仁汁、核桃仁补酒、核桃仁汁等食品。此外，核桃仁还可供榨油，核桃仁油是一种颇受欢迎的高级食用油。

核桃性温、味甘、无毒，有健胃、补血、润肺、养神等功效。《神农本草经》将核桃列为久服轻身益气、延年益寿的上品。唐代孟诜著《食疗本草》中记述，吃核桃仁可以开胃，通润血脉，使骨肉细腻。宋代刘翰等著《开宝本草》中说，核桃"食之润肌、黑须发"。核桃之所以能够美容，是因为它具有补气养血、滋补强壮的功效。核桃富含亚麻油酸，是人体理想的肌肤美容剂，令粗糙、干枯的皮肤变得润泽细腻光滑，富有弹性，对于头发早白的人，还有乌发、润发的作用。明代李时珍著《本草纲目》记述，核桃仁有"补气养血，润燥化痰，益命门，处三焦，温肺润肠，治虚寒喘咳，腰脚重疼，心腹疝痛，血痢肠风"等功效。

研究认为，核桃中的磷脂，对脑神经有良好保健作用。核桃油含有不饱和脂肪酸，有防治动脉硬化的功效。核桃仁中含有锌、锰、铬等人体不可缺少的微量元素。人体在衰老过程中锌、锰含量日渐降低，铬有促进葡萄糖利用、胆固醇代谢和保护心血管的功能。核桃仁的镇咳平喘作用也十分明显，冬季，对慢性气管炎和哮喘病患者疗效极佳。核桃仁有抗衰老作用，可降低老龄大鼠脂质过氧化物(LPO)含量，增高红细胞超氧化物歧化酶活性。此外，核桃仁可能影响胆固醇的体内合成及其排泄。可见经常食用核桃，既能健身体，又能抗衰老。有些人往往吃补药，其实每天早晚各吃几枚核桃，实在大有裨益，往往比吃补药还好。

核桃是食疗佳品。无论是配药用，还是单独生吃、水煮、烧菜，都有补血养气、补肾填精、止咳平喘、润燥通便等良好功效。核桃的食法很多，将核桃加适量盐水煮，喝水吃渣可治肾虚腰痛、健忘、耳鸣、尿频等症。核桃与薏苡仁、栗子等同煮粥吃，能治尿频、大便溏泻、五更泻等病症。核桃与芝麻、莲子同做糖蘸，能补心健脑，还能治盗汗。生吃核桃与桂圆肉、山楂，能改善心脏功能。核桃还广泛用于治疗神经衰弱、高血压、冠心病、肺气肿、胃痛等症。

吃黑芝麻可以延缓衰老吗？

研究表明，每100克黑芝麻中含有水分5.7克，蛋白质19.1克，脂肪46.1克，膳食纤维 14 克，碳水化合物 10 克，钙 780 毫克，磷 516 毫克，铁 22.7 毫克，锌 6.13 毫克。此外，还含有维生素 B_1 0.66 毫克，维生素 B_2 0.25 毫克，尼克酸 5.9 毫克，维生素 E 50.4 毫克。芝麻中的脂肪油多为不饱和脂肪酸，其中有亚油酸、棕榈酸、花生酸等，还含芝麻素、芝麻林素、芝麻酚、卵磷脂等成分。

芝麻酱含蛋白质也多，每 100 克含 21 克，高于鸡蛋和瘦牛肉，可补充人体所需的蛋白质。此外，芝麻酱中含有十分丰富的不饱和脂肪酸，其中亚油酸高达 50%，对软化血管非常有益。近年来有研究证明：芝麻酱能有效降低体内的“坏胆固醇”，因而常吃芝麻酱对中老年人预防冠心病、心血管疾病抗衰老是有很大帮助的。

常吃芝麻，可使皮肤保持柔嫩、细致和光滑。有习惯性便秘的人，肠内存留的毒素会伤害人的肝脏，也会造成皮肤的粗糙。芝麻能滑肠治疗便秘，并具有滋润皮肤的作用。利用节食来减肥的人，由于其营养的摄取量不够，皮肤会变得干燥、粗糙。而芝麻中含有防止人体发胖的物质蛋黄素、胆碱、肌糖，因此芝麻吃多了也不会发胖。在节食减肥的同时，若配合芝麻食用，粗糙的皮肤可获得改善。

除了奶制品中含有大量的钙外，黑芝麻是补钙的很好来源，其补钙、养生效果优于白芝麻数倍。不爱喝牛奶的人，可以经常吃些黑芝麻，芝麻酱含钙量也很高。10 克芝麻酱相当于 30 克豆腐或 140 克大白菜所含的钙，而且芝麻酱口感好，更易为大家所接受。

吃莲子可以延缓衰老吗？

每 100 克干品中含有水分 9.5 克、蛋白质 17.2 克、脂肪 2 克、膳食纤维 3 克、碳水化合物 64.2 克、钙 97 毫克、磷 550 毫克、铁 3.6 毫克。此外，还含有维生素 B_1 0.16 毫克、维生素 B_2 0.08 毫克、烟酸 4.2 毫克等。

莲子性味甘、涩，平，具有补脾养心、益肾固精、降压的功效。适用于脾虚泻痢、睡眠不安、白带过多等。研究表明，莲子中含钙量丰富，钙除构成骨骼和牙齿成分外，还具有促进凝血，使某些酶活化，维持神经传导性，镇静精神，维持肌肉的伸缩性和心跳的节律，维持毛细血管的渗透压，维持体内酸碱平衡等重要作用，具有安神养心作用。莲子具有抗鼻咽癌的氧化黄心宁树碱，对鼻咽癌有近期疗效。莲心茶对高脂大鼠具有降低过氧化脂质和提高超氧化物歧化酶的作用，可降低高脂饲料诱导的 TG 和 TC 升高。并有抗衰老的作用，可延长雌果蝇寿命，使雌果蝇给药 20 天和 40 天后脂褐素含量下降。

日常食用莲子时，可用开水浸泡，去皮去心，再放入锅中煮烂。亦可与米同煮，加冰糖，制成莲子粥，适宜于中老年人食用。莲子生吃宜取鲜嫩者，但不宜多吃，免伤脾胃。

吃红枣可以延缓衰老吗？

红枣质细味甜、皮薄肉厚、营养丰富，每 100 克干品中含有水分 26.9 克、蛋白质 3.2 克、脂肪 0.5 克、膳食纤维 6.2 克、碳水化合物 61.6 克、钙 64 毫克、磷 51 毫克、铁 2.3 毫克。此外，还含有维生素 A 10 微克、维生素 B_1 0.04 毫克、维生素 B_2 0.16 毫克、烟酸 0.9 毫克、维生素 C 14 毫克，以及有机酸、皂甙、生物碱、黄酮类物质等。

红枣性温味甘，具有养胃健脾、益血壮身、益气生津等功效。适用于胃虚食少、脾弱便溏、气血津液不足、营卫不和、心悸怔忡、妇女脏躁等。研究表明，红枣治疗血小板减少、非血小板减少性紫癜有一定效果。红枣还具有抗癌的作用。红枣有增强肌力的作用。对于急慢性肝炎、肝硬化患者的血清转氨酶转高者有降酶作用。对过敏性哮喘，可使支气管平滑肌松弛者可起到平喘作用。红枣确是人体保健营养品，尤其是高血压、动脉硬化、冠心病、坏血病等患者，更为合适。

红枣的食法多种多样，但都以甜食为主，煮红枣汤，熬红枣粥，还可做甜羹，包粽子，蒸糖糕和八宝饭等等。食用红枣应根据不同甜食的需要和制法，来选用红枣或小枣。红枣肉松易烂，宜急火少煮，小枣肉质坚实，宜小火多煮。爱喝汤的宜用红枣、爱吃枣的宜用小枣。蒸糕的用红枣，熬粥的用小枣。红枣还可以作菜，广东、海南人煲汤，喜欢放几个枣作调料。

因红枣助湿生热，令人中满，故湿盛腹胀满者忌服。痰热咳嗽者忌服。

红枣易受潮，发热变质。家庭购买的红枣，少量可放入塑料袋中，扎紧口，放在通风、干燥、阴凉处保存。

吃山楂可以延缓衰老吗？

每 100 克可食部分中含有水分 73 克、蛋白质 0.5 克、脂肪 0.6 克、膳食纤维 3.1 克，碳水化合物 22 克，钙 52 毫克，磷 24 毫克，铁 0.9 毫克，锌 0.28 毫克，还含有胡萝卜素 0.1 毫克，维生素 B_1 0.02 毫克、维生素 B_2 0.02 毫克、烟酸 0.4 毫克、维生素 C 53 毫克，以及山楂酸、酒石酸、柠檬酸、黄酮类物质等。

山楂味酸、甘，性微温。入脾、胃、肝经。具有消食积、散淤血、驱绦虫的功效。适用于肉食积滞，胃脘胀满，泻痢腹痛，瘀血经闭，心腹刺痛。

天津环境医学研究所对国内常见的30种水果的抗氧化活性测定后，认为山楂的抗衰老作用位居群果之首。山楂中含有一种叫牡荆素的化合物，具有抗癌的作用。山楂提取液不仅能阻断亚硝胺的合成，还可抑制黄曲霉素的致癌作用。所以，消化道癌症的高危人群应经常食用山楂。癌症患者若出现消化不良时，也可用山楂、大米一起煮粥食用。

山楂能降低血清胆固醇及甘油三酯，有效防治动脉粥样硬化。山楂还能通过增强心肌收缩力起到强心和预防心绞痛的作用。山楂中的总黄酮有扩张血管和持久降压的作用。因此，高血脂、高血压及冠心病患者，每日可取生山楂15～30克，水煎代茶饮。

中医认为山楂具有活血化瘀的作用，是血淤型痛经患者的食疗佳品。血淤型痛经患者常表现为行经第1～2天或经前1～2天发生小腹疼痛，待经血排出流畅时，疼痛逐渐减轻或消失，且经血颜色暗，伴有血块。取带核鲜山楂1 000克，洗净后加入适量水，文火煮至烂熟，加入红糖250克，再煮10分钟，待其成为稀糊状即可。经前3～5天开始服用，每日早晚各食山楂泥30毫升，直至经后3天停止服用，此为1个疗程，连服3个疗程即可见效。

生山楂对实验小鼠具有扩张血管，改善微循环的作用，能明显降低血中胆固醇及三酰甘油含量，升高高密度脂蛋白，并有提高T淋巴细胞的转化率，增强免疫功能的作用。同时，本品尚有扩张冠状动脉，增加冠脉血流量，强心、降血压及抗心律失常等作用。所含脂肪酸能促进脂肪的消化，增加胃消化酶的分泌而促进消化。

脾胃虚弱者量不宜过大。孕妇不宜多吃山楂，是因为山楂有收缩子宫平滑肌的作用，可能诱发流产。山楂可促进胃酸的分泌，因此不宜空腹食用。山楂中的酸性物质对牙齿具有一定的腐蚀性，正处在牙齿更替期的儿童更应格外注意。

吃花生可以延缓衰老吗?

花生营养丰富，每100克干花生仁中含有水分8克、蛋白质26.2克、脂肪39.2克、碳水化合物22克、膳食纤维2.5克、钙67毫克、磷378毫克、铁1.9毫克、胡萝卜素0.04毫克、维生素B_1 1.03毫克、维生素B_2 0.11毫克，烟酸10毫克，维生素C 2毫克，以及少量的磷脂、嘌呤、生物碱、三萜皂甙和矿物质等。

花生仁煮熟性平，炒熟性温，具有和胃、润肺、化痰、补气、生乳、滑肠的功效。适用于营养不良、咳嗽痰多、产后缺乳等症，对慢性肾炎、腹水、声音嘶哑等病也有辅助治疗作用。研究表明，花生仁可缩短凝血时间。花生衣能抗纤维蛋白的溶解，促进骨髓制造血小板，缩短出血时间，从而起到止血的作用，因而对血小板减少性紫癜、再生障碍性贫血的出血、血友病、类血友病、先天性遗传性毛细血管扩张出血症、血小板无力出血等症有一定的治疗作用。花生壳提取液有明显的降压作用，并有随着剂量的增加和疗程的延长而有增强其作用的趋势，其降压作用，主要是在扩张周围血管，降低周围血管阻力的结果。此外，花生还具有良好的降血脂作用。

花生蛋白质属于优质蛋白，容易被人体吸收，消化系数高达 90%左右。花生蛋白质经适当加工，可加入香肠、面包、点心等食品中，味道更美。

胆囊切除或患有胆道病的人，也不宜食用花生，因为花生含油脂多，消化时要耗掉胆汁。已经患有动脉硬化、心血管疾病的人亦不宜食用花生，由于花生会缩短凝血时间，促进血栓形成。发霉的花生含有黄曲霉素，不能食用。

吃栗子可以延缓衰老吗？

栗子的营养丰富，每 100 克干品中含有水分 13.4 克、蛋白质 5.3 克、脂肪 1.7 克、膳食纤维 1.2 克、碳水化合物 77.2 克、铁 1.2 毫克。此外，还含有维生素 A 30 微克、维生素 B_1 0.08 毫克、维生素 B_2 0.15 毫克、烟酸 0.8 毫克，以及脂肪酶和纤维素等。

栗子性味甘寒，有养胃健脾、补肾强筋、活血止血的功效。适用于肾虚所致的腰膝酸软、腰脚不遂、小便过多和脾胃虚寒引起的慢性腹泻及外伤骨折、瘀血肿痛、皮肤生疮、筋骨痛等。研究表明，栗子所含的不饱和脂肪酸和多种维生素等，具有治疗高血压、冠心病、动脉硬化等病症的功效。板栗是中老年人防治疾病，延年益寿，抗衰老的补养品，不论中老年人患有什么病，吃了板栗均有益处。

栗子可以生食，但多数熟食，烹调适应面广，冷热、荤素、咸甜均可。一般取肉整只使用，也可加工成片、块、粒、茸等，适宜烧、扒、炒、拔丝、蜜汁等烹调方法。除了菜肴以外，栗子还可用于主食糕点、小吃等。

栗子不宜过量食用。生栗子食后难消化，熟栗子食后易滞气，因此，吃栗子宜少量慢慢咀嚼。

吃松子仁可以延缓衰老吗?

松子是一种营养丰富的食品,每 100 克松子仁中含有水分 3 克、蛋白质 12.6 克、脂肪 62.6 克、膳食纤维 12.4 克、碳水化合物 8.6 克、钙 3 毫克、磷 620 毫克、铁 5.9 毫克。此外,还含有维生素 A 40 微克、维生素 B_1 0.41 毫克、维生素 B_2 0.09 毫克、尼克酸 3.8 毫克等,以及黄藤素及挥发油等成分。尤为值得称道的是松子中的脂肪多为不饱和脂肪酸,对人体有益。

松子味甘性微温,具有滋养强壮、润肺止咳、滑肠通便、熄风等功效,适用于病后体虚、便秘、肺燥咳嗽等。自古以来,松子就被中医认为是抗衰美容的果品。《开宝本草》说:“海松子,去死肌,变白,散水气,润五脏,不饥”。《日华子本草》认为松子能“润皮肤,肥五脏”。《海药本草》:“海松子,温肠胃,久服轻身延年不老。”《本草经疏》说:“海松子,气味香美甘温,甘温助阳气而通经,味甘补血,血气充足则五脏自调,仙方服食,多饵此物”。由于松子饱含油质,养血补液,所以能使内脏与皮肤得其滋养漏润,皮肤及毛发自然会光泽而润滑。《玉楸药解》说松子能“泽肤荣毛,亦佳善之品。”由于松子所含的不饱和脂肪酸有降低胆固醇、三酰甘油的作用,可以有效防止动脉硬化,所以有良好的抗衰老作用。

松子的吃法没有过多的讲究,炒熟后早晚当零食吃,每次 20 粒,常吃便可收效。也可以松子仁 30 克、大米 100 克,加白糖适量,煮成松子仁粥,每天早餐食用。

吃银耳可以延缓衰老吗?

银耳又名银耳、雪耳等,因其晶莹透白,色白如银,形似耳朵而得名。银耳是传统滋补品,营养丰富,每 100 克干品中含有水分 14.6 克,蛋白质 10 克,脂肪 1.2 克,膳食纤维 30.4 克,碳水化合物 36.9 克,灰分 6.7 克,胡萝卜素 50 微克,维生素 B_1 0.05 毫克,维生素 B_2 0.25 毫克,烟酸 5.3 毫克,钙 36 毫克,磷 369 毫克,铁 4.1 毫克,还含有磷脂、胶质等营养成分。

银耳性平,味甘淡,具有润肺生津、滋阴养胃、益气和血、补肾益精、强心健脑等功效。适用于体虚气弱、肺热咳嗽、久咳喉痒、咳痰带血、妇女月经不调、便秘、大便下血、食欲不振、高血压病、肿瘤等。研究表明,银耳中的多糖具有抗癌作用,对小鼠肿瘤 S-180 有较强的抑制作用,其作用机制不同于细胞毒类药物的直接杀伤癌细胞,而是通过提高机体免疫功能,而间接抑制肿瘤的生长。银耳多糖还具有抗炎、抗放射线、抗衰老的作用。银耳中含有丰富的胶质，对皮肤角质层有良好的滋养作用。磷脂具有健脑安神的作用。银耳所含的膳食纤维和胶质则有利于中老年人润肠通便。

银耳多糖能增强巨噬细胞吞噬能力，促进抗体的形成，促进正常小鼠和免疫功能受抑制小鼠的溶血素形成。增强细胞免疫，提高 T 淋巴细胞的转化率。促使小鼠脾有核细胞数增多，增加小鼠脾脏重量。并能明显延长果蝇平均寿命。此外，银耳能增强耐缺氧、抗疲劳能力。

银耳可炖焖制成甜羹，也可以凉拌或配炒荤素菜肴。银耳柔软滑糯，清爽滋润，风味独特。

银耳食用前要用清水洗净，发足，撕碎，煮烂，以免未煮烂的大块银耳食进后，经胃肠液浸泡而慢慢高度膨胀，堵塞肠腔引起肠梗阻。进食时应细嚼慢咽，切不可囫囵咽下。霉变的银耳不能食用，否则轻者发生头痛、腹胀、呕吐、抽搐和昏晕，重者会引起中毒性休克而死亡。银耳变质后，会滋生耐高温的酵米面黄杆菌，烧煮不会使其毒素破坏。食用变质银耳后的中毒潜伏期为 2～72 小时，病程长短不等，轻者 1～3 日恢复，重者 2～4 日内死亡，病死率 15%左右，目前尚无治疗药物。因此，对刚买回或存放过久的银耳需经鉴别后才能食用。干银耳可于食前浸泡水中进行检查。正常的新鲜银耳呈白色，色泽均匀，质地好。变质银耳呈黄色，质地呈腐败状，有明显的异味。风寒咳嗽和湿热生痰咳嗽患者忌食。

吃黑木耳可以延缓衰老吗？

黑木耳素有“素中之荤”的美名，其营养价值较高，每 100 克干品中含有水分 15.5 克，蛋白质 12.1 克，脂肪 1.5 克，膳食纤维 29.9 克，碳水化合物 35.7 克，灰分 5.3 克，胡萝卜素 0.1 毫克，维生素 B_1 0.17 毫克，维生素 B_2 0.44 毫克，烟酸 2.5 毫克，钙 247 毫克，磷 292 毫克，铁 97.4 毫克。黑木耳中所含的胶质是一种滋补品。

黑木耳性平，味甘，具有补气益智、滋养强壮、补血活血、凉血止血、护肤美容、滋阴润燥、养胃润肠等功效。适用于高血压病、崩中漏下、痔疮出血、血痢、贫血、牙痛、失眠、慢性胃炎、慢性支气管炎、多尿、白细胞减少、便秘、扁桃体炎等。研究表明，黑木耳中的多糖有一定的抗癌作用，可用于肿瘤患者的辅助食疗。黑木耳中的一类核酸物质可显著降低血中胆固醇的含量。黑木耳中胶质的吸附力强，可将残留在人体消化系统内的灰尘杂质等吸附集中出来，排出体外，从而可以清胃涤肠。

黑木耳还能吸附细小的纤维性粉尘，是矿山、冶金、理发、纺织等行业的从业人员的理想的保健食物。经常食用黑木耳还可抑制血小板凝集，对冠心病和脑、心血管病患者颇为有益。

黑木耳能降低机体自由基的产生，减少脂质过氧化产物脂褐质的形成，维持正常的细胞结构比例，维持细胞的正常代谢。黑木耳多糖具有降低小鼠心肌脂褐质的含量和脑组织中的单胺氧化酶B的活性，提高脑、肝脏及主动脉弓中超氧化物歧化酶的活性，并能减少血中丙二醛的含量，具有较好的抗衰老作用。黑木耳多糖能明显延长果蝇成虫的平均寿命，降低果蝇体内脂褐素质的含量，并能提高小鼠的耐缺氧和抗疲劳能力。

黑木耳可制作多种菜肴，用作主料或配料皆宜，多用来凉拌、炒菜、做汤或甜羹，入口柔脆滑爽，肉质细腻，风味独特。

选购黑木耳时要选择朵大适度、体轻、色黑、无僵块卷耳、有清香气、无混杂物的干黑木耳，不能食用掺假的伪劣黑木耳。

吃香菇可以延缓衰老吗？

香菇享有“食用菌皇后”的美称。香菇不仅味美，而且营养丰富，每100克干品中含有水分12.3克，蛋白质20克，脂肪1.2克，膳食纤维31.6克，碳水化合物30.9克，灰分4.8克，胡萝卜素20微克，维生素B_1 0.19毫克，维生素B_2 1.26毫克，烟酸20.5毫克，维生素C5毫克，钙83毫克，磷258毫克，铁10.5毫克，锌8.75毫克。香菇含有30多种酶和18种氨基酸，人体必需的8种氨基酸中，香菇就含有7种。因此，香菇可作为人体酶缺乏症和补充氨基酸的首选食品。

香菇性平，味甘，具有益气补虚、健脾养胃、助痘疹之毒等功效。适用于年老体弱、久病体虚、食欲不振、气短乏力、吐泻乏力、小便频数、痘疹不出、高血压病、动脉硬化、糖尿病、佝偻病、高脂血症、便秘、贫血、肿瘤等。研究表明，香菇中含有干扰素诱生剂，可以诱导体内干扰素的产生，具有防治流感的作用。香菇中还含有一种核酸类物质，可抑制血清和肝脏中的胆固醇增加，有阻止血管硬化和降低血压的作用。对于胆固醇过高而引起动脉硬化、高血压病以及急慢性肾炎、尿蛋白症、糖尿病等患者，香菇无疑是食疗的佳品。香菇中含有麦角固醇，经人体吸收后可转化为维生素D，因而可以防治佝偻病和贫血。香菇中含有抗癌物质香菇多糖，动物实验证明，香菇多糖抑制肿瘤的作用与其能增加机体的细胞免疫和体液免疫功能有关。

香菇中还含有 1,3-β-葡萄糖苷酶,能提高机体抑制癌瘤的能力,间接杀灭癌细胞,阻止癌细胞扩散。所以癌症患者手术后,如每天持续用 10 克干品香菇,有防止癌细胞转移的作用。民间常用香菇煮粥食,这对治疗消化道癌症、肺癌、宫颈癌、白血病有辅助治疗作用。研究人员发现,健康人食用香菇,未见提高免疫功能。但在患癌症后,免疫功能受抑制时,食用香菇能使免疫功能增强。

香菇宜荤宜素,是烹制珍馔佳肴的绝好原料,既可作主料,又可用作配料,适宜于卤、拌、炝、炒、烹、炸、煎、烧、炖等多种烹调方法,所以可用香菇做出许多美味可口的菜肴,主要用于配制高级荤菜和冷拼、食疗菜肴。

有些毒蕈与香菇类似,如在野外采集应注意区别,以防止中毒。野生香菇与毒菇容易混淆,毒菇有 80 余种,有毒成分为毒蕈碱、毒蕈溶血素等,食之会中毒,严重者可死亡。

吃鱼可以延缓衰老吗?

常见的高脂肪鱼主要有大马哈鱼、金枪鱼、三文鱼(鲑鱼)、鳗鱼、鲱鱼、鲐鱼、沙丁鱼、带鱼、鲥鱼等海水鱼以及白鲳、边鱼、胡子鲶等淡水鱼。其中金枪鱼所含的 EPA 和 DHA 含量在所有鱼类中最高。价廉物美的淡水白鲳鱼,其鱼肉含脂肪达 7.8%,总脂肪为 3.98%,其中除饱和脂肪酸占 1.5%外,均富含人体必需的不饱和脂肪酸。

营养学研究发现,鱼鳞是特殊的保健食品。鱼鳞含有较多的卵磷脂,有增强大脑记忆力、延缓细胞老的作用,并含有丰富的蛋白质、脂肪和多种维生素,还有铁、锌、钙和多种人体必需的微量营养素,其中钙、磷的含量很高,能预防小儿佝偻病及中老年人骨质疏松与骨折。专家们发现,鱼鳞中所含的多种不饱和脂肪酸,可以在血液中以结合蛋白质的形式帮助传递及分解脂肪,减少胆固醇在血管壁上沉积,具有防止动脉硬化预防高血压及心脏病等多种作用。

鱼肉中所含有的脂肪多为不饱和脂肪酸,易被人体消化吸收,消化率在 95%左右,消化吸收后在血液中可与血胆固醇结合,把胆固醇从血管中带走,可预防冠状动脉粥样硬化即冠心病。此外,鱼肉更易消化吸收,某些无机盐和维生素含量也比猪肉高,所以要经常吃鱼,海水鱼的钙、碘含量高于淡水鱼。多食鱼类鱼油有降低胆固醇,防止冠心病的作用,是饮食保健品中营养丰富,且无促发心血管病的食品之一。中老年多食些鱼类,对身体有好处。

每周至少吃两到三次的鱼，最好是多脂肪的鱼。鱼是一种特别的食品，脂肪多的鱼反而对健康更有好处。研究表明，多吃鱼的人能够在较大程度上避免衰老性疾病，比如心脏病、癌症、关节炎、糖尿病、牛皮癣、支气管炎等等。另一方面，从世界范围来看多吃鱼的人也更能长寿。世界上人均寿命最长的国家是日本，日本人吃鱼的数量比美国人要多3倍。

所有的海产品，当然特别是多脂肪的鱼，比如沙丁鱼、大马哈鱼、金枪鱼和鲐鱼，都含有一种特别的脂肪。这种鱼油的主要功能通过"稀释血液"来保护动脉血管，就像阿司匹林的作用原理一样，因此这可以预防引起心肌梗死和中风血栓。这种鱼油还可能降低血压和减少三酰甘油的含量，使心律恢复正常，使衰老的动脉恢复弹性，它还有助于中断一些感染的过程，这些过程会引起关节炎、癌症、牛皮癣、糖尿病。海产品中同样还含有大量的抗氧化物。

多吃鱼肉有助于缓解心情抑郁以及朗读困难。人脑需要某种脂肪才能正常运转。一些鱼肉当中富含的ω3脂肪酸可以帮助改善心情忧郁的状况，缺乏ω3脂肪酸有可能导致心情抑郁、患上孤独症、出现朗读困难以及精力不能集中。压力过大、过度饮酒和吸烟以及摄入过量咖啡因都会导致ω3脂肪酸含量降低。ω3脂肪酸还有助于改善肌肤、头发以及指甲的状况。

吃素有哪些好处?

多吃水果和蔬菜、少吃肉类能够减少衰老的危害并延长寿命。素食者体重较轻，血液胆固醇和血压较低，患心肌梗死和癌症的机会较少，免疫系统功能较强，因而比肉食者更为长寿。英国科学家们对6 000名素食者进行了研究，发现素食者比肉食者患心脏病的比率要低28%，患癌症的比率要低39%。即使是吸烟的或是肥胖的素食者，他们死于这两个原因的比率也比吸烟或肥胖的肉食者低。如果说全社会的人都转向遵循素食者的食谱，那么心脏病的主要疾病动脉粥样硬化，将消失得无影无踪。

女素食者中患乳腺癌和卵巢癌的人似乎较少。研究发现，食肉的妇女体内雌性系的循环水平比素食妇女高，这可能与肉类中饱和类的动物脂肪有关，而雌性激素会导致乳腺癌和卵巢癌。素食者患结肠癌的机会也较少。而且，素食者中患2型糖尿病、胆结石、肾结石、骨质疏松和关节炎的人也较少。素食者可提高免疫系统，这使他们从总体上可以少受衰老和中老年病的侵害。素食者血流中含有大量的来自植物中的抗氧化物，这些物质能够抗衰老和防治慢性病，他们身体免疫系统的功能较强，能够更好地抗感染和对付与免疫有关的疾病，包括癌症。

吃素的好处众所周知，不过吃得不对同样有害无益。例如吃了加工程序过多的加工品，不但营养素少了，其内含的化学物质及色素也会对人体造成影响。烹调时使用过量油脂，反而造成人体负担。因此，烹煮素食时，就不要使用太复杂的烹调程序，多食用新鲜蔬菜，油一定要适量，选择原始粗糙的素材(传统豆腐就比盒装豆腐好，芝麻也比芝麻糊含糖低、营养高)，经常更换米饭种类，偶尔吃点糙米，或在米饭内加五谷、燕麦等，以达到均衡营养。

少吃盐可以延缓衰老吗?

少吃盐，也是“少吃增寿”的又一重要方面。唐代《保生铭》中指出，“咸多促人寿，不得偏耽思。”说明多吃盐，可使人寿命短促，所以不要偏食。我国民间谚语也有“菜饭宜清淡，少盐少病患”之说。

食盐是我们人体不可或缺的物质，因为盐的组成部分钠离子和氯离子几乎参与人体的所有活动。然而，食盐过多，对人体又是有害的，会引起高血压，并对心、脑、肾等主要生命器官造成损害。日本北方居民每天吃盐 26 克，高血压的发病率为 40%。非洲部分地区的土著人，每天吃盐 10 克，发病率为 8.6%。爱斯基摩人每天吃盐低于 4 克，人群中未发现高血压。故欧美发达国家曾在 50 年代发起“抗盐运动”，要求人们少食盐。

调查表明，我国北方人喜吃咸，南方人喜淡食，所以北方高血压患者多。这是因为盐能促使血管收缩，水钠潴留，加重心脏负担，引起高血压。一系列动物实验表明，人体随钠盐摄取量的增加，胃癌、食道癌、膀胱癌的发病率亦会增加。如果增加钾的摄取量，胃癌的发病率则成比例地下降。因此，若人们尽量少吃盐(中老年人每天限制在 5 克以下)，同时多吃富含钾的水果和蔬菜，消化系统的癌症发病率就会大大降低。瑞典学者还发现，糖尿病、高血压、骨质疏松症患者，在饮食中摄入钾和镁，并以此取代钠盐，这些疾病的症状大都可以得到缓解。

世界卫生组织建议：一般人群每日食盐量为 6～8 克。我国居民膳食指南提倡每人每日食盐量应少于 6 克。每日食盐的摄入量如何计算呢？下面介绍一个粗略估算的计算方法。你买 500 克食盐后，记下购买食盐的日期，当这 500 克食盐吃完后，再记下日期，那么你就知道这 500 克食盐吃了多少天，用所吃盐量除以吃盐的天数，再除以家中就餐人数，就可得出人均粗略的食盐摄入量。

另外还要注意一个问题，就是酱油也是我们膳食中的另一主要来源。所以在计算食盐量时，也应加上透过酱油所摄入的食盐量，计算方法同上。但要说明一点，酱油中食盐含量为18%左右，你只要将酱油用量乘以18%，即得出人均透过食用酱油摄入的食盐量。将此量加上食盐量，便是你家中每人日均的食盐量。

餐时加盐法这种少吃盐又照顾到口味的用盐新法可解决以上的问题。“餐时加盐法”，即在烹调或起锅时少加盐或不加盐，而在餐桌上放一瓶盐，等菜肴端到餐桌上时再放盐。这是少吃盐的有效措施。

吃海藻可以延缓衰老吗？

海藻是海带、紫菜、裙带菜、石花菜等海洋藻类的名称，几十年来一直被公认是有效治疗佝偻病和甲状腺功能障碍的食品。而当今科学家进一步发现，“海藻”还是预防中老年性疾病的“良药”，尤其对心脏病、高血压病、高脂血症以及某些癌症，有较好地防治作用，因而在延缓人体衰老中有特殊的功效。

研究发现，导致人体衰老的血浆低密度脂蛋白中胆固醇含量的增多，并不是唯一的病理因素。植物油脂中含有较多的N-6型不饱和脂肪酸，同样会促使血浆中低密度脂蛋白氧化导致血栓形成、动脉粥样硬化和血流淤滞。而海藻中含有大量的N-3型不饱和脂肪酸，可与植物油脂中的N-6型不饱和脂肪酸发生作用，阻断低密度脂蛋白的氧化作用。美国和日本的科学家在研究中还发现海藻具有惊人的抗癌作用。海藻的这种抗癌功效，是因其能防止血液酸化，而且含有较多的硫酸多糖和食物纤维，有助于废物和毒物的排泄。女性由于生理原因，往往造成缺铁性贫血，多食海藻可有效补铁。缺碘可引起甲状腺肿大，还会诱发甲状腺癌、乳腺癌、卵巢癌、子宫颈癌、子宫肌瘤等，因此建议妇女要适时补碘，多吃些海藻食品。

海藻中含有大量的能明显降低血液中胆固醇含量的碘，常食有利于维持心血管系统的功能，使血管富有弹性，从而保障皮肤营养的正常供应。海藻中的蛋氨酸、胱氨酸含量丰富，能防止皮肤干燥，常食还可使干性皮肤富有光泽，油性皮肤可改善油脂分泌。海藻中所含维生素丰富，可维护上皮组织健康生长，减少色素斑点。海藻提取液蛋白多糖类可对抗各种病毒，其中包括艾滋病病毒和致癌的RNA病毒。藻胶酸可与放射性元素锶结合成不溶物排出体外，使锶不致在体内引起白血病等。海藻一般人群均适合食用，但脾胃虚寒者忌食。

海藻中有一种叫做海藻酸的胶状物质，因为它多存在于褐色海藻中，因此也称为褐藻酸。海带用水一泡，表面会有一层黏糊糊的胶状物，那就是海藻酸。海藻中的海藻酸实际上是包裹着钾、钙、镁等金属离子的混合物。海藻酸有一特性，在酸性环境里，会与钾、钙、镁等金属离子分离，在碱性环境中，又与金属离子结合。那么海藻进入人的胃以后，在胃酸作用下，海藻酸释放了所含的钾等金属离子。但由于海藻酸不能被胃消化吸收，所以它要继续在人体内旅行。海藻酸进入肠道后，由于肠道是碱性的，它又要寻找金属离子结合，由于人每天都吃盐，肠道里钠离子最多，于是海藻酸就大量地与钠离子结合，并将其牢牢包裹直到排出体外。由此看来，吃海藻正好可以补充钾和清除多余的钠。

在海藻的吃法上也有讲究，对预防心血管病较为有效的吃法是：在含动物脂肪的膳食中掺点海带等海藻食品。这样会使吃下去的脂肪在人体的皮下和肌肉组织中积存，而很少在心脏、血管、肠膜上积存，因而也不会导致血管的粥样硬化。除了在日常膳食中做配菜经常食用外，也可用海带 9 克加草决明 5 克，水煎，吃海带汤，对心血管病的治疗有较好的效果。当然，海藻的好处不只这些，它还含有丰富的人体所必需的氨基酸、矿物质、维生素等。海藻类食物不管凉拌还是做汤都是非常可口的。

饮茶可以延缓衰老吗？

茶叶为山茶科植物茶的芽叶，经炒制而成。由于炒制的工艺不同，可分为绿茶、红茶、乌龙茶、花茶和紧压茶五大类。俗话说："好茶一杯，精神百倍"。茶能减肥，又可醒酒解烟毒，还可减轻头痛和缓解胆绞痛，因而饮茶对抗衰老有利。但由于茶的特性，饮用时应注意适时适量，茶水不要太浓和空腹少饮。一般适合老人的饮茶方法是：在早晨泡茶一杯，陆续加水饮用，到中午时，茶水渐淡，下午就逐渐成为白水，从而可避免引起晚间失眠、多尿、便秘等现象。

茶叶味甘苦而涩，绿茶性凉，红茶性温，具有清热除烦、利尿止渴、提神醒脑、生津止渴、降火化痰、消食解毒等功效。适用于心烦口渴、食积痰滞、多睡善寐、头痛目昏、疟疾等。研究表明，适量饮茶可以消脂减肥，美容健身具有抗菌解毒、抗御原子能辐射、增强微血管的弹性、预防心血管病、兴奋神经系统、加强肌肉收缩力等功效。

茶多酚具有很强抗氧化性和生理活性，是人体自由基的清除剂。据有关部门研究证明,1毫克茶多酚清除对人机体有害的过量自由基的效能相当于9微克超氧化物歧化酶(SOD),大大高于其他同类物质。茶多酚有阻断脂质过氧化反应,清除活性酶的作用。据日本奥田拓勇试验结果,证实茶多酚的抗衰老效果要比维生素E强18倍。

茶同时具有提神和养神两方面的作用,提神作用可以使大脑清醒灵活,而养神作用则具有抑制、安神的作用。同样的茶却能导致这样两种相反的作用,是什么道理呢?当茶叶刚泡开大约3分钟左右时,茶叶中大部分的咖啡因就已溶解到茶水中了。这时的茶就具有明显的提神功效,使人兴奋。而再往后,茶叶中的鞣酸逐渐溶解到茶水中,抵消了咖啡因的作用,就不容易再使人有明显的生理上的兴奋。有些人一到下午就不敢碰茶了,怕晚上睡不着觉。其实,如果把第一泡冲泡大约三分钟的茶水倒掉,再续泡的水提神效果已经不会很明显了。

研究表明,喝茶的比不喝茶的人患龋齿的要少。因茶中含有氟与牙齿中的氢氮磷灰石结合为氟磷灰石,有抗酸防龋能力。因能减弱牙本质内神经纤维的传导,对牙齿过敏有脱敏作用。对牙周炎、口腔溃疡、咽炎、喉炎也有抗炎功能。中老年人饭后温茶漱口,有利于保持口腔清洁,保护牙齿。饮茶对减轻动脉样硬化的形成,有一定作用。因茶中的咖啡因、维生素等,能兴奋高级神经中枢,扩张血管及冠状动脉,增强血管弹性,改善血液循环的功能。

饮茶能增进食欲,帮助消化和防治一些消化道疾病。一般逢年过节,会餐饱食后,常喜饮浓茶,感觉舒适。因茶中有芳香化合物和鞣酸能促进胃液分泌,溶解脂肪。又因有收敛功能,可凝固沉淀蛋白质,减轻和抑制大肠杆菌、葡萄球菌的毒性。临床上茶能止泻,患溃疡性结肠炎者亦可用茶水煎剂灌肠,有一定效果。实验研究证明,茶对痢疾杆菌的作用与黄连素相同。

饮茶可加强利尿和防止尿道结石。茶中有能抑制肾小球再吸收咖啡因,其代谢产物经去甲基和氧化作用,以甲尿酸形式排出体外,故可利尿。另有枸橼酸和盐能防止钙盐结石在尿道中形成。

饮茶忌过浓,忌空腹饮茶,饮茶忌过量,进补后忌立即饮茶,忌饮有异味的茶,忌饮隔夜茶。

饮酸奶可以延缓衰老吗?

酸奶是一种的既美味、营养又健康美容的饮品。酸奶的妙处不胜枚举,已经成为人们生活中不可缺少的营养伙伴，一日三餐一样为我们的身体保驾护航。

酸奶被公认为是最有抗衰老价值的健康食品之一。它富含钙质、磷、维生素 B_2 和维生素 B_{12}。这些物质均有助于神经系统健康，恢复肠蠕动并加强免疫系统的功能。其次，还能通过调节消化系统，排除废气，治疗腹泻或便秘。这种奶制品可成为过于甜腻的饭后冰激凌和奶油的替代型营养食品。钙质和磷有助于保护牙齿和骨骼，避免龋齿和骨质疏松。虽然酸奶是通过低热灭菌法制成的，但它依然是一种天然食品。它具有以下优点：食用天然酸奶可避免有害细菌在小肠内的扩散，从而防止肠道传染病，由消化问题引起的废气可得到有效化解。抗菌素能够减少肠道内的细菌，从而有助于肠道功能。酸奶对经常腹泻的人也有好处，有些研究者认为它可预防急性结肠病或结肠癌。此外，酸奶还可改善肤质。

除了特别饿的时候，酸奶可以在任何时候饮用。酸奶中益生菌的存活与胃肠道中的酸碱度密切相关。研究表明，嗜酸乳杆菌在 pH 值 5.4 以上的环境中生长繁殖良好，从而最大限度发挥其作用。用餐后半小时至两小时之间，此时胃液的 pH 值一般已升至 5 左右，较适宜于益生菌的存活与生长，从而有利于发挥其独特的保健功效。由此可见，无论用餐前、用餐时还是用餐后，酸奶和活性乳酸菌饮料都会为我们营造最好体内环境，让我们舒服用餐，享受美食。

酸奶的蛋白质成分能促进铁的吸收，因此，把西红柿和酸奶搭配在一起榨出的西红柿酸奶汁能提高体内铁元素的良好吸收，可有效补血。

饮红葡萄酒可以延缓衰老吗？

红葡萄酒中含有较多的抗氧化剂，如酚化物、鞣酸、黄酮类物质、维生素 C、维生素 E、微量元素硒、锌、锰等，能消除或对抗氧自由基，所以具有抗老防病的作用。所以，多喝红葡萄酒能够抗衰老。

在法国最大的葡萄酒产地波尔多鲁萨克的圣爱美伦村，这里的老人经常像年轻人一样骑着自行车自如地穿梭在市场，而这些老人的年龄大部分在 70～90 岁之间，他们看上去都红光满面。对于这里的村民们来说，每餐必不可少的就是红葡萄酒，他们一直都相信是红葡萄酒让他们身心得以健康。原来，我们人体就像放置在空气中的金属，在大自然中会逐渐“氧化”。人体氧化的罪魁祸首不是氧气，而是氧自由基。这种不成对的电子很易引起化学反应，损害 DNA（脱氧核糖核酸）、蛋白质和脂质等重要生物分子，进而影响细胞膜的运转过程，使各组织、器官的功能受损，加速机体老化。而红葡萄酒中含有较多的抗氧化剂，如酚化物、黄酮类物质、维生素C、维生素E、微量元素硒、锌、锰等能消除或对抗氧自由基，所以具有抗老防病的作用。此外，波尔多地区的村民们一直认为，在冬天饮用红葡萄酒就像吃人参一样，不仅可以促进全身血液循环，还为身体带来生气和活力。

红葡萄酒含有丰富的葡萄糖、果糖、维生素C和B族维生素等营养物质，常喝红葡萄酒具有软化血管、保护心脏的特殊功效。红葡萄酒中的儿茶酚等物质可以防止动脉硬化的发生。美国哈佛大学的研究表明适量饮酒能够使心血管病的发病率低20%～40%。人的血液中有两种脂蛋白：低密度脂蛋白和高密度脂蛋白，低密度脂蛋白可以被通俗地称为不良脂蛋白，因为它们的结构容易断裂，使胆固醇沉积物随血液流动，并最终黏附在动脉壁上，增加了罹患心脏病的危险。红葡萄酒能使血中的高密度脂蛋白升高，而高密度脂蛋白的作用是将胆固醇从肝外组织转运到肝脏进行代谢，所以能有效的降低血胆固醇，防治动脉粥样硬化。不仅如此，红葡萄酒中的多酚物质，还能抑制血小板的凝集，防止血栓形成。红葡萄酒能够明显减少动脉粥样硬化斑块的出现。葡萄酒中的化合物在机体不受低密度脂蛋白氧化侵害的作用方面比维生素E有更强的效果。葡萄酒中的化合物不仅是天然成分，而且种类繁多非常有利于健康。在饮酒之后，葡萄酒中的多种酚类化合物被吸收到血液中，迅速提高血液的抗氧化水平。

红葡萄酒能防衰抗老，包括延缓皮肤的衰老，使皮肤少生皱纹。除饮用外，还有不少人喜欢将红葡萄酒外搽于面部及体表，因为低浓度的果酸有抗皱洁肤的作用。虽然，饮用红葡萄酒的好处非常多，然而也有量的限制。饮用红葡萄酒，按酒精含量12%计算，每天不宜超过250克，否则会危害健康。

吃药膳可以延缓衰老吗?

药膳是选用滋补强壮、扶正固本的中药，配合一定食物，经烹调而成的食品，能调整阴阳、补养气血、维护血管的弹性，调节血压，增强机体免疫能力，预防疾病，延年益寿，适用于各种年龄的人，尤其适宜于中老年人。我国药膳食疗源远流长，在滋补强身，抗衰防老，延年益寿方面有独创之处。早在西周时期药膳食疗就有了较大的发展，当时已有“食医”的专门医生。《神农本草经》载药365种，表明具有“不老”、“轻身”、“延年”功效的品种达133种，其中有枣、藕、山药、蜂蜜等食物。《素问》所谓“谷肉果菜，食养尽之，无使过之”，“五谷为养，五果为助，五畜为益，五菜为充，气味合而服之”，为药膳食疗的理论奠定了基础。唐宋以后，药膳食疗学得到了全面的发展，孙思邈的《千金要方》与《千金翼方》二书中分别有“食治”与“养老食疗”专节，认为“食能排邪而安脏腑，悦神爽志以资血气”(《千金要方·食治》)。以后的《食疗本草》、《养老奉亲书》、《饮膳正要》、《本草纲目》等著作中均记载了不少药膳食疗治疗中老年病的方剂和方法，为抗衰老提供了丰富的借鉴依据。现推荐补气、补血、补阴、补阳的药膳：

(1) 补气药膳：取黄芪片 20 克，子母鸡 1 只，葱、生姜、食盐、黄酒、味精、花椒水适量。将子母鸡宰杀后，去毛和内脏，剁成 1 寸见方的小块，放入沸水锅内煮 3 分钟捞出，洗净血，装入汽锅内，加入葱、生姜、食盐、黄酒、味精、花椒水等。再将黄芪片洗净，放入汽锅内，盖上盖，上笼蒸 3 小时取出，拣去葱、姜、黄芪即成。可作正餐食之。具有补中益气的功效，适用于中老年人脾气虚弱证，症见身疲乏力，气短懒言，面色无华，大便溏泻等。可用于中老年人子宫脱垂等病。

(2) 养血药膳：取当归 10 克，党参 10 克，山药 10 克，猪腰 500 克，酱油、醋、姜丝、蒜末、麻油各适量。将猪腰切开，剔去筋膜、肾盂，洗净。当归、党参、山药装入纱布袋内，扎紧口，同放锅内，加水适量，清炖至猪腰熟透，捞出猪腰，冷却后，切成薄片，放在盘子里。拌入酱油、醋、姜丝、蒜末、麻油即可。佐餐食用。具有养血、益气、补肾的功效，适用于中老年人气血亏损兼肾亏证，症见心悸，气短，腰酸痛，失眠，自汗等。可用于围绝经期综合征、卵巢早衰、围绝经期抑郁症等病。

(3) 滋阴药膳：取银耳 10 克，黑木耳 10 克，冰糖 30 克。将银耳、黑木耳用温水发泡，并摘除蒂柄，除去杂质，洗净放入碗内，加水适量，放入冰糖。置蒸笼中，蒸 1 小时，待木耳熟透即成。吃银耳、木耳，喝.汤，每日 2 次。具有滋阴、补肾、润肺的功效，适用于中老年人肺肾阴虚证，症见头晕目涩，耳鸣腰酸，阴道干涩，皮肤粗糙等。可用于中老年人皮肤衰老、早老性痴呆、卵巢早衰、中老年性阴道炎、慢性外阴色素减退病等病。

(4) 助阳药膳：取肉苁蓉 10～15 克，精羊肉 60 克，大米 60 克，精盐少许，葱白 2 茎，生姜 3 片。分别将肉苁蓉、精羊肉洗净后切细，先用沙锅煎肉苁蓉，取汁去渣，入羊肉、大米同煮，待煮沸后，加入精盐、葱白、生姜，煮为稀粥。早晚各食 1 次。具有补肾助阳、健脾养胃、润肠通便的功效，适用于中老年人肾阳虚衰证，症见腰膝冷痛，小便频数，夜间多尿以及平素体质羸弱，恶寒怕冷，四肢不温，性欲低下等。可用于中老年人性功能减退、卵巢早衰、中老年人便秘等病。

(5) 补气血阴阳药膳:取当归 15 克,党参 15 克,鳝鱼 500 克,黄酒、葱、姜、蒜、味精、食盐、酱油各适量。将鳝鱼剖脊背后,去骨、内脏、头、尾,切,备用。当归、党参装入纱布袋内扎口,与鳝鱼同入锅内,放入黄酒、葱、姜、蒜、食盐,加水适量。先用大火烧沸,打去浮沫,再用小火煎熬 1 小时,捞出药袋不用,加入味精即成。具有补益气血的功效,适用于中老年人气血不足证,症见久病体弱,神乏无力,面黄肌瘦等。可用于中老年人外阴色素减退疾病、卵巢早衰等病。早晚各服 1 次。

(6) 健脾利水药膳:鹌鹑 5 只,薏苡仁 10 克,黄芪、生姜、酱油各 5 克,胡椒粉 2 克,化猪油 25 克,肉汤 500 克。将薏苡仁洗净,黄芪洗净切片,鹌鹑宰杀后去毛,内脏及脚爪,洗净,入沸水锅中焯去血水,对剖成两块。姜洗净切片,葱洗净切长段。净锅置火上,加猪油烧至六成热,下姜片、葱煸出香味,放肉汤、鹌鹑、黄芪、薏苡仁及诸调料,大火烧开,打去浮沫,改用小火煨至肉烂,用大火收汁,装盘即成。佐餐食用。具有益气健脾、行水祛湿的功效,适用于中老年人脾胃气虚证,症见身疲乏力,小便不利及水肿等。可用于中老年人特发性水肿、围绝经期综合征等。

三、老年人的饮食宜忌

老年人不宜常吃的食品有哪些?

(1) 油炸类:油炸食品含脂肪量甚高,一次食入较多的高脂肪食物,胃肠道难以承受,容易患消化不良,还易诱发胆、胰疾患,或使这类疾患复发、加重。另外,油炸类食品产热量高,老年人常吃可导致体内热能过剩。

(2) 熏烤类:食物在熏烤过程中,可产生某些致癌物质。老年人本来就比一般人容易患癌症,如果经常吃熏烤类食品,则会增加患癌特别是胃癌的危险性。

(3) 腌渍类:腌渍食品一般含盐量高,维生素含量甚低,不适于老年人经常食用。

(4) 酱制品:包括酱油、大酱和各种酱菜,它们普遍含盐量极高,会加重心血管和肾脏的负担。

(5) 冰镇类:在炎热的夏天,冰镇食品入胃后会导致胃液分泌下降,容易引起胃肠道疾病,甚至会诱发心绞痛和心肌梗死,对患心血管疾病的老年患者尤为不利。

(6) 甜食类:甜食类含糖量高,老年人多喜欢吃,但糖摄入量过高可引起肥胖,并能引起血脂增高,对已有动脉硬化倾向和糖尿病的老人尤为不利。

(7) 动物内脏类:动物脑、肝、肾等含胆固醇甚高,会增高老年人血胆固醇。

(8) 动物血类:动物血含胆固醇较高,老年人不可常吃,但可以偶尔吃一两次,一次量不宜过多。

(9) 方便食品:方便食品含有的维生素等营养较少,如把它们当主食来吃,容易出现维生素缺乏症,对老年人的健康十分不利。

(10) 过期食品:老年人有存放食品舍不得吃的习惯,食物贮存过久会发生霉变,产生各种有害物质,容易引起食物中毒或致癌。

老年人的食谱为什么宜经常变化?

老年人的食谱要勤于变化,每天最好安排30种食物以备选择,至少也要吃14种食物才能达到膳食平衡。

老年人早餐坚持低糖低脂的原则,选择瘦肉、禽肉、蔬菜、果汁、低脂奶,辅以谷物、面食。午餐以高蛋白食物为主,原因在于蛋白质进入体内后会分解出酪氨酸,进入脑后转化成使人振奋的多巴胺与去甲肾上腺素,从而使人精力充沛。晚餐应以高糖、低蛋白食物为主,糖类会增加血清素的分泌,可防失眠。肉类、蛋类等高蛋白质的食物宜加以限制。

一年四季气候变化很大,故食谱更应有所不同。春季要突出温补阳气类食物的地位,如选择葱、蒜、韭菜等蔬菜。夏季首先要注意补足水分和钠、钾、钙、镁等矿物质,含氮物质及B族维生素、维生素C等。蔬菜每天不少于500克,豆腐不少于100克,鸡蛋1个,少量瘦肉,应少吃油腻食品。另外夏季苦味食物值得推荐,如苦瓜等。秋季易使人产生“秋燥”症状,老年人对秋天气候变化的适应和耐受力较差,饮食调养可起到预防作用,应以“清润”为宜。秋季易伤津液,故平时要多饮些开水、淡茶、豆浆以及牛奶,还应多吃些萝卜、番茄、豆腐、柿子、香蕉等。暮秋时节,精气开始封藏,进食滋补食品较易被机体消化、吸收和藏纳,有利于改善脏器的功能,增强素质。对体弱多病的老年人,更有康复、祛病和延年之效,这时可适当吃些鸡、鸭、牛肉、猪肝、鱼、虾等以及莲子、大枣之类的食品。冬季天气寒冷,是闭藏之令,进食要多吃敛阳护阴的食物,如芝麻、龟、鳖、莲藕等。

为什么老年人的饮食不宜过于清淡?

老年人吃过分清淡食物会降低体质,疾病反而更容易侵袭人体。即使患有心脏病的老人,也不可强求饮食必定要清淡。长年吃素,从饮食中摄入的蛋白质、脂肪会严重不足,不能满足机体代谢的需要。

素食中,除了豆类含有丰富的蛋白质外,其他食物中的蛋白质含量均很少,而且营养价值较低,不易于被人体消化吸收和利用。而诸如鸡、鸭、鱼、肉之类的荤食,却能够成为营养的重要来源。

其实,人身体健康的主要因素不在于吃荤还是吃素,而在于吃什么和吃多少,也就是人体所需的营养成分是不是全、是不是适量。从食物中所摄取的成分及其分量，正是人体生理及生活运作中需要的，为正确的营养摄取最基本的原则之一。荤素相间的饮食可促进人体的新陈代谢，促使组织细胞的结构完全，以提高抗病能力，并延缓衰老及增进健康长寿。

老年人的饮食可以大米、面粉或杂粮为主食，每日喝豆浆或牛奶。菜肴以瘦肉(每1～2日50克左右)、蛋禽、鲜鱼虾等荤食以及各种蔬菜为主。

老年人适当控制动物脂肪的摄入是必要的，但长期不进荤油或其他动物脂肪类食物，会降低机体免疫功能，易发生营养不良、贫血、感染和癌症。所以，老年人应科学地食用油类，一般以吃植物油为主，适当地吃些动物油，按2∶(0.5～1)的比例，可使两类脂肪酸的摄入恰到好处。

为什么老年人不宜食厚味?

进入老年期后，随着整体机能的减退，饥饿觉、渴觉、视觉、嗅觉和味觉的功能都下降，老年人对食物的需求、欲望及进食的愉快感减低。老年人因身体老化而导致的吃饭不香，不应用求“厚味”来解决。那么，该怎样合理解决老年人进食无味的问题呢?

(1) 要改进食物的色香味，在烹调时设法将不同颜色、味道的食品，适当调配组合成为色彩诱人的美味食品，做到“色美味鲜”。

(2) 改善进食环境，注意饭前卫生，不酗酒，不吸烟，少喝水，以减少对消化道的刺激和避免冲淡消化液。

(3) 吃饭要定时定量，尤其不要“零食不离口”，以免使胃肠道得不到片刻的安宁，打乱定时进食的习惯，导致食欲的减退。

(4) 每吃一口饭要细嚼慢咽。不少食物尤其是肉类食品，在细嚼的过程中可使肉食中的氨基酸释放出来，以增加鲜美感。细嚼的同时还可刺激产生大量唾液，既能润滑食物，便利吞咽，清洗口腔，又可将淀粉分解成甘甜爽口的麦芽糖，从而提高口感，有利吸收。细嚼慢咽还可保护胃肠不受损伤，并能反射性地引起胃腺、胰腺等的分泌，增强消化功能，达到旺盛食欲之目的。强调一点，不应再把味美作为饮食的目的，应为健康而食。

为什么老年人宜喝牛奶?

牛奶含有蛋白质、脂肪、糖类、矿物质、维生素和水等六大营养素，对于老年人说来，是一种理想的完全食品，因此，多喝牛奶对他们大有好处。

牛奶中含有 3.3%～3.5%的乳蛋白质，乳蛋白质的消化吸收率可高达 96%。牛奶中含有赖氨酸、蛋氨酸、色氨酸等 9 种人体必需却又不能在体内合成的氨基酸。

多喝牛奶不仅可以让老年人从其他食物中摄入的脂肪适量，而且可以从牛奶中获得如亚麻酸和花生四烯酸等人体必需的不饱和脂肪酸。亚麻酸有显著的降低血胆固醇作用，花生四烯酸可以降低三酸甘油酯，这对于防止动脉粥样硬化和高血压都有好处。

老年人喝牛奶可以补充维生素，特别是维生素 A 和维生素 B_2。

乳糖能促进人体肠道内有益的乳酸菌生长，维持肠道的正常消化功能。乳糖有利于老年人对钙的吸收，可防止机体因缺钙而产生的骨质疏松等病症。乳糖消化后变成葡萄糖可以补充能量。

与其他食物相比，老年人更易吸收和利用牛奶中的钙和磷。

高血脂老人可以饮脱脂牛奶，牛奶中乳清酸可以清除附在血管壁上的胆固醇。轻度肾功能损害的老人喝牛奶，肾脏的排泄功能可以得到提高。高尿酸血症和痛风的老年人可以喝牛奶，因为其乳蛋白不含嘌呤。

为什么老年人的食物不宜软烂精细？

不少老年人由于牙齿不好及消化功能减退，喜欢吃些软烂精细的食物，并认为软烂精细的食物好消化，殊不知，老年人并不宜吃软烂精细的食物，因为这些食物对老年人的健康并无益处，反而有害处。

吃软烂的食物，对老年人健康的最不利之处会造成营养的缺乏。因为软烂的食物，不需要用力咀嚼就可以咽下，但是不经过在口腔中反复咀嚼的食物，唾液酶的分泌减少，不利于消化吸收。无论老人的牙齿好与不好，有牙还是没有牙或是假牙，都应该用牙或牙床来咀嚼食物。经常用牙齿咀嚼食物，尤其较硬的食物，可以锻炼牙齿和牙床，使牙床发达，从而使牙齿坚固。即便是假牙，也要经常用它来咀嚼。

老人也不宜吃精细的食物。精细的食物，如精米、精面等，在加工过程中，所含的各种营养素如蛋白质、维生素、矿物质和纤维素等都受到不同程度的破坏。比如小麦在加工前后，它所含蛋白质的生理价值和维生素 B_1 都受到了破坏：小麦加工前其蛋白质的生理价值是 67，加工成面粉后，蛋白质的生理价值为 52，降低了 15%；标准粉维生素 B_1 含量是 0.46，富强粉维生素 B_1 含量仅为 0.13。由此说明，很多原料加工越精细，所含营养成分受到的破坏也就越大。尤其老年人本来进食就不多，如果经常吃这些精细食物，更会导致营养素的缺乏。

为什么老年人宜常吃带馅食物？

老年人常吃带馅的水饺、蒸包、馄饨等有以下好处：

(1) 菜馅食物可提供丰富的维生素和矿物质。蔬菜是人体需要的多种维生素和矿物质的重要来源，但老年人多有不爱吃青菜的习惯。如能将青菜做成馅儿，再放入少量的肉和其他佐料，老年人不仅爱吃，还可从中得到充足的多种维生素和矿物质。而且青菜里含有的纤维至少有通便降血脂、防止动脉硬化和预防癌症的功效。

(2) 肉馅易于消化。老年人最好每天都能吃少量的肉类，但油腻大的肉块不易被消化，炒肉又容易炒得发硬，也不易消化。若将肉做成肉馅儿，不但味道鲜美，还容易消化吸收。

(3) 吃带馅的食物可以防止老年人偏食。鸡蛋、胡萝卜等做成馅，与一些喜欢吃的食物搭配在一起，能够使老年人得到原来得不到的营养物质，并逐步纠正偏食。

为什么老年人宜多吃虾皮？

虾皮营养极为丰富，以蛋白质为例，1 千克虾皮所含蛋白质相当于 2 千克鲤鱼、2 千克牛肉、6 千克多巧克力、3 千克多鸡蛋、12 千克优质牛奶所含的蛋白质数量。

如果用人体非常需要的钙来衡量，虾皮就更是遥遥领先了。据测算，每 100 克虾皮中含有的钙竟高达 2 000 毫克，而鲤鱼只有 25 毫克，相差 80 倍。

除上述营养物质以外，虾皮内还含有丰富的钾、碘、铁、磷等微量元素及维生素、氨茶碱等成分，且其肉和鱼一样松软，易消化，不失为适合老年人食用的营养佳品，对健康极有裨益。尤其值得一提的是，老年人常食虾皮，可预防自身因缺钙所致的骨质疏松症。

老年人在做菜时放一些虾皮，对提高食欲和增强体质都是有好处的。

虾皮物美价廉，用途广泛，可汤、可炒、可馅、可调味，家常菜中的虾皮豆腐、虾皮油菜、虾皮韭菜、虾皮小葱、虾皮萝卜汤等，均为鲜美的下饭佳肴。

虾皮虽然美味，但对少数老年人说来，却是一种禁忌食品。某些过敏性疾病的患者，如过敏性鼻炎、支气管哮喘，反复发作过敏性皮炎、过敏性腹泻等，约有20%可由虾皮激起发作。因此，对虾皮过敏的人，不论在缓解期或发作期都不要进食虾皮。

为什么老年人不宜多食葵花籽?

节日期间，走亲串友，谈天说地，看看电视，人们总喜欢用葵花籽来打发时间，但对于老年人说来，则不宜多吃。葵花籽含油量高，而且这些油脂大多属于不饱和脂肪酸，若进食过多，则会消耗体内的胆碱，使体内脂肪代谢失调，脂肪沉积于肝脏，将会影响肝细胞的正常功能，易造成肝功能障碍，或者结缔组织增生，严重者还可能诱发肝组织坏死或肝硬化。有些葵花籽在炒制时，需要一些香料，如桂皮、大茴香、花椒等，它们对胃都有一定的刺激作用，尤其是桂皮中含一种黄樟素的物质，动物实验证实其有致癌作用。老年人肝脏解毒功能下降，吃得太多，肝脏负担加重，有可能诱发肝炎而危害人体健康。葵花籽在加工过程中，还需要较多的食盐，水和盐是一对孪生姐妹，盐摄取过多，可使水在血管内潴留，使血管阻力增加，血压升高或使高血压病患者症状加剧，严重者还会诱发脑卒中或心绞痛。因此，老年人不宜多食葵花籽。

为什么老年人饮食上宜重视补铁?

老年人容易发生缺铁性贫血，表现为面色苍白、气急、心悸、睡眠多梦、容易疲劳等，这些症状与贫血、缺铁、低血红蛋白、携氧功能降低、组织供氧不足有关。老年人容易发生缺铁性贫血的原因是：

(1) 老年人进食量少，蛋白质和铁的摄入量相对减少。

(2) 老年人为预防动脉粥样硬化，防止胆固醇过高，往往以素食为主，肉类和动物内脏吃得少，对植物性食物中的铁吸收利用力差。

(3) 老年人的消化功能减退，影响了对铁的吸收作用。

(4) 维生素 B_{12}、维生素 C 的不足也影响铁的吸收利用。

预防老年性缺铁性贫血的发生，可以在注意膳食中营养素平衡的同时，多吃含铁丰富的黑色食物，如黑米、黑豆、黑芝麻、黑木耳等。鸡、鸭血及猪肝中含血红素铁高，又有蛋白质，其吸收利用率高，可达到20%，并且不受肠胃道中其他膳食因素的影响。所以，在控制胆固醇的摄入量每日少于300毫克的条件下，老年人适当地多吃一些猪肝，对补铁有益处。对膳食进食量无法满足需要的老年人亦可适当补充一些铁的制剂，以血红素铁的制剂为好。

为什么老年人宜多吃含铜食物?

铜是人体中不可缺少的一种微量元素，对于维持人体正常生理功能起着非常重要的作用。老年人由于胃肠道消化吸收功能下降，对摄入的食物中铜的利用率降低，另外，老年人牙齿脱落，对食物咀嚼不全，也影响了铜的吸收，因而容易发生铜缺乏症。

当人体内缺铜时，脑细胞中色素氧化酶减少，活力下降，从而使人出现记忆力减退、思维混乱、反应迟钝，以及步态不稳、运动失常等。另外，心血管中的弹性蛋白和胶原蛋白的生成，有赖于铜离子的催化和激活，人体若长期缺铜会造成动脉硬化，导致冠心病的发生。近年来医学研究还发现，铜元素在抗衰老、保护皮肤及头发、防治流行性感冒和癌症等方面均有一定的作用。

要预防老年人铜缺乏症，关键在于饮食上更多摄入一些富含铜的食物，如虾、牡蛎、海蜇、鱼、蛋黄、肝、番茄、豆类及果仁等。食物要嚼碎，以利于铜的吸收，不吃或少吃制作过精的食物。同时，在饭后不要立即服用维生素C，因维生素C会妨碍铜的吸收。

为什么老年人饮酒不宜过量?

老年人少量饮用酒精浓度在20%以下的果酒、葡萄酒、黄酒、米酒、啤酒等，对身体健康有益。葡萄酒可以作为某些疾病的辅助治疗剂，尤其对老年人或身体虚弱、患有失眠症、精神不振的人是良好的滋补剂。每次饮用葡萄酒的量不宜超过100毫升。适量饮酒还可以提高血液中高密度脂蛋白的含量，减少脂类在血管壁上的沉积，对防治动脉粥样硬化有一定作用。

有的老年人嗜酒如命，饭可以一日不吃，酒却不可一日不饮，这对身体是有害的。因为酒精进入人体后，首先通过胃肠道进入血液循环，其中90%要经过肝脏代谢，其他10%则通过肾脏、肺脏等代谢。因此，长期或大量饮酒都会影响肝脏功能，损伤肝细胞，造成老年性肝功能衰退或肝脏萎缩。调查表明，长年大量饮酒者当中，患脂肪肝的人有30%～50%，患肝硬化的人为10%～20%。

心脏病患者过量饮酒更为有害，因为酒精可以造成心动过速，从而增加心脏耗氧量，使心功能异常。对患有冠状动脉粥样硬化的老年人，过量饮酒，则会导致心肌缺血，发生心绞痛、心肌梗死、心律失常，甚至危及生命。此外，老年人在服药前后，以及服药同时切不可饮酒。因为，酒精能影响药物疗效，甚至产生严重后果。

总而言之，大量或长期饮高度酒，对身体健康十分有害。老年人为健康长寿着想，应改掉不良的饮酒习惯，即使是饮低度酒，也应适量。

为什么老年人喝茶宜早、少、淡？

喝茶有益健康，但老年人喝茶应该以早、少、淡为原则，那种每日与浓茶相伴的习惯不利健康。

茶叶中富含的咖啡因有刺激机体兴奋的作用，这在老年人身上表现得更为明显。随着年龄的增长，人的心脏功能逐渐减退，老人的心脏承受能力不比当年，长期喝浓茶会使心脏增加额外负担，导致心动过速和心律失常，甚至诱发和加重多种心脏疾患。

茶叶的兴奋作用发生后，会带动肌肉和血管相应地紧张和收缩，从而导致血压迅速升高。老年人本身就容易患血管硬化和血压高等疾病，因此喝茶不适当有可能导致脑卒中等危急症候。

喝茶也会影响老年人的睡眠。俗话说，前30年睡不醒，后30年睡不着。进入老年期以后，人的睡眠时间减少，睡眠质量不高，茶的兴奋作用也会维持得更长久。老年人哪怕是午后喝茶，也可能引起夜晚失眠，使原本难以获得的足够休息时间变得更短，第二天必定精神委靡。如果此后再通过喝茶提神，就会陷入恶性循环。

人到老年，胃的消化能力本身已经降低，而喝茶时所摄入的大量鞣酸会使食物蛋白形成不能消化的沉淀，并影响维生素和微量元素的吸收，容易造成营养不良，还会加重老年习惯性便秘的临床症状。

老年人宜吃的明目食物有哪些？

(1) 老花眼：经常食用富含维生素 B_1 的食物对防治老花眼有一定的作用，如杂粮、豆类、谷类、干果、瘦肉、蛋类、芹菜、莴苣等。

(2) 老年白内障：宜多喝温开水，每日饮水至少1.5升。多吃富含维生素C的绿色蔬菜和含微量元素硒多的食物，如海产品、肾、肝、肉，以及整粒的谷类如小麦、玉米、小米、大白菜等。不喝过多的牛奶，以每日 250～500 克为宜，因牛奶中含有较多的乳糖，会促成白内障。

(3) 原发性青光眼：特征是眼压高，因此，青光眼患者要选低盐饮食。口渴时不饮过多的水、茶或咖啡，防止眼压升高。膳食中应注意给予杂粮、蔬菜和水果，因这些食物含水果纤维素较多，可以防止便秘。青光眼的患者要保持大便通畅，防止因大便用力引起眼压升高。

(4) 视网膜病：可多吃一些具有明目作用的食品，帮助恢复视力，如芝麻、梨、柑橘、番茄、南瓜、豆类、蜂蜜等。

(5) 眼干燥症：适当多喝茶、蔬菜水果饮料，多吃蔬菜与水果、鸡、鸭、鱼、蛋、牛奶等食品，对减轻眼干燥有一定帮助。

另外，玉米、蛋类、胡椒、红葡萄和南瓜等食物也有利于保护老年人的视力，并可以延缓衰老。

有老年斑者宜吃什么？

老年斑形成的原因是人体在代谢过程中，会产生一种叫做“游离基”的物质，即脂褐质色素，这种色素在人体表面聚集，即形成老年斑。

青壮年时期，人体内有天然的抗氧化剂和抗氧化酶，这些抗氧化物质会使游离基变为惰性化合物，不能生成过氧化脂质，故不能对细胞有所破坏。随着年龄增长，体内的抗氧化功能逐步减退，到了老年时体内游离基便会起破坏作用了。

脂褐质色素不仅能聚集于皮肤上，而且还能侵扰机体内部，如果沉积在血管壁上，会使血管发生纤维性病变，导致动脉硬化、高血压、心肌梗死；积存于脑细胞时，会影响脑功能，加速脑衰老过程，引起老年人记忆、智力障碍及抑郁症等，甚至老年痴呆。

多吃蔬菜和水果能有效地减少老年斑的发生，尤其是常吃洋葱效果更好。洋葱中含有硫质和必需维生素等营养成分，能消除体内不洁废物，使肌体保持洁净。研究表明，最理想的抗氧化剂是维生素 E，它在体内能阻止不饱和脂肪酸生成脂褐质色素，自然也就有较强的抗衰老功能。因此，老年人除可遵医嘱服用一定的维生素 E 外，还应多吃含维生素 E 丰富的食物，如植物油就是维生素 E 最好的食物来源。此外，大豆、芝麻、花生、核桃、瓜子、动物肝、蛋黄、奶油以及玉米、黄绿色蔬菜，均含有丰富的维生素 E。不但能“吃”掉老年斑，而且还能吃出健康长寿来。

四、老年病的饮食宜忌

动脉粥样硬化患者有哪些饮食宜忌？

动脉粥样硬化患者在饮食上要注意：

（1）食量适当，勿过多，过饱，力戒暴饮暴食；60 岁以上的老年人尤其要注意体重控制在正常范围，防止超重或肥胖。体胖者容易患动脉粥样硬化，且会促使病情发展。

（2）主食要多样化，可适当多吃些粗粮、杂粮，约占主食的 20%，这样对动脉粥样硬化症患者有益。

（3）平时可多吃些水产海味食物，如鱼、虾、海带、海蜇、海米、紫菜等都是优质蛋白质和含有不饱和脂肪酸的食物。中医认为，这些食物具有软坚散结作用，经常食用，可望软化血管。

（4）戒烟限酒，嗜酒酗酒可促使肝胆固醇的合成，引起血浆胆固醇及甘油三酯浓度的升高；烟内含烟碱和尼古丁，能促使血管痉挛、降低大脑皮层的功能，也可促使肾上腺素分泌增加，导致动脉硬化症的发展。

（5）重视维生素和无机盐的补充，特别是维生素 C 和维生素 P。维生素 C 可促使胆固醇羟基化，减少胆固醇在血液及组织中的蓄积。维生素 P 能保持细胞和毛细血管壁的正常通透性，增加血管的韧性和弹性。已知微量元素中锰的缺乏和铬的不足可促使动脉硬化的形成，老年人应经常适量补充。

（6）针对老年性动脉粥样硬化症患者，宜在日常餐饮中服食植物蛋白（如豆制品等）、植物油及复合碳水化合物（如淀粉等）。具有防治动脉粥样硬化的食物有：红枣、柿、橙、柚、橘、刺梨、猕猴桃、芒果、橄榄、柠檬、樱桃、菠萝、水芹、鲜豌豆、油菜、紫茄、菜花、苋菜、荠菜、菠菜、豇豆、荞麦、淡菜、辣椒等品种。山楂、桑葚子、槐花、莲子、葵花籽、何首乌等药食兼用之品配制的食疗、药膳也可长期服食。

冠心病患者有哪些饮食宜忌?

冠心病患者在饮食上要注意:

(1) 老年人饮食宜微饿而食,主动饮水,每餐八成饱,必需时,可适量增加一餐。

(2) 禁烟、忌酒。冠心病患者饮酒能引起心绞痛或心肌梗塞,就是一般的低度米酒,也要严格限量,每日应控制在20毫升以下。美国曾对100多万名患者作调查,结果表明,吸烟男性中的冠心病的死亡率是不吸烟者的2.81倍,吸烟女性者,其冠心病的死亡率为不吸烟者的2倍。

(3) 冠心病患者的日常饮食,总热量不宜过高,老年人还要多选用豆类和硬果类植物蛋白;多吃蔬菜和水果,以补充足够量的维生素C、P与微量元素铜、锌、硒等。研究表明,相对的或绝对的铜、锌、硒缺乏,是冠心病致病的重要因素,这类微量元素在维持心血管系统正常结构和功能上,具有特殊作用。

(4) 老年人冠心病患者饮食宜淡,用盐量每日须严格控制在4克以下,含钠多的食品,如榨菜、酱豆腐、咸菜、香肠、咸鸭蛋等应少吃或不吃。

(5) 对老年人冠心病患者宜长期适量进食以下食品:豆腐皮、玉兰片、慈姑、花生、莲子、海带、淡菜、马兰头、金花菜、豌豆苗、胡萝卜、菠菜、油菜、猪瘦肉、牛肉、鸡肉、鸭肉、淡水鱼、海鱼、海虾、紫菜、白萝卜、茄子、大白菜、扁豆等。人参、丹参、红茶、山楂、槐花、灵芝、龙眼肉、薏苡仁、黑芝麻、桑葚子、枸杞子、红枣、黑木耳、无花果、蛹虫草、刺五加、黄芪等药食兼用之品配制的食疗、药膳方均可长期适量服食。

高血压病患者有哪些饮食宜忌?

高血压病患者在饮食上要注意:

(1) 节制饮食,避免进餐过饱,减少甜食,控制体重在正常范围。

(2) 避免进食高热量、高脂肪、高胆固醇"三高"饮食;适当限制饮食中的蛋白质的供应量,每天每千体重蛋白质的供应量应在1克以内。

(3) 食用油宜选择植物油,忌食荤油。

(4) 多吃维生素含量丰富的新鲜蔬菜及瓜果。忌食烟、酒、浓茶;少吃辛辣调味品。

(5) 限制食盐量,每天食盐在4克以内。

(6) 适宜长期进食的降压食物有芹菜、大蒜、洋葱、荠菜、马兰头、绿豆、玉米、胡萝卜、西瓜、地瓜、茭白、茼蒿、菊花脑、冬瓜、海带、昆布、紫菜、海参、玉兰片、蘑菇、黑木耳、芝麻、虾米、香蕉、番茄、柿饼、苹果、向日葵子、梨、蜂蜜、蜂王浆等品种。菊花、决明子、野菊花、杜仲、葛根、罗布麻叶、槐花、玉米须、制何首乌、枸杞子、天麻、山楂等药食兼用之品制成的药膳、饮料也可长期进食。

慢性支气管炎患者有哪些饮食宜忌?

慢性支气管炎患者在饮食上要注意:

(1) 日常生活中,禁烟忌酒,慎用辛辣刺激性食品,避免刺激呼吸道黏膜而诱发咳嗽。

(2) 平时饮食宜淡不宜咸,太咸则钠离子浓度增高,可致炎症的支气管黏膜更加水肿充血,加重刺激气道产生咳嗽、气喘等症状。

(3) 老慢支外感咳嗽及内伤咳嗽急性发作时,饮食宜多食新鲜蔬菜、水果和一些粗粮,饮食以清淡可口,易于消化为原则,忌过早用补法或食肥腻敛邪之品。

(4) 忌海腥油腻,尽量少吃黄鱼、带鱼、虾、蟹、肥肉、动物内脏以及油煎食品等。

(5) 要重视补充各种维生素和无机盐,补充机体所需的蛋白质,可在饮食中交替选择食用大白菜、菠菜、萝卜、番茄、油菜、胡萝卜、青菜、紫菜、海带、海蜇、黄豆及豆制品等;具有止咳化痰、健脾补肾、养肺益心的药食兼用的食物、果品,如莲子、梨、枇杷、怀山药、核桃仁、木耳、红枣、白果、栗子、松子、金橘饼、橘子、百合等,也宜分清不同证型,选择服食。

老年性支气管哮喘患者有哪些饮食宜忌?

支气管哮喘在饮食上要注意:

(1) 支气管哮喘是一种消耗较大的病症,因此在日常膳食餐饮中要有充足的碳水化合物类食物,以保证机体的热能供应。蛋白质则要选择生理价值高的食品,如乳类、蛋、淡水鱼、家禽等,亦可多吃些豆类及豆制品。

(2) 体质过敏或有遗传素质者应忌食引起发病的过敏性食物,如虾、蟹、海腥、牛肉、巧克力等;尽量少食黄鱼、带鱼及肥腻的动物内脏等。

(3) 禁忌吸烟、饮酒。吸烟能导致支气管炎,诱发并加重支气管哮喘病症;饮烈性白酒和曲酒能助火生痰。

(4) 哮喘发作期,特别是对持续发作一两天至数天者,食疗中宜进流汁或半流汁食物及食品,要鼓励老年病患者适量多饮水,以期稀化痰液,有利排出。

(5) 饮食以清淡为原则,忌食滋腻厚味煎炸之品,可常吃新鲜绿叶蔬菜、萝卜、丝瓜、南瓜、刀豆等。还有如新鲜水果,梨、橘子、枇杷、核桃仁等果品,均宜食用。蜂蜜、麦芽糖等也相当好。喘证属虚者,饮食宜滋补,以增强体质,减少发作,常可选用紫河车、狗肉、核桃仁、芡实、鸡肉、鹌鹑、鲤鱼、海蜇、鸭、燕窝、冬虫夏草、百合、无花果、黑芝麻等食品;并且,有针对性地使用一些有定喘疗效的药食佳品如紫河车、蛤蚧、银杏、猪肺、核桃仁、丝瓜汁、紫苏叶等,以及党参、黄芪、怀山药、红枣所配伍的食疗方、药膳、饮料。

慢性肺心病患者有哪些饮食宜忌?

慢性肺心病患者在饮食上要注意:

(1) 慢性肺源性心脏患者绝对禁忌吸烟,忌饮烈性白酒和曲酒。

(2) 饮食宜清淡,忌食辛辣燥腻之品;日常餐饮中,少量多餐,每日可分 4～5 次摄取,以减少餐后胃肠过分充盈和横膈高抬,避免心脏受压及心肝工作量的增加。

(3) 低盐饮食,水量也应控制。一般说,每天食盐量应限制在 3 克以内;如伴有肺、心功能衰竭的患者,应食无盐饮食,各种咸食如咸菜、酱菜、咸肉、咸鱼、酱油和一切腌制品如话梅、咸金橘等,都应禁忌。

(4) 食物要选用易于消化的,在急性发作期间,以流质和半流质为好,食疗中常用粥膳、藕粉羹、蛋花汤、酸牛奶、细面条;避免吃坚硬生冷、容易产气的食物,如土豆面、红薯、南瓜等,以免增加胃肠道的负担。

(5) 当患者急性发作期,应根据其寒热属性,辨证给予清热解表、祛痰平喘或疏风散寒、降气平喘等食物。

(6) 疾病缓解期是食疗进补强身的好时期,其主要表现为肺、脾、肾、心虚损,进食时宜服食补脾肾、益心肺之食物如莲子、杏仁、核桃仁、怀山药、茯苓、牛奶、冬虫夏草、芡实、扁豆、薏苡仁、桂圆肉、红枣、百合、党参、柿饼、梨、枸杞子、蛤蚧、花生、紫河车、山楂、苹果等。食疗当菜佐餐食用的菜蔬、食品也很多,如猪瘦肉、牛肉、排骨、鸭肉、鸡肉、淡水鱼、蛋类、乳类、豆类和新鲜蔬菜,以及猪肝、羊肝等。

老年性病毒性肝炎患者有哪些饮食宜忌?

老年性病毒性肝炎患者在饮食上要注意:

(1) 老年性急性肝炎患者因其食欲差,恶心呕吐,舌苔厚腻,饮食应以适合患者口味的清淡食物为宜,不能片面强调三高一低。食疗中可选用牛乳、稀粥、豆浆、面条等,少量多餐,待食欲好转后,再逐渐增加蛋白质、糖类及维生素类食品。

(2) 绝对禁酒,酒精对肝细胞有毒性作用,肝炎患者再饮酒,可导致慢性肝炎,甚至发展成肝硬化。应做到忌烟,避免辛辣刺激,忌油腻、少食或不食油炸、坚硬不易消化的食物,忌海腥、生冷食品。

(3) 要十分注重饮食的定量、定时、适量和稳定。饮食要适合本人食量,其营养的成分也要按需调整,以求合理、均衡、有效。同时必须给以充分的维生素、纤维素,促使大便通畅。

(4) 老年性肝炎有黄疸者,多属湿热郁结、黄疸难退,宜食具有清热、利湿、退黄的食品及药食兼用的佳品,应对症选用有利于消退肝肿、肝功能异常、肝痛、腹胀、腹水、出血倾向等症状的有效食物,如大米、小米、赤小豆、薏苡仁、冬瓜、西瓜等。

(5) 对老年人慢性迁延性肝炎患者,一般应多食具健脾、补肾、养肝、益气血之食物为宜。在餐饮食疗中可选用黄芪、党参、当归、枸杞子、女贞子、西洋参、莲子、芡实、怀山药、红枣等药食佳品,佐餐配伍的食物有牛乳、瘦肉、鸡、甲鱼、蚬肉、蚌肉、泥鳅、草鱼、鲫鱼、银鱼、鹌鹑蛋、香菇、兔肉、荸荠、豆腐、蒋白、金针菜、芹菜、木耳、玉米须、冬瓜、赤小豆、绿豆等。

老年性脂肪肝患者有哪些饮食宜忌?

老年性脂肪肝患者在饮食上要注意:

(1) 祛除病因是重要的环节,因其他疾病引起的脂肪肝要注意原发病的治疗,如糖尿病、高脂血症等;因药物引起的要停药,如四环素类;因营养不良引起的则要改善饮食结构,合理加强营养;因长期饮酒而诱发形成的,必须绝对戒酒。

(2) 控制总热量,限制脂肪的摄入,供给脂肪的标准按每千克体重约 0.5～0.8 克。同时要限制高胆固醇类食品,如脑髓、鱼子、肥肉、动物内脏等,蛋黄每天不应超过 1 个,以免增加肝脏负担。烹调方法忌用煎炸,可采用蒸、炖、熬、煮、拌等少油或不用油的烹饪食品法，如凉拌萝卜丝、小葱拌豆腐、煮豆腐干丝等。

(3) 保持足量优质蛋白的供给，蛋白质能帮助肝内脂肪运转，因此摄入量要高，按标准体重每千克给 1.2～1.5 克。食疗中可选用脱脂牛奶、少油豆制品，如豆腐、豆腐干以及牛瘦肉、鸡肉、兔肉、淡水鱼、虾等。

(4) 适量多食粗纤维食物，这样将有助于减少脂类吸收，特别是胆固醇在肠道的吸收，又有助于大便顺畅。同时，纤维素食物体积大，热量低，可以充饥，促使减肥。

(5) 食疗中可多食有利于消除脂肪肝的药食兼用之妙品，如魔芋、萝卜、兔肉、干贝、海米、淡菜、小米、芝麻、菜花、油菜、菠菜、甜菜头、莜麦面、蘑菇、芹菜以及山楂、荷叶、茶叶、山药、茯苓、陈皮、枸杞子、菊花、决明子等。

老年性慢性胃炎患者有哪些饮食宜忌?

老年性慢性胃炎患者在饮食上要注意：

(1) 饮食宜多样化，需饮易消化并富含维生素等营养成分的食物。戒烟、忌酒，避免滥用对胃有刺激的药物。

(2) 慢性肝病、肝硬化、糖尿病、甲状腺功能减退、自身免疫性疾病常可发生慢性胃炎，因而应积极治疗上述病症。

(3) 老年慢性萎缩性胃炎，常见胃阴不足，津液匮乏，宜优先考虑养阴益胃，酸甘化阴。食疗中宜选加山楂、乌梅、赤芍、田七、蒲公英、草莓、酸枣药食同用妙品，对促进修复和改善临床症状，提高治疗效果有明显的作用。

(4) 少量多餐(每日 4～5 次)的原则，平时可选用具有消食、导滞、理气、和胃的食物和食品。

(5) 粥饮食疗，在防治老年性慢性胃炎中具有特别重要的意义，常配伍成有效的粥疗药食佳品有大米、糯米、牛奶、酸牛奶、土豆、薤白、鲫鱼、狗肉、猪肚、干姜、莱菔子、陈皮、佛手、神曲、百合、莲子、桃仁、梅花、甘松、党参、沙参、茯苓、益母草、竹叶、砂仁、黄精、豆蔻、肉桂、甘草、黄连、葱白、红糖、山药、麦冬、石斛等。

老年性消化性溃疡患者有哪些饮食宜忌?

老年性消化性溃疡患者在饮食上要注意：

(1) 老年人平时注意饮食卫生，避免过饥、过饱，切勿暴饮暴食。进餐定时、定量,少食刺激性食物,忌酒,戒烟。

(2) 宜吃营养丰富且易于消化的食物,主食以粥类、软饭、馒头、面条为主。副食可选用牛奶、豆浆、鸡蛋、鸡汁、肉糜、薏苡仁、红枣、扁豆、山药等。牛乳最宜老人,平补血脉,益心气,长肌肉。现代药理研究报道,奶中含有前列腺素 E,有防止溃疡形成及促进溃疡愈合的作用,使人身体健康强壮。

(3) 避免吃过甜、过咸、过酸、过辣食物和食品。质硬的干果,含纤维素多的食物如粗粮、蚕豆、芹菜、竹笋、泡菜、韭菜等不易消化的食物要少吃。

(4) 在烹调上,应以烧、煮、蒸、炖、烩为主。油煎、熏炸、腌腊、生拌等方法制作的菜肴,多不易消化,且在胃内停留时间较长,增加胃肠负担,不宜多食,溃疡病发作期间更不宜吃。

(5) 要重视疗治消化溃疡中粥膳的特殊作用,以大米、小米、赤小豆、绿豆、薏苡仁为粥疗的基质,选用有疏肝理气、健脾和胃、升阳益气、养阴清热的药食佳品配伍,以增强祛邪强身功效,如牛奶、豆浆、白扁豆、羊肉、狗肉、猪肚、萝卜、薤白、干姜、党参、沙参、黄芪、生地、山药、桃仁、红枣、益母草、枸杞子、核桃仁、松子、麦冬、百合、陈皮、佛手、蜂蜜、木香、蛋壳粉、砂仁、肉桂、猴头菇、乌贼骨等。

老年性慢性腹泻患者有哪些饮食宜忌?

老年性慢性腹泻患者在饮食上要注意:

(1) 在急性发作期,有时需要暂时禁食,古有"真痢饿泻"之说,因此食疗配方宜量小清淡、稀软易吸收、少渣少油为原则,以减轻脾胃的负担。泄泻停止后,宜服食如蛋羹、肉末、菜泥、软饭等,切忌油腻及粗硬生冷等难以消化之品。老年性慢性腹泻患者经常可选用下列食物煮粥,如薤白、葱、大蒜等。苹果去核,连皮切细、煮烂服食;山药、莲子、芡实、菱肉、藕、扁豆、百合等煮食,或磨粉蒸食。

(2) 老年性慢性腹泻,食疗中忌肥肉,可食用蛋类、鱼虾类、豆制品,适量食用瘦猪肉等,这些食物的脂肪含量相对较低,含有生理价值高的蛋白质,有利于机体康复。烹饪中少用油或不用油,以烧、炖、蒸、卤、炒等方式为宜。

(3) 食疗应用中,少渣膳食往往缺乏维生素(特别是维生素 C、E 等),可用些过滤菜汤、果汁、番茄汁等,以防止腹泻伴有出血或加强组织修复。

(4) 在老年性慢性腹泻中要十分注重辨证施食,若因感受寒湿温出现泄泻病症的,宜吃有温中散寒、健脾利湿作用的食物,如鲫鱼、红糖、姜、花椒等;若因感受湿热所致，宜吃有清热利湿、健脾作用的食物，如黄瓜、车前子、扁豆花等；若因食滞肠胃而泄泻，则宜吃健脾消食的食物，如山楂、荞麦苗等。在食疗防治老年性慢性腹泻中，马齿苋、乌梅、茶叶、薏苡仁、苹果、橄榄、生姜、红枣等，在不同病期阶段均可适量应用。

老年性便秘患者有哪些饮食宜忌？

老年性便秘患者在饮食上要注意：

（1）适当增加含粗纤维素多的食物，如粗粮、蔬菜、水果。因粗纤维不易被消化而增加食物残渣，刺激肠壁，促进肠道蠕动，便于排出粪便。

（2）炒菜时适当增加烹调油，平时多进食核桃仁、芝麻等含油脂性的食物，因油脂有润肠通便作用。

（3）平时适当增加饮水量，以使粪便变软。尤其在清晨起床后，饮温开水，或淡盐冷开水，或蜂蜜水一杯，均可促进肠蠕动，润肠排便。

（4）多吃富含 B 族维生素的食物，如粗粮、麦麸、豆类、瘦肉等。因 B 族维生素有保护胃肠神经及促进肠蠕动的功能，有利排便。

（5）适当进食红薯、萝卜、蜂蜜、果汁、果酱、土豆汁等产气的食品，以刺激肠道蠕动，促使排便。

（6）忌食酒、烟、浓茶、咖啡、辣椒等刺激性食品，以免促使大便更加干结。

（7）多吃润肠通便的食品，如蜂蜜、芝麻、马铃薯、魔芋、菠菜、蕹菜、芹菜、萝卜、青菜、韭菜、莴苣、黄瓜、竹笋、海带、海蜇、玉米、麦麸、荞麦等。多食药食兼用的食物如桑葚子、决明子、牵牛子、当归、黄芪、火麻仁、郁李仁、杏仁、苏子、莱菔子、枇杷叶、生首乌、槟榔、肉苁蓉、瓜蒌仁、蒲公英、桑白皮等配制的药膳及保健品，也可结合使用。

老年阳痿患者有哪些饮食宜忌？

老年阳痿患者在饮食上要注意：

（1）老年阳痿患者，一般消化力较差，膳食以软食为主，应摄入热量较高，滋养性强，蛋白质、脂肪、碳水化合物等含量较高的食物。

（2）对于精神性（功能性）阳痿患者，就避免刺激性食物，如咖啡、烟、酒等能使中枢兴奋，对性功能的稳定不利。

(3) 对于性器官障碍的阳痿患者,也可服用滋补药品,特别是具有活血化瘀,增强性器官血液供应的药膳,可促使早日康复。同时,可适当进食滋养性食物,如骨汤、蛋类、红枣、莲子、核桃仁、桑葚子等。食疗选用豆类可养肾,栗子可助肾,羊肉可补肾,韭菜可利肾,均可配伍佐餐服食。

(4) 除湿热下注者外,宜用壮阳类食物及药食佳品,常用的补阳壮阳类食物有核桃仁、黑枣、荔枝干、肉桂、茴香、丁香、韭菜、干姜、黄牛肉、羊肾、羊肉、狗肉、牛鞭、狗鞭、海参、海虾、淡菜、鳗鱼、鹌鹑、鸡肠、大虾、雀卵、狗肾、韭菜子等。常结合使用的保健中药有人参、党参、鹿茸、仙茅、附子、冬虫夏草、蛹虫草、蛤蚧、地龙、仙灵脾、巴戟天等。

(5) 对于老年阳痿属肾阴虚者,食疗中宜服食滋阴清热除烦之品,如菠菜、竹笋、枸杞头、小米、黄瓜、绿豆、白菜、紫菜、蚌肉、苹果、甘蔗、枳实子等。忌食大燥大热之物。

(6) 老年阳痿在采用饮食治疗中,应因势利导,缓以图功,不能治病心切而过于急躁。

老年尿失禁患者有哪些饮食宜忌?

老年尿失禁患者在饮食上要注意:

(1) 老年尿失禁患者在加强肌张力上,应考虑综合治疗原则,如进行“提肛运动”等。同时,有水液不能固摄的因素,因此,饮食上要注意,不宜多饮茶水、汤、果汁、咖啡等,以免加重症状。

(2) 在平时可适量服用酸涩以及有收敛作用的果品,如石榴、山楂、杏、乌梅、桃、荔枝、莲子、芡实、鲜枣、樱桃、柿子等,发挥其酸涩固缩小便的作用。

(3) 因虚寒所致尿失禁者,在老年人则不宜食服寒凉滑泄之品,如冬瓜、豆腐、芹菜、冬苋菜、马齿苋、白萝卜、豆浆、海带、麻油、香蕉、甘蔗、西瓜、绿豆等。而应服食有温热、补益作用的食物和药食妙品,如羊肉、狗肉、雀卵、山鸡、虾、韭菜、韭菜子、红枣、核桃仁、白果、芡实、莲米等。

(4) 因湿热下注膀胱者,饮食要适合老年人的特点,宜清淡可口,可服食黄豆芽、藕、莴苣、冬瓜、西瓜、薏苡仁、车前草、鱼腥草、茯苓等清利湿热之品,湿热祛除,则小便自调。

(5) 应用饮食疗法积极治疗老年慢性咳喘、便秘等病症,对纠正老年性尿失禁也十分重要。

前列腺增生症患者有哪些饮食宜忌?

前列腺增生症患者在饮食上要注意:

(1) 老人前列腺增生症的发生是由于气虚和湿热下注,有内热时症状加重,因此饮食调理上应以补气为主,辅以利湿清热,有时用活血化瘀,以利排尿通畅。

(2) 忌热性食物,禁用烟酒、生姜、葱、韭类蔬菜等。这些食物会使前列腺血管扩张而体积增大,加重梗阻症状。

(3) 湿热证患者,饮食宜偏清凉,除一般主食外,食疗中宜选用芹菜、黄花菜、荠菜、马兰头、菠菜、蕹菜、慈菇、莴苣、茭白、黄瓜、冬瓜、西瓜、鲜藕、绿豆、赤豆、南瓜子、蚯蚓、香椿叶、田螺等。

(4) 老年肾虚者,食疗中可选用牛乳、蔗汁、蜂蜜、羊肾、猪肾或肺、瘦肉、鲤鱼、赤豆、羊肉、狗肉、雀肉、核桃仁、莲子、山药、车前子、栗子、仙茅、巴戟天等,配伍成美味菜肴或药膳,以发挥其补肾壮阳,滋阴通窍的独特功效。

糖尿病患者有哪些饮食宜忌?

糖尿病患者在饮食上要注意:

(1) 现代研究表明,老年糖尿病患者,不论病情轻重,都必须合理节制饮食,选择合适饮食疗法以及相应的情志调理。

(2) 要控制患者的主食量,严格做到定时、限量。一般患者每日主食量 250~350 克,如饥饿难忍时也只宜选用含碳水化合物量低的蔬菜补给。要防止过分严格控制饮食而影响其体力及引起思想上种种疑虑。

(3) 忌食肥甘、厚味,以防助湿生热;要控制蛋白质、脂肪、碳水化合物的总摄入量。蛋白质过多会引起代谢异常,老年性糖尿病易并发高脂蛋白血症及动脉粥样硬化,故总脂肪量摄入每日应控制在 50~60 克为宜,并给予高比例的不饱和脂肪酸。

(4) 轻型、肥胖型糖尿病患者单独应用饮食疗法,即可收到明显效果。饮水可不必过于限制。

(5) 对于老年糖尿病患者,近些年来国内外都主张用全谷类、豆类和蔬菜等食品,增加植物纤维的摄入量,以利控制血糖。具体地说,主食最好多吃薏苡仁、青皮嫩南瓜、赤豆、玉米、小米等;副食中应多食芹菜、卷心菜、韭菜、菠菜、小白菜、大白菜、油菜、青菜、鸡毛菜、莴苣、空心菜、藕、白萝卜、冬瓜、黄芪、番茄、各种豆制品、豆芽、茄子等鲜蔬菜及猪、牛、羊、鸡、鸭、鱼的瘦肉部分。在食疗配伍粥饮、菜肴和药膳中,可选用具有消渴降糖功效的药食妙品、食物,如山药、黄芪、蚕蛹、枸杞子、芦根、芡实、黄鳝、泥鳅、玉米须、葛根粉、天花粉、南瓜粉、猪肚、猪胰、麦麸、果皮、玉米麸、南瓜子、西瓜皮、冬瓜皮、绿豆、苦瓜、香菇、鲜甘薯叶、马兰头、菊花脑、青豌豆、豇豆、魔芋、生地黄、天门冬等。

(6) 老年糖尿病患者应禁食的食物有:各种食糖、糖果、糕点、果酱、奶油、土豆、甜食、甜饮料、蜂蜜、动物脂肪、酒、油炸食物及含碳水化合物高的水果等。

老年性肥胖症患者有哪些饮食宜忌?

老年性单纯肥胖症患者在饮食上要注意:

(1) 减肥的最好"良方"是饮食控制加运动,坚持适当量的体育锻炼,可以增加脂肪消耗,降低血脂,减轻体重。循序渐进,持之以恒。同时深刻认识到,防治老年性肥胖症的首要措施是合理节食。保证膳食中的日总热量减至患者能安全忍受的最低限度。

(2) 要少吃糖果和甜食,控制米、面等碳水化合物的摄入量,尤其是晚餐不宜过饱;要改变餐后进食(如吃苹果等),睡前吃点心,饭后立即睡眠等行为;并要注意饮食习惯,适应低盐烹调,禁忌咖啡,力戒烟酒等。

(3) 在日常节制饮食中,也不宜过分采用"饥饿疗法",以免引起营养不良、贫血、低血糖、溃疡病等病症。

(4) 平时,可适量噙化带酸味的食品,如话梅、酸梅、杨梅、杏干、山楂及制品,既有助于消食化积,又有利于降脂减肥。

(5) 老年性肥胖症患者应少食甘肥厚味的食物,饮食宜清淡,避免高热量的食物,可多进食一些能消除饥饿感但又不增加热量的食品。如菠菜、黄瓜、番茄、莴苣、茄子、大蒜、洋葱、薤白、竹笋、草菇、猴头菇、香菇、海带、紫菜、冬瓜、萝卜、木耳、茶叶、兔肉等。历代医家推崇,并为现代医学研究证实的减肥食物,如山楂、赤豆、荷叶、萝卜、黄瓜、冬瓜、竹笋、木耳、茶叶、茯苓、葛根、薏苡仁、玉米粉、泽泻、黑豆、玫瑰花、丹参、罗布麻、竹叶、荸荠、海蜇、西瓜、雪梨、兔肉等,可结合具体情况配伍成粥饮、茶疗、药膳,充分发挥其减肥健身的作用。

老年单纯性消瘦症患者有哪些饮食宜忌?

老年单纯性消瘦症患者在饮食上要注意:

(1) 防止老人消瘦要注意食物多样化,不要单纯地食素,这样会导致人体某些氨基酸、微量元素和维生素的缺乏,并由此引起代谢障碍。

(2) 老年人饮食中,要注意食物的色、香、味,做到烹调可口,容易消化,提高食欲。少吃粗纤维食物,以免影响消化吸收。

(3) 老年人生活要有规律,少吃多餐,定时进餐,按时作息,根据四时八节、阴阳不同变化,进行调养。

(4) 只要不是高血压、高脂血症,且胃肠功能正常,适当吃些高热量、高蛋白和高维生素食物是必要的。有种说法:“有钱难买老来瘦”,这是很片面的认识。要知道,老年人形体过瘦,生理代谢“支出大于收入”,往往成为“疾病源”。本病原则上没有禁忌的食物。

(5) 老年羸瘦者,在平时要注意增加饮食营养,要保证身体需要的营养供给,增加蛋白质的摄入量,如多吃瘦肉、鸡蛋、牛奶、鱼类、虾、禽类、豆制品等。要适当增加糖类和脂肪类食品,多供热量,以增加体重。食疗有明显改善老年消瘦的作用,可因人适时地应用增肥功效的药食兼用的妙品和食物,如米油、人参、党参、黄芪、当归、山药、枸杞子、白茯苓、冬虫夏草、红枣、莲子、薏苡仁、芡实、桂圆、百合、银耳、黑木耳、蘑菇、牛奶、猪肚、乌骨鸡、羊肉、鸡肉等。

老年痛风患者有哪些饮食宜忌?

老年痛风患者在饮食上要注意:

(1) 在防治老年痛风中,要重视防止肥胖,及早诊疗肥胖症,少吃高蛋白、高脂肪的食物、食品。绝对忌酒,避免过度疲劳及精神紧张,饮酒过度可使体内嘌呤过多而产生尿酸,日积月累,常可导致严重病症。

(2) 忌吃酸性含嘌呤高的食物,如各种动物血、动物内脏、肉类、家禽、鸟类等。海味如海参、海鱼、紫菜等,鱿鱼、墨鱼、虾、蟹均应少吃或不吃。

(3) 食疗中应重视食物的烹调,近代研究证明,嘌呤是亲水物质,只要经过水的浸渍、煮沸,嘌呤即可溶出。如黄豆属高嘌呤含量的食物,痛风患者就不宜多吃,但经加工制作成豆腐后,嘌呤即大量流失,再经烹调成美味可口的菜肴,这种情况下，适量吃些是可以的。采用炖、焖、煨、煮等汤食方法，荤食中的嘌呤物质有 50％溶于汤中，对老年痛风患者来说，为补充必需的营养，可吃其肉而不喝其汤。一些经过加工的香肠、火腿、腊肉、鱼肉罐头等均可视为不属于高嘌呤食品，也可适量服食。

(4) 老年痛风患者，平时宜吃偏碱性食物，碱性食物使人体血液呈碱性，从而使尿酸溶解并排出体外，且碱性食物含嘌呤少。这类食物和食品有白菜、花菜、茄子、芹菜、南瓜、黄瓜、番茄、土豆、竹笋、莴苣、萝卜、洋葱、百合、胡萝卜、慈菇、桃、梨、杏、粟、香蕉、苹果、柑橘、樱桃、葡萄、咸梅、酿造醋、海藻等。鸡蛋、牛奶、植物油等虽属酸性食物，因含嘌呤少，一般不忌吃。此外，平时还可经常服食防治老年痛风有特殊功效的药食兼用妙品，如蛇粉，露蜂房等。

高脂血症患者有哪些饮食宜忌?

高脂血症患者在饮食上要注意：

(1) 饮食要合理，食量应控制，控制体重在正常范围，防止肥胖，不宜采用饥饿疗法来减轻体重，降低血脂含量。

(2) 禁忌暴饮暴食，以免妨碍血脂的调整，增加心脏的负担；力戒吸烟及酗酒，以利于增高的血脂恢复至正常水平。

(3) 饮食清淡，肥肉、猪内脏等肥甘厚品应限制服食。食糖及糖类食品应限量进食。

(4) 不宜长期吃素，荤性中鱼类等水产品及动物瘦肉既可补充蛋白质等营养的需要，又不会导致血脂增高，可以服用。

(5) 食用油宜选择亚麻籽油、豆油、菜油、玉米油等植物油，忌吃荤油。

(6) 适宜长期进食的降脂食物有魔芋茶叶、牛奶、大豆、绿豆、花生、生姜、蘑菇、香菇、黑木耳、麦麸、辣椒、大蒜、洋葱、芹菜、番茄、大白菜、菠菜、荠菜、海带、淡菜、红枣、柿、荔枝、橘、柚、橙、柠檬、橄榄、向日葵子、天然花粉等品种。山楂、决明子、绞股蓝、银杏叶、酸枣仁、女贞子、菊花、何首乌、人参、黄精、冬虫夏草等药食兼用之品制成的药膳、饮料、食疗方也可长期进食。

老年性关节炎患者有哪些饮食宜忌?

老年性关节炎患者在饮食上要注意：

（1）老年性退行性关节病的病发期间，饮食宜清淡，吃一些易于消化的食物，水分要充足。一般主食可选用大米饭、小米粥、馒头、蒸糕、高粱米饭粥等，可以青菜、黄花菜、芹菜、菊花脑、马兰头、荠菜、番茄、冬瓜、丝瓜、黄瓜等配伍成美味可口的菜肴佐餐。

（2）老年患者脾胃功能衰弱，配膳进食，要注意保护脾胃。除要配用清淡富有营养的膳食外，还要避免使用辛辣、肥腻、生冷、黏滑、坚硬等有伤脾胃或不易消化之物，而且饮食要有规律，定时、适量。

（3）老年性骨性关节炎被认为是关节老化的延续。有资料报道，在40岁以上的人群中做X线摄片普查，发现约90%的人有关节改变，但有症状者为极少数。对于已经出现的气血亏虚，除补心、肝、脾、肾外，也要及早配伍补气血的药膳食疗，如选用有疗效的药食妙品黄芪、枸杞子、五味子、杜仲、刺五加等，可缓解、改善上述症状，阻止病情发展。

（4）本病进程缓慢，病程迁延，给患者带来很多痛苦，常常需要中西医结合治疗。有些轻症患者，如能单用食疗使症状得到缓解，就应坚持食疗而停止其他疗法，这是最为理想的。在久病体虚，病情迁延不愈时，进行综合治疗的同时，宜适当增加滋补食品，如排骨汤、猪腰汤、瘦肉、蛋类、乳类等，以增强体质，有助早日康复。

（5）老年性骨性关节炎患者，在日常饮食疗法配伍中，可多用黄芪、人参、党参、牛膝、当归、蹄筋、黄鳝、猪肤、枸杞子、骨碎补、威灵仙、鹿茸、狗骨、木瓜、红花等。

骨质疏松症患者有哪些饮食宜忌？

骨质疏松症患者在饮食上要注意：

（1）老年人原发性骨质疏松症，属肾虚证，饮食疗法总的治则是补肾壮骨，在辨证配餐中要注意，属肾阴虚者，施以滋补肾阴的膳食；属肾阳虚者，则应施以温补肾阳的膳食。

（2）老年人骨质疏松症饮食疗法中，要给以高蛋白质饮食，补充维生素D、C及钙盐，改正不适当的饮食习惯，并鼓励进行适度活动，防止骨折等。

（3）骨质疏松症患者，常伴有神经衰弱的症状，所以要忌烟、忌酒等不良嗜好。平时餐饮中应避免过咸、过甜、过于辛辣等刺激性食品。

（4）对于老年人，从物质代谢角度看，骨质疏松症的特征是骨质的丢失大于它的补充。钙盐和蛋白质是骨骼的主要成分，维生素 D、C 在骨骼代谢上起着重要的调节作用。因此，在食疗配餐中，应着重适量地多采用有这方面功能的食物、食品以及药食兼用的神奇妙品，如牛肉、羊肉、牛乳、羊乳、鸭蛋、鸡蛋、虾皮、银鱼、羊骨、猪大排、牛骨髓、肉皮、猪蹄、牛蹄筋、蚌肉、动物肝脏、海带、海蜇、紫菜、淡菜、黄豆、豆腐、蘑菇、猪骨粉、田螺、柿子椒、菜花、苦瓜、卷心菜、油菜、荠菜、青蒜、香椿、雪里蕻、芫荽、韭菜、菠菜、甘薯、苋菜、蕹菜、黄芪、牡蛎、骨碎补、当归、丹参、菟丝子、茯苓、山药、补骨脂、龟板、核桃仁、枸杞子、鲜枣、橙、龙眼肉、山楂、鹿角胶、山萸肉、芝麻、杜仲、苜蓿子等。

老年类风湿性关节炎患者有哪些饮食宜忌?

老年类风湿性关节炎患者在饮食上要注意：

(1) 类风湿性关节炎在急性发作期应卧床休息，直到症状基本消失。饮食以富含蛋白质和多种维生素的食物为主，供应要充分，足量的蛋白质(如肉类、骨汤、蛋类等)可以增强机体的抗病能力，维生素的不断补充可促进新陈代谢，有助于关节局部炎症的吸收。

(2) 老年类风湿性关节炎患者常合并有贫血现象，饮食中应注意到补充铁剂、维生素 B_{12} 以纠正贫血，改善症状。含铁丰富的食物如动物的肝脏、骨汤；绿叶菜如菠菜、番茄、马兰头、荠菜、油菜、苋菜等；水果如红枣、桃、李、杏、橘子等。

(3) 老年类风湿性关节炎多迁延难愈，反复发作，药膳食疗宜长期坚持，不可求急，而且所选药膳应性味平和，不损脾胃，以利长期服用。此病患者晚期常因有多关节僵直，影响行动，且食欲下降，在食疗配餐中要重视食物的色、香、味、形和食品的多样化，以期增进食欲。同时，可适量增加含纤维素多的食物，以助患者排便。

(4) 痹证属风湿热型，食疗中宜多吃清凉食品，如金银花露、菊花茶、薏苡仁粥、绿豆、芦根等；同时以北黄芪、忍冬藤、海风藤、黄柏、牛膝等药食兼用之品在食疗中配餐或水煎内服，往往可在半个月左右控制症状，使关节肿痛消失或减轻，关节功能改善。

(5) 痹证属风寒湿型，食疗中宜用性温热之品，以祛除寒湿，如食用猪、牛、羊肉及骨汤等；还宜用具补气血、益肝肾与祛风湿之功为一体之食品、药食兼用之品，如蛇肉、狗肉、鳝鱼、鸡血藤、附子、桂枝、细辛、黄芪、丹参、黄精、川芎等。

(6) 中医中具特殊功效的蛇虫类药食妙品，如乌梢蛇、蝮蛇、蝎子、蜈蚣、蚯蚓、蜂房、僵蚕等，一般以浸酒、研末单味或复方做成药膳食疗，对改善类风湿性关节炎肿痛等证候有一定疗效。对于有高血压、胃病和不宜饮酒的人，慎用其浸酒类药膳食疗。

老年颈椎病患者有哪些饮食宜忌?

老年颈椎病患者在饮食上要注意：

(1) 颈椎病多发于中、老年人，是随着年龄的增长，肾气渐衰而发生的病证，不是一朝一夕的治疗就能完全愈好的，缓解病证要有一个过程，要根据老年人的特殊情况，制定长期的、适宜的药膳、食疗食谱。

(2) 老年颈椎患者，平时要在食疗中配用清淡而富含蛋白质、维生素和微量元素的食物用餐，特别要重视协调补充对钙吸收有特殊作用的维生素及微量元素锌、碘、磷，以促进人体骨组织的正常新陈代谢。

(3) 老年人在饮食调理中，要注意卫护脾胃功能，餐饮要有规律，切实做到定时适量；尽量避免辛辣、生冷、坚硬、肥腻之物，减少伤及脾胃。

(4) 老年颈椎病临床上女性多于男性，常合并有更年期综合征，在食疗中应全面考虑，兼顾妇女养护的特点，配制合理的药膳餐饮补益菜肴及方剂。

(5) 颈椎病饮食疗法中应立足于本，补肾益肝，兼顾理气养血，祛风抗邪，可供选用配餐的食物、食品与药食兼用的妙品很多，如猪肾、羊肉、羊肾、狗肉、鳝鱼、鸽蛋、鸡蛋、鹌鹑蛋、小麦、芹菜、荠菜、黑大豆、猪脑、蚌肉、淡菜、乌贼鱼、龟肉、鳖肉、刀豆、栗子、葡萄、樱桃、核桃仁、黑芝麻、白芝麻、桑葚子、枸杞子、五味子、覆盆子、茶叶、罗布麻、牡蛎肉、红枣、龙眼肉、荔枝、木耳、银耳等。

老年腰椎病患者有哪些饮食宜忌?

老年腰椎病患者在饮食上要注意：

(1) 老年腰椎患者常伴有骨质疏松症，脾胃也多虚弱。由于老年人胃酸分泌减少，影响钙的吸收，要在日常餐饮中，常吃含钙量丰富的食物和食品，如酸牛奶、虾皮、软骨、蛋、排骨、豆类及豆制品。一些含胶原蛋白的食物，如猪肤、牛蹄筋、猪蹄爪等也可适量多吃点。

(2) 老年腰椎患者多为肾虚劳伤者，一经确诊，须睡硬板床和充分注意休息，食疗中用味厚滋补之品的同时，应配餐消导通理之物，如山楂、麦芽、莱菔子、赤豆、白菜等。

(3) 老年腰椎病在久病多虚情况下,应重视益气养血,补肾强筋,食疗中宜多用薏苡仁、红枣、蜂蜜、山药、枸杞子、桑葚子等妙品。

(4) 平时,可多吃些新鲜蔬菜、水果,保证充足的维生素和微量元素的供给,并且配以足够的蛋白质等,以提高机体的抗病能力,增强机体的修复功能。

(5) 老年腰椎患者要在食疗中加强补肾的药膳餐饮,可供选用的食物、药食兼用之品相当多,如羊肉、羊肾、猪肾、鳝鱼、龟肉、鳖肉、蛇肉、龙虾、墨鱼、刀豆、黑豆、芝麻、枸杞子、桑葚子、山茱萸、五味子、覆盆子、五加皮、薏苡仁、山药、蘑菇、香附、陈皮、蛤蚧、党参、杜仲、川芎等。

老年贫血患者有哪些饮食宜忌?

老年贫血患者在饮食上要注意:

(1) 老年贫血患者饮食要多样化,做到不偏食、不挑食。要吃高蛋白、易于消化吸收的食物。若牙齿脱落,要及早矫治,使餐饮膳食正常化。消化功能低下时,可将部分菜肴做成菜泥(如菠菜泥、猪肝泥)或汤羹服食。

(2) 烹饪时须用铁锅,世界卫生组织就曾推荐使用我国铁锅烹调食物。

(3) 防治老年人贫血,要重视维生素 B 族和维生素 C 的补给。维生素 C 能使三价铁还原成二价铁,游离的二价铁比三价铁易被人体吸收,因而在饮食中配餐食疗时要选择富含维生素 C 的食物和果品,如柿子椒、菜花、荠菜、雪里蕻、香油菜、香椿、卷心菜、菠菜、苦瓜、青蒜、韭菜、苋菜、鲜枣、山楂、刺梨、鲜桂圆、橙等。

(4) 忌食油腻和刺激性食物,如高度白酒、烟、咖啡、浓茶等。茶叶中鞣酸能使铁沉淀,影响铁的吸收,因此防治老年人贫血必须忌饮浓茶。

(5) 老年贫血患者往往胃酸缺乏,食欲不振,消化不良,因而在饮食烹调中使餐饮菜肴色、香、味、形俱好,从而增进食欲,促进消化。

(6) 在老年人贫血的防治药膳食疗中,在配伍药粥以及菜肴时,可选择常用的补血食物和补血的药食妙品,如动物血、鸡肉、牛肉、鹌鹑、猪肝、猪蹄、芹菜、菠菜、番茄、香菇、当归、阿胶、熟地黄、何首乌、桑葚子、枸杞子、龙眼、红枣、荔枝等。

老年白细胞减少症患者有哪些饮食宜忌?

老年白细胞减少症患者在饮食上要注意:

(1) 老年人白细胞减少属中医虚证范围，药膳食疗中应以补肝肾、益精血为主，兼顾补气以生血，常用的补益佳品有猪蹄、牛蹄筋、猪肤、花生、党参、黄芪、当归、灵芝、黄精等。

(2) 平时饮食中，应增加必需的营养素，若缺乏维生素 B_6、B_{12}、叶酸等，则应及时、足量补充富含这些成分的食品、食物，如绿叶蔬菜，谷类，蛋类，酵母，动物肝、肾，牛肉，羊肉等。

(3) 老年人多虚劳，餐饮中应以滋补性食物为主，主食可多以软饭、馒头、粥食、蜂糕、奶茶经常变换形式供给。老年患者又多脾胃虚弱，食欲不振，因此要忌食生冷、寒凉之物，饮食中也不宜过于厚腻，忌食酒油黏滞的食品等。

(4)"脾胃为后天之本"，是老年人白细胞减少症得以康复的基础，只有饮食有节、少量多餐、调理均衡，才能达到有效的程度。切勿暴饮暴食，以免损伤脾胃。辛辣燥热食物，也应该尽量少食或不吃。

(5) 老年人白细胞减少症多属气阴两虚、脾肾阳虚，在药膳食疗配伍中，可选用的食物和药食兼使的佳品相当多，如蘑菇、番茄、冬瓜、黄瓜、西瓜、动物肝、动物肾、牛肉、蜂皇浆、黄精、黄芪、西洋参、太子参、人参、刺五加、花生米、核桃仁、龙眼肉、灵芝、红枣、鸡血藤、虎杖、党参、山药、茯苓、莲子、枸杞子、阿胶、荠菜、木瓜、牛骨髓、海参、冬虫夏草等。

老年血小板减少性紫癜患者有哪些饮食宜忌?

老年血小板减少性紫癜患者在饮食上要注意：

(1) 老年血小板减少性紫癜患者，应供给高蛋白饮食，饮食中宜多选用牛奶、瘦肉、鱼类、蛋类、豆类等食品。

(2) 中医认为血热则妄行，出血属热者，宜选用性偏寒凉食物。蔬菜水果中性凉者，多对止血有利，可在饮食配餐中应用，尤其是荸荠、莲藕、荠菜、黑木、梨、鲜枣等更佳。

(3) 若老年紫癜患者同时伴有贫血，则宜在饮食中进食含铁丰富的食物，如动物肝、猪肚、动物肫、瘦肉、蛋黄。蔬菜中含铁量较高的有马兰头、油菜、荠菜、芹菜、大头菜、黄花菜、苋菜、菠菜、番茄等，面筋、麦麸、银耳、蘑菇、香菇等也可在烹饪菜肴中应用。

(4) 老年血小板减少性紫癜当其出血少而渐停时，则食疗调治中宜以健脾、益气，摄血为原则，此时选择药食妙品红枣、花生(带衣)配制药膳、烹饪菜肴最好，也可以每日适量噙化、嚼食。无花果、葡萄干也可经常食用。

(5) 属久病气虚、神疲乏力者，食疗中还常可用黄芪、红枣、山药、花生米、枸杞子、桂圆肉、党参、藕节、旱莲草、仙鹤草、羊骨、花生衣、黑豆、猪肤、扁豆、核桃仁等药食佳品煲粥、煨汤或煎汁食服，对老年血小板减少紫癜尤为适宜，且有较好的治疗作用。

(6) 患病期间，忌食可疑食物；忌油腻、忌烟；对于酒糟类食品要尽量少吃或不吃。

脑卒中患者有哪些饮食宜忌?

脑卒中患者在饮食上要注意：

(1) 脑卒中首先要注重预防为主的原则，加强对高血压病、动脉粥样硬化的防治，其防治中的饮食原则可参加“动脉粥样硬化症”、“高血压病”、“高脂血症”等节。

(2) 不吃刺激性过强的食物，嗜烟酗酒均可诱发脑卒中，因此必须严格禁烟，忌饮高度白酒，还有如辛辣之品以及咖啡等，也须严格控制服食。

(3) 在临床中发现，脑血栓患者多在早晨 6～9 时发病(称其为“脑危时刻”)，约占全天发病的 47.4%。为了防止出现“脑危时刻”，清晨可喝点热粥、热面汤、热牛奶、热红枣莲子饮和热茶、温开水。

(4) 日常饮食中，可多吃山楂果及山楂制品，山楂有活血、消栓的作用。

(5) 本病在先兆阶段，如老年人见明显头晕目眩、肢体麻木等，饮食宜清淡、易消化，可多吃些新鲜蔬菜、水果及水产品，如青菜、萝卜、海带、紫菜、淡菜、香蕉等。食物纤维要足够，以保持大便的通畅。禁食肥甘油腻厚味食物，禁食生痰动火的食物。在恢复过程中，以粥类及蔬菜汁、果汁为主。恢复期宜食补益气血、滋补肝肾的食物，如鱼、蛋类、瘦肉、新鲜蔬菜、水果等。

(6) 对于瘫痪在床的老年患者，由于活动少，肠胃功能差，且常便秘，饮食中须供给营养丰富，易于消化的食物，如乳类、蛋类、豆制食品、鱼类、兔肉等。同时应进食富含维生素 C、B_6、E 等食物及含钾、镁、铬、硒、锰等元素较多的食物。

(7) 脑卒中发病半年以上不愈者进入后遗症期，常遗留半身不遂，失语或言语蹇涩，采用饮食疗法有助于康复。本节讨论的重点放在脑卒中后遗症的食疗。

短暂性脑缺血患者有哪些饮食宜忌?

短暂性脑缺血患者在饮食上要注意:

(1) 对短暂性脑缺血发作患者采取各种应急措施的同时,要绝对戒烟和忌用烈性酒,因为两者均可增加中风的危险性。烈性酒可使血脂蛋白增高,从而加重脑血管硬化,促发脑梗死。

(2) 饮食中,切忌过咸甘甜,摄盐过多可引起组织水肿,血压增高。甜食吃得过多可引起高脂血症,促使血管硬化提早发生,从而诱发中风。正常人每天食盐控制在 6 克以内,高血压动脉硬化者每天食盐必须严格控制在 4 克以下。

(3) 对老年患者,当其有意识障碍或有吞咽困难时,就早置胃管鼻饲流质如多维生奶等,以维持生命所需的营养成分。

(4) 老年人患病期间,用力排便能诱发或加重脑出血。为保持患者大便通畅,可让患者适量多吃些香蕉、麻油等润肠软便的食物。

(5) 饮食宜清淡,易消化吸收;宜补气益血,补肝益肾。可在餐饮中多吃一些鱼、蛋类、瘦肉、新鲜蔬菜、水果等食物,但应忌过于油腻,实验证明,川芎、丹参等药食妙品具有扩张血管、减少血管阻力、增加脑血流量、降低血小板聚集性及提高脑部缺氧耐受性的作用,因而,以川芎、丹参等佳品制成的药膳、饮料、食疗也可长期进食。

帕金森病患者有哪些饮食宜忌?

帕金森病患者在饮食上要注意:

(1) 老年人震颤麻痹常因情绪变化而诱发,因此让患者保持心情舒畅、愉快是重要的。日常饮食调理中,饮食宜清淡,易消化,并注意少食多餐。平时,忌白酒、浓茶、咖啡和辛辣食品,以免神经受刺激,加重脑负担。

(2) 鼓励患者尽可能吃一些猪瘦肉、鱼类,特别是每周进食 1～2 次海鱼或以海鱼为原料的制成品食物,有助于保护脑组织。同时,经常进食绿叶菜、瓜果、豆类以及鸡汁、鸭汁等。

(3) 老年震颤麻痹综合征的食疗防治中,要十分重视锌、铜、锰、钼等微量元素以及铁元素的充分补充,要在饮食中多进食富含上述元素成分的食物、食品,如肝、肾、胰、蛤、蚌、牡蛎、淡菜、荠菜、茄子、芋头、苜蓿、小胡桃、葡萄干、芝麻、龙眼肉、黑豆、红枣、南瓜子、西瓜子、松子、黄豆、木、香菇、麦麸、面筋、红糖、蜂蜜等。

(4) 针对中西医结合防治震颤麻痹中经常使用左旋多巴、美多巴类药物,通过食疗减轻有关药物的毒副作用,采取有效的调理措施,协同并增强其治疗作用。在配餐食疗中,可辨证施治应用以下药食妙品,如枸杞子、红枣、何首乌、蚌粉、决明子、白菊花等。

(5) 中医在辨证施治震颤麻痹病证上,所用的药膳、方剂配伍的药食佳品也相当多,有白芷、天麻、桃仁、红花、川芎、葛根、甘草、黄芪、党参、当归、鸡血藤、五味子、龙眼肉、茯苓、怀山药、熟地黄、陈皮、生牡蛎、全蝎、蜈蚣等。

老年神经症患者有哪些饮食宜忌?

老年神经症患者在饮食上要注意:

(1) 多进食富含维生素 E 的食品、食物,如荞麦、麦胚、芝麻、枸杞子、蜂蜜、蛤蜊、海产品、海鱼等。

(2) 日常饮食中,每天宜喝一碗米油粥,进食一瓶酸奶,配餐中多采用以下几种益脑食物,如沙丁鱼、蛋黄、菠菜、胡萝卜、橘子等。

(3) 老年神经症在食疗中应侧重补益脾、肺之气,同时也要兼顾心肾之气,常用的补气类食物有大米、小米、糯米、大麦、黄豆、扁豆、栗子、山药、红枣、刀豆、蘑菇、牛肉、鸡肉、鲢鱼、田蛙肉等,可配伍成粥羹佳肴经常服食。

(4) 烟、酒、浓茶、咖啡均属兴奋之品,老年神经症特别是老年期抑郁症与神经衰弱患者,应自觉少吃或不吃,因为这类食品会造成睡眠不宁,神疲乏力,甚至搅乱心绪,加重病情。

(5) 当病久伤及气血阴阳者,膳食应以补益扶正为原则,传统中药中有许多药食妙品对老年神经症的防治有独特的功效。因而,可在食疗药膳中,有针对性地辨证施治充分地使用,这些药食佳品有山药、人参、当归、党参、桃仁、酸枣仁、枸杞子、桑葚子、决明子、白菊花、代代花、玫瑰花、百合、香附等。

老年性痴呆患者有哪些饮食宜忌?

老年性痴呆患者在饮食上要注意:

(1) 饮食疗法对老年性痴呆稳定病情,改善症状有重大作用。由于本病患者多系高龄老人,主食应柔软、熟烂,并以糕、粥、羹等食物为宜。

(2) 要进食优质蛋白质，如牛奶、乳类、鸡蛋、鹌鹑蛋、鱼类(尤以海鱼为佳)、豆制品，其摄入量应不低于所需蛋白质总量的 60%，每天蛋白质摄入总量按 0.8～1.0 克/千克体重计。用以强化大脑功能，防治老年性痴呆。

(3) 对老年患者来说，若伴有高血压、脑血管硬化等病症，要严格限制动物脂肪的摄入。平时，要多吃新鲜蔬菜，以补充足够的维生素 C、维生素 B_1、维生素 B_2、维生素 B_6 等，黄、绿色蔬菜均要经常食用。

(4) 必须尽心做到禁忌烟酒，烟中所含的各种有害成分，可导致人体小动脉及脑部微小动脉的收缩、狭窄，对病情的康复不利。

(5) 坚持每天喝含微量元素锌、铜、锰、钼、锗以及铁元素的矿泉水和适量蜂蜜。

(6) 由于老年期痴呆多为本虚标实，食疗中也多采用标本兼治的方法。传统延缓衰老的药食妙品，有许多均能改善患者的智力、精神和行为，有的还能改善脑代谢、促进脑细胞的恢复，甚至对神经生长因子受体有明显的增强作用。这类药食妙品很多，如何首乌、益智仁、白术、女贞子、黄芪、茯苓、刺五加、川芎、枸杞子、葛根、绞股蓝、龙眼肉、山药、党参、天冬、山萸肉、石菖蒲、丹参、当归、生姜、人参等，可辨证配伍应用于本病的药膳食疗方。

更年期综合征患者有哪些饮食宜忌?

更年期综合征患者在饮食上要注意:

(1) 妇女更年期肾气衰，食疗应以补肾为本。同时，更年期妇女容易发生心烦、多汗、潮热等植物神经系统不稳定症状，平时，在餐饮中多用健脾、养心的粥疗调理。忌食刺激性大、兴奋性强的食物，忌烟酒。

(2) 本病患者多为体虚，常用于躁动之征象，日常膳食中宜服食柔润之品；而要慎用刚燥煎炸之饮食，以免重伤其阴而增重病情。

(3) 食疗中应注重足够量的维生素和微量元素的供给，如维生素 B_1，对维持神经系统的健康，增加食欲及帮助消化具有一定作用；补充足量维生素 C、P，能改善血管通透性和增强身体抵抗力；维生素 E 及锌、钼、硒等微量元素等有预防动脉粥样硬化的形成，延缓衰老和增强细胞活力的功效。

(4) 在食疗配餐中，主食可选用粗粮为主(如小米、玉米、麦片等)，辅以动物的肝脏、肾、瘦肉、牛奶、动物脑、鱼类、蛋黄以及豆类、豆制品等。多吃新鲜蔬菜和水果，如芹菜、菠菜、油菜、荠菜、番茄、胡萝卜、黑木耳、山楂、橘子、鲜枣、香蕉、梨、苹果等。

(5) 防治妇女更年期综合征的药食佳品很多，许多都可配伍成粥羹药膳，有的还可以搭配成用餐时的佳肴，而且有很满意的疗效。这些药食妙品选列部分如下：如何首乌、山药、益智仁、山萸肉、百合、决明子、荷叶、菊花、黄芪、当归、红枣、莲子、核桃仁、桑葚子、蜂蜜、黑芝麻、茯苓、党参、龙眼肉、玫瑰花、银耳、芡实、薏苡仁、白扁豆、胡萝卜、五味子、灵芝、枸杞子、栗子等。

老年性白内障患者有哪些饮食宜忌?

老年性白内障患者在饮食上要注意：

(1) 针对老年性白内障的病因，老年人所用药膳、食疗宜益精养血，和肝健脾。日常饮食配餐中，可多选用健脾、补肾、养肝的食物等，如芹菜、芋头、马铃薯、莲藕、鳝鱼、竹笋、兔肉、山药、扁豆、豌豆、羊肉、黄鱼、海参、淡菜、虾、核桃仁、黑大豆、羊肝、乌龟、桑葚子等。

(2) 要给以富含氨基酸类的蛋白质食物、食品，如瘦肉、鱼类、蛋类、乳类、豆类、硬果类等。

(3) 多食含维生素 C、E 丰富的食物、食品，维生素 C 是活性很强的还原物质，能延缓白内障的发展，维生素 E 在体内具有抗氧化作用，对晶体有保护作用，这类食物和食品相当多，如红枣、山楂、柿子、核桃仁、芝麻、沙棘、柠檬、橘子、苹果、番茄、苋菜、苜蓿、蒜苗等。

(4) 在老年性白内障患者的膳食中，要特别注重锌、碘、硒等微量元素的补足。瘦肉、肝、蛋类、乳类、谷类、黄豆、大白菜、萝卜、扁豆、茄子等含有较好的锌。碘可以吸收炎性与变性产物，对治疗白内障有一定疗效，海带、紫菜、发菜、海参、蛤、蚶、海虾、海鱼等含有丰富的碘。

(5) 中医药在治疗老年性白内障上，有很丰富的经验，在药膳、食疗中具有特殊功效的药食妙品也相当多，如黄芪、白术、党参、枸杞子、白蒺藜、珍珠母、地蚕、当归、丹参、泽泻、车前子、黄精、菊花、夜明砂、神曲、怀山药、菟丝子、蜂蜜等，均可辨证配伍地使用。

原发性青光眼患者有哪些饮食宜忌?

原发性青光眼患者在饮食上要注意:

(1) 急性发作的青光眼常因风热上攻,阴虚火旺,治疗上则以清肝泻火,熄风明目,养血舒肝,活血清热为原则,饮食中宜清淡素食为主,切忌热性和过分油腻食物。

(2) 严禁烟、酒及辛辣等刺激性食物,以防症状加剧。

(3) 原发性青光眼在急性发作期,要采取有效的降压措施,饮食中切忌一次饮大量水,防止体液骤增,眼压升高。

(4) 食疗餐饮中,要重视选配具有养血补肝,滋阴凉血,明目疏风,清热利尿的食物,如羊肝、猪眼、猪胆、鲤鱼胆汁、鳖肉(或鳖卵)、鲎肉、鲍鱼、蜂蜜、荠菜、赤豆、金针菜等。

(5) 西医目前的治疗效果尚不满意,近年来,许多事实证明,采用中西医结合治疗青光眼,获得较显著的效果。应用药食兼施的佳品所配伍的药膳、食疗方剂,在防治老年人原发性青光眼中,也发挥着较好的作用,常选用的有枸杞子、白菊花、云苓、茯苓、茯神、牛黄、羚羊角粉、石决明、川芎、酸枣仁、柴胡、当归、勾藤、红枣、枳实、大黄、郁李仁、生地黄、陈皮、大米、谷精草、吴茱萸、桂枝、夏枯草、葱白、车前草等。

老花眼患者有哪些饮食宜忌?

老花眼患者在饮食上要注意:

(1) 老花眼早期视近物模糊,尤其是在晚上及光线不足处更显得严重,须到医院眼科作进一步检查,验光,选配自已适宜戴的老花镜;同时,加强补益肝肾,健脾和胃的饮食调理,饮食以富于多种营养成分,有抗老防衰作用的食物为宜。

(2) 老年人往往伴发高血压病、动脉粥样硬化、高脂血症、糖尿病等症,因而老花眼患者不宜多食动物脂肪类较高的食物,宜多食用蔬菜类食物,如番茄、黄瓜、白菜、洋葱、菠菜、芹菜、苜蓿、蒜苗等。

(3) 多食富含维生素 E、C 的食物,维生素 E、C 等在体内具有很强的抗氧化作用,且对晶体有良好保护作用,这类食物和果品相当多,常用的有红枣、核桃仁、芝麻、沙棘、刺梨、柿子、苹果、橘子、柠檬等。

(4) 要多供给高质量的蛋白质食物,如羊肉、牛肉、兔肉、鱼类、鸡蛋、鹌鹑蛋、硬果类、豆类及豆制品等。

(5) 在老花眼的药膳、食疗配伍中,要重视微量元素铜、锌、硒、碘的经常补足,同时,要注重铁元素的补足。以下药食妙品可经常有针对性地选择使用,如:枸杞子、白术、珍珠母、当归、丹参、黄芪、党参、黄精、夜明砂、淮山药、菟丝子、菊花、决明子、地黄、牡蛎、玉竹、红枣、蜂蜜等。

老年鼻出血患者有哪些饮食宜忌?

老年鼻出血患者在饮食上要注意:

(1) 老年人鼻出血期间,饮食宜清淡,要十分重视补充对止血有利的维生素A、E和C等,宜多食新鲜蔬菜及水果,如荠菜、芹菜、马兰头、莲藕、柑、橙、橘、苹果、酸枣等。

(2) 要保持老年人大便通畅,适量多进食富含粗纤维和水分的食物,同时,要在日常餐饮中补充足够的植物油脂类食品,如可常服食黑芝麻、香蕉、蜂蜜等。

(3) 要忌烟酒,做到绝对不吸烟、少吃或不吃高度白酒,辛辣和油煎炙炸之物也应少吃或不吃,以免热毒上攻或炎症加剧。

(4) 在纠正老年人随便挖鼻孔等不良习惯的同时,加强病期与日常的药膳、食疗措施,可选用以下食品及药食妙品配伍调制。这类食物、食品相当多,如藕(连节)、甘菊花、旱莲草、鲜蚕豆花、雪梨、萝卜汁、韭菜汁、西瓜子、马兰头、仙鹤草、甘草、白茅根、鲜芦根、夏枯草、熟地黄、山萸肉、山药、茯苓、阿胶、龙眼肉、当归、黄芪、茯神、白术、花生衣、红枣、槐花、鱼鳞胶、绿豆等。

老年性眩晕患者有哪些饮食宜忌?

老年性眩晕患者在饮食上要注意:

(1) 老年性眩晕涉及的西医病种较多,中医临床辨证又有虚、实、寒、热之分,因而,药膳、食疗的配伍用餐应根据临床诊断及辨证分型则分别不同情况加以考虑。

(2) 老年性眩晕患者应戒烟、忌酒,尽量少食生冷之品,以免胃肠道受寒,防止呕吐等症,减少诱发眩晕的因素。

(3) 辨证属虚证眩晕,饮食宜多样化,所用食物、食品富含营养成分,且易于消化。烹饪调理上要适合患者的口味,鼓励多进食。平时可以瘦肉、鸡蛋、鸡汤、鱼等清补为宜。气血亏虚、肾精不足之虚证者,可以动物肝、动物脑、鱼头、鹌鹑等煲汤,作羹调补;还可以药食妙品如黄花、党参、山药、枸杞子、龙眼肉、制何首乌、冬虫夏草等,与清补食物配制成美味佳肴,应用于食疗餐饮之中。

(4) 对于老年性眩晕属实证眩晕者,则在食疗中要注意少吃煎炸、炙烤、油脂、肥腻的食物,如羊肉、猪肉、荷包蛋等,不吃辛辣刺激之品,如葱、蒜、韭菜、洋葱、辣椒等,以免生痰火而加重病症。平时,宜以米、面、豆类等作主食,多吃新鲜蔬菜、水果等。

(5) 老年性眩晕兼有高血压病、动脉粥样硬化症、肥胖症、贫血、白细胞减少症、高脂血症、颈椎病、短暂性脑缺血等病症者,其药膳、食疗配伍用餐可参考相应病症的饮食原则及其食疗经验方。

老年牙周病患者有哪些饮食宜忌?

老年牙周病患者在饮食上要注意:

(1) 老年牙周病患者要养成饮茶的习惯,因茶水既有杀菌消毒之功,又有利尿和清除肠胃积热之效。而且,茶叶(尤其是粗老茶叶)所含的氟对牙齿有特殊的保健价值,对牙周病有防治作用。

(2) 老年牙周病在日常饮食中,忌食烟酒及辛辣、腻厚之品,以免刺激牙周病变。

(3) 老年牙周病患者,要多食富含钙、磷、碘、氟和维生素 A、D 的食物,如鱼、肝、蛋类、乳类、豆类及豆制品、瘦肉、虾、海产品、动物蹄筋、猪肤及新鲜蔬菜、水果等。

(4) 牙周病缓解期,可多进食维生素 C、B_2、E 等有关食物,如小麦麸、露蜂房、金橘饼、乌梅、红枣、山楂、李子、皮蛋等。

(5) 老年牙周病多属肾虚证,在药膳、食疗中应以补肾固齿为本,配伍餐肴中可选用的补益肝肾药食妙品也很多,如羊肉、羊肾、狗肉、猪肾、猪皮、鹿肉、鹿肾、鳝鱼、乌龟、甲鱼、淡菜、鸽蛋、五味子、山茱萸、葡萄、核桃仁、黑芝麻、栗子、桑葚子、枸杞子、覆盆子、刀豆、黑大豆、牛膝、山药、茯苓、泽泻、骨碎补、旱莲草、杜仲、生地黄等。

老年性瘙痒症患者有哪些饮食宜忌?

老年性瘙痒症患者在饮食上要注意:

(1) 老年性瘙痒症是一种与膳食关系非常密切的病症,要根据辨证分型来制订食疗方案。

(2) 老年性瘙痒症患者,日常用膳餐饮中要少吃海腥、辛辣、厚腻之品,如虾、蟹、羊肉、狗肉、海鱼、葱、蒜、韭菜、辣椒、酒、鸭、鹅、鱿鱼等,以上诸食物常可诱发本病及加重病情。

(3) 老年人饮食以清淡为原则,多食易于消化的新鲜蔬菜及营养丰富的食品,如白菜、菠菜、青菜、苦瓜、丝瓜、番茄、红萝卜、荠菜、马兰头、菊花脑、油菜、土豆、豆腐、菜心以及猪瘦肉、草鱼、鳙鱼等。

(4) 老年人瘙痒症入夜瘙痒尤为明显,伴有情绪烦躁者,则宜选用镇静、宁心、安神的食品,食疗中常可配伍应用如莲子、百合、枣仁、牡蛎、木瓜等。

(5) 在防治老年性瘙痒症的药膳、食疗配伍用餐中,可供选用的药食妙品不少,经常使用的有当归、丹皮、苦参、金银花藤、蒲公英、蝉衣、黄芪、何首乌、川芎、甘草、红枣、苍耳子、薏苡仁、土茯苓、鲜山药等。

老人斑患者有哪些饮食宜忌?

老人斑患者在饮食上要注意:

(1) 老年斑反映细胞代谢功能减弱,抗氧化能力降低,维生素 E 具有很强的抗过氧化作用,多进食富含维生素 E 成分的食物,能保护细胞膜不受损害,减少各组织脂褐质沉积,防止细胞损伤,延缓组织及细胞老化。含维生素 E 丰富的食物有芝麻、核桃仁、瘦肉、乳类、蛋类、花生米、莴苣等。

(2) 日常饮食中,要多选用新鲜蔬菜、水果等食品。这类食物富含维生素 C、E 及多种矿物质,可增强细胞的抗氧化能力,这类食物如辣椒、番茄、菜花、酸枣、山楂、红薯、芋头等。

(3) 防治老人斑中,要注重微量元素铜、锌、锰的不断补足。含量较丰富的食物有海产品、奶、蛋、小麦、小米、黄豆、芝麻、大白菜、菠菜、扁豆、萝卜、茶叶等。

(4) 维生素 B_1、B_2 等具有使皮肤光滑,展平褶皱,消隐斑点,减退色素的功效,经常进食对防治老人斑有明显效果。含量丰富的食物有谷类、豆类、动物内脏、肉类、蛋类、酵母以及绿色蔬菜等。

(5) 老年人衰老期用以调节 SOD 活性的药食兼用的妙品相当多，配伍用餐于药膳、食疗具有良好的防治老人斑功效。经常使用的有何首乌、绞股蓝、党参、杜仲、五味子、罗布麻、刺梨汁、刺玫果、猕猴桃、玉米花粉、蜜源花粉、参花花粉、毛尖茶、人参、黑木耳、白木耳、青竹梅、山楂、西洋参、黄芪、当归、砂仁、香附、灵芝、丹参、益母草、珍珠、黄精、玉竹、女贞子、刺五加等。

老年带状疱疹患者有哪些饮食宜忌?

老年带状疱疹患者在饮食上要注意：

(1) 老年人带状疱疹患病期间，要忌酒类、浓茶和咖啡，忌食葱、蒜、辣椒、胡椒等温热刺激性食物，以免加剧症状。

(2) 日常饮食配伍用餐中，不食海鲜品如虾、蟹，以及羊、鸡等发物，以免加重病情，延长病程。

(3) 平时要多吃具有清热解毒、活血化瘀、滋阴退火功效的食物、水果和新鲜蔬菜。

(4) 老年人带状疱疹由带状疱疹病毒所引起，要加强抗病毒的食疗措施，药膳、食疗配伍用餐中，多选用具有抗病毒功效的妙品，如金银花、板蓝根、大青叶、鲜芦根、贯众、马齿苋、蒲公英、芫荽、紫草、虎杖、菊花、鹅不食草、紫河车等。

(5) 对于老年人带状疱疹患者，要特别重视保护神经、营养神经的食疗措施，注重多进食富含维生素 B 族(包括维生素 B_1、B_2、B_6 等在内)的食物、食品，如各种粗粮、黄豆、花生、猪瘦肉、蛋黄、动物内脏(肝、心、肾)、酵母、糙米、干果、萝卜、白菜、菠菜、马兰头、苜蓿、枸杞子、玉米、小麦、燕麦、米糠、豌豆等。

胃癌患者有哪些饮食宜忌?

胃癌患者在饮食上要注意：

(1) 已有胃癌癌前期状态的患者(如慢性萎缩性胃炎、老年性胃溃疡、胃黏膜肠腺化生、老年胃息肉等)，必须重视饮食调理，以防癌病。

(2) 老年人防癌饮食中，宜少量多餐，定时适量，既要保证足够的营养，又不增加胃肠负担。平时食品宜多样化，避免偏食。要注重保护消化道黏膜，饮食以细、软、易于消化为原则。烹饪方式以炖、煮、烧、蒸为主，尽量少用煎、炸、烟熏、腌腊等法。

（3）对于老年胃癌患者，宜按病情，采用软质、半流质、流质等进食方式，多采用膳饮粥疗，切忌硬撑、硬塞。

（4）要严禁烟酒、忌食新鲜腌菜、少食咸鱼、腊肉和其他过咸食品。

（5）胃癌患者多有胃脘饱胀、疼痛等食积不消的症状，应适量多食酸、甜类食物，如山楂汁、姜糖水、新鲜小米粥、薏苡仁粥、鲜橘汁、酸梅汤、菠萝汁、果汁等，用以帮助消化和缓解疼痛病症。

（6）胃癌患者常见恶心、呕吐、食欲不振等，应进食开胃降逆的清淡食物，可根据患者的口味，交替服食以下易于消化的食品，如红枣汤、莲子糊、甘蔗汁、山楂糕、金橘饼、玉米羹、小米粥、杏仁露、藕粉糜等。

（7）在胃癌早期，一般多采用手术治疗。术后多因伤及气血而致全身乏力，四肢酸软，纳差自汗，可食用鲫鱼、母鸡、人参、桂圆、银耳、甲鱼等，以益气养血，促进康复。

（8）胃癌术后放疗、化疗期间，宜多选用具有防护作用、有助升白细胞、提高机体免疫功能的食物，中医药中许多有上述功能的药食妙品也可在药膳、食疗中辨证施膳应用。常用的佳品有牛奶、咖啡、蛋羹、鸡汤、鱼汤面、番茄、无花果、橘子、蔗汁、生姜、话梅、人参茶、红枣、猕猴桃、苹果、沙丁鱼、猴头菇、牡蛎、海参、鸽蛋、鹌鹑、猪肝、鲍鱼、海马、乌龟、甲鱼、鲨鱼、乌贼、山药、金针菜、扁豆、薏苡仁、香菇、蘑菇等。

原发性肝癌患者有哪些饮食宜忌？

原发性肝癌患者在饮食上要注意：

（1）肝癌患者多有食欲不振，因而，在饮食调理上应先从调节老年人口味入手，美化菜肴的色香味，以增进食欲。平时，采用少食多餐的进食方式，并可适当加食山楂汁、柠檬水、红枣汤、藕粉羹等。

（2）由于肝癌消耗极大，肝脏又是人体代谢的重要脏器，因而，要想尽办法保证患者有足够的营养，饮食中以高蛋白、高维生素、低脂肪为宜，并给予足够量的碳水化合物。只要食欲尚好，其营养供应以患者需求为度，多维持在正常人的1.5倍左右或高一点。

（3）肝癌患者肝的解毒功能明显减退，应绝对禁止烟酒和辛辣刺激，宜多选用保肝护肝的食品，如甲鱼、蓟菜、香菇、蘑菇、刀豆、牡蛎、蜂蜜、桑葚子、龟、金针菜、红枣、蚶、薏苡仁、赤豆等。如有腹水，则应严格限制食盐的摄入量；有黄疸时，尤其要禁忌油腻食物。

(4) 宜多选用具有“软坚散结”及增强免疫功能的食品，以抑制肿瘤过快生长，具体内容可参看“胃癌”部分。

(5) 老年肝癌患者务必保持大便通畅，要适量多进食含纤维素成分多的食物，考虑到肝癌患者绝大部分都伴有食道胃底静脉曲张，为防止出血，食物不宜粗糙。多吃新鲜蔬菜和水果，适当增加含维生素 K、C 的食物，如卷心菜、苜蓿、菠菜、白菜、花菜、油菜、豆类及豆制品、荠菜、香椿、苋菜、蕹菜、红枣、乌梅、蚌、马兰头、慈菇、沙棘等。

(6) 肝癌患者手术后，宜健脾理气，可进食牛奶、蛋类、猪肝、薏苡仁、蘑菇、猴头菇、黄鱼、香蕉、石榴、山楂、柠檬、西瓜、鸡内金等食品。

(7) 肝癌患者放疗、化疗时，应选用滋润生津、健脾开胃、益气养血、祛瘀解毒且营养丰富的食物，有以上功效的药食佳品也可配伍用膳在食疗之中，经常使用的有莲藕、山药、白扁豆、荸荠、龙眼肉、甜橙、荔枝、葡萄、冬瓜、鸡蛋、鹌鹑蛋、鸽蛋、燕窝、龟板胶、鳖甲胶、薏苡仁、动物肝脏、鹅血、红枣、枸杞子、鲫鱼、鲜桃、虎杖、金橘饼、赤小豆等。

肺癌患者有哪些饮食宜忌?

肺癌患者在饮食上要注意：

(1) 肺癌早期，对消化系统功能影响较小，要抓住这个机会，及时全面地补充各种营养成分，使机体能够耐受手术及药疗、化疗、放疗等治疗手段。

(2) 老年病毒，尤须选用能增强机体免疫功能、有助于药物抑制癌细胞作用的食物，如紫河车、薏苡仁、菱、牡蛎、海龟、海蟹、蛤蜊、蚶、大黄鱼、沙丁鱼、海参、海蜇、红枣、甜杏仁、沙棘等。

(3) 在食疗中，可对症选用具有止咳、退热、止血、顺气、宽胸止痛的食品，以缓解病症，减轻痛苦，增强老年肺癌患者治疗信心。

(4) 老年肺癌患者要绝对地忌烟、戒酒，不食或极少食辛辣刺激性食品。咯血时需禁食偏于热性的韭菜、蒜、葱等食物；对虾、蟹及某些食品的特殊过敏者亦应避免服食此类食品。

(5) 放疗期可用具有增效作用以及能减轻毒副反应的食品,如荠菜炖豆腐、薏苡仁粥、海蜇煮荸荠等可防放射性肺炎;口干者可食柿饼粥、杏仁酥、百全鹌鹑羹、芦笋汁、肉丝蛎肉汤等。

(6) 化疗期间,宜选用补益肝肾,补气益精的食物,以保护白细胞,并促进白细胞有效地增殖,提高患者的体质。常用的品种有西洋参、太子参、人参、黄芪、刺五加、黄精、灵芝、红枣、鹅血、鲨鱼、黄鳝、甲鱼、乌龟、核桃仁、龙眼肉、蘑菇、猪蹄、牛蹄筋、牛肉、蛋类、动物肝、动物肾、蜂王浆等。

(7) 老年肺癌防治中,近如医辨证分型施药膳、食疗的妙品很多,有相当一部分经现代医学研究证实具有明显功效,常用的药食兼用佳品有白果、橘饼、蛤蜊、薏苡仁、昆布、萝卜、芝麻、山药、核桃仁、淡菜、罗汉果、百合、鱼腥草、桑葚子、荸荠、乌贼、黄鱼鳔、甲鱼、牡蛎、黄芪等。

食管癌患者有哪些饮食宜忌?

食管癌患者在饮食上要注意:

(1) 食管癌的治疗方法主要是手术切除和放射治疗两种,老年人食管癌中有相当一部分发现时多已为中、晚期,失去手术切除机会,应强化药膳、食疗措施,增强其抗病能力,提高患者的免疫功能,为患者做放疗及化疗做积极的辅助。充分的放射治疗及药膳食疗在部分患者中有可能治愈食管癌,在大多数病例亦可明显缓解症状,延长生命。

(2) 老年人防治食管癌中,尤须注重预防为主的原则,特别要遵循以下饮食调理,对有效地预防食管贲门癌及为重要。提倡细嚼缓咽、荤素兼备的餐饮方式,要纠正进食过快、过硬、过粗以及蹲食等不良饮食习惯;多食新鲜蔬菜和水果,保证维生素 C、D、A 和微量元素如锌、钼、铜、锰的充足供应。

(3) 老年人日常饮食中,不吃被霉菌污染的酸菜,不吃霉变食物,戒烟,忌烈性酒,切勿暴饮暴食,忌食烧焦、烟熏的鱼肉禽类。

(4) 老年人食管癌以进食障碍为主症,且进行性加重,因此,在早期即应全面、积极地加强营养,防止出现恶病质;宜温食,避免过冷过热;哽噎症状严重时,应给予浓缩的富含优质蛋白、糖类、脂类、无机盐及各种维生素成分的流质饮食,以减少对病变部位的局部刺激。

(5) 老年人食管癌手术后康复期间,食疗中可以粥膳调理,如薏苡仁粥、红枣糯米粥、莲子桂圆杞子粥等，进食鲜瘦肉、酸奶、蛋类、豆制品及新鲜水果。食欲不振者，可用以下食物调理口味，增进食欲，如新鲜山楂、鲜乌梅、鲜石榴，也可以橘皮、生姜、鸡肫、花椒等配餐煨汤服食。

(6) 对于老年食管癌患者，可结合有功效的药食佳品配制成药膳、食疗，用以改善吞咽困难、胸闷、梗痛、呃逆、便秘等病症。常用的功效妙品有核桃仁、桑葚子、芝麻、蜂蜜、海参、杏仁、橘饼、柿子、刀豆、河蚌、鹅血、马兰头、无花果、猕猴桃、癞蛤蟆、荔枝、生梨、乌骨鸡、鲫鱼、鲤鱼、鲨鱼、乌龟等。

大肠癌患者有哪些饮食宜忌?

大肠癌患者在饮食上要注意：

(1) 老年大肠癌患者，饮食调理中宜多食用对大肠肿瘤有防治功效的食物，常用的佳品有薏苡仁、核桃仁、无花果、石花菜、慈菇、芋头、菱、芦笋、马兰头、羊血、鹌鹑、鲎、甲鱼、马齿苋、胡萝卜等。

(2) 大肠癌患者多有便中带血，晚期患者常大量便血，应严禁烟酒，少服或不服刺激性及辛辣的食物。

(3) 老年大肠癌患者，消化能力弱，多有迁延不愈的腹泻及腹部不适等症状，有时还伴有长期发热、出汗，食疗调理中多以易于消化吸收的粥膳和汤饮等半流质饮食为主。

(4) 老年大肠癌患者多有食欲不振，恶心等症状，有的甚至伴有呕吐，食疗餐饮中宜清淡，切忌油腻、煎炸之物，要重视选用预防肠道感染、祛邪开胃的食品。

(5) 在防治老年人大肠癌中，要特别注重增强其免疫功能，强壮体质，在食疗配餐中可多选用以下食品，如甜杏仁、山药、刀豆、扁豆、番茄、蜂蜜、海参、黄鱼、海鳗、鲟鱼、龙虾、香菇、平菇、草菇、木耳、银耳、猴头菇、沙棘、牡蛎、乌贼等。

(6) 药膳、食疗对老年人大肠癌患者有辅助治疗功效，用以配伍的药食佳品很多，常用的药膳、食疗食品有蟾蜍、羊脊骨灰、沙枣、石榴皮、乌梅、枳壳、桃仁、莱菔子、山药粉、槐叶、龟肉、薏苡仁、枸杞子、白花蛇、陈皮、猪血粉、鲨鱼皮、绿豆、百合、大头菜，山楂、金针菜等。

宫颈癌患者有哪些饮食宜忌?

宫颈癌患者在饮食上要注意：

(1) 老年宫颈癌患者,在食疗调理中可选用增强免疫功能的食品,并以有助于抑制阴道、宫颈肿瘤者为优,常用的有山药、薏苡仁、海参、香菇、薜荔果、甲鱼、金针菜、乌梅、海马、牡蛎、蓟菜、菱、甜瓜、牛蒡等。

(2) 老年宫颈癌有出血倾向的,可在食疗配餐中多选用有助于加强凝血功能的荠菜、黑木耳、香菇、蘑菇、淡菜、藕粉、蓟菜、海参、蚕豆等。

(3) 对于有水肿,特别是下肢水肿的老年宫颈癌患者,饮良中宜选用以下食疗妙品,如莴苣、赤豆、玉米段、鸭肉、泥鳅、鲤鱼、鲟鱼、蛤、椰子浆等。

(4) 老年宫颈癌患者,配合放疗、化疗中可选用有防护和升白细胞功效的佳品,如豆腐、猪肝、鲫鱼、田蛙、山楂、红枣、无花果、西洋参、太子参、黄芪、鸭肉、牛肉、绿豆、牛蹄筋、蛋类、黄精、蘑菇、灵芝、青鱼等。

(5) 中医药中有许多药食兼施的妙品,对老年人宫颈癌患者经常伴有白带、腰痛等有很好的功效。常用于药膳、食疗配餐佳肴的有以下食物,如乌贼、牡蛎、龟肉、羊胰、扁豆、红豆、白果、桑葚子、莲子、芡实、雀肉、核桃仁、薏苡仁、蜂乳、鲎、梅子、粟、芋艿、梭子蟹、海蜇、韭菜、芹菜、文蛤、甲鱼等。

鼻咽癌患者有哪些饮食宜忌?

鼻咽癌患者在饮食上要注意:

(1) 老年鼻咽癌患者,宜按照治疗需要在食疗餐饮中,一开始就加强防护放疗、化疗反应的食物,如沙棘、杏仁、梨汁、牛奶、蛋羹、银耳、蔗汁、无花果、人参茶、甲鱼、龙眼肉、鲫鱼、话梅、罗汉果、橄榄、青梅等。

(2) 由于鼻咽癌易于并发感染等证候,因此食疗中宜长期配用防治感染的食品,如胡萝卜、猕猴桃、白菊花、绿豆、赤豆、芦笋、箬竹、芦笋、茅根、黄瓜、西瓜、海蜇等。

(3) 老年鼻咽癌患者的食疗饮食中,要选用有助于抗鼻咽癌的食品,如蒲公英、蟾蜍、青蛙、田蛙、蚕蛹、蛇肉、淡菜、猕猴桃、魔芋、大叶菜、芋艿、海蜇、荸荠、黄瓜等。

(4) 鼻咽癌患者,要严格禁烟戒酒,慎用辛辣刺激食品,并发感染时还应禁食羊肉、狗肉等热性食品,虾蟹等腥味较浓之物也不宜服食。

(5) 平时饮食调养中,在食疗配制烹饪菜肴中,要注重富含维生素 A、E、C 及 B 族的食品供应,有强化抗瘤功效,能促进病灶的修复。

(6) 要特别重视老年鼻咽癌放疗后遗症的防范措施。传统中药中有相当一部分药食兼用的妙品,经现代医学研究证实有效的食品,可在药膳食疗中辨证配伍应用,如核桃仁、芝麻、蜂蜜、牛骨髓、甜杏仁、山药、鲜芦根、麦冬、红枣、天麻、芋艿、金针菜、罗汉果、芦笋、仙鹤草、马兰头、鲨鱼、哈士蟆、羊脑、猪脑、胖头鱼、海参、黄鱼、鲈鱼、牡蛎、鲍鱼、蚕蛹、黄蚬等。

乳腺癌患者有哪些饮食宜忌?

乳腺癌患者在饮食上要注意:

(1) 在老年乳腺癌的食疗配伍用餐中,应多选具有抗癌、抗瘤功效的食物、食品,如山药、蟾蜍肉、牡蛎、石花菜、眼镜蛇肉、海蟹、文蛤、海马、海蒿子、玳瑁肉、芦笋、海带、薏苡仁、白花蛇肉、猕猴桃、香菇、葫芦、海藻、壁虎、麦芽等。

(2) 女性乳腺癌发病与卵巢功能相关者,可在食疗中选用对卵巢功能有调整的食品,如哈士蟆、海马、海参、贻贝、乌骨鸡、蛏子、蜂乳等。

(3) 乳腺癌患者日常饮食调理中,忌食葱蒜、南瓜、醇酒厚味等助火生痰有碍脾运的食物,宜食海带、海藻、紫菜、牡蛎、芦笋等具有化痰软坚散结功能的食物。

(4) 乳腺癌手术后,食疗中应多给予益气养血、理气散结之品,以巩固疗效,有利于康复。如山药粉、糯米、丝瓜、菠菜、海带、鲫鱼、泥鳅、红枣、山楂、橘子、玫瑰花等。

(5) 中医药在乳腺癌的防治中,有许多药食兼施妙品具有增强免疫能力,消肿止痛,防乳头回缩,抗复发,抗感染,抗溃疡等功效。要配伍具有强身保健的食品,应用于药膳、食疗之中,如薏苡仁、桑葚子、山药、蛇、香菇、菜豆、红枣、赤豆、荔枝、荸荠、葡萄、猕猴桃、茴香、海龙、榧子、文旦、鲎、鲫鱼、虾皮、鲨鱼、珠母贝、带鱼、海鳗、金针菜、白果、马兰头、刀鱼、田螺、芋艿、油菜、人参叶、黄芪等。

膀胱癌患者有哪些饮食宜忌?

膀胱癌患者在饮食上要注意:

(1) 膀胱癌患者的饮食中,要首选具有抗膀胱及尿道肿瘤的功效食品配餐、制肴,常用的佳品有田螺、海蜇、海带、紫菜、淡菜、石花菜、核桃、薏苡仁、哈士蟆、水蛇、甲鱼、乌龟、玳瑁肉、蟾蜍、菱等。

(2) 老年膀胱癌患者,病程中常兼挟湿热下注证候,食疗中宜进清淡饮食,要适量多饮水，配伍餐肴时可多选用清热除湿、通淋利水食物，如茯苓、薏苡仁、荠菜、绿豆、丝瓜、赤小豆、萝卜、白菜、海带、紫菜、荸荠、新鲜水果等，或以鲜车前草、鲜蒲公英、鲜芦根、鲜茅根等煎水代茶饮，使湿热从小便而解。

(3) 膀胱癌患者，多有反复发作或持续性血尿，血尿期宜多饮水，并选用清热、养血、凉血、止血之饮料于日常食疗之中，如藕汁、荸荠汁、西瓜汁、梨汁、橘子、梨汁、菜汤等，或以鲜小蓟草、鲜车前草、鲜白茅根等煎水代茶频频饮服。

(4) 长期吸烟为膀胱癌发病重要因素之一已得到现代研究证实，因此患者必须绝对禁烟，同时应避免进食辛辣刺激食物，如辣椒、花椒，忌食生蒜、生葱、生姜、白酒类等燥热动火之品，以免加重病情。

(5) 老年膀胱癌患者多因反复尿血，迁延日久，耗精伤血，最终引起严重贫血、营养障碍及代谢紊乱，而致形体虚弱、倦怠乏力、消瘦等。食疗中应多选用富含蛋白质、氨基酸、维生素以及微量元素的食品，如牛奶、乳类、蛋类、豆浆、豆类、瘦肉、鱼、甲鱼、鸡、鸭、红枣、桑葚子、薏苡仁、龙眼肉、莲子、新鲜水果和蔬菜，以提高抗病能力，增强其体质。

(6) 膀胱癌患者病程中或经放疗、化疗后常有恶心、呕吐、脘腹胀满、下腹坠胀、口中乏味、白细胞减少、食欲差等症状。食疗中可多选用有上述疗效的药食妙品、食物，辨证施膳配餐，常用的有薏苡仁、大米、小米、蛋类与橘皮、核桃仁、杏仁、灵芝、人参、黄芪、蜂皇浆、红枣、黄精等调制的药膳粥羹，还可以患者口味，配食烂面、软饭、烤面包片、馒头片、饼干、新鲜蔬菜、水果等。食疗餐饮中，要注意少吃多餐，细嚼缓咽，以利消化。

五、老年病的饮食调养

动脉粥样硬化症如何食疗？

(1) 槐花茶:干槐花 10 克(鲜品 20 克)。将槐花放入有盖杯中,用沸水冲泡。当茶,频频饮用,一般冲泡 3～5 次。具有软化血管,降脂降压,凉血止血的功效。适用于各种类型的动脉硬化症,对动脉硬化合并高血压病,有脑血管破裂倾向者尤为适宜。

(2) 红枣嚼食方:红枣 20 个。秋季果实成熟时采收,晒干。吃前用温开水洗净。早晚各嚼食 8 个。具有补益脾胃,软化血管的功效。适用于老年动脉血管硬化症,对兼有脾胃虚弱,面色萎黄,体倦乏力,食少便溏者尤为适宜。

(3) 山楂桑葚子煎:鲜山楂 30 克(干品 20 克),桑葚子 30 克(干品 20 克)。山楂、桑葚子先用温开水浸泡、冲洗干净,入锅,加水适量,文火煎煮 20 分钟即成。上下午分服,食果饮汤。具有补益肝肾,滋阴养血,消食降脂,软化血管的功效。适用于阴亏血虚型动脉粥样硬化,症见头晕耳鸣,目暗昏花,须发早白,口干,便秘,失眠等。

(4) 番茄生食方:新鲜番茄 250 克左右。将番茄洗净,去皮。上下午分服,当水果食用。具有软化血管,降脂降压,生津消暑,健胃消食的功效。适用于老年动脉粥样硬化症,对伴有津亏口渴、食欲不振者尤为适宜。

(5) 刺梨蜜汁:新鲜刺梨 250 克,蜂蜜 20 克。先将刺梨洗净,去皮、核,切成薄片,置于碗中,加入蜂蜜,拌匀,腌渍 1 小时即成。上下午分服,当水果食用。具有软化血管,降脂降压,滋补美容,生津止渴的功效。适用于各种类型的动脉粥样硬化、高血压病、高脂血症、冠心病。

(6) 何首乌花生煎:制何首乌 20 克,荷叶 10 克(鲜品 20 克)。先将制何首乌切片,放入锅中,加水煎煮 20 分钟,再加入荷叶同煎 10 分钟,取汁备用。上下午分服。具有平补肝肾，养益精血，软化血管，降低血脂的功效。适用于各种类型的动脉粥样硬化、高脂血症。

高血压病如何食疗？

(1) 芹菜汁：新鲜芹菜(包括根、茎、叶)250克。将芹菜洗净，晾干，放入沸水中烫泡3分钟，切细后捣烂取汁。上下午分服。具有平肝降压的功效。适用于各种类型的高血压病，对肝阳上亢型早期老年高血压患者，出现血压升高，头痛眩晕，耳鸣健忘，颈项发硬，心烦易怒，失眠多梦，或面红目赤，口苦便秘，舌红苔黄，脉弦等症尤为适合。

(2) 罗布麻叶煎剂：干罗布麻叶15克，蜂蜜20克。将罗布麻叶先用冷水浸泡15分钟，加水煎煮20分钟，去渣取汁200毫升。待药汁转温后调入蜂蜜即成。上下午分服。具有清火降压，强心利尿的功效。适用于各种类型的早期老年高血压病，对面红目赤、心烦易怒、口苦头痛、大便干结、舌红苔黄，辨证属于肝火亢盛的患者尤其适宜。

(3) 柿叶茶：干柿叶10克(鲜柿叶20克)。每年7～9月收集柿叶，洗净，晒干，研成粗末备用。将柿叶放于有盖杯中，用沸水冲泡，当茶饮用。具有平肝降压，定喘止血，利尿消肿的功效。适用于高血压伴有冠心病、高脂血症，对肝阳亢盛、肝火内盛等证型及合并眼底出血的患者尤为适合。

(4) 香蕉嚼食方：香蕉3根。剥去外皮。早中晚各嚼食1根。具有清肝降压，生津通便的功效。适用于可作为各种老年性高血压的辅助疗法，对肝阳上亢、肝火内盛的老年高血压病合并大便干结者尤其适宜。

(5) 炒洋葱丝：洋葱150克。将洋葱洗净，切成细丝；植物油适量，放入炒锅中，旺火烧成八成热，再放入洋葱丝翻炒后，加入盐、酱油、醋、白糖、味精等调料，拌炒均匀后即成。当菜佐餐食用。具有降脂降压，活心血，助消化的功效。适用于可作为各类老年性高血压的辅助疗法，对高血压合并冠心病、消化不良的老年人较为适宜。

(6) 钩藤降压饮：钩藤20克，蜂蜜5克。先将钩藤放入有盖大号杯中，用沸水冲泡，加盖闷10分钟，取汁，兑入蜂蜜调匀即成。上下午分服。具有清热平肝，降压定眩的功效。适用于肝阳上亢、肝火内盛型高血压，症见头昏目眩，头痛目赤，面部烘热，苔黄脉弦。

慢性支气管炎如何食疗?

(1) 三仙汁:生萝卜500克,生梨250克,生荸荠200克。将以上3味洗净,连皮捣烂,取汁即成。早中晚3次分服,当日服完。具有清热,止咳,化痰的功效。适用于痰热型老年慢性支气管炎,症见咳嗽痰多,痰黄质稠,口渴咽干,或有发热,舌苔黄,舌质偏红,脉滑速。

(2) 鱼腥草猪肺汤:新鲜鱼腥草50克,猪肺250克。先将猪肺灌洗干净,切成小块,漂去泡沫,放入锅中,加水适量煲汤,加精盐少许,猪肺熟烂后放入洗净的鱼腥草,再煨煮5分钟即成。佐餐食用,吃肺饮汤,当日吃完。具有清肺化痰的功效。适用于痰热型老年慢性支气管炎,对老慢支合并肺炎者尤为适宜。

(3) 猪胆汁蜂蜜饮:新鲜猪胆2只,蜂蜜适量。先将猪胆用凉开水清洗干净,再将猪胆切开取汁,瓶装备用。每日2次,每次取胆汁3克,与蜂蜜5克拌匀,温开水送服,连服3~5天。具有清肺止咳,消炎化痰的功效。适用于痰热型老年慢性支气管炎及支气管哮喘。

(4) 橘皮粥:新鲜橘皮15克,大米50克。先将橘皮表面洗净,加水煎煮15分钟,去渣取汁,与大米同煮成稠粥。每日早餐顿服,连服5~7天。具有化痰止咳,健脾燥湿的功效。适用于湿痰型老年慢性支气管炎,症见胸闷咳嗽,痰多色白,神疲乏力,饮食不香,舌苔白腻,脉滑。

(5) 莱菔子茶:莱菔子10克。将莱菔子放入有盖杯中,沸水冲泡。当茶,频频饮服。一般冲泡3~5次。具有降气化痰,消食化积的功效。适用于湿痰型老年慢性支气管炎,对兼有食积腹胀者尤为适宜。

(6) 橘红茶:橘红2克,茶叶2克。先将新鲜橘皮剖分为两层,取外层色红者晒干,撕成小碎片,备用。将橘红、茶叶放于有盖杯中,用沸水冲泡,当茶饮用。具有健脾燥湿,化痰止咳的功效。适用于湿痰型老年慢性支气管炎。

老年性支气管哮喘如何食疗?

(1) 杏仁三子粥:杏仁10克,苏子10克,白芥子6克,莱菔子(萝卜子)10克,大米50克。先将杏仁、苏子、白芥子、莱菔子四味同入锅,加水煎煮20分钟,去渣取汁,先洗净大米煮成稠粥,即可服食。每日早餐1次温服。具有降气散寒,化痰平喘的功效。适用于支气管哮喘发作期,辨证为冷哮者,症见气喘胸闷,咳嗽痰多,痰薄清稀，喉见痰鸣，苔白滑，舌淡红。

（2）干姜茯苓粉：干姜 120 克，茯苓 240 克。将干姜、茯苓晒干或烘干后，研成极细末，瓶装备用。每天 2 次，每次 9 克，温开水送服。具有温经散寒，化饮平喘的功效。适用于支气管哮喘发作期，辨证为冷哮及寒饮伏肺，咳喘痰多者。

（3）金银花芦根汤：金银花 15 克，芦根 30 克（新鲜芦根 60 克）。将金银花、芦根先用冷水浸泡 20 分钟，加水煎煮 2 次，每次 20 分钟，2 次药汁合并后备用。上下午分服。具有清热化痰，降气定喘的功效。适用于支气管哮喘发作期，辨证为热哮者，症见咳嗽气粗，痰黄质稠，气喘，喉音哮鸣，或有发热，舌质红，苔黄腻，脉滑速。

（4）萝卜杏仁炖猪肺：萝卜 250 克，杏仁 15 克，猪肺 250 克。猪肺、萝卜分别洗净后切块，与杏仁同入锅中，加适量植物油，葱姜、味精、精盐等调料，炖煨煮至猪肺熟烂即成。上下午分服，猪肺、萝卜、杏仁一同吃下。具有清热化痰，补肺定喘的功效。适用于支气管哮喘发作期，轻症热哮及痰热咳喘。

（5）人参蛤蚧粉：白参 100 克，蛤蚧 100 克。先将蛤蚧去鳞片及头足，以黄酒浸渍后，微火焙干，与白参同研细末，瓶装备用。每日 2 次，每次 4 克，温开水送服。具有补肺气，纳肾气，止咳平喘的功效。适用于支气管哮喘缓解期，辨证属肺肾两虚者，症见哮喘日久，气短，语言低微，动则气喘加重，苔白滑，脉沉细。

（6）白果蜂蜜饮：白果 25 克，蜂蜜 30 克。生白果去衣捣泥，加入蜂蜜及少量开水，冲调均匀即成。上下午分服。具有补益肺肾，收敛定喘的功效。适用于支气管哮喘缓解期，辨证肺肾两虚者。

慢性肺源性心脏病如何食疗？

（1）干姜杏苏桃仁饮：干姜 10 克，杏仁 10 克，苏子 10 克，桃仁 10 克，红糖 10 克。先将干姜洗净，切细，与杏仁、苏子、桃仁同煎 15 分钟，去渣取汁，调入红糖溶化即成。上下午分服。具有宣肺散寒，化痰祛瘀的功效。适用于肺心病急性发作期，辨证为寒痰虚瘀型，症见咳嗽气急，痰白，质清稀，舌质紫或紫暗，苔白或白腻，脉肾或沉细。

（2）金银花芦根三仁粥：金银花 20 克，芦根 30 克，薏苡仁 20 克，冬瓜仁 20 克，桃仁 10 克，大米 100 克。先将金银花、芦根、薏苡仁、冬瓜仁、桃仁用冷水浸泡半小时，加水煎煮 15 分钟，去渣取汁，与大米煮成稠粥。上下午分服。具有清热化痰，清肺化瘀的功效。适用于肺心病急性发作期，辨证为痰热血瘀型，症见咳嗽气喘，不能平卧，痰黄稠黏，咯出不爽，或有发热，舌质红或绛紫，苔黄，脉滑数。

(3) 附子二皮粥：熟附子 6 克，生姜皮 10 克，桑白皮 20 克，大米 100 克。先将熟附子煎煮半小时后与生姜皮、桑白皮同煎 20 分钟，去渣留汁，与大米同煎稠粥。上下午分服。具有温阳利水，活血定喘的功效。适用于肺心病急性发作期，辨证为心脾肾阳虚，水气凌心型，症见咳喘气促，喘不得卧，心悸怔忡，腰以下水肿明显，小便不利，面唇青紫，舌质紫暗，苔白，脉弦滑速。

(4) 黄芪杏仁核桃仁粉：黄芪 180 克，杏仁 180 克，核桃仁 300 克。将以上 3 味研成细粉，拌匀，瓶装备用。每日 2 次，每次 10 克，温开水送服。具有益肺补肾的功效。适用于肺心病缓解期，辨证属肺肾气虚型，症见咳嗽咯痰，色白清稀，气短乏力，动则加重，惊悸喘息，或见面目浮肿，舌淡苔白，脉无力。

(5) 蛹虫草川贝母煲瘦肉：蛹虫草 5 克，川贝母粉 5 克，瘦猪肉 100 克。先将蛹虫草洗净，川贝母粉、瘦猪肉同入砂锅，加水后入黄酒、葱姜、精盐、味精各适量，共煲 1 小时。分 2 次佐餐食用，吃肉饮汤，连同冬虫夏草一起服食。具有益肺补肾的功效。适用于肺心病缓解期，辨证属肺肾两虚者。

(6) 山药薏苡仁豆枣羹：鲜山药 60 克，薏苡仁 30 克，炒扁豆 40 克，红枣 10 枚。将山药洗净，去皮，切片；薏苡仁、扁豆、红枣洗净后，用冷水浸泡，4 味同入砂锅，加水适量，煨煮成稠羹。上下午分服，食时可加糖适量矫味。具有健脾益肺的功效。适用于肺心病缓解期，辨证以肺脾两虚为主者，症见胸闷气促，活动后气急，面色无化，两肢浮肿，饮食减少，大便溏不成开，舌淡苔白腻，脉细。

老年性病毒性肝炎如何食疗？

(1) 垂盆草汁：鲜垂盆草 150 克。将新鲜垂盆草、鲜蒲公英洗净，放入温开水中浸泡片刻，捞出后捣烂取汁，备用。上下午分服，也可将鲜汁兑入米汤中饮用。具有清热解毒，利湿降酶的功效。适用于急性黄疸性肝炎和无黄疸性肝炎，症见面目、皮肤发黄，黄如橘皮色，小便短少，色黄如浓茶，或见低热，口渴，饮食不香，口苦，恶心呕吐，腹部胀满，肝区疼痛，舌质偏红，苔黄腻，脉弦滑速。对急性肝炎血清谷丙转氨酶增高者尤为适宜。

(2) 蒲公英蜜汁：鲜蒲公英 100 克，蜂蜜 20 克。在春夏蒲公英开花前或开花时连根挖取，洗净，放入温开水中浸泡片刻，捞出后捣烂取汁，然后兑入蜂蜜备用。上下午分服。具有清热解毒，清利湿热，保肝利胆的功效。适用于急性黄疸性肝炎

与急性无黄疸性肝炎

(3) 板蓝根煨红枣:板蓝根30克,红枣20枚。将板蓝根饮片用冷水浸泡20分钟后,与红枣同入锅中,加水煨煮30分钟,去渣取汁留红枣。上下午分服,饮汁,吃红枣。具有清热解毒,抗病毒的功效。适用于急性病毒性肝炎、慢性活动性肝炎、乙型肝炎表面抗原性。

(4) 茵陈橘皮饮:茵陈30克,鲜橘皮30克(干品15克),蜂蜜20克。先将茵陈、橘皮放入锅中,加水煎煮,去渣,取汁,兑入蜂蜜即成。上下午分服。具有清热利湿,利胆退黄,健脾和胃的功效。适用于急性黄疸性肝炎,发热,黄疸鲜明,小便短赤,食欲不振,中医辨证为阳黄者尤为适宜。

(5) 丹参五味子粉:丹参250克,五味子150克。将丹参、五味子晒干或烘干,共研成细末,瓶装备用。每日2次,每次8克,温开水送服。具有活血保肝,降转氨酶的功效。适用于急性肝炎及慢性活动性肝炎转氨酶增高,对出现两胁隐痛,头昏耳鸣,腰膝酸软,五心烦热,失眠多梦,舌质红、少苔或无苔,脉细弦,辨证为肝肾阴虚证为主者尤为适宜。

(6) 鸡骨草蒲公英煨红枣:鸡骨草60克,蒲公英60克,红枣10枚。将鸡骨草、蒲公英洗净,与红枣同入锅中,加水适量,煨煮30分钟,去渣留枣,取汁,即成。上下午分服,饮汤吃枣。具有清热利湿,降转氨酶,降麝浊、絮浊的功效。适用于急性黄疸性肝炎及急性无黄疸性肝炎出现血清转氨酶增高、血清絮状浊度试验及麝香草酚浊度试验阳性。

老年性脂肪肝如何食疗?

(1) 山楂蜂蜜饮:生山楂40克,蜂蜜10克。将山楂洗净,晾干,切成两半,入锅,加水煎煮30分钟,兑入蜂蜜即成。上下午分服,吃山楂饮汤。具有活血化瘀,祛脂护肝的功效。适用于各种类型的脂肪肝,对脂肪肝合并高脂血症、冠心病、肥胖症,出现右胁胀痛或刺痛,或见肝肿大、质稍硬,舌质紫暗,脉细涩,辨证属于气滞血瘀的患者尤为适合。

(2) 陈皮茯苓薏苡仁粉:陈皮300克,茯苓450克,薏苡仁300克。将陈皮、茯苓、薏苡仁晒干或烘干,共研成细粉,瓶装备用。每日2次,每次150克,用温开水送服。具有燥湿化痰,化脂降浊的功效。适用于脂肪肝出现脘胁作胀,体形肥胖,神疲乏力,肢体沉重,舌质淡胖,苔白腻,脉滑等症,辨证属于痰湿内阻的患者。

(3) 人参黄精扁豆粥:生晒参3克,黄精10克,白扁豆20克,大米100克。将人参、黄精、白扁豆同入锅中,加水煎煮30分钟,投入洗净的大米,文火煮成稠粥即成。上下午分服,人参、黄精、白扁豆可同嚼食。具有益气健脾,祛脂化湿的功效。适用于脂肪肝患者出现气短乏力,精神萎靡,饮食减少,食后作胀,面目虚浮,便溏不成形,舌质淡,苔白,脉细弱等症,辨证属于脾气虚弱的患者。

(4) 蛹虫草香菇烧豆腐:蛹虫草6克,香菇20克,豆腐200克。先将蛹虫草、香菇用冷水发泡,洗净,香菇切丝,与豆腐同入油锅,煸炒片刻,加精盐、味精、葱姜末等调料适量,加清汤少许,文火烧煮20分钟即成。当菜佐餐,随量服食,当日吃完。具有滋补肝肾,保肝降脂的功效。适用于脂肪肝出现右胁隐痛,头昏耳鸣,腰酸乏力,手脚心热,口干、形体偏瘦,舌质偏红,脉细数等症,辨证属于肝肾阴虚的患者。

(5) 紫菜干嚼方:紫菜5克。将紫菜叶状体清除杂质及砂粒,干燥后,装入塑料袋或瓶中备用。市场上出售的加工过的袋装紫菜,也可选用。分2次放入口中干嚼,徐徐咽下。具有软坚化痰,护肝降脂的功效。适用于各种类型的脂肪肝,对脂肪肝合并肝脏肿大,质地较硬者尤为适宜。

(6) 泽泻乌龙茶:泽泻15克,乌龙茶3克。先将泽泻加水煮沸20分钟,取药汁冲泡乌龙茶即成。每日1剂,当茶频频饮用,一般冲泡3～5次。具有护肝消脂,利湿减肥的功效。适用于各种类型脂肪肝,以痰湿型脂肪肝及脂肪肝兼有肥胖症者尤为适宜。

老年性慢性胃炎如何食疗?

(1) 砂仁噙嚼方:砂仁3粒。本品为夏秋季收采的干燥品,市场有售,无需再加工。将砂仁3粒一同噙于口中,将其药汁频频咽下,口噙10分钟后,嚼碎,徐徐吞服。每日噙嚼2次。具有行气和胃的功效。适用于气郁型老年慢性胃炎,症见胃部胀满,疼痛,嗳气,恶心或呕吐,或吐酸,食欲不振,情绪郁怒时胀痛明显,苔薄白,脉细弦。

(2) 青柑皮粉:青柑皮250克。每年5～6月份收采自落幼果,晒干,切丝或切片,或7～8月份收采未成熟果实,在果皮上纵剖成四瓣至基部,除尽瓤肉,晒干,切片或丝备用。将青柑皮研成细粉,即成。每日2次,每次6克,温开水送服。具有疏肝行气,和胃化滞的功效。适用于气郁型老年慢性胃炎。

(3) 蜜饯橘皮:新鲜橘皮500克,蜂蜜200克。将新鲜橘子皮洗净,沥水,切成细条状，浸泡于蜂蜜中腌制1周即成。每日2～3次，每次10克，当蜜饯嚼食。具有行气和胃，健脾化痰的功效。适用于脾胃气滞所致的各种老年性慢性胃炎，症见脘腹胀痛，不思饮食，消化不良，呕吐呃逆，口黏苔腻。

（4）姜汁蜂蜜饮：鲜生姜20克，蜂蜜30克。先将鲜生姜洗净，切片，加温开水适量，在容器中捣烂取汁，兑入蜂蜜，调匀即成。上下午分服。具有补脾温胃的功效。适用于脾胃虚寒型老年慢性胃炎，症见胃脘隐痛，胀闷，喜暖畏冷，恶心，呕吐清水，头昏，面色萎黄，神疲乏力，便溏不成形，舌质淡，苔薄白，脉细。

（5）陈皮山药红枣羹：陈皮10克，山药60克，红枣10枚。先将家山药去皮洗净，切片，与陈皮、红枣同入锅中，加水适量，煨煮成稀羹，兑入少量白糖，调匀即成。上下午分服。具有健脾温胃的功效。适用于脾胃虚寒型老年慢性胃炎。

（6）干姜葱白红糖饮：干姜10克，葱白10克，红糖20克。将干姜切片。鲜葱白洗净后切段。干姜先入锅中，加水煎煮15分钟，再入葱白、红糖，共煮5分钟，去渣取汁即成。上下午分服。具有温胃散寒的功效。适用于脾胃虚寒型老年慢性胃炎。

老年性消化性溃疡如何食疗？

（1）木香蛋壳粉：木香120克，鸡蛋壳120克。木香研成细粉。鸡蛋壳晒干或烘干，研成细粉。将木香粉、蛋壳粉混和调匀，即成。每日2次，每次10克，温开水送服。具有疏肝行气，和胃制酸的功效。适用于肝胃不和型消化性溃疡，症见胃脘胀痛，攻窜不定，牵及胸胁背后，食后痛甚，胸闷嗳气，泛吐酸水，舌苔薄白，脉细弦。

（2）糖渍金橘饼：鲜金橘1 000克，白糖500克。先将金橘洗净，压扁，去小核。将白糖溶解于800毫升温开水中，再将去核的扁金橘浸渍其中，24小时后，用文火煎至汁尽停火，冷却后余下的白糖，加入金橘饼中拌匀，风干即成。上下午分服。具有当蜜饯，随意服食，每日不宜超过30克的功效。适用于肝胃不和型消化性溃疡，对情志不畅而诱发或加重的消化性溃疡尤为适宜。

（3）二花砂仁茶：玫瑰花5克，合欢花5克，砂仁2克。春末夏初玫瑰花将开放时分批采摘，及时低温干燥。合欢花在每年6～7月份采摘花朵及花蕾，文火烘干备用。砂仁打碎。将玫瑰花、合欢花、砂仁同入有盖杯中，用沸水冲泡，加盖闷3分钟即成。每日1剂，当茶频频饮用，一般冲泡3～5次。具有疏肝理气，和胃消食的功效。适用于肝胃不和型消化性溃疡。

(4) 干姜羊肉汤:干姜 20 克,羊肉 200 克。将羊肉洗净,漂入清水中,换水,肉呈白色时放入沸水锅中煮 3 分钟,捞起。羊肉用精盐、醋反复揉搓片刻,用温水洗净,再入沸水中汆 1 分钟,捞出,切成片。干姜切成片,与羊肉片同入砂锅,加黄酒、葱、醋,用文火煨炖至肉烂,加入精盐、胡椒粉、味精等调料即成。上下午分服,吃肉喝汤。具有温胃健脾的功效。适用于脾胃虚寒型老年消化性溃疡,症见胃脘隐痛,时轻时重,脘部发冷,喜暖喜按,空腹痛甚,食后痛减,多食脘胀,泛吐酸水,大便溏,形寒怕冷,神疲乏力,舌苔淡白,脉细。

(5) 黄芪姜枣蜂蜜羹:黄芪 20 克,生姜 10 克,红枣 10 枚,蜂蜜 30 克,藕粉 50 克。先将黄芪饮片用冷水浸泡 20 分钟,与生姜片、红枣同入锅中,加水用文火煎煮 30 分钟,去渣取汁,趁热调入藕粉,在火上稍炖片刻成稠羹状,离火,兑入蜂蜜,调匀即成。上下午分服。具有健脾温胃的功效。适用于脾胃虚寒型老年消化性溃疡。

(6) 葱姜烧肚条:熟猪肚 1 个,葱 50 克,生姜 50 克。将熟猪肚清洗干净,切成宽 1 厘米、长 4 厘米的条状,葱切成 4 厘米长的段,生姜切成薄片。炒锅置中火上,放入植物油,烧至六成热时,将肚条下锅冲炸一下,及时倒入漏、勺。炒锅留底油,下葱段、姜片煸炒一下,待葱成金黄色时,倒入肚条,加味精、黄酒、酱油等调料,兑入少量汤,用手勺不停地翻动,用水淀粉勾芡,再加麻油少量,翻炒片刻,出锅装盘即成。当菜佐餐,随量服食。具有健补脾胃,温中散寒的功效。适用于脾胃虚寒型老年消化性溃疡病及老年人胃下垂。

老年性慢性腹泻如何食疗?

(1) 莲子煲肚块:莲子 50 克,猪肚 250 克。将莲子用温水浸泡 2 小时,一剥为二,去除莲芯。将猪肚刮洗干净,再用盐、醋、矾清洗干净后,放锅内煮熟,把熟猪肚坡刀切成 3 厘米长的条。炒锅内植物油熟后,将葱段、姜片及肚块一同入锅,煸炒片刻,下精盐、水、味精、黄酒,放入莲子后,同煲 30 分钟,用湿淀粉适量勾芡即成。当菜佐餐,随量服食。具有补脾助运的功效。适用于脾气虚粥型老年慢性腹泻,症见老年慢性腹泻反复发作,病程较长,大便稀溏不成形,夹有不消化食物,肠鸣腹胀,面色萎黄无华,神疲乏力,面肢浮肿,舌淡苔白,脉细弱。

(2) 芡实红枣粥:芡实 50 克,红枣 10 枚,糯米 100 克。先将芡实用温水浸泡 2 小时(新鲜芡实无需浸泡),与红枣、糯米同入锅中,加水煮成稠粥。上下午分食。

具有补脾益气，收敛止泻的功效。适用于脾气虚弱型老年慢性腹泻。

(3) 山药茯苓羹：山药 60 克，白茯苓 60 克，红糖 30 克。先将山药、茯苓共研成粗粉，入锅中，加水煮成稠羹，用生粉勾薄芡，兑入红糖，调匀即成。上下午分食。具有健脾，益气，止泻的功效。适用于脾气虚弱型老年慢性腹泻。

(4) 糖醋山药块：鲜山药 500 克，白糖 50 克，醋 50 克，面粉 50 克。将鲜山药洗净，去皮，切成滚刀块。炒锅烧热，加植物油适量，烧至六成热时，将山药块放入，炸至起皮呈黄色捞出，沥油。炒锅控净油，加醋及糖水，烧开后再倒入山药块，使汁浓、裹匀山药块即成。当菜佐餐，随量服食。具有健脾益气的功效。适用于脾气虚弱型老年慢性腹泻。

(5) 油炸鹿肉：人工养殖的鹿肉 150 克，鸡蛋 2 只，生姜丝 30 克。将新鲜鹿肉洗净，切成长形薄片，改花刀后放在酱油、黄酒、生姜丝、味精合成的汁中腌浸 15 分钟，再将鹿肉挂鸡蛋糊裹上面包粉，用刀轻轻拍平。炒锅置中火上，倒入植物油，烧至八成热时，将鹿肉下锅炸至金黄色，捞出，切成细条装盘，撒上少量椒盐即成。当菜佐餐，随量服食。具有温补肾阳的功效。适用于肾阳虚弱型慢性腹泻，症见老年慢性腹泻日久不愈，反复发作，每天天亮前后，脐下作痛，肠鸣腹泻，夹不消化食物，腹部怕冷或胀痛，手足不温，食欲不振，舌淡苔白，脉沉细。

(6) 丁香陈皮焖牛肉：黄牛后腿肉 500 克，丁香 20 粒，陈皮 20 克。先将牛肉用盐、胡椒粉腌 10 分钟左右，切成 4～5 块，然后用热油煎炸牛肉块四面，炸至深褐色捞出，沥去余油，放入焖锅内，将切碎的圆葱、生姜片，用热油炒至微黄，加丁香、陈皮炒 1～2 分钟，倒入盛肉的锅内，加水(以平牛肉为度)，加盖在大火上煮沸后，改用小火焖至牛肉松软。肉汁浓郁时，将肉块取出，切片装盘即成。当菜佐餐，随量服食。具有温补脾肾的功效。适用于脾肾阳虚型老年慢性腹泻。

老年性便秘如何食疗？

(1) 蜂蜜盐水饮：蜂蜜 30 克，精盐 1 克。将蜂蜜、精盐放入杯中，用温开水冲泡，调匀即成。清晨起床后顿服。具有润肠通便，补中润肺的功效。适用于各种类型的便秘，对阴虚体弱的老年性习惯性便秘尤为适宜。

(2) 生首乌蜂蜜羹：生首乌 400 克，蜂蜜 100 克。秋冬两季采挖生首乌，洗净，切成厚片，晒干或烘干，研末，调入蜂蜜即成。每晚睡前或晨起空服，用温开水送服 20 克。具有养血滋阴，润肠通便的功效。适用于老年血虚及阴虚便秘，长期卧床便秘,对便秘合并高血压病、冠心病、血脂异常、动脉粥样硬化、贫血的患者,尤为适宜。

(3) 当归桃仁粥:当归 30 克,桃仁 10 克,大米 100 克,冰糖适量。先将当归、桃仁洗净,微火煎煮半小时,去渣、留汁,备用。大米淘洗干净,加水适量,和药汁同入锅中,煮成稠粥,加冰糖适量,待冰糖溶化后即成。早晨起床后,顿服或早晚分服。具有补血活血,润肠通便的功效。适用于老年血虚便秘,对大便干结合并贫血、冠心病心肌缺血的患者尤为适宜。

(4) 核桃仁嚼食方:核桃仁 30 克。核桃仁拣净,备用。睡前放入口中,细细嚼食咽下。具有温补肺肾,润肠通便的功效。适用于老年阳虚便秘,症见四肢不温,畏寒喜暖,腰膝酸冷,大便干涩难解。对便秘合并虚寒咳喘、肾虚腰痛者尤为适宜。

(5) 肉苁蓉羊肉粥:肉苁蓉 15 克,羊肉 50 克,大米 50 克。先将肉苁蓉微火煎煮半小时,去渣、留汁,备用。将羊肉洗净,切成薄片,大米淘洗干净,同入锅中,加水适量,兑入药汁,煮成稠粥。每晚用餐时顿食,服食时也可调入适量葱姜末、胡椒粉。具有补肾壮阳,润肠通便的功效。适用于老人阳虚便秘,精血亏虚便秘,对便秘合并阳痿,腰膝酸冷,下肢乏力,夜尿频多者尤为适宜。

(6) 芝麻白糖粉:黑芝麻 500 克,绵白糖 100 克。先将黑工去除杂质,晒干,炒熟,研成细末,调入绵白糖,拌匀,备用。每日 2 次,每次 15 克,嚼食。具有补益肝肾,滋养津血,润燥滑肠的功效。适用于老年阴虚便秘,症见大便干结伴头昏耳鸣,视力减退,头发早白,腰膝酸软乏力,舌质红、少津。对老年便秘合并动脉粥样硬化、高血压病、高脂血症、早衰尤为适宜。

老年阳痿如何食疗?

(1) 活虾炒韭菜:活青虾 250 克,韭菜 150 克。将活青虾剪去虾须,冲洗干净。韭菜洗净,切段。锅内放芝麻油适量,加热至七成熟时放入青虾煸炒,再加黄酒少许,炒至虾体微红时,入韭菜、姜丝、精盐翻动煸炒,加适量味精,炒至韭菜嫩熟即成。当菜佐餐,随量食用,若当下酒菜用更佳。具有补肾壮阳,益肾生精的功效。适用于老年阳痿,面色苍白,精神萎靡,畏寒喜暖,头昏耳鸣,舌淡苔白,脉沉细,中医辨证属肾阳亏虚证。还可治疗肾阳虚衰引起的早泄、性欲减退、滑精、遗尿等。

(2) 韭菜子粥:韭菜子 30 克,大米 100 克。先将韭菜子洗净,晒干,微炒,研成细粉。将大米洗净,入锅加水,煮至半熟,加入韭菜子粉,搅匀,煮熟即成。上下午分食。具有温肾壮阳，暖腰膝，固精液的功效。适用于肾阳虚弱的老年阳痿，对兼有腰膝酸软冷痛，遗精滑精，小便频数者尤为适宜。

(3) 鹿茸山药酒：鹿茸 6 克，山药 30 克，低度白酒 500 克。先将鹿茸切成薄片。山药切片，同放入酒瓶中，封口，每日摇动 1 次，1 周后开始服用。每日 2 次，每次 1 小盅(约 15 毫升)。具有补肾阳，益精血，强筋骨的功效。适用于肾阳虚损，精血不足的老年阳痿。

(4) 海马蛤蚧酒：海马 5 克，蛤蚧 1 对，低度白酒 500 克。将海马、蛤蚧烘干，研末，同放入酒瓶中，封口，每日摇动 1 次，1 周后开始服用。每日 2 次，每次 1 小盅(约 15 毫升)。具有补肾壮阳，养益精血的功效。适用于肾阳虚粥，精血不足的老年阳痿。

(5) 蛹虫草紫河车胶囊：冬虫夏草 30 克，新鲜紫河车 1 个。先将蛹虫草，晒干或低温干燥后备用。将新鲜紫河车去除羊膜及脐带，用清水漂洗干净，烘干后与蛹虫草同研为细末，装入 1 号胶囊中，瓶装备用。每日 2 次，每次 5 粒，温开水送服。具有滋补肝肾，养益气血的功效。适用于肝肾两虚、气血不足引起的老年阳痿、面色萎黄、精神萎靡、头昏目眩、耳鸣健忘、消瘦无力、心悸气短、舌质淡、苔薄白、脉虚弱等。

(6) 刺五加蜂乳饮：刺五加 20 克，蜂乳 10 克。先将刺五加洗净，剥去根皮，切片，晒干，加水适量煎煮 2 次，取浓缩液 100 毫升，待温后兑入蜂乳，拌匀即成。上下午分服。具有益气养血，补养心脾的功效。适用于气血不足，心脾两虚引起的老年阳痿，精神萎靡，面色萎黄、心悸气短，体倦乏力，饮食不香，失眠多梦，舌淡脉细。

老年尿失禁如何食疗？

(1) 益智仁炖猪腰：益智仁 20 克，猪腰 1 个。先将猪腰剖开，去除臊腺，洗净，切片，与益智仁同入锅中，加水适量，炖煮 30 分钟，加适量葱、姜、精盐、味精等调料，再炖片刻即成。吃猪腰、饮汤，1 次服完。具有温肾缩尿的功效。适用于肾阳虚弱，肾气不固引起的老年尿失禁，症见小便失禁，或夜频数，畏寒肢冷，腰膝酸软，面色苍白，神疲乏力，舌质淡，脉沉迟无力。

(2) 补骨脂粉：补骨脂 150 克，芡实 100 克。将补骨脂、芡实洗净，晒干或烘干，研成细粉，瓶装备用。每日 2 次，每次 5 克，以淡盐温开水送服。2 个月为 1 疗程。具有补肾，温阳缩尿的功效。适用于肾阳虚弱型老年尿失禁、老年人尿频及老年人夜间尿多。

(3) 狗肉煨黑豆:狗肉 250 克,黑豆 50 克。先将狗肉洗净,切块,与洗净的黑豆同入锅中,加生姜片、葱段、八角、五香粉、黄酒、精盐等调料,加水适量,用文火煨煮至狗肉烂熟,加酱油、味精少许,稍煨片刻即成。当菜佐餐,随意服食,当天吃完。具有补肾,温阳缩尿的功效。适用于肾阳虚弱,肾气不足引起的老年尿失禁,夜间尿频,腰膝冷痛等症。

(4) 鸡肠饼:鸡肠 1 具,面粉 250 克。先将鸡肠煎开,把肠内壁翻出,用精盐或醋反复搓擦,清洗干净,切成寸段,放锅中或烘箱中烘干,粉碎成细粉,与面粉混合拌匀,兑入适量清水及精盐、葱末、姜丝、五香粉、菜油等调料,揉成面团,压成薄饼,放入平锅中烙熟即成。当点心,随意食用。具有补益肾气,固摄止尿的功效。适用于肾气虚弱、膀胱失固引起的老年尿失禁,遗尿及夜间尿多。

(5) 覆盆子茶:覆盆子 15 克。在夏初果实由绿变黄绿时采收,去除梗叶及杂质,放入沸水中略烫片刻,取出晒干备用。服用时,将覆盆子放入有盖杯中,用沸水冲泡,加盖闷泡 15 分钟,便可饮用。当茶,频频饮用,一般可冲泡 3～5 次。具有补肾缩尿的功效。适用于肾虚不固引起的老年尿失禁及尿频、遗尿等症。

(6) 黄芪桑螵蛸炖羊肉:黄芪 30 克,桑螵蛸 15 克,羊肉 250 克。先将羊肉洗净,切块,与黄芪片、桑螵蛸同入锅中,加水适量及葱、姜、黄酒、精盐、五香粉各少许,炖至羊肉熟烂时捞去黄芪片、桑螵蛸,加酱油、味精,稍炖片刻即成。佐餐食用。具有健脾益肺,固涩缩尿的功效。适用于肺脾气虚型老年尿失禁,症见小便失控,夜间多尿,量少色清,面色苍白,精神萎靡,四肢乏力,易于出汗,食欲不振,便溏不成形,舌淡脉弱。

前列腺增生症如何食疗?

(1) 核桃仁杜仲补骨脂汤:核桃仁 20 克,杜仲 15 克,补骨脂 15 克。将以上 3 味入锅,加水适量,煎取浓汁约 300 毫升。每日 2 次,每次 150 毫升,温服。具有温补肾阳,强腰利尿的功效。适用于肾阳虚弱、肾气不足引起的老年前列腺增生,症见面色苍白,形寒肢冷,腰膝酸软,小便频数,夜间多尿,排尿不畅,尿后余沥,舌质淡、苔薄,脉沉细。

(2) 杜仲炒腰花:杜仲 30 克,猪肾 2 个,水发玉兰片 10 克,水发木耳 10 克。先将杜仲入锅,加水煎取浓缩汁 100 毫升,备用。猪腰剥去外膜、剖开,去腰燥、白筋膜，剞成麦穗形花刀，用杜仲汁兑30克淀粉将腰子块浆好。玉兰片切小片。木耳过大者撕小。锅上旺火，烧热，放入花生油烧至十成热，下入浆好的腰子块，快速滑散，倒入漏勺中沥去油。锅内留少许底油回火上，下玉兰片略炒，即下腰花，放入黄酒、麻油、醋、精盐、味精、葱末、蒜末、姜末各少许，拌炒数下，入味即成。当菜佐餐，随意食用。具有补肾利尿的功效。适用于肾虚型老年性前列腺增生。

(3) 羊脊骨泽泻羹：羊脊骨1具，泽泻20克。将羊脊骨敲碎，洗净备用。泽泻浓煎，去渣取汁，与羊脊骨同入锅中，加水适量及葱段、姜片、精盐、黄酒、味精等调料，煨煮成稠羹。当菜佐餐，随意食用。具有补肾壮阳的功效。适用于肾阳虚弱、肾气不足型老年前列腺增生症。

(4) 海参粥：海参30克，大米100克。将加工好的海参切碎，与淘净的大米同入锅中，加水适量，煨煮至海参熟烂粥成黏稠状即成。早晨1次温服。具有补益肝肾，养血益精的功效。适用于头昏心烦，手足心热，小便频数，排尿不畅，尿流变细，舌红少苔，脉细数。辨证属于肝肾阴虚型老年前列腺增生。

(5) 芝麻桃仁粉：黑芝麻200克，桃仁200克，绵白糖50克。将黑芝麻、桃仁分别拣净，晒干或烘干，共研为细末，加糖拌和均匀，瓶装备用。每日2次，每次6克，温开水送服。具有滋补肝肾，活血化瘀的功效。适用于肝肾阴虚，兼夹血瘀引起的前列腺增生。

(6) 蜣螂蟋蟀粉：蜣螂200克，蟋蟀200克。将蜣螂、蟋蟀捕捉后用沸水烫死，晒干或烘干，研为细末，瓶装备用。每日2次，每次2.5克，温开水送服。具有活血化瘀，攻坚破癥，利尿通淋的功效。适用于气血瘀滞型老年前列腺增生，症见起病缓慢，下腹坠胀，尿线变线，排尿无力，滴沥不尽，尿道滴白，肛门指诊提示前列腺明显增大，舌有瘀斑，脉弦涩。

糖尿病如何食疗?

(1) 猪胰粉：猪胰1具。将猪胰清洗干净，用文火焙干，或切片烘干，研成细末，瓶装备用。每日3次，每次5克，温开水送服。具有滋阴润燥，益肺补脾的功效。适用于通治各种类型的糖尿病。

(2) 日本南瓜粉：日本南瓜1 000克(目前国内有引进品种，菜市场有售)。将日本南瓜洗净，去蒂、瓤及子，连皮切成薄片，晒干或烘干，研成细粉，瓶装备用。每日2次，每次20克，温开水送服。具有益气润肺，补中降糖的功效。适用于通治各种类型的糖尿病。

(3) 油炸蚕蛹：蚕蛹30克。将植物油放入锅中，烧至七成热，放入新鲜蚕蛹，不断翻动，蚕蛹炸至金黄色即成。每日早晨空腹嚼食。具有养阴止渴，降低血糖的功效。适用于通治各种类型的糖尿病。

(4) 麦冬黄连茶：麦冬15克，黄连2克。将麦冬、黄连洗净后，放入有盖杯中，用沸水冲泡，加盖，闷15分钟即可饮用。当茶，频频饮用，一般冲泡3～5次。具有滋阴生津，清热润燥的功效。适用于阴虚燥热型糖尿病，症见烦渴多饮，善饥多食，咽干舌燥，尿赤便秘，舌红苔黄，脉细数或弦数。

(5) 地骨皮玉米须饮：地骨皮20克，玉米须30克。将地骨皮洗净，与玉米须同入锅中，加水适量，煎成稠汁，约300毫升。每日2次，每次150毫升，温服。具有养阴清热，降低血糖的功效。适用于阴虚燥热型糖尿病。

(6) 苦瓜炒肉丝：苦瓜250克，瘦猪肉50克。将苦瓜洗净，切片。猪肉洗净，切丝，与苦瓜片同入油锅，加葱、姜、精盐、味精等调料，急火熘炒至肉丝熟烂即成。当菜佐餐，随意食用。具有养阴清热的功效。适用于阴虚燥热型糖尿病。

老年性肥胖症如何食疗？

(1) 茯苓粥：白茯苓30克，粟米100克。先将茯苓晒干，研成细粉。粟米淘净后入锅，加水适量煮成稠粥，粥稠即兑入茯苓粉，搅拌均匀，略煮片刻即成。早晨空腹时顿服。具有利水渗湿，健脾减肥的功效。适用于老年单纯性肥胖症，对辨证属于气虚型，症见头昏乏力，气短心悸，自汗，舌淡苔薄白，舌有齿痕，脉细弱者尤为适宜。

(2) 薏苡仁粉：薏苡仁500克。将薏苡仁晒干，研成细粉，瓶装备用。每日3次，每次20克，用沸水调服。具有健脾，利湿，减肥的功效。适用于老年单纯性肥胖症，对气虚证者尤为适宜。

(3) 冬瓜汁：连皮鲜冬瓜1 000克。将鲜冬瓜洗净，去子，捣烂后放入干净的纱布中，绞汁。上下午分服。具有清热，利水，减肥的功效。适用于老年单纯性肥胖症。

(4) 鲜山楂汁：鲜山楂100克。先将山楂洗净，切成片，入锅，加水适量，煎煮20分钟，用干净纱布过滤取汁，冷却后即成。上下午分服。具有消脂减肥的功效。适用于老年单纯性肥胖症，对肥胖合并高脂血症、冠心病者尤为适宜。

(5) 五香兔肉:兔肉 500 克。将兔肉洗净,切成 4 大块。再把葱段 10 克、生姜片 5 克及适量精盐、花椒、茴香、八角、桂皮等。用少量水熬成五香水,倒入兔肉腌一夜,下锅前用红酱油拌匀。锅加油用大火烧至冒白烟,下兔肉炸至金黄色时捞起。砂锅加兔肉和清汤(漫过兔肉为度),再加红酱油、糖、精盐、葱、姜、酒,先置大火上,煮沸后再置小火炖约 1 小时。加入味精,置中火收汤,淋少量香油,起锅切小块装盘即成。当菜佐餐,随意食用。具有健脾减肥的功效。适用于老年单纯性肥胖症。

(6) 清炒竹笋:鲜竹笋 250 克。将鲜竹笋切成薄片,放入沸水中浸泡片刻,捞出放入清洁冷水中,浸泡待用。将植物油适量置锅内烧至八成热,下笋片急火爆炒,加精盐、葱、姜各少许,再淋清水适量,焖烧 3 分钟,撒上味精炒匀即成。佐餐食用。具有消脂减肥的功效。适用于老年单纯性肥胖症,对肥胖合并高血压、冠心病、动脉粥样硬化、糖尿病等老年病者尤为适宜。

老年单纯性消瘦症如何食疗?

(1) 米油:大米 500 克。大米淘洗干净,放入稍大的锅中,加水适量,先以大火煮沸,再改以文火煨煮至稠粥,停火后,用勺捞取浮在粥面表层的黏稠状米汤即成。早晨空腹,趁热顿服。具有益气健脾,补精增肥的功效。适用于老年单纯性消瘦,以面色苍白,饮食减少,精神萎靡,气短自汗,辨证属气虚者尤为适宜。

(2) 莲子煨猪肚:莲子 30 克,猪肚 1 个。将莲子洗净,用冷水泡发,去莲芯,备用。猪肚洗净后切成小块状,与莲子同放入锅中,加水适量,加香油、精盐、葱、姜、黄酒等调料,煨炖至烂熟即成。佐餐食用。具有益肾健脾,补虚增肥的功效。适用于老年单纯性消瘦。

(3) 蘑菇炖羊肉:蘑菇 50 克,羊肉 500 克。将蘑菇洗净,用开水泡发,取出蘑菇,剩下的汤留用,用盐把蘑菇抓一抓,再用开水焯一下,捞出切片。羊肉洗净后切成方块,用凉水泡 2 小时,捞出。锅烧热,加水,下羊肉,放姜片、葱段、茴香、八角、桂皮,煮数沸后撇沫,下黄酒,兑入蘑菇汤,转文火,炖至八成烂,加酱油、精盐、蘑菇、味精,煨炖至烂熟,出锅即成。佐餐食用。具有补益气血,强体增肥的功效。适用于老年单纯性消瘦。

(4) 红烧肉:五花肋条猪肉 500 克。将五花肋肉洗净,切成长 4 厘米、宽 3 厘米、厚 1 厘米的肉块,放在碗中,加入酱油、冰糖(打碎)、黄酒、五香粉、味精等抓匀腌5分钟。将腌好的肋肉块用葱、姜末匀抹,倒入腌汁。锅烧热,下植物油适量,烧至七成执时,肉下锅,加水适量,煮沸后,由旺火转微火,再下酱油适量,盖严锅盖,煨煮至肋肉熟烂,起锅即成。佐餐食用。具有补中益气,丰肌增肥的功效。适用于老年单纯性消瘦。

(5) 煨老母鸡:老母鸡1只。将母鸡宰杀、洗净后置砂锅内,加入葱段、姜片、黄酒、精盐、味精、清水各适量。将砂锅放在大火上烧沸,改用文火煨炖,直至鸡肉烂熟即成。当菜佐餐,喝汤吃肉,随意服食。具有补虚扶羸,嫩肤增肥的功效。适用于老年单纯性消瘦。

(6) 清炖猪蹄膀:猪蹄膀(带皮)1个,红枣5枚。将猪蹄膀洗净后用刀剖开呈4~6瓣。锅烧开水,将蹄膀放入,烫透,煮沸数次,撇沫。坐大砂锅,放清水烧开,下蹄膀,放入泡发的红枣,煮沸,加黄酒,转小火炖至蹄膀皮酥软、肉烂熟,下精盐、葱、姜、胡椒面、味精、白糖各适量,继续煨炖30分钟即成。佐餐食用。具有和血脉,润肌肤,填肾精,健腰脚,强体增肥的功效。适用于老年单纯性消瘦。

老年痛风如何食疗?

(1) 百合笋片熘白菜:嫩白菜心200克,百合50克,竹笋100克。将白菜心、竹笋切成1厘米宽,3厘米长的条,把竹笋片入沸水锅中,煮沸后放入洗净的百合、白菜心,再次煮沸后,一同捞出,沥干水分;炒锅置火上,放植物油油烧成七成热,入姜丝、葱末、黄酒、酱油及清水少许,烧沸后,入白菜心、百合、竹笋煮两沸后,加味精、精盐适量,熘炒数下,用湿淀粉勾芡即成。佐餐食用。具有解热利湿,清除尿酸的功效。适用于老年痛风病急性发作期。

(2) 山慈菇蜜饮:山慈菇5克,蜂蜜10克。先将山慈菇切成薄片,入锅加水,浓煎成150毫升,去渣后兑入蜂蜜,调匀即成。每日2次,每次75毫升。具有清热解毒,消肿止痛的功效。适用于老年痛风病急性发作期,对急性痛风性关节炎尤为适宜。

(3) 秋水仙茶:秋水仙鳞茎5克,绿茶2克。将秋水仙鳞茎剥成片状,按量与绿茶同放入有盖杯中,用沸水冲泡,加盖闷10分钟即可饮用。代茶,频频饮用,一般可冲泡3~5次,当日服完。具有清热解毒,止痛利湿的功效。适用于老年痛风病急性发作期,对急性痛风性关节炎尤为适宜。

(4) 百合粥:百合100克,大米100克。将百合洗净,与淘净的大米同入锅中,加水适量，先用大火烧沸，再改以小火煨煮成稠粥。上下午分服。具有养心润肺，清热止痛的功效。适用于老年痛风病急性发作期轻症患者，对痛风性关节炎缓解期患者也适用。

(5) 土茯苓粥：土茯苓 30 克，大米 100 克。将土茯苓洗净，晒干，研成细粉，备用。大米淘净后，入锅加水煮成稠粥，粥将成时兑入土茯苓粉，搅匀后再煮沸即成。上下午分服。具有清热解毒，除湿通络，降低尿酸的功效。适用于老年痛风病急性发作期，对急性痛风性关节炎尤为适宜。也适用于痛风病发作间歇期和慢性期的老年患者。

(6) 天麻杜仲粉：天麻 150 克，杜仲 150 克。将天麻、杜仲晒干或烘干，研成细粉，瓶装备用。每日 2 次，每次 6 克，温开水送服。具有蠲痹去湿，止痛通络的功效。适用于老年痛风病发作间歇期和慢性期，关节肿大疼痛，功能障碍。

高脂血症如何食疗？

(1) 山楂嚼食方：新鲜山楂果 500 克。洗净，晾干，切成两瓣备用。随意嚼服，一般每次 50 克，每天 2 次。饭后 1 小时嚼服，尤为适宜。具有活血化瘀，消脂通脉的功效。适用于各种类型的高脂血症，对高脂血症合并肥胖症、冠心病心绞痛，心脏供血不足出现胸闷刺痛、痛有定处、舌质紫暗或有瘀斑等，辨证属于气滞血瘀的患者尤为适宜。

(2) 香菇嚼食方：干香菇(中等大小)3～5 枚。干香菇温水浸泡 10 分钟，洗净，晾干备用。分 2 次嚼食。具有补气健脾，和胃益肾，降脂抗癌的功效。适用于高脂血症出现气短乏力、饮食不香，辨证属气虚的患者。

(3) 决明子茶：生决明子或炒决明子 40 克。将决明子放入有盖杯中，用沸水冲泡。当茶，频频饮用，一般冲泡 3～5 次。具有清肝，降脂，明目，润肠的功效。适用于高脂血症伴有眩晕、头痛、视力减退、大便干结等，辨证属于肝热偏盛，阴虚阳亢的患者。常用于高脂血症伴高血压病者。

(4) 红花绿茶饮：红花 5 克，绿茶 5 克。将红花、绿茶放入有盖杯中，用沸水冲泡。当茶，频频饮用，一般冲泡 3～5 次。具有降低血脂，活血化瘀的功效。适用于血瘀痰浊型高脂血症，症见身体肥胖，胸闷刺痛，脘痞腹胀。

(5) 绞股蓝银杏叶煎剂：绞股蓝 20 克，银杏叶 30 克。上两味洗净，入锅，加水，煎煮成 300 毫升。分 6 次，当茶饮用，温服。当日服完。具有降低血脂，软化血管，延年益寿的功效。适用于各种高脂血症，对血脂增高伴有动脉粥样硬化、肥胖症、肝病者尤为适合。

(6) 沙苑子白菊花茶：沙苑子 30 克，白菊花 10 克。上两味，同入锅，加水煎煮成 300 毫升。分 6 次，当茶饮，温服。当日服食完。具有平补肝肾，降低血脂，降压明目的功效。适用于高脂血症、高血压病出现头昏、目眩、腰痛、尿频等症，辨证属于肝肾不足类型者。

老年性关节炎如何食疗？

(1) 骨碎补鹿角霜粉：骨碎补 200 克，鹿角霜 100 克。将骨碎补、鹿角霜共研为细末，瓶装备用。每日 2 次，每次 6 克，用黄酒送服。具有补肾温阳，强筋健骨的功效。适用于肾虚型老年性关节炎，症见起病缓慢，腰脊酸软，关节疼痛，行走不便，上下楼或蹲下站立时腰膝疼痛加重。

(2) 红烧鹿肉：鹿肉 500 克，玉兰片 30 克。将人工驯养的梅花鹿宰杀后，割取净肉，用清水洗净，置沸水锅中氽一下，捞出，切成小块。玉兰片泡发，切片。锅置火上，加植物油适量，烧至八成热时放入鹿肉块，炸至红黄色捞出。用葱段、姜丝炸锅后，倒入适量鸡清汤、酱油、花椒粉、黄酒、精盐、白糖及玉兰片，再下鹿肉块。大火煮沸后改用文火煨炖 1～2 小时，等鹿肉熟烂时，再用大火煮沸，放入适量淀粉勾芡，放味精少许，撒上芝麻油及香菜段，装盘即成。佐餐食用。具有补肾益精，补养气因，强筋健骨的功效。适用于肾虚及气血不足引起的老年性关节炎，症见头昏目眩，耳鸣耳聋，腰膝酸软，肢体关节麻木疼痛，活动受限。

(3) 鹿茸酒：鹿茸 15 克，优质低度白酒 500 毫升。将锯下的鹿茸立即洗净，放沸水中略烫，晾干，再烫 2 次，使茸内血液排尽为度，然后风干或烤干，锤成粗末，放入白酒瓶中，密封瓶口，每次摇动 1 次，浸泡 1 周后开始饮用。每日 2 次，每次 1 小盅(约 15 毫升)。具有补肾温阳，强筋健骨的功效。适用于肾虚型老年性关节炎。

(4) 参归鳝鱼羹：党参 15 克，当归 15 克，鳝鱼 500 克。将党参、当归晒干或烘干，切成片，备用。鳝鱼宰杀后，去除内脏，洗净，沸水中氽一下，去骨切丝，与党参、当归同入锅中，加水适量，煨煮至鳝丝熟烂，除去参归片，入葱末、姜丝、黄酒、精盐、胡椒粉、味精等，改用文火煨炖去稠羹即成。当菜佐餐，随量服食。具有益气养血，除湿和血的功效。适用于气血两虚型老年性关节炎，症见病程日久，面色萎黄，头昏目眩，关节疼痛，肢体麻木。

(5) 木瓜猪蹄:木瓜 15 克,猪蹄 2 只。秋季木瓜成熟时采摘,纵破后晒干,切片,入锅,加水适量浓煎后去渣留汁,与洗净剖开的猪蹄同入锅中,加清水适量,以大火烧开后,加葱段、姜片、精盐、黄酒,再改用小火煨炖至猪蹄皮烂、筋酥,入五香粉、味精、芝麻油少许即成。当菜佐餐,随量吃肉饮汤。具有养血除痹,祛湿舒筋的功效。适用于气血两虚型老年性关节炎。

(6) 辣椒煨牛蹄筋:尖头辣椒 1 克,牛蹄筋 500 克,胡萝卜 150 克。先将牛蹄筋洗净,切成 3 厘米长的段,用黄酒浸泡片刻,与姜片、大茴香、花椒同入锅中,加水适量,先以大火烧开,改以小火煨炖 1～2 上时,待牛蹄筋煨至八成烂时放入尖头辣椒、胡萝卜片、精盐,炖至蹄筋烂熟,调入味精、蒜末,再炖一沸即成。佐餐食用。具有强筋健骨,祛风散寒,祛湿活血的功效。适用于风寒湿痹型老年性关节炎,症见关节疼痛,晨起关节僵硬,腰脊酸胀,肌肤麻木,下肢沉重,活动受限,遇寒病情加重,或关节变形,功能障碍。

骨质疏松症如何食疗?

(1) 羊骨汤:新鲜羊骨 500 克,羊肾 1 对。将新鲜羊骨洗净,砸碎,与剖开、洗净的羊肾同入锅中,加水适量,以大火烧开,撇去浮沫,加黄酒、葱段、姜片、精盐,转小火煨炖 1～2 小时,待汤汁浓稠时加味精、五香粉适量,即可出锅。当汤佐餐,随量饮汤吃羊肾。具有温补肾阳,强盘健骨,补充钙质的功效。适用于肾阳虚型老年骨质疏松症,症见腰膝酸软疼痛,或弯腰驼背,或自发性骨折,畏寒肢冷,头晕耳鸣,夜间多尿,舌淡,脉沉细。

(2) 鹿角胶牛奶:鹿角胶 10 克,牛奶 250 克,蜂蜜 20 克。先将牛奶入锅,加热煮沸,放入打碎的鹿角胶块,使其烊化后停火,兑入蜂蜜,调匀即成。每日早晨,与早点同时服食。具有温补肾阳,强壮筋骨,补充钙质的功效。适用于肾阳虚型老年骨质疏松症。

(3) 骨碎补猪骨汤:骨碎补 20 克,杜仲 20 克,猪骨 500 克。先将骨碎补、杜仲洗净,切片,装入纱布袋中,与洗净、砸碎的猪骨同入锅中,加水适量,用大火煮沸,加葱段、姜片、黄酒、精盐适量,转小火煨炖 1 小时,待汤汁浓稠时加五香粉、味精适量,去除药袋,即可出锅。当汤佐餐,随量服食。具有温补肾阳,强壮筋骨,补充钙质的功效。适用于肾阳虚型老年骨质疏松证。

(4) 淫羊藿炖鲨鱼肉:淫羊藿 15 克,怀牛膝 15 克,鲨鱼肉 250 克。将淫羊藿除去粗梗及杂质，晒干，切碎。将牛膝净，晒干，切碎，与淫羊藿同装入纱布袋中。将洗净后鲨鱼肉小块，与药袋同入锅中，加水适量，煨炖40分钟，取出药袋，在锅中加入(酱油、精盐、白糖、八角、黄酒、姜片、葱段等调料，待收干汤汁时加入味精、芝麻油，再烧沸即成。佐餐食用。具有温补肾阳，强壮筋骨，补充软骨素，增加骨密度的功效。适用于肾阳虚型老年骨质疏松症。

(5) 龟板鳖甲粉：龟板150克，鳖甲150克。将龟、鳖杀死后，取其甲壳(肉另用)，洗净，晒干或风干，砂炒后醋淬，研成细末，瓶装备用。每日2次，每次3克，温开水送服。具有滋补肾阴，抗骨质疏松的功效。适用于肾阴虚型老年骨质疏松症，症见腰背及下肢酸痛，驼背弯腰或有自发性骨折，头昏耳鸣，五心烦热，失眠盗汗，口干咽燥，舌质红，少苔或无苔，脉细数。

(6) 芝麻核桃仁粉：黑芝麻250克，核桃仁250克，白砂糖50克。将黑芝麻拣去杂质，晒干，炒熟，与核桃仁同研为细末，加入白糖，拌匀后瓶装备用。每日2次，每次25克，温开水调服。具有滋补肾阴，抗骨质疏松的功效。适用于肾阴虚型老年骨质疏松症。

老年类风湿性关节炎如何食疗?

(1) 威灵仙粉：威灵仙300克。秋季挖采威灵仙，取根及根茎，除去泥沙，洗净，晒干，切段，研为细粉，瓶装备用。每日2次，每次5克，黄酒送服。具有祛风湿，通经止痛的功效。适用于风寒湿型老年类风湿性关节炎，症见小关节酸痛，天阴加重，反复发作，时轻时重。本证多见于类风湿性关节炎慢性活动期或相对稳定阶段。

(2) 川乌蜜饮：制川乌10克，生姜10克，蜂蜜30克。先将制川乌与生姜入锅，加水煎煮2小时，去渣取汁约300毫升，趁温兑入蜂蜜，搅匀即成。每日2次，每次150毫升，温服。具有散寒止痛，祛风湿的功效。适用于风寒湿型老年类风湿性关节炎，对关节疼痛剧烈，痛有定外，局部怕冷，得热痛解的患者尤为适宜。

(3) 防风川芎粥：防风10克，川芎15克，冰糖20克，大米100克。先将防风、川芎洗净，切片，装入纱布袋中，与淘净的大米同入锅中，加水适量，煮成稠粥，粥将成时取出药袋，放入冰糖，待冰糖溶化后即成。上下午分服。具有祛风湿，通络止痛的功效。适用于风寒湿型老年类风湿性关节炎，对偏于风湿的患者尤为适宜。

(4) 木瓜生姜蜂蜜粥：木瓜10克，生姜10克，蜂蜜30克，大米100克。将木瓜片装入布袋,与淘净的大米、洗净的生姜片同入锅中,加水适量,煮成稠粥,粥将成时取出药袋,趁温兑入蜂蜜,调匀即成。上下午分服。具有祛湿舒筋,散寒止痛的功效。适用于风寒湿型老年类风湿性关节炎,对偏于湿重的患者尤为适宜。

(5) 六藤蜜饮:金银花藤 30 克,清风藤 15 克,海风藤 15 克,络石藤 15 克,鸡血藤 15 克,雷公藤 3 克,蜂蜜 50 克。先将雷公藤洗净,去皮,晒干,切碎,入锅,加水适量,煎半小时后兑入洗净的金银花藤、清风藤、海风藤、络石藤、鸡血藤,加水适量,再煎半小时,去渣取汁约 400 毫升,兑入蜂蜜,调匀即成。每日 2 次,每次 200 毫升。具有清热祛风,化湿通络,消肿止痛的功效。适用于风湿热型老年类风湿性关节炎,症见发病较急,关节局部红肿,灼热疼痛,活动受限,或伴有发热,口渴烦躁,苔黄,舌质红。

(6) 桑枝薏苡仁饮:桑枝 30 克,薏苡仁 60 克。先将桑枝趁鲜切片,晒干,布包,与洗净的薏苡仁,入锅,加水煎煮 1 小时,除去布袋即成。上下午分服,饮汤吃薏苡仁。具有祛风利湿,清热除痹的功效。适用于风湿热型老年类风湿性关节炎。

老年腰椎病如何食疗?

(1) 枸杞子杜仲炒腰花:枸杞子 10 克,炙杜仲 20 克,猪腰 250 克。先将猪腰一剖两半,去腰臊及筋膜,切成腰花。将杜仲切丝,与枸杞子一并放入锅中,加水煎煮 30 分钟,提取浓缩液 100 毫升。植物油倒入锅中,置旺火上烧至九成热,将腰花一块一块放入油锅中炸至焦黄色时取出。将酱油、醋、白糖、黄酒、味精、葱段、蒜段、湿淀粉、杜仲浓缩液放入碗中调匀,作勾芡用。炒锅放旺火上,倒入猪油适量,烧至八成热时,将调好的芡汁倒入锅中,待烧至稠糊状后,将炸好的腰花倒入翻炒,放入适量味精,使汤汁挂在腰花上即成。佐餐食用。具有补肾气,强腰膝,壮筋骨的功效。适用于肾虚型老年腰椎病,症见腰腿绵绵作痛,酸软乏力,遇劳累加重,休息后减轻,腰部俯仰活动后疼痛加重,神疲乏力,脉细弱。

(2) 核桃仁芝麻炒猪腰:核桃仁 50 克,黑芝麻 30 克,猪腰 1 对(约 250 克)。核桃仁拣去质杂,在油锅中炸至深黄色,捞出后撒上少量花椒盐末。猪腰洗净,一剖两半,去腰臊及筋膜,切成腰花,放入碗中,加葱末、姜末、精盐、黄酒、味精,浸泡 10 分钟上。黑芝麻炒熟,研粉备用。植物油置锅中,烧至八成热时,将猪腰连同调料倒入锅中,旺火爆炒片刻,待猪腰炒至嫩熟时即可装入盘中,将黑芝麻撒在腰花表面,炸脆的椒盐核桃仁放在腰花周围即成。当菜佐餐,随量服食。具有补肾强腰,健骨强筋的功效。适用于肾虚型老年腰椎病。

(3) 红烧鹿筋:新鲜鹿蹄筋1条,大虾米5克,水发香菇20克,火腿50克,猪肉250克,玉兰片15克。将洗净的鹿蹄筋在沸水中氽两遍,入锅,加清汤250毫升,放入虾米、香菇、火腿、猪肉、玉兰片,上火,炖至蹄筋熟烂,捞出蹄筋,晾凉后切成5厘米长、1厘米宽的长条,放回锅中,加酱油、精盐、黄酒、湿淀粉、葱末,再烧两沸,出锅前加适量味精,拌匀即成。当菜佐餐,随量服食。具有补肾益精,强腰壮骨的功效。适用于肾虚型老年腰椎病。

(4) 怀牛膝炖蹄筋:怀牛膝20克,牛蹄筋150克,蘑菇25克。将牛蹄筋洗净,切片。蘑菇泡发后切丝。怀牛膝洗净后切片,装入纱布袋内,扎口,与蹄筋、蘑菇一并放入砂锅内,加清水适量,先以大火煮沸15分钟,再改用小火煨炖60分钟,待蹄筋熟烂后捞出药袋,加入精盐、葱末、姜末、胡椒粉、黄酒适量,再炖两沸,放入味精即成。当菜佐餐,随量服食。具有补肾健腰,强壮筋骨的功效。适用于肾虚型老年腰椎病。

(5) 老鳖炖猪脊髓:老鳖1只,猪脊髓150克。将老鳖宰杀后,用热水浸烫甲壳,取出内脏,洗净,切成肉块,与猪脊髓、姜片、葱段同入锅中,先用大火煮沸,撇去浮沫,再改用小火煨炖至八成熟,放入黄酒、精盐,待鳖肉烂熟后调入味精即成。当菜佐餐,随量服食。具有滋补肾阴,健骨强腰的功效。适用于肾虚型老年腰椎病。对偏于肾阴虚弱出现眩晕耳鸣,心烦失眠,口燥咽干,面色潮红,五心烦热,舌红少苔者更为适宜。

(6) 桑寄生炖羊肾:桑寄生30克,羊腰1对。先将桑寄生洗净,切段,晒干,入锅,加水适量煎煮30分钟,去渣取汁。羊肾剖开,去腰臊,洗净,切片,与桑寄生汁同入锅中,加黄酒、精盐、生姜片、葱段等调料和清水适量,先用大火烧沸,改用小火煨炖至羊腰熟烂,停火前放入五香粉、味精适量即成。佐餐食用。具有补肾填髓,强壮筋骨,祛除风湿的功效。适用于肾虚型老年腰椎病。

老年人贫血如何食疗?

(1) 炒猪肝:新鲜猪肝250克,香菇20克,玉兰片20克。香菇用冷水泡发,洗净,切丝。玉兰片用冷水泡发,备用。猪肝洗净,切成薄片,放入碗中,加黄酒、精盐、胡椒粉、味精、姜丝、葱丝、蒜末、湿淀粉,调匀,腌片刻。锅烧热,放植物烧至九成热时,放入腌制的猪肝爆炒片刻,装入碗中;锅留底油,下香菇丝、玉兰片煸炒片刻后，将猪肝返回锅中，翻炒均匀，淋少量花椒油，出锅装盘即成。当菜佐餐，随量服食。具有补虚养血的功效。适用于气血两虚型老年贫血，症见面黄无华，唇指色淡，头昏目眩，神疲乏力，心悸失眠，舌淡苔白，脉细弱。多见于缺铁性贫血、营养不良性贫血。

(2) 黑木耳红糖饮：黑木30克，红糖30克。先将黑木耳用冷水泡发，清洗干净，入锅，加水适量，先以大火煮沸，再改以小火炖煮30分钟左右，待黑木熟烂时，放入红糖，再煮一沸，红糖完全溶化即成。当点心，随量服食，当日吃完。具有养阴补血的功效。适用于气血两虚型老年贫血。对缺铁性贫血尤为适宜。

(3) 阿胶牛奶：阿胶15克，牛奶250毫升。将阿胶放入锅内，加入适量清水，用小火炖煮烊化，兑入煮沸的牛奶即成。早餐时与早点同时服食。具有补气养血，滋补强壮的功效。适用于气血两虚型老年贫血。

(4) 鸭血汤：鸭血500毫升，原汁鸡汤1 000毫升。先将鸭血加精盐少许，调匀后放入碗中，隔水蒸熟，用刀划成1.5厘米见方的鸭血块。将鸡汤置旺火上烧沸，加入生姜丝、葱花、蒜末、精盐、味精及鸭血块，煮沸后停火即成。当汤佐餐或当点心饮用。具有滋补养血的功效。适用于气血两虚型老年贫血。

(5) 归芪炖母鸡：当归20克，黄芪30克，母鸡1只(约1 500克)。将母鸡宰杀后，洗净。将当归、黄芪洗净后切片，塞入鸡腹中，放入砂锅内，加入葱段、生姜片、精盐、黄酒和清水适量；先用大火烧沸，再改以小火煨炖至鸡肉熟烂即成。当菜佐餐，吃肉喝汤，随量服食。具有益气补血，强身健体的功效。适用于气血两虚型老年贫血。

(6) 龙眼肉黑糯米粥：龙眼肉20克，黑糯米100克。将黑糯米淘洗干净，与洗净的龙眼肉同入锅中，加水适量，先用大火煮沸，再改以小火煨炖成粥。上下午分食。具有益气养血，补益心脾的功效。适用于气血两虚型老年贫血。

老年人血小板减少性紫癜如何食疗？

(1) 大黄蜂蜜糊：大黄50克，蜂蜜200克。将生大黄晒干或烘干，研成细粉，服用时与蜂蜜调成糊状即成。每日2次，每次取大黄粉2.5克，与10克蜂蜜调成糊状后吞服。具有清热止血的功效。适用于血热妄行型老年血小板减少性紫癜，症见皮肤出现瘀点或瘀斑，斑色鲜红，常伴有鼻血、牙龈出血、吐血、尿血、便血，或伴有心烦、口渴、小便黄赤、大便闭结，或有发热、舌质红、苔薄黄、脉弦数等。

(2) 水牛角粉:水牛角100克。将水牛角锉成粗末,烘干,研为细粉,瓶装备用。每日2次,每次5克,温开水送服。具有清热解毒,凉血止血的功效。适用于血热妄行型老年血小板减少性紫癜。

(3) 白茅根藕节煎:鲜白茅根60克,鲜藕节60克。将白茅根挖采后洗净,切段。将鲜藕挖采后,切下藕节,洗净,切片,与白茅根同入锅中,加水适量,煎煮30分钟,去渣取汁。上下午分服。具有清热凉血,收敛止血的功效。适用于血热妄行型老年血小板减少性紫癜。

(4) 枸杞紫珠仙鹤草蜜饮:枸杞子20克,紫珠30克,仙鹤草30克,蜂蜜30克。将紫珠晒干,撕碎。仙鹤草洗净,晒干,切段,与枸杞子、紫球同入锅中,加水适量,用小火煎煮30分钟,去渣取汁约300毫升,兑入蜂蜜,搅匀即成。上下午分服。具有滋阴清热,凉血止血的功效。适用于血热妄行型老年血小板减少性紫癜。

(5) 生地黄蜜汁:生地黄50克,蜂蜜30克。将生地黄洗净,切片,放入锅中,加水适量,煎煮2次,每次30分钟,合并2次滤液,兑入蜂蜜即成。上下午分服。具有清热滋阴,凉血、止血的功效。适用于阴虚火旺型老年血小板减少性紫癜,症见紫癜较多,颜色鲜红,常伴有鼻衄、齿衄,午后潮热,手足心热,心烦口渴,心悸盗汗,舌质红,少苔质干,脉细数。

(6) 旱莲草鲜汁:鲜旱莲草50克。每年夏季,当旱莲草枝叶繁茂时,割取其地上部分,用清水洗净,放入温开水中浸泡片刻,捞出后,捣烂取汁,调入少量白糖即成。上下午分服。具有滋阴凉血止血的功效。适用于阴虚火旺型老年血小板减少性紫癜。

老年神经症如何食疗?

(1) 双花茶:绿梅花3克,玫瑰花3克。将绿梅花、玫瑰花同入杯中,用沸水冲泡,加盖,闷10分钟即可饮用。当茶,频频饮服,一般冲泡3～5次。具有疏肝解郁,行气化痰的功效。适用于肝气郁结型老年神经症,症见精神抑郁,善疑多虑,胸闷胁痛,脘腹胀闷,嗳气频频,饮食不香,苔白,脉细弦。

(2) 糖渍橘皮:鲜橘皮500克,白糖250克。将新鲜橘皮反复洗净表皮(橘络不必去掉),切成丝,放入锅中,加水适量,煎煮至水将耗干时,加入白糖,再用小火煎煮,收汁即成。当蜜饯,随意服食,每日不超过50克。具有理气化痰,健脾和胃的功效。适用于肝气郁结型老年神经症。

(3) 金橘酱:金橘500克,白糖250克。将金橘反复洗净外皮,削除烂疤,去除果蒂、果核。将金橘放入铝锅(忌用铁锅),加水至淹没金橘,用大火煮沸,再改用小火煮熬,待金橘皮肉煮烂后,加入白糖,继续用小火煮至酱汁稠黏,待金橘酱晾凉后盛入罐中,加盖,放入冰箱中贮存。每日2次,每次30克,温开水冲服,或夹入馒头、煎饼、面包中食用。具有疏肝解郁,行气消积的功效。适用于肝气郁结型老年神经症。

(4) 佛手茶:佛手10克。秋季佛手果实开始变黄将成熟时采摘,纵切成薄片,晒干,放入杯中,用沸水冲泡,加盖,闷10分钟后开始饮用。当茶,频频饮服,一般冲泡3～5次。具有疏肝解郁,理气和胃的功效。适用于肝气郁结型老年神经症。

(5) 酸枣仁吞服方:酸枣仁30粒。秋季酸枣果实成熟,呈暗红色时采收,去除果肉及核壳,取出种子,生用。每晚昨睡前取酸枣仁30粒,剥除核壳,捣碎后吞服。具有补益心脾,益阴安神的功效。适用于心脾两虚型老年神经症,症见面色无华,心悸不宁,睡眠不沉,易醒,倦怠乏力,思维迟钝,食欲不振,懒于言语,或悲观失望,或喜怒哭笑无常,苔薄白,脉细。

(6) 柏子仁煮花生米:柏子仁15克,花生米50克。将柏子仁晒干,去除外壳及种皮,阴干后备用。花生米拣去杂质,用温水发泡1小时,捞出与柏子仁同入锅中,加水适量,用小火煨炖至花生米熟烂即成。上下午分服。喝汤,吃花生米、柏子仁。具有补益心脾,养血安神的功效。适用于心脾两虚型老年神经症。

老年性痴呆如何食疗?

(1) 核桃仁粥:核桃仁50克,大米100克。将核桃仁研末,与淘净的大米同入砂锅,加水适量,先以大火烧沸,改以小火煨炖至稠粥。上下午分服。具有补肾填髓,健脑益智的功效。适用于肝肾不足、髓海空虚型老年性痴呆,症见头昏眼花,神情淡漠,精神恍惚,反应迟钝,步履蹒跚,极度健忘,苔白质淡,脉沉细弱。

(2) 黑芝麻糊:黑芝麻500克,白糖250克。将黑芝麻拣净后,入锅,微火炒熟,趁热研成细粉,加入白糖,搅匀,瓶装备用。每日2次,每次40克,加少量开水,调成糊状嚼食。具有补肾填髓,健脑益智的功效。适用于肝肾不足、髓海空虚型老年性痴呆。

(3) 四仁益脑糕:核桃仁15克,松子仁10克,枣仁10克,柏子仁15克,糯米粉50克,大米粉50克。将核桃仁、松子仁、枣仁、柏子仁同研为细粉,与糯米粉、大米粉同入盆中，加水适量，揉合成8个粉团，用模具压制成方糕，置笼屉中蒸熟即成。每日2次，每次4块，趁热吃下。具有补肾填髓，健脑安神的功效。适用于肝肾不足、髓海空虚型老年性痴呆。

(4) 牛骨髓油炒面：牛骨髓40克，大麦面500克。将牛骨髓与大麦面同入铁锅中，用文火炒至蛋黄色，待大麦面炒熟，闻到香味后停火，取出晾凉，装罐备用。每日2次，每次50克，用沸水调服。具有补肾填髓，健脑益智的功效。适用于肝肾不足、髓海空虚型老年性痴呆。

(5) 红参益智仁粉：红参30克，益智仁150克。将红参切片，烘干，研成细粉。益智仁晒干，稍炒后去壳取仁，研成细粉，与人参粉混合均匀，瓶装备用。每日2次，每次5克，用沸水调服。具有益气生血，健脑益智的功效。适用于气血两虚型老年性痴呆，症见面黄无华，心悸怔忡，健忘失眠，寡言少欢，神疲乏力，舌质淡，苔薄白，脉细弱。

(6) 党参何首乌蜜饮：党参30克，制何首乌30克，蜂蜜30克。将党参、制何首乌切片，入锅，加水适量，浓煎2次，每次30分钟，合并滤液，趁热调入蜂蜜，搅匀即成。上下午分服。具有益气养血，健脑益智的功效。适用于气血两虚型老年性痴呆。

更年期综合征如何食疗？

(1) 糖渍枸橘：鲜枸橘500克，白糖250克。8～9月份枸橘果实未成熟时采摘，洗净外皮，切成薄片，放入锅中，加一半白糖，加水适量，用小火煎煮至汤汁将干时，将枸橘放入盘中，冷却后撒入另一半白糖，拌匀即成。当蜜饯，随量服食，每天不超过50克。具有疏肝理气，解郁散结的功效。适用于肝郁气滞型更年期综合征，症见精神抑郁，或激动易怒，少言寡欢，时欲嗳气，嗳气频作，头晕失眠，饮食不香，苔薄白，脉弦。

(2) 佛手花茶：佛手花5克，绿茶2克。将佛手花、绿茶同入杯中，用沸水冲泡，加盖，闷10分钟后开始饮用，频频饮服，一般可冲泡3～5次。具有疏肝理气，解郁散结的功效。适用于肝郁气滞型更年期综合征。

(3) 枸杞子炖甲鱼：枸杞子20克，甲鱼1只(约500克)。将甲鱼杀后去内脏，洗净，再将枸杞子洗净后放入甲鱼腹中，入锅，加清水及生姜片、葱段、精盐、黄酒行装调料，先以大火煮沸，再改以小火煨炖至甲鱼熟烂，加少量味精即成。当菜佐餐，吃甲鱼肉，嚼枸杞子，饮汤。具有滋补肝肾，清泻虚火的功效。适用于阴虚火旺型更年期综合征，症见头晕目眩，耳鸣耳聋，头面部烘热或潮热，五心烦热，烦躁易怒，腰膝酸软，阵发汗出，口干，便秘，小便黄，月经紊乱，经量时多时少，或见绝经，舌质红，少苔，脉弦或弦细数。

(4) 杞菊莲心茶：枸杞子 10 克，菊花 3 克，莲心 1 克，苦丁茶 3 克。将枸杞子、菊花洗净后，与莲心、苦丁茶同入杯中，用沸水冲泡，加盖，闷 10 分钟后开始饮用。当茶，频频饮用，一般可冲泡 3～5 次。具有滋阴降火的功效。适用于阴虚火旺型更年期综合征。

(5) 二仙烧羊肉：仙茅 15 克，淫羊藿（又称仙灵脾）15 克，羊肉 250 克。先将羊肉洗净，切片。将仙茅、淫羊藿切片，装入纱布袋中，扎紧袋口，与羊肉片同入砂锅中，加水适量，以大火烧沸后，加入生姜片、葱段、黄酒、精盐等调料，改以小火烧炖至羊肉熟烂，取出药袋，加少量味精、五香粉即成。当菜佐餐，随量食用。具有温补肾阳的功效。适用于肾阳不足型更年期综合征，症见面色苍白或晦暗，精神萎靡，畏寒肢冷，腰膝酸软，面肢浮肿，食少便溏，夜间尿频，性欲低下，月经色淡或绝经，舌质淡，舌苔白，脉沉细无力。

(6) 二子酒：菟丝子 100 克，五味子 50 克，低度白酒 1 000 毫升。将菟丝子去除杂质，淘净，晒干。五味子去除果柄及杂质，洗净，晒干，与菟丝子同入酒瓶中，加酒后密封瓶口，每日振摇 1 次，浸泡 10 天后开始饮用。每日 2 次，每次 1 小盅（约 15 毫升）。具有补肾宁心，收敛固涩的功效。适用于肾阳不足型更年期综合征。

老年性白内障如何食疗？

(1) 番茄汁：番茄 500 克。将番茄洗净，切成小块，放入家用水果捣绞机内，打搅成汁。也可将番茄块放入消毒纱布袋中，挤压出汁。上下午分服。具有补充维生素 C，延缓白内障发展的功效。适用于各种类型的老年性白内障。

(2) 胡萝卜炒猪肝：胡萝卜 200 克，猪肝 150 克。将胡萝卜洗净，切片。猪肝放入清水中浸泡 2 小时，洗净，切成薄片，放入碗中，加葱末、生姜丝、精盐、白糖、黄酒、湿淀粉拌匀，放入九成热的油锅中爆炒至八成熟。锅内放适量熟猪油，用大火烧热，加入胡萝卜片翻炒至八成熟，倒入猪肝片，急火翻炒片刻，待猪肝、胡萝卜熟透时加少量味精，再翻炒两下即成。当菜佐餐，随量服食。具有滋补肝肾，养血明目的功效。适用于肝肾阴虚型老年性白内障，症见视物模糊，头昏耳鸣，腰膝酸软，舌质偏红，苔白，脉细弱。

(3) 羊肝菠菜汤：羊肝100克，菠菜250克。将羊肝用清水浸泡30分钟，洗净，切成片。菠菜洗净，切段。锅置火上，加水适量，大火烧沸，加精盐少许，放入羊肝片及菠菜段，待羊肝煮熟时，加入麻油、味精即成。当菜佐餐，饮汤，吃猪肝，食菠菜。具有补肝养血明目的功效。适用于肝肾阴虚型老年性白内障。

(4) 人参汤圆：生晒参3克，豆沙泥50克，白糖500克，熟猪油20克，水磨糯米粉250克。人参切片，烘干或晒干，研成极细粉，与豆沙泥、白糖、熟猪油共同拌匀，制成馅泥。用沸水将糯米粉拌匀揉软，做成20个粉团，将人参豆沙馅泥包在里面制成汤圆，入沸水锅中煮熟即成。每日2次，每次10个，趁热服食。具有补脾益气的功效。适用于脾气虚弱型老年性白内障，症见视物昏花，精神倦怠，肢软乏力，面色无华，食少便溏，舌质淡，苔白，脉细弱。

(5) 参枣蜜饮：党参20克，红枣20枚，蜂蜜30克。将党参洗净，切片，与洗净的红枣同入锅中，加水适量，小火煨炖1小时，取出党参片，兑入蜂蜜即成。当甜点，饮汤，吃红枣。具有补脾益气的功效。适用于脾气虚弱型老年性白内障。

(6) 荔枝肉菟丝子粥：干荔枝肉30克，菟丝子20克，大米100克。将荔枝肉、菟丝子洗净，捣烂，与淘净的大米同入锅中，加水适量，煮成稠粥。上下午分服。具有温补脾肾的功效。适用于脾肾阳虚型老年性白内障，症见视物昏花，眼前蚊飞蝶舞，面色苍白，形寒肢冷，神疲乏力，便溏不成形，夜间尿多，舌质淡，舌体胖嫩，苔白，脉沉细。

原发性青光眼如何食疗?

(1) 大黄茶：生大黄5克，绿茶2克。将生大黄切片，与绿茶同入杯中，用沸水冲泡，加盖，闷10分钟开始饮用。当茶，频频饮用，一般可冲泡3～5次。具有清肝泻火，降低眼压的功效。适用于肝火上扰型原发性青光眼，症见视物发雾，虹视，眼睛胀痛，剧烈头痛，恶心呕吐，检查眼部可见结合膜明显混合充血，角膜水肿混浊，前房浅，瞳孔经直无反应，眼压增高，触之坚硬如石。

(2) 荠菜绿豆粥：鲜荠菜60克(干品30克)，绿豆60克，大米50克。先将绿豆、大米淘洗干净，入锅，加水适量，用小火煮成稠粥，八成熟时，加入洗净、切碎的鲜荠菜(干品切碎后布包入锅)，待粥稠黏即成。上下午分食。具有清肝泻火，明目降压的功效。适用于肝火上扰型原发性青光眼，对轻度急性充血青光眼较为适合。

(3) 枸杞子二花茶:枸杞子 10 克,菊花 3 克,密蒙花 3 克。将枸杞子洗净,与菊花、密蒙花同入杯中,用沸水冲泡,加盖,闷 10 分钟后开始饮用。当茶,频频饮用,一般可冲泡 3～5 次。具有滋阴清火的功效。适用于阴虚火旺型原发性青光眼有,主要适用于慢性充血性青光眼。

(4) 三子明目茶:枸杞子 8 克,茺蔚子 10 克,蔓荆子 10 克。将枸杞子、茺蔚子、蔓荆子分别洗净,同入杯中,用沸水冲泡,加盖,闷 10 分钟后开始饮用,频频饮用,一般可冲泡 3～5 次。具有滋阴清火的功效。适用于阴虚火旺型原发性青光眼,主要适用于慢性充血性青光眼。

(5) 石斛杞菊饮:石斛 15 克(鲜品 30 克),枸杞子 15 克,菊花 10 克。将石斛切段,与枸杞子、菊花同入锅中,加水适量,煎煮 40 分钟,去渣取汁。上下午分服。具有补肾养肝,明目的功效。适用于肝肾阴虚型原发性青光眼,主要适用于单纯性青光眼,其症状隐蔽,常被忽视,眼压一般正常,但 24 小时波动可超过正常幅度,早期检查视野可发现改变,晚期视神经乳头出现凹陷下萎缩。

(6) 桑葚子粥:桑葚子 30 克,大米 100 克,冰糖 20 克。将桑葚子洗净,用清水浸泡 20 分钟。大米淘洗干净,与桑葚子同入锅中,加水适量,先以大火烧沸,再改以文火煮成稠粥,粥将成时放入冰糖,待冰糖溶化即成。上下午分服。具有滋肾养肝,补血明目的功效。适用于肝肾阴虚型原发性青光眼,主要用于单纯性青光眼。

老花眼如何食疗?

(1) 潼蒺藜茶:潼蒺藜 20 克。将潼蒺藜采割后晒干,打下种子,淘洗后晒干,放入杯中,用沸水冲泡,加盖,闷 10 分钟后开始饮用,频频饮用,一般可冲泡 3～5 次。具有滋补肝肾,明目的功效。适用于肝肾不足型老花眼,症见视近物模糊不清,晚上更为明显,头昏目率,耳鸣烦热,口干咽燥,舌红少苔,脉沉细。

(2) 枸杞子肉丝:枸杞子 30 克,猪瘦肉 200 克。枸杞子洗净后用清水浸泡 30 分钟,置于小碗内,上蒸笼蒸熟备用。将瘦猪肉洗净,切丝,放入碗中,加入湿淀粉、黄酒、白糖、米醋、葱末、生姜丝,拌匀。锅置火上,加植物油适量,烧至八成热时,下肉丝,急火翻炒,肉丝将熟时加入蒸熟的枸杞子,加精盐、味精,熘炒片刻,即可装盘。当菜佐餐,随意食用。具有滋肾养肝明目的功效。适用于肝肾不足型老花眼。

(3) 芹菜洋葱汁:芹菜 200 克,洋葱 50 克。将芹菜洗净(保留根、叶),切碎。洋葱剥去外表的枯瓣,洗净,切丝,与芹菜茎、叶、根一同放入家用水果捣绞机内,打搅成汁。上下午分服。具有滋阴平肝潜阳的功效。适用于阴虚阳亢型老花眼，症见视力下降，视近模糊，头痛烦躁，面部潮红或烘热，头昏目眩，常伴有高脂血症、高血压等病，苔薄黄，脉弦。

(4) 复合蔬菜汁：黄瓜 200 克，胡萝卜 200 克，番茄 200 克，蜂蜜 30 克。将黄瓜、胡萝卜、番茄分别洗净，切片，一同放入家用水果捣绞机内，打搅成汁。加入冷开水 200 毫升，继续绞打数秒钟，取汁后调入蜂蜜即成。上下午分服。具有滋阴平肝明目的功效。适用于阴虚阳亢型老花眼。

(5) 花生牛奶：牛奶 250 毫升，花生酱 15 克，绵白糖 20 克，精盐 1 克。将市售花生酱、白糖、精盐分别放入锅中，缓慢倒入牛奶，边倒边搅拌均匀，置于小火上加热，临近沸腾时离火即成。早餐时与早点同时服食，1 次吃完。具有补养气血，健脾益气的功效。适用于气血两虚型老花眼，症见视物模糊，视近更甚，面色萎黄，头晕心悸，少气懒言，神倦乏力，舌淡少苔，脉细无力。

(6) 果汁蛋奶：牛奶 250 克，鸡蛋 1 个，苹果 1 个，芦柑 1 个，蜂蜜 10 克。将苹果洗净，切片，芦柑去外皮，剥成瓣，放入家用水果捣绞机内，打搅取汁。鸡蛋破壳，放入碗中，搅匀。牛奶倒入铝锅中，置火上加热，接受沸腾时倒入打匀的鸡蛋，再烧至临近沸腾时离火，趁热加入果汁及蜂蜜，搅匀即成。早餐时与早点同时服食，1 次吃完。具有补养气血，健脾益气的功效。适用于气血两虚型老花眼。

老年鼻出血如何食疗？

(1) 龙胆草蜂蜜饮：龙胆草 3 克，炙远志 10 克，蜂蜜 30 克。将龙胆草、炙远志洗净，晒干，切段，入锅，加水适量，煎煮 30 分钟，去渣取汁，兑入蜂蜜即成。上下午分服。具有泻肝胆实火，清热止血的功效。适用于肝火上逆型老年鼻出血，症见鼻衄鲜红血液，量多，头晕头痛，面红目赤，心烦易怒，口苦咽干，或见胸胁胀痛，耳鸣耳聋，舌质红，苔黄，脉弦数。

(2) 马兰头荠菜拌香干：马兰头 250 克，嫩荠菜 250 克，香豆腐干 50 克。将马兰头、荠菜拣去杂质，洗净，放入沸水锅中氽片刻，捞出后切成细末。香干用沸水烫一下，切成薄片，与马兰、荠菜盛入盘中，加精盐、味精、香醋、绵白糖、麻油适量，拌匀即成。当菜佐餐，随量服食。具有清肝泻火，凉血止血的功效。适用于肝火上逆型老年鼻出血。

(3) 甘蔗白茅根汁：甘蔗 2 000 克，白茅根 500 克。将甘蔗洗净后，削皮，切段，榨汁备用。将白茅根洗净泥土，放入温开水中浸泡片刻，切碎后捣烂取汁，与甘蔗汁混合即成。上下午分服。具有清热泻肺，凉血止血的功效。适用于肺热上壅型老年鼻出血，症见血衄鲜血，鼻腔干燥，身热口干，干咳少痰，大便偏干，小便色黄，舌质红，苔薄白，脉弦数。

(4) 百合黄芩欢：百合 100 克，黄芩 20 克，蜂蜜 20 克。将黄芩洗净，切片，晒干，入锅，加水适量，煎煮 30 分钟，去渣取汁。百合洗净，剥取鳞片，入锅，加水适量，用小火煨炖至百合熟烂，兑现入黄芩汁、蜂蜜，搅匀即成。当点心，随量服食。具有养阴清肺，凉血止血的功效。适用于肺热上壅型老年鼻出血。

(5) 蜜饯鲜桑葚子：鲜桑葚子 500 克，蜂蜜 150 克。将鲜桑椹洗净，拣去杂质，入锅，加水少许，用文火熬至汤汁将干时兑入蜂蜜，再煮一沸即成。当蜜饯，随意服食，每天不超过 50 克。具有滋补肝肾，养阴止血的功效。适用于肝肾阴虚型老年鼻出血，症见鼻血淡红，量少，时出时止，头昏目眩，口干少津，五心烦热，腰膝酸软，耳鸣耳聋，舌质红、少津、苔少，脉细数。

(6) 西洋参蛹虫草胶囊：西洋参 100 克，蛹虫草 100 克。将西洋参、蛹虫草分别研成细粉，混合后装入 1 胶囊，瓶装备用。每日 2 次，每次 2 粒，温开水送服。具有滋补肝肾之阴的功效。适用于肝肾阴虚型老年鼻出血。

老年性眩晕如何食疗？

(1) 复合芹菜汁：芹菜 200 克，番茄 200 克，莴苣嫩叶 200 克，蜂蜜 20 克。将芹菜去根及黄叶后洗净，用温开水浸泡片刻，切成小段。番茄洗净后，用热开水浸泡片刻，切成小块。莴苣嫩叶洗净后，用温开水浸泡片刻，切段，与芹菜、番茄同入家用捣绞机中，打开电源，打搅成汁，用清洁的纱布过滤，将滤液倒入玻璃杯中，加入蜂蜜搅匀即成。当饮料，分 2～3 次饮用。具有平肝潜阳，降压定眩的功效。适用于肝火上扰型老年性眩晕，症见眩晕如坐舟车，头部胀痛，耳鸣，性情急躁，常因恼怒而晕痛加重，面赤烦热，睡眠多梦，四肢麻木，口，苔黄，质红，脉弦数。

(2) 槐花菊花饮：槐花 15 克，菊花 10 克，蜂蜜 20 克。将槐花、菊花洗净后入锅，加水适量，煎煮 20 分钟，去渣取汁，兑入蜂蜜，搅匀即成。上下午分服。具有平肝清火，降压定眩的功效。适用于肝火上扰型老年性眩晕。

(3) 天麻橘皮泽泻饮：天麻 15 克，橘皮 20 克，泽泻 20 克，蜂蜜 20 克。将天麻洗净泥土，蒸透，晒干，切片。橘皮洗净外皮，晒干，切碎。泽泻洗净，切片，晒干，与天麻、橘皮同入锅中，加水适量，煎煮30分钟，去渣取汁，兑入蜂蜜，搅匀即成。上下午分服。具有化痰和中定眩的功效。适用于痰浊中阻型老年性眩晕，症见眩晕阵作，头重如蒙，视物旋转，动作晕甚，恶心，呕吐痰涎，胸闷脘痞，食少，嗜睡，苔白腻，脉弦滑。

(4) 荸荠雪梨汁：荸荠250克，雪梨250克。将新鲜荸荠洗净，切片。雪梨去果皮，切片，同入家用捣绞机中，启动电源，打搅成汁。上下午分服。具有清热化痰，生津定眩的功效。适用于痰浊中阻及痰热型老年性眩晕。

(5) 何首乌煮鸡蛋：制何首乌30克，鸡蛋2只。将制何首乌洗净，切片，与洗净的鸡蛋同入锅中，加水适量，煎煮30分钟，取出鸡蛋，剥去蛋壳，再放入锅中煎煮30分钟，去除药渣即成。上下午分服，同时饮用何首乌汁。具有补益气血，强身定眩的功效。适用于气血两虚型老年性眩晕，症见头晕目眩（突然坐起时眩晕加重，平卧低头稍缓），耳鸣，心悸，失眠，面色萎黄，气短乏力，苔薄质淡，脉细缓。

(6) 蜜饯龙眼红枣：龙眼肉250克，红枣250克，蜂蜜250克，生姜30克。将龙眼肉、红枣洗净，入锅，加水适量。先用大火煮沸，再改用小火炖煮至七成熟时加入蜂蜜及生姜片，搅匀。继续用文火将红枣、龙眼炖熟，冷却后装入罐中备用。每日2次，每次吃龙眼肉、红枣各5粒。具有益气养血，健脾和胃的功效。适用于气血两虚型老年性眩晕。

老年性瘙痒症如何食疗？

(1) 苍耳子蜜饮：苍耳子10克，地肤子10克，蜂蜜30克。将苍耳子、地肤子洗净后，同入锅中，加水适量，煎煮30分钟，去渣取汁，兑入蜂蜜，搅匀即成。上下午分食。具有祛风清热止痒的功效。适用于风热型老年性瘙痒症，症见瘙痒症初期皮肤瘙痒，抓破后有少量渗血，日轻夜重，影响睡眠，心烦口干，舌质偏红，苔薄，脉弦数。

(2) 金银花藤绿豆汤：金银花藤30克，绿豆60克。将金银花藤切段，洗净，入锅，加水适量，煎煮30分钟，去渣取汁，加入淘洗干净的绿豆，用小火煨炖至绿豆熟烂。上下午分服，吃豆饮汤。具有疏风清热，解毒止痒的功效。适用于风热型老年性瘙痒症。

(3) 薏苡仁二豆羹：薏苡仁30克，绿豆30克，赤豆30克。将薏苡仁、绿豆、赤豆淘洗干净，同入锅中，加水适量，先以大火煮沸，再改以小火煨炖至薏苡仁、绿豆、赤豆熟烂,加少量湿淀粉勾芡即成。上下午分食。具有清利湿热,健脾止痒的功效。适用于湿热下注型老年性瘙痒症,症见女阴、阴囊、肛门及下肢瘙痒不止,妇女白带增多、色黄,小便黄赤,口苦,舌质红、苔黄腻,脉滑数。

(4) 马齿苋冬瓜子粥:马齿苋 30 克(鲜品 60 克),冬瓜子 20 克(鲜品 40 克),大米 100 克。夏天收采马齿苋,入沸水中烫后晒干,备用。冬瓜子于夏末秋初时采收,洗净,晒干,与马齿苋、淘净的大米同入锅中,加水适量,煮成稠粥。上下午分服。具有清热利湿,解毒止痒的功效。适用于湿热下注型老年性瘙痒症。

(5) 泥鳅炖红枣:泥鳅 250 克,红枣 20 枚。将泥鳅养在清水盆中,滴数滴植物油,每天换水 1 次,待排除肠内污物,约 3 天后用温水洗净,剖杀,去除内脏,与洗净的红枣同入锅中,加水及精盐适量,煨炖至泥鳅熟烂即成。当菜佐餐,吃泥鳅肉、红枣,饮汤。具有补血益气,润肤止痒的功效。适用于血虚生风型老年性瘙痒症,症见皮肤干燥,瘙痒不止,抓后血痕累累,面色萎黄,头晕目眩,心慌失眠,舌质淡,苔薄白,脉细弱。

(6) 当归炖乌梢蛇:当归 30 克,乌梢蛇 100 克。将乌梢蛇捕捉后,剖开蛇腹,去除内脏,洗净,取 100 克蛇肉,与洗净后装入布袋的当归同入锅中,加水适量,加黄酒、精盐、姜片、葱段,用小火煨炖 40 分钟,取出当归布袋,加味精、五香粉,再煮一沸即成。当菜佐餐,随量食用,吃蛇肉饮汤。具有养血润肤,祛风止痒的功效。适用于血虚生风型老年性瘙痒症。

老人斑如何食疗?

(1) 绞股蓝茶:绞股蓝 10 克,绿茶 3 克。先将绞股蓝拣净,晒干或烘干,研成粗末,与茶叶同放入有盖杯中,用沸水冲泡,加盖,闷 15 分钟即可饮用。当茶,随意饮用,一般可冲泡 3～5 次。具有祛脂降压,活血除斑的功效。适用于老年脂褐质斑。

(2) 何首乌祛斑粥:制何首乌 30 克,红枣 10 枚,大米 100 克。先将制何首乌(何首乌的炮制品)30 克切成片,浓煎 30 分钟,去渣取汁,同大米、红枣和锅内煨煮成稠粥,放入红糖适量,再煮数沸即成。每日早餐 1 次温食。具有补肝肾,益精血,降脂祛斑的功效。适用于老年脂褐质斑。

(3) 黄芪枸杞子粉:黄芪 500 克,枸杞子 100 克。将黄芪、枸杞子洗净,晒干或烘干,共研成细粉,瓶装备用。每日 2 次,每次 10 克,温开水送服。具有补气益肾,降脂抗衰，活血祛斑的功效。适用于老年脂褐质斑。

(4) 人参茶：生晒参1克。人参，一般在秋季茎叶将枯萎时采挖其根，采集后直接洗净，晒干或烘干，切成饮片。将人参饮片放入有盖杯中，用沸水冲泡，加盖，闷15分钟即可饮用。代茶，随意饮用，一般可冲泡3～5次，当日服完，人参饮片可噙入口内，慢慢嚼食咽下。具有大补元气，抗衰老祛斑的功效。适用于老年脂褐质斑。每天不宜超过1克，以防出现人参滥用综合征。

(5) 麦芽糊：麦芽粉40克，红糖10克。将麦粒用水浸泡后，散放入湿蒲包内，保持适宜温、湿度，待胚芽长至0.5厘米时取出晒干或低温烘干，研成细粉备用。将麦芽粉、红糖放入碗中，用沸水冲泡，置文火上调成糊状即成。每日早晨空腹顿服。具有补益脾胃，降脂祛斑的功效。适用于老年脂褐质斑。

(6) 刺五加粉：刺五加500克。先将刺五加洗净，剥去根皮，切片，晒干，研成细粉，瓶装备用。每日2次，每次10克，温开水送服。具有补气益精，抗衰祛斑的功效。适用于老年脂褐质斑。

老年人带状疱疹如何食疗？

(1) 板蓝根夏枯草饮：板蓝根20克，夏枯草15克，生甘草2克，冰糖20克。将板蓝根、夏枯草、生甘草同入锅中，加水适量，煎煮30分钟，去渣留汁，加入冰糖，炖煮至冰糖融化即成。上下午分服。具有清肝泻火，抗病毒的功效。适用于肝火型老年人带状疱疹，症见皮肤红赤，疱疹如粟，密集成串，灼热疼痛，一般不糜烂，舌质偏红，苔淡黄，脉弦数。

(2) 紫草银花茶：紫草5克，银花10克。将紫草切片，晒干，与洗净的银花同入有盖杯中，用沸水冲泡，加盖，闷15分钟后开始饮用。当茶，频频饮用，一般可冲泡3～5次。具有清热解毒，凉血活血，抗病毒的功效。适用于肝火型老年人带状疱疹。

(3) 菊花芦根茶：菊花10克，芦根30克。将菊花与洗净、切段的芦根同入锅中，加水适量，煎煮30分钟，去渣取汁。代茶，频频饮服，当日服完。具有清肝疏风，抗病毒的功效。适用于肝火型老年人带状疱疹。

(4) 薏苡仁荸荠羹：薏苡仁100克，生荸荠100克，蜂蜜20克。将生薏苡仁洗净，晒干或烘干，研成细粉。生荸荠洗净泥土，切成片，烘干，研成细粉，与生薏苡仁粉混合，入锅，加水适量，调成稀糊状，小火煨炖，边炖边调，羹将成时兑入蜂蜜，拌匀，离火即成。上下午分食。具有健脾除湿的功效。适用于脾湿型老年人带状疱疹，症见疱疹大如黄豆，或黄或白，容易溃烂，疼痛较重，苔薄白，舌质淡，脉细缓。

（5）莲子赤豆茯苓羹：莲子30克，赤小豆30克，茯苓30克，蜂蜜20克。将莲子泡发后，去皮、去心。赤小豆洗净后，与莲子同入沸水锅中，先以大火煮沸，再煨炖至莲子、赤小豆熟烂，加入研成粉状的茯苓，边加边搅拌成稠羹状，离火后趁热兑入蜂蜜，拌匀即成。上下午分服。具有健脾除湿的功效。适用于脾湿型老年人带状疱疹。

胃癌如何食疗？

（1）蝮蛇粉：蝮蛇200克。将蝮蛇宰杀后去内脏，撑开，风干或烘干，研成细末，瓶装备用。每日2次，每次3克，温开水送服。具有祛风攻毒，防治消化道肿瘤的功效。适用于气滞血瘀、瘀毒内阻的中晚期胃癌、贲门癌、食管癌，尤以治疗早期胃癌效果显著。

（2）白花蛇舌草茯苓饮：白花蛇舌草30克，茯苓15克。将采收的白花蛇舌草洗净，晒干，切段，与切成片的茯苓一同入锅，加水适量，煎煮30分钟，去渣留汁约300毫升。每日2次，每次150毫升，温服。具有清热解毒，补虚抗癌的功效。适用于早期胃癌及其他消化道癌症。

（3）半枝莲红枣羹：半枝莲30克，红枣20克。将半枝莲洗净，切段，放入锅内，加水适量煎煮30分钟，去渣留汁，放入红枣（掰开），加水煨煮至红枣烂熟，以湿淀粉勾芡即成。早晨空腹时顿服，并嚼食红枣。具有补益脾胃，清热解毒，抗癌的功效。适用于胃癌、食管癌、宫颈癌等癌症。

（4）蜂乳大蒜汁：蜂乳10毫升，大蒜头30克。先将大蒜头掰开，除去外皮，洗净后捣烂，压榨大蒜汁（约10毫升），与蜂乳混合均匀即成。每日2次，每次5毫升，温开水送服。具有解毒散肿，补虚抗癌的功效。适用于早期胃癌及其他消化道癌症。

（5）莼菜炖泥鳅：莼菜60克，活泥鳅200克。将莼菜洗净，切段。泥鳅宰杀后除内脏、洗净，与莼菜同入锅，加水适量，置火上煨炖至泥鳅熟烂，加黄酒、精盐、葱、姜、味精、五香粉后，再煮片刻即成。上下午分食。具有消肿解毒，补虚抗癌的功效。适用于老年胃癌、肠癌等消化道癌症。

原发性肝癌如何食疗?

(1) 香菇炖红白豆腐:水发香菇 20 个,猪血 150 克,鲜嫩豆腐 150 克。将水发香菇洗净,择去蒂,切成丝。猪血洗净,切成 1.5 厘米的小方块。豆腐划成 1.5 厘米的小方块。油锅置火上,加植物油,待油烧至九成热时,徐徐倾入豆腐,煸炒片刻,与香菇、猪血同入砂锅,加黄酒、葱段、姜丝、精盐、五香粉及清水适量,以大火煮沸后,改小火煨炖 30 分钟,加味精,并以湿淀粉勾成薄芡即成。当菜佐餐,随量服食。具有益胃补肝,解毒抗癌的功效。适用于肝癌早期及消化道癌症。

(2) 绞股蓝夏枯草茶:绞股蓝 10 克,夏枯草 10 克。将绞股蓝、夏枯草放入大的有盖杯中,用沸水冲泡,加盖,闷 15 分钟后即可饮用。当茶,频频饮用,一般可冲泡 3～5 次。具有解毒散结,强体抗癌的功效。适用于肝癌及消化道癌症。

(3) 草菇炖母鸡:草菇 100 克,鸡 1 只(约 500 克)。将草菇洗净,用刀剖开。鸡宰杀后去毛,去内脏,洗净,与草菇同入砂锅,加水适量,加黄酒、葱段、姜片、精盐等调料,先以大火烧沸,改以文火煨炖至鸡肉熟烂,汤汁浓香时加味精、五香粉少许即成。当菜佐餐,随意服食,食草菇吃鸡,喝汤,当日吃完。具有益气补精,解毒抗癌的功效。适用于肝癌及消化道肿瘤患者,尤其适合于辅助治疗原发性肝癌早期及手术后恢复期患者。

(4) 党参炖甲鱼:党参 20 克,甲鱼 1 只(约 500 克)。将党参洗净,晾干或烘干,切片。将宰好的甲鱼洗净,切成几块,入沸水中煮几分钟,去其腥味捞出,与党参片同入砂锅,加水适量,加黄酒、姜片、葱末、精盐、红糖等调料,先用大火烧沸,改用小火煨炖至甲鱼肉熟烂,汤汁黏稠时,加味精、胡椒粉少许,淋酒适量芝麻油即成。当菜佐餐,随意服食,吃甲鱼肉喝汤,嚼食党参,当日吃完。具有滋阴补气,软坚散结,强体抗癌的功效。适用于肝癌及消化道等癌症。

(5) 大葱炖鲫鱼:大葱 100 克,鲫鱼 500 克。将大葱拣杂(保留须根),洗净,切段。鲫鱼剖杀后去鳃和内脏。鲫鱼经油微炸后,加开水、精盐、黄酒、姜片后,入砂锅煨炖至烂,加大葱、味精、胡椒粉,再煨炖 10 分钟即成。上下午分食,吃肉喝汤,缓嚼大葱,徐徐咽下。具有健脾利湿,解毒抗癌的功效。适用于肝癌及消化道肿瘤,对肝癌腹水型老年患者有缓解临床症状的功效。

(6) 喜树红枣煎:喜树根 20 克,红枣 20 枚。将喜树根除去泥土,冷水中浸泡 10 分钟,洗净,切片,与洗净的红枣入砂锅,加清水适量,煎煮 2 次,合并煎液约 200

毫升，即成。每日 2 次，每次 100 毫升温服。具有补益气血，解毒抗癌的功效。适用于肝癌及消化道癌症等。

肺癌如何食疗？

(1) 核桃枝煮鸡蛋：鲜核桃枝 0.3 米，鸡蛋 4 个。将鲜核桃枝洗净，切片，用纱布包裹，线扎，与鸡蛋同入锅中，加水适量，同煮至鸡蛋熟，将鸡蛋敲碎，再煮片刻即成。上下午分服，吃蛋饮汤。2 个月为 1 疗程。具有消坚散结，解毒抗癌的功效。适用于肺癌、子宫颈癌等。

(2) 天冬杏仁猪肺汤：天冬 15 克，杏仁 10 克，猪肺 500 克。将天冬、杏仁洗净，晒干。猪肺放入清水中漂洗 1 小时，除杂后切成块状，与天冬、杏仁同入砂锅，加清水适量，加黄酒、葱末、姜丝、精盐等调料，大火煮沸后，改小火煨炖 1～2 小时，加入味精、五香粉，拌匀即成。佐餐当汤，吃猪肺喝汤，缓缓嚼食天冬、杏仁，徐徐咽下。具有养阴清火，止咳抗癌的功效。适用于肺癌，对咳嗽气喘，痰液难以咯出者尤为适宜。

(3) 山慈菇米汤：山慈菇 4 克，大米 100 克。将山慈菇洗净，加清水浸泡 30 分钟，移入小碗中，加少量冷开水磨汁或压碎榨汁。大米淘净后入锅，加水适量，烧沸后改文火熬粥，粥成停火，片刻后用勺撇取米汤约 200 毫升，倒入山慈菇汁，搅拌均匀即成。上下午分服。具有补中益气，消肿抗癌的功效。适用于肺癌、肝癌等。

(4) 百合鹌鹑羹：百合 30 克，鹌鹑蛋 4 个。秋、冬季采挖百合，去泥土，洗净，入锅，加水适量，煨煮至百合瓣呈松花状，兑入破壳搅匀的鹌鹑蛋糊，边煨边搅，加适量白糖，拌和均匀即成。随早餐服食。具有润肺止咳，强体抗癌的功效。适用于肺阴不足型老年肺癌，症见心烦咳嗽，痰中带血，舌红少苔，脉细数。

(5) 西洋参银耳粥：西洋参 3 克，银耳 25 克，大米 50 克。将西洋参研末。银耳洗净后入锅，加水适量，小火煨炖至烂，与淘净的大米、适量清水，煨煮成稠粥，粥将成时兑入西洋参粉，拌匀即成。每日当早餐服食。具有益肺阴，清虚火，强体抗癌的功效。适用于肺阴不足型老年肺癌。

(6) 海蜇荸荠汤：海蜇 30 克，荸荠 100 克。将海蜇洗净，切成条状。荸荠清水浸泡 30 分钟，刷洗干净，切成片状(连外皮)，与海蜇条同入锅中，加水适量，煨煮 30 分钟即成。上下午分服，吃海蜇、荸荠，饮汤。具有清热化痰，消积抗癌的功效。适用于老年肺癌，对肺癌咯痰困难者尤为适宜。

食管癌如何食疗?

(1) 箬竹茶:箬竹嫩叶10克。将采收的箬竹嫩叶洗净,放入有盖杯中,用沸水冲泡,加盖,闷15分钟即可饮用。当茶,频频饮服,一般可冲泡3~5次。具有解毒消肿抗癌的功效。适用于食管癌等癌症。

(2) 核桃仁橘皮糊:核桃仁30克,鲜橘皮30克,白糖20克。将核桃仁晒干或烘干,研成粗粉。鲜橘皮洗净后晾干,或烘干,研成细粉,与核桃粉同入锅中,加水适量,小火煨煮至稠黏状,兑入白糖,溶化后调匀即成。上下午分服。具有益气补血,健脾抗癌的功效。适用于食管癌、胃癌、贲门癌等。

(3) 白萝卜蜜汁:白萝卜500克,蜂蜜30克。将白萝卜放入清水中,刷洗干净,保留根须,用温开水冲洗3次,切碎,压榨后过滤,取其滤液与蜂蜜拌和均匀即成。上下午分服,空腹服食尤佳。具有消积解毒,润燥抗癌的功效。适用于食管癌等消化道癌瘤。

(4) 灵芝猪肺汤:灵芝30克,猪肺250克。将灵芝洗净,晒干或烘干,研成细末。猪肺放入清水,漂洗1小时,切成小块,入锅,加水适量,加黄酒、葱段、姜片、精盐、八角茴香等调料,先以大火煮沸,改用小火煨煮至猪肺熟烂,汤稠黏时加入灵芝粉、五香粉、味精,再煮片刻即成。当汤佐餐,吃猪肺喝汤,当日吃完。具有滋补强壮,抗癌的功效。适用于食管癌及消化道癌瘤。

(5) 薏苡仁粥:薏苡仁50克,大米50克。将薏苡仁洗净,晒干或烘干,研成细粉,与淘净的大米同入锅中,加水适量,小火煨煮成稠粥。上下午分服。具有清热,抗癌的功效。适用于食管癌、胃癌及消化道癌瘤等。

(6) 甘蔗生梨汁:甘蔗500克,雪梨300克。将甘蔗洗净,削去皮,切小段,敲碎,绞取汁。将雪梨洗净,连皮切成薄片,用少量凉开水浸泡2小时,然后包在洁净的纱布中绞取汁,与甘蔗汁混合均匀即成。上下午分服。具有清热生津,散结抗癌的功效。适用于食管癌及消化道癌瘤,对老年患者不能进食、反胃呕吐、大便燥结症状者尤为适宜。

大肠癌如何食疗?

(1) 乌梅嚼食方:乌梅15克。每年5月间采摘,低温焙至果肉呈黄褐色,且皱皮,再焖至黑色,即成。每日上、下午噙口内,每次噙1颗,缓缓在口内盘动,分泌的唾液，徐徐咽下，一般噙在口内嚼食 10～15 分钟，连续数次。具有敛肺生津，涩肠抗癌的功效。适用于大肠癌、口腔癌、鼻咽癌等。

(2) 鲜甘蓝汁：鲜甘蓝 1 000 克。将鲜甘蓝洗净，放入冷开水中浸泡片刻，取出后切成段或碎片，在绞汁机中压榨鲜汁，纱布滤过即达。上下午分服。具有益肾填髓，强体抗癌的功效。适用于大肠癌等。

(3) 紫茄蒸食方：紫茄 3 个。将紫茄洗净，不除柄，放在搪瓷碗内，加少量葱末、姜丝、白糖、精盐等，隔水蒸煮 30 分钟，茄肉熟烂时加味精、芝麻油适量，用筷子叉开茄肉，拌匀即成。或可放入饭锅米饭上，同蒸者至熟，加以上调味料即可。佐餐食用。具有祛瘀消肿，宽肠抗癌的功效。适用于大肠癌、胃癌、宫颈癌等。

(4) 芡实粉粥：芡实 60 克，大米 100 克。将芡实洗净，晒干或烘干，研成细粉。大米淘洗后入锅，加水适量，大火煮沸后加芡实粉，搅匀，改用小火煨煮成稠粥。上下午分服。具有健脾，涩肠，止泻的功效。适用于大肠癌术后，便溏不成形。

(5) 健脾益气八宝饭：怀山药 10 克，薏苡仁 10 克，白扁豆 10 克，莲肉 10 克，龙眼肉 10 克，红枣 4 枚，粟子 10 克，糯米 150 克。将淮山药、薏苡仁、白扁豆、莲肉、龙眼肉、红枣洗净，蒸熟备用。糯米淘净，加水蒸熟。取大碗一个，内涂猪油，碗底铺加均匀夹杂的淮山药小片、薏苡仁、白扁豆、莲肉、龙眼肉、红枣等，将糯米饭盖在上面，使表面平滑，再蒸 20 分钟，扣在圆盘中，用调好的白糖桂花水顺序浇上即可。当餐点，随餐适量服食。具有益气健脾，涩肠止泻，养胃和中的功效。适用于老年大肠癌术后，饮食减少，便溏不成形者。

(6) 荸荠煮食方：新鲜荸荠 20 只。将新鲜荸荠洗净，连皮放入锅内，加水适量，小火煨煮 1 小时即成。上下午分服，连皮吃下。具有清热解毒，消炎抗癌的功效。适用于老年大肠癌术后气阴两虚，食欲不振，大便干结者。

宫颈癌如何食疗？

(1) 菱角藕粉：菱角 20 个，藕粉 50 克，白糖 15 克。将采收的菱角洗净，剖开，去壳，取菱角果实，晒干或烘干，研成细粉；菱角壳入锅，加水适量，煎煮 30 分钟，去渣取汁，趁热调入菱角粉、藕粉，呈黏稠糊状，兑入白糖，调匀即成。当点心，随意服食。具有健脾益气，强体抗癌的功效。适用于宫颈癌、胃癌、乳腺癌等。

(2) 薏苡仁莲枣羹：薏苡仁 50 克，莲子 20 克，红枣 15 枚，白糖 15 克。将薏苡仁洗净，晒干或烘干，研成细粉。莲子、红枣洗净，放入锅内，加水适量，小火煨煮 1

小时，加薏苡仁粉，继续煮 15 分钟，边煨边搅至稠黏状，加入白糖，调制成羹。当点心，随意服食。具有益气养血，健脾利湿，强体抗癌的功效。适用于宫颈癌、大肠癌、食管癌、肝癌等。

(3) 黄药子酒：黄药子 80 克，封缸酒 500 毫升。将黄药子洗净，切片，晒干或烘干，研成粗末，放入大磨口琉璃瓶中，倒入封缸酒，摇匀浸泡，每日振摇 1 次，浸泡 1 周即可开始饮用。每日 2 次，每次饮服 15 毫升(约 1 小盅)。具有清热解毒，软坚散结，强体抗癌的功效。适用于宫颈癌等肿瘤。

(4) 茯苓饭：白茯苓 60 克，大米 100 克。将茯苓洗净，切片，与淘净的大米同入锅中，加水适量，用文火煮成饭。上下午分食。具有扶正抗癌，益气健脾，提高免疫功能的功效。适用于宫颈癌，对伴有气虚浮肿便溏者尤为适宜。

(5) 地榆蜜饮：地榆 60 克，蜂蜜 30 克。将挖取的地榆洗净，切片，入锅，加水适量，煎煮成稠汁，去渣留汁，调入蜂蜜，拌匀即成。上下午分服。具有解毒抗癌，凉血止血的功效。适用于宫颈癌阴道出血等症。

(6) 蚤休乌梅煎：蚤休 15 克，乌梅 15 克，蜂蜜 30 克。将蚤休洗净，切片，与乌梅同入砂锅，加水适量，煎煮 2 次，每次 30 分钟，合并其煎液，滤过，小火上浓缩至 300 毫升，调入蜂蜜即成。每日 2 次，每次 150 毫升，温服。具有清热解毒，抗癌止血的功效。适用于宫颈癌等妇科癌症。

鼻咽癌如何食疗？

(1) 无花果蜂蜜糊：无花果 100 克，蜂蜜 30 克。将采收的成熟无花果洗净，剖开，放入砂锅，加水适量，小火煨煮成糊状，趁热调入蜂蜜即成。上下午分服。具有解毒消，利咽抗癌的功效。适用于鼻咽癌以及食管癌、大肠癌、膀胱癌、肝癌、肺癌等癌症。

(2) 猕猴桃生食方：猕猴桃鲜果 6 枚。将采收的成熟猕猴桃，浸泡于温开水中，反复洗净，剥开猕猴桃外皮即可食用。每日 3 次，每次 2 枚，缓缓细嚼，徐徐吞服。具有滋补强身，清热生津，解毒抗癌的功效。适用于鼻咽癌、肺癌、乳腺癌等癌症，对鼻咽癌患者放疗后虚热咽干，烦渴欲饮者尤为适宜。

(3) 蛹虫草煨乌龟：蛹虫草 5 克，火腿肉 50 克，乌龟 1 只。将蛹虫草浸泡于清水中，15 分钟后洗净，切段。火腿洗净，切成 1.5 厘米见方的小块。乌龟宰杀后，去内脏，洗净，连同敲碎的甲壳与蛹虫草段、火腿块同入砂锅，加水适量，加黄酒、葱段、姜片、精盐等调料，先以大火煮沸，再改用小火煨炖 1 小时，待火腿肉、龟肉熟烂时加适量味精、五香粉即成。当菜佐餐，随量服食，当日吃完。具有滋阴降火，补肺益肾，补血抗癌的功效。适用于鼻咽癌、肺癌等癌症，对鼻咽癌放疗中出现肾气不足，阴虚津少，舌质红绛者尤为适宜。

(4) 紫菜黄豆芽汤：干紫菜 20 克，黄豆芽 250 克。将紫菜撕碎，与洗净的黄豆芽同入锅中，加水适量，大火煮沸后，改小火煨煮 10 分钟，加大蒜末、精盐、味精、芝麻油适量，拌匀即成。当汤佐餐，随量服食。具有化痰散结，抑制肿瘤生长的功效。适用于鼻咽癌、甲状腺癌、乳腺癌等癌症及其伴有淋巴结转移者。

(5) 复方刺梨汁：鲜刺梨 300 克，鲜草莓 100 克。将刺梨用冷开水浸泡片刻，反复洗净其外皮，取出后连皮切碎，捣烂，与洗净的鲜草莓同时放在果汁压榨机内，制成鲜汁，洁净纱布过滤，即可饮用。上下午分服。具有健胃消食，利咽生津，养阴抗癌的功效。适用于鼻咽癌放疗后出现口干咽燥、干咳少痰、食少恶心等肺胃津伤证。

(6) 沙棘果汁：鲜沙棘果 250 克。将沙棘用冷开水浸泡片刻，反复洗净其外皮，取出后连皮切碎，捣烂，放在果汁压榨机内，制成沙棘果汁。上下午分服。具有滋阴活血，强身抗癌的功效。适用于鼻咽癌及放疗后出现口干咽燥、干咳少痰、食少恶心等肺胃津伤证。

乳腺癌如何食疗？

(1) 无花果膏：未成熟无花果 1 000 克，白糖 500 克。将采摘的未成熟无花果用水洗净，连皮、柄一起切片，放入锅内，加水适量，文火熬煮 40 分钟，至果肉、皮、柄等熟烂呈糊状，纱布过滤浓汁。过滤的残渣，再入锅，加水适量继续熬煮 30 分钟，纱布过滤浓汁，合并 2 次浓汁，文火煎煮浓缩，至较黏稠时加白糖调匀，再煎熬至黏稠成膏，停火，晾凉后装罐，贮入冰箱备用每日 2 次，每次 30 克，温开水平调服。具有清热解毒，消肿抗癌的功效。适用于各期乳腺癌及术后放疗、化疗。

(2) 海带白萝卜汤：海带 30 克，白萝卜 250 克。将海带用冷水浸泡 24 小时，可换水数次，洗净后切丝。白萝卜洗净，连皮及根须切成细条状，与海带丝同入锅中，加水适量，小火煨煮至萝卜条酥烂，加精盐、味精、蒜末（或青蒜段），调匀后淋入芝麻油即成。当汤佐餐，随量服食。具有散瘀消肿，软坚顺气，抗癌的功效。适用于各期乳腺癌。

(3) 蟹壳粉:生螃蟹壳250克。将螃蟹壳洗净,晒干或烘干,焙黄后研成细末,瓶装备用。每日2次,每次6克,温开水冲服。具有清热解毒,破瘀消积,抗癌的功效。适用于乳腺癌,对乳腺癌未皮溃者尤为适宜。

(4) 金银花蒲公英糊:金银花30克,鲜蒲公英100克。将金银花洗净,冷水中浸泡30分钟,捞起切碎末。鲜蒲公英带花蕾的全草洗净后,捣烂成泥状,与金银花碎末同入锅中,加清水适量,文火煎煮成糊状即成。上下午分服。具有清热解毒,利湿抗癌的功效。适用于各期乳腺癌。

(5) 全蝎粉蜜露:全蝎50克,白糖100克,蜂蜜250克。先将捕捉的全蝎杀死,晒干或烘干,研成极细末,放入盆中,加白糖、蜂蜜及清水少许,搅拌均匀,加盖,隔水蒸1.5小时,离火,待晾凉后装瓶备用。每日3次,每次10克,温开水送服。具有抑制乳腺癌瘤,解毒散结,通络止痛的功效。适用于乳腺癌。

(6) 蒸芋头:芋头250克。将芋头用冷水浸泡片刻,洗净外皮,放入饭锅或隔水蒸熟,即可食用。上下午分服。具有健脾益胃,消疬散结,抗癌的功效。适用于乳腺癌。

膀胱癌如何食疗?

(1) 芦笋炒黄豆芽:芦笋250克,黄豆芽150克。将芦笋洗净,切成丝,加精盐少许,在碗内腌渍片刻。黄豆芽去杂,除根须,洗净。锅置火上,加植物油适量,烧至八成热时,加入芦笋丝、豆芽急火翻炒,加酱油、大蒜叶的碎末、姜丝、白糖、味精、精盐等调味品,熘匀即成。当菜佐餐,随量服食,当日吃完。具有清热利尿,生津抗癌的功效。适用于膀胱癌、淋巴腺癌等癌症。

(2) 三七粉白茅根饮:鲜白茅根60克,三七粉6克。将新鲜挖采的白茅根洗净,切段,入锅,加水适量,煎煮30分钟,去渣取汁,小火浓缩至200毫升,备用。三七粉可采用市售瓶装三七粉。每日2次,每次取白茅根饮100毫升冲服三七粉3克。具有凉血止血,清热利尿,抗癌的功效。适用于膀胱癌出现血尿症者。

(3) 三苓粉:白茯苓100克,猪苓100克,土茯苓200克。将白茯苓、猪苓、土茯苓洗净,切片,晒干或烘干,共研为细末,瓶装备用。每日2次,每人10克,温开水冲服。具有利水渗湿,解毒抗癌的功效。适用于膀胱癌出现尿血、尿黄、尿频等湿热证,对膀胱乳头状上皮癌尤为适宜。

(4) 荠茶二草汁:鲜荠菜100克,鲜车前草60克,鲜小蓟草60克。将新鲜采挖的荠菜、车前草、小蓟草除去根部泥土，洗净，连根清水浸泡30分钟，取出捣烂，压榨取汁，用冷开水调匀至200毫升。每日2次，每次100毫升。具有凉血止血，清利湿热，解毒抗癌的功效。适用于膀胱癌反复发作，持续血尿症。

（5）土茯苓绿茶饮：土茯苓60克，绿茶6克。将土茯苓洗净，切片，入锅，加水适量，煎煮2次，每次30分钟，合并2次煎液，小火浓缩至200毫升，趁热调入绿茶，加盖闷10分钟，即可饮用。每日2次，每次100毫升，温服。具有解毒除湿，利尿抗癌的功效。适用于各期膀胱癌。

（6）金银花车前子饮：金银花60克，车前子20克。将采收的金银花去杂。车前子装入纱布袋，扎紧袋口，与金银花同入锅，加水适量，煎煮2次，每次30分钟，合并2次煎液，再改用小火浓缩至200毫升即成。每日2次，每次100毫升，温服。具有清热解毒，利尿抗癌的功效。适用于膀胱癌合并尿路感染者。

老年保健丛书

丛书主编　侯国新　谢英彪

老年心理保健

主　编　卢　岗　谢英彪
副主编　主嘉佳　赵翠英
编　委　徐晓明　戎　毅　施　琴
　　　　曹松美　魏金荣

东南大学出版社
SOUTHEAST UNIVERSITY PRESS
·南京·

图书在版编目(CIP)数据

老年心理保健 / 卢岗，谢英彪主编. —南京：东南大学出版社，2016.9

(老年保健丛书)

ISBN 978 - 7 - 5641 - 6695 - 3

Ⅰ.①老… Ⅱ.①卢… ②谢… Ⅲ.①老年人—心理保健 Ⅳ.①B844.4

中国版本图书馆 CIP 数据核字(2016)第 197486 号

老年心理保健(老年保健丛书)

出版发行	东南大学出版社
社　　址	南京市四牌楼 2 号(邮编:210096)
出 版 人	江建中
责任编辑	褚　蔚(Tel: 025 - 83790586)
经　　销	全国各地新华书店
印　　刷	常州市武进第三印刷有限公司
开　　本	700mm×1000mm　1/16
总 印 张	48.5
总 字 数	815 千字
版　　次	2016 年 9 月第 1 版
印　　次	2016 年 9 月第 1 次印刷
书　　号	ISBN 978 - 7 - 5641 - 6695 - 3
总 定 价	120.00 元

本社图书若有印装质量问题，请直接与营销部联系，电话：025 - 83791830

丛书前言

对于老年人的年龄划分有着不同的标准，国际上一般按照 65 岁划分，也有按 60 岁划分的。我国目前将 60 岁作为退休年龄，所以习惯上视 60 岁以上为老年人。

人口老龄化是指某个国家或者地区总人口中因为年轻人数量的减少、老年人数量的增加而导致的老年人口比例相对增高的一种动态过程。人口老龄化有两方面的含义：一是指老年人口相对增多，在总人口中所占比例不断上升的过程；二是指整个社会的人口结构呈现出一种老年状态，进入老龄化社会。

中国人口老龄化将伴随 21 世纪始终。早在 1999 年，我国就提前进入老龄化社会，目前是世界老年人口最多的国家，占全球老年人口总量的 1/5。第六次全国人口普查的数据表明，60 岁及以上人口占 13.26%，比 2000 年人口普查上升 2.93 个百分点，其中 65 岁及以上人口占 8.87%，比 2000 年人口普查上升 1.91 个百分点。中国人口年龄结构的变化，说明随着中国经济的快速发展，人民生活水平和医疗卫生保健事业的巨大改善，生育率持续保持较低水平，老龄化进程逐步加快。

在发展中国家中我国是第一个进入老龄化社会的国家，与其他西方发达国家相比，我国人口老龄化具有不同的特点。我国是世界上人口最多的国家，目前全国人口总数超过 13 亿，在这样一个人口基数庞大的国家，随着我国人口老龄化程度的不断加深，老年人口数量占全国总人口数量的比重将不断增长，老年人口基数日益庞大。我国的国土面积约为 960 万平方公里，由于受到地形、经济发展水平、气候等相关因素的影响，我国不同地区的人口老龄化呈现出发展不平衡的特点。我国人口老龄化的另一个显著特点是城乡老龄化倒置，乡村表示出比城市更为严重的人口老龄化。从 1982－2000 年，是我国人口年龄结构的一个转型时期，从成人型人口过渡到老年型人口，我国只花了不到 20 年的时间。从世界各国的人口老龄化历程来看，转变可以说是相当迅速的，中国是世界上人口老龄化速度最快的国家。我国人口老龄化呈现出高龄化趋势，越来越高比例的老年人口数量的增加，意味着医疗和社会养老保险的水平也会随之越来越高。

我国即将进入人口老龄化迅速发展时期，为适应中国社会老龄化的发展现状，我们特组织作者编写了“老年保健丛书”一套，共五本，分别是：《老年养生保健》、《老年饮食营养》、《老年心理保健》、《老年家庭护理》、《老年疾病防治》。

老年人的生活规律必须顺应四季的变化。《老年养生保健》在介绍了老年养生要领后，分别根据春暖、夏暑、秋燥、冬寒的气候特点来详解老年人的养生保健与防病治病方法。

老年饮食营养要根据老年人的饮食习惯选择食物和烹制方法，经常调换口味，促进老年人的食欲。《老年饮食营养》详述了老年人的合理营养与饮食抗衰老，阐明了老年人的饮食宜忌，细说老年病患者的饮食宜忌与饮食调养。

老年心理保健旨在提高老年人的生活质量，使老年人能度过一个愉快幸福的晚年。《老年心理保健》在介绍了老年人的心理健康常识之后，细说老年心理健康与长寿的关系，指出了老年人心理调适的一些方法，探讨了老年病患者如何保持心理健康，最后阐述了老年精神疾病患者的心理呵护。

开展老年人家庭护理，对于老年人及家人的健康教育和指导至关重要。《老年家庭护理》详细回答了老年人生活起居中的护理问题，并指导了老年人家庭合理用药，对老年常见病患者的家庭护理和康复护理中的常见问题作了认真解答，最后罗列了一些常见的家庭护理技巧，并针对高龄老年人的护理介绍了作者的一些经验。

人到老年，身体的各器官的功能减退，一些疾病也会随之而来。《老年疾病防治》针对老年内科病（包括呼吸系统疾病、消化系统疾病、心血管系统疾病、血液疾病、内分泌代谢障碍疾病、肾脏疾病、神经系统疾病、精神障碍疾病）、老年妇科病、老年泌尿外科病、老年五官科病和老年皮肤病中的100多种常见病介绍了病因、症状，重点详述了常用的防治方法。

“老年保健丛书”对老年养生的方方面面进行全方位的探讨，为老年人消除烦恼，希望能成为老年生活的好帮手。

作　者

2016年8月28日

目录

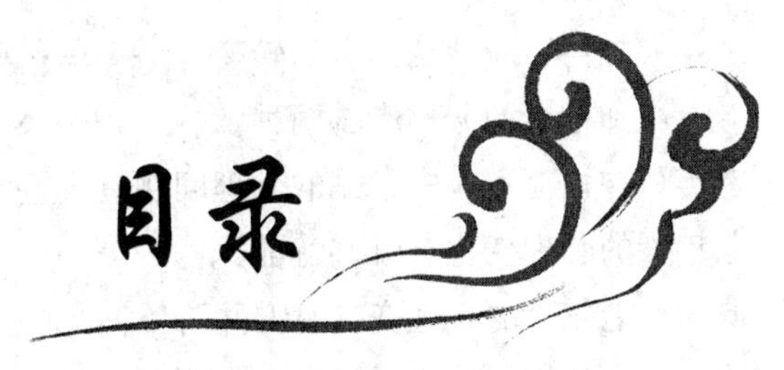

一、老年人的心理健康

二、老年心理与长寿

三、老年心理调适

四、老年病与心理健康

五、老年精神疾病的心理呵护

一、老年人的心理健康

什么是心理健康?

心理健康是指精神、活动正常、心理素质好,其理想状态是保持性格完美、智力正常、认知正确、情感适当、意志合理、态度积极、行为恰当、适应良好的状态。与心理健康相对应的是心理亚健康以及心理病态。关于衡量心理健康的标准,不同学者各有不同的观点,一般有以下标准:

(1) 智力正常:智力是指人的观察力、注意力、想象力、思维力和实践活动能力等的综合。智力正常是人正常生活最基本的心理条件,是心理健康的首要标准。无论是国际疾病分类体系和美国精神疾病诊断手册,还是中国精神疾病分类,都把智力发育不全或阻滞视为一种心理障碍和异常。事实上,智力的异常,常导致其他心理功能出现异常。

(2) 情绪协调,心境良好:情绪在心理是否健康中起着核心的决定作用。心理健康者能经常保持愉快、开朗、自信、满足的心情,善于从生活中寻求乐趣,对生活充满希望。更重要的是情绪稳定性好的人,具有调节控制自己的情绪,以保持与周围环境动态平衡的能力。

(3) 具备一定的意志品质:意志是人类能动性的集中体现,是个体重要的精神支柱。健康的意志品质往往具有如下特点:目的明确合理,自觉性高;善于分析情况,判断果断;意志坚韧,有毅力,心理承受能力强;自制力好,既有实现目标的坚定性,又能克制干扰目标实现的愿望、动机、情绪和行为,不放纵任性。

(4) 人际关系和谐:个体的心理健康状况主要是在与他人的交往中表现出来的。和谐的人际关系既是心理健康不可缺少的条件,也是获得心理健康的重要途径。其表现在:一是乐于与人交往;二是在交往中保持独立而完整的人格;三是能客观评价别人,友好相处,乐于助人;四是在交往中积极态度多于消极态度。

(5) 能动地适应环境：不能有效处理与周围现实环境的关系，是导致心理障碍乃至心理疾病的重要原因。对现实环境的能动适应和改造，是一种积极的处世态度。一个与社会能够保持广泛接触，对社会现状有较清晰、正确认识的人，其心理行为能顺应社会文化的进步趋势，勇于改造现实环境，以达到自我实现与对社会奉献的协调统一。

(6) 保持人格完整：人格是个人比较稳定的心理特征的总和。心理健康的最终目标是使人保持人格的完整性，培养健全的人格。

(7) 符合年龄特征：不同年龄阶段的人都有独特的心理行为模式，心理健康者应具有与同龄多数人相近的心理行为特征。如果一个人的心理行为经常严重偏离自己的年龄特征，这就意味着其心理发育有问题，且欠缺自我调节的能力。一个人的环境适应能力，往往标志着其精神活动的健康水平。

以上七条衡量标准均大致可取，但有一点，即智力的高低能否作为心理健康水平的评估标准，似乎值得商榷。因为尽管智力不正常的人有可能伴有心理问题与障碍，但很多有心理问题和心理障碍的人，往往智商在正常值以上甚至很高。可见，心理健康水平与智力商数各有评估标准和方法，属于两类不同性质的、在逻辑上不能彼此包容的概念。我们不能证明智力水平越高，心理健康水平就越高；也不能证明智力水平越低，心理健康水平就越低。在正常情况下，心理健康水平与智力水平是两个不相关的概念，为此，用一个与心理健康无关的因素去衡量心理健康与否是不足取的。

老年人心理健康的标准有哪些？

良好的心理素质有益于增强体质、提高抗病能力。老年人有怎样的心理状态才算是健康的呢？有关学者制定了10条心理健康的标准：

(1) 充分的安全感。

(2) 充分地了解自己。

(3) 生活目标切合实际。

(4) 与外界环境保持接触。

(5) 保持个性的完整与和谐。

(6) 具有一定的学习能力。

(7) 保持良好的人际关系。

(8) 能适度地表达与控制自己的情绪。

(9) 有限度地发挥自己的才能与兴趣爱好。

(10) 在不违背社会道德规范的情况下,个人的基本需要应得到一定程度的满足。

老年人的心理特征有哪些?

老年人在做一件事情时,往往比较重视完成任务的准确性,做事稳扎稳打,轻易不愿冒风险。许多在年轻时意气风发、活泼向上的人,到了老年期之后就变得低沉、缓慢和淡漠。此外,老年人由于一生经历众多、经验丰富,因此这种性格特点就更为突出。

由于生理衰老的原因,老年人开始显得精力不够充沛,许多事情自己不能直接参与,或者无法再像年轻时那样从容和潇洒地把事情做得较为理想,因此,他们只好通过说话来表达自己内心的想法和情绪,这样他们才会觉得心理平衡。老年人最善于津津乐道的就是自己的陈年往事、自己以前取得的成绩。

由于老年人不太可能再获得新的、重大的成就和自豪感的满足,于是就转而进行自我的心理平衡的维护,这就自然而然地需要不断地去回忆和谈论自己一生中所取得的那些成就和荣誉。

有的老年人生理机能日渐衰退,体力也大不如前,从外表看来已经是一个典型的老年人形象了,然而他们的内心和言行举止表现得却像一个不谙世事的小孩。其实,老年人小孩化并不是什么坏现象,这种变化对其身心健康是有利的。

许多老年人渴望自己在家庭中能发挥以前那种一家之主的作用,希望自己无论在经济上、情感上,还是在生活方面,都能是一个独立的自我,但由于生理和社会上的一些客观原因,老年人在独立性与依赖性两者之间的斗争中,会不自觉地向依赖性方面转化。

老年人的心理过程有什么特点?

心理过程是指心理活动发生、发展的过程,也就是人脑对现实的反映过程。主要包括认知、情绪和意志三个方面,即常说的知、情、意。知是人脑接受外界输入的信息,经过头脑的加工处理转换成内在的心理活动,进而支配人的行为的过程;情是人在认知输入信息的基础上所产生的满意、不满意、喜爱、厌恶、憎恨等主观体验;意是指推动人的奋斗目标并且维持这些行为的内部动力。知、情、意不是孤立的、互相关联的一个统一的整体,它们相互联系、相互制约、相互渗透。

(1) 认知过程:由于感觉器官的生理性老化,老年人易出现:① 感知觉能力减退。② 记忆能力减退。记忆能力从 40～50 岁开始逐渐减退,但速度较慢,可稳定到 70 多岁,一般在 70 岁后记忆能力才下降明显。③ 思维能力。抽象思维、逻辑思维、理解、判断、综合分析能力均较好,遇事深思熟虑,经验丰富;但创造性思维差,灵活性差,计算能力减退,对感兴趣的、积累了丰富知识领域的思维能力仍然很好。④ 想象能力。对新事物的好奇心减少,处事比较实际、可靠。⑤ 学习能力与智慧能力。对较熟悉的东西学习尚好,对全新的东西学习较差,学习节奏较慢,要多次反复才能加深印象。智慧能力一般不减退,所以,大器晚成者仍大有人在。人类智慧高峰在 40～49 岁,85 岁后智力才明显减退。

(2) 情感过程。年老后情绪不大稳定,容易被环境同化,容易流泪,较为脆弱。

(3) 意志过程。意志较为消沉,优柔寡断,意志能力减弱。

老年心理过程总体来说逐渐减退,但衰退的速度缓慢,大脑贮存信息量仍很大,记忆潜力犹如浩瀚的大海,可谓取之不尽、用之不竭,加上大脑细胞代偿能力很强,神经组织越高级,衰退越慢,所以,老年人的心理活动还是很活跃的。

老年人的心理活动有哪些类型?

老年人由于各自的生活经历、性格特点和所处的社会环境的不同,其心理活动也存在差异。一些心理学家把老年人的心理活动大致归纳为以下几种类型:

(1) 乐观积极型:性格开朗,心情愉快,热爱生活,积极参与各种活动,做一些力所能及的事,充满青春的活力。

(2) 知足常乐型:能理智地接纳和适应离退休后的变化,坦然而合理地处理生活中遇到的各种问题,对生活知足常乐,并能主动搞好人际关系。

(3) 多愁疑病型:特别关注自己的健康,唯恐年老体弱多病。有的人确实有病,但夸大病情;有的则是基本无病,却千方百计找出自己的"病"。

(4) 解脱型:性格一贯内向,退离休后更是减少社交。他们对晚年生活要求不高,能平静地应付生活中的各种问题,不轻易开口求人,往往有抑郁心理。

(5) 寻求支持型:依赖性强,需要别人在情感上支持他们,在生活上帮助他们,用别人的同情获得自己情感上的满足。这类老年人比较愿意和子女住在一起。

（6）坚持工作型：通常是一些青壮年时期胸怀大志但是壮志未酬的老年人，他们总是用忙碌的行为和更加努力的工作来证明自己还有能力。

（7）冷淡型：认为生活很苦，而自己对现状又无能为力，只能用回忆以前愉快的经历作为乐趣。他们给人的印象冷漠无情，其实是无可奈何的表现。

（8）自责型：回顾自己一生后发现一些目标没达到，他们把这些失败都归罪于自己无能，因而常常自责，甚至有自我犯罪感。这类老年人极其自卑，常常自怨自艾，沮丧和心灰意冷。

（9）愤怒型：往往多疑，把自己看作是环境的牺牲者，似乎谁都和他过不去，感到生活毫无乐趣。回顾往事，把失败原因归咎于客观，把怨恨发泄在别人身上。人际关系很差，自己孤独、怪僻。

老年人的心理表现有哪些?

（1）孤独自卑心理：约有 1/3 的老年人有或经常有孤独感，与子女住在一起的人孤独感相对较少。有孤独感的老年人，女性多于男性。因孤独感而产生的烦躁无聊，在高龄老年人中更为严重。

（2）丧失感和衰老感：老年人由于感觉功能减退，如视敏度降低、听力衰退而影响语言交流及对外界事物的接受。此外，老年人的味觉、嗅觉功能也常常减弱。由于这些感觉功能减退，老年人容易产生丧失感、衰老感。

（3）多疑心理：老年人认识能力下降，往往不能正确处理外界事物和自己的关系，喜欢想当然，而产生多疑甚至不能自拔。例如怀疑他人对自己不怀好意，担心有人伤害自己等。这种多疑心理有随年龄增长而增强的倾向。

（4）功勋思想：家庭的建立，子女的长大及其升学、工作、婚姻等，总要家长操劳，因此，老年人之前的功绩是不可抹杀的。正因为这样，尤其是男性老年人，权威思想严重，对小辈往往指手画脚，要求子女必须听他们的话，否则就生气，发牢骚。表现为易兴奋、激动，喜欢唠叨。

（5）生活满意感减低：生活满意感是指一个人感到自己生活得很愉快。老年人健康状况在衰退，在家庭中的地位下降，月收入减低，或婚姻生活中又遭遇失去配偶，故老年人生活满意感降低。

老年人的心理需求有哪些?

(1) 依存需求。老年人在退休后,离开了原来的工作群体,与朋友的交往也显著减少了。在这种情况下,家庭就成了他们的主要活动场所和精神寄托的地方。然而由于年老体弱,老年人在家中的大部分时间还是无所事事,而自己的子女也都成家立业,不在他们身边,因而他们很容易产生失落感和孤独感。

(2) 自尊需求。老年人的工作能力和经济收入都不及以前,但还是非常希望子女像以前一样尊重自己,至少不能把自己当成未成年的孩子甚至是一个废人来看待。

(3) 求助需求。随着健康状况的退步,老年人活动和生活自理能力逐步下降,这时候越来越需要别人的帮助与照顾。这种需求如果得不到满足,他们就会产生忧郁、怨恨等消极情绪,甚至会产生被遗弃的感觉。

(4) 安静需求:老年人一般都喜欢安静,怕吵怕乱。

(5) 求偶需求:老年人丧偶后生活寂寞,子女照顾也非长久之计,所以子女应该支持老年人的求偶需求。

(6) 情趣需求:有些老年人离退休后,为了生活过得充实,于是追求更富于情趣、轻松快乐的新生活,如种花、养鸟、绘画、书法、打球、下棋、钓鱼、旅游等,以达到强身健体目的。

(7) 安宁的需求;老年人离职后都希望国家繁荣富强,社会稳定安宁,祈求有一个和平安宁的外界环境,过一个欢乐幸福的晚年。

老年人的情绪有什么特点?

生活在现代社会的老年人,虽然退、离休下来,但每天通过各种渠道接受的各种信息,仍会影响自己的情绪。由于经历、文化水平、道德修养等的差异,同一信息引起的情绪在各个人身上的表现各不相同。情绪是外界刺激对个人的一种感受。例如高兴与忧愁,愉快与悲伤,欣慰与苦闷,快乐与痛苦,喜悦与憎恶等等,都是个人的主观感受。前者是积极的情绪反应,对身体的健康有利;后者是消极的情绪反应,有害身体健康。由于每位老年人对情绪感受不同,加上人体各器官的状况和敏感性的差异,所以因情绪刺激而引起的疾病也是不同的。

人到老年,情绪、情感常出现程度不同的两极性(积极和消极),情感体验的强度、持久性、变异性以及激发情绪反应的因素等方面，与其他人群相比都有不同的特点。

(1) 稳定性。老年人阅历深，经验丰富，考虑问题较全面，遇事能三思而行，内含多于外显。

(2) 多变性。有些老年人的情绪体验比较强烈，易躁、易怒、易忧等情绪常波动多变，甚至喜怒无常。这多是由于大脑衰老，思想不易集中，记忆力下降，对环境的适应能力和应变能力降低所致。发展下去容易导致老年性忧郁症和老年痴呆症。

(3) 多疑性。有些老年人总怀疑别人另眼看他，不尊重或看不起自己。遇到些小事总喜欢唠叨，身体稍有不适，就忧心忡忡，背上思想包袱。

(4) 孤独感。这是老年人中常见的一种情感，一旦与某种消极情绪结合，便会激发出某些偏激情绪。

(5) 末日感。老年人身体各种功能减弱，一旦患病就感到绝望，因而精神萎靡，从而卧床不起，这时又常会出现一些痛苦凄凉的情感。

为什么老年人要学点心理学知识？

人到老年，如果心理状态失去平衡，会影响身心健康。学习一些老年心理学知识，可以了解心理与生理变化的相互关系及其规律，进行自我调节，把消极的心理状态变为积极的心理状态，达到身心健康、抗衰防老、延年益寿，使自己的晚年幸福，成为“人生的第二个春天”。

不少老年人由于过去对心理学的知识学习注意不够，心理素质较差，有些还存在某些心理缺陷，遇到意外事件时往往精神不振、抑郁沮丧、悲观失望，导致身心疾病的发生，并可能从此一病不起。如果懂得一点心理学的科学原理和方法，就能帮助其克服心理上的障碍和某些缺陷，顺利地战胜困难，解决矛盾，适应新的环境，并能在这一角色转变过程中找到自己新的工作起点和努力方向，发挥余热，为人类社会作出新的贡献。

老年人要生活好、工作好，首先必须身体好，“健康是第一财富”，但真正健康的含义，不仅包括身体各器官的健康，也包括心理的健康。人的心理状态对于躯体疾病的发生、发展和转归具有重大的影响。所以，为了生活得更好，为了健康长寿，学习一些心理学知识对于保障心理健康、改造不良的个性以及预防疾病都有十分重要的意义。

如何促进心理健康？

(1) 遗传因素、教育因素与认知因素并重：人的生长发育，特别是大脑的细胞构筑和工作强度是由遗传基因决定的；但脑的功能特点和以脑功能为基础的认知能力，却是在一定生存环境中与教育相互作用的过程中形成的；反过来，人的认知特征又制约着情绪和行为。因此，人要获得健康的心理，只能本着三种因素并重的原则行事。

(2) 人与环境的协调：心理健康的发展过程实质上就是人与自然环境及社会环境能否取得动态协调平衡的过程，特别是人际关系之间的协调。由于日常生活中到处都有打破这种平衡的条件和境遇，因而学会应对和协调人际关系，对心理健康具有重要意义。人对环境的适应、协调，不能只是简单地顺应，而更主要的是积极意义上的能动的改变，使之更有利于心理健康。

(3) 身心统一：由于心理健康和生理健康紧密相关，健康的心理寓于健康的身体，因此，通过积极的体育锻炼、卫生保健和构建良好的生活方式，以增强体质和生理功能，将有助于促进心理健康。

(4) 个体和群体结合：生活于群体之中的个体无时无刻不受到群体的影响，因此，个体心理健康的维护亦依赖于群体的心理健康水平。这就需要创建良好的群体心理卫生氛围，以促进个体的心理健康；同样，个体心理健康亦对群体产生着影响。

(5) 知、情、行相对平衡：心理健康的发展既依赖于相应的知识，更取决于把理论付之于行动。在这里，理论是指导，实践是归宿，离开了理论，行动就缺乏方向和方法；可是没有行动，再好的理论也是纸上谈兵，无济于事；反过来，生活实践又将鉴别认知与行为的正确与否，能不能“吃一堑，长一智”，认识和总结经验教训，又是知与行能否达到平衡的关键。另外，在知与行的过程中必然伴有情绪和情感，它既是知与行的动力，但若调节不好，又会是阻力，甚至是破坏力。为此，将上述知、情、行调适平衡，是维护心理健康的重要原则。

增进心理健康的具体方法有哪些？

(1) 保持乐观的情绪。① 应该给自己制定一个合理的、符合实际的生活目标。如果目标制定得过高，超过自己的实际能力和可能，容易造成挫折。② 不做脱离实际的非分之想。对一切事物都不要寄予太高的期望,期望值越高,失望值越大。③ 要善于发现事物光明、美好、积极的一面,学会运用所谓的弹性思维,即对于非原则性的问题,乐于妥协让步。④ 要明智地对待生活和工作中的任何挫折及委屈,并能尽快地自我解脱。⑤ 要培养一些业余爱好,积极参加各种体育娱乐活动,尽量使生活丰富多彩。⑥ 要广交朋友,善于交际,尤其应交几个遇事能一吐为快的知心朋友。⑦ 应养成良好的饮食起居习惯,保证足够的睡眠等。

(2) 培养稳定的情绪,防止过激反应。① 培养健康的性格,要把自己培养成一个性格坚定、顽强、乐观、开朗、豁达的人。在任何情况下,不论遇到什么挫折都能虚怀若谷,泰然处之,而不至于产生过激反应。② 提高自身修养。凡事想开些,既不要斤斤计较,与别人过不去;也不要自寻烦恼,与自己过不去。对人对己都要宽宏大量,这样才能有稳定的情绪,以不变应万变。③ 用"平心法"进行自我训练。所谓平心法,是一种使自我心情保持平衡的方法,通过调节可使心情处于最佳状态,充分发挥机体的潜能,有效地维护心理健康。努力使自己做到恬淡虚无,当一个人能进入清心寡欲的境界时,就能经受住诸如金钱、名利、权势的诱惑,真正使自己心情平静下来;培养并保持自己的兴趣爱好,追求并寻找五彩缤纷的精神世界,充实自己的人生,不做物质世界的奴隶;切忌感情用事,掌握自我控制情绪的技巧,理智地处理各种问题,自觉主动地应对各种激烈变化情况。

(3) 保持心理平衡。① 坦率交谈。找一位能相互交心的亲密知己,将你的喜怒哀乐尽情地向他倾诉,不让内心积存任何不良情绪。② 暂时逃避。如果遇到了紧张的刺激或遭到挫折、困难、失败而陷入深深的自我烦恼之中时,一个有效的办法是不妨暂时离开所厌烦的情境,转移一下注意力,把思想情感转移到其他活动上去。③ 对人谦让宽容。④ 适当的娱乐是消除心理压力的有效方法。

(4) 增强自信心。① 注意自己的仪表修饰。出门时,对着镜子修饰自己的仪表仪态,使自己外表处于最佳状态。一个好的仪表,是你增强自信心的基础。② 与人建立友谊。自己身边有一个荣辱与共、心心相印的朋友。③ 以诚待人。在任何时候都要给人以诚实可信的感觉。油嘴滑舌或华而不实,反而会使人厌烦而疏远你,不利于增强你的自信心。④ 不要过分注意自己身体的缺陷。⑤ 不要过多去责难别人。⑥ 避免使自己身心陷于不利的环境中。⑦ 克服自卑心理,避免过分谦虚。

(5) 培养幽默感。① 要丰富自己的知识面。因为幽默是建立在丰富知识的基础上的，是个人智慧的体现。有深广的知识面，才能使自己的谈资丰富，妙语连珠。② 要陶冶自己的高尚情操、乐观精神，因为幽默常常是宽容精神的体现，要善于体谅、关心别人。乐观精神又是产生幽默感的基础，很难想象一个成天愁眉苦脸、忧心忡忡的人会有好的幽默感。③ 要使自己具有审时度势、细致深刻的环境洞悉能力，即能迅速地捕捉事物的本质，以恰当的比喻、诙谐的言语，使人们产生愉快、轻松的感觉。当然，当遇到重大原则性问题时，不能迁就、怕得罪人，但处理问题时，不妨多一点灵活性、幽默感。

(6) 学会关心别人。① 学会“换位思考”，学会从对方的立场上思考。② 选择适当的方式，就是指在关心、帮助他人时要具体分析，做到因人制宜、因地制宜、对症下药。③ 对他人的关心帮助不能附加任何条件，也不该贪图回报。

如何自测心理老化程度？

美国哈佛大学著名精神病学家弗列曼教授认为“人们患病的原因中，心理因素占了很大比例”。世界卫生组织认为心理健康比躯体健康的意义更重要。现将测定心理老化的16个问题罗列如下，你也不妨来测测：

(1) 是否变得很健忘？

(2) 是否经常束手无策？

(3) 是否总把心思集中在以自己为中心的事情上？

(4) 是否喜欢谈起往事？

(5) 是否总是爱发牢骚？

(6) 是否对发生在眼前的事漠不关心？

(7) 是否对亲人产生疏离感，甚至想独自生活？

(8) 是否对接受新事物感到非常困难？

(9) 是否对与自己有关的事过于敏感？

(10) 是否不愿与人交往？

(11) 是否觉得自己已经跟不上时代？

(12) 是否常常很冲动？

(13) 是否常会莫名其妙地伤感？

(14) 是否觉得生活枯燥无味，没有意义？

(15) 是否渐渐喜好收集不实用的东西？

(16) 是否常常无缘无故地生气?

如果答案有 7 条以上是肯定的,那么你的心理可能就出现老化的危机了,要注意调整自己的心理健康了。

老年人要避免哪些不良心理?

(1) 幻想心理。受身体逐渐衰老的影响,有些老年人常用幻想来欺骗自己,以获得一时的心理宽慰。

(2) 抑郁心理。老年人面对衰老的客观事实既惧怕又无奈,这种心态如果不及时调整,极易导致抑郁。这种抑郁比较顽固,很容易使人丧失生活的兴趣,令人感到疲惫,严重者可有自杀的倾向和行为。

(3) 怕孤独心理。主要表现是自我评价过低、生存意识消极、经常对他人不满及抱怨。这类老年人既希望别人关心照顾,又害怕由于过分期望而出现过大的心理落差和失望,于是常常拒绝与他人交往,因而会变得行为孤独、性情孤僻,与周围人的距离越来越远。

(4) 偏激心理。这种情绪可表现为两个相反的趋向:一种趋向是因衰老以点带面地否定自我,把自己看成无用之人,经常自责、自卑、自怜和自贬;另一种趋向是因为自己衰老而更高地要求别人,总是希望得到他人的敬重、关心和照顾,却不考虑他人及社会的实际条件和能力。

(5) 多疑心理。有些老年人因身体有病而多疑,常表现为无病也疑,有病更疑。即使自己有一些轻伤小恙,也自以为是病入膏肓、无药可救。或谈病色变,问病又止,求医换药不断。这种疑病可令其对衰退的机能极度敏感。

(6) 怕死心理。他们害怕衰老的核心是恐惧死亡。惧怕谈论死亡,不敢探视患者,怕经过墓地和听到哀乐,甚至看到一只死亡的动物也备受刺激,不敢正视。

神经系统老化会引起哪些心理、行为变化?

(1) 记忆和学习:老年人一般先出现程度不同的"近记忆"衰退,对"远记忆"常保持较久,这是多数老年人生理性神经系统老化的现象,不足为怪。随着年龄继续增大,脑萎缩进一步加重,才出现"远记忆"逐渐减退。"近记忆"衰退即对瞬时记忆和短时记忆衰退。如果事情较多,容易遗漏或搞乱,可随身备一记事本,将所要办的事顺序记录,常能给老年人带来方便,弥补因近记忆较差的不足。平时则勤于用脑，注意营养，保持身心愉快，适度脑力和体力锻炼，持之以恒，这也是保持记忆能力和延缓记忆力衰退的综合措施。

(2) 感觉和知觉：通常 60 岁的老年人，其视觉感光度只有 20 岁青年人的 1/3，常使老年人感光度不够。走路时光线要明亮些，阅读时灯光要稍强些。特别在清晨和傍晚，在阴暗处或楼梯口，老年人常感到光度不足。听力下降在老年人更为普遍。据报道，65～74 岁老年人中 13%有听觉迟钝，75 岁以上的 26%有听觉缺陷。高频音衰退的程度比低频音出现得早而且明显。80 岁时日常交谈，语言理解比青壮年下降 25%或更甚。其他如味觉、嗅觉和触觉等在老年人中都有程度不同的减退。老年人应对这些改变有正确认识并正确对待。

(3) 反应和动作：老年人对周围事物的变化反应稍慢一些、动作迟缓一点都是很常见的自然现象。老年人较青壮年做得也许慢一步，但往往更精细、更正确，出现的错误较少。如果需要快速决断和即时反应时，老年人就会无法应付，做得既慢又易出现差错。老年人可根据自己的健康状况，从事一些力所能及的活动和工作，借以颐养身心，完全没有必要悲观消极、自寻烦恼。

(4) 思维和智力：评价一个人的思维和智力是十分复杂的专门学问，对老年人来说，思维和解决问题的能力在各人之间存在着明显的差异。有的老年人即使已届高龄，仍能始终保持较高的水平，而另一些人随着增龄，思维能力和智力则逐步衰退。这种存在于同是老年人之间的差别，显然同全身衰老和健康状态的好坏有关，但是同时也同生活方式、工作态度和文化素养等因素有很大关系。

(5) 个性特征：老年人的个性特征通常是青壮年时期原有性格的延续、加强、发展和变化，都是经历长年累月的生活、学习、与人交往和适应环境，慢慢积累而形成之特定的气质，性格特征往往比较稳定。老年人已经形成的个性是不会轻易出现巨大变化的。老年人总是小心谨慎，个性保守和固执，这些个性特征只是相对而言，是有条件的。老年人在强烈的激励机制鼓动下，也能敢冒风险，深思熟虑并不就是固执刻板。个性“难移”并不是不能改变，老年人只要加强自身品性修养，某些因年龄增长而带来的个性弱点，经过努力也是可以克服和改善的。

(6) 行为改变：随着年龄继续增长，脑组织进一步衰老，脑功能障碍进一步加重，其性格和行为就出现异常变化。对于老年人的性格和行为改变，周围的人应予以体谅和同情，但作为老年人本身亦应有点自知之明，加强自身控制力，避免性格上原来较隐蔽的弱点向极端方向发展。

影响老年人心理健康的原因有哪些?

(1) 退休。许多老年人退休后,空闲时间不知如何去打发,生活节奏也随之发生了改变,因此出现了心理问题。有的人难以适应自己的社会角色变化,常常会留恋过去的事情,有失落感,甚至会出现焦虑感、自卑感、抑郁。

(2) 缺爱。老年人希望多和子女沟通与交流,但许多年轻人常因各种各样的原因难与父母经常见面,因此就出现了"空巢老年人"现象。

(3) 疾病。有些老年人会因为身体组织功能的衰退,身体会产生一些疾病,一些老年人生病后,会担心连累子女或担心儿女会嫌弃自己,从而会产生一些心理问题。有的甚至会不相信医护人员,不配合护理和治疗。

(4) 家庭矛盾。有的老年人因为缺少经济来源,难以维持正常的生活,只能靠子女或亲朋好友接济。另外老年人会比较在意一些家庭的小事,容易和儿女之间产生一些矛盾。婆媳之间的关系问题也是女性老年人所碰到的很棘手的问题。

(5) 失去亲人。失去亲人对老年人来说是非常大的打击,老年人需要很长时间去填补这种伤痛,这种伤痛也是很难愈合的。经历这种生死离别的老年人都会出现不同程度的心理问题。如果处理不好的话,就会有很消极的想法产生,甚至会产生厌世的想法。

什么是心理卫生?

心理卫生也称精神卫生,它是关于保护与增强人的心理健康的心理学原则与方法。心理卫生不仅能预防心理疾病的发生,而且可以培养人的性格,陶冶人的情操,促进人的心理健康。心理卫生的内容是十分广泛的。不同年龄阶段,有不同的心理特点,心理卫生的内容也不尽相同。人在不同年龄阶段,各有一定的生理特点与心理特点,并且出现与之相联系的心理问题。根据不同年龄阶段的身心特点,有效地预防一些心理冲突的发生,及时地解决一些心理问题是个体心理卫生的主要目标。

心理卫生事业的兴起与社会的发展、生产力的提高、文化科学技术的进步是密切相关的。古人管仲云:"衣食足而后知荣辱",随着人们物质生活水平的改善,加强人们精神生活的建设已成为当前的一项重要任务。

心理卫生的内容十分广泛,就总体而言,既包括社会不同群体的心理卫生,如家庭、学校、工厂、矿山、部队等；又包括不同年龄阶段的个体心理卫生，如儿童、少年、青年、中年和老年的心理卫生。

心理不仅对人们的选择趋向发生作用，也对人们的好恶爱憎产生作用，还对人们的成功失败产生影响，更影响着人们的健康甚至寿命。越来越多的科学研究证明，某些癌症、冠心病、高血压和精神疾病，都与心理因素关系密切。西方发达国家十分注重对人的心理学研究，已从中得益很多。随着我国工业化的迅速发展，人们的生活节奏在加快，竞争日益激烈，人们的心理障碍也在剧增，而与心理因素有关的心身疾病也日益增多。所以，为了自己和他人的健康，了解一些心理学知识，尤其是心理卫生常识是大有好处的。

老年人如何保持心理卫生？

老年人要保持心理卫生，应当注意以下几点：

(1) 躯体疾病的防治：老年人比年轻人易患躯体疾病，特别是高血压、动脉硬化、慢性支气管炎、肺心病、糖尿病、恶性肿瘤等。这类疾病严重影响老年人的健康，预防和适当地治疗躯体疾病是保持晚年情绪愉快、延长寿命的重要方面。要及时或定期检查身体，早期发现，早期治疗。如发现了某种慢性病，也不要紧张、恐惧、惊慌和悲观，安心、平静、乐观是取得良好疗效的重要因素。

(2) 接受现实，保持情绪的乐观：要承认并勇于接受现实，充分认识到人的生老病死的自然规律是不可抗拒的。对于进入老年期以后躯体的生理和心理各方面趋于衰退的变化，在思想上要有所准备，承认现实并能够正确对待、泰然处之。在退休前，做好充分的思想准备，安排好退休后的生活，使生活内容丰富多彩。到了晚年，有些人觉得对社会、对人民做出了贡献，觉得不枉此生，得以安心欢度晚年。也有些人过去成就不高，哀叹“少壮不努力，老大徒伤悲”，对未来忧心忡忡。后一种态度，对老年人是极为不利的，他们需要心理调整，需要鼓舞、支持，保持乐观愉快的情绪，做到胸襟开阔，思想开朗。

(3) 坚持老有所学，老有所为：活到老、学到老。坚持学习，可使自己紧跟时代的车轮前进，使自己放宽眼界，仍然生活在集体之中。将学习所得加上自己过去的知识和经验，用于社会活动之中，做些有益于集体、有益于公众的事，使生活过得有意义。坚持学习，进行脑力锻炼，可以提高老年人的心理活动，特别是记忆力和智力，这正是延缓和推迟衰老的重要措施。

(4) 培养兴趣爱好,丰富生活:怎样把闲暇的生活时间安排得饶有乐趣,丰富多彩,这是老年人心理卫生的一个重要问题。到户外或公园进行一些自己喜欢的轻微体育活动,如散步或慢跑、练气功或打太极拳等,可以呼吸新鲜空气,增进血液循环,既有益于身体健康,在心理上也可以得到一种轻松愉快、青春焕发的感受。老年人还可以通过养鸟、养鱼、种花等来填补生活上的空白,增添生活的情趣,使自己精神有所寄托。有些老年人,兴趣与爱好愈来愈少,日子长了,会产生"活着无意义"的悲观情绪。兴趣与爱好对青年、壮年和老年人都是重要的。它们既可丰富生活内容,激发对生活的兴趣,又对大脑是种具有积极意义的休息,可以协调、平衡神经系统的活动,使神经系统更好地调节全身各个系统、各个器官的生理活动。

(5) 保持良好的人际关系:一方面,老年人自己应有自知之明,不要倚老卖老、指手画脚、发号施令,进行所谓权威性的指挥,而要实事求是,承认"弱者"的地位。另一方面,作为晚辈,则应该理解老年人的心理状态,充分体谅他们各种能力的衰退现象以及当前的处境与心情,更多地给予安慰、体贴和照顾,让他们轻松愉快地欢度晚年。老年人对某件事情的看法同别人不一致时,对原则性的重要问题应心平气和地分析和讨论来求得一致。实在达不到一致时,也应求同存异,而不应因此影响人际关系。对非原则性的小事,则应多尊重别人的意见,自己谦虚些。保持良好的人际关系,互敬互助,心情舒畅,有益于心理健康。

老年人保持心理卫生的关键在哪里?

(1) 退休后的社会适应:离、退休后,老年人从有明确的工作任务、每天有较多人际交往的社会性环境,一下子退到狭小的家庭圈子里,生活的内容和节律都发生了很大变化。这时,很多老年人会产生烦躁、抑郁、自卑情绪,感到无所事事且又无所适从。此时必须尽快调整心态,从思想认识上去解决。退休生活必须以新的内容来充实,这样才能使人消除失落、空虚和孤独感。

(2) 搞好家庭关系:老年人退休后的主要生活范围是家庭,因此,家庭的结构、家庭成员彼此间的关系、老年人在家庭中的地位等,都对老年人的心理状态有着明显的影响。家庭和睦、夫妻恩爱对老年人长寿是重要的。尤其是在生活出现曲折(如患病、经济困难)时,更要同舟共济,携手共进。家庭中,彼此间要互相尊重对方的价值观和生活方式,这样才能消除隔阂、融洽关系。

(3) 克服对疾病和衰老的恐惧感:人到老年,机体各个器官会发生一系列的生理变化，如皮肤松弛、脂肪增加、老年斑、白发、性功能减退等，这些都是客观现象、自然规律，疾病的发生也是情理之中的事。过分的担心和恐惧只能加快老化过程，正确的做法是加强锻炼、加强营养、预防疾病的发生，减缓机体的衰老步伐。一旦发生疾病要及时配合治疗，以使身体尽快康复。

如何做好老年人的心理卫生？

(1) 要维持心理上的适度紧张：过度紧张有害于身心健康，但无所事事、百无聊赖、没有适度紧张也有害于身心健康。① 必须树立生活目标，不断增强求新动机，心情愉快，满怀信心地去生活。② 生活起居节律化，对自己决不姑息迁就。古语云：“起居无节，半百而衰”，老年人都应引以为戒。③ 要做工作，而且要做自己乐意做，又有数量、质量要求的工作，在工作中劳动中体验人生的价值和意义。在愉快的、紧张的活动中可以延缓衰老，益寿延年。正如孔子所说：“发奋忘食，乐而忘忧，不知老之将至”。④ 要参加力所能及的家务劳动，要尽力坚持自我服务性劳动，尤其是儿孙满堂的老年人更要注意这个问题。俗语云：“有儿四十即先老，无儿八十正当年”，这很值得有的老年人玩味。⑤ 坚持体育锻炼。适度的体育锻炼不仅能增进身体健康，而且有助于维持心理上的适度紧张。

(2) 加强自我调节，创造愉快心境：① 做情绪的主人。在生活中，尽力培养积极情绪，尽力减少消极情绪的发生。“笑一笑，十年少；愁一愁，白了头”，这不无道理。古人卫生歌诀：“世人欲知卫生道，喜怒有常嗔怒少；心诚意正思虑除，顺理修身去烦恼。”今日尚可借鉴。② 遇有矛盾挫折，尽快主动摆脱，不要钻牛角尖，不要任消极情绪折磨并摧残自己。要想到“利与身孰重”，要做到“转念冰解”。③ 加强自我积极暗示，克服消极暗示。自我积极暗示可以使人精神振奋，心情愉快，朝气勃勃，有利于健康；自我消极暗示可以使人疑神疑鬼，心神不安，情绪低落，精神萎靡，有害于身心健康。比如说：“我老了，记忆不好了！”有了这个心理，就会记忆越来越不好；又如“我老了，腿脚不灵了！”“我老了，头脑不清了！”“我老了，性生活不行了！”“我老了，身体虚弱了！”等，这些都会像紧箍咒一样把自己束缚得死死的，以致心境不佳，精神不爽，包袱沉重，危害健康。

(3) 家庭和美，心理相容：老夫老妻更要相亲相爱，全家人敬老爱幼，互相关心，互相爱护，亲密无间，团结和睦。

(4) 重建新的人际关系：要结识新朋友，心里有话能有处说，切不可囹圄斗室，深居简出。常言道，同龄相嬉，乐而忘老。

(5) 趣味盎然：可以养花、养鱼，可以书写、绘画，也可以定时收听广播，还可以从事些有趣的体力劳动。这样可以填满生活时间，陶冶性情，调节神经系统，延缓衰老。

(6) 患病不惊：老年人有病同样要“既来之、则安之”，不可胡思乱想，防止自我消极暗示。除非必须住院治疗的病，一般不宜住院，应尽量在家治疗和调养。这样，老年人可以感到欣慰、安全，并饱尝天伦之乐，有利于身体康复。

什么是社会适应和社会角色？

社会适应一词最早由赫伯特·斯宾塞提出，是指个体的观念、行为方式随社会环境发生变化而改变，以适应所处社会环境的过程。由于物质与精神需要都只有在社会适应的前提下才能得到较好的满足，因此能否适应社会，对个体的生存与发展具有重要意义。在遇到冲突和挫折时，人们通常能采取适当的策略，调整自身的心理和行为，以适应社会生活。长期社会适应不良的个体，由于其观念及行为不能为他人所接受，与社会相隔离，久之会产生精神病态。

在人的社会角色之中，最主要和最常见的角色包括家庭角色、性别角色、年龄角色和职业角色等，老年人退休后就面临着社会角色的巨大转变。如果不学会适应这些变化，及时地采取措施进行自我调适，老年人的生活将会导致痛苦。

老年人的社会角色是如何转变的？

老年人的角色变化，包括老年人已经从原来的工作岗位上退下来，即使仍然在工作，但从社会整体来看，是处于发挥余热的从属地位；经济收入较以前减少，经济上可能还依赖于子女；由过去的紧张工作转变为有大量的闲暇时间；精力、体力不如以前，处于逐渐弱化的趋势；由管教、抚养子女的义务中解脱出来，而逐渐进入需要子女帮助的阶段等。

社会角色的改变，不仅意味着失掉了某种权利，更为重要的是丧失了原来所担当的那个角色的情感，丢掉了几十年来形成的那种行为方式。社会角色的变化，新旧角色之间会发生矛盾，要进入一个新的角色，必须要经历一个过程，甚至要经历沉重的思想斗争，重新寻找新角色的价值、意义，建立新的感情，才能适应。对于老年人来说，能够按新的角色来待人处事，才会心情愉快，生活充实。

老年人如何适应社会角色的转变？

老年人如何才能更好地适应退休后的养老生活，在老年学中存在一种“活动理论”。

活动理论就是老年人要在精神上和心理上与社会保持接触，要有活跃的社交生活，这样才能获得一个幸福的晚年和一个开朗的心境。一般来说，社会活动越多的老年人，在各方面都能完成自己社会角色的老年人，要比解脱了工作和社会角色的老年人对自己的生活满意度更高，心理健康状况也越良好。他们在因年老而退出工作岗位后，往往会去寻找一些其他事情来做，以代替原来的工作。在人际关系上也一样，如果在上了年纪以后，失去了自己的亲人和好友，他也会较快地寻找到替代的新人。相反，一些老年人在退休后很少参加社交活动或体育锻炼，又很少担当实质性社会职务，有些老年人甚至终日无所事事，日复一日地生活，这种情形，我们称它为“没有角色的角色”。老年人在退休后保持日常适度的社会交往，可以增进他们的健康，使生活更有意义。

老年人的活动也不是越多越好。有些活动可以使老年人感到快乐，而有些活动则没有显著的效果。对于不同的老年人来说，人际社交活动和体能活动的效果是不一样的。不同性格、不同生活阅历的老年人可以有不同的选择。

老年人和社会的分离有哪两种？

老年人和社会的分离有两种：一种是身体的，另一种是心理的。身体上的分离是由于离开工作岗位、自身健康状况或其他私人的原因，使老年人参与社会事务的次数逐渐减少，以至于到完全没有，其社会活跃程度也不如以前。这种分离是有形的、具体的，是一种量化的分离。另一种分离是心理上的分离，指老年人的社交圈子逐渐收缩，他逐渐减低个人与社会间的心理依存关系，老年人变得自我专注起来。心理分离通常都是老年人主动进行的，这是一种无形的、较为抽象的分离形式。

表面看来，身体分离和心理分离的结果似乎一样，但严格来说，却并非如此。有的老年人可能在身体上继续参与社会事务，维持其社交生活，但却没有一种投入感，心理上还是有一种分离感；相反，有些老年人表面上减少了社会活动，收缩了社交圈子，但他的内心世界仍与社会保持着密切的联系，关心着社会上发生的事情，心理上没有分离感。所以说,老年人与社会的分离可以是身体上的有形的,也可以是心理上的无形的,或者两者兼备。老年人并不需要完全从社会分离出来。老年人可以减少自己不感兴趣的社交活动,而把较多时间投入到自己所喜爱和感兴趣的活动中去,可以使自己在一个较小范围里较深入地活动,来替代以前人际关系众多的广阔的社会活动。

老年人在社会适应中常见的心理问题有哪些?

老年人常见的心理问题是指具有明显老年人特点的心理问题。但并不是所有的老年人都具有常见的心理问题,适应能力强的老年人可能不存在这类问题,而且,不同职业、不同地位的老年人对于角色变化的心理反应也有差异。我们主要谈的是具有普遍意义的一些问题。

(1) 去势焦虑:焦虑是一种心理上的紧张状态。去势焦虑指的是随着老年人即将或已经从工作岗位上退下来,而产生的种种不适应的心理紧张状态。去势焦虑会使人产生无力感、无用感、无助感和无望感。

(2) 消极人格变化:老年人的人格发展往往呈两极性变化。许多老年人随着年龄的增长、阅历的丰富,人格日益走向成熟,如稳重、深思熟虑、宽厚、豁达。而有的老年人则因为不能很好地适应老年期的一系列变化,导致人格发生消极的变化,体现为以自我为中心、脱离现实生活等不健康倾向。这些人格缺陷,也许在过去的生活中表现并不突出,没有对自身发展构成明显的影响。随着自身社会角色、身体状况等方面的变化,有些老年人不能顺利地适应生活的变化,导致原有的人格问题向消极方向发展,影响了其老年生活的质量。老年人人格的消极变化和不健康心态可以有许多不同的表现。如疑心重重,总怀疑别人在背后捣鬼,自私自利、以自我为中心,对他人他事漠不关心;封闭自己,拒绝与他人交往,我行我素,倚老卖老,说话办事从不考虑他人的感受;牢骚满腹,怨天尤人;自制力差,情绪易激惹,喜怒哀乐,一触即发;嫉妒心强,多疑猜忌,不希望别人比自己好;自卑压抑,悲观失望,情绪抑郁,生活中没有乐趣和希望;斤斤计较,常因区区小事而与他人争执。

(3) 不健康的补偿心理:人到老年,常常喜欢追忆过去,但如果这种回忆的结果只是对人有怨、对己有悔,那就只会起到困扰未来生活的消极作用,使人无法积极地适应老年生活。有的老年人没有改变观念,没有调整好看问题的角度,而一味地企盼通过某种形式的补偿来使自己恢复心理平衡,往往导致各种不良后果。

老年人的心理变化有哪些特征?

(1) 失落感:老年人紧张、辛勤工作数十个春秋,事业有成,受到尊敬和爱戴。一旦步入离退休生活后,生活节奏一下子由紧张、有序,转为清闲、松散甚至无所事事的状况,如果没有思想准备和妥善安排,常使老年人精神上感到空虚,思想上无所依托,心理上就会出现失落感,甚至郁郁寡欢。有的人沉默寡言,有的人则变得焦躁不安和激动易怒。两种表现截然不同,但其本质都是老年人心理上一时不能适应的表现。有人观察老年人的适应过程,时间有长有短,通常需要几个月或一年左右才能在心理上逐渐趋向平衡。

(2) 孤独感:老年人离开工作岗位后,与同事间接触减少,社会活动和交往不多,以致消息闭塞,信息不灵。如果“人走茶凉”,子女远走高飞或另立门户,出现“空巢”,变成两老厮守或单独生活的“留守”老年人。若是体力不佳,视听减弱,行动不便的高龄老年人,时间长久,会出现“与世隔绝”“孤立无援”的心境。丧偶的老年人这种心境更为显著。

(3) 消沉没落感:这类老年人常为体弱多病或旧病复发,或罹患新病,影响健康和生活质量。这些老年人思想上有压力,精神上消沉,再若卧床不起,更觉得已是“日薄西山”“余年不多”的没落状况。对待这些老年人,一方面积极防治老年病,解除实际病痛,另一方面亦要反复给予鼓励,减轻这种对健康有害的消沉没落情绪。

(4) 焦虑恐惧感:有的老年人担心年老多病,患上“恐癌”症,担心中风瘫痪,顾虑心绞痛、心脏骤变猝死等,以致惴惴不安,惶惶不可终日。为此,有人轻信广告宣传,到处求医问药,有的道听途说,不经深思核实就胡乱用药,以致造成不应有的药物所致不良后果。对待这类焦虑恐惧的患者,一方面亲友要求其认真细致地检查身体,弄清确实病况,另一方面亲友还要耐心解释,分析焦虑恐惧对治病无益,对健康有害,使患者对“各种疾病”有一个较为正确和全面的认识,对疾病有一个乐观科学的态度。

退休后老年人的心理变化有哪些阶段?

(1) 退休前准备阶段:退休给人的心理带来的影响在一个人退休前就开始了。即将退休的人常常会认为,未来的退休是人生中不可避免的,人人都要面对,并在退休前就开始规划退休后的生活。但此时，个体对真正退休后自己将要面临的新的社会环境、将要担当的新的社会角色，以及自己的心理活动的变化和调适，却往往考虑得不够周到，只是偶尔想到这些问题。当然，周围的亲人和朋友，以及周围已经退休的老年人对退休后生活的积极或消极的态度、观念和行为，也会影响到即将退休的人。作为即将退休的个体，对自己将离开工作岗位的状况应有充分的思想准备，在感情上、行动上尽量坦然接受，以积极乐观的态度对待将要到来的退休生活。

(2) 欣然接受阶段：刚刚退休后的一段时期，由于退休，老年人们从平时紧张繁忙的工作中解脱了出来，所有时间都可以由自己自由支配，此时老年人们往往会以一种异常欣慰的心情从事自己感兴趣的活动，学习新知识、拜亲访友、养花种草、游山逛水等，尤其在从事自己过去想做又没有时间做的活动时，老年人们更是快乐无比。

(3) 清醒阶段：老年人们在按自己的意愿、计划行事时，突然发现退休前的许多幻想并不能顺利实现，由于年老体弱，精力下降，有的计划甚至不得不永远放弃，而且几十年形成的生活习惯又有着强大的惯性，使老年人们一下子难以适应突然放慢的生活节奏，兴奋过后的老年人们开始对自己的年老感到失望、痛苦、沮丧。因此，在这一阶段，老年人们需要从幻想中回到现实世界，还要根据自己的实际情况，随时调整自己的目标和计划，最终确立最适合自己状况的退休生活和社会活动。

(4) 稳定阶段：这时候老年人的稳定不是没有变化或缺少变化，而是老年人们已经建立起与自己的文化背景、经济条件、个性特点以及知识水平相适应的一套养老生活模式，老年人们清楚了自己在现实条件下能期望什么、能做什么、又该如何做，接受了老年生活的有所能为和有所不能为的现实，扬长避短，轻松愉快地应对老年生活，此时可以说，老年人们已经成功地适应了退休生活。

当然，由于老年人在生理、心理方面的差异以及社会条件的千差万别，不是每一个退休后的老年人都一定要经历上述四个适应阶段，而且经历这些阶段变化的每一个老年人在各个阶段所需要的时间长短也不尽相同。事实上，有一些老年人可能没有如此清晰地经历过这四个适应阶段，而有的老年人可能是几个阶段混合地经历着，甚至有的老年人某些阶段根本就没有经历过。

退休后老年人的社会适应方式有哪些?

一个人是否能很好地适应退休生活,并顺利地度过晚年,虽然与老年人的经济条件和社会经历有关,但更会受到老年人的性格类型、生活经历的影响。心理学家提出了五种老年人的性格类型,它们各有其特征。

(1) 成熟型:这种类型的老年人退休后,仍然心安理得,对过去毫不留恋,经常参加一些积极有益的活动,人际关系也很融洽,对于自己的退休生活很满意,认为这是人生的又一崭新阶段,并能以积极的心态面对现实生活。

(2) 安乐型:这种类型的老年人退休后安于现状,对退休以后的生活也没有过高的期望,只求生活休闲自得。

(3) 装甲型:这种类型的老年人退休后,表面看似乎能够很好地适应退休后的生活,而实际上,对于进入老年生活采取的是一种"障目法",试图通过不断的活动,从意识上逃避自己年老的事实,排除因机体功能下降而产生的不安。生怕自己有"过多"的闲暇,总要通过忙碌的工作来证明自己的价值。这种人往往容易对别人产生嫉妒感,对自己的要求又过高,希望自己有和年轻时一样的精力、体力,因此,也就特别容易体验到挫折感和失落感。

(4) 易怒型:这种类型的老年人退休后不能适应退休后的生活。对于自己未能达到的人生目标,不认为是自己年老,力所不能及,而是将原因归罪于别人,责怪他人,总觉得别人和自己作对,因而对别人的言行充满了偏见。他们常常不满周围的人,觉得别人妨碍了自己,低估了自己,不能理解自己,因而时常与别人争吵。另一方面,对死亡则有强烈的恐怖感,担心"未竟"的事业,经常处于忧郁的精神状态。

(5) 自我厌恶型:这种类型的老年人退休后,对于人生的看法比较被动,总觉得自己的一生是失败的一生,但却不能很好地进行归因,常常把失败的原因归咎于自己,时常责备自己,经常唉声叹气,沉浸在对过去失败的回忆和自责中不能自拔。对他人从不关心,对外面的世界也是漠然视之,把自己封闭在一个极其狭小的自我世界里,觉得死亡并不是一种威胁,而是一种解脱。

上述五种性格特征,成熟型、安乐型、装甲型都能适应退休后的老年生活,只是适应的方式有所不同。这表明,不应对所有的老年人强求某种唯一的适应模式。至于易怒型的和自我厌恶型的,则属于退休后适应不良,他们需要适时地对自己进行调整。作为家人或朋友,更需要为这些老年人提供适时的帮助和支持,使他们同样能享受到晚年生活的乐趣。

影响老年人退休社会适应的因素有哪些?

人的一生就是一个适应过程,是学习新的社会角色、掌握新的行为模式,以适应新的生活的过程,老年期更是如此。影响老年人退休生活适应的因素很多,下面从主客观两方面加以分析。

(1) 主观方面:① 退休前后生活境遇反差过大。不同的人在退休前后所发生的生活境遇变化是有差异的,有的甚至差异很大。一般来说,普通老百姓退休前后所发生的生活境遇变化不是很大,因而比较安于退休后的生活,不容易产生不适应症状。而退休前身居要职的各级领导干部则不同,在退休前他们有较高的社会地位和较大的职业权力,其生活重心是工作和事业;而退休后不可避免地出现社会地位的下降和职业权力的丧失,生活重心也被迫转移到家庭和生活琐事上。退休前后生活境遇的变化如此之大,使得他们一时难以适应,因而易产生严重的心理失调,并可能出现上述某些症状。② 退休前缺乏足够的心理准备。退休人员的心理变化虽然早在退休之前就已经开始萌动,但有一些人对退休后面临的环境、生活内容的变化、角色的转变以及心理活动的变化和调节等问题考虑不周,即只是非正式或非系统地偶尔想到这些问题;还有一些人尽管在思想上有比较充分的准备,但老年人的心理特点往往导致他们在思维上、感情上、行动上明显滞后,因而也仍然会出现心理上的不适,尤其是容易出现消极不良的情感反应。③ 退休后缺乏“个人支撑点”。每个人在社会中都扮演着一系列的社会角色,每一种角色活动又构成了其独特的生活内容。在这众多的角色及其角色活动中,有一种或几种角色及其角色活动对他本人来说是至关重要的。因为这些角色及其角色活动构成了他们赖以生存和发展、并维持最基本的心理平衡的“个人支撑点”。一旦丧失了这些“个人支撑点”,则会造成心理失调,甚至是心理崩溃。有些人,尤其是一些领导干部,在退休之前一心扑在工作上,职业角色和职业活动构成了他的“个人支撑点”,个人的一切尊严、价值及其喜怒哀乐都维系于此。而退休之后,原先的“个人支撑点”不复存在了,但又没有及时构筑新的“个人支撑点”,于是原先的心理平衡被破坏,出现了前所未有的失落、空虚、压抑、忧郁、懊丧、焦虑、痛苦等一系列心理反应。④ 适应能力差或个性缺陷。个人适应能力差是导致出现退休综合征的又一重要原因。有些退休人员由于个性上的原因而难以适应退休带来的生活变化。一般来说,性格固执、刚愎自用、急躁、怪僻、过度内向、智力水平低下以及具有黏液质和抑郁质等气质类型的人适应能力较差，所以在环境发生剧烈变化的情况下容易出现心理失调。

（2）客观方面：客观方面的因素主要表现为退休老年人社会支持的缺乏。社会支持是一个心理学概念，是指一个人出现心理问题时，一切有利于个人解决心理问题的社会因素。例如，亲朋好友的主动关心、单位领导和同事的继续关怀都有利于退休人员解决心理问题，组织退休人员参加集体活动或倡导尊老、敬老风尚均有利于他们宣泄和缓解不良情绪。当退休人员社会支持缺乏时，有些心理问题就会逐渐变为心理失调，导致退休综合征。

什么是退休综合征？

退休综合征是指老年人由于退休后不能适应新的社会角色、生活环境和生活方式的变化而出现的焦虑、抑郁、悲哀、恐惧等消极情绪，或因此产生偏离常态的行为的一种适应性的心理障碍，这种心理障碍往往还会引发其他生理疾病、影响身体健康。

据统计，1/4 的退休人员会出现不同程度的退休综合征。老年人的退休综合征是一种复杂的心理异常反应，主要表现在情绪和行为方面。退休综合征的表现与特征是：① 无力感：许多老年人不愿离开工作岗位，认为自己还有工作能力，但是社会要新陈代谢，必须让位给年轻一代，退休对于老年人实际上一种牺牲。面对“岁月不饶人”的现实，老年人常感无奈和无力。② 无用感：在退休前，一些人事业有成，受人尊敬，掌声、喝彩、赞扬不断，一旦退休，一切化为乌有，退休成了“失败”。由有用转为无用，如此反差，老年人心理上便会产生巨大的失落感。③ 无助感：退休后，老年人离开了原有的社会圈子，社交范围狭窄了，朋友变少了，孤独感油然而生，要适应新的生活模式往往使老年人感到不安、无助和无所适从。④ 无望感：无力感、无用感和无助感都容易导致退休后的老年人产生无望感，对于未来感到失望甚至绝望；加上身体的逐渐老化，疾病的不断增多，有的老年人简直觉得已经走到生命的尽头，油干灯尽了。

当然，并非每一个退休的老年人都会出现以上情形，退休综合征形成的因素是比较复杂的，它与每个人的个性特点、生活形态和人生观有着密切的关系。

如何预防和治疗退休综合征？

要预防和治疗退休综合征，老年人就应该努力适应退休所带来的各种变化，即实现退休社会角色的转换。通常有以下几种方法：

（1）调整心态，顺应规律：衰老是不以人的意志为转移的客观规律，退休也是不可避免的。这既是老年人应有的权利，是国家赋予老年人安度晚年的一项社会保障制度，同时也是老年人应尽的义务，是促进职工队伍新陈代谢的必要手段，老年人必须在心理上认识和接受这个事实。而且，退休后，要消除“树老根枯”、“人老珠黄”的悲观思想和消极情绪，坚定美好的信念，将退休生活视为另一种绚丽人生的开始，重新安排自己的工作、学习和生活，做到老有所为、老有所学、老有所乐。

（2）发挥余热，重归社会：退休老年人如果体格壮健、精力旺盛又有一技之长的，可以积极寻找机会，做一些力所能及的工作。一方面发挥余热，为社会继续做贡献，实现自我价值；另一方面使自己精神上有所寄托，使生活充实起来，增进身体健康。当然，工作必须量力而为，不可勉强，要讲求实效，不图虚名。

（3）善于学习，渴求新知：“活到老，学到老”，正如西汉经学家刘向所说：“少而好学，如日出之阳；壮而好学，如日出之光；老而好学，如秉烛之明”。一方面，学习促进大脑的使用，使大脑越用越灵活，延缓智力的衰退；另一方面，老年人要通过学习来更新知识，社会变迁风起云涌，老年人要避免变成孤家寡人，就要加强学习，树立新观念，跟上时代的步伐。

（4）培养爱好，寄托精神：许多老年人在退休前已有业余爱好，只是工作繁忙无暇顾及，退休后正可利用闲暇时间充分享受这一乐趣。即便先前没有特殊爱好的，退休后也应该有意识地培养一些，以丰富和充实自己的生活。写字作画，既陶冶情操，也可锻炼身体；种花养鸟也是一种有益活动，鸟语花香别有一番情趣；另外，跳舞、气功、打球、下棋、垂钓等活动都能使参加者益智怡情，增进身心健康。

（5）扩大社交，排解寂寞：退休后，老年人的生活圈子缩小，但老年人不应自我封闭，不仅应该努力保持与旧友的关系，更应该积极主动地去建立新的人际网络。良好的人际关系可以开拓生活领域，排解孤独寂寞，增添生活情趣。在家庭中，与家庭成员间也要建立协调的人际关系，营造和睦的家庭气氛。

（6）生活自律，保健身体：老年人的生活起居要有规律，退休后也可以给自己制定切实可行的作息时间表，早睡早起，按时休息，适时活动，建立、适应一种新的生活节奏。同时要养成良好的饮食卫生习惯,戒除有害于健康的不良嗜好,采取适合自己的休息、运动和娱乐的形式,建立起以保健为目的生活方式。

(7) 必要的药物和心理治疗:老年人出现身体不适、心情不佳、情绪低落时,应该主动寻求帮助,切忌讳疾忌医。对于患有严重的焦躁不安和失眠的退休综合征的老年人,必要时可在医生的指导下适当服用药物,以及接受心理治疗。

退休后如何做好心理调适?

(1) 退休前的心理准备:在退休之前不仅要有充分的思想准备,而且还要在感情上、行动上接受即将到来的现实,以积极乐观的心态对待退休。具体地说,就是要在退休之前逐渐淡化职业意识,减少职业活动,转移个人的生活重心,增添新的生活内容,初步确定与自己的文化经济背景、生活阅历、性格特点和身体条件等相适应的退休生活模式,为退休生活早做准备、周密安排。另外,有关组织和亲朋好友也可以开展一些咨询指导工作,为即将退休人员出谋划策,帮助他们做好角色改变的准备,以便更好地适应退休生活。

(2) 退休后的充实生活:① 发挥原有专长,继续发挥余热,避免个人价位失落感。② 培养健康的兴趣爱好,兴趣爱好是指个人在职业之外所从事的自己感兴趣的活动。退休老年人可以根据自己的实际情况因人而异、各显其能,培养其中的一种或几种兴趣爱好。

(3) 重新认识和调整家庭成员关系:已经步入老年期的退休者,已经度过更年期的困扰,在这人生转折的重要时刻,重新审视一下夫妻关系,并对夫妻生活进行必要的调整,是一件很有意义的事情。在调整夫妻关系的同时,还要主动调整自己与其他家庭成员的关系。如主动调整自己与子女或儿媳、女婿间的关系,在老有所为、老有所乐的同时多关心下一代,多关心亲戚朋友,建立良好的亲情友情环境,就是营造良好的社会支持系统。既能向亲友表达长者的慈爱与关怀,又能在自己遭遇困难和心理挫折时赢得更多的帮助和支持,始终保持和社会的密切联系与和谐状态。

(4) 改变认知方式:心理学家发现:智商高的人比智商低的人缺少快乐,是因为总是不满足;工作忙碌的人比轻松的人快乐多,是因为忘却了烦恼;参加体育文娱活动的人快乐多,是因为他们找到了调节的手段。当人们对生活中的诸多不顺,抱着接纳的心态,潇洒一点、宽容一点,坦然地接受,积极地应对,心情就会变得更加轻松、无拘无束，相应地，身体也会变得更加健康灵活。有时候，仅仅是换种思维方式，人生就因此而大为不同；仅仅使用了另一种眼光，心灵便因此而发生改变，身心被重新塑造，人生就显得更加美好起来。

(5) 拥抱现在，学会遗忘：老年人要学会忘记，忘掉那些不愉快的事。做好当前的事，从现在的生活中寻找快乐，来弥补旧日的创伤。有许多老年人坎坷地生活了几十年，工作不久又到了退休年龄，但他们退而不休，继续发挥他们的作用，并取得了一定的成就，得到了欣慰。这种强烈关注现在的态度是值得老年人们学习的。对于力所不能及的事，老年人不要纠缠在心，非强求自己干好不可；对生活中意想不到的困难也不必着急。

(6) 学会幽默：幽默可使紧张的心情放松，释放心头的压抑，摆脱窘困的场合，缓和气氛，减轻焦虑和忧愁，避免或削弱不良情绪的干扰。幽默可以帮助老年人打开心结、驱散心头阴云。当老年人因生活琐事而出现焦虑、忧郁、悲伤、生气等不良情绪反应时，完全可以尝试着用几句恰到好处的风趣话，缓和自己或帮助其他老年人缓和不良情绪的反应，甚至可以改变消极的对待人生的看法，最终摆脱恶劣的心境。

(7) 放松心情，睡一个好觉：睡眠能保护大脑皮质细胞，使之免于衰竭和破坏，使神经组织消耗的能量得到恢复，也使全身肌肉放松，心率变慢，恢复体力。良好的睡眠有利于老年人恢复体力和脑力，好好睡一觉，能使老年人忘却烦恼，解除悲观、焦虑、忧愁等消极情绪。

(8) 要“拿得起，放得下”：“拿得起”三字对老年人来说，含有老而不老的意味，不因为自己退休了，就远离社会、消极生活，而要不放弃人生追求、不退出人生舞台。人到老年，有了更多的自由，可以学习自己年轻时没有机会学习的东西，做一些自己想做而没有机会做的事。老年人还要学会“放得下”。人到老年，体能下降，身体各部件也已磨损老化，精力、体力都不像年轻时那样旺盛，所以老年人做事一定要注意凡事量力而行，适可而止，关键是要有个良好的心理状态。

老年人怎样适应家庭角色的转变？

退休虽然是一种正常的角色变迁，但不同职业群体的人，对退休的心理感受是大不一样的。作为老年人，应该正视现实，转变观念，改变作风。年纪轻的必然要逐渐替代老年人而成为各个领域里的主力军，在社会上是这样，在家庭中也不例外，这是不以人们意志为转移的客观发展规律。要知道，随着时间的推移，子女们的社会、家庭角色也要发生改变，他们已由纯粹的子女角色，转变成既是子女角色，又是父母角色，如果再以老一套要求长大的子女，就会引起他们的反感和抵触情绪。在家庭中，一定要放弃家长制作风，家庭大事应和子女们共同商量，多听取子女的意见，实行民主管理。这样不仅能增强家庭中的和睦气氛，也有利于增进家庭的凝聚力。

作为子女，应该理解父母在几十年里逐渐形成的生活习惯和工作模式，要改变也不是一朝一夕的事，需要有一个较长的适应过程。晚辈应该体谅老年人，耐心热情地帮助老年人逐步适应新的角色转变和新的生活方式。

家庭和睦对老年人心理保健有何影响？

研究表明，大多数疾病的发生与心理因素有关，而亲密的关系可以延长人的寿命。生活在和睦家庭中人患癌症的危险要比生活在暴力家庭的至少要少一半，而且即使患癌症，其存活期也比较长。如果生活在不和谐家庭，整日精神不振、郁闷忧愁，使神经功能失去平衡，造成内分泌紊乱，从而导致高血压、动脉硬化、十二指肠溃疡和新陈代谢障碍等疾病。这说明家庭和谐在心理健康作用中占很重要的位置，家庭和谐是心理健康的秘诀。

在影响和谐的诸多因素中，子女是否有孝心，是否能在精神上、物质上、生活上、言行上给老年人以关爱，是至关重要的。同时，作为老年人，也要有个豁达乐观的心态，要能冷静地对待一切事物，不要用老眼光看问题，要向前看，与时俱进，适应社会发展趋势，支持晚辈的发展，主动加强与子女的感情交流，学会协调、谅解，和睦相处。在家庭中，特别是成年的子女，掌握经济命脉，处于主导地位，对于年迈父母的赡养，不仅是物质上的满足，更重要的是精神上的慰藉。对老年人的生活习性要有所了解，对老年人不适应现代生活方式要能理解，对有些老年人特有的固执、唠叨，要善于倾听，并耐心加以引导，不要嫌弃，不要有逆反心理。对待父母要谦恭、尊敬、温和，尤其是自己有一点成就或者与父母意见不同时，更应该做到这一点。

老年夫妻之间常发生哪些矛盾冲突？

老年夫妻在一起共同生活了几十年，应该说彼此都十分了解、十分融洽了，但现实生活中仍有不少老年夫妻常因各种琐事而发生矛盾和冲突。

（1）生理需求不同：老年男性在70岁以前对性生活和性体验仍有较迫切的需求，而老年女性由于性器官萎缩，雌激素分泌减少，性功能减退，如果再遇上妇科手术后出现的心理障碍，产生反感情绪，加大双方反差，如不能相互体谅，就会发生矛盾冲突，甚至提出离婚或另寻新欢以获得性生活的满足。

（2）家庭收入分配的意见分歧：如一方要把钱财拿去支援自己的亲属，则另一方却不赞同；又如一方认为人老了，应该享受享受，出去旅游观光潇洒一番，而另一方则认为人老了，就应该多存点钱，一旦生病住院，好请人照顾，闲时备，急时用。如果两种意见不能协调，也常常会发生矛盾。

（3）兴趣爱好差异：如女方喜爱歌舞，男方是球迷；女方喜看生活故事片，男方爱看战争武打片。因为看电视两人也会发生矛盾，互不相让，常争执不下。

（4）对子女的态度意见不统一：在子女的工作安排、穿着打扮、恋爱婚姻、言行举止等问题上，老年夫妻由于知识结构、文化水平和生活经历的不同，处理的观点和方法也就截然不同，一个说好、一个说坏，一个支持、一个反对，各持己见，完全对立，也会加剧矛盾冲突。

老年人如何解决夫妻间的矛盾冲突？

由于以上原因，一些老年夫妻之间产生了矛盾。矛盾既然出现了，就应当采取积极有效的方法解决。在解决老年夫妻间矛盾的过程中，应当遵循以下一些基本的原则：

（1）坚持互相尊重的原则。既然是几十年的老夫老妻了，就要多想对方的好处，多看对方的优点，无论大事小事，都要注意尊重对方的意见，不要固执己见。只有这样，夫妻感情才能融洽。如果不注意尊重对方，什么事都自己说了算，对方难免会觉得自己临到老年还要受气，许多纠纷就由此产生。

（2）坚持互相谅解的原则。人年纪大了，各方面都不可能像年轻时那么敏锐、那么精力旺盛。特别是进入老年期以后，男性变得容易失眠、健忘、发火，而女性变得爱急躁、情绪不稳定、焦虑不安、忧郁、疑虑重重等。这就需要双方互相体贴、互相谅解。特别是身体较好的一方，对另一方要耐心、体谅；另一方也要控制自己，不要为了区区小事而喋喋不休。

（3）坚持感情不断培养的原则。老年夫妻在感情培养方面常犯的一个错误是：过分求实，而缺乏想象力，每日被柴米油盐之类的琐事所淹没，过分淳朴而缺乏情趣，常常被呆板和沉闷所窒息。当然，老夫老妻之间的感情与年轻夫妻有所不同，但因此而否认老年夫妻间感情的重要意义是不对的，应该经常坚持感情的不断培养。

(4) 坚持克服自身缺点的原则。有相当一部分老年人，性格越来越犟，听不进别人的话，大有不撞南墙不回头的劲头。这样的老年人往往闹得夫妻关系不和，甚至还会因此分锅吃饭。每对老年夫妻都应珍视自己从年轻时培养起来的爱情。性子急、脾气犟的人要注意克服自己的毛病，想要发火时，不妨想想自己的固执暴躁可能给对方带来的伤害，想想夫妻恩爱时的情景，想想对方往日对自己的关心和体贴。老年人容易犯的另外一个毛病是固执，有时甚至是毫无道理的固执。有的老年人形成了多年的习惯，如梳子放在哪儿、眼镜放在哪儿，都有固定的位置，一旦有人动过，没有放回原来的地方，就会很不高兴，甚至唠叨起来没完没了，这样往往会使对方很不耐烦。老年人也不妨改变一下自己的生活方式，这样一来可以增加新鲜感，二来也可避免老两口之间的不快。

(5) 坚持参加集体活动的原则。有的老年人由于身体不太好，不愿意到外面去，老两口整天厮守在家里，时间长了，难免要发生口角。实际上，老两口到外面走一走，活动活动，呼吸一下新鲜空气，不仅对身体有利，还可以解除心头的郁闷，使心情豁然开朗，这样老两口出现冲突的机会也就少了。

(6) 坚持自我批评的原则。不要总想明确谁是谁非，老两口之间没有根本的利害冲突，分出谁胜谁负也没有意义，双方都不应斤斤计较，应当在冲突中主动妥协退让，大度一些，宽容一点。事实上，一旦有一方表现出大度，另一方也不会纠缠不休，这样，老两口之间的紧张气氛就会烟消云散了。

丧偶对老年人的身心健康有何影响?

有的丧偶老年人沉湎于“失伴”痛苦中不能自拔。人人都知道，生老病死是自然规律，而夫妻双方总有一方会先行一步，但一旦真的到了那一天，人们在感情上往往不愿意接受这个事实。老年人也要破除“从一而终”的旧观念，放下思想包袱，在条件许可的情况下，勇敢地去争取新的幸福婚姻。有些老年人在丧偶后，从精神到日常生活都出现了许多问题，生活乏人关心，精神寂寞空虚，可是却不再寻觅新的伴侣，这一方面是出于对已故老伴的情感，觉得自己再婚就有些愧对逝者；另一方面也是担心外人或子女指责自己无情无义。其实老年人丧偶再婚未必无情。既然逝者已逝，而活着的人还要继续生存下去，就应该活得有质量，不能被动地等待生命的结束。

丧偶后出现的抑郁、焦虑等不良情绪会使人的自主神经功能失调、食欲下降、睡眠障碍。由于吃不好，睡不香，新陈代谢发生紊乱，激素等维持生命活力的重要物质合成受阻，分泌减少，导致免疫功能减退。对疾病的抵抗力降低，进而引发各种疾病，使原有的疾病复发、加重。

老年人丧偶后有孤独感怎么办?

(1) 学会自我心理调适。主要是面对现实，感情再深厚的恩爱夫妻，能够白头偕老，却很难同时去世。失去了朝夕相处、患难与共的配偶的确是一件令人心碎、悲痛欲绝的事情，但这又是无法挽回的事实。要坦然面对，不妨理智地提醒自己：每个人都要走向死亡，这是谁也逃脱不了的自然法则。老伴现在过世，是他(她)的“福气”，如果他(她)不“早走”，而是我“早走”，对他(她)来讲则更残酷。“早走”一步的，一定“希望”我多保重身体，把孩子培养教育成人，愉快、坚强地生活下去。

(2) 避免自责心理。有些老年人在老伴去世后，常常会责备自己以前对不起死去的老伴。诸如，以前自己做过一些错事，争吵打骂过，没有满足老伴的某些愿望，等等。其实，这种自责心理是没有必要的。金无足赤，人无完人，更不能未卜先知。如果想要弥补自己对生前老伴的歉疚，最好的办法不是自责，而是将老伴生前的事业、精神继承发扬下去，完成老伴生前未能实现的愿望，更加精心地照顾好老伴的亲人，培养教育好自己的子女。倘若如此的话，即使你在老伴生前真的做过对不起老伴的事，那么老伴在九泉之下也会原谅你的，并感谢你现在为他(她)所做的一切。

(3) 避免睹物思人。俗话说见物如见人，常常看到老伴的遗物会不断强化思念之情，这对自己正常生活并无好处。因此，应该尽量戒除怀旧诱因，把老伴的遗物收藏起来，尤其是最能引起你痛苦回忆的物品，把注意力转移到现在和未来的生活中去。

(4) 追求积极的生活方式。老伴去世后，角色发生了很大变化，有许多原来是生活的主要构成部分的东西已不存在了，空虚感和孤独感充满心头。因此要寻求新的、积极的生活方式，投身于学习和家务，或者全身心地照顾后代，在这些方面寻求精神的寄托。

(5) 要多参加一些力所能及的社会活动。近几年来，许多城市都加强了市政建设，市民广场逐年增加，绿地面积也不断扩大，老年人锻炼活动的天地广阔，在那里参加活动的老年人很多。特别是早晨，市民广场和公园简直成了老年人的乐园，失偶老年人可以去那里看看，散散步，呼吸呼吸新鲜空气，感受一下他人的愉快心情，也可以参加到集体锻炼项目中去。失偶老年人如能积极生活，老伴地下有知，一定会快慰的。

(6) 建立新的依恋关系。人总是依恋和谐亲密的人际关系，并从中感受到生活的欢乐。对于成年人来说，最为亲密的依恋关系一般是夫妻关系。一旦丧偶，这种亲密无间的依恋关系便被无情地摧毁了。如果此时能和父母、子女、亲朋好友等建立起一种具有代偿性的新型依恋关系，就能有效地减轻哀思。在条件具备时，再寻求一个伴侣，也是建立新的依恋关系的一条重要途径。子女和晚辈应破除那些陈旧的束缚人的观念，不仅不应阻挠长辈再婚，而且应主动积极地为他们物色新的伴侣。子女对丧偶老年人照顾得再好也没用，因为大部分时间他们还得独处，所以能再找一个合适的老伴相依为命，对丧偶老年人来说是一个最大的安慰。

(7) 自理生活。研究发现，一般情况下，丈夫先去世，妻子的适应能力较强；而妻子先去世，丈夫的适应能力则较差。这是因为女性总有操持不完的家务，较少感到无事可做的寂寞。如果有孙辈，那丧偶的女性就更容易克服悲伤心理，她们能在对孙辈的照料中获得乐趣。男性丧偶的老年人，因为平时生活大多有妻子料理，一旦丧妻很不适应，故男性应尽早学会做些家务劳动，起码生活能自理，这样丧妻后不会因生活极不适应而过于悲痛，还能在家务劳动中打发寂寞。

老年人再婚常有哪些消极心理？

(1) 自卑心理：有的丧偶老年人由于身体欠佳，但在亲友的劝助下，出于无奈不得已才仓促选择，草率成婚，故而婚后只把老伴当作“保姆”看待，低估了这份爱情的价值和性爱的重要性。如果再遇上对方不能理解和同情，势必发生矛盾和感情纠纷，造成心理压力。

(2) 心理重演：无论是男方还是女方都可能很自然地把新老伴与原先的老伴相比较，如果对方比原来的老伴强，就会获得愉快的心理，反之，如果发现对方某些方面不如原来的老伴，就会感到不愉快，甚至会出现后悔的心理。如果在对方面前不时流露出对过去老伴的怀念之情，就会引起新老伴的不悦。若对方有较重的嫉妒心理，则彼此心里无法沟通相融，发生同床异梦、感情隔阂或无法和谐相处。

(3) 心理对比:分为积极心理对比和消极心理对比。其中前者有利于老年人再婚后的生活,而后者不利于巩固关系。

(4) 怀旧心理:偶然回想起或定时祭奠已去世的爱人,是人之常情,但不宜整日思念或谈起,更不能把目前的伴侣与去世的伴侣相提并论,以免引起对方反感。

(5) 自私心理:要多为对方及其子女着想,不要自私,特别是在财产方面要保持公正,以免夫妻双方产生敌对情绪。

老年人自己对待再婚应持什么样的态度?

(1) 应慎重对待,切不可草率从事。老年人自己对再婚问题应该持慎重态度,切不可草率从事。有的老年人对再婚问题考虑得不够周全,甚至觉得"随便找一个凑合几年就算了",结果酿成悲剧。有一些老年人在考虑再婚问题时,对经济因素考虑过多,甚至有的老年人单纯是为了获得经济来源而再婚,这样的做法不可取。考虑经济因素是应该的,但感情问题也不能忽视。老年人的感情可能更深沉、更含蓄一些,但再婚不考虑感情问题是不可取的。没有感情的婚姻是建立在沙漠上的楼阁,随时可能倒塌,老年人对待感情问题也应关注。由于老年人的体力、精力都已不如从前,婚姻的变故会对老年人造成更大的伤害,因此老年人切不可草率对待再婚。

(2) 消除顾虑,走自己的路。不少单身老年人不是不想再婚,而是有各种各样的担心和顾虑。顾虑之一是觉得自己已年过半百,再找一个老伴怕有人笑话。其实,这种担心是多余的。老年人再婚是光明正大的事情,用不着怕别人说闲话。俗话说:人老了,老伴就是精神上的慰藉。不同年龄的人有不同的乐趣、需要和追求。对老年人来讲,最需要的就是精神安慰、谅解、鼓励,而这些只有从老伴身上才能得到。因为年龄相仿的人有着相似的经历,有共同的感受,彼此易于互相理解。老年夫妻之间精神上的互相慰藉是任何其他人都替代不了的。此外,单身老年人再婚还可以在生活上互相照顾。人到了老年之后,身体的各种器官都退化了,即使没有什么大病、慢性病,生活上也会遇到种种难以解决的困难。人到老年以后,还格外怕孤独、寂寞,只有老伴才是生活上的帮手和伴侣。当今社会正在迅速变革,人们的思想观念等发生了深刻变化,社会对老年人再婚问题的态度也大有改观,那些对老年人再婚看不惯的人正变得越来越少。所以,老年人再婚绝不是什么不光彩的事,它是老年人生活的正常需要。老年人本人不必对此过分顾虑,应当大胆地走自己的路。老年人对再婚的另一种顾虑是害怕子女反对。确实,有一些做子女的因为各种各样的原因反对老年人再婚，如果子女对老年人再婚过分干涉，还有可能会触犯法律。作为老年人，如果儿女反对自己再婚，也不要急于求成，强行结婚，而应当善于等待，多方商量，做好工作，以便取得较好的效果。

再婚后如何注意双方感情的培养？

老年人再婚之后，应当特别注意双方感情的培养。再一次组织起来的家庭，虽然对男女双方来说都是轻车熟路，一切都不很陌生，但遇到的困难可能比初婚还要大。这是因为人年纪大了，可塑性、适应能力也就差了，在先前漫长的生活中已经形成了自己固定的一套生活模式，已经不太容易改变。再加上双方很自然地会拿对方与自己的前夫或前妻相比较，比较的结果十有八九是不满意。老年再婚夫妻之间建立感情不可能像年轻人那样一蹴而就，而更多地需要理性地培养和发展。因此，老年再婚夫妻结合以后应把感情的培养摆到极为重要的位置上来。

(1) 应迅速使对方摆脱前夫或前妻的影子。这不是一件容易做到的事情，但这种努力是值得的、必要的，应当尽量去做。为了达到这一目的，可采取下列办法：① 取走最容易使对方联想起故人的物品，以免对方经常睹物思人。当然这要征得对方的理解和同意。② 自己应做到当与新人发生摩擦时，尽量不去回忆与去世或离异的爱人相处时的情景，更不要在对方面前说他（她）与自己以前的爱人相比如何如何。③ 尽可能从侧面多了解一些对方前妻或前夫的情况，力争使自己的所作所为超过他们，这样就容易使对方尽量了断恋旧情结。

(2) 应注意不要触动各自心理上的敏感点。所谓心理敏感点指的是人的感情因受过严重刺激而竭力回避或厌恶的事情，通俗地讲，就是人心里的疮疤、感情上不幸的烙印。再婚夫妻如能注意不触及这些心理上的敏感点，并时时注意培养感情，两人的关系就会变得和谐起来，各自受过创伤的心理就能在和谐中达到平衡。找准对方的心理敏感点很重要，下面一些事情往往就是对方心理上的敏感点：双方条件的优劣问题，双方带来的子女问题，彼此间的信任问题。如果能够注意诸如此类的敏感问题，再婚夫妻间感情的建立就会顺利得多。例如，对于对方带来的子女，一定要一视同仁，切不可有偏有向。人们往往更爱自己的子女，这是容易理解的，但既然与对方结合，就应当接受对方的全部，包括对方的子女。在这种时候，应当控制一下自己的感情，尽量营造一些合适的家庭环境，培养和加深对对方子女的感情。如果表现出对自己的亲生子女的偏爱，那么就很容易使夫妻间感情产生裂痕。

代际关系紧张的原因是什么？

父母双亲与子女之间，尽管有着密切的血缘关系和感情的联系，但是两代人之间也难免会由于代际差异和其他因素的影响而产生矛盾和冲突，如果处理不当，会使关系进一步恶化，直接影响正常的家庭生活，并且危害双方的身心健康。因此，认清代际关系不和产生的原因，学会正确妥善处理代际关系失调的方法，对于促进家庭生活的和谐、改善代际关系、提高家庭成员身心健康水平具有举足轻重的作用。

(1) 在心理状态、行为表现，价值观念、道德伦理观念等方面的差异。思想上，上一代比较实际并趋于保守，下一代则比较开朗、奔放；道德观念上，上一代重视传统，下一代则很少受此束缚；行为反应上，老年人比较迟缓，下一代比较灵活；性情上，上一代比较沉着、谨慎，下一代比较活泼开朗；生活态度上，上一代注重实际，下一代比较多幻想；在用钱上，上一代注意量入付出，合理节约，下一代则多有随心支出，用钱计划性差，不注意节约；服装方面，上一代比较重质地，主张大方、朴素、实用，下一代则重时髦，追求时装、款式及色彩搭配；交际方面，上一代选友持重，关系多较实用，下一代交际广泛。

(2) 成长环境的差异：上代的长者大多饱尝过生活之苦，所以他们对生活容易感到满足；下一代则大多生长在蜜罐中，对生活水准要求较高，也较难得到满足。

(3) 不同年龄的心理特征差异。

(4) 社会地位的不同造成的差异。

(5) 现代社会发展速度逐渐加快，使两代人的心理产生不同差异。

以上五个方面的差异并不意味着每一个具体的上代人与下代人都存在这种差异，也不意味着同代人的各方面特性都完全相同，应该辩证地去分析看待并且解决代际关系中可能存在和出现的矛盾、问题。

代际关系的调适原则有哪些？

(1) 上一代向下一代让步。随着当今科技进步、信息爆炸和知识更新的加速，以往存在着的年龄差异在获取经验、知识等方面的天然优势正逐渐失去，而代之以谁更容易接受新事物、吸纳新知识，谁就更具备竞争实力。这种转变无疑有利于勇于向传统发起挑战的年轻一代，并使得下一代有机会同上一代在知识和地位上“平起平坐”,乃至实现超越。在这种大趋势下,上一代的权力和利益被削减是在所难免的。承认这一点,无疑是痛苦的,但是不承认这一事实,仍强求过去的权威和支配地位,会造成求而不得的更大痛苦。所以,上一代不妨以宽容的精神去对待下一代,让下一代拥有更多的自主权,这样不仅有利于社会的进步,而且也有利于各代人各自的发展。如果说传统社会是以下一代对上一代的屈从和认同,包括自我权益的丧失为代价,形成了代际关系的和谐,那么今天则是以上一代自我权益的削减来维持代际关系的新秩序和新和谐。对此,上一代要有足够的心理准备,千万不要用传统的“孝道”观念来衡量或评价下一代。

(2) 下一代要了解、理解上一代。比较而言,如今年轻的一代有一种个人主义的倾向,他们更加关注自己,容易从自我得失出发来审视评判上一代的行为。显然,这十分不利于代际之间的交往和沟通。正确的做法应当是:一要了解上一代以往生活的经历,二是在此基础上理解上一代的思想和行为,这样不仅有助于平心静气地消除隔膜、沟通感情,而且还会认识到上一代的经验虽然有些已经过时,但仍有许多值得接受和借鉴的东西,可以作为人生的某种参考。同时,在感情和人格上尊重老年人。

(3) 权益共享,义务共担。上、下代双方应当承担各自应尽的义务,享受各自应有的权益。具体地说,就是上、下代双方既要尊重自己的人格独立,实现自我权益的享有,又要互相尊重对方的人格独立,承认和满足对方的权益享有。只有这样,才能既弥补传统代际关系的不足,保证每个家庭成员的个性发展;又能克服西方代际关系冷漠的缺点,保证代际关系的和谐融洽。

如何避免代际关系紧张?

有的老年人认为现在的年轻人是不可救药的一代,有的甚至认为今不如昔,其实,两代人之间应该相互了解,只有了解彼此,才有可能做到互相尊重、互相体谅,从而使代际关系融洽。

正确认识两代人的心理特点,是妥善处理代际关系的关键。

对待两代的不同意见,应采取接纳、融合、折中并存的办法,不要出口伤人。上一代尤其应该注意不要在众人面前伤害年轻人的自尊心,说话要讲求语言艺术及方式方法。老年人千万不要用武力解决家庭纠纷。误认为“棍棒下面出孝子”,实际那样只能导致代际关系更加紧张、僵化。老年人应具有个人魅力,富于同情心。

上代人应在下代人面前尽力展示其各方面的修养及魅力，经常从物质和精神两方面去刺激、鼓励下代的创新意识及改革热情。

下一代应该尊重上一代，关心他们的饮食起居，在节假日经常探望老年人与老年人团聚，清除老年人精神上的孤独感、寂寞感。出门办事应先告诉老年人，以免让老年人担心。当年轻人在某方面取得成就时，也应及时向上代人报告喜讯，让他们一块分享成功与荣誉，使他们感到骄傲和欣慰。同时，下一代还应避免与上代人争吵，努力用自己的意志去控制不良情绪，从而使家庭关系，代际关系融洽、和谐。

什么是家庭空巢综合征？

树上鸟儿成双对，筑巢生子养家庭，小鸟长大翅膀硬，飞走他乡谋生路，孤独鸟儿空守窝，自然界里叫“空巢”。在人类社会中同样存在“空巢”。子女长大后，相继分离出去，只剩下老年人独自生活，这些空巢老年人、老夫妇俩或两代老年人居住的家庭就形成“空巢家庭”。随着社会的发展，“空巢老年人”已经成为当今社会最重要的老龄问题之一。从发展看，未来 10 年，随着独生子女的父母步入老龄阶段，“空巢家庭”将成为老年人家庭的主要形式。由于孤单寂寞、缺乏精神慰藉，空巢老年人便会产生家庭空巢综合征。

在发达国家“空巢家庭”出现较早，现在十分普遍，老年人与子女同住的只占10%～30%，除了日本，大多数老年人均与子女分居。美国第二次世界大战前，52%的老年人与子女同住，到了上个世纪 80 年代，与子女同住的只有百分之十几。在比利时、丹麦、法国和英国，上个世纪 80 年代初，全部家庭户中 65 岁以上独居者占 11%。瑞典独居老年人达到 40%，即每 10 个老年人中就有 4 人独居。

近 10 年来，中国空巢家庭一直呈上升之势。1993 年，我国空巢家庭在有老年人的家庭中所占的比例只有 16.7%，而 2003 年上升到 25.8%。在一些大城市，空巢家庭问题更为突出。2003 年，北京市空巢家庭的比例为 34%，上海市为 34.8%，广州市为 30%，天津市为 36.5%。尤其值得注意的是，单身独居老年人在老年人口中的比例，由 1999 年的 3.8%上升到 2003 年的 11%，即增加了两倍。随着社会转型加快，代沟越来越突出。物质生活水准提高后，人们追求精神生活，老少两代人都要求有独立的活动空间和越来越多的自由，传统的大家庭居住方式已经不适应人们的需求，小家庭被普遍接受，“空巢家庭”将越来越多。“可以预料，‘空巢家庭’将是 21 世纪中国城市甚至许多农村地区老年人家庭的主要模式。”

家庭空巢综合征的主要表现有:① 情绪方面:常感到心情郁闷、沮丧、孤寂、凄凉和悲哀等。有时失落感与成就感交织在一起,表现为心神不宁、无所适从、烦躁不安、茫然无助等。② 认识方面:多数人出现自责倾向,认为自己过去有许多对不起子女的地方,对子女的关心、照顾和疼爱不够,没有完全尽到做父母的责任和义务,等等。但有时也会产生埋怨子女的倾向,觉得子女对父母的回报不够,只顾个人的利益而居然忍心让父母独守"空巢",等等。③ 行为方面:表现为闷闷不乐、愁容不展、说话声调平淡、时时发出叹息,甚至流泪哭泣,常伴有食欲缺乏、睡眠失调等。子女离开家庭往往在短期内使父母的生活规律发生紊乱,需要及时调整。

家庭空巢综合征的产生:① 心理衰老是父母因子女"离巢"而产生心理失调的重要原因。人过了四五十岁以后,进入了心理衰老期。随着自我生存能力和自我价值感的不断降低,他们自认为从叱咤风云人物逐渐沦落为社会弱者。这种自我衰老感很容易使他们产生对人际疏远的恐惧。而在所有的人际关系中,子女关系是最特殊的,是建立在最直接的血缘关系基础上的亲情关系。一旦子女因工作、学习的需要而远离父母,或者结婚单独另过,则父母自然会产生一种被疏离、舍弃的感觉。即便是子女结婚后能够经常回来看望父母,父母也会觉得自己的孩子变成别人的人了,自己与子女的感情已是今非昔比,于是内心不免忧伤、痛苦。② 角色丧失是造成家庭空巢综合征的又一原因。许多已婚者尤其是已婚妇女,把养育子女当作他们个人生活的最重要内容,甚至是唯一内容,因而父亲角色或母亲角色对他们的自我认同感是至关重要的,是他们身份、自我价值和情感的来源。一旦子女长大离家,父母亲的角色便开始部分地丧失甚至是全部丧失。这种情况的出现是令父母十分痛苦和难以接受的,会造成严重的心理压力。除非他们可以从职业、教育、消遣活动和人际交往中找到新的角色,代替原来用以满足身份、自尊和情感的来源——父亲角色或母亲角色。

如何应对解决家庭空巢综合征?

减少子女离家后对家庭的心理冲击,避免空巢出现的情感危机,就要积极防治空巢综合征。

(1) 建立新型家庭关系,减轻对子女的心理依恋。由于受我国传统文化思想的影响和独生子女家庭结构的制约,与西方一些国家相比,当今中国的父母们更加看重子女的养育,孩子对父母的影响及其在家庭中的作用格外突出,孩子是家庭基本三角的唯一的支点,父子和母子关系都集中在孩子身上。在这样一种家庭关系中就容易使父母对子女产生一种特殊的依恋心理,尤其是在感情生活上更多地受孩子的影响和支配,其结果就为日后因子女离家而产生家庭空巢综合征埋下了种子。所以应及早将家庭关系的重心由纵向关系(父母与子女的关系,或称亲子关系)向横向关系(夫妻关系)转移,适当减少对子女的感情投入,降低对子女回报父母的期望水平,尤其是当子女快要到了"离巢"年龄的时候,要逐渐减少对子女的心理依恋,做好充足的心理准备。另外,父母要尽量与子女保持宽松、平等、民主的关系,这种关系会促使子女在情感和理智上关心、体贴父母,增加子女与父母联系和往来的次数。

(2) 充实生活内容,寻找子女"离巢"后的替代角色。许多父母亲在子女未离家时,他们为子女的衣食住行操劳,为子女求学、求职、择偶奔波,虽然辛劳受累,却很充实。一旦子女由于求学、工作或结婚而离家后,生活虽然清闲了,却觉得异常难熬。所以要克服或减缓"家庭空巢综合征",就必须及时地充实新的生活内容,尽快找到新的替代角色,可以培养新的兴趣爱好,建立新的人际关系,创造新的生活方式,参与丰富多彩的闲暇活动。

(3) 重燃激情,找回感觉。老年人具有怀旧、恋旧的心理特点,尘封的旧情终难忘。夫妻共同参与文娱活动,当夫妻俩卡拉 OK 重唱恋爱中的同一首歌时,会唱得泪满脸心又醉,找回当年含情脉脉的感觉。

(4) 预防空巢综合征:不能采用消极的应对方法,如赌博、不正当的娱乐活动等。子女们要充分认识到空巢老年人在生理上可能遭遇的危机,做到心中有数,才能够有的放矢地为父母的身体健康做一些实事。和父母住同一城镇的子女,与父母房子的距离最好不要太远。在这一点上,提倡"一碗汤"距离,即子女与老年人居住距离不要太远,以送过去一碗汤而不会凉为标准。这是非常有意义的。对于身在异地、与父母天各一方的子女,除了托人照顾父母,恐怕更加要注重对父母的精神赡养了。子女要了解空巢老年人在情绪上容易产生不良情绪,经常与父母通过电话进行感情和思想的交流。

什么是老年人的死亡心理?

临终是人生旅途的最后一站,与童年的幸福、青年的浪漫、中年的充实、老年的安逸相比,临终阶段留给人们的是痛苦,其原因就在于临终患者要经历难以承受的躯体折磨和精神恐慌。随着我国科学技术的飞速发展、人们生活水平的极大提高，生活质量更加受到重视。如何提高临终患者的生活质量，使临终患者能坦然面对死亡，开展死亡教育及临终关怀十分必要。

不同的老年人对待死亡的态度也不尽相同，因此对待死亡的心理也就有不同的类型。老年人的常见死亡心理主要有以下几种类型：

(1) 理智对待型：该种类型的老年人当意识到死亡将要来临时，能从容地面对，并在临终前开始着手安排自己的工作、家庭事务及后事。他们能比较镇定自如地面对死亡，也清楚死亡是家庭中最大的生活事件，因而能尽量避免自己的死亡给亲友带来太多的痛苦。常常在精神还好时，就事先立下遗嘱，明确了自己死后的财产分配及后事的处理。这类老年人一般文化程度比较高，心理成熟度也比较高。是我们应该提倡的对待死亡的心理类型。

(2) 积极应对型：这类老年人有强烈的生存欲望，他们能意识到死亡首先取决于生物学因素，但也能意识到心理因素对死亡的作用。他们用顽强的意志与病魔作斗争。一般来说，这类老年人还不属高龄老年人，还有很强的意志，能忍受病魔及诊治带来的痛苦，寻找各种治疗方法，并积极配合医生进行治疗，以赢得生机。

(3) 勉强接受型：这类老年人并不是愉快地接受死亡，而是无可奈何地接受事实。有些地方，老年人一到 60 岁，就开始着手做寿衣、做棺木、修坟墓，做后事准备。其实，有时也并非老年人自己非常情愿，只能说是一种无奈。一代又一代就是这样传下来的。

(4) 充满恐惧型：这类老年人非常害怕死亡，又十分留恋生活。他们一般都有比较高的社会地位、较好的经济条件以及良好的家庭关系。他们希望健康长寿，甚至长命百岁，充分享受生活带给他们的无穷乐趣，因此对死亡充满恐惧，对生活充满留恋。

(5) 以此解脱型：这类老年人大多有着严重的生理、心理问题，要么经济上衣食不保，要么儿女不孝，要么丧偶，要么自己身患绝症或病魔缠身极度痛苦。因此对生活失去兴趣，并且深感活着是一种痛苦，反倒认为死亡是一种解脱。这也是一种逃避现实的做法，我们并不提倡这种态度。

(6) 无所谓型：这类老年人不理会死亡，对死亡抱有无所谓的态度，并能坦然面对，认为生死由命，既不回避也不积极着手准备，一切听天由命。

对临终老年人进行如何心理护理？

(1) 否认期:临终的老年患者知道自己将不久于人世,会感到吃惊,也因此会采取极力否认的态度。“不可能,这不是真的”。老年患者会认为有关他不久于人世的消息是不真实的,怀疑医生是不是搞错了,疑心护士是不是把病历卡搞混了,也会怀疑诊断器械的可靠性。因为有这样的想法,所以这样的老年患者就有可能要求换医生、换医院,希望从另一个医院、医生那儿得到另一种说法。如果想法被拒绝,老年患者的情绪将大受影响。家人与老年人之间应坦诚沟通,不要轻易揭露老年人的防卫机制,应根据老年人对其病情的认识程度进行沟通,与其他医务人员及家属保持口径一致,耐心倾听老年人的诉说,维持老年人适当的希望,并经常陪伴老年人,使其安心并感受到家人的关怀。

(2) 愤怒期:经过一番折腾,最后的结果无法改变时,老年患者就开始变得怨天尤人,情绪也更加烦躁不安,怒气冲天,对身边的人充满不满和敌意,有时还会莫名其妙地大发脾气,摔打东西,提出非分要求,更希望得到所有人的精心护理。应切记老年人的愤怒是发自内心的恐惧与绝望,不宜回避,要尽量让老年人表达其愤怒,以宣泄内心的不快,充分理解患者的痛苦,加以安抚和疏导,并注重保护其自尊心。

(3) 协议期:在这个阶段,老年患者会由一个总是发火的人而变得安静,和前一阶段相比,好像换了一个人,已能正确对待自己的疾病,也能正确对待死亡了,表面上也似乎不像以前那样痛苦了,但表面的这些并不能掩盖其内心对生命的渴望。在这一阶段,老年患者也许会和医生做交易,以便有充足的时间来实现自己的愿望。此期的心理反应对老年人是有利的,因为其能配合治疗并试图延长生命。家人应主动关心老年人,鼓励其说出内心的感受,尽可能满足他们提出的各种要求,创造条件,实现老年人的愿望。

(4) 抑郁期:这一阶段的老年患者又开始怨天尤人,更有甚者整日以泪洗面,有的便开始着手后事,并开始有计划地和亲朋老友一一话别。应多给予同情和照顾,多让家人陪伴,允许老年人表达其失落、悲哀的情绪,此时也不必考虑价值观,对老年人微小的愿望亦应加以重视,帮助实现,并加强安全保护。

(5) 接受期:处于这一阶段的老年人基本已经平静了,情绪也大有改观,已能接受命运的安排,并能坦然面对死亡的来临。大部分老年人在这一时期,选择了沉默和平静，但这仍然是表面现象，其实老年人并未愉快接受，只是一种无奈。应提供安静、舒适的环境，不要强求有护患的互动行为，尊重其选择，并继续陪伴老年人，不断地给予适当的支持。

老来俏对心理健康有好处吗?

老年人爱美是热爱生活的一种表现，有利于焕发青春，维护身心健康。人的年龄有实际年龄与心理年龄之分，实际年龄的增长是不可避免的客观规律，但心理年龄却各有不同。“我已衰老”与“我不算老”两种截然不同的心理暗示，所带来的精神面貌也完全不同。适当的修饰和合体的服装，使自己显得潇洒大方，对增进健康、延年益寿无疑是十分有益的。

老年人追求美而注重自己的修饰和打扮，是自尊、自强、自信和热爱生活的表现，是人心未老的表现，应该大力提倡。50 岁以上的妇女和 60 岁以上的男性，在生理上总会有一些变化，如皮肤弹性差、皮脂腺分泌减少、皮肤干燥、出现皱纹，经常使用营养性的护肤化妆品，就可改善这些状况。身材过度肥胖或消瘦，可根据自己的特殊体型制作合体的服装。

有些老年人强调以“庄重”来显示其身份，把爱美之心深藏不露，结果加速心理衰老过程。这是应该纠正的错误倾向。放弃对形体、服饰方面的讲究，意味着其他一切方面自暴自弃的开始，对日常的起居、生活也随之散漫，这不利于身心健康，也不利于延年益寿。

老年人吸烟对身心健康有什么影响?

不少人认为，吸烟可以提神、消除疲劳、解除烦恼、触发灵感，殊不知，这是毫无科学根据的。调查发现，长期吸烟可使老年人反应迟钝，双手不稳定，动作不准确；还可使人的听觉敏感性降低，过早失听。有的老年人还会出现视力模糊。

吸烟对老年人的心理健康有着极大危害。人的心理活动，包括智力活动，都是人脑的高级神经活动，它是通过大脑皮质的活动来实现的，而香烟中的尼古丁吸入人体后，可以刺激自主神经系统，引起血管痉挛，使胃液的酸碱度改变等，更重要的是影响大脑皮质的神经活动，使人的智力减弱。

有人虽然自己不吸烟，但长期被动吸烟，间接的毒害作用亦可使脑功能受到影响。同时，吸烟还可使血液中游离脂肪酸和胆固醇含量增加，从而加速脑动脉硬化症的发生与发展，影响大脑的供血、供氧，导致老年人急性脑血管病和血管性痴呆的发生。

吸烟是一种不文明的习惯。越是发达国家，限制吸烟的措施越多，吸烟的人数也在逐渐减少。许多国家政府都宣布了严格的禁烟法令，禁止在公共场所吸烟。1979 年，我国国务院批准了卫生部等《关于宣传吸烟有害与控制吸烟的通知》，许多卫生方面的专家也发出强烈呼吁，吸烟问题应当引起全社会的重视，这是关系到提高民族素质的大事。

老年人嗜酒对身心健康有什么影响？

酒中的主要成分是酒精，在医学上属于麻醉剂，有亲脂性，对神经作用最强，受损害也最为严重。酒能降低大脑皮质的抑制过程，失去对皮质下低级中枢的控制，丘脑、大脑、边缘系统的部分的功能就活跃起来，因而呈兴奋状态，实质上是一种低级中枢过度兴奋的表现。过量饮酒者往往丧失谦虚和自制，同时判断力、记忆力、注意力和理解力也减弱或丧失。如果继续饮酒，整个大脑会受到抑制并扩散到皮质下中枢，出现昏迷不醒、面色苍白、皮肤发冷、瞳孔散大，最后可因酒精中毒导致呼吸中枢麻痹而死亡。患有高血压和脑动脉硬化症的老年人继续饮酒可诱发脑出血和脑梗死而危及生命。有冠心病和失眠症的老年人在服硝酸甘油和安眠药的同时饮酒，可增强其毒性而导致猝死。

有的嗜酒老年人喜欢在饮酒时发牢骚、说怪话，甚至生气、发火争吵、打架，闹得全家不安；有的老年人因心情不愉快，心理冲突得不到解决时，喜欢借酒浇愁，结果心理问题不但得不到解决，反而变本加厉。慢性酒精中毒还会引起人格改变，使人固执自私。酒精中毒可引起精神障碍，并对肝脏有很大损害，还可引起胃炎、消化性溃疡、周围神经炎、高血压、动脉硬化等。

一般认为，嗜酒者预期寿命比正常人要减少 20 年，平均寿命低于 55 岁。因此，酒对人类特别是老年人的危害应引起广泛的关注，嗜酒的老年人应尽早戒酒。

什么是老年人的回归心理？

老年人过分追忆往事的现象可称为“回归心理”。这是由于人到老年之后，生理机能发生相应变化，尤其是脑细胞的衰老、内分泌功能的紊乱，致使他们的思维、理解、记忆能力降低，大脑释放的储存信息大大超过老年人的日常生活中吸收和累积信息的水平，而大脑贮存的“往事”却留有很深的痕迹，遇到现实刺激则易触景生情。随着生理机能的老化和社会参与性的降低，有些老年人的心理状态和行为举止会向孩童时代回归，有时甚至会表现出孩子般的幼稚或自私。

回归心理是一种不良的心理机制，经常被回归心理困扰的老年人易产生忧虑、悲观、甚至烦躁易怒及厌世等消极情绪，导致身体机能加速衰老，使老年人心血管和内分泌系统及消化功能发生一系列的紊乱，可引起老年抑郁症、心血管疾病、消化性溃疡和恶性肿瘤等多种疾病的发生。据统计，老年人因回归心理而导致老年性疾病的比例达 1/3 以上，严重影响了老年人的身心健康。

老年人应培养心胸开阔，情绪乐观，坚持社交往来，切忌闭门思“故”，不要整日沉浸在“不堪回首话当年”的悲观情绪中。要创造一个美好的晚年生活环境，培养各种兴趣爱好，调节、丰富精神生活；还可根据自身条件和爱好选择体育活动，以增强体质，经常阅读书报，用新颖丰富的知识来取代大脑中遗留的往事。家人更应主动关心老年人，帮助他们及时清除因回归心理而造成的不良情绪。

二、老年心理与长寿

长寿老年人有哪些心理特征?

(1) 长寿者大都心胸开阔,为人热情直爽,乐于助人,不易发怒。遇事想得开,少回忆不幸的往事,能苦中求乐,多向前看。

(2) 许多杰出的长寿老年人热爱生活,热爱自己的工作,还有着科学的生活方式,愉快的情绪,使身体各器官协调,并处于良好的状态。

(3) 性情温和,情绪稳定。他们遇事不急躁,很少发怒,不与人争吵,不过喜过忧。有的长寿老年人会也发怒,但情绪较易平息,发怒后能较快平静下来。

(4) 豁达,宽容大度,不计较小事,不生闷气,不妒忌别人。

(5) 心直口快,有事说出来,不闷在心里。刚毅、耿直的人胸宽气壮,神经系统有较强的协调能力,能适应环境的骤变;忘我无私则心胸坦荡,有利于长寿。

(6) 忠厚善良,与人为善,助人为乐。他们认为要长寿,首先要行善积德,不做坏事,事事无愧于心,才能心平气和,心安才能体泰。

(7) 书画琴棋能陶冶情操,使人心情愉快;有所追求,使人动脑思索,延缓大脑衰老。许多长寿者爱好棋琴书画,对工作极端负责,精益求精,由于艺术的陶冶和对事业的执着追求,锻炼了身心,获得了长寿。

(8) 善于自我调节,转化病态心理。一个人一生中总会遇到一些不顺心的事,长寿老年人也不例外,但他们善于转移和调节自己的情绪,理智地对待面临的挫折和打击。

哪些不良心理会加速老年人衰老?

人至暮年,身体逐渐走向老化,长期忍着病痛的折磨,难免脾气会变得暴躁。常言道"人越老脾气越怪",就是这个道理,但是老年人的不良心理会加速老年人的衰老。

(1) 怕死:老年人害怕衰老的核心往往是恐惧死亡。这种心理常常令老年人惧怕谈论死亡、不敢探视患病的人、怕经过墓地或听到哀乐,甚至看见一只死亡的动物也备受刺激,不敢正视。

(2) 多疑:一些老年人因身体有病而多疑,即便自己只是有些轻伤小恙也总以为无药可医。这种疑病可令其对衰退的身体机能极度敏感,精神倍感压力。

(3) 偏激:偏激情绪可表现为两个相反的趋向。一种是因衰老而以点带面地否定自我,常常自责、自卑、自怜、自贬。另一种则是因衰老而更高地要求别人,总希望得到他人的敬重和照顾,而不考虑他人的实际条件和能力,如果种种希望得不到满足,其心理偏激会加剧,进而自暴自弃。

(4) 幻想:受身体渐渐衰老的影响,一些老年人盼望长寿的愿望也会越发强烈。于是,他们会经常用幻想欺骗自己,以获得一时的心理宽慰,比如爱听他人说关于自己健康的恭维话等,一旦身体出现不适,便很难接受。

(5) 抑郁:一些老年人心理较脆弱,面对衰老的事实既无奈又惧怕。这种心态假如不及时调整,很容易引起抑郁。抑郁的人极容易丧失生活兴趣,还容易情绪激动、动不动就发火,经常自卑自责、自怨自叹,严重者有自杀倾向。

为什么老年人过度念旧易衰老?

老年人过度念旧是一种不良的心理状态。它的发生、发展与机体组织一系列进行性退化相关。随着年龄的增长,机体逐渐衰老,思维能力下降,远期记忆能力反而增强,因而对储存在大脑中的往事印象很深,难以忘却,常表现为回忆过去,或触景生情,念叨不绝,从而获得心理上的平衡和安慰。但是,老年人过度念旧会加速人体的衰老。据统计,有严重念旧心理的老年人,死亡率和癌症、心脑血管病的发病率分别比正常老年人高3～4倍,同时也易导致老年性痴呆症、抑郁症和消化性溃疡等病。

老年人克服念旧心理可用一分为二的观点,正确评价一生中的是与非,不要为"是"沾沾自喜,过分高兴;也不要为"非"而耿耿于怀,悲痛欲绝。保持健康的心理状态,对生活充满信心,心胸开阔,心情愉快,积极对待新事物。还要培养广泛的兴趣和爱好,调节和丰富精神生活,如练书法、养花、看书读报、多看喜剧片等。同时应加强体育锻炼,保持良好的体质。

如果老年人之间缺乏信息传递，就会感到空虚、抑郁，还会促进脑细胞衰老，因此要积极参加各种社会活动。社会、家庭、子女都应该经常主动地关心老年人，给他们更多的温暖，帮助他们消除过度念旧所产生的不良情绪。

为什么老年人尽量要保持“身正”？

人的衰老不是骤然迸发的，健康和不健康的生活方式都是慢慢积累的。所谓人老从心起。因为少了年轻时的许多“发光发热的舞台”，他们实现自我价值、得到相应肯定的机会也大大降低，难免信心不足，自尊心也因此更加脆弱，让老年人的脸皮越老越薄。所以，当人们把“衰老”和“含胸弓背”联想在一起时，一个腰板儿笔直、昂首阔步的老年人自然会让晚辈刮目相看，也肯定引来同龄人艳羡的目光，这些看法又会促使老年人更加“挺直腰板做人”，是一种可喜的良性循环。

有句话说得好：一种行为决定习惯，一种习惯决定性格，一种性格决定命运。昂首挺胸，最大的好处还在于产生一种积极的心理暗示。龟缩的体型是示弱、抵御性和消极应对的表现，而时时注意修正身姿，相当于不断提醒自己：“我是积极的，即使有困难我也是斗志昂扬的”。

身姿不正不仅会造成血液和淋巴循环不畅，还会阻碍神经系统的信号传递。其结果就是自主神经活动错乱，导致精力不集中、注意力下降、疲劳乏力等症状。身姿的影响不仅仅是心理上的，挺起胸可以使肺活量增加20%左右，也利于丰富的血液顺利输送，而大脑是人体最耗氧的器官，因此，挺胸还能保证大脑保持敏捷的思维、良好的记忆，避免衰老。

老年人的心理衰老有何特征？

大多数人，生理和心理是同步老化的。虽然同步老化的老年人心理特点表现复杂，不像生理老化那样达于外表，有明显的征象可见，但也不是不可捉摸的。同时，心理老化的程度由于每个老年人具体情况的不同而有所差异，甚至差异很大。研究发现，老年人的心理衰老有如下特征：

(1) 无原因的心烦、情绪低落。

(2) 晚间失眠或夜间多醒。

(3) 经常受惊，做梦频繁。

(4) 记忆力减退，注意力不集中。

(5) 心情沉闷,郁郁寡欢或成天昏昏欲睡,身体有病也不去医院就诊。

(6) 对周围的环境及一切事物都不感兴趣,甚至厌烦。

(7) 对事物的理解力减弱,表情痴呆。

(8) 身体感觉迟钝,动作缓慢,社交活动明显减少。

(9) 不愿独立思考及自主地处理事务,对他人依赖性强。

(10) 性格孤僻,经常感到孤独,甚至觉得活着没有意思。

(11) 语言啰唆,没有条理,表达不准确。

(12) 对人冷漠易怒。

(13) 看书报、电视没有耐心,只爱看些不费思索的节目。

(14) 不愿与别人交往,对亲属朋友都疏远。

(15) 恐老,总认为自己已经老了,不中用了,希望过早地寄托在子女身上。

如何延缓心理衰老?

心理衰老可诱导和促进病理衰老,病理性衰老又可加重心理衰老,二者形成恶性循环,加速了衰老的进展。因此,调节情志,"恬淡虚无"、"精神内守",以维持心理平衡,从而保持生理平衡,可以抗衰老。

老年人对子孙既不能过严,也不能溺爱,既要重视他们的智育,又要重视他们德育和美育。老年人要以自己良好的世界观、道德情操、生活作风等影响自己的小辈;而小辈则要从老年人身上学习优良的传统及可贵的经验,并要充分理解老年人的心理状态,尊重、体贴、爱护和照顾老年人,这样才能使老年人更好地、兴致勃勃地为社会做些有益的工作,进而也推迟老年人的心理衰老。

体育锻炼不仅可以增强体质,还可丰富晚年生活,增添生活乐趣,使精神振奋,心情愉快,提高信心,增加主动积极地安排好晚年生活的勇气和兴趣,从而增强老年人的心理功能。

心理美容,即注重外在形象美的同时,也注重自身修养的提高、气质的培养。为使青春常在,多数人都偏重形象美容,而忽视了心境对容貌变化的作用。其实,心理美容能真正帮助我们跨越年龄、容貌、形体等外在局限、是青春不衰、魅力永存的法宝。人对年龄的变化十分敏感,尤其是女性,一跨入 30 岁,常会内心里否定自己,出现一种怅然若失的感觉。当往日的丰润、窈窕消失,松弛的皮肤和道道皱纹构成新的年轮时,昨天的自信、勇气、激情也会随之离去。这种心理上的衰老又必然反映到外貌上来，从而出现两者之间的恶性循环。尽管许多人想靠化妆、整形来挽留青春，但终因没从根本上调整自己的心态，还是不能收到好的效果。可见，人老先老心态。一个人的容颜的衰老，精神因素起着极大的作用。为了延缓心理衰老，在注重心理美容的同时，宜提倡跨越心理障碍，大胆追求外在美。因为这二者是相辅相成的。时尚社会要求人的素质有一个飞跃，人们只有不断汲取新知识，提高自身素质，调整好心理承受力，才能跟上时代的步伐。同时人们也应该不断改善自己的外在形象，以增加自己的魅力。

人的心理活动是以大脑的生理状态为物质基础的，大脑老化是一个不间断的逐渐发展过程，坚持读、写、绘画和各种思维活动，是保持大脑活力的有效措施。经常思考问题，可使大脑皮质中主管思考领域的神经细胞之间形成新的联系，使思维活动更加敏锐灵活。美国著名心理学家史基教授指出："生活活跃，乐于学习与思考，并有某些刺激智力的嗜好者，到了老年期，大脑仍然会保持活跃"。因此，老年人为了保持和促进心理健康，延年益寿，永葆青春，应当勤奋用脑，经常进行脑运动。

老年期是人生经历的最终年龄阶段，无论生理特点还是心理特点，都与青壮年阶段不同，因此，老年人要想健康长寿，安度晚年，必须从"老"字出发，念好"老"字经。① 要知老：老年人必须承认自己已经老了，生活的方方面面都要量力而行，不要勉强，更不要好胜逞强，不要去做有害身体健康的举动。② 心不要老：就是心理上不怕老，不服老，要不断激发自己，战胜自我，始终保持年轻人那种雄心壮志。③ 要忘记老：就是不要让"老"字占据自己的头脑，要对生活抱乐观的态度，从心理上避免自我老化。

如何保持心理平衡抗衰老？

持续的心理紧张和心理冲突会造成精神疲劳，免疫功能下降，容易发生疾病。精神损伤、精神刺激常可引起人体许多生理变化，如持续波动可使心跳显著增快，血压急剧上升，红细胞激增，有的老年人在盛怒或高度兴奋下脑血管突然破裂而死。保持心理健康对老年人抗衰老具有十分重要的意义。

良好的心理素质可使机体血液循环稳定，细胞代谢旺盛，使内分泌、心血管、免疫、呼吸等生理系统活动达到最佳状态，从而延缓人体脏器的衰老，促进人体生理健康。相反，嫉妒、怨恨等不良情绪容易引起心理应激，导致肾上腺素、甲状腺素、血糖、血脂、皮质醇浓度增加，容易诱发心脑血管疾病、糖尿病和恶性肿瘤。因此，心理健康对于人体保健具有重要意义。心境淡泊、宁静处世、随遇而安的人往往比斤斤计较、急功近利、人际关系紧张的人寿命更长久,更易抗衰老。

要树立“知足常乐”、“助人为乐”、“自得其乐”的三乐精神,这是人生最难得也是最重要的一条。因为对自己充满信心,才能自我感觉健康,才有欢乐。一个人具有“知足常乐”、“助人为乐”的人生观,才能“自得其乐”,充满勃勃生机。现代医学证实,精神心理状态对健康长寿的影响是显著的。要学会自我珍重,努力培养安定而乐观情绪,不要因为一些琐碎小事而引起情绪波动。多体谅别人,多看别人优点,心胸开阔,心境平静,欢乐的情绪不仅可以提高工作效率,而且能推迟衰老。

保持心理平衡的方法有哪些?

保持心理平衡的方法主要有:

(1) 常修“七心”:① 热心,即对任何事、任何人都要有一份热心,助人为乐。一个人如能真诚地、力所能及地为社会或别人做些益事,就会受到人们的认可,这样既对社会做出了贡献,又实现了自身价值。② 乐心,“笑一笑十年少”,事实表明,绝大多数健康长寿之人都思想开朗、豁达乐观。生活中要学会控制情绪,善于忘却烦恼和不快,因为“一种美好的心情比十帖良药更能解除心理上的疲惫和痛楚”。③ 宽心,孔子曰:“君子坦荡荡,小人常戚戚。”生活中要小利不贪,小事莫计,与人交往要心胸宽广,不计较个人得失,心宽则体健,体健则神爽。④ 忘心,即要善于忘掉气恼忧愁等一切不利身心健康的不良情绪,要学会自我解脱,事物的发生发展像刮风下雨一样不依人的意志为转移。令人不快的事情发生了,气恼悲伤也无济于事,不如有意地将它忘掉,找些能使人开心的事情来寄托。⑤ 童心,即有意忘掉自己的年龄。人的生理年龄无法留住,但保持一颗年轻人的心是可以做到的。常言道人老心不老,心理先老的人,自然会未老先衰,这就是所谓“相从心生,相从心灭”。⑥ 善心,即为人处世,宁让人负我,我决不负人,这样任何时候都会心地坦荡,不惊不虑不忧。这种无愧于人、无愧于心的处世方法,自然益于身心健康。⑦ 静心,即要防止浮躁,守住清净,寻点寂寞,修身养性。历代的书画大师远远高寿于同时代的人,其根本原因,就是他们经常做到排除杂念、专心入静。在紧张的工作生活中,忙里偷闲、静修养心是有好处的,精神安定了,自然心平气和,延衰防老,健康长寿。

(2) 倾诉,可取得内心感情与外界刺激的平衡,除灾免病。当遇到不幸、烦恼和不顺心的事之后，切勿忧郁压抑，把心事深埋心底，而应将这些烦恼向你信赖、头脑冷静、善解人意的人倾诉，甚至自言自语也行，对身边的动物讲也行。

(3) 当一个人心理不平衡、有苦恼时，他应到大自然去。山区或海滨周围的空气中含有较多的阴离子，空气中的阴离子越多，空气越新鲜，人体神经体液的调节功能增强，心理就愈容易平静。

(4) 读感兴趣的书，读轻松愉快的书。抓住一本好书会爱不释手，那么尘世间的一切烦恼都会抛到脑后。

(5) 音乐是人类美好的语言。听好歌，听轻松愉快的音乐会使人心旷神怡，沉浸在幸福愉快之中而忘记烦恼。放声唱歌也是一种气度，一种潇洒，一种对长寿的呼唤。

(6) 雅趣，包括下棋、打牌、绘画、钓鱼等。从事你喜欢的活动时，不平衡的心理自然逐渐得到平衡。不管面临何等样的烦恼和威胁，你喜欢的活动一旦展开，脑海里便没有它们的立足之地了。有人就是通过画画治好了忧郁症。

(7) 做好事，获得快乐，内心得到安慰，感到踏实。别人做出反应，自己得到鼓励，心情愉快。仁慈是最有价值的品质，从自己做起，与人为善，在别人需要帮助时，伸出你的手，施一份关心给人。

如何调节“家庭情绪”抗衰老?

在影响人们健康的众多因素中，有一个极易被忽视而又相当重要的因素，就是“家庭情绪”。人仅仅关注自己的情绪是不够的，因为每个人每天给有一半以上的时间都是在自己的家庭中度过的。而“家庭情绪”是一个整体，每个家庭成员都不能完全独立，都要受到家庭整体情绪的影响。在快乐的家庭中生活的每一个人，几乎都是快乐的，在烦闷、消沉的家庭中生活的成员则很难摆脱不快的阴影。

家庭成员情绪的总和构成了家庭情绪。我们可对自己的“家庭情绪”进行一次自我评价，看它是属于以下三类中的哪一类：一是和谐、温馨、轻松、愉快；二是基本和谐、稳定，偶有争吵；三是长期或经常处于紧张、沉闷、烦恼之中，或家庭主要成员之间争吵不休，甚至对抗或感情破裂。

一般说来，不良家庭情绪的产生原因主要有五个：① 主要家庭成员(尤其是夫妻)之间不和睦。关系紧张。② 主要家庭成员有严重的心理障碍，或个性乖僻、暴躁。③ 家庭缺乏民主，家长专横、武断。④ 多数或主要家庭成员性格内向，生活刻板、单调。⑤ 家中有长期卧床、生活不能自理的患者，或有难治之症的患者等。

家庭情绪源于每个家庭成员的情绪及家庭成员之间的关系。如果家庭成员之间都能做到相互爱护，相互关心，相互体谅，尽力满足亲人的合理需要，那么这个家庭的整体情绪就是和谐而愉快的。

家庭情绪与家庭精神生活关系密切，凡是精神生活贫乏、单调的家庭，家庭情绪一般都比较沉闷、呆板。相反，精神生活充实、丰富活跃的家庭，家庭情绪则大多是愉快、轻松和温馨的。因此，家庭主要成员应该做些努力，改善、丰富自己的家庭精神生活。同时，每个家庭成员都应戒除不良嗜好，不酗酒、不赌博，因为，每样不良嗜好对夫妻关系和其他亲人之间的关系损害甚大，是家庭不良情绪产生的祸根，也是引起衰老的原因之一。

如何培养好的性格抗衰老？

要想抗衰老，必须有良好的心理品质，即健康的性格。

科学家经过大量调查与分析，认为性格有以下五个基本类型：① A 型：具有雄心与进取精神，争强好胜，急于求成，总想在较短时间内做较多的事，急躁、易发怒，人际关系紧张。② B 型：情绪稳定、乐观，遇事不急，随遇而安，善于现实地对待挫折与困难，适应环境的能力强。③ C 型：感情内向，过分“克己”，忍让自律，好生闷气，孤僻被动，“有泪不轻弹”。④ D 型：悲观郁闷，退避交往，缺少朋友，喜欢独来独往。⑤ E 型：情感丰富，多愁善感，情绪消极，逃避现实。上述性格类型孰好孰坏？从与疾病的关系看，科学家倾向于 B 型性格，此类人健康素质较高，进入“寿星”行列的几率较高。A 型性格的人与心脑血管病、糖尿病、胆石症等多种疾患关系密切。C 型性格的人更为糟糕，长期的孤独和压抑会破坏内环境平衡，削弱免疫系统，从而给癌症偷袭以可乘之机，故又有“癌性格”之称，此外，胃及十二指肠溃疡病、支气管哮喘、神经衰弱、月经不调等也会接踵而至。D、E 型性格的人也不妙，同样易与诸多疾病结缘，难享高寿，易衰老。

培养良好的性格，对自己、对集体都有重要的意义。一个有自制力、主动、果断、坚毅性格的人，能够很好地安排自己的生活和工作，能够正视现实、克服困难，在事业上取得成就。相反，如果缺乏良好的性格品质，就会影响工作、学习和生活。

如何注重道德修养抗衰老?

古今中外养生学家都把“乐善好施”视为养生的灵魂。我国明代医学家张景岳云:“欲寿,唯其乐。欲乐,莫过于善。”研究表明,长寿者多是敦厚、善良、豁达之人。社会心理学家认为,一个人心中充满善意、多行善事,视他人为朋友,乐于助人,使他人摆脱困境,心中必然会涌起欣慰之感。一个人坚信自己活在世上于他人有益,甚至是他人的生活支柱,这就会成为自己的一种精神力量。这种欣慰之感和精神力量,不仅是自我完善的催化剂,更是养生的营养素。因为欣慰使人精神愉快,而一个经常处于愉快心境之中的人其免疫力高,抗病力强,就不容易生病。相反,缺少道德修养的人,特别是套上名利枷锁的人,遇事总是计较个人得失,既要算计别人,又要防备别人的暗算,长期处于愤怒、沮丧、紧张状态之中,大脑神经始终不得安宁。在这种不良情绪影响下,人体各系统功能必然失调,免疫力自然下降,各种疾病便乘虚而入。缺少道德修养的人,极易与人发生争端,怨天尤人,常因一点小事而使矛盾激化,难以摆脱心理困境,这对心身健康十分不利。

在现实生活中有不少常存善念、助人为乐、清心寡欲、淡泊自然的人,即使粗茶淡饭,终日劳作,也活得自在,享有高寿的善报。被誉为“护理学之祖”的南丁格尔女士,她舍弃舒适的家庭,抛弃优越的生活享受,甘当一名护士到战火纷飞的前线去为伤病员服务,从侍候病员中感受到美好的人生,享年102岁。荣获“诺贝尔和平奖”的世界级大慈善家特里萨修女,在一生中全心尽意地护理患者,照料过许多传染病患者,竟然百病不侵,身板结实,直到走完87年的人生之路。凡破坏自然者,必然遭到自然界的报复。损害他人危及社会的恶行,必然受到非议和谴责,甚至被绳之以法。所以说,善有善报,恶有恶报,是符合客观规律的。

从医学角度来说,损人利己的行为,个人虽一时得到某些好处,却招来众人的厌恶,人际关系就恶化。贪污腐化,盗窃抢劫杀人等恶劣犯罪行为,即使侥幸没有即时败露,但社会舆论的压力,公安机关的追捕,这些人必然惶惶不可终日,害怕终有一日落入法网。长期处于这种恶劣的应激状态,势必产生紧张、恐惧、焦虑、抑郁等不良情绪,导致体内器官功能失常,免疫力下降,机体失去了抵抗力,难以抵御细菌病毒的入侵,不生病才怪哩!

研究表明,常存善念、不谋私利的人,心无负担,情绪愉悦,常免于疾患,起到祛病延年的效果。可见。注重道德修养,不仅是为人之道,更是养生保健之道。古代医家所说“仁者寿”的至理名言,很值得我们深思。

如何知足常乐抗衰老?

每个人都会为自己制定人生的目标,因为“目标”是一个人一生为之奋斗的追求与向往,它激励人们不断进取永不松懈,是人们的精神支撑与动力来源。然而也正是因为有了人生的目标,人们才生发了贪婪的心。为了实现自己的目标,人们奔波忙碌永不满足。

也许人的本性天生就是有了还想有,这山望着那山高。就拿赚钱来说起初人们会为自己制定一个小的目标。比如:一个人如果能赚到十万元就可以,于是冲着目标人们出发了。当目标顺利完成以后,这个人会发现这些远远不能满足自己,于是第二次制定了更加远大的目标,百万的欲望在前方竖立。为了这一个目标,这个人会继续努力的工作,会花费更多的精力与心思。当第二个目标也实现的时候,这个人会发现现实与自己理想还差很远,这一切都不能满足自己的要求。于是第三个目标在心中酝酿成形,为自己制定的目标也越来越高。拼死拼活奔波,直至把人的身心累垮,那时候才会发现自己从来没有休息过,虽有家产万贯,却把身体累垮了,简直就是加速衰老。

用一颗知足的心面对生活。知足常乐的人生才是人们一生追求和向往的理想境界。一个人如果不知道满足,纵使他有家产万贯也不会快乐不会幸福,更谈不上抗衰老。

知足者常乐,关键是知足,知足才能常乐。一个人无论自己的能力有大小,这并不重要,重要的是你如何面对自己,一个人的职业也不重要,一个人的环境也不重要,重要的是自己要有一颗平衡的心。重要的是要正确对待自己,正确对待周围环境,正确对待别人,正确对待这个现实的社会,如果做到这一点,知足离你也就不远了。知足是相对而言的,并不是说人的知足就不要理想、不要目标、不要追求。知足仅是对现实而言的,一个人无论做什么,怎样生活都不能脱离实际,面对现实中的具体寻找自己的知足,知足才能开心,开心才能快乐,快乐才能幸福。少些贪念多知足,少些烦恼多快乐。贪无止境总计较,心无宁日多病疾。愿老年人朋友潇洒知足度人生,少贪少妒养性情,健康长寿抗衰老。

如何不生气抗衰老?

心理学认为,生气尤其是生闷气,这是一种消极的情绪,不仅对工作、学习、生活以及人际关系会造成不良的影响,更主要的是对自身的健康会产生极大的危害,影响长寿。因此,对社会上的一些不合理的现象要有正确的认识,以免引起不必要的烦恼。如果真遇上了生气的事,也不必大动干戈,因为气既能生也能消。任何一种情绪的波动,随着时间的推移都会事过境迁,转化平息的。

清代光绪年间的大学士阎敬铭说:“他人气我我不气,我本无心他来气。倘若生病中他计,气下病来无人替。请来医生将病治,反说气病治非易。气之为害大可惧,诚恐因病将命废。我今尝过气中味,不气不气真不气。”在佛教的寺庙里,人们在弥勒佛两旁,经常可以看到不同版本的楹联:“大肚能容,容天下难容之事;开口便笑,笑世间可笑之人”。“大肚能容,了却人间多少事;满腔欢喜,笑开天下古今愁。”人生在世,不可能事事都顺心如意,碰到烦心恼人的事,也就难免要生气。生气是人们的欲望得不到满足,想象与现实发生冲突时,所产生的一种否定性情绪,是一种不良的心理反应。但是,在日常生活中,生气是一种常见的现象。生气时,精神紧张,情绪激动,心跳加快,血压上升,是冠心病、高血压的危险因素之一。

怎样才能做到不生气呢? 这就需要能容能忍,宽大为怀,心胸开阔,豁达大度,有一种宽容和体谅的心理环境,即有容人容事和雅量,不为小事而生气,万事都要想得开。不生气的方法很多,举例如下:① 躲避法:想办法脱离生气的环境。② 转移法:唱歌、跳舞、听音乐、看电视或做别的事情。③ 释放法:向自己可以信赖的人倾诉。④ 控制法:以个人的修养稳定情绪。⑤ 安慰法:找个合适的理由,自我安慰、自我宽心。⑥ 让步法:对非原则性的鸡毛蒜皮小事,谦让、礼让、忍让。

如何保持精神年轻抗衰老?

研究表明,一个人的精神面貌和心理状态对衰老起着很重要的作用。常见的情形是:一个人到了五六十岁就开始认为自己老了,手脚不灵、记忆力减退了,逐渐从思想上丧失了积极生活的勇气,而那些保持乐观情绪,全身心地投入到工作、学习或其他爱好的老年人,则使自己的生理性衰老尽量往后挪。因此,保持心理年轻是非常重要的。

精神衰老的一般表现,一是思维活动迟缓,理解能力减退,注意力难于集中,对外界刺激反应迟钝;二是性格变化,情绪平淡,情绪不稳定,或因小事暴怒,或固执保守,孤僻自私,极易伤感;三是记忆力障碍;四是动作笨拙、迟缓且不协调,步履不稳,手脚震颤。

产生精神衰老的因素很多,可以是生理因素的,老年人大脑皮质和皮质下各种神经细胞的退行性变化,致使神经纤维再生能力减低,脑血流量和脑的摄氧量减少而导致精神衰老。也可以是心理因素的,主要是急剧的精神刺激,可以由酗酒、纵欲、营养不足、营养过剩、过于安逸引起,也可以由疾病或遗传因素引起。

精神老化进程的早、晚、快、慢与每个人的生活环境,物质文化生活水平,营养、心理及情绪状态,性格特征,体质,工作是否顺心,家庭和睦与否,结婚的早晚,子女的多少等因素有密切关系。人到了 65 岁才进入老年阶段。可是有的人虽然刚过 40 岁,却两鬓斑白,耳聋眼花,记忆力及对事物的反应力减退,兴趣索然,精力和体力一年不如一年。而有些老年人虽已七八十岁,但依然体魄健壮,精力充沛,精神矍铄,思维敏捷,容光焕发,兴趣范围不减当年,不仅有创新才能,而且对生活与未来充满着无限的信心,继续活跃在政治、科学和学术的第一线上。

保持精神年轻的方法主要有:

(1) 幽默风趣,笑口常开。如此可一扫笼罩在心头的愁云和烦恼,心胸开朗,使整个机体处于轻松状态,可促进消化系统和心血管系统的功能,进而焕发出青春活力。

(2) 泰然处事,心平气和。不管是青年人还是老年人,做事都当稳重。情绪不稳、易于冲动有损于身体健康,尤其是中老年朋友,遇到激动还可能诱发高血压、脑中风、冠心病。

(3) 勤于用脑,勤于思索。大脑的活动也是用进废退的。人的精神状态由大脑支配,要想减退大脑的衰老速度,最有效而又最经济的措施就是勤于用脑。中老年朋友欲使自己"人老心不老",就得保持好奇心,不断地用新奇的东西、用现代科学知识充实自己,这样就会觉得生活是丰富多彩的,而自己仍然精力充沛、朝气蓬勃。

(4) 培育良好的性格。克服性格上的孤独、多愁善感、敏感多疑、好生闷气、易发脾气、容易嫉妒、不好社交等缺陷。努力培养豁达、乐观、灵活、坚强、兴趣范围广泛等良好的心理特征。还要热爱生活,喜欢艺术,有远大的抱负,不要让理想淹没在世俗与平庸的激流中。

如何释放感情抗衰老?

感情应力学说提倡人们不要积累“感情势能”,应多从心理方面来防病治病。精神沮丧,或大脑受到刺激,可去心理诊所挂号。医生追根寻源,就可对症下“话”,解除“感情势能”以求心理健康,从而发挥“话”到病除、抗衰老的奇妙效果。

所谓“感情势能”,就是指外部世界的刺激经过日积月累会形成一种潜在的“能量”,当这种能量超出一定限度就会使人体的血液、消化和神经系统的功能失调,以致产生严重的社会心理疾病。随着社会文明程度的不断发展,人类却较前更易积累“感情势能”。在文明程度不高的社会发展阶段,人们毫不隐讳地表达情感,因而随时可以求得心理平衡。比如上古时代,人们以谋得一饱为乐,很少有其他奢求,也许两人会为争一猎物决斗,但却不抑制感情,哪怕决死相争都当即将感情势能放射一空。现代社会虽然也在复杂的背景下明争暗斗,但却要束缚自我,斯斯文文,即便心理极不痛快,也不能任意施行“感情放射”。人类寿命长短很大程度上取决于人体的感情应力,适当地应用“感情应力”规律因势利导,有助于健康长寿。

现代人的感情释放受到诸多因素的影响,这给人们的健康带来很大损害,因此,必须重视心理卫生。不妨试用以下方法:

(1) 哭笑法:当老年人气闷难忍、心灵创伤太大时,不妨哭笑一番,将不良情绪及时“释放”出去,以此求得精神上的解脱,不至于因不良的感情积滞而造成对自己的健康、长寿的损伤。

(2) 宣泄法:老年人要学会及时宣泄自己过急的情感。当遇到盛喜难抑之事时,不妨学学孩子哈哈畅笑一番,或放开嗓子吼几句。凡遇到苦恼难忍之事时,不要闷在肚里,可向亲朋倾诉一番,甚或大哭一场。

(3) 转移法:当老年人遇到伤感失意之事时,要通过转移其不良情绪来达到释放不良情感目的。如在遇到失意之事时,要学习一点辩证法,懂得用一分为二、变化发展的眼光看问题,在任何情况下,都不要把事物看“死”,而要看得尽量开一些。在遇到伤感之事时,要善于及时寻找乐趣,生活中的乐趣很多,应当有意识地看到光明的一面。闲中求乐,最重要的是既不要自寻烦恼,又要善于从烦恼中及时解脱出来,把情感转到一些健康有益的兴趣上来,如钓鱼、种花、下棋、品茶、看书等能。而适当参加一些社会活动,使老年人能及时改变不良情绪,使自己随时保持精神上的年轻、活泼。

(4) 超脱法:老年人在生活中,总有许多不如意的事,尤其是当今社会由于腐败现象的存在,以及社会风气的变化,看不惯的事情很多,因此应尽量超脱一些,眼光放远些,心情自然会开朗起来。此外,老年人还要学会适应环境,遇事不强求,不生闷气,不争死理,保持豁达开朗的心情。

总之,在任何情况下只要做到了乐观处事,心态平和,不积累不良情绪,又善于将不良情绪及时释放出来,就助于身心健康,从而达到抗衰老之目的。

如何减压抗衰老?

老年人养生的方法,主要是安定情绪,保持思想清净,不贪欲妄求,精神内守而不耗散,这样的话,病即无从可来。此外,对于地位能随遇而安,不羡慕地位高的人,没有嫉妒心和高傲心,这样才合于养生之道。研究表明,在压力减轻的情况下,能使免疫功能增强,代谢旺盛,气血和畅,从而调整气血阴阳,最终达到"阴平阳秘,精神乃治"的目的。老年人如果要达到修德养性、养生保健之目的,首先得从调整心态,保持心理健康做起。

易生气和易妒忌的女性比性格沉稳冷静、信任他人的女性死亡的可能性要高出4倍。友善的心态能使人体神经系统的兴奋水平处于最佳状态,可促进体内分泌出一些有益的激素、酶类和乙酰胆碱等,而这些物质能把血液的流量、神经细胞的兴奋调节到最佳状态,从而提高机体的控病能力。而不友善的女性往往怨天尤人,动辄怒气中烧,从而引起肾上腺素等应激激素大量释放,使血管收缩、心跳加快、肌肉发紧,导致不良情绪加剧,造成心理、行为的恶性循环。因此,提倡友善的处世方法,是现代老年人尤为要注重的。

如果一个人的价值错位、名利熏心、心胸狭窄、目光短浅,整天过的是消沉、灰暗、呆板、枯燥的生活,所看到的社会都是阴暗和肮脏,久而久之,这个人就会丧失对生活的审美观,心里便会充满黑暗、仇恨、嫉妒和不满。这样的人,无论走到哪里,其生活氛围都不可能和谐、宽松。为此,老年人要有正确价值观,有良好的心理素质,做到心胸豁达,淡于名利,对周围的人宽宏大度。没有危机,少了是非,周围的生活气氛便始终会是和谐、宽松的。

如果想放声大哭,就顺其自然。许多成人,尤其是男性都丢掉了眼泪这个天生被赋予的礼物,孩提时代被压抑的影响太强烈,以致他们在欲哭的刹那关闭了哭的机制。事实上,许多研究指出,哭泣能使身体的化学作用朝好的方向转移。改变某些有害生理压力反应，甚至还有一种说法，即妇女早期心脏病的发病率较低，与她们在生理需要进能哭泣有关。

由于社会的俗成，个人在公共场合哭是不适宜的，但在非公共场合里则别放弃这一抒发情感的最佳渠道，流泪能释放情感，帮助个人认识自己真实的感情，还有助于自己身边所爱、所信任的人更彻底地了解自己，在适当的时候给予同情和支持。因此，在痛苦时，流泪不应当被制止。

同样，假若对别人的情感敏感，会有助于自己的情感更坦率，许多不能释放情感的人，被自己周围的人情感搅得不平衡。假如我们不能正视自己的眼泪，我们就可能对别人的眼泪失去耐心。假如我们不能正视自己的愤怒，我们就可能被别人的愤怒搅得心烦意乱。假如我们不能正视自己的快乐，我们就可能被别人的快乐搞得尴尬万分。假如我们不能正视自己的爱慕，我们就可能对别人的爱慕异常冷漠。假如我们不能正视自己的缺点，我们就可能对别人的缺点吹毛求疵。

包括眼泪在内的一切压力解决办法，主要都在于承认情感的正常性、自然性、合理性，承认它是充实人生的一部分。当然，我们需要具备控制它们的能力，明白何时表达恰如其分，何时有悖常理。但这种知识必须基于我们对自身情感的彻底了解和坦率承认，少了任何一项，我们生活中的压力都会继续对身体和心理造成伤害。

如何宽容抗衰老?

宽容是人类生活中至高无上的美德。宽容是一种良好的心理品质，能以大局为重，甚至对个人的暂时损失也不计较，这是豁达大度的表现。宽容可以使人保持心理平衡，心理平衡是一切保健措施和一切保健品的总和，它是健康长寿的宝中之宝。在精神方面要及时清理仇恨、妒忌、悲痛等。对荣辱、名利等身外之物，需要放得下，想得开。

宽容是一种不需投资、保持心理健康的“维生素”。宽容不仅能给我们带来平静和安定，是通向健康的坦途，而且对赢得友谊、保持家庭和睦以及事业成功都是必不可少的。

有位心理学家曾说：“人类要开拓健康之坦途，首先要学会宽容”。人生活在世上，不管多么富有，多么有权势，总有不顺心之事。当人内心矛盾冲突或情绪危机难以解除时，机体内分泌功能就易失调，造成血压升高、心跳加快、消化液分泌减少等，还常伴有头晕、多梦失眠、倦怠无力、心绪烦乱等症状。这些心理与生理异常相互影响，形成恶性循环，可诱发疾病的发生。

社会交往和家庭内部也离不开宽容。同事朋友间难免有矛盾、有争执，家庭中夫妻吵架、婆媳失和等也不鲜见。如果事后大家平心对待和互相理解，或者事前能多一分宽容、多一分忍让，这类不愉快的事情是不会经常发生的。当然，宽容与个人修养很有关系，但你只要坚信宽容会给你带来快乐和幸福，不断培养这种良好的品质，你最终能从宽容中获得莫大益处。

宽容是意味着一个人的自爱达到了能够使自己做到诚实、开朗，在生活中保持乐于进取的程度，那宽容就是善意的理解和理解之后的爱和关怀。所以说，宽容的伟大在于发自内心，真正的宽容总是真诚的、自然的。宽容是一种充满智慧的处世之道，吃亏是福，误解、谩骂、忘恩负义，都不去计较，这种吃亏，其实就是一种宽容的智慧，以一种博大的胸怀和真诚的态度宽容别人，就等于送给了自己一份神奇的礼物。宽容别人带来的愉快本身是至高无上的，它使我们认识到自己值得受到的宽容，也使我们认识到没有宽容的心的人是有缺陷和危险的。

如何紧张有度抗衰老?

长期过度紧张对身体有害，紧张的生活会使体内儿茶酚胺物质过度释放，容易引起血压升高、动脉粥样硬化、心律失常、失眠、溃疡病等多种疾病。反之，过于松弛的生活也不利于健康。适度的紧张是保持健康、抗衰老的一剂良药。

适度的紧张，不仅能提高工作效率和增添生活乐趣，对身体也颇有裨益。这样，在心理疗法中也就有了“紧张疗法”这么一个名称。人处于适度的紧张状态，思维积极，情绪稳定，最具效率，即使遭遇挫折，亦能再接再厉。适度紧张，能够充分调动体内的潜能，使肾上腺素分泌增多，心跳加快而有力。由于心脏排血量增加，各器官组织得到充分供血、供氧的良好保护，血管的舒缩功能随之改善，有利于心血管健康。当机体免疫系统处于戒备状态时，许多疾病是难以攻入机体的。适度紧张，还是一种经常性的健身活动，它要求手勤腿快，使肌肉活动增多，新陈代谢旺盛，无疑会对健康起促进作用。因此，适度紧张对每个人都是十分必要的，把生活节奏安排得紧张些有利于健康长寿。

适度的紧张状态能增强大脑的兴奋程度，提高大脑的生理功能，使人思维敏捷，反应迅速。当一个人处于适度紧张的生活和工作中时，心脏往往通过加强收缩以排出更多的血液来供应全身各器官组织的需要，血管的舒张、收缩的功能随之改善，这对减少心血管疾病的发生，提高抗病能力，对抗衰老是十分有益的。适度紧张有如“生命之盐”，能激发人体潜能、增强免疫力。过分懒惰、闲散反而将减弱生理功能，容易诱发疾病。

如何才能保持适度紧张呢？首先要保持一定的日常工作，使之既不觉得负担过重，也不觉得松松垮垮或过于散漫。其次要保持有节奏性的规律生活。再次，宜坚持经常阅读、写作（写写个人日记也行，不一定非是作家不可）等脑力劳动，因为人脑也有个“用进废退”的问题，科学家们已发现，多用脑筋者往往不易衰老而能长寿。最后一个方面，是保持一定的体育活动量，这一点对于长期从事脑力工作的同志，尤其重要。

如何消除过度紧张？

研究发现，心理经常处于紧张状态的男性患高血压的概率升高，大约为一般人的 3 倍。紧张值每增加 1 分，出现高血压的机会就会增加 16%。

导致高脂血症最主要的原因并非饮食因素，而是长期过度辛劳引起的“持续心理紧张”。有试验表明，让那些血脂高达 70%的患者松弛心情 3 个月，并不改变他们的饮食习惯，结果，这些人的血脂完全恢复正常。

人在紧张状态时易感染病毒。调查表明，患者的紧张度与感染率密切相关，最易紧张者的感冒发病率是不易紧张者的 2 倍。

紧张还可殃及皮肤。这是因为人在过度紧张时，脑神经高度兴奋，引起皮肤神经末梢紧张，毛细血管收缩，血流缓慢或淤滞，造成皮肤的氧气与养分供应减少。缺氧会使面部出现不同程度的发紫，如此反复，肤色就容易变深甚至发灰发黑。而营养不足则可使颜面变得干燥、萎缩、起皱、疏松、枯黄、失去光泽。

紧张可以引起营养不良。因为在紧张状态下，人的心跳加快，血流加速，必然消耗大量氧气与营养素，同时也产生了比平时更多的废物。要排除这些废物，内脏器官就必须加紧工作，要消耗氧气和营养素，从而造成恶性循环，引起或加重营养不良。

消除紧张的方法主要有：

（1）笑口常开。人在大笑时，心、肝、肺等脏器以及脊柱、胳膊和面部肌肉都得到锻炼，血压、心率和肌张力降低，心情得以放松。大笑 5 分钟的放松效果与休息半小时相等。

(2) 主动倾吐。将积压在心中的焦虑或担忧说出来,让家人或亲朋好友分担,一个忠实的听众能够帮你减轻紧张带来的压抑感。

(3) 做深呼吸。方法是:用鼻子深深吸入空气,使胸廓扩张,然后缓缓呼出,并默念放松。工作之余抽出 5~10 分钟做 1~2 遍即可使自己镇静下来。

(4) 闲庭信步。15 分钟的散步比镇静剂的放松效果还要好,即使短暂散步也能减轻焦虑。

(5) 欣赏音乐。适宜的音乐旋律可激发人体产生更多的内啡肽,这是一种极具镇静作用的激素,能迅速稳定心态。心理治疗专家开出的"处方"是:先听与你当时心情相似的旋律,然后逐渐调整到你希望获得的那种心情上去。

(6) 洗温水浴。温水浴因加速血液循环和放松肌肉而使人安静。

如何不嫉妒抗衰老?

嫉妒是一种对人的憎恨心理,能够使人心胸狭窄、鼠目寸光,产生气愤、怨恨的心态。嫉妒是对别人不幸和痛苦的幸灾乐祸,产生行为上损害他人的心理。嫉妒是一种消极的心理品质,是对他人的成就、名望、品德、优越地位及既得利益的一种不友好的、敌视与憎恨的不健康情感。嫉妒会使自己蒙受精神损伤,自然不利于抗衰老。

在人类的情感当中,嫉妒是强烈而痛苦的一种,也是最难控制的。日常工作和社会交往中,嫉妒心理常发生在一些与自己实力相当,能够形成竞争的人身上。

嫉妒是害怕、担心和愤怒等情感的混合体,这三种情感会使人一触即发,被嫉妒的火烧灼的人通常会血压升高、心跳加快、肾上腺素分泌增多、免疫力变弱、焦虑甚至失眠。如果被嫉妒心理困扰,难以解脱,一定要控制自己的情绪,不做故意伤害他人的事情,然后不妨用转移的方法,将自己投入到另一件既感兴趣又繁忙的事情中去。

工作和社交中嫉妒心理往往发生在双方及多方,因此注意自己的性格修养,尊重与乐于帮助他人,尤其是自己的对手。这样不但可以克服自己的嫉妒心理,而且可使自己免受或减少受嫉妒的伤害;既可以取得事业上的成功,又能感受到生活的愉悦,何乐而不为呢?

当嫉妒心理萌发时,能够积极主动地调整自己的意识和行为,从而控制自己的动机。这就需要客观、冷静地分析自己，找差距和问题。一个人不可能在任何时候都比别人强，人有所长也有所短。人固然应该喜欢自己、接受自己，但还要客观看待别人的长处，这样才能化嫉妒为竞争，才能提高自己。聪明人会扬长避短，寻找和开拓有利于充分发挥自身潜能的新领域，这样在一定程度上补偿先前没能满足的欲望，缩小与嫉妒对象的差距，从而达到减弱乃至消除嫉妒心理的目的。嫉妒，往往给被嫉妒者带来许多麻烦和苦恼，换位思考就会收敛自己的嫉妒言行。积极参与各种有益的活动，嫉妒的毒素就不会孳生、蔓延。最好能找知心朋友、亲人痛痛快快地说个够，他们能帮助你阻止嫉妒朝着更深的程度发展。另外，可借助各种业余爱好来宣泄和疏导，如唱歌、跳舞、练书法、下棋等。

淡泊名利是抗衰延年的重要一环。不要嫉妒别人，也不要算计别人。克服妒人之心，一是要加强自身修养，二是要培养知足意识。一个人如果一直处于心平气和，泰然自若的状态，就可以使"主"明心正，这就是养心的关键。

如何解郁抗衰老？

现代社会生活节奏快，竞争激烈，人际关系复杂，人们的身心负荷大大加重，忧郁等心身疾病成为不可忽视的问题。忧郁会使最坚强的人生病。年龄超过 65 岁的人心情沮丧的发生率高，其原因有营养不良、伴侣的逝去以及感到自己不再有用等。超过 15％的成年人有明显的忧郁症状，持续轻微的忧郁也能使老年人的免疫力降低及使老年人对抗疾病的能力下降。许多人错误地认为忧郁只不过是衰老过程中的一个正常副产物。实际上，忧郁并不是衰老过程中正常出现的产物，有许多事情能够帮助人感到愉快或者更为积极。

研究表明，忧郁会使人体产生一系列的病变，如心血管系统、呼吸系统、消化系统、泌尿生殖系统等病变，影响人们的健康和长寿。这是因为人长期处于精神忧郁状态，人体会产生过多的肾上腺素和皮质类固醇。它不但会降低人体的抵抗力，还会加速产生单胺氧化酶。单胺氧化酶会加速衰老进程，造成麻木、沮丧和疲倦。

忧郁使免疫系统排斥恶性细胞的功能减弱，从而增加死亡的可能性。帕斯基等人对 2 000 多名男性作了一项心理测试发现，忧郁记分显著升高的人中，癌症病死率增加。帕斯基认为，忧郁与癌症病死率的关系要比忧郁与癌症发病率的关系更大，忧郁可以促进癌症的发展。

如果思虑劳神过度，则会伤神损脾而致气机郁结，因为"思"发于脾而成于心，思虑过度不但耗伤心神，也会影响脾气，故有“思虑伤心脾”之说。伤于脾，则脾之运化和胃之受纳、腐熟失职，则会出现胃纳呆滞、脘腹痞塞、腹胀便溏，甚至肌肉消瘦等。伤于心则阴血暗耗、神失所养，故见心悸健忘、失眠多梦等症。属于中医病因学说中的情志内因所伤。如果情志正常、气血平和、正气旺盛，六淫外邪也就不易入侵，所以说澄清思虑、减少杂念、调畅情志对自身的健康有着不可估量的作用。

调畅情志、减少杂念、澄清思虑的最佳方法是静坐。通过静坐可以使涣散的身心得以安定下来。静坐不但在心理方面可以使全身精神归于统一集中，在生理方面也能使呼吸调整，使血液运行优良。静坐是精神集中的锻炼方法，默坐澄心，将妄念逐步淘汰，妄念愈淘汰则正念愈能得到提炼，便有补虚导滞乃至重新修补已损伤之脏器的功能。用自身的正气来消融阴霾郁结的邪气，起到治病健身的作用。

饮食可以在很大程度上影响一个人的心情。饮酒可以加剧忧郁，同时降低血中有益的5-羟色胺、耗竭B族维生素，而B族维生素是维持体内能量代谢和神经功能所必需的。过多的食用精炼或提取的脂肪食物、咖啡因，可能会使忧郁加重，因为它们耗竭了B族维生素、维生素C和铬。缺乏铁元素也与忧郁有关，同时当铁在体内沉积时与心脏病的发生有关。妇女由于生理周期的缘故容易缺铁，因为铁离子是红细胞生成所不可缺少的。食物中含有的苯丙氨酸和酪氨酸也能帮助改善心情，这些食物有低脂肪的肉类、鱼、鸡蛋、小麦芽、牛奶制品、燕麦以及巧克力，所以有的人吃巧克力会感觉很愉快。

广交朋友，对朋友倾诉心中的苦闷和烦恼，而朋友的劝慰开导是消除忧郁的最好方式。培养多种兴趣和爱好，自得其乐。通过与比自己差的人比较，就能得到心理平衡，知足常乐。不论工作、生活中发生了什么事情，都要以积极的态度对待，不急躁、不忧愁、不悲观，保持乐观情绪，就会少些忧虑，多些快乐，有利于身心健康，还可抗衰老。

如何来点幽默抗衰老？

随着现代生活的日益丰富和物质生活水平的提高，人们越来越希望年轻，恐惧衰老。而有效地抗拒衰老，则意味着抗衰老。抗衰老的方法很多，最简便有效的方法就是学会幽默。我们每个人都希望自己快乐，也往往喜欢和有幽默感的人在一起。因为他可以把快乐带给大家，可以比较容易地克服逆境，并赋予生活以情趣和活力，使自己的心理更加健康，由此可见幽默的魅力所在。

凡长寿者往往具有幽默感。他们大多语言风趣而豁达，处世大度而从容。幽默不仅是自身心理卫生的润滑剂，而且也是打开他人心扉、驱散心头阴云的春风。幽默可以丰富自己的知识，可以为痛苦者送去欢乐，幽默是勤奋者的“添加剂”，是抗衰老的良方。生活中多一点幽默，便会多一点美的享受。生活中多一点儿语言的丰富、美感，乃至于游戏，少一点儿气急败坏，偏执极端。多一点儿清明理性，雍容大度，少一点儿斤斤计较，斗狠使气，无疑将有助于抗拒和抗衰老，在轻松中享受美好的情趣，享受生活。

当我们遇到不开心的事儿时，不妨自己给自己幽默一下。或者可以看一些杂志上的“小幽默”，从而使自己开心起来。幽默感对任何一个国家、民族，对任何环境和条件下的人们来说都是必要的，而且是非常必要的。幽默是人类的一种积极的心理防御机制，它既能使自己的心理得到平衡，情绪稳定，也能松弛别人的心理郁结，起到化解焦虑的积极作用，是保证心理健康的一剂良药。

幽默与乐观是孪生兄弟，遇到困难和挫折便愁眉苦脸的人是不会具有幽默感的，恰恰相反，一个具有幽默感的人却能从自己不顺的境遇中发现某些戏剧因素，使自己做到心理平衡。美国作家马克·吐温成名后，不少人来信，并且都说：“您的面目真像我。”他无法一一回答，就把信印了几百份，写着：“阁下的尊容，比所有像我的人更像我，您之像我，已经远远超过我之像自己，以至于我早晨修面找不到镜子，就用您的照片来代替了。”显然，这是对那些好事者一个巧妙的善意规劝。

运用幽默也可以治疗心理疾病。这种疗法十分重视富有哲理的忠告、箴言。在物质文明发达的社会里，人们容易陷入普遍流行的“生存空虚”，加之软性文化的伤害等更易强化人们的空虚感。在这种情形下，只有幽默能最有效地与之对抗。它不分文化背景，不分地域、民族，是人类摆脱疾病与厄运乃至抗拒衰老、缓解痛苦的免费灵丹妙药。也是一种较为成熟的自我心理防范机制。但如何能够在幽默的同时又避免贫嘴和粗俗呢？首先，要有一个平和健康的心态。就是说，从容才能幽默，平等待人才能幽默，超脱才能幽默，游刃有余、聪明透彻才能幽默。反之，浮躁难以幽默，装腔作势难以幽默，钻牛角尖难以幽默，捉襟见肘、迟钝拙笨难以幽默。

如何戒除嗜烟酒抗衰老？

现代的快节奏生活工作，以及社会竞争激烈，不仅可导致某些老年人不良情绪，而且常可出现许多生活无规律，或嗜烟酒等不良习惯。这些都是容易加速衰老过程的重要因素。因此，老年人除了事业上要上进，努力工作之外，也应注意劳逸结合，既不能饱食终日，无所事事，又不能劳累过度。

要建立合理的生活方式，居住环境要光线充足，避免潮湿。老年女性由于生理机能抵抗能力下降，脏腑器官衰老，在离退休后应重新安排内容丰富的生活方式。首先，应注意顺应四时的气候变化，冷暖适宜，疾病流行季节应减少去人群集聚之处，防止疾病发生，即“虚邪贼风，避之有时”。同时也需保证充足的睡眠，生活要有规律，早睡早起。失眠者可在睡前1小时作散步或轻度体力活动，或睡前用热水泡脚、按摩手足心等方法帮助入眠。老年女性通过适当的体育锻炼，可调节各种生理、心理功能及促进精力的恢复。

及早改掉嗜烟酒的不良习惯。吸烟可使中枢神经系统抑制，记忆力减退，可使胃平滑肌收缩，影响消化功能导致胃痛，还可并发心绞痛，急性心肌梗死。此外，还可促发脑动脉硬化及脑血管意外，促进癌症尤其是肺癌的发生，因此，最好不吸烟。酒类中特别是白酒中含有甲醇、杂醇油、铅、氰化物，均对人体有害，但一次饮酒低于50克，可增加食欲，消除疲劳。若大量或长期饮酒，可加速衰老，并可诱发诸多老年病的发生。因此，老年人以少饮酒为宜。

自信有助于长寿吗?

自信对长寿是极有益处的。研究表明，如果一个人的自信心十分坚定而又能持之以恒，就可以提高抵抗疾病的能力。疾病，尤其是比较严重或久治不愈的疾病，不仅折磨着人的身体，同样也摧残着人的精神。因此，在疾病面前，意志薄弱者往往丧失信心，从而被疾病击垮，促使病情恶化。相反，自信心强的人在病魔面前表现出的自信，可与疾病进行抗争。良好的精神状态，可以调动机体的免疫功能，使之处于最佳状态，这有助于战胜病魔，促进健康。

自信可使人经常处于愉悦的状态。这样，血液循环流畅，大脑供氧量增多，思维较为敏捷；体内的肾上腺素等激素正常分泌，使免疫系统功能正常，能抗御病菌病毒侵害而少患疾病。

对于老年人来说，自信就更为重要。人老了，离开了熟悉的工作岗位，体质日渐变弱，再加上社会关系纷纭多杂，家庭矛盾此起彼伏，还有一些不可预测或不可抵御的天灾人祸，若没有顽强的自信来抵御，必会精神颓唐，悲观失望，以致百病丛中。可见，自信对健康长寿实为重要。老年人更应相信自己能从各种繁杂的困扰中解脱出来，相信通过锻炼和调养能获得健康和长寿。有了这种自信心，生活一定会过得快乐而充实，最终达到健康和长寿的目的。

如何让心理年龄保持年轻?

心理年龄是指人的整体心理特征所表露的年龄特征，与实际年龄并不完全一致。人的一生共经历八个时期，即胎儿期、乳儿期、幼儿期、学龄期、青少年期、青年期、中年期、老年期，每个年龄期都有不同的心理特点。老年人的心理活动趋向成熟稳定、老成持重、身心功能弹性降低、情感容易倾向忧郁、猜疑。

上了年纪的人时常会这样说：我老了，记性不好了，学也学不进，不能与年轻人相比了。尽管衰老是一个不可抗拒的自然过程，但情绪乐观开朗的老年人，其心理年龄往往要比生理年龄更显年轻，表现为老当益壮。而抑郁多虑的人，其心理年龄往往超过生理年龄，从而表现为未老先衰。

老年人保持心态青春，能使情绪稳定，精神振作，增强机体的免疫力和抗御疾病的能力，达到健康长寿的目的。反之，人未老而心先衰，就容易出现孤僻、忧郁、情绪低落、体力减弱等一系列改变，从而加快衰老的进程。

永葆心理的青春是老年人获得健康长寿的关键所在，也是防止未老先衰的重要因素。此外，加强身体锻炼，广交朋友，多参加一些有益的社会活动，合理安排个人的生活，使之丰富多彩，充满生机，减少烟酒的刺激，多吃水果及富含多种维生素的食物等，就能有效地延缓和推迟衰老的进程。

为什么勤用脑可以延缓心理衰老?

大脑是主宰人体各器官的司令部，大脑的衰老，必然导致各个脏器的衰老，并且大脑对人类的知识、智慧和思维具有重大影响。老年人多用脑、勤思考，使避免脑细胞和组织器官萎缩。老年人的理解力与判断力不容易降低，容易降低的是记忆、计算能力。当然，在提倡用脑的同时，必须强调要合理地、科学地用脑，而平时起居有常，生活作息有规律，对保护大脑的健康是十分重要的。

对于许多爱用脑子、灵活运用脑子的老年人，六七十岁时的思维却毫不逊色于有些年轻人。一些世界著名的文学家、科学家，由于勤用脑、多思考，他们大脑上的沟回比一般人多而深，脑细胞的衰老也相对较晚和较轻。研究发现，勤用脑、多思考的人脑血管多处呈扩张状态，脑组织有足够的血液、营养供给，为延缓大脑衰老提供了物质基础。人用脑时血液循环加快，体内的生物代谢旺盛，有益于兴奋脑细胞的激素、脑啡肽、酶、乙酰胆碱及脑内核糖核酸等活性物质增加，有利于思维活动，使大脑越用越发达，越用越灵活。因此勤用脑的人，尽管年岁高达七八十岁，但他们的思维过程仍能和青年人一样敏捷，并保持着完整的认知能力。相反，有的人仅三四十岁，由于不愿多用脑、多思考，或其他因素，其大脑衰老速度明显加快。勤用脑不仅使脑神经细胞保持良好功能，而且能减慢脑血管的硬化过程，并有助于听力、视力和反应能力的提高。

惧老心理如何调适？

人到晚年，受临终生命的促动，往往怀有强烈的惧老心理。老年人们要走出晚年的惧老心理必须从两方面着手：

首先，作为老年人要树立积极的生存意识。即正确对待人生，科学看待生命。通过对人生和自我价值的合理认定提高对生命意义的领悟。由此，结合自身条件继续服务社会以激发生活热情、体验生活情趣，消除身心衰老对自我的不良暗示。正确对待疾病，有病求医，相信科学，不过分关注生理上的细微变化和片面强调他人对自己的态度。通过情绪转移加强人际交往，以消除与社会的疏远，避免自我孤立。辩证地看待衰老，变衰老为紧迫感，促进对生命的珍惜和人生意义的追求。

其次，社会、家庭要重视老年人的生活，关心老年人的健康，不仅让他们老有所养，更要老有所乐。因此，关心老年人的心理健康，及时帮助老年人走出惧老心理则是精神赡养不可忽视的问题。所谓老有所乐，就是在制造、提供良好的物质生存条件的同时向他们提供、创造积极的精神生存环境。

老年人要做到正确地对待人生，科学地看待生命，树立积极的生存意识。如果觉得自己的身体不舒服，可让亲属或朋友陪同你去医院就诊，或找专业人士咨询，不要过分地关注自己生理上的细微变化，更不能片面地强调他人对自己的态度。要相信科学。

老年人保持心理健康要做到哪“三个忘记”？

一要忘记年龄，是说老年人没有必要总在心里惦记着一个“老”字。有的人常常叹息“岁月催人老，时光不饶人”，甚至害怕过年过生日。其实，年龄有着不同的计算方法，可分为“日历年龄”、“生理年龄”和“心理年龄”。一般情况下，日历年龄算单位为年。生理年龄是指从生理学和生物学角度来衡量人的年龄。心理年龄则是指从大脑功能和心理衰老程度来衡量人的年龄。日历年龄的“老”并不能完全代表一个人身体的衰老程度，如果用日历年龄来与生理、心理年龄进行比较，就会发现有的人是未老先衰，有的人则是老而不衰。

二要忘记疾病，并不是说老年人有病也不要去治疗，而是不要过度担心自己的疾病。人老了，难免会有病，但不必对所患的疾病过分地担心和害怕。对常见的老年性疾病，理当采取积极的防治措施，但防御过度非但无益，反而有害。有的老年人虽然没有什么大病，却总是怀疑自己患了某种严重的疾病而到处求医问药，或对照着医学书籍自己“找病”。这种对疾病过度恐惧的心理状态是非常有害的。

三要忘记恩怨，是指老年人要忘记过去的恩恩怨怨。人生旅途上总会经历一些风风雨雨、坎坎坷坷和恩恩怨怨，不必对过去的事情耿耿于怀。我国科学工作者对长寿老年人的调查结果表明，性格开朗、心态平和是他们的共同性格特点。老年人要想获得平和的心态，最好的办法就是宽容、豁达，给记忆装一层滤网，滤去过去的不愉快，只留下快乐与自己相伴。

三、老年心理调适

老年人为何要有进取心?

进取心是指不满足于现状,坚持不懈地向新的目标追求的蓬勃向上的心理状态。人类如果没有进取心,社会就会永远停留在一个水平上。社会之所以能够不断发展进步,一个重要推动力量,就是我们常说的进取之心。进取心是一种积极的心理状态,是长寿的重要因素之一。有进取心的人热爱自己的生活,有生活目标,有精神支柱,生活充实,心情愉快。这种良好的心理状态就可使人体各机能互相协调、平衡,促进健康。

有进取心的人有执著的追求,遇困难不气馁,能刻苦钻研,发奋学习。多动脑,坚持力所能及的体力活动,可以延缓大脑的衰老,又可延缓机体的衰退。美国科学家把73位平均年龄在81岁的老年人分成三组:勤于思考组、思维迟钝组、受人照管组。实验结果:勤于思考组的人血压、记忆力和寿命达到最佳指标。三年后,勤于思考组的人都还活着,思维迟钝组的人死亡12.5%,而受人照管组的人则有37.5%已经死去。

科学家用超声波测量出勤于思考的人脑血管经常处于舒展状态,从而保养了脑细胞,使大脑不过早衰老。还有人用正电子断层放射照相术的方法对大脑新陈代谢进行研究,发现脑子活动时总是把较多的葡萄糖送到脑中最需要的地方。在安静时,老年人和青年人相比,脑内葡萄糖利用率较低,但用起脑来,脑子最活跃的地方所得到的葡萄糖并不低于青年人。所以,用脑可促进脑的新陈代谢,延缓衰老。心理学家认为,科学家长寿的重要原因正是由于他们的进取心和钻研精神。

老年人养生为何要淡泊?

“淡泊”是一种古老的道家思想,《老子》就曾说“恬淡为上,胜而不美”。后世一直继承赞赏这种“心神恬适”的意境,如白居易在《问秋光》一诗中写道:“身心转恬泰,烟景弥淡泊”,反映了作者心无杂念,凝神安适,不限于眼前得失的那种长远而宽阔的境界。

淡泊是一种高尚的境界:宽容、谦虚、平静、知足、不攀比。相反,如果比级别待遇不如人,比生活条件不如人,越比就越生气。这样心理难以平衡,消极情绪困扰自己,苦恼自己,必然会损害健康。有人称情绪是生命的指挥棒,也不是没有根据的。

淡泊于名利是做人的崇高境界,没有包容宇宙的胸襟,没有洞穿世俗的眼力,是难以做到的。文坛寿星冰心老年人在 82 岁时曾以“淡泊以明志,宁静以致远”为题,总结她的养生经验。她认为淡泊就是对物质生活不过分奢求,过清简朴素的生活,宁静是心理尽可能排除个人的杂念,少些私心,人生在世,不为个人私利操劳,心胸就会宽广,心情就会乐观,这样就不会伤神而伤身,终会健康长寿。

老年人要做情绪的主人,要制怒,宁静,要能控制自己的情绪,无论遭到什么挫折,要能冷静对待,面对现实,听其自然,不以物喜,不以已悲,经得起欢乐与忧伤的考验。

老年人如何宣泄养生?

宣泄就是毫无顾虑地谈出自己的心事,减轻忧虑或消除忧郁的有效良药是跟你信任的人谈自己的问题,找个知心朋友,把心里的烦恼、苦水一股脑儿倒出来,可以减轻不舒服的感觉。

倾诉心事,心理状况得到改善后就可使身体状况也得到改善。有人研究发现倾诉心事可改变免疫功能。这是因为免疫系统与脑部有联系。研究发现,胸腺、脾脏淋巴结和骨髓组成的免疫系统的器官中有神经纤维,由于所有神经最后都与脑部相连,免疫系统与脑部也有神经联系。免疫系统与脑部之间通过“信息物质”发生化学联系,免疫细胞对脑中神经肽感应灵敏。

研究发现,遭遇不快之事时,与平心静气“自我消化”相比,在适当的场合宣泄心中怒气其实有助于降低血压,促进全身健康。美国明尼苏达大学的研究发现,在参加试验的癌症患者中，与强忍疼痛的人相比，对疼痛抱怨不停的人活得更长。这些患者会要求医护人员采取更多措施帮助其镇痛。对于其他人群而言，发泄心中不满有助于提高其心理健康，改善免疫系统功能，有助延年益寿。人毕竟是社会动物，大家聚集在一起发发牢骚，即使不能改变任何现状，至少也有益身心健康。

另有研究发现，经常聊天有助于缓解压力和焦虑，有益身心健康。如果女性经常八卦，可增加体内黄体素。黄体素在建立人际关系及促使女性更愿意协助他人方面发挥着重要作用，可使女性在助人过程中乐意承担更多风险。

唠叨能排除老年人的孤独感吗?

人的心理要获得健康，需要各种环境因素的丰富刺激，如果缺乏这种刺激，人就会变得呆板而神经过敏。老年人从工作或劳动岗位退下来后，就会把注意力过分集中在一些“不顶用”的事情上。譬如热衷于回首往事，因而喋喋不休。晚辈下班回到家之后，老年人就会尽情倾诉心中郁积之言。子女独立后不少事情不再听命于父母，本能的心理防卫功能会使老年人坚持己见与习惯，不赞成小辈的意见和看法。或有的老年人觉得自己别无所求，而把生活的希望寄托于下一代，转而对下一代过分关心。

老年人需要通过话语的不断反复，来达到心理活动和客观环境的平衡。老年人由于大脑的退化和机能障碍，明显地引起感觉能力降低，感知能力降低之后，心理活动的反馈就失灵了。如看不清东西，就自言自语地督促自己集中注意力努力张望；听力减退，自己说的话连自己也没有听到，就会重复再说，力求使自己听到；看到别人开口，自己却听不清，就会产生焦虑，再三催问。

记忆力减退，更是老年人反复唠叨的重要原因。这主要表现在短时记忆能力的障碍，老年人往往对眼前之事迅速遗忘，看文章，听讲话，必须重复几遍才能搞清楚；自己刚刚讲过的话，转眼就忘了，还以为自己根本没讲过，这样势必重复同样的话语。

总之，喋喋不休是老年人们心理、生理功能退化的表现。作为晚辈，应该宽容，多给予关心和尊重。

老年人如何保有一颗快乐的心？

一个人快乐不快乐，通常不是客观环境的优劣决定的，而是由自己的心态、情绪等因素决定的。快乐是什么？快乐是幸福和满意的心境，是一种感受和体会，带有鲜明的主观性。同样一件事，有人感到快乐，有人感到苦恼，这完全是心境的不同使然。

如果我们有着快乐的思想，我们就会快乐；如果我们有着凄惨的思想，我们就会害怕；如果我们有不健康的思想，我们还可能生病。人在心情愉快时，机体内分泌较多有益的激素和乙酰胆碱，这些活性物质能促进机体血液循环，调整各脏器的功能，延缓大脑的衰老进程，可以使老年人容光焕发，青春常驻。

老年人也应注重自我修饰和仪容，潇洒大度的仪态会使老年人感到自己还很年轻。同时，老年人还应当经常走出家门，增加与外界的交往，多参加体育锻炼，与年轻人同歌共舞，消除寂寞和孤独的“心病”，增添情趣，会给自身带来青春活力。

只要我们热爱生活，情绪乐观，就能开发快乐，创造快乐，拥有快乐，保持愉快心情和青春活力，更好地享受生活，健康长寿。

老年人保持身心愉悦有何妙法？

（1）常打电话：保持长期的友谊对维持快乐心情和身体健康大有好处，而仅仅通过打电话与朋友聊天就让血压降低也不是什么奇怪的事。此外，每周至少参加一次社交活动的人，思维会更敏锐，并有预防心脏病的作用。

（2）回忆过去：每周抽出一些时间写下或录下，甚至是只在心里回忆过去的重大事件。可以以不同的时间段来撰写你的人生史：大学时代、新婚之始、职业生涯、初为人母或人父，写下每个人生阶段的胜利、失误以及对未来的教训。

（3）记录愉快时光：记录下愉快的事能够提神。写下所有值得感激的事的人在未来一周会更乐观，对他们的生活也会更为满意。不过，这也不要做得过火。有研究显示，那些一周写 1 次感恩日记的女性，比那些每周 3 次的人更觉得幸福，因此，要找到适合你的次数，以免让它成为负担。

（4）多做好事：一天做 5 件好事能使人变得幸福和安宁。当然，做善事不必事先计划，一些举手之劳和微不足道的小事就会让自己感到意外的回报。如果很难每天做足 5 件好事也不必烦恼，做到本性善良就有收获。

老年人为什么容易有嫉妒心?

只是各人抑制的程度与表现的形式有所不同而已。如有些老年人由于生理上和心理上的日益衰老,感到自己从此不能再与青壮年相比。一种夕阳西下,“处处不如人”的惶恐不安的心理油然而生,容易使他们或者对青壮年的“年龄尚少”发生嫉妒;或者对同龄老年人及青壮年人在“智力”、“体力”方面超过自己有所嫉妒;或者对同性别的老年人和青壮年人在“仪表美”方面的优越天赋有所嫉妒;或者对儿子与媳妇、女儿与女婿所流露的过分“亲昵”有所嫉妒;或者对其他家庭在政治、经济收入、生活条件、子女成才等方面的明显优势产生嫉妒。

同时,由于嫉妒是一种人对人的态度方面的消极因素,持有这种嫉妒心理的老年人,往往也不肯服老,不让幼贤,论资排辈,技术保守,不愿“青出于蓝而胜于蓝”,不愿别人胜过自己。这种异常的心理,既不利于社会的安定,家庭的团结,也无益于老年人本身的身心健康。老年人应该从积极的角度来认识老、病、衰这一人生的自然规律,用科学的态度来正确对待别人,也正确地估计自己。

老年人为什么心里有话就该说出来?

很多人都有体会,在有烦恼或不高兴的时候,找朋友或者亲人述说一番之后心情就变得好起来。这里面的道理很多。首先,说话的过程就是宣泄的过程,自己有了想法,没有输出的渠道,憋着就很难受。其次,说出来也是讨论问题,也许在听别人的意见时会获得解决方案,哪怕得到一点儿启发也是好的。老年人有话更需要说出来,不要憋在心里。

如果身边没有人,医学家和心理学家建议,可以对自己说,或对着镜子里的自己说。“自我对话”的目的,是帮助自己对不合逻辑、不合理的思想保持自觉。千万不要小看这些对自己的念头作清点时的“言语结论”,这些话说出来后,就会使人截断负面思想和情绪的自我渲染扩大,增强自信,避免在情绪上陷于过度敏感、自我责备、紧张、自怜,甚至于绝望。

心理学研究表明,这一类“用有声的言语下的结论”,对身体、心理有很大的引导、定型、安抚作用,如同脸上常挂笑容,心情就会好起来。在这个意义上讲,老年人的自言自语是个好习惯,应该受到赞同和鼓励老年人也可以大声地朗读诗歌、小说以及自己喜欢的任何书籍,这样做的目的很简单,就是要用声音传达出语言来。

世界上许多发达国家的老年社区都有朗诵俱乐部，那是因为大声朗诵对老年人的身心健康有很大的促进作用。

老年人如何学会制怒？

(1) 自我暗示、激励。就是给自己提出任务，自己做自己的司令官，坚信自己有能力控制个人的感情。

(2) 充分认识发怒带来的不良后果。发怒时可造成心血管机能的紊乱，出现心律不齐，高血压和冠心病等症状。严重时还会导致脑血栓或心肌梗死，以及高血压思者的猝死。当要发怒时，首先想想于自己健康极不利。

(3) 宣泄法。摔打一些无关紧要的物品能够有效地宣泄或是对空大喊缓解一下自己的冲动。最好是跑到楼下，再爬上楼，每步登两个台阶，跑步上楼更好。还可以与别人聊聊。

(4) 大声呼喊。必须是从腹部深处发出声音或高声唱歌，或大声朗诵。

(5) 用冷水洗脸，冷水会降低你皮肤的温度，消除你的怒气。

(6) 自我按摩。怒气会使你的颈部和肩部内的肌肉紧张引起头痛，自我按摩头部或太阳穴 10 秒钟左右，有助于减少怒气，缓解肌肉紧张。

(7) 喝一杯热茶或热咖啡。

(8) 闭目深呼吸。把眼睛闭上几秒钟，再用力伸展身体，使心神慢慢安定下来。

方法虽很多，但环境不同，不一定全都适用，但是认识发怒的危害，避开“触媒”和自我暗示激励是最重要的。

什么是心理衰老的特征？

心理衰老的表现千变万化，一些老年心理学家归纳出以下几条较为明显的变化特征：

(1) 感觉、知觉衰退：眼睛老化，听力不如从前，味觉迟钝，以前很好吃的东西现在感到淡而无味。

(2) 记忆力衰退：熟人的名字老是记不起来，读书前看后忘，常常记不起随手放的东西。

(3) 想象力衰退：理想逐渐丧失，幻想越来越少。脑子晚上不如上午清醒。对新鲜事物缺乏好奇心。面临突发事件时,往往束手无策,慌张无主,抓耳挠腮,不知怎么办才好。

(4) 言语能力衰退:讲话变得缓慢啰唆。

(5) 思维能力衰退:不容易集中注意力思考问题,学习新事物感到吃力。

(6) 情感变得不稳定:较易动感情和在感情上被人同化,还常常流泪。遇到困难,不像以前那样镇定自如。经常有莫名其妙的焦虑感。

(7) 意志衰退:做事缺乏毅力,喜欢凭老经验办事,对任何事情都缺乏强烈的探索精神。

(8) 反应能力下降:动作不如从前灵活,对事物不如以前敏感。

(9) 容易焦虑不安:很多人在度过更年期后,情绪逐渐趋向稳定。但是焦虑不安常常难以消失,一直持续到老年期。

(10) 情绪容易发生明显的变化:情绪反应的变化一方面是对一般刺激趋向冷漠,喜怒哀乐不易表露,或反应强度降低。遭到重大刺激,情绪的反应却特别特别强烈,难以抑制。

如何才能防止心理衰老?

(1) 善于把自己的情绪调节至最佳状态,培养良好情绪。

(2) 勤奋好学,积极用脑,广阅博览,可以延迟大脑衰老。

(3) 提高认识,懂得心理老化的危险性,要培养乐观开朗、胸怀宽阔和“不服老”的思想。人的心理活动无不与认知有关,只有认识提高,明晓道理,才谈得上树立“人老心不老”的观点和产生老骥伏枥的行为。

(4) 树立积极人生态度。人生好像是一个生活舞台,尽管有主角配角、悲剧喜剧之别,但是只要树立积极人生态度,任何人都可以做出有益的贡献。消极的人生态度容易导致心理老化,每个人都要有一种理想追求和生活目标,并为此奋斗终生,永不停步,这样才不会感到生活贫乏苍白,枯萎乏味。

(5) 永远对人生和大自然充满好奇心,是防止心理老化的良好方法。好奇心就是接受新鲜事物,求知进取的积极生活态度。生命不息,活动不止。

(6) 丰富生活内容,培养多种兴趣,专注和钻研并从兴趣爱好中寻求乐趣和活动。

(7) 经常动手,活动身体,不要懒于做事,创造条件参加力所能及的社会活动,广结朋友，接触社会。

(8) 最后要懂得生命哲理："人的生命总有尽头，但人的智慧和才能会永世长存"。

老年丧偶如何做好心理调适？

丧偶老年人的精神世界，往往要经历三个阶段：① 自责：觉得对不起逝者，甚至认为对方的死自己负有主要责任，于是心理负担沉重。② 怀念：在剧烈的情感波涛稍稍平息之后，会进入一个深沉的回忆和思念阶段，在头脑中经常出现老伴的身影，时而感到自己是多么的凄凉和孤寂。③ 恢复：在亲朋的关怀和帮助下，理智战胜了感情，身心渐渐恢复了常态，从而以坚强的毅力面对现实，又开始了全新的生活。

老年丧偶的心理调适方法是：

(1) 欲使自己尽快地从悲痛的氛围中解脱出来，不妨通过各种方式尽情地宣泄一番，如在亲人挚友面前号啕大哭一场，也可将自己的眷恋怀念之情，用诗文、书信或日记等形式写出来，以抒发胸怀并作为永久的纪念。

(2) 从心理学角度来看，尽管宣泄对于维护身心健康有益，但是无休止的悲哀必然造成人为的精神消耗，所以，过一段时间之后，要设法转移自己的注意力，可以到亲朋处小住一段时间，重要的是走出斗室，多接触外面的世界，多参加有益的文体活动。只要生活的视野开阔了，精神上的痛苦也就会随之淡化和消失。

(3) 所谓"老两口到另一个世界再团聚"的企盼，只是一种良好的愿望罢了，是不可能实现的，对老伴最好的寄托和思念，应该是悟透人生的哲理，勇敢地挑起社会和家庭的重担，迎着火红的夕阳，坚强、乐观地生活下去。

老年人的感情饥饿从何而来？

(1) 因离开了工作单位和同事，从开放的大范围退缩到封闭的小圈子，原有的知识结构，技能训练能力，往往已不适应现代社会。

(2) 与子女合不来。老年人与年轻人的代沟有扩大趋势，老年人固守的价值观念、生活方式、不为后生认可，由此而疏于代际交往，与子女分开生活。

(3) 目前我国的家庭结构已经从"四代同堂"的大家庭中分化出来，成为"两代同堂"或"小夫妻"型家庭结构，子女婚后大多离长辈而去，难得一聚。

(4) 兴趣索然，自娱乏门。有不少老年人未培养起自己的兴趣爱好，离开工作岗位后，除了吃饭睡觉，便是看电视、身心无所依托。

(5) 受制于“老不正经”压力或子女的阻拦，再婚不能。

(6) 随着生活的节奏的加快，亲人忙碌，无暇与老年人接触。

老年人如何战胜感情饥饿?

(1) 树立敬老、爱老的社会新风，让老年人感受到整个社会大家庭的温暖，例如逢年过节组织对孤寡老年人的慰问、服务等。

(2) 子女应尽自己赡养、孝顺老年人的责任，身在外地时更要多加关心，从而让老年人享受到儿孙绕膝、晚辈嘘寒问暖的天伦之乐，而不至产生被冷落、被遗弃的感觉。

(3) 常与老年人谈心，老年人整日在家，活动范围小，又年老、体弱多病，加上对子女的牵挂和对往日好友的思念，内心常常不平静。精神上的这些苦恼、烦闷、忧虑需要向外宣泄，向人诉说。小辈如能抽时间常和老年人谈心聊家常，能使老年人的心理满足，同时也利于家庭气氛的和睦。

(4) 探寻消闲自娱之道。老年人是得天独厚的“悠闲族”，有人称退休是“第二人生”之始，没有子女相随，卸了抚育重担，正可自寻乐趣。鱼虫花鸟、走亲访友、优哉游哉(旅游)，身心怡然，甚至有点癖好也无妨。幽默闲适大师林语堂称:“名、利、色、权，都可以把人弄得神魂不定，只这趣字，是有益身心的。”可见有了这种消闲自娱、仰赖健全、乐观的心态，就会感觉到越活越有味。

(5) 支持丧偶老年人再婚。子女对老年人再好，有些感情却是子女无法替代的，老年人的某些感情需要，是当子女的也满足不了的。因此，对于丧偶老年人，子女应该热心当“红娘”，成全他们的婚姻，不应充当不光彩的干涉者。

做梦能维持心理平衡吗?

我国古代思想家认为，人的性格对梦的内容有很大的影响。现代研究表明，梦是在睡眠中发生的具有周期性特点的一种异常精神状态。梦是一种心理生理现象，做梦的机制还是一个没有解决的问题。

梦是人生命活动的表现形式之一，睡眠中有少部分大脑皮质细胞仍处于兴奋状态，并在内外环境的影响下渐渐活动起来，于是梦就产生了。著名生物学家巴甫洛夫说过："做梦是一种痕迹刺激，并且大都是陈旧痕迹的兴奋。"这些痕迹刺激，有的属美好回忆和念恋，有的属对未来的愿望和想象，有的属过度的忧愁和担心，有的属可怕的断想和悬念。由此形成的梦，大都是清醒时的意志通过大脑中兴奋着的那部分组织加工、复制，曲折地表现出来的。

从某种意义上讲，做梦对人还是有一定好处的。在梦中对很久以前的人物、影像及事件可能被强化回忆出来，并常把关心的事物编织到怪诞的及瞬息的梦的结构中。有学者认为，做梦是恢复大脑细胞，产生用以积累、整理、储存来自外界和机体信息的蛋白质的重要时刻，也有助于维持人的心理平衡，消除不愉快的情绪。做梦过多也不是好事，容易造成大脑的疲劳，乃至形成神经衰弱。

老年人能穿艳的服饰吗？

中国老年人习惯穿深色衣服，多数是受到了传统观念的影响，似乎长者就应该在小辈面前表现得严肃，要有长辈样。但深色调给人最直接的视觉刺激是严肃和庄重，长期处于这种影响下，老年人心情容易变得压抑、沉重，甚至呆板封闭，不易与人沟通交流，从而导致孤独寂寞等负面情绪的产生。

其实，老年人的衣着应当艳丽、带有花纹。鲜艳的色调和时髦的服装不但可以让老年人显得年轻，还能够起到活跃心情、调节心理的作用。比如，红色、绿色、黄色或几种色彩混合起来的花色等，不仅让自己看起来眼前一亮，心情不由自主变得开朗、轻快外，也会让别人感觉你年轻了许多，他们的由衷赞美，会让你的好心情大增，从而忘记生活中一些不愉快的烦恼事。在这种好心情的驱使下，老年人会变得更积极向上，主动与人沟通交流，心态也会变得年轻。

服装的款式同样也会影响老年人的心情。如一些身材较胖的老年人穿一些细长型的服装，可以显得苗条，给自己带来好心情；一些较瘦的老年人，穿一些宽肥的衣服，可以让自己显得魁梧一些，给自己带来自信。心情调节好了，人就会远离悲伤。而好心情正是人们保持身体健康、延年益寿的重要因素。

再婚老年人的心理应如何进行调整？

对配偶早逝或离异的老年人来说，都将面临一个再婚的问题。老年人对再婚应持慎重的态度，绝不可草率从事。再婚对老年人的体力、精力都是一个严峻考验。

老年人再婚后应特别注意培养双方的感情。因为老年人可塑性较差，长期的生活模式要改变是有困难的，再婚后双方一有矛盾，就会与前妻或前夫相比较，容易产生感情上的不协调而导致婚姻破裂。

为了使双方迅速建立融洽的感情，呵护这朵迟来的爱情之花，首先要尽快摆脱前妻或前夫的影子。这显然不是易事，但必须努力去做，如在征得对方的同意和理解之后，将旧人的物品搬走，以免引起睹物思人的尴尬；尽量不在对方面前提与旧人相处的情景，或尽可能不去进行两者的比较；多了解一些对方旧人的情况，努力比对方旧人在各方面做得更好一点。

其次要注意不去触动各自心理上的敏感点，例如双方条件的优劣问题、对方带来子女的问题、彼此间的信任问题，特别是那些因受过严重刺激而竭力回避或厌恶的事情，即对方的心里疮疤、感情上不幸的烙印，并且时时注意培养新的感情。经过上述努力，再婚夫妇的关系就会变得和谐起来，就能建立起一个新型的幸福家庭。

老年人怎样消除恐惧心理？

据心理学家调查，老年人有六种基本的恐惧，一是怕失去所爱，二是怕贫困，三是怕被人指责批评，四是怕失去健康，五是怕衰老，六是怕死亡。过分的担心害怕有可能使老年人患上恐惧症。恐惧症属于一种心理或精神障碍疾病，患者对某些特定的对象产生强烈和不必要的恐惧，伴有回避行为。恐惧发作时往往伴有显著的自主神经症状。患者明知恐惧的对象对自己并没有真正严重的威胁，也知道自己的这种恐惧反应是不合理的、没有必要的，但仍不能自我防止和控制恐惧发作。那么，如何来消除老年人的恐惧感与恐惧心理呢？

(1) 把能引起你紧张、恐惧的各种场面，按由轻到重依次列成表，分别抄到不同的卡片上，把最不令你恐惧的场面放在最前面，把最令你恐惧的放在最后面，卡片按顺序依次排列好。

(2) 进行松弛训练。方法为坐在一个舒服的座位上，有规律地深呼吸，让全身放松。进入松弛状态后，拿出上述系列卡片的第一张，想象上面的情景，想象得越逼真、越鲜明越好。

(3) 如果觉得有点不安、紧张和害怕，就停下来莫再想象，做深呼吸使自己再度松弛下来。完全松弛后，重新想象刚才失败的情景。若不安和紧张再次发生，就再停止后放松，如此反复，直至卡片上的情景不会再使你不安和紧张为止。

(4) 按同样方法继续下一个更使你恐惧的场面。注意，每进入下一张卡片的想象，都要以你在想象上一张卡片时不再感到不安和紧张为标准，否则不得进入下一个阶段。

(5) 当你想象最令你恐惧的场面也不感到脸红时，便可再按由轻至重的顺序进行现场锻炼，若在现场出现不安和紧张，亦同样让自己做深呼吸放松来对抗，直至不再恐惧、紧张为止。

老年人如何摆脱伤感？

伤感不同于伤心，是一种有关时间的失意感觉。伤感并不总因为轰轰烈烈的大事而触动，偏偏一草一木、一花一鸟，总是教人随它们顺着记忆回顾过去。伤感是老年人普遍拥有的情绪。老年人要保持健康，最重要的是要保持身心健康，防止伤感尤为重要，须知，伤感是老年养生之大忌。

老来防伤感，是健康长寿的要诀。首先，要善于寻找乐趣。闹中求乐，最重要的是不要自寻烦恼，培养一些健康有益的兴趣爱好，如养鸟、钓鱼、种花、下棋、品茶、看书等等，适当参加一些社会活动，自觉保持精神上的年轻、活泼。其次，要有超脱感。人生总有许多不如愿的事，尤其是当今社会由于腐败现象的存在，以及社会风气的变化，看不惯的事情很多，对此应尽量超脱。社会自有它发展的必然趋势，眼光放远些，心情自然会开朗起来。再次，学会随和，遇事不强求，不生闷气，不争死理，豁达开朗。舒畅的心情既靠社会、家庭提供，也要靠老年人自身调节。

餐桌上如何做好心理调适？

有些老年人因各种原因持有不正常的进餐心理，而这些心理因素又正是影响进食量和进食范围的重要原因，也是影响健康的不良因素。饮食不仅可以强身健体，而且在一定情况下，选择好食物，可以缓解心理压力和负担。

在遇到不顺心的事，性情急躁，脾气不好时，选择含钙多的食物，具有安定情绪的效果。例如像牛奶、乳酸等乳制品，以及小鱼干等，都含有丰富的钙质，吃后也会有比较明显的疗效。

当受到某些刺激或恐吓，或遇到某些紧张环境，心中产生恐慌时，多吃些富含维生素 C 的食品，具有平衡心理压力的效果，因为人在承受某些比较大的心理压力时，身体会消耗比平时多8倍左右的维生素C，所以应该尽可能地多摄取富含维生素C的食物，例如像菜花、芝麻、水果等。

日常生活中，除了合理地选择食物，保证人体能获得各种营养外，还必须讲究饮食的心理卫生，在吃饭时应控制自己的情绪，保持愉快的心情；还要有一个良好的吃饭环境，以改善人的情绪，增进食欲，使食物得到很好的消化、吸收和利用，有利于养身保健。

老年人如何远离愤怒？

愤怒指不满或敌意所引起的强烈情绪反应。愤怒时，自主神经系统会产生作用，进而引发生理反应，并且使人表现出特有的面部表情与身体姿势，往往还会做出一些发泄的行为，而严重者更会失去理智。愤怒可能引发幻听、视幻觉、内分泌失调等；发怒还会使人的交感神经兴奋，从而导致心跳加快、血压升高。因此，要尽量克制自己不要发怒。老年人如何远离愤怒的方法有：

(1) 让步：遇事应该想到，发怒并非良策，可能会增添新的麻烦，应该采取让步的办法。理智的让步、不仅自己心理上获得解脱，还会得到对方的谅解和同情。

(2) 升华：如果一个人长期处于逆境之中，更应特别注意自己的感情，要在逆境中奋发。这样，方可使自己在奋斗中淡化痛苦，并有可能做出一番事业来。

(3) 宣泄：可以找一个通情达理的人，尽情倾诉自己的委屈，求得对方的开导和安慰，或是唱唱笑笑把愤怒遗忘了。老泪纵横一下也是一种不错的宣泄方法。

(4) 转移：发怒时大脑有一个强烈的兴奋灶，转移愤怒就是在大脑皮质建立另一个兴奋灶，用以削弱或抵消发怒的兴奋灶。这是一种积极的接受另一种刺激以达到制怒的目的。

(5) 意控：凡是自我意识比较健全正常的人，要发怒时可用意志毅力遏制愤怒或减低情绪反应。

(6) 回避：生活中如遇有愤怒刺激，要主动避开，眼不见则心静。古人提倡“非礼勿视，非礼勿听”，回避也能起到制怒的效果。

老年人如何快速消除闷气？

在现实生活中，由于生闷气而致病者并不少见，如何消气就显得十分重要。

(1) 逃脱法：即凡遇可气之事，立即离开当时的环境，待情绪稳定后，你会发现那些可气之事并不可气。

(2) 忍气法：当怒气袭来时，首先在思想上要冷静，作出“忍”的抉择。

(3) 容人法：当因事与人冲突，气上心来时，要立即把生气的原因视为不值得计较的皮毛小事，同时自己要想到我是有教养的，心胸是宽阔的，不能与一般人见识。

(4) 转移法：每到怒气横生时，应马上想到一些平时最能使人高兴和欣慰的人或事，从而使情绪恢复平衡。

(5) 默诵法：遇到不愉快的人或事，憋在心里易忧郁成，可找个没有人的地方自言自语地叨咕一阵，什么话解恨可以说什么话，也可对你所恨的人或事痛骂一顿，借此消除淤积之闷气。

(6) 对比知足法：也就是“比上不足，比下有余”，在对比中达到心境平衡。

(7) 牛角尖里后撤法：大凡因事想不通，就容易钻入牛角尖，越想越窄，越觉得没有出路，憋气窝火。此时进则窄死，退则宽活，退一步想便容易想开，心情自然就平静了。

(8) 生命事实对比法：凡遇事冲突而生气时，要迅速将可气之事与自己的生命进行对比，作出果断抉择。应该想到，对一个人来说，生命才是最重要的，特别是脑血管或心脏疾病患者，切不可因一时闷气而气煞自身。

如何干预老年人的心理危机？

心理危机是指由于突然遭受严重灾难、重大生活事件或精神压力，使生活状况发生明显的变化，尤其是出现了用现有的生活条件和经验难以克服的困难，以致使当事人陷于痛苦、不安状态，常伴有绝望、麻木不仁、焦虑，以及自主神经症状和行为障碍。心理危机干预是指针对处于心理危机状态的个人及时给予适当的心理援助，使之尽快摆脱困难。

老年人心理危机常见的原因有：急性残废或急性严重疾病；突然失去亲人或朋友；失去爱物；重大财产或住房损失；严重自然灾害，如火灾、洪水、地震等。

(1) 躯体疾病时的心理反应：一是焦虑，二是恐惧，三是抑郁，因心理压力可导致情绪低落、悲观绝望，严重者出现自杀观念或行为。慢性疾病时还会出现性格改变。干预原则为积极的支持性心理治疗结合药物治疗，以最大程度减轻其痛苦。

(2) 亲人死亡的悲伤反应：急性反应是陷于极度痛苦和悲伤，可出现焦虑、抑郁、自杀等。干预原则为适当的心理治疗和抗精神病药、抗抑郁药、抗焦虑药等治疗。

(3) 重大经济损失:可使当事者极度悲伤、痛苦,甚至萌生自杀念头。干预原则是通过交流消除其自杀的想法,必要时派专人监护。危机期过后可给予支持性心理治疗和抗抑郁药。

心理危机有时在所难免,一旦遇到此类情况应主动向心理专家求得帮助,以利尽快度过心理危机。

为什么说学会遗忘是“良药”?

对于老年人来说,学会遗忘是一种能力、一种涵养、一种境界。学会遗忘,对痛苦是解脱,对疲惫是宽慰,对自我是升华。

(1) 忘掉年龄,保持旺盛活力。人的生理年龄是客观的,但心理年龄则不同,它反映了人的精神状态。有人刚过花甲之年就不断暗示自己老了,这种消极的心理是健康长寿的大敌。古人说:“人不思老,老将不至。”这是有道理的。

(2) 忘掉怨恨,宽容对事对人。一个人种下怨恨的种子就想报复,甚至千方百计琢磨报复的方法时机,使人一生不得安宁。忘掉怨恨就心平气和,对长寿大有裨益。

(3) 忘掉悲痛,从伤心中解脱出来。如亲人遇到天灾人祸或死亡,常使人沉浸在悲痛之中不能自拔,时间过长即损害人的身心健康,因而遇到此类事时应想开一些,从中解脱出来。

(4) 忘掉气愤,想得开忘得快。人一想到急事,容易急躁,血压升高,心跳加快,甚至因气愤而死亡。其实因一时之气而病死又有何益呢?

(5) 忘掉忧愁,减少病痛缠身。多愁善感难免病症抬头,现代医学认为忧愁是抑郁的主要根源。一生多愁善感会导致多种疾病缠身,最终让病魔夺去生命。

(6) 忘掉悔恨,过去的已过去。凡是使人后悔的事都随着岁月流逝而成历史,应该提得起、放得下,总去想追悔莫及的事情,日久,只能伤心伤神,不利于健康长寿。

(7) 忘掉疾病,减轻精神压力。人得了病多数被疾病困扰,总想着身上的病,甚至担心所在的日子不多,毫无益处。因为精神专注于病,会使免疫力下降,反而使疾病加重。得了病,泰然处之,从精神上战胜疾病。

老年人如何保持快乐？

(1) 学会宽容。处理人事关系要豁达大度，在生活中，人与人之间磕磕碰碰的事难以避免，但只要你能严于律己、宽以待人，日久见人心，大度集群朋，你的人际关系自然进入良性循环。

(2) 要有弹性。看问题要有弹性，要懂得“金无足赤，人无完人”的道理，对任何人和事都不可太苛刻，否则就会给自己带来烦恼。

(3) 培养爱好。人的爱好多，生活就会变得丰富多彩，如集邮、种花、养鸟、垂钓、跳舞、下棋、看书、绘画等，这些爱好可使生活多姿多彩。人的生活倘若陷入单调沉闷的“老调”，就不易感到快乐；而如果能去参加某项新开辟的活动，则不仅可扩展自己的生活领域，而且还可以带来新的乐趣。

(4) 自求多福。在生活中，如果太依赖他人，对他人期望过高，就容易失望。要树立这样的观念：凡能靠自己争取的，一定自己争取，则可避免许多由于失望而带来的苦果。

(5) 淡化自我。要想使自己与快乐为伍，首先要不断驱除心理上的烦恼与忧愁。而要做到这一点，最重要的便是淡化自我，树立正确的人生观。清代学者陈自崖曾说：“事能知足常惬意，人到无求品自高。”这对于淡化自我、驱除烦恼、保持快乐来说，堪称至理名言。

老年人如何增强幸福感？

现代都市人缺乏安全感，生活压力大，感觉孤独、无聊，找不到灵魂的归宿。有民意调查显示，现代人幸福指数确实在下降，越是生活在大城市，越是感觉不幸福。

心理学家认为，以下几条可以帮助老年人增强幸福感。

(1) 增强积极情绪：越来越多的证据显示：消极的情绪使人沮丧，而积极的情绪催人奋进。幸福的人常做的一件事就是努力消除消极的情绪。

(2) 优待亲近的人：人们要学会很好地对待亲近的朋友、配偶、合伙人。

(3) 面带幸福感：实验表明真正面带幸福感的人，他们更感到幸福。研究表明，经常欢笑更能在大脑中引起幸福的感觉。

(4) 告别枯燥的生活：不要沉溺在无所事事之中，不要把自己限制在电视机前，要沉浸于能用你的技能的事情中。

(5) 多活动:室外的锻炼是对付压力和焦虑的良药。对常感到一定压力的老年人的调查表明,那些经常在室外锻炼的老年人的情况要明显好于不参加者。

(6) 好好休息:幸福的人精力充沛,睡眠良好。

(7) 控制你的时间:幸福的人设置大的目标,然后落实在每天的行动中。一天写 300 页书是一件艰苦的事,然而每天撰写 2 页则非常容易办到。这样坚持 150 天,你就可以写成一本书,这个原则同样适用于老年人的生活。

如何改善老年人的孤独感?

(1) 克服自卑。由于自卑而觉得自己不如别人,所以不敢与别人接触,从而造成孤独状态,这如同作茧自缚。自卑这层茧不冲破,就难以走出孤独。其实,人与人不可相比,每个人都有长处和短处,人人都是既一样又不一样。所以,一个人只要自信一点,就会钻了出自织的茧,从而克服孤独。

(2) 多与外界交流。独自生活并不意味着与世隔绝,虽然客观上与外界交流造成困难,但依然可以通过某些方式达到交流的目的。当老年人感到孤独时,可翻翻旧日的通讯录,看看影集,也可给某位久未联系的老朋友写信。当然与朋友的交往和联系,不应该只是在老年人感到孤独时,要知道,别人也需要并能体会到友谊的温暖。

(3) 忘我地与人交往。与人们相处时感到的孤独,有时会超过一个人独处时的十倍,这是因为自己与周围的人格格不入。因此,老年人在与他人相处时,无论是什么样的情境下,都要做到“忘我”,并设法为他人做点什么。老年人应该懂得温暖别人的同时,也会温暖你自己。

(4) 享受大自然。生活中有许多活动是充满了乐趣的,只要老年人能够充分领略它们的美妙之处,就会消除孤独。如有些人遇到挫折、心情不好,但又不愿与别人倾诉时,常常会跑到江边或空旷的田野,让大自然的清风尽情地吹拂,心情就会逐渐开朗起来。

四、老年病与心理健康

老年人如何摆脱亚健康状态？

亚健康状态是介于健康与疾病之间的中间状态。亚健康状态的人在情绪上紧张易怒，常常出现心情郁闷、注意力不集中、头痛、易疲劳、食欲不振、皮肤干燥等症状，可是到医院进行检查在体征及化验检查中又查不出异常来。我国居民中处在亚健康状态的人大约为70%。目前，我国60周岁以上的老年人已达1.32亿人，占总人口数的10%多，我国已经进入老龄化社会。随着老龄人口数的增加，老年人的亚健康问题也日益突出。

心理学工作者对亚健康状态进行了大量的研究，提出了一些预防及控制措施：

(1) 社会心理干预——调整心态，调整生活节奏，提倡健康的休闲文化，劳逸结合，定期旅游休假，缓解紧张的情绪，调节紊乱的内分泌系统，让生活有张有弛。

(2) 行为干预——提倡健康的生活方式，克服不良生活习惯。吸烟是人类健康的大敌，吸烟对健康可以构成多种危害，减少吸烟有利于身心健康。饮食一定要注意食物营养的平衡，食物中应含有丰富的蛋白质，特别是动物蛋白和脂肪要适量，多吃新鲜蔬菜和水果。体育运动可增加人体免疫力，抵抗疾病的侵美。健康始于健身，健身促进身心健康。

老年病患者有何心理特点？

疾病常常容易改变一个人的生存状态或生活模式，冲击着患者的内心世界，改变其原来的精神状态和生理状态，再加上对病痛的体验，不仅会使患者的注意力集中到病体上，还会影响到他的心理状态，改变他的社会适应能力。当然，老年病患者的心理反应因人而异，这主要由疾病的程度、性质、家庭状况、社会环境、个人素质、文化修养以及对疾病的认识程度不同所决定。

(1) 角色习惯心理:有些老年人在患病初期或病情较轻时,他们不承认自己有病而需要诊治和别人照顾。他们难以接受自己已经患病的事实,往往四处求医或抱着侥幸心理,希望是误诊,认为并不是医生诊断的那种病或没那么严重等。特别是那些平素身体健康、又无任何不适的老年人,以及那些退休后患病的老年人,对自己的健康状况过于自信,一旦发现自己患有疾病,更是接受不了。随着时间的推移,老年病患者逐渐认识到自己不得不充当"患者角色"了,这是一个对疾病的适应过程,此时配合医生,坚持治疗,这是有利的。但是,经过一段时间治疗,病情已有明显好转,如果患者仍停留在这一阶段,该活动也不活动,能出院也不敢出院,就不利于康复了。

(2) 负性情绪反应明显:患病时心理应激引起的矛盾冲突容易导致焦虑、愤怒、束手无策、绝望、羞愧、厌恶等不愉快的情绪。焦虑是患者对疾病造成的危害所产生的情绪反应。患者的焦虑表现多种多样,如肌肉紧张、出汗、搓手顿足、紧握拳头、面色苍白、脉搏加快、血压上升等,在这种情境中的患者往往对困难估计过高,过分关注躯体的微小变化,对环境刺激过于敏感。高度的焦虑不仅增加痛苦,也会影响治疗。

(3) 依赖性增强:患者容易把小病视作"大病",终日忧心忡忡,要求进行各种检查和治疗。由于患病后的老年人正常的社会交往和信息刺激骤然减少,加上活动能力下降,对家庭成员的依赖性增加。有些老年患者常会有意无意地变得软弱无力,事无巨细全都依赖别人,部分老年患者出现返老还童现象,如爱吃、贪玩,表现天真等。这种心理状态会影响老年病患者的早日康复。

(4) 自尊心过强:患者希望得到重视。有一定社会地位的患者,有意无意地透露自己的身份,而让人知道他的重要性;有些患者通过与医务人员亲切的感情交流,使自己被破格对待;那些不善交际的患者,则希望得到一视同仁的关照。患者总认为他应该得到别人的关怀和照顾,家里人应该为他而损失一些个人的利益。患者的这些心理需要如果得不到重视,就会变得心情沮丧。

(5) 主观感觉异常、疑心加重:老年病患者对周围的声、光、温、湿度等容易出现感觉过敏。有时过分注意躯体的变化,始终处于焦躁不安的状态,不利于健康的恢复。听到别人在低声私语,总认为是在议论自己的疾病,疑心医生的诊断有误,治疗不恰当,常常根据医生或护士的细微表现来猜测自己的病情。

(6) 情绪不稳定:遇事易激动,甚至与病友、医务人员发生冲突。老年病患者常有很多怨言,对人冷漠无情,脾气暴躁,有时好唠叨、爱生气,甚至易哭泣,不能忍受疾病给他带来的压力和痛苦；有的患者对外界一些刺激反应较敏感，经常处于焦虑、紧张状态，或者怕痛、怕开刀、怕留下后遗症而终日惶惶不安。

(7) 孤独感增强：患病后担心别人远离自己，怕受到冷落、鄙视，常常希望周围的人关心自己，终日心事重重，敏感多疑，情绪低落或焦虑紧张。总担心自己的病情会加重，治不好，同时也祈盼能早日痊愈。

(8) 恐惧情绪加重：有许多老年患者容易出现害怕的情况。害怕是健康人患病后的常见心理反应，而在严重的紧张刺激下，患者表现出一种失去理智的害怕并不少见。

(9) 适应性降低：人的心理活动并不全都能适应客观环境的变化，中间需要有一个过渡阶段。有些一向健康的人，一旦患了急性重病后，在开始的一个短时期内总幻想自己并没有患病，不肯住院，不配合治疗，总认为自己休息一下就会好起来的。而当疾病好转后，又认为自己没有完全恢复，要求继续住院观察和治疗，在精神上的适应性降低。

老年病患者有哪些心理反应?

(1) 敏感性增高。老年人患病之前都把精力集中在家庭儿女身上，心理活动经常指向外界客观事物，对自己的身体状况不太留意；一旦生了病，就会把注意力顿时转向自身，甚至对自己的呼吸、心跳、胃肠蠕动的声音都异常地敏感。由于躯体活动少，环境又安静，感受性也提高了，不仅对声、光、温、湿度等外界刺激很敏感，就连自己的体位、姿势也似乎觉察得很清楚。比如，一会儿觉得枕头低，一会儿觉得被子沉。正常人认为鲜美的味道，却可能引起他们的反感；正常人认为美丽的颜色，他们看了却感到讨厌；甚至正常人的嬉笑也会引起他们的厌烦。

(2) 心境、情绪不佳。生病是一种不愉快的情绪刺激，容易形成不良的心境。心境不佳，就会看什么都不顺眼，听啥想啥都心烦。基于这种心境，老年人更容易出现焦虑、愤怒或消沉。所以，有的老年人动不动就生气，动不动就发脾气，甚至变得任性起来。即使是饱经风霜的老年人，在生病时常爱呻吟，甚至在痛苦时要喊“妈妈”等。

(3) 自尊心过强。人的价值感和自尊心是紧密联系在一起的。自尊和自强是完整人格的优良品质。无论是老年人或是年轻人，有了病，自我价值感必然受到挫伤，自尊心也会不同程度地受到伤害。他们常认为自己被尊重，会引起大家对自己特别重视和倍加关怀。

(4) 疑虑重重。疑心是一种自我消极暗示,这种缺乏根据的猜测,将影响对客观事物的正确判断。老年人患病后往往会变得神经过敏,听到别人低声言语,就以为是在议论自己的疾病,觉得自己的病情重了,甚至没救了。对别人的好言相劝也半信半疑,甚至曲解别人的意思。有的凭自己一知半解的医学和药理知识,推断药物,推断预后,他们特别担心药物的不良反应,担心概率为百分之几、千分之几的意外会不幸降落到自己身上。身体某部位稍有异常感觉,便乱猜测。

(5) 依赖心理。老年人患病后常被消极情绪控制,意志力削弱,产生依赖性。以老年人常患的冠心病为例,心肌梗死后,心肌瘢痕在 5～6 周已完全形成,而老年患者心理上的损伤修复更慢,似乎需要 2～3 个月或更长时间才能恢复。此期间的自觉症状主要是虚弱,老年患者总是把虚弱归之于疾病的损害,而实际上这正是老年患者意志衰退、长期卧床所致的肌肉萎缩和各器官缺乏活动的结果。老年人越不愿意活动,虚弱感就越严重。亲属应以科学的态度,向老年人说明病情已好转,并尽量给他以支持和鼓励,帮助其克服依赖心理。

(6) 合理化心理。由于老年人感觉功能减退,患病后容易把疾病的早期症状以合理化方式加以解释,表明自己不会得重病,例如把心悸、气喘等症状均归结为自己老了的现象,因而贻误了治疗的时机。这种心理易延误疾病的诊治,危害极大。

(7) 用药的心理行为反应。在老年人用药过程中,药物的心理效应表现得比较突出。老年人服药很重视药物的名称、包装、颜色、剂型及价格等,故老年人在服药时,家人对药物的药理作用可作一定的解释或暗示。老年人服药后因药物的降解作用及排泄作用减慢,易产生各种不良反应,其中包括心理症状。例如利血平、皮质激素类、安定等都可以引起抑郁症状,应予以重视。

老年病患者有哪些心理需要?

(1) 尊重的需要:一般说来,患者认为,自我的被认识和受尊重会加深医生对自己的重视,从而得到较好的治疗。因此,患者需要被认识。不同社会角色的患者,可能会有意无意透露或显示自己的身份,以求获得特殊的尊重与照顾。

(2) 适应的需要:首先是角色转换的适应问题。刚患病的患者,由于长期健康生活的定势作用,一下子很难完成从健康人到患者的角色转换,其间需要有一个过渡和适应时期,以慢慢克服以前健康时的习惯性心理作用,适应患者的生活。其次是环境适应问题。对每个患者来说都需要适应新的环境、新的人际关系。这样将有利于患者进入角色，促进康复。

(3) 安全的需要：患者一般都希望早日康复出院，恢复正常的生活。因此，每个患者都把安全视为最重要的需要之一，这也是患者求医的最终目的。故医生对可能影响患者安全感的行为应尽量避免，以增加患者的安全感，这有利于患者稳定情绪，主动配合治疗。

(4) 活动的需要：生病住院后几乎被束缚和封闭在一个单调的世界里，患者始终处于一种被动的状态，觉得无所事事，度日如年。特别是那些事业心较强的人更是如此。因此，要根据患者的具体情况和客观条件，安排适当的活动，有利于调动患者的积极因素，促进身体的康复。在现代医疗中，有的已开始辅以音乐、颜色、运动疗法等，就是以此为心理依据的。

(5) 了解有关信息的需要：由于医院这一特定环境，患者的信息来源渠道也相对狭窄。因此，患者要了解住院生活制度的信息；了解治疗安排的有关信息；了解自身疾病的进展与预后的信息；了解如何配合治疗的信息；了解有关良好习惯与治疗过程及疾病关系的信息等。这些对增强战胜疾病的信心有利。

(6) 获得安慰和鼓励的需要：老年人患病后会出现心理失衡，因而希望获得人们的安慰和鼓励，以增强战胜疾病的信心。因此，通过各种形式给患者以精神上的安慰，是有利于患者康复的。但这种安慰应是适当的，否则会适得其反。

老年病患者应重视自身的心理调适，同时，也需要医生、亲友、同事和家庭成员等给予协助，根据老年病患者的心理特点，结合患病时的心理需要，共同做好老年病患者的心理调适工作，以利早日康复。

老年病患者用药期间有哪些心理表现？

(1) 依赖求全心理：许多老年人身体稍有不适就吃药，时间长了就会养成对药物的依赖性。有些老年人为了止咳，常用止咳药，长期使用可以成瘾，连续服药时间愈长，耐药性愈大，使这些服药老年人成为毒麻药品的牺牲者。另外，由于老年人多是数病缠身，造成同时服用多品种药物的习惯。

(2) 从众轻信心理：许多老年病患者对广告宣传中的药物深信不疑，容易“跟着广告走”，从众轻信。然而，许多药品并不如广告说得那么理想，有的可能试用之初“有效”，但以后对疾病的远期疗效并不明显，甚至经过广大患者一段时间验证后发现某些药物还有明显的毒副作用等。

(3) 急躁侥幸心理：老年病患者为了急于治好病，常常盲目地认为输液可缩短病程、见效快，故千方百计要求医生输液。还有些老年病患者，尤其是家里有懂医的患者，更是存在侥幸心理，因嫌到医院麻烦，常常在家输液，殊不知，在家输液问题更多，危险更大。因为药物特别是消炎药名目繁多，不同体质的老年人，患不同疾病的老年人可能会发生不同的输液反应。因此，能吃药的不要打针，能打针的不要输液，要输液就应该到医院输液。

(4) 崇洋迷信心理：许多老年患者吃药赶时髦，崇拜进口药，迷信新药、贵药、抗生素、激素、补药和偏方、秘方等。其实，国产药的疗效与进口药没什么差别。药物无论价格高低，只要对症能把病治好，那就是好药，药价高低与疗效并不成正比。有的老年人稍有不适，就滥用抗生素、激素和补药等，结果到真正需要使用时却不能达到应有的效果。长期服用激素类药物可致结核等慢性疾病病情扩散、加重，可出现骨质疏松、股骨头坏死等。还有许多老年人因生活水平提高长年累月吃补药，结果不仅不见效反而适得其反。其实补药只能补虚证，如果患的是实证，用补药就是火上加油，当然达不到预期目的。老年病患者更不要迷信所谓的偏方、秘方，社会上有一些不学无术的庸医、游医及医药骗子，往往就是利用人们的迷信偏方、秘方心理进行招摇撞骗来牟取暴利。

(5) 安全保险心理：在我国人们的心目中，历来认为中草药无毒、无副作用，服用中草药可有病治病，无病防病，确信中草药安全保险。其实，是药三分毒，中草药也不例外。

老年患者用药期间如何心理调适？

许多老年患者用药期间的不良心理表现与其缺乏医药保健常识有关，因此要对老年人普及医药知识，提高用药的自我保健意识和能力显得尤为重要。老年病患者应积极主动学习一些有关医药知识，以便对一些小伤、小病能够自我诊断，自我治疗，即使对比较严重的疾病，通过学习也能使自己主动配合医生，达到促进机体康复，提高生活质量的目的。

有些老年患者用药期间的不良心理表现与其不能正确对待所患疾病相关。由于急躁、恐惧而致有病乱投医、滥用药，结果只能是影响疗效。患者的心理作用可使机体的功能状态发生变化，进而影响机体对药物的反应。许多疾病的发生、发展，除了受疾病本身影响外，还受不良生活习惯、心理状态等诸多因素影响，这就要求老年患者要能够正确对待所患疾病，树立战胜疾病的信心，采取综合措施，认真对待疾病的治疗。

老年患者应在医生指导下用药，自己也应学会掌握一般的用药原则，科学合理地用药。老年人患病用药一般以选用最熟悉、最常用的药物、最少的品种、最小的但必须保证确切疗效的剂量、最方便的剂型、最适宜的给药途径，以及毒性小、不良反应少的药物为原则。

老年患者加强锻炼有利于提高机体抵抗力，更好地发挥所用药物的作用，促进机体康复。人体是一个科学的、能自我调节的有机体，疾病不是单纯靠物药所能治好的，健康长寿也不是单纯靠补药所能实现的，必须立足于生活的综合措施，而加强身体锻炼则是其中的一项重要措施。

总之，老年患者为促进机体康复，应重视及时调适自己的不良用药心理，除在医生指导下合理用药外，还应注意劳逸结合、饮食调养、身体锻炼、定期体检等。

老年病康复期间的心理表现有哪些？

(1) 依赖心理：有些康复期老年人虽然病情好转，但因习惯于“患者角色”而不能自拔，使他们总认为自己尚未痊愈，不能出院，仍需继续治疗和别人照顾。这些老年人依赖性特别强，往往对医护人员提出过高的要求，也有的可能过分依赖某种药物，或过分依赖家庭成员等，尽管他们做了最大努力，仍不能使其满意，常因小事而大怒，埋怨责怪别人。这种心理反应主要是因为这些老年人求生欲望过高以及对疾病治疗失去信心所致。

(2) 急于求成心理：有些康复期老年病患者认为自己的病经过治疗后已没什么大问题，过早进行活动，唯恐锻炼晚了留下后遗症等，这时往往表现急躁、固执，不听他人劝阻。有些老年人在康复锻炼过程中操之过急，致使活动量过大，负荷过重。还有的老年人由于过于自信而忽视了锻炼的科学性，提出一些脱离实际的要求。这些急于求成的心理虽有积极一面，但忽略了身体康复的客观需要，很难达到理想的康复状态。

(3) 固执保守心理：久病的老年人，性格容易发生变化，会固执己见认为康复就是过去的疗养，可有可无；或者把康复当作一般的理疗，认为效果不大；也有的人认为康复见效慢，费用高。因此，会忽视综合治疗和体能锻炼。这种对康复治疗的模糊认识,会有碍老年病患者及时有效的康复。

(4) 悲观恐惧心理:老年病患者在抢救、治疗过程中受到精神打击和肉体折磨,以及久治疗效不大时,极易产生悲观、恐惧甚至绝望心理,丧失开始患病时的那种与疾病斗争的信心和勇气,而拒绝与医护人员及家人配合,认为这样下去不如早死了,免得拖累家人,浪费钱财。这些悲观消极的生活方式,使他们很难与亲人和医护人员沟通,结果对其康复极为不利。

(5) 重治轻防心理:老年病患者经过抢救、治疗、护理,疾病临床治愈或症状缓解后出院了,这时有些处于康复期的老年人认为"万事大吉"了,个别人甚至认为"大难不死,必有后福"等,从而产生重治轻防心理。这种心理状态使他们只重视原发疾病的治疗,而忽视康复期的综合调养,继续巩固治疗效果。防止疾病反复是对的,但不能轻视综合防治。

老年病康复期间如何心理调适?

老年患者如果不能正视现实,习惯于"患者角色",过分依赖别人,缺乏自立意识,丧失与疾病继续斗争的信心,其结果不容乐观。因此,康复期患者应有意识地进行自信训练。老年患者可运用交互抑制的原理,来自我表达正常的情感和自信的信念,使得那些消极的自我观念得以扭转,借以削弱或消除信心不足,提高自信。康复期老年病患者适时觉察消极的自我意识,并形成向其挑战的习惯,就会使自己增强战胜疾病、早日康复的信心。

康复期老年病患者活动、训练时,应坚持循序渐进的原则,避免活动过早、负荷过重、要求过高。患病后谁都想尽快恢复到生病前的状态,但机体抵抗力需要慢慢恢复,身心更需要有个适应过程。因此,康复锻炼应在急性期过后病情稳定时,在专人陪伴下进行。

一些人认为,康复是临床治疗的延续,这种观点不利于老年病患者的康复治疗。只有把传统的生物模式病因、症状治疗转变为病因、症状、功能治疗,才能满足康复患者既能更好生存又能参与社会及家庭生活的需要。

为了最大限度地调动康复期老年病患者机体抵抗能力,就必须注意思想沟通,保持乐观豁达的心理状态。研究表明:最佳的心理状态,不但可以防止癌变发生,而且还可以使绝症患者自行痊愈,其奥秘就在于他们大多是性格开朗、喜欢运动的人。人体免疫力的增强是癌症自然消退的主要原因。

康复期老年病患者要高度重视自我保健，包括主动进行自我心理调适，控制不良情绪产生，根据医生建议定期复查，坚持进行功能锻炼，注意饮食起居，防寒保暖，避免劳累，预防感冒等，以及避免可能导致原病复发和合并症、后遗症发生的各种因素缠身。也可订购与自己有关的卫生科普刊物，或根据家庭条件和康复需要，选购合适的健身器材，以提高自我保健水平和康复质量，促进早日康复。

老年心理疾病常用的心理疗法有哪几种？

老年人在精神上、身体上总有某种形式的功能降低，与成年人相比，精神上的压力很容易在身体上表现出障碍，身体上的微小障碍也很容易产生疑病的精神表现。同时还必须考虑老年期特有的性格变化：过度的内向、抑郁的倾向，对欲望和性的淡漠，过分的外向性、攻击性等。临床上常用的心理疗法有：

(1) 谈话法。又叫说服式说理疗法。在同患者的接触中，医生首先要了解患者的起病经过、临床表现、个性特征及心理矛盾，然后通过语言来影响患者的心理活动，有时还要借助于表情、姿势、态度和行为等。

(2) 注意力转移法。这种方法并不直接改变患者的性格，而是使患者对生活建立起新的兴趣、爱好和联系。转移注意力的具体方法很多，如组织患者从事力所能及的编织、跳舞、唱歌、演戏等，以及开展各种体育活动。

(3) 暗示法。在患者的配合下，利用语言、手势、表情等来影响人的心理和行为的一种方法。根据患者需要，可以给患者开安慰剂，即没有治疗价值的片剂或药剂。同时，医护人员对患者热情体贴，言语谨慎，行为妥帖，这对患者有重要的暗示和影响。在施行心理治疗的过程中，医生在患者面前必须享有较高的威信，要使患者充分信任你，同时十分讲究语言，有耐心，治疗要循序渐进。

心理治疗只是一个治疗环节，必须同物理疗法、药物疗法结合使用。

什么是心身疾病？

心身疾病亦称心理生理疾病，是一组发生发展与心理社会因素密切相关，但以躯体症状表现为主的疾病，其主要特点包括：① 心理社会因素在疾病的发生与发展过程中起重要作用；② 表现为躯体症状，有器质性病理改变或已知的病理生理过程；③ 不属于躯体形式障碍。心身疾病的流行病学目前尚缺乏大样本的流调资料。国内资料显示，在综合性医院的初诊病人中，有近 1/3 的患者所患的是与心理因素密切相关的躯体疾病。非精神科医生很少关注这些患者的心理因素，也很少把这些他们认为是内科的疾病而看成与精神科相关，因此患者往往接受的是躯体治疗，心理社会因素方面很少得到关注。

根据美国心理生理障碍学会制定的心身疾病的分类如下：

(1) 皮肤系统的心身疾病有神经性皮炎、瘙痒症、斑秃、牛皮癣、慢性荨麻症、慢性湿疹等。

(2) 骨骼肌肉系统的心身疾病有类风湿性关节炎、腰背疼、肌肉疼痛、痉挛性斜颈、书写痉挛

(3) 呼吸系统的心身疾病有支气管哮喘、过度换气综合征、神经性咳嗽。

(4) 心血管系统的心身疾病有冠状动脉硬化性心脏病、阵发性心动过速、心律不齐、原发性高血压或低血压、偏头痛、雷诺病。

(5) 消化系统的心身疾病有胃、十二指肠溃疡、神经性呕吐、神经性压食、溃疡性结肠炎、幽门痉挛、过敏性结肠炎。

(6) 泌尿生殖系统月经紊乱、经前期紧张症、功能性子宫出血、性功能障碍、原发性痛经、功能性不孕症。

(7) 内分泌系统甲状腺功能亢进症、糖尿病、低血糖、阿狄森病。

(8) 神经系统的心身疾病有痉挛性疾病、紧张性头痛、睡眠障碍、自主神经功能失调症。

(9) 耳鼻喉科的心身疾病有梅尼埃综合征、喉部异物感。

(10) 眼科的心身疾病有原发性青光眼、眼睑痉挛、弱视等。

(11) 口腔科的心身疾病有特发性舌痛症、口腔溃疡、咀嚼肌痉挛等。

(12) 其他与心理因素有关的疾病有癌症和肥胖症等。

以上各类疾病，均可在心理应激后起病、情绪影响下恶化，心理治疗有助于病情的康复。

心身疾病的治疗应强调综合性治疗原则，即在原发病躯体治疗的同时兼顾心理、行为等方面的治疗。原发病的躯体治疗主要目的是控制或解除症状，如溃疡病的抗酸治疗。要巩固心身疾病的治疗，减少心身疾病的复发，如果结合心理治疗与必要得精神药物治疗，常常可以获得更为全面的疗效。

心身疾病是心理因素和生物因素综合作用的结果，因而心身疾病的预防也应同时兼顾心、身两方面；和其他躯体疾病一样，防止发病，预防复发，主要从两个方

面进行预防。一是从个体方面来讲，需要个人培养健全的性格；保持良好的情绪，建立有效的心理防御机制；锻炼应对能力；形成良好的人际关系，增强自我保健意识，具有良好的求医行为。二是社会方面来讲，做好家庭预防，以积极的态度去适应和解决各种实际问题，家人之间要严于律己、宽以待人，避免矛盾激化；做好学校预防，培养学生正确的世界观，塑造良好的性格、个性和素质，使学生能够身心健康地完成学业，并在各方面得以顺利发展、成熟；社会预防方面，创造良好的工作环境，制定相应的规章制度，确保各种工作条件无损于健康，形成健康的社会风气，避免人为的精神创伤，个体间相互关照，相互照应，以良好的情感氛围确保每个人的身心健康。具体的预防措施有：心身医学工作者积极宣传心身医学知识，搞好组织建设和人员培训，创造和谐的自然和人文环境。

老年人患有心身疾病怎么办？

心身疾病主要表现为躯体症状和心理障碍。心理障碍是因，躯体障碍是果，但后者好可以反过来影响心理活动。因此，心身疾病需从躯体治疗和心理治疗两方面来进行。

心身疾病躯体障碍的躯体治疗类同现代生物医学治疗，如高血压降压，心肌梗死用吸氧扩张冠状动脉和抗心律失常等。躯体治疗可以缓解或消除症状，减轻痛苦，阻断躯体伤害性信息的反馈，有利于心理早日恢复健康。

心理治疗在心身疾病治疗中有重要意义。它可以消除应激源，平息情绪反应，使躯体症状自然缓解和消失，而且使疾病从根本上痊愈。对患者采用综合治疗，效果十分显著。心身疾病的心理治疗主要包括一般心理治疗和特殊心理治疗两大类。临床上 70%的心身疾病通过一般心理治疗可望治愈。少数用专门的心理治疗技术进行特殊治疗。一般心理治疗包括简易精神疗法、药物疗法和自我训练三种。特殊心理治疗包括精神分析、催眠治疗、行为治疗、森田疗法等方法。

自我放松训练实质上是自我催眠，是人的信息加工系统充分开放，信息在体内外不断流通达到平衡，使大脑自我控制机能得到恢复。因此，它是一种恢复心身平衡能力的良法。选一个安静的房间，平躺在床上或坐在沙发上。闭上双眼，想象放松每部分紧张的肌肉。想象一个你熟悉的、令人高兴的、具有快乐联想的景致，或是校园或是公园。仔细看着它，寻找细致之处。如果是花园，找到花坛、树林的位置，看着它们的颜色和形状，尽量准确地观察它。此时，张开想象的翅膀，幻想你来到一个海滩(或草原),你躺在海边,周围风平浪静,波光熠熠,一望无际,使你心旷神怡,内心充满宁静、祥和。随着景象越来越清晰,幻想自己越来越轻柔,飘飘悠悠离开躺着的地方,融进环境之中。阳光、微风轻拂着你。你已成为景象的一部分,没有事要做,没有压力,只有宁静和轻松。在这种状态下停留一会儿,然后想象自己慢慢地又躺回海边,景象渐渐离你而去。再躺一会儿,周围是蓝天白云,碧涛沙滩。然后做好准备,睁开眼睛,回到现实。此时,头脑平静,全身轻松,非常舒服。

为什么说偏头痛是一种心理疾病?

偏头痛是指头部的一侧反复发作的血管性头痛,可伴发同侧眼球疼痛、恶心、呕吐甚至向侧眼球突出、视力受阻等。从本质上说,偏头痛是一种心理疾病。社会心理刺激是致病的重要原因。有资料表明,在诱发偏头痛的社会心理因素中,家庭因素占55%,职业因素占45%。

偏头痛患者常有相似的人格特点和情绪特征,发病前有明显的情绪反应,如焦虑、烦躁、不如意、恐惧、愤怒、敌意等。有人认为,敌意情绪与该病的发生有很大关系。这类患者一般都具有强烈追求完类的倾向,对待生活过分仔细周密,稍不随意就会产生上述情绪反应。例如衣服等生活用品没有放到固定的位置,室内没保持十分整洁。

由于早期养成的抑制不良情绪的习惯及强烈追求完美的情绪反应不被承认,所以偏头痛患者常常压抑自己内心的情绪反应,牢牢助嵌入潜意识中。当压力过大时,即会以偏头痛的方式表现出来。尽管偏头痛患者强烈追求完美的倾向表现得十分明显,但由于是潜意识的,很难被意识到,因而患者对自身存在的这种倾向常常予以否定。

由此可见,偏头痛患者实际上是由于强烈追求完美的理想性人格与现实生活不尽如人意所造成的心理失衡所致。因此,鼓励患者查找引起愤怒和敌意行为的原因,认识到愤怒和敌意情绪(潜意识性的)的本质,克服强烈追求完美的倾向,对偏头痛治疗常有积极的意义。

为什么老年人思虑过度会失眠?

中医认为,忧思与老年人失眠的关系十分密切。所谓忧,即焦虑发愁、精神沉郁;思,是指集中精神,运用智慧,考虑问题的精神状态。忧则易致肝郁气滞,化火扰动心神而失眠，或伤及脾胃，“胃不和则卧不安”；思虑过度则伤脾，心脾血虚，神魄无主，而致失眠。

实际上老年人最常见的失眠多是情绪引起的。随着年龄的增长，老年人容易产生悲观情绪，遇到不满意的事容易伤感；过于操心子孙的事，又力不从心，也会波及情绪；有的人身体出现某些异样的感觉，便猜疑是不是患了什么疾病，或听到别人患了什么病，自己也怀疑有了什么病，等等。这些思想波动都带有忧虑的色彩，致使晚上心情不得平静，难以入睡。同样，遇到高兴的事，情绪过于兴奋，也会影响睡眠。

对患情绪性失眠的老年人，家人要注意做好心理安慰，尽量让他们生活得愉快、舒心，减少不良的心理因素干扰。老年人自身也要学会自我调理情绪，发挥内因的作用。对事要保持平淡的心态，防止过忧过喜，避免情绪异常波动；平时多做些力所能及的活动和体育锻炼；睡前不要谈论、回想会引起心情不快的事，也要避免过于喜悦；不要为自己的失眠担心，随其自然。为了使心情平静，睡前还可以在室内外漫步或静坐。这些心理上的调理会有益于睡眠。

为什么说酒精依赖是心病？

老年人产生酒精依赖是由于长期大量饮酒而产生的对酒的强烈渴望和嗜好，以至饮酒不能自制，一旦停止饮酒则产生精神和躯体的各种症状。

急性酒精中毒性精神障碍有三种情况：① 普通醉酒：多数人话多，爱动，欣快，易激惹；少数人伤感，哭泣，定向力存在，可以自我控制，不任性胡为，不出现幻觉、妄想，通常没有显著的遗忘，躯体反应是构音不清，睡眼惺忪，步态不稳。② 复杂醉酒：情绪易被激怒，态度粗暴，行为明显反常，具有攻击性，但是与现实有联系，是可以理解的。定向力无明显障碍，少数人可有一过性的妄想观念，大部分人有概括性记忆。③ 病理醉酒：意识障碍急剧发生，并能即刻达到极点，呈朦胧状态或谵妄状态，定向力丧失，出现幻觉、妄想，情绪激怒，行为盲目、冲动、残杀无辜，动机不明，令人不解，与现实完全失去联系，有显著的遗忘。

酒精依赖会直接影响家庭关系和社会和谐，严重的甚至危及生命，因此必须引起重视。酒精依赖是一种疾病，应积极治疗，早发现、及早治疗既能缩短治疗时间、提高治愈率，又能早期阻止和降低酒精对机体的损害。心理治疗有助于坚定戒酒信心，防止反复。社会和家庭对酒精依赖患者不应采取歧视、放任自流的做法，应给予他们宽容的态度，支持和帮助他们进行治疗，使他们能早日戒除酒瘾，恢复自信。治疗时要防止各种并发症，出现意识障碍时要防止意外，有幻觉、妄想时应及早发现。

哪些躯体疼痛是心理问题？

（1）幻觉妄想性疼痛：由于受异常心理因素的影响，患者能感受到别人感觉不到的痛、触觉等，或者自觉有物理因素如电波等控制，使老年人频频出现胸痛、身体多处疼痛、不适等各种检查无器质性病变，患者坚信是身体某处有问题无法用事实来解释、改变。

（2）焦虑性疼痛：情绪不稳定、坐立不安、对周围的各种刺激过分敏感，如小的噪音、报警声、或者吵闹的环境，或者听到他人吵闹、打斗声等会感到身体某处不适或疼痛，甚至有濒死感。

（3）癔症：具有特殊的性格特点，以自我为中心、容易接受暗示、富有表演色彩、情感表现易大起大落。可表现为形形色色的疼痛全身各处均可出现，甚至可出现视盲或者瘫痪，其疼痛不符合神经系统解剖分布是其鉴别之点。

（4）抑郁症：抑郁症患者中，绝大多数有各种疼痛，而且由于疼痛症状突出，可能将抑郁症状掩盖起来。这类患者的表现形式为躯体化，即隐匿性抑郁，长期受到各种心理、社会因素的影响，一直处于压抑状态，没有正常的表达和宣泄，为着应付现实生活常常强装笑脸，但内心却很痛苦。时间长了往往表现为躯体的不适，如头痛、胸痛、周身不适等等，往往以疼痛就诊。

上述疼痛用普通止痛药是不起作用的，必须根据患者心理症状的特点，给予心理治疗，必要时用抗精神病药物，抗焦虑、抗抑郁药使精神症状缓解，治疗焦虑、抑郁才能取得“止痛”的效果。

老年癌症患者如何做好心理调适？

老年癌症患者几乎无一例外地有心理障碍，依其病前性格、文化修养、病情轻重而定，表现出多样化。70％的患者有焦虑、抑郁，其他的有恐惧、压抑、愤怒、绝望等。老年癌症患者病后有明显的心理障碍，人际关系敏感和抑郁是突出问题。患者常对治疗方法和治疗效果产生怀疑，患者病后一般是先体验症状，怀疑诊断；接着对疾病恐惧，幻想疗效；最后是绝望无援，听天由命。因此，患者接受医生因人而异的心理治疗是十分必要的。

老年癌症患者存在不同程度心理障碍,这已被多数学者认识。如何减少癌症患者心理压力,保持心情舒畅,是战胜癌症内在动力,也是康复的前提。

(1) 克服恐惧心理:作为患者应当正确认识癌症的自然病程,对已形成的肿瘤及早治疗非常关键,只要配合治疗,大都得以康复。在中晚期癌症的治疗方面,手术、化疗的效果亦有不断突破和提高。

(2) 克服自卑心理:老年癌症患者应多一份自信,主动参与集体和社会活动,增加与别人交往的机会。老年癌症患者可自发地组织起来,彼此交流抗癌的经验体会。

(3) 克服盲目心理:老年癌症用药要遵从医嘱,否则有害无益。在调养时,有些患者偏听偏信,不适当地"忌口";或是只顾药治,不重视营养,致使营养缺乏,病情加重。

(4) 克服绝望心理:许多患者的失望绝望情绪大都自恐惧心理发展而来,缺乏与疾病做斗争的信心,抱着任其自然的态度。老年人一旦确诊患了癌症,不要悲观失望,要有坚强的意志、必胜的信念、乐观的情绪、顽强的斗争精神以及压倒一切病魔的气概,再加上科学的方法,医护人员精心的治疗,就可能克服困难,降伏病魔。

为什么说心理疲劳是疾病发生的预警信号?

心理疲劳是指人体肌肉工作强度不大,但由于神经系统紧张程度过高或长时间从事单调、厌烦的工作而引起的疲劳。心理疲劳不仅降低学习与工作效率,而且对心理健康也有一定的影响。长期的心理疲劳,使人心境抑郁、百无聊赖、心烦意乱、精疲力竭,进而引起心因性疾病,例如神经衰弱,表现为头痛、头晕、记忆力不好、失眠、怕光、怕声音等。

心理疲劳的主要原因是过重的心理压力。心理疲劳是心身疾病的警告信号,如果不加以重视,要硬闯过去,那么疲劳感觉就会进一步加重,就有可能引起各种心身疾病。这是因为疲劳除与人的体力消耗有关外,主要和大脑皮质的内抑有关。当刺激量超过大脑所能接受的程度时,就会引起具有保护意义的所谓超限抑制,这时,人就会表现为疲劳。所以,人们把心理疲劳称为心身疾病的"红灯"。

生理上的疲劳,一般只要经过休息便能解除,而要解除心理上的疲劳,除必要的休息和意志努力外,还必须从改变态度,激发动机,增加兴趣等方面入手。对心理疲劳有较深研究的心理学家认为,消除心理疲劳行之有效的方法有以下五种:

① 严格掌握作息时间，不要过分透支自己的精力。② 适度的运动，减缓心理紧张。③ 吃多种多样的食物，保持充足的营养。④ 熟睡，使大脑得到充分的休息。⑤ 善于利用闲暇时间，发展多种爱好，调节自己的心理状态。

老年人手术后如何做好心理调适？

做好老年患者围手术期的心理呵护，保持良好的心理状态和积极、健康的情绪，对手术治疗和促进恢复有明显的作用。

患者手术前会有焦虑及恐惧情绪的产生。医护人员应主动与患者交谈，通过仔细的观察和耐心的交谈，发现主要心理问题，并针对不同的心理状态做好手术宣教。通过讲解，将有关手术信息提供给患者，有助于降低其焦虑、恐惧、紧张心理，增强其信心。对高度紧张的患者，应多使用解释、鼓励性语言。还应重视非语言性沟通技巧，如说话的语调、表情、姿势、动作、态度等。

由于住院环境、人员的陌生加上平常生活常规的改变，特别是手术带来的心理压力和身体上的改变，都需要护士多在生活上与护理中多加关心和留意。患者术后出现伤口疼痛是术后的必然现象，且疼痛持续时间短，如果经济条件允许可使用镇痛泵减轻疼痛等。医护人员的谈话内容应保持一致，以免因内容不一致而引起老年人的猜疑，加重其心理负担。

术后，患者亲友要多与老年患者交流，增加其谈话的兴趣，帮助老年人调节情绪，鼓励老年人在可能的情况下做一些力所能及的活动。手术后帮助老年人进行功能锻炼，尤其是在术后疼痛时，更应陪伴老年人，可以握住老年人的手或帮老年人擦汗，些细致的动作都会让老年人在情感上得到满足，从心理上振作起来。

精神紧张是怎样诱发和加重冠心病的？

人的情绪和心理都受环境的影响。来自社会的方方面面的压力，可造成心理紧张和情绪压抑，进而引起心身改变。研究表明，人际关系失调所导致的情绪变化，可通过大脑的情绪中枢传达到内分泌中枢及自主神经中枢，二者交互影响，内分泌就会失调，导致生理功能紊乱。情绪的过度压抑，可引起自律神经失调，血管舒缩异常，出现肩酸臂痛、纳差、失眠等症。悲伤、烦恼过度会导致胃肠功能紊乱；长期闷闷不乐，会致使血聚大脑引起偏头痛；压抑日久，可使血流失畅，出现低血压状态，使人常感疲劳倦怠。当今的许多疾病都与精神情志因素有关。

一般认为,精神紧张是通过神经系统来发挥作用的。对于心脏,交感神经会使心跳加速、冠状动脉扩张,而副交感神经则可使心跳减慢,冠状动脉收缩,在交感和副交感神经的共同作用下,心脏保持着正常的心率,不会过慢或过快,冠状动脉能够正常地供血,不过于扩张或过于收缩。但是当人们处于紧张情绪时。大脑皮质的功能紊乱,交感神经与副交感神经的平衡关系被打破,交感神经的作用占了优势,因而出现心跳加快、心肌对氧的需求增加,血液的黏稠性增加,容易引起心律失常。

不良情绪会危害健康,良好的情绪有助于长寿,长期保持心情愉快,情绪稳定,可降低交感神经的紧张度,从而缓解动脉血管张力,防止血压升高,保护心脑功能;促进消化腺的分泌,增进食欲,且有利于睡眠的安稳。心理的宽松、愉快还可促使内分泌系统发生变化,刺激人体产生内啡肽,缓解症状,恢复平衡。通过神经、体液的综合调节作用,最终使内脏功能得到改善。

冠心病患者如何调节不良情绪?

首先,冠心病患者应该了解自己的病情,了解自己不能经受过大的烦恼,注重自己的身体,凡事想开一些,善于安慰自己,凡事有得必有失,一些好事虽值得高兴,但以后的事不可能都顺利、圆满;一些看起来坏的事其实也给自己许多教训,可以使今后的事做得更好,况且,有些事看起来坏,也有它有利的一面,有时要对自己的现状满足一些,以保持心理的平衡。

其次,如果突然发生了某些事,使自己按捺不住愤怒的情绪,这时候,最好先冷静一下,问一下自己事情是不是搞清楚了,最好听听别人的意见,以免自己有偏。如果仍然怒火中烧,就自觉地回避一下,找一些别的事情做,比如可以浇浇花,也可以摔枕头,将怒气发泄出来以减轻心理压力;处理事情的过程中也不要用吵架的方式来解决,因为吵架只会更使自己生气,就像一堆柴被点燃,会越烧越旺。相信吵架的时候做出的决定大多不理智,而且会伤害大家的感情。许多时候,大家争吵的核心是一点点鸡毛蒜皮的小事,但吵架以后,有时几十年的老朋友也会摔手走开,太不值得,“退一步海阔天空”,对大家都更有好处。还要及时将自己的喜怒哀乐向朋友们吐露,听听他们的想法,请他们帮你解决部分问题,并减少自己的心理压力。

除以上之外,还应加强自己的道德修养和文化修养,多看看有关的书,培养一些好的爱好,比如:种花、画画、摄影、唱歌、唱戏、养鸟等,可以使心情舒畅,也可转移自己对烦恼事的注意。

孤独可致老年人心肌梗死吗?

孤独是一种不愉快的,令人痛苦的主观体验或心理感受。一般而言,短暂的或偶然的孤独不会造成心理行为紊乱,但长期或严重的孤独可引发某些情绪障碍,降低人的心理健康水平。孤独感还会增加与他人和社会的隔膜与疏离,而隔膜与疏离又会强化人的孤独感,久之势必导致疏离的个人体格失常。大多数人都体验过孤独的痛苦。

孤独感似乎在现代人中越来越普遍,欧洲一项针对 1 200 名成年人所做的调查显示,约 1/3 的人常感到孤独。美国一项涉及 30 万人的研究表明,社会孤独感的危害等同于酗酒或每天吸烟 15 支,甚至比不运动所带来的危险还要严重。

孤独之所以成为疾病的导火索,是因为人在孤独时,潜意识会感到不安全,因此容易对周围的人产生警惕和防备心理,由此更加不愿与人交流,从而加深孤独感。这种恶性循环,就会导致身体疾患。人体中,下丘脑—垂体—肾上腺“三点一线”形成了人体的“应激反应轴”,在遇到危机时,它们分泌的一些激素会让人变得紧张和警觉,这是人体天然的自我保护反应,但同时,这些激素也会重新调整身体中的“资源”分配情况,如抑制消化、免疫等系统,将重心放到心脏供血、肌肉运动中去。

由于长期处于孤独中的人,体内的压力激素水平会居高不下,免疫系统便受到抑制,血管长期收缩,心血管系统因此变得很脆弱。因此,常感孤独的老年人发生心肌梗死的概率也远远高于其他人。

如何做好心肌梗死急性期患者的心理呵护?

心肌梗死急性期是危及患者生命的危险阶段,患者常常有持续剧烈的胸痛、胸部紧缩感,并产生濒死感和恐惧感。此时,患者的心肌部分坏死,应尽量避免心脏活动过度,加重病情,因而应尽可能消除患者的恐惧、紧张、焦虑的情绪。

心肌梗死急性期时,家属应一再向患者表明到医院进行抢救治疗之后病情就会好转,目前的情况是暂时的,以减轻患者的恐惧与焦虑不安的情绪。患者入院后,一般应立即被送人监护室或抢救室,并被安装上各种先进的监测检查仪器,并有医护人员昼夜监护。表情严肃地换药、加药,气氛的紧张,这些都会使患者感到自己病情严重而紧张、恐惧。此时,医务人员要向患者解释清楚,使用现代化的监护仪器以及治疗方法是为了更快地查清病情，使患者更快地脱离危险期，患者只要精神放松，尽量休息即可，使患者有一种安全感，能尽量配合治疗。

其次，要避免亲属探视，保护周围环境安静，以防止患者激动，受惊，以加重病情。

最后，还应向患者强调，在发病期间，只能卧床，大小便及其他事情应由医护人员或家属帮助完成，凡有需要都应开口讲出来，切忌因不好意思麻烦别人而忍耐，以免加重心脏负担而加重病情。在此期间，如能消除患者的情绪波动，使患者能配合治疗，就会为患者顺利度过危险期提供有力的保障。

如何做好心肌梗死患者脱离危险期后的心理呵护？

急性心肌梗死患者经过紧张的抢救后，症状有所缓解，患者开始从恐惧、紧张的情绪下走出，并开始否认自己有病或有病也不至于如此严重。这种想法对患者来说是自然的，是一种心理上的防御反应，可以使患者减少恐惧与紧张，但同时患者不接受自己的病情也为治疗康复带来一些困难，比如，某些必要的治疗患者不能接受。恢复过程中病情若有变化，比如出现心慌等等，患者会焦虑、恐惧不能理解。此时，医生应向患者耐心解释病情，介绍将采取的治疗措施，使患者逐渐认识到自己的病情及相关治疗，以更好地配合医护人员的治疗。

另外，随着治疗过程的进展，有将近一半患者在此阶段出现焦虑症状。原因是患者看到此阶段自己如此严重的病情，而联想到可能对今后工作、生活带来的影响及治疗给家庭带来的负担，从而产生较沉重的思想负担，比如自卑、抑郁、烦躁、情绪低落、易怒等。这种情绪对患者的身体是不利的，这时，患者最需要家属朋友的关心、理解与爱护，及时解除患者的思想负担，使他们安心治疗。有些冠心病患者希望能减少自己带给家庭、朋友的负担，因而在此阶段急于自行料理起居，并且打算活动活动来观察一下病情恢复的情况。这是不妥当的，因为患者的心脏坏死的部分此期间正在修复，心脏的功能还没有完全愈合，活动不当会加重心脏的负担，对康复不利。因此，医护人员应将这些向患者解释清楚，嘱咐患者配合治疗，并按照康复的程序进行治疗。

心肌梗死患者为什么要放松精神？

心肌梗死是指心肌的缺血性坏死，为在冠状动脉病变的基础上，冠状动脉的血流急剧减少或中断，使相应的心肌出现严重而持久地急性缺血，最终导致心肌的缺血性坏死。

发生急性心肌梗死的患者，在临床上常有持久的胸骨后剧烈疼痛、发热、白细胞计数增高、血清心肌酶升高以及心电图反映心肌急性损伤、缺血和坏死的一系列特征性演变，并可出现心律失常、休克或心力衰竭，属冠心病的严重类型。

有许多心肌梗死患者，由于治疗及时，或病情较轻而恢复正常。这些患者虽然得到医生的许可允许他们恢复日常的生活，但由于曾发过病，所以复发的可能性很大。此时，患者及其家人很有必要了解一些恢复后心肌梗死患者的注意事项。

愉快的生活，保持心境平和，对任何事物心肌梗死患者要能泰然处之。其次要随时注意气候变化，随着天气的变化而增减衣服。

所以，无论患者自己感觉如何轻松，都不可掉以轻心，都应严格遵守以上提及的心肌梗死患者的注意事项。这样才可以把复发和死亡减到最低。

心理因素是怎样诱发和加重动脉粥样硬化的？

研究表明，易于激动、进取心强、好胜心强、有高度的时间紧迫感及竞争意识等所有 A 型性格特征都与冠状动脉粥样硬化性心脏病发生有关。研究发现，A 型性格的男性与相反特征的 B 型性格的男性比较，发生冠心病的危险增加 1 倍。我国学者发现，A 型性格男性的冠状动脉病变的相对危险高于对照组 6 倍，女性则高出 5 倍。

一般认为，精神紧张是通过神经系统来发挥作用的。大脑支配着交感神经和副交感神经，它们是相互制约、相互拮抗的，它们的作用在制约和拮抗下达到平衡，使心脏能够正常地工作。比如对于心脏，交感神经会使心跳加速、冠状动脉扩张，而副交感神经则可使心跳减慢，冠状动脉收缩，在交感和副交感神经的共同作用下，心脏保持着正常的心率，不会过慢或过快，冠状动脉能够正常地供血，不过于扩张或过于收缩。但是当人们处于紧张情绪时，大脑皮质的功能紊乱，交感神经与副交感神经的平衡关系被打破，交感神经的作用占优势，因而出现心跳加快、心肌对氧的需求增加，血液的黏稠性增加，容易引起心律失常。因此，长期反复的精神紧张，容易触发加重动脉粥样硬化。由此，平时保持愉快、乐观的情绪，避免精神紧张，对预防动脉粥样硬化的发生和加重是非常重要的。

为什么动脉粥样硬化患者不能情绪激动？

人的情绪对疾病的影响很大，特别对动脉粥样硬化的影响更为明显。动脉粥样硬化患者情绪激动时，很可能诱发心肌梗死及心绞痛，因此动脉粥样硬化患者要尽量避免情绪激动。特别当家中发生不幸事件时，要特别冷静，注意休息，设法保持良好的睡眠，或从事一些轻体力劳动，以引开自己的思路，遣散忧愁，焦虑情绪。情绪激动可诱发心肌梗死或使病情恶化，故患者宜保持稳定而乐观的情绪。

动脉粥样硬化患者在聚会、联欢、观看激烈的比赛时，由于情绪激动、交感神经兴奋，儿茶酚胺分泌增多，使心脏活动增强，血压增高，心脏做功量增加，心肌耗氧量增多。在这种情况下，有可能诱发心绞痛、心肌梗死；有的由于血压骤升，可诱发脑血管意外。如有人因观看一场精彩而激烈的球赛导致过度兴奋而猝死；也有在节假日因亲朋好友相聚，乐以忘病，使患者发生急性心肌梗死。

对于病情尚不稳定的动脉粥样硬化者来说，最好不要参加聚会联欢、观看文体比赛等。如果因工作需要必须参加时，也应在平时服药的基础上，适当增加服药次数和药物用量，并注意保持稳定而乐观的情绪。外出参加各种活动时最好有亲属陪同，并随身携带急救药品。要避免饮用白酒，可采取以水代酒的办法适当应酬，聚会的时间也要有限制。

如何做好高血压老年人的心理呵护？

高血压病是一种公认的心身疾病，也是临床常见的疾病。临床表现是血压升高、神经功能失调症状群，以及后期并发急性脑血管病、高血压性心脏病和肾功能不全，因此高血压问题受到普遍重视。老年高血压与其他年龄段的高血压一样，是多种因素导致的持续高血压。人们在生活过程中所遭遇到的生活事件对人的血压有明显的影响，焦虑、紧张、恐惧、愤怒、抑郁等都能导致血压升高，而与高血压关系最密切的是焦虑、愤怒和敌意等情绪状态。焦虑、恐惧时由于血输出量增加，以舒张压升高为主；愤怒和敌意时由于动脉阻力增加，也以舒张压升高为主。高血压病是一种渐进性缓慢发展的慢性病，现有的药物治疗效果欠佳，因此必须推广躯体治疗与心理治疗相结合的心身综合治疗。降压、镇静、抗抑郁、抗焦虑药物是躯体治疗的基础，亦是心理治疗的先导。急躁、易怒是高血压产生的重要心理根源，也是高血压久治成效不大的重要原因。高血压病患者要清醒地认识到：再好的药物、再好的医疗措施，如不改变遇事易怒甚至火冒三丈的心理祸根，要想达到明显的医疗效果是非常困难的。

（1）避免增加心理负担：部分高血压老年人的思想负担很重，情绪极不稳定，终日忧心忡忡，结果使血压增高，病情加重；有的患者出现消极沮丧，失去信心的不良心理，觉得自己给家庭和社会带来负担，成为“包袱”，不愿按时服药，不肯在食疗、体疗等方面进行配合，等待“最后的归宿”；也有的患者因一时血压下降的不理想，对治疗失去信心，变得焦躁不安，怨天尤人。家人多给予心理安慰和生活上的体贴，病情是可以控制的，并发症是可以减少的。

（2）注意保持心境平和、情绪乐观：人在紧张、忧愁、愤怒、悲伤、惊慌、恐惧、激动、痛苦、嫉妒的时候，可出现心慌、气急和血压升高，甚至导致脑血管痉挛或破裂脑卒中致死。所以高血压病又称之为心身疾病。除了药物治疗外，保持心境平和、情绪乐观十分重要。遇到不满意的人和事，要进行“冷处理”，避免正面冲突，遇事要想得开，切忌生闷气或发脾气。还应培养多种兴趣，多参加一些公益活动及文娱体育活动，做到笑口常开，乐观松弛。

（3）纠正猜疑心理：有的高血压老年人一旦确诊高血压病之后，便把注意力集中在疾病上，稍有不适便神经过敏，猜疑血压是否上升了，是否发生并发症了，终日忧心忡忡；有的患者看了一些有关高血压病的科普读物，或报纸杂志上的科普文章，便把自己的个别症状及身体不适进行“对号入座”，怀疑自己毛病加重，或百病丛生，对医生的解释总是听不进去，有时总是希望医生说自己病情严重，有点头晕头痛，便怀疑是否有脑卒中的危险，有点肢体麻木便断定是脑卒中先兆。疑虑越多，血压反而越高，病情反而加重，终日心烦意乱，无所适从。有的患者因为猜疑过多，对治疗失去信心，往往借酒消愁，借烟解闷，使原来不太高的血压骤然升高，使原本不太重的病情日趋加重。家人要让高血压老年人培养多种兴趣爱好，把对疾病的注意力进行转移，以逐步把血压降至正常范围或接近正常范围。

如何做好老年脑血栓患者的心理呵护？

患脑血栓病对任何人而言都会带来一种很强的心理压力，特别是老年人机体的各种功能减退，其临床表现为瘫痪、失语、意识和智力障碍等，自然会产生一定的心理反应，因而对疾病恢复带来不利的影响。

患者急性期过后需较长的恢复阶段，患者表现为烦躁多虑，沉默不语，对突发的病不能正确对待，忍受不了如此沉重的打击和偏瘫带来的痛苦，因而，产生焦虑、抑郁的心理和悲观厌世情绪。要了解患者的心理状态，对待患者态度要亲切关心、体贴、诚恳、言语温和，要尊重他们，不要勉强患者改变他们长期形成的习惯和嗜好，通过交流来了解患者的心理需要，失语的患者可用手势、精辟字等方式尽快与患者沟通，了解患者的情绪变化，鼓励患者树立战胜疾病的信心，消除焦虑、抑制的紧张心理。

有的患者家属忽视患脑血栓后老年人特殊的心理需要，这加重了患者寂寞与孤独感。要多和老年患者攀谈，耐心倾听患者的心声，尽量帮助患者摆脱孤独的境地，解决患者的种种生活需要，用真挚的同情心和高度的责任感主动帮助患者解决困难。要多和他们谈心，接触多，同情关心体贴患者。

如何做好老年糖尿病患者的心理呵护？

糖尿病是一种常见的由于胰岛素缺乏或相对不足而引起的全身内分泌代谢性疾病，分为原发性和继发性两类。糖尿病多见于中老年，患病率随年龄而增长。糖尿病的病因和发病机制至今不明。目前认为其发病是遗传因素与环境因素之间相互作用的结果，糖尿病与心理及行为因素也有密切关系。

老年糖尿病的典型临床表现有多尿、口渴、多饮、善饥、多食、疲乏、消瘦、皮肤瘙痒等，并可出现四肢疼痛、麻木、腰痛、便秘、视力障碍、腹泻等。久病者常可因失水、营养障碍、继发感染，血管、神经、肾脏、眼部、肌肉、关节等的并发症。由于不良心理—社会因素和性格缺陷等易产生多种情绪障碍，多数患者呈现多种多样的焦虑、抑郁和疑病倾向。当患者了解了糖尿病本质后，还会产生犹如“恐癌症”那样的更多、更强烈的心理反应，故必须慎重对待和处理。

老年糖尿病患者的心理呵护方法主要有：

(1) 建立良好的生活方式，戒除不良习惯：不吸烟、不酗酒，注意减少高脂肪、高糖饮食，建立合理的饮食结构。

(2) 减肥：通过合理节食，低脂肪、低糖饮食及采取其他药物等尽可能减轻体重，减少肥胖对糖尿病的诱发作用。

(3) 运动锻炼：参加适当的文娱活动及一定的体力劳动，以促进糖的利用，减轻胰岛负担。许多研究表明，运动可降低发生糖尿病的危险。运动有利于血糖控制，并降低糖化血红蛋白水平。

(4) 心理治疗:减少心理应激,保持情绪稳定,从而使体内胰岛素分泌维持稳定,减少发生糖尿病的机会。生物反馈疗法可以消除患者的顾虑,改变对糖尿病的认识。自律训练法、放松疗法可以减轻或缓解焦虑症状。

(5) 遵医行为:发生糖尿病后,必须积极配合医生的治疗,按照医生的要求,控制饮食,坚持服药和减量,定期检查。

如何做好老年消化性溃疡患者的心理呵护?

消化性溃疡是心身疾病的代表性疾病,亦是国内外研究最多的心身疾病之一。消化性溃疡的发病、恶化、复发、迁延化和防治与心理矛盾、精神应激有密切关系。它是一种常见病,任何年龄都可发病,老年人也不例外,且恶化的比例增高,因而应特别重视老年人消化性溃疡的发生和预防。

老年消化性溃疡患者的躯体表现为典型的消化性溃疡疼痛,具有长期性、周期性和节律性的特点,同时唾液分泌增多,出现反胃、反酸、嗳气、恶心、呕吐等其他胃肠症状。

老年消化性溃疡患者和心理表现为情绪不稳或消沉,有的出现焦虑不安、烦躁、易激惹、紧张、恐惧;有的多愁善感、好哭;有的表情淡漠、情感迟钝。这些情感变化都与患者对疾病特有的自我体验有关。慢性溃疡病患者常有头痛、头晕、消瘦、耳鸣、眼花、失眠、多梦、注意力涣散、理解力迟钝、记忆力差、联想缓慢、难以坚持紧张工作等躯体不适感。

老年消化性溃疡单纯用药物治疗效果较差,复发率很高,容易形成慢性化,故必须采用心理治疗与躯体治疗相结合的综合治疗的方法。药物治疗强调长期、足量、定时、有效、坚持有规律的用药原则。

老年消化性溃疡的心理治疗首先要解除诱发因素,找出使老年人精神紧张、焦虑、愤怒或抑郁、悲伤、沮丧的原因。同时结合临床治疗,给予恰当解释、疏导,鼓励患者乐观开朗、自强向上,改善认知,让患者充分了解疾病的本质及发病过程,明了该病与精神应激因素的关系,培养积极情绪,注意生活规律做到劳逸结合,避免过度劳累和精神紧张。同时采取正确的饮食疗法。采用生物反馈疗法可从根本上矫正其内向——神经质个性行为特征,促进康复和减少复发。

五、老年精神疾病的心理呵护

什么是心理障碍?

心理障碍是指一个人由于生理、心理或社会原因而导致的各种异常心理过程、异常人格特征的异常行为方式，是一个人表现为没有能力按照社会认可的适宜方式行动，以致其行为的后果对本人和社会都是不适应的。这种“没有能力”可能是器质性损害或功能性损害的结果，或两者兼而有之。当心理活动异常的程度达到医学诊断标准就称之为心理障碍。根据世界卫生组织的估计，在同一时期里，几乎20％～30％的人有不同程度的心理及行为异常表现，而在老年人群中，比例会更高。一般说来，老年人心理障碍是指老年人由于生理、心理方面的衰退以及其他因素引起的行为异常、言语倒错、情绪不稳。

人们承认心理有正常和异常之分，因为在许多情况下，两者有着实质性的差异，不能不加区分。但是，心理正常却没有一个固定不变的、到处适用的绝对标准，心理正常和异常的界限随时代的变迁与社会文化的差异而变动，这种界限是相对的、相比较而言的。要判断一个人的心理是否变态，只有把他的心理状态和行为表现放到当时的客观环境、社会文化背景中加以考虑，通过和社会认可的行为常模比较，并和其本人一贯的心理状态和人格特征加以比较，才能判断他有无心理变态以及心理变态的程度如何。如果一个人能够按社会认为适宜的方式行动，其心理状态和行为方式能为常人所理解，即使他有时出现轻度情绪焦虑或抑郁现象，也不能认为他的心理已超出正常范围。心理异常的表现可以是严重的，也可以是轻微的。

人类精神活动是有机的、协调的、统一的。从接受外界刺激，一直到作出反应，是一系列相互联系不可分割的活动。精神活动包括感觉、知觉、记忆、思维、情绪、注意、意志、智能、人格、意识等，其中任何一方面的变化均可表现为精神活动障碍，即精神活动的各个方面互不协调或精神活动与环境不协调，均可表现为精神异常。

最常见的精神活动障碍为焦虑、恐怖、幻觉、妄想、兴奋、抑郁、智力低下，品行障碍及不能适应社会环境等。除了精神障碍外，常见的心理障碍还有感知障碍、情感障碍、思维障碍、行为障碍、记忆障碍、智能障碍、睡眠障碍等。

引起老年人心理障碍的因素有哪些？

引发心理障碍的因素极其复杂，是多种因素同时作用的结果，主要有生物因素、心理因素和社会因素。具体表现如下：

（1）生物因素：生物因素包括遗传素质、机体创伤和生化改变等。① 遗传：从对心理障碍患者亲属的调查中发现，患者亲属中，心理障碍的患病率高于一般人群，而且与患者的血缘关系越近，相同心理障碍的发病率也就越高。② 躯体疾病：由于某种躯体疾病或外伤，损害了机体组织，导致机体组织发生变性和功能失调，机体的内环境发生改变，从而可引发心理障碍。其中脑损伤、感染、中毒、内分泌和代谢失调，以及营养障碍等则是引发心理障碍的常见原因。慢性消耗性疾病、过度劳累也会导致人格障碍。临床观察还发现，躯体疾病都可伴随心理障碍。③ 某些生化改变：中枢神经介质中的肾上腺素、去甲肾上腺素、多巴胺、5-羟色胺和乙酰胆碱等代谢失常，可诱发心理障碍。

（2）心理因素：心理因素是引起心理障碍的直接原因。心理因素的内容较多，一般可分为急剧的心理创伤，如自然灾害、严重的意外事件、亲人的突然死亡等，以及持久的心理刺激或内心矛盾，如人际关系紧张、家庭不和、一些难于解决的纠纷等。这些心理因素能否引起心理障碍，还取决于心理刺激的性质、强度和持续的时间，以及个人的心理特征及其对刺激的体验。一般认为，心理刺激的性质严重、强度大、持续时间长，再加上个人对心理刺激的承受能力差，就可引发心理障碍。反之，如果对心理刺激能够正确认知，对待某些事件能够泰然处之，情绪体验不那么强烈，心理承受能力又强，那么，即使心理刺激很严重，也不会引发心理障碍。

（3）社会因素：社会因素主要包括社会政治、经济、文化、宗教、道德、民族、职业等各个方面。个体和所处的社会环境都处在变化之中，社会对每个人都有一定的限制和约束，如社会道德规范、风俗习惯传统、条例制度法律，人们必须适应并予以遵守。另外，个体对社会也怀有各种需求，从基本的生理和物质的需求以至高级的心理需求，如求知、爱美、荣誉、评价、爱情等需求。这两者的矛盾和冲突不仅可影响和制约个人内在心理品质的形成和发展，而且还能制约和影响个人的生活行为方式。如果这些方面发生了变化，而且较为剧烈和迅速，就可使人难以承受和适应，个人就可能出现与社会关系的失调，以致心理障碍，甚至由此引发心身疾病。对于老年人来说，退休的问题、空巢问题、代际冲突、丧偶等一系列问题是导致老年心理障碍的主要心理因素。

老年人的认知障碍有哪些？

认知是机体认识和获取知识的智能加工过程，涉及学习、记忆、语言、思维、精神、情感等一系列随意、心理和社会行为。认知障碍指与上述学习记忆以及思维判断有关的大脑高级智能加工过程出现异常，从而引起严重的学习、记忆障碍，同时伴有失语或失用或失认或失行等改变的病理过程。认知的基础是大脑皮层的正常功能，任何引起大脑皮层功能和结构异常的因素均可导致认知障碍。由于大脑的功能复杂，且认知障碍的不同类型互相关联，即某一方面的认知问题可以引起另一方面或多个方面的认知异常（例如，一个病人若有注意力和记忆方面的缺陷，就会出现解决问题的障碍）。

（1）感知觉障碍。主要表现在：① 感觉过敏。患者对外界各种一般强度的刺激，如光、声、冷、热以及某些不适感的感受性增高以至于不能忍耐。这些虽然不是严重的心理症状，但可使患者烦躁不安，容易激怒。多见于神经衰弱或由于其他消耗性原因引起的身体虚弱状态。② 错觉。是歪曲的知觉，即外界存在某种事物，但感知到的是另一件事物。错觉也可见于正常人，例如在疲劳或光线不充足时，把西瓜看成人头，把桌上的帽子看成小动物。焦急地等待着儿子归来的母亲，可能把别人说话错听为儿子的语声等，这都是人们日常生活中经验过的。这类错觉时间都较短暂，物像也不清晰，集中注意即可否定。而病理的错觉持续时间一般较长，形象清晰。③ 幻觉。外界不存在某种事物而感知到这种事物，这种虚幻的知觉叫做幻觉。幻觉在各个感官都可出现，如幻听、幻视、幻嗅、幻味、幻触及内感受器幻觉等。反复出现的幻觉肯定是病理现象。在精神分裂症中，幻听较多见。在心理咨询门诊工作中，如果发现来求助的来访者有肯定的幻觉而不自知其虚幻，应细心进行精神检查以确定诊断，这些求助者大多不是心理咨询和治疗的对象。

（2）思维障碍。在心理障碍中，可能见到的思维障碍包括思维形式障碍和思维内容障碍。

思维形式障碍包括思维的内容和速度的变化、思维联想过程的障碍以及思维逻辑障碍。常见的症状如下：① 思维贫乏。思维内容空洞，联想贫乏。患者不主动讲话，回答问题也很简单。患者对他的这种表现并不自觉到异常，也不为此感到着急，多见于精神分裂症。② 思维迟缓。也叫抑制性思维。外表看来和思维贫乏不易区别，也是说话少，不主动。但仔细观察就可发现，患者的思维内容并非空洞、贫乏，而是联想困难。想事时似乎很费劲。问他什么可以回答，但很缓慢。患者自己也感到“脑子好像转不动”，并对此着急。常伴有抑郁情绪，多见于抑郁症。③ 强制性思维。患者感到脑子里出现大量的思维内容，完全不受自己支配，好像是一种外力强加给自己的。思维也没有固定的内容，患者也不设法去控制它。这个症状多见于精神分裂症。

思维内容障碍包括妄想、超价观念和强迫观念。① 妄想。是一种在病理基础上产生的歪曲的信念，发生在意识清晰的情况下，是病态推理和判断的结果。具有如下特点：一是所产生的信念无事实根据，但患者坚信不疑，不能以亲身经历去纠正，亦不能为事实所说服。二是妄想内容与切身利益、个人需要和安全密切相关。三是妄想具有个人特征，不同于集体所共有的信念。四是妄想内容受个人经历和时代背景的影响。患者的妄想内容带有浓厚的文化背景和时代色彩。如科学发达时代多有物理影响妄想；落后地区患者的妄想则具有迷信的内容。患者把和他无关的事物和现象看作和他有关的，叫做关系妄想。例如，认为周围人的一举一动、街上的广告、报纸上的新闻、广播的消息都是针对他的。患者毫无根据地认为某些人或某个集团在打击他、陷害他，甚至要置他于死地，称为被害妄想。患者感到自己的心理活动受外力控制、干扰和操纵，或感到有一种外力刺激他的身体使他痛苦、不适，内容多是被害性质的，称为影响妄想。② 超价观念。是在意识中占主导地位的错误观念，其发生一般均有事实的根据。此种观念片面而偏激，但在逻辑道理上并不荒谬。超价观念的内容往往与切身利益有关，并带有强烈的情感作用，影响其行为。如艺术家对自身天才的超价观念。多见于人格障碍和心性障碍。③ 强迫观念。某一固定的观念在脑子里反复出现，这些观念是患者不愿意想的，且伴有主观的被迫感觉和痛苦感觉。往往越想控制，这些念头越容易出现。患者体验到这些念头是自己想的，不是外力强加的。所以，一方面在理智上想控制它，另一方面在内心深处又要去想，好像有两个力量在较量。患者希望摆脱这种状态并主动求医治疗。这个症状主要见于强迫症。有些不典型的强迫观念也可见于抑郁症。

(3) 记忆障碍。记忆是既往事物经验的重现，是感知过或经历过的印象和体验保持下来，并把这些印象和体验再现出来的心理活动。它是使贮存在脑内的信息重复出现于意识的功能，是以往经验的保存和回忆的过程，包括识记、保持、再认及回忆。临床常见的记忆障碍有以下几种：① 记忆减退。是指记忆的三个基本过程普遍减退。由于大脑器质性病变引起的记忆减退都较严重，是真正的记忆减退。患者不仅记不住病前能记住的事，也记不住一般人都能记住的事。例如，记不住刚见过面的人、刚做过的事。而且，在严重的时候，患者对自己的记忆减退状况大多不能自觉，不承认自己记性不好，但这种情况多见于各种器质性痴呆，如老年性痴呆。非器质性原因引起的记忆减退相当多见。例如，神经衰弱患者经常诉说的健忘现象，大多不是真正的、普遍性的记忆减退。他们对一般的事难以记住，但对引起他们烦恼的事却又恢复到以前的平衡状态。② 错构。这是一种病理性的记忆错误。通过别人的提醒和对证，也不能纠正。患者回忆起来的事不但在时间、地点上与事实有出入，在内容上也是错误的。错构见于精神分裂症和老年性痴呆。③ 虚构。没有做过的事，没有经历过的经验，而患者坚持认为他做过或经验过。患者常表现出非常认真并非有意说谎。虚构可以说是用想象的内容来填补记忆的空白，但患者自己并不承认，多见于老年性精神病和酒精中毒性精神病。

(4) 注意障碍。注意是指心理活动对一定对象的指向性和集中性。常见的注意障碍如下：① 注意增强。为主动注意的增强，如有妄想观念的患者，注意增强指向外在的某些事物，过分地注意别人的一举一动，以为是针对他的。有疑病观念的患者，注意增强指向患者本身的某些生理活动，过分地注意自身的健康状况或使他忧愁的病态思维。② 注意涣散。为主动注意的不易集中、注意稳定性分散所致，多见于神经衰弱及精神分裂症。③ 注意减退。主动及被动注意兴奋性减弱。注意的广度缩小，注意的稳定性也显著下降。多见于疲劳状态、神经衰弱、脑器质性精神障碍及伴有意识障碍时。④ 注意转移。主要指被动注意的兴奋性增强，注意稳定性降低，注意的对象不断地转换。⑤ 注意衰退。患者不能留意观察和主动将注意力集中于外界客观环境。也就是说外界客观事物难以引起患者的注意。它是精神分裂症的基本症状之一。

(5) 智能障碍。智能是一个复杂的综合精神活动的功能，是对既往获得的知识、经验的运用，用以解决新问题形成新概念的能力，与感知、记忆、注意、思维有密切关系。智能障碍分精神发育迟滞和痴呆两大类型。

对有明显精神、神经症状，如抑郁、焦虑、睡眠障碍的患者可根据病情进行对症治疗。此外，针对认知障碍的病因和发病机制，可应用不同的神经细胞保护剂，如脑循环改善剂、能量代谢激活剂、神经递质和神经生长因子保护剂、Ca^{2+}拮抗剂、谷氨酸盐受体拮抗剂、抗氧化剂、胶质细胞调节剂和非甾体类抗炎剂等均被广泛应用于不同疾病引起的认知障碍的治疗。

老年人的情感障碍有哪些?

情感障碍症的临床表现是以情感高涨或低落为主，伴有思维奔逸或迟缓，精神运动性兴奋或抑制，躁狂状态时患者心境高扬，与所处的境遇不相称，可以兴高采烈，易激惹、激越、愤怒、焦虑，严重者可以出现与心境协调或不协调的妄想、幻觉等精神症状。抑郁状态时病人心情不佳、苦恼、忧伤到悲观、绝望，高兴不起来，兴趣丧失，自我评价低，严重者出现自杀观念和行为，病情呈昼重夜轻的节律变化。

(1) 情感淡漠。表现为情感活动的减退或丧失，患者对周围环境的变化丧失情感反应。严重时对自己的身体健康漠不关心，生活懒散，不打扮自己，甚至不理发、不洗脸。对饥饿和疼痛反应也不大。至于令人兴奋的消息，家中的困难，家人的不幸遭遇等，对之也无动于衷。情感淡漠这个症状是精神分裂症晚期或单纯型的主要症状，和思维贫乏同时存在。

(2) 情绪低落。也可以叫情绪抑郁，是负性情感活动的增强，悲伤、抑郁的情绪经常占优势，什么事情都不能令其高兴。较轻的情绪低落，仅表现对以前感兴趣的事物缺少兴趣，不愿和人来往，但外观上对人的态度变化还不明显。严重的情绪抑郁则表现为苦闷、悲伤、面带愁容、行动减少。情绪抑郁见于抑郁性精神病或并发性抑郁。

(3) 焦虑。过分担心发生威胁自身安全和其他不良后果的心境。患者表现为紧张恐惧，顾虑重重，认为病情严重无法治疗，或认为问题复杂无法解决，以致搓手顿足、坐卧不安，好像大祸临头，惶惶不可终日，常伴有自主神经功能紊乱及疑病观念。多见于焦虑性神经症及更年期精神障碍。

惊恐发作，为急性和严重的焦虑发作。发作时患者有濒死感、失控感和大祸临头感，伴有明显的循环、呼吸、泌尿和自主神经系统症状。一般发作持续时间较短，约数分钟至十几分钟。

(4) 情感脆弱。这是一种情感调节上的障碍。在外界轻微刺激下甚至无明显的外界因素影响下，情绪容易引起波动，感动得伤心流泪或兴奋激动。性格懦弱的正常人也可表现为轻度情感脆弱，但经常出现的情感脆弱表现则是病态的，这个症状多见于动脉硬化性脑病、外伤性精神障碍、神经衰弱等。

对于老年期情感障碍，应重视以下几点：① 防止老年期心因性疾病的发生：要改善退休老年人的福利待遇，提高其物质生活水平，协调其家庭生活，丰富文化生活内容，并减少精神紧张。对已发生心因性疾病的患者，应充分地重视环境调整与精神治疗。② 防止老年性谵妄：在伴发躯体性疾病的同时，高龄患者易产生老年性谵妄。故应积极早期防止躯体疾病，注意患者对使用的任何药物的耐受情况。当解除了躯体疾患或营养、代谢失调之后，老年性谵妄是可望恢复常态的。③ 注意改善脑功能状态，防止一些缺血性脑疾患导致的精神异常。要防止脑动脉硬化的发展，加强脑血循环，必要时可以进行预防性治疗措施，如服用降血脂、减轻血管脆性、促进小动脉扩张的药物等。④ 开展老年心理卫生的宣传与咨询，普及医疗卫生常识，增强老年人的适应能力，以早期发现，及时诊治，减少老年人的心理障碍和精神疾病。

老年人的意向行为障碍有哪些？

意向是人们在生活中产生的各种要求的总称，可分为低级意向和高级意向。低级意向是指较为原始的本能要求，如食欲、性欲和防御本能。高级意向是随着人类社会的发展出现的精神欲望，如要学习、要劳动、要文化娱乐活动、要对人类有所贡献等。正常人谁也不能没有低级意向。在低级意向得到满足以后，在心理上占优势的是高级意向。为了满足这些要求，必须有行动。有目的、有动机的行动就是行为。如果动机和目的反映了客观现实，这个人的行为就是正常的，人们可以理解的。在复杂的社会环境中，要使各种要求都得到满足并不是容易做到的。一个人根据某种动机和需要，自觉地确定目标并付诸行动以实现预定的目标，这个心理过程就是意志，它是认识过程、情感过程发展的结果。在心理咨询的临床实践中可能遇到的意向、意志和行为的病理形式有以下几种：

(1) 意向缺乏。主要指高级意向的减退和缺乏。患者在学习、工作和生活中各种要求逐渐降低，表现为不负责、不认真或无故不上学、不上班、没有干劲儿等。生活没有规律，早睡晚起、不讲究卫生、不美容，甚至不理发、不洗脸、不换衣服等。患者对自己的这些变化不能觉察，也不承认有这些变化。意向减退常和情感淡漠、思维贫乏同时存在，是精神分裂症慢性阶段的特征性症状，精神分裂症单纯型早期，意向减退现象进展缓慢，有时在很长时期，例如几年内不被人认为是精神异常的表现。

（2）意向增强。高级意向增强一般是由妄想引起的，例如一个有被害妄想的患者常常花许多金钱和精力，不知疲倦地到处控诉他妄想中的敌人。一般所指的意向增强主要是低级意向增强，患者表现为贪吃、性欲亢进，甚至不顾公共道德。有的患者表现出爱打扮，很轻易地对异性产生性爱，发生性行为，这些都和本人病前的性格不同。低级意向增强见于轻性躁狂性精神病和精神分裂症。

（3）意向倒错。主要指食欲和性欲的倒错。食欲倒错表现为吃正常人不愿吃或厌恶的东西，如土块、粪便、脏纸、昆虫甚至生吃蛇肉。性欲倒错表现为对动物产生性欲并做出性行为。

（4）强迫意向和强迫动作。患者有做出某种动作的强烈冲动，但不付诸行动，叫做强迫意向。例如，看到刀子，就想拿起来去砍别人或砍自己；走到河边或桥上就有一种强烈冲动要跳下河去，但不会真的做出这类行动。患者担心控制不住这些冲动而焦虑，只好避开这类事物或处境。强迫动作是患者理智上不愿做出某种动作，但在行动上又要去做。因此，一面做出这些动作，一面又要控制它，大多是控制不住，所以患者非常焦急。患者理智上也认为无此必要，但又不能不做。强迫意向和强迫动作都见于强迫症。患者对此类行为有病感，主动要求医治。

老年人的自知力障碍有哪些？

自知力是指患者对其自身精神状态的认识和批判能力。神经症患者通常能认识到自己的不适，主动叙述自己的病情，要求治疗，医学上称之为自知力完整。精神病患者随着病情进展，往往丧失了对精神病态的认识和批判能力，否认自己有精神疾病，甚至拒绝治疗，对此，医学上称之为自知力完全丧失或无自知力。凡经过治疗，随着病情好转、显著好转或痊愈，患者的自知力也逐渐恢复。由此可知，自知力是精神科用来判断患者是否有精神障碍，精神障碍的严重程度，以及疗效的重要指征之一。

任何躯体病患者都会感到自己患了病并感到痛苦，不论是否积极求治都不希望这种病痛持续存在，因此都是有自知力的。而心理障碍则不然，患有严重精神病，比如患精神分裂症的人在患病期间对他们异常的思维、情感和行为完全不能自己觉察和客观地判断，不承认自己有病。各种严重的痴呆患者也是如此，他们对自己的智力低下也不能自己辨认。

有些经过治疗病情有所好转的精神病患者能够承认自己曾有过精神失常，对已消失的明显症状或荒谬的妄想和幻觉能体验到并承认其异常，但对不明显的症状，例如不十分荒谬的关系妄想，仍然不能认识到是病态，或一般地承认有了精神病，但说不出具体内容。这种情况说明患者的自知力是不完整的。

老年人的精神障碍有哪些？

精神障碍指的是大脑机能活动发生紊乱，导致认知、情感、行为和意志等精神活动不同程度障碍的总称。常见的有情感性精神障碍、脑器质性精神障碍等。致病因素有多方面：先天遗传、个性特征及体质因素、器质因素、社会性环境因素等。许多精神障碍患者有妄想、幻觉、错觉、情感障碍、哭笑无常、自言自语、行为怪异、意志减退，绝大多数患者缺乏自知力，不承认自己有病，不主动寻求医生的帮助。常见的精神病有：精神分裂症、躁狂抑郁性精神障碍、更年期精神障碍、偏执性精神障碍及各种器质性病变伴发的精神障碍等。

老年人常见的精神障碍按其损害的性质不同，可分为器质性精神障碍和功能性精神障碍两大类。器质性精神障碍包括脑血管性痴呆、老年性痴呆、老年人的药物依赖、戒断综合征和酒精中毒等；功能性精神障碍包括性格障碍、神经症、情感性精神病和老年期妄想症等。

阿尔茨海默症（老年期痴呆）是老年期最常见的一种精神障碍，常起病于老年或老年前期，以痴呆为主要表现。记忆障碍为本病的首发症状，如经常失落物品、遗忘许诺的事情，言语啰唆重复等。随着症状加重，患者的智能衰退日益加重，可以进食不知饥饱，外出后不能回家，叫不出家人姓名，甚至不能回答自己的年龄、姓名等，严重者生活不能自理。发病于老年期者从起病到死亡，一般病程为5年。

老年人的精神障碍大多直接或间接地与脑的老化有关。神经细胞是非增生性的，脑细胞的数目不会增加，人到80岁时其脑重比30岁时减轻约100克，故脑的衰老会造成精神活动速度减慢，记忆力下降，判断力障碍，这是生理性的脑老化过程。如果这个过程中发生病理性变化或遇上意外生活事件，就容易出现精神障碍。

老年人由于躯体各系统器官功能衰退，易患躯体疾病，如高血压、冠心病、糖尿病、脑动脉硬化、慢性支气管炎、前列腺肥大、慢性胃肠疾病、肿瘤等。由于慢性病会影响到正常的生理活动，所以老年人容易产生老朽感和无用感，由于对疾病的恐惧，产生焦虑、抑郁等精神上的改变，导致精神障碍；而精神障碍又可使疾病复发或加重，形成恶性循环。

全身性感染、中毒、外伤、缺氧等损害，均可直接或间接地影响大脑的正常结构与功能，出现精神障碍。这类精神障碍属于脑器质性或症状性精神病。常见的有各种脑膜炎、脑炎、脑外伤、一氧化碳中毒、慢性酒精中毒、药物中毒、药物依赖和戒断综合征等。

人到老年，精神状态变得十分脆弱，难以应付和忍受外来的巨大刺激，从而导致精神障碍。但外界的精神刺激和精神压力的致病作用，又取决于精神创伤的性质、强度、持续时间的长短和个体心理素质、对生活事件所抱的态度以及周围环境对他的支持程度。社会和家庭的支持能够缓冲精神紧张的程度，可避免或减轻情绪失调和精神崩溃的发生；反之，则加剧精神障碍的发生。

老年期精神障碍有什么特征?

老年期精神障碍多由脑器质性疾病导致，它的发作尤其年龄特征，在诊断和治疗上也应与一般的精神障碍有所区别。

(1) 知觉障碍：表现为错觉、幻觉、感知综合障碍等。

(2) 记忆障碍：表现为记忆力衰退、错构、虚构、遗忘，严重时甚至辨认不出亲人，找不到家门而导致生活不能自理等。

(3) 思维障碍：表现为思维联想障碍，如思维破裂、思维迟举等。思维内容障碍，如被害妄想、嫉妒妄想、罪恶妄想和疑病妄想等。

(4) 智能障碍：表现为真性痴呆或假性痴呆等。

(5) 情感障碍：多表现为情感淡漠、紧张易怒、恐惧焦虑、情绪低荡、消极悲观、抑郁寡欢等。

(6) 意志障碍：多表现为意志衰退或意志缺乏等。

(7) 行为障碍：多表现为表情呆滞、行为缓慢、动作迟钝、缄默不语或自语自笑、行为怪异、幼稚愚蠢等。

(8) 意识障碍：表现为嗜睡、呆板、混沌、谵妄、昏迷等。

(9) 睡眠障碍：表现为失眠、夜惊、梦呓、梦游等。

(10) 性格改变：一个善良、谦虚、温和的老年人可以变得急躁、易怒、多疑、夸张、不道德，一个管家井井有条的主妇，可以变得不注意修饰、生活无条理；一个爱管闲事、津津乐道的老年人，可以变得麻木不仁、沉默寡言、行为呆滞等。

必须在完全排除脑器质性精神障碍的基础上，才可能诊断为功能性的精神障碍；但应注意有的老年人既有脑器质性精神障碍，又有功能性精神障碍。此两者并不互相排斥。在搜集病史时，应注意患者的躯体状况及躯体疾病与精神障碍的相互关系、患者的人格和记智能的改变状况、患者的家庭及社会环境、疾病的发病原因或诱因及患者的日常生活表现等。

老年人的精神检查应重点放在患者的记忆、智能及人格上，心理测验对老年精神疾病的诊断也很重要。由于老年人的躯体症状或疾病较多，体格检查及神经系统检查务必认真进行；应重点检查心血管系统及神经系统如心电图、脑电图及脑地形图、头颅及核磁共振等。

老年期精神障碍的鉴别诊断十分重要，主要是老年期器质性精神障碍与和功能性精神障碍之间的鉴别。例如老年性抑郁症往往人们以痴呆的假象就应与老年性痴呆相鉴别，因为这两类疾病的治疗方法及预后完全不同。

随着人口的逐渐老龄化，老年期精神障碍的发病逐年增加，人们对其重视程度也在逐步加深。在面对老年人的精神健康时，还希望家人们能够充分重视，如发现异常可及时向心理医生咨询。

什么是老年性痴呆？

老年期痴呆是老年人大脑功能失调的一种表现，是以智力衰退、行为及人格变化为特征的一种疾病，表现为记忆力、抽象思维能力、定向能力的障碍，同时伴有社会活动能力的减退。

随着人类的生活及医疗水平的提高，人们的寿命也逐渐延长，老年疾病的预防与治疗，特别是老年期痴呆作为重要的问题之一越来越受到重视。随着老龄人口的逐年增加，我国老年期痴呆的发病率也在增加。据统计，目前我国老年人口中老年期痴呆的患病率为4%～5%，其中在55岁以上人群中患病占2.57%，60岁以上占3.46%，65岁以上占4.61%，70岁以上占9.28%，80岁以上的老人占17%～20%。这就意味着有相当数量的老年人存在着不同程度的痴呆表现。

老年期痴呆根据其病因主要分为脑变性疾病引起的痴呆——阿尔茨海默病性痴呆、脑血管病引起的痴呆、混合型痴呆三大类。

脑变性疾病引起的痴呆主要是指阿尔茨海默病性痴呆。在1907年，一位名叫阿尔茨海默的医学家，首先报道了一组65岁以下的患者由于大脑变性而发生的进行性痴呆，以后为了纪念他，把这类疾病命名为阿尔茨海默病，又称为阿尔茨海默病性痴呆。阿尔茨海默病性痴呆是一种发生在老年期或老年前期的慢性、进行性痴呆。主要的病理变化是大脑皮质广泛的、弥漫性萎缩，即脑变性。阿尔茨海默病性痴呆病程长，病情逐年加重，症状表现大致分成三个阶段：

第一阶段是发病的早期，大致在1～3年。主要表现是记忆力下降。最早出现的是学习新知识困难，对一些事情"记得不如忘得快"，由于记忆力差而影响工作，不能完成新任务，逐渐连原来熟悉的工作也难以完成。严重时，日期记不住，去拿东西时会忘记要拿什么，烧开水时会因忘记了而烧干水壶，出门时会因不记得刚走过的路而迷路，但是生活料理基本正常。

脑电图及头颅CT检查多为正常。智能测查常可以发现记忆力明显下降。

第二阶段病程较长，一般在病后2～10年。此阶段记忆力下降更为明显，不仅不记得最近发生的事情，甚至远期记忆也明显下降，无法正确地回忆以往生活中发生的重大事件，如哪年结婚的、孩子的生日、事业上的成功等等都忘记了。认识、判断能力也发生严重障碍，不知道当前的年、月、日，不知季节；不会随冷暖而更换衣服，不会穿衣及鞋袜，严重时大小便不知如厕；不认识同事及邻居，分不出男女性别，甚至连亲人及镜子中的自己是谁也不认识。思维混乱，说话时答非所问，文不对题，别人难以理解他要表达的内容是什么。此阶段已基本无法料理自己的生活。

行为、性格及人格障碍也是此阶段病变的特点。有的患者终日无事忙，无目的徘徊，收集废物，无原因的傻笑；有的患者则活动少，呆坐一隅，对周围任何事物不关心；有的患者焦虑不安，甚至不分白天黑夜地吵闹不休；也有的患者出现四肢痉挛，动作不灵活等神经系统的症状。

脑电图检查可见到慢波明显增多。脑部CT检查常可发现脑室增大，脑沟增宽，皮质轻度萎缩等异常。智能测查提示记忆力、定向能力、思维判断能力都明显降低。

第三阶段为晚期阶段，一般在发病后8～12年。主要呈现极明显的智能障碍，患者与周围环境已无法正常接触，语言支离破碎，毫无意义，多数患者表情淡漠，终日少语少动，可出现肢体强直、挛缩，步态不稳，约有1/3的患者会发生癫痫大发作，生活完全不能自理。

脑电图检查可见到全面的慢波化、重度异常。脑CT检查可发现广泛的脑萎缩。记忆及智能测查已无法进行。

从以上三个阶段的病情发展可以看出，阿尔茨海默病是一种由于大脑皮质全面的弥漫性萎缩，高级神经系统功能的全面障碍而导致记忆力、言语、认识功能、计算力、理解力、判断力、情感以及性格，意志力等智能全面低下，严重影响老年人生活质量的疾病。目前尚无确切治疗方法。因此必须认识早期症状，尽早发现，及时治疗。

老年期痴呆患者的心理护理包括哪些内容?

心理护理对痴呆患者的康复十分重要。要注意尊重患者，对老年期痴呆患者发生的一些精神症状和性格变化，如猜疑、自私、幻觉、妄想，家人应理解是由疾病所致，要理解，宽容，给予爱心，用诚恳的态度对待患者，耐心听取患者的诉说，对于患者的唠叨不要横加阻挡或指责。尽量满足其合理要求，有些不能满足时应耐心解说，切忌使用伤害感情或损害患者自尊心的语言和行为，使之受到心理伤害，产生低落情绪，甚至发生攻击性行为。更不能因为患者固执、摔打东西而对其进行人格侮辱，或采用关、锁的方法来处理。

(1) 耐心解释。一般说来，患者对自己所患的疾病的病因、发展、治疗、护理及预后不了解，很想知道有关自身疾病的知识。而老年性痴呆的患者往往有思维能力障碍，记忆力减退，因此就更需要医护人员或家人给予耐心的解释，以减轻患者的顾虑和迷惑。

(2) 鼓励与安慰。鼓励就是让患者通过努力达到某种目标，安慰就是让患者放弃某些念头去适应现状。鼓励要遵照可行的原则，要使患者感到只要自己努力，便可以改变现状达到所期望的目标，使患者善于在不利的因素中看到有利的因素；安慰就是体谅患者内心的苦恼或愤怒的情绪，给予同情和支持。

(3) 保证。所谓保证是指充分利用医护人员的社会角色在患者心目中的影响力取信于患者，使他们相信医护人员或家人的认识是正确的，从而建立起战胜疾病的信心。如当老年性痴呆患者表现出悲观失望，认为自己是一个废人感到抑郁时，医护人员和家人应向患者保证：“你的病没有那么严重，我保证只要你自己多动手，完全可以生活自理。”如果患者相信了医护人员和家人的话，就会相信自己，从此不再悲观、抑郁。

(4) 指导。指导是指告诉患者应如何静下心来养病，教会患者怎样进行自我生活护理，告诉患者怎样去处理好与周围人的关系。指导者不是代替患者去做某些事情，也不是给患者硬性规定让其去做，而是启发患者的积极性。例如，让患者整理床铺，教患者怎样去叠被子、扫床、铺平床单等。一次教不会，再来一次，只要患者有一点进步，就要及时给予鼓励。如果发现患者对所教的内容感到厌倦时，应停下来让患者休息或做些他感兴趣的事情，下次再接着教，直到患者学会为止，而不是每次去代替患者整理被子。

(5) 暗示。暗示就是通过语言、动作、情景等信息交流手段使患者直接接受灌输给他的观念、认识，甚至感受。暗示时语言要肯定、诚实，有时可以故意安排与别人交谈的情景，使患者感到偶尔地正好听到，这样则容易使患者相信，借以达到良好的效果。也可以直接的暗示，如当患者情绪紧张而不能入睡时，可以给一些安慰剂(维生素类)代替安眠药。

此外，恰当地利用宣泄的手段，使患者积郁已久的苦闷倾诉出来，一吐为快，也是减轻患者心理压力的一种方法。

老年期痴呆如何进行心理康复治疗?

康复治疗主要包括心理康复与记忆力康复。

(1) 心理康复：① 热情关心：医护人员和亲属都要关心爱护患者，注意尊重患者的人格，在对话时要和颜悦色，避免使用呆傻、愚笨等词语。同时，要根据不同患者的心理特征，采用安慰、鼓励、暗示等方法，给予开导。对情绪悲观的患者，应该耐心解释，并介绍一些治愈的典型病例，以唤起患者战胜疾病的勇气和信心。亲属对生活有困难的患者，应当积极主动给予照顾，热情护理，以实际行动温暖他们的心灵。② 播放音乐：根据患者的文化修养和兴趣爱好，选择性地给他们播放一些爱听的乐曲，以活跃其精神情绪。有实验研究证明，音乐能改善大脑皮质的功能，增加其供血供氧，较好地调节自主神经系统的功能。③ 合理用药：如患者有疼痛或失眠时，医生要及时使用适当的药物，以减轻其痛苦和症状。④ 鼓励患者参加一些学习和力所能及的社会、家庭活动，以分散患者的不良情绪和注意力，唤起其生活的信心。

(2) 记忆康复：① 智力训练：根据患者的病情和文化程度，可教他们记一些数字，由简单到复杂反复进行训练；亦可把一些事情编成顺口溜，让他们记忆背诵；亦可利用玩扑克牌、玩智力拼图、练书法等，以帮助患者扩大思维和增强记忆。② 强化记忆:不要让患者单独外出,以免走失。在室内反复带患者辨认卧室和厕所,亲人经经常和他们聊家常或讲述有趣的小故事,经强化其回忆和记忆。如能坚持长久的循序渐进的训练,可能有成功的希望。③ 训练生活:亲人要手把手地教患者做些力所能及的家务,如扫地、擦桌子、整理床铺等,以期生活能够自理。

帮助痴呆患者进行智力锻炼的内容很丰富,如常识、逻辑联想能力,计算分析和综合能力,社会适应能力,思维的灵活性。① 逻辑联想、思维灵活性训练,从儿童玩具中寻找一些有益于智力的玩具。② 分析和综合能力训练,经常让患者对一些图片、实物、单词作归纳和分类。③ 理解和表达能力训练,给患者讲述一些事情,讲完后可以提一些问题让患者回答。④ 社会适应能力训练,尽可能地让患者多了解外部信息,不要使其处于封闭的生活环境,鼓励与他人的接触交流;对于家庭生活中的事情,应当有目的地让患者参与,并给予指导和帮助。⑤ 常识的训练,所谓的常识中有相当的内容属于患者曾经知道的、储存在记忆库里的东西,伴随病情加重不断丢失,如果能经常提取、再储存,遗忘速度会大大减慢。⑥ 数字概念和计算能力的训练,抽象的数字对于文化程度较低的老年人比较困难,更何况有认知障碍的患者,但在生活中处处存在数字概念和计算,只要留意,可以有许多让患者锻炼的机会。

如何用音乐疗法防治老年期痴呆?

音乐疗法是指应用音乐艺术以调节人的精神,达到身心健康、防病治病目的一种娱乐疗法。

音乐的旋律、节奏和音调,对人体是一种良性刺激,对大脑及脑干的网状结构有直接影响,能改善神经系统的功能,从而协调全身各器官系统的正常活动。快速而愉快的乐曲,可以使人的肌肉力量增强,并激发人的热情;节奏徐缓、深长悠远的乐曲,可使人呼吸平稳、脉搏跳动富有节奏感,促进人们的情绪稳定;音调优美、旋律流畅、悦耳动听的歌曲或器乐曲,可以使人的自主神经系统功能协调,大脑得到充分休息。

音乐在防病治病中的作用,是通过“声”的物理变化引起人的心理感受来实现的。音调和旋律的变化是一种有规律的声波振动。这种物理能量传达到人体后,能引起人的组织细胞发生和谐的共振,对机体组织起到一种微妙的细胞按摩作用。起伏变化的旋律,可提高大脑皮质细胞的兴奋性,有利于改善人的情绪,消除外界环境所造成的心理紧张,提高应激能力,从而使身心得到松弛和休息。这些对于防治老年期痴呆是十分有益的。

当然，要使音乐更好地发挥作用，必须因音乐内容、欣赏者本人的音乐修养及不同的疾病而选取相应的乐曲，以求“辨证施治”、因人而异。

(1) 老年期痴呆患者如见精神抑郁，宜选节奏鲜明、活泼欢快、情绪激昂的乐曲。如《流水》、《黄莺吟》等自然音乐易激发欢快情绪；《青春的旋律》、《快乐曲》等民族音乐活泼欢快而节奏感强；《田园交响曲》、《仲夏夜之梦》等外国乐曲力度恰当易振奋精神。音量适当的现代流行音乐、迪斯科舞曲节奏鲜明强烈，速度较快，可给情绪消沉、抑郁的患者以强烈的兴奋感，有利于激发情绪。

(2) 老年期痴呆患者如见神情狂躁，宜选用旋律优美、恬静悦耳、频率与节奏变化缓慢的古典乐曲、传统的民族民间乐曲和自然乐曲以及典雅的交响乐曲。如曲调悲凉凄楚的《小胡笳》，可使患者产生凄悲的情感，通过“悲胜怒”而制其狂。

(3) 老年期痴呆患者，如常常情志忧郁、悲伤者，宜选旋律流畅优美、节奏明快、情调欢乐一类的乐曲，如《步步高》、《喜洋洋》、《假日的海滩》、《金水河》等，通过“喜胜悲”而制其忧郁、悲伤。

(4) 老年期痴呆患者，如情绪出现焦虑、烦躁易怒、心悸心慌等，宜选旋律清丽高雅、节奏缓慢、情调悠然、风格典雅娟秀一类的古典乐曲，如《姑苏行》、《江南好》等。

如何用读书疗法防治老年期痴呆？

读书疗法是指通过阅读具有指导性、娱乐性、趣味性的报纸或书刊，从而防止或延缓大脑衰老、愉悦身心的一种娱乐疗法。

读书是一种涉及全身多个器官、组织的活动，它不仅要有视觉、听觉和其他感觉的参与，还涉及大脑的反射意向活动，促进记忆，可以获取新知识、新信息，不仅使自己保持与飞速发展的社会相联系，而且可以广交朋友，增加生活乐趣。所以说读书看报对于防治老年期痴呆有非常积极的意义。

(1) 延缓脑衰。古人认为“常用脑，可防老。”日本医学家发现：勤学好思的人，脑内的血液循环较好，有助于防止脑细胞萎缩，可以延缓大脑细胞的衰退。大脑的功能是“用则进，废则退”，越用越灵，越用越能延缓其衰老的进程。

(2) 愉悦性情。心理学研究表明，不断地读书学习不仅能使大脑不断地获得新的信息，而且能使人精神振奋，情绪乐观，思路开阔，朝气蓬勃，积极向上，使人处于良好的心理状态之中。

(3) 增强信心。人在不断学习新知识时,还能增强自信心,感受到受人尊重及获取新知识的乐趣。经常体会到这种乐趣的人,自然不会郁郁寡欢,精神沮丧,更不会自暴自弃,悲观失望对于所患的疾病,也能积极地配合治疗。

作为老年人,尤其是老年期痴呆患者,如果单纯在家养病更容易忧心忡忡,意志消沉,产生孤独感、老朽感和末日感。这种心理状态又转而影响其生理功能,加速生理功能衰退的进程,形成恶性循环,最后导致大脑衰老日趋严重,身体健康状况越来越坏。改变这种状态的妙法之一,就是不断地、适当地通过读书看报获取新的信息,这不仅因为智力活动有利于调节整体功能,更重要的是通过学习,老年人将更加认识到生存的价值和意义。

家属如何与老年期痴呆患者交流?

老年期痴呆患者常常很难理解别人和被人理解,会制造一些麻烦或让人苦恼,但切记这是由疾病所致,并不是故意的。为此,每位家属最好学会如何面对和处理这种情况。

一要避免争吵。痴呆患者对别人说话的语气非常敏感,激动的语气会令他感到不安,而平和的语气则让他觉得安心。因而,要尽可能保持说话时心平气和。患者可能对眼前的事物感到困惑,不能区分过去和现在,甚至忘记您是谁,这是非常令人难堪窘迫的。但不要一味坚持您的观点,否则会使患者觉得更加困惑和紧张。如果觉得可以容忍,就迁就他,那样对双方都有好处,患者也不至于再感到困惑。

二要消除疑虑。患者可能因易忘事而经常反复问同一个问题,这可能让人感到厌烦。但您应该弄清楚为什么他总是问这个问题。可以耐心倾听,或用别的事来适当转移其注意力,或打断他的问题,消除他的顾虑。比如您即将带他出去爬山,但患者总担心您不带他去,因而可能反复询问此事,您可试着说"不要担心,我也去,我会带你一起去的",而不要说"我刚告诉你,是星期六去"。这样就有可能消除患者的一些疑虑。

三是转移注意力。由于痴呆患者不能正确理解很多事,易产生焦虑和不安。照料者首先要有谅解的心态,同时把令患者不快的事或人暂时转移开,使其很快忘记这一切。与患者争吵只会使情况更加糟糕。

四是尽量使用陈述句,不要用疑问句。有时患者可能不愿意做一些事,如刷牙洗脸等。这时您应该心平气和地告诉他您的要求,而不要以发问的方式,这样可以避免争吵。比如您可试着说“该刷牙洗脸了，这是你的牙刷和毛巾”，而不要说“你要刷牙洗脸吗?”

五要妥善处理精神症状。有些老年期痴呆患者会出现精神症状，其中常见的是抑郁、孤独、淡漠、多疑和烦躁不安。有时也会出现幻觉（看见不存在的东西）和妄想（荒谬的想法）。如果患者突然出现上述现象，就应该找医生诊治。

由于多数痴呆患者存在的行为和心理症状是患者住院的首要原因，也是影响护理质量的关键因素，因此，应针对不同症状采取不同的护理方式。比如患者烦躁不安时，除了先排除不安的原因外，还可适度分散其注意力，轻声说话常能使患者安心；也可通过一些身体语言（如拥抱、抚摸、握手等）使患者感受到爱和产生被关爱感，也就能慢慢安静下来。在痴呆患者的眼里，这是一个充满压力的世界。因此，照料者应尽量多从患者的角度考虑问题，避免给患者带来新的压力。

如何预防老年性痴呆?

预防老年期痴呆发生的主要措施有如下几个方面：

(1) 精神调养。保持乐观的情绪，保持心理平衡，避免偏激、固执等心理偏差的产生，保证心理反应适度；要采取积极的生活方式，勤于用脑再学习，不断接收新事物，参加社会活动，助人为乐，培养有益的兴趣和爱好，如练习琴棋书画等，勤动手，多用脑，均能陶冶情操，增进生活情趣，调剂精神生活，改善心理环境，延缓大脑老化的发生。

(2) 起居调养。起居饮食要有规律，应早睡早起，定时进食，定时排便。在膳食上，食宜清淡，少食肉类，因老人新陈代谢缓慢，过补反而堆积，残渣不易排出，应以“吃得香，睡得酣，二便通畅”为养生之道。同时，注意多吃一些富含维生素B类食物，如豆类、花生、香蕉等。总之，要强调做到“三定、三高、三低和两戒”即定时、定量、定质，高蛋白、高不饱和脂肪酸、高维生素，低脂肪、低热量、低盐和戒烟、戒酒。这样，在预防老年期痴呆方面有一定帮助。

(3) 饮食调养。合理调配饮食，做到“三高”、“四低”。“三高”即高蛋白、高维生素、高纤维素；“四低”即低胆固醇、低脂肪、低糖、低盐。饮食品种多样化，定时定量，少量多餐。

(4) 运动调养。适当的体育锻炼有益于健康，如坚持散步、打太极拳、做保健操中练气功等，有利于大脑抑制功能的解除，提高中枢神经系统的活动水平。但要循序渐进,量力而行,持之以恒,方可达到理想的效果。

(5) 环境调养。生活环境宁静恬淡,家庭环境乐观和谐,子女亲友经常向老人问寒问暖,了解老年人的想法,使老年人尽享天伦之乐,对于预防老年期痴呆也有积极的作用。

此外,应多参加集体活动,以及读书、看报、收听音乐等,接受外来的各种刺激,以开畅胸怀,疏豁神志,舒郁解闷,维持大脑兴奋状态,以预防精神衰退。同时,注意保持大便的通畅对于预防老年期痴呆的发生也有积极的意义。

什么是晚发型精神分裂症?

在老年期心理疾病中,有类似于精神分裂症的妄想症状,但不伴随人格与智力的衰退,称为晚发型精神分裂症。

晚发型精神分裂症患者,一般在发病前就有特别的性格,如倔强、能干、自负和固执等。这种性格在现实生活中容易在某种事件诱发下造成幻觉、妄想状态;而且进入老年期后,由于经历各种丧失而引发消极悲观的情绪,这正是产生幻觉、妄想的温床。此外,老年期听觉和视觉系统机能的衰退,使感知觉模糊,也容易产生幻觉,并进而产生妄想症状。

老年患者的幻觉多数为假性幻觉,其内容多是听觉上的。妄想中虽然同样是关系妄想、被害妄想、中毒妄想等,但具体妄想对象则多为儿子、儿媳或其他亲属及左邻右舍,与经济、财产有关的问题在妄想中占多数。幻觉体验与妄想症状密切关联,且其内容多与患者情感状态和环境条件有关。幻觉、妄想症状表面上类似于青壮年的分裂症状,但老年人的表情、态度比较自然,与别人接触和沟通较好,分裂症患者所特有的非现实感及孤独感也不明显。老年患者对精神药物治疗的反应较好,如长期服用,患者症状都会得以控制。

本病治疗以药物为主,抗精神病药物可有效消除其幻觉、妄想、兴奋、激动等症状。适时用药,一般效果良好。除此之外,心理调适也非常重要,它能有效控制患者的情绪变化,使患者的精神面貌大为改观。

老年抑郁症有什么征兆?

抑郁症又称抑郁障碍,以显著而持久的心境低落为主要临床特征,是心境障碍的主要类型。临床可见心境低落与其处境不相称,情绪的消沉可以从闷闷不乐到悲痛欲绝，自卑抑郁，甚至悲观厌世，可有自杀企图或行为；甚至发生木僵；部分病例有明显的焦虑和运动性激越；严重者可出现幻觉、妄想等精神病性症状。每次发作持续至少 2 周以上、长者甚或数年，多数病例有反复发作的倾向，每次发作大多数可以缓解，部分可有残留症状或转为慢性。据调查，正常人群中有 7%～12%的男性与 20%～25%的女性一生中可能患上一次以上抑郁症，起病年龄以成年早期较多，女性发病率较高。重症抑郁症患者有高达 15%的自杀率。近年来，老年性抑郁症的发生率也在逐年增高。

老年抑郁症的征兆主要有：

(1) 头痛头昏。头痛性质为胀痛、钝痛或跳痛，但一般能忍受。大多为紧张性头痛和非偏头痛性血管头痛。疼痛部位无特殊固定位置。头昏的特点是晨轻午重，但晨起感觉头沉发胀或头重脚轻，有 50%以上的抑郁症患者可出现上述症状。

(2) 失眠多汗。约有 48%的抑郁症患者以失眠为首见症状。遇情绪激动或稍事活动便易出汗，以头部、躯干、手足多汗最具特征性，甚至在热闹的场合多说说话也易出汗。

(3) 心慌气短。患者焦躁不安、情绪紧张、心悸心慌、胸闷气短，有呼吸不畅感，常疑为冠心病。平时周身倦怠无力，语声亦低微无力。

(4) 食欲减退。胃部饱、闷、打嗝、食而无味、饭后胃脘部胀痛、受情绪影响，自觉腹中有气上冲，嘴里发腻，出现恶心欲呕之状。

(5) 周身疼痛。患者常出现四肢、肩部、膝关节、背部、腰部疼痛酸楚，检查又无异常，但总觉得浑身不适，双足及小腿发凉，如置冰窖之中，用保暖措施和药物处理均不见效。

(6) 眼花耳鸣。阅读时总感视物模糊，自觉两行字相互移位或颤动，眼科检查一般正常。在休息或睡前，或在一阵紧张嘈杂之后，耳内出现各种声音，患者因此烦躁不安，久治难愈。

老年抑郁症的致病因素有哪些？

(1) 生物、理化和生理因素：① 老年人机体功能减退：无论是感觉还是运动都大不如从前，这种力不从心的状况难免使老年人产生自卑、失落等消极情绪，成为精神疾患，尤其是抑郁症的高危人群。生物医学的研究还证明，随着年龄的增长，某些大脑的化学物质的数量会发生变化，它们的相对减少或增加会导致抑郁情绪的产生。同样，内分泌(包括肾上腺、甲状腺和脑垂体)的减少也会提高患抑郁症的可能性。② 遗传：有资料报道，该病约占精神科门诊的5%～10%，起病年龄以成年早期较多，女性发病率较高。③ 伤残性疾病：躯体疾病经久不愈，患者多发抑郁性神经症。

(2) 心理因素：性格过于内向或特别争强好胜的老年人易患抑郁症。在老年抑郁症患者中，性格内向、孤僻的占八成，而直爽开朗的则不到二成。这可能是由于性格外向的老年人习惯于将不开心的事告诉别人，或是抱怨，或是痛哭，这些都有利于郁闷心情的宣泄，减轻心理负重。如果老年人一直是能干好强、兴趣爱好广泛、好交际，一旦退休，年龄增长，活动受到限制，就容易出现对老年生活的不适应，而产生无用感和忧郁孤独的情绪。① 绝大多数患者的起病由心理应激促发，如长期精神紧张。② 情绪反应障碍，如悲伤、失望等强烈而持久引起心境的改变，破坏了感情生活的平衡。③ 自我评价低，缺乏自信，有强烈的自卑感，总感到不如他人。④ 情感脆弱，易伤感。一遇挫折就悲观失望，易采取听天由命的应对方式。⑤ 依赖性、被动性强。胆小怕事、软弱而敏感。

(3) 社会因素：生活事件，尤其是带有打击性的生活事件常常是抑郁症的重要诱因，而老年期生活中发生严重生活事件的概率要比其他年龄段高。相对较频繁地面对死亡和疾病、社会地位的下降、渐渐退出社会舞台，都是滋生恐惧、焦虑、失落、空虚等情绪的温床。同时老年人又缺乏亲密朋友，更缺乏社会的支持。

老年抑郁症的临床表现有哪些？

(1) 心理方面：最突出的症状为持久的情绪低落，对日常活动包括业余爱好和娱乐兴趣明显减退，对生活失去兴趣，社交活动减少，对前途感到悲观绝望。许多抑郁症患者的抑郁情绪是有昼夜变化的，即3时至4时心境最为恶劣，情绪最为低落，精力最为缺乏，因此有自杀观念的抑郁症患者多在凌晨进行自杀。至中午，患者抑郁情绪有所好转，活动亦增加，到下午尤其是晚上，患者抑郁情绪明显好转，甚至可以和家人交谈、进餐。由于受到精神打击而致的心因性抑郁症患者，则表现在夜间睡眠后心情较爽快，抑郁症状减轻，而在下午尤其是晚上心境低落更加严重。① 情感障碍：患者抑郁心境长期存在，但常不如青壮年抑郁症患者那么典型。大多表现为无精打采、郁郁寡欢，伴有兴趣下降、孤独感、自觉悲观和绝望。患者常用“提不起精神”“心里难受”等来表达抑郁的体验。少数患者情感反应略显淡漠或迟钝。70%以上的患者伴有突出的焦虑和烦躁症状，甚至表现为敌意和易激惹。② 思维障碍：患者感到脑力迟钝和注意力下降，因此而导致回答问题反应慢、思考困难、主动言语减少。部分患者常回忆不愉快的经历，痛苦联想增多。往往在抑郁心境的背景上无端否认自己，自我评价下降，也常出现自责、自罪或厌世观念。30%左右的患者存在疑病、关系妄想和贫穷联想。③ 认知功能减退：大约有80%左右的患者有记忆力减退的主诉，存在比较明显的认知功能损害的症状。④ 意志和行为障碍：病情较轻的患者积极性和主动性下降、依赖性强，遇事犹豫不决；病情较重的患者活动减少、社会交往被动、行动迟缓或卧床时间增多；病情严重的患者日常生活不能自理，基本处于无欲望状态。伴有焦虑者可表现为坐立不安、搓手顿足，惶惶不可终日。最危险的病理性意向活动是有自杀企图或自杀行为。老年患者一旦决心自杀，通常比青壮年患者更坚决，行为也更隐蔽。有研究发现，老年抑郁症患者的自杀率高达10%以上。

(2) 有情感症状向躯体症状转化的倾向：许多患者在抑郁情绪明朗化之前，一般已有数月的躯体症状，如食欲减退及体重减轻，大约有70%的抑郁症患者有食欲减退甚至食欲缺乏。患者很少有饥饿感，不思饮食，因此必然导致身体消瘦，体重减轻。有少数患者会食欲增加，进食量加大，常见于某些青年期发生的抑郁症及某些轻型抑郁症患者。有的患者自觉通过大量进食，可暂时缓解恶劣的心境和情绪。由于受到精神刺激而引致的心因性抑郁症及抑郁性神经症，虽然可能有食欲减退，但一般无严重的体重减轻。躯体症状中胃肠道的症状比较多见，如胃脘部不适，腹胀或腹部不适、恶心、呕吐、便秘等。还有些患者出现慢性疼痛，如胃痛、头痛、肢体痛等。此外，还可以表现为心悸、胸闷、出汗、肢体麻木、头晕、血压轻度升高、尿频等各种自主神经症状。前面已提及这些躯体症状可能非常明显或突出，以至掩盖了其心境低落的实质，这也是造成抑郁症误诊的一个重要原因。据调查显示，老年期抑郁症患者所伴发的主要躯体症状的出现率为：睡眠障碍98%，疲劳83%，喉头及胸部缩窄感75%，胃部不适71%，便秘67%，体重减轻63%，头痛42%，颈、背、腰部疼痛42%，心血管症状25%。

为什么对老年人抑郁要重视？

老年抑郁症，对老年人的健康影响较大，它会影响老年人许多疾病的恢复，或进一步诱发新的疾病。严重的老年抑郁症会导致老年人自杀。

多数老年人对抑郁症有较强的排斥心理，极力否认自己患有抑郁症，生怕老年的声誉被否认，所以对于自己的抑郁状态十分固执，否认是心理问题，拒绝医学干预和社会支持。因此，让老年人认识抑郁症的疾病性质，解除他们对抑郁症的种种误解和顾虑，让他们同意接受治疗这是第一步。

老年人对于接受治疗的认识往往也有许多曲解。有的人顾虑抗抑郁药物的副作用会把身体搞糟。有的人认为药物有依赖性，用药治疗会导致药瘾。有的人认为抗抑郁治疗与已患躯体疾病的治疗会有冲突。还有的人不相信心理治疗有疗效，以为心理治疗就是规劝和聊天，不管用，其实这些顾虑都是不科学的。与心理健康者相比，心情抑郁的癌症、心脏病、中风、糖尿病和肾病等患者的存活率要低得多，同时抑郁症也会严重干扰机体的免疫功能，从而直接影响躯体疾病的康复。患有躯体疾病的老年人应该认识到，抑郁症可能是最有灾难性的杀手。

不少人对老年抑郁症存在轻视心理，认为只不过是不高兴而已，根本不把它当一回事。其实，没有得到积极关注和有效治疗的抑郁症老年人，实际上往往已陷入到自杀的危险之中。所以老年人的心理疾病应与身体疾病一样得到重视。

得了老年抑郁症怎么办?

失落、沮丧、烦躁、多疑，这些很多人都曾经历过的不良情绪，到了老年似乎就变得愈加严重和普遍，以至于人们都会下意识地把抑郁情绪看作是衰老的必然产物。抑郁症被称为“心灵感冒”，虽然其病因还未完全清楚，但与社会、家庭、环境、心理因素有关。老年抑郁症的心理因素往往占主导地位，即便是服用药物治疗，也离不开必要的心理调适。

在日常生活中应避免与其发生争执，遇有矛盾则晓之以理，动之以情。精神治疗对抑郁症有极为重要的作用。解除致病原因，使患者正确认识和对待自己的疾病，增强治愈疾病的信心，可以促进抑郁症的好转乃至痊愈。要帮助患者学会松弛紧张状态的技巧，遇到困难或不愉快时，劝导患者先压一下怨气，并陪伴患者到亲朋处或心理科去倾诉衷肠，使患者的心情轻松愉快。要帮助患者充分认识自己，客观地认识周围环境。帮助他们寻找成绩的一面，以提高患者对自己的评价，帮助患者扩大活动范围，增强适应社会、应付环境的能力。

给患者以支持、鼓励、进行充分解释，增强战胜疾病的信心。与患者谈心以了解发病原因，对于性格内向的患者，应鼓励其与人交谈，使患者的内心郁闷得以宣泄。医护人员应及时发现患者的心理变化及异常行为，加强安全护理、防止发生意外。鼓励患者参加户外活动，在大自然中忘却烦恼。

家人应给予患者更多的关心与照顾，儿女要主动安慰老年人，帮助老年人安排好生活，特别是文体及劳动等社会性活动，使老年人的活动范围扩大，避免产生孤独感。亲人陪同患者一起外出旅游，对于病情的好转与康复大有裨益。

老年抑郁症患者的心理治疗方法主要有：

(1) 认知疗法。通过自我监察、自我说理和自我强化，建立正确的认识方式，丢掉思想的谬误，纠正其偏激和自怨自艾的想法，从另一个角度看待人生和世界，让患者学习以理性思考代替错误信念，以新的人生观去面对生活，从而改善心态。主要是引导患者正确认识其发病的原因，不要老是计较那些不愉快的事情，同时正确认识抑郁症是可以治愈的，与精神病是两回事，不要混为一谈，以减轻患者的心理压力。

(2) 社交程序法。针对患者人际交往功能的缺陷及应对功能的不足，制定有关对策，通过模拟训练，以增强信心，接受社会复杂的人际关系。

(3) 运动疗法。鼓励患者投身到群体活动中，与他人互勉、互助、重获信心。多运动，如散步、打太极拳等，运动可使体内“内啡肽”释放增加而产生欣快与轻松感。

药物治疗是中度以上抑郁发作的主要治疗措施。目前临床上一线的抗抑郁药主要包括选择性 5-羟色胺再摄取抑制剂(SSRI，代表药物氟西汀、帕罗西汀、舍曲林、氟伏沙明、西酞普兰和艾司西酞普兰)、5-羟色胺和去甲肾上腺素再摄取抑制剂(SNRI，代表药物文拉法辛和度洛西汀)、去甲肾上腺素和特异性 5-羟色胺能抗抑郁药(NaSSA，代表药物米氮平)等。传统的三环类、四环类抗抑郁药和单胺氧化酶抑制剂由于不良反应较大，应用明显减少。

老年抑郁症患者的药物治疗应掌握以下原则：① 个体化治疗；② 剂量逐步递增，尽可能采用最小有效量，使不良反应减至最少，以提高服药依从性；③ 足量足疗程治疗；④ 尽可能单一用药，如疗效不佳可考虑转换治疗、增效治疗或联合治疗，但需要注意药物相互作用；⑤ 治疗前知情告知；⑥ 治疗期间密切观察病情变化和不良反应并及时处理；⑦ 可联合心理治疗增加疗效；⑧ 积极治疗与抑郁共病的其他躯体疾病、物质依赖、焦虑障碍等。

如何预防老年抑郁症?

(1) 心因性障碍的预防。一个人的心理健康状况如何,除了直接受社会文化因素的影响外,与他的高级神经活动过程的均衡性和灵活性也有着密切的关系。巴甫洛夫学派的高级神经活动学说指出,神经类型虽然具有天赋的特性,但仍然存在着高度的可塑性。因此,人们要经常训练自己的个性,包括对坚强的、不可抑制的人格,以培养自己忍耐和克制能力,提高自己的涵养,这样可以消除过多的兴奋性,以便达到高级神经活动过程中兴奋和抑制的均衡。至于弱型人格的人,经过培养和锻炼,也能消除过多的被动性防御反应,逐渐变得坚强。通过个性锻炼,还可以增进神经活动过程的灵活性,防止因为外界环境的急剧变化,而造成高级神经活动失调,最后导致的心因性障碍。

(2) 人格障碍的预防。要注意健全人格的养成,必须从平时的身心健康做起,具体可以从以下几方面注意:① 注意早期健全人格的养成。鉴于性格的形成取决于早期,即青少年期,这往往决定着其以后的个性特征,因此,个体的心理卫生,首先应从早期或平时注意养成,为老年期养成良好的人格特征打好基础。② 注重家庭环境营造。家庭是每个人生活的主要场所,家庭生活的气氛、家庭成员的关系,对每个人个性发展起到重要的作用。应设法将老年人养成性格开朗、热情大方、胸怀坦荡、助人为乐、信赖他人的良好个性品质。③ 早期发现和及时纠正老年人的一些心理障碍。通常老年期心理障碍早期是从个别症状开始的,如焦虑、忧愁、失眠、记忆力下降等;在行为障碍方面,如孤僻、易激动等。这些情况如能早期发现、早期确诊及给予恰当的治疗,一般能获得较好的效果。老年期,由于大脑高级中枢神经系统功能的逐步减退,常常出现人格改变的表现,如情感脆弱、思维幼稚贫乏、易怒、多疑、固执等,人们通常称之为"老小孩"。由于这种状况是衰老的表现,有大脑器质性基础,治疗效果较差,应该注重预防,注重用脑卫生,以减少人格障碍的发生。

(3) 躯体性心理障碍的预防。可以从以下几方面预防:① 进行适当的体育锻炼,增强体质,以加强机体对各种传染病的抵抗力,以减少中枢神经系统感染所致的心理障碍的发生。② 注意劳动防护,以减少如汞、铅、锰、苯、一氧化碳以及某些农药、化肥、油漆等所致的急、慢性中毒性心理障碍的发生。③ 防止交通及其他外伤事故,以防外伤性心理障碍的发生。

(4) 不明原因的心理疾病的预防。对某些原因不明的内因性心理障碍，如精神分裂症和情感性精神障碍等，目前只能从这些疾病的早期发现、早期诊断和早期治疗着手，以便争取良好的疗效，预防后遗症，并减少这类疾病给社会带来的危害和给患者带来的精神缺陷。

由于老年人有独特的心理特征，情感脆弱，思维贫乏，敏感多疑，对社会和家庭的帮助需求提高，然而，现实生活中，老年人获得的实际帮助常常较少，远远不能满足老年人保持心理健康的需要。老年期抑郁症的预防还要注意以下三个方面：① 病因学预防。旨在消除或减少致病因素，以防止或减少心理障碍的发生。对某些病因已清楚的心理障碍，应采取果断措施，杜绝疾病的发生。平时应加强心理卫生知识的宣传教育和心理咨询工作，增强人们的心理健康水平，提高对各种精神刺激的耐受力。② 补充性预防。旨在早期发现、早期诊断、早期治疗，争取完全缓解和良好的预后，防止复发。③ 预防疾病的恶化。旨在做好已患病者的康复安排，减少疾病导致的能力丧失。

什么是老年期疑病症?

老年期疑病症就是以怀疑自己患病为主要特征的一种神经性的人格障碍。老年疑病症如果不能得到及时缓解和治疗，在心理上就有可能从怀疑自己有病发展为对疾病的恐惧、甚至是对死亡的恐惧，这对老年人的身心健康将会产生更严重的不利后果。

老年疑病症的发生与个人的人格特征、早期经历以及外界的不良刺激等因素有关。那些性格内向孤僻、敏感多疑、固执死板、谨小慎微的人容易产生疑病症，患者往往有较强的自恋倾向，过度关心自己的身体，对周围的事物和环境却不感兴趣，有心理学家认为，疑病其实是自恋的另一种形式。从根源来看，患疑病的老年人往往接触过疾病的环境，例如家庭中有人患过病，或者亲密的家庭成员在患者成长的关键时期去世、或者在童年时家人对患者漠不关心等等，这些早期的不幸经历对患者造成心理创伤，也有可能引发疑病。此外，外界的一些不良刺激也会加剧老年人的疑病倾向。

消除老年人的疑病情绪，主要应采取心理治疗方法。同时要鼓励老年人积极参加体育锻炼和集体娱乐活动，培养自己多方面的爱好，寻求丰富多彩的生活乐趣和活动领域，可使老年人逐渐淡化疑病情绪。

得了老年期疑病症怎么办?

老年人普遍自我健康评价欠佳。由于老年人对健康状况的消极评价,对疾病过分忧虑,更感衰老而无用,对老年人心理健康十分不利。因此,在老年人身心健康的实践指导和健康教育中,应实事求是,正确评价自身健康状况,对健康保持积极乐观的态度。

老年人随着年龄增加,由原来的职业功能上退下来,这是一个自然的、正常的、不可避免的过程。只有充分理解新陈代谢、新老交替的规律,才能对离、退休的生活变动泰然处之。

勤用脑可以防止脑力衰退,老年人根据自身的具体条件和兴趣,学习和参加一些文化活动,如阅读、写作、绘画、书法、音乐、舞蹈、园艺、棋类等,不但可以开阔视野、陶冶情操,丰富精神生活,减少孤独、空虚和消沉之感,而且是一种健脑、健身的手段,有人称之为"文化保健"。

家庭是老年人晚年生活的主要场所。老年人需要家庭和睦与家庭成员的理解、支持和照料。在中国传统文化的作用下,老年人在家庭中一般起着主导作用,维系亲子、婆媳、翁婿等家庭生活气氛。但老年人与子女之间在思想感情和生活习惯等方面有时会因看法和做法不同,而有所谓"代沟"。作为子女应尽孝道,赡养与尊重老年人;作为老年人不可固执己见,独断专行或大摆长辈尊严,应理解子女,以理服人。遇事多和老伴、子女协商,切不可自寻烦恼和伤感。

什么是老年焦虑症?

焦虑症是神经症这一大类疾病中最常见的一种,以焦虑情绪体验为主要特征。可分为广泛性焦虑和急性焦虑发作两种形式。主要表现为:无明确客观对象的紧张担心,坐立不安,还有自主神经症状(心悸、手抖、出汗、尿频等)。

焦虑症是一种普遍的心理障碍,女性发病率比男性高。老年焦虑症是老年期常见的心理障碍之一。流行病学调查表明,城市人口中大约有 4.1%~6.6%在他们的一生中会得焦虑症。焦虑症患者充满了过度的、长久的、模糊的焦虑和担心,这些担心和焦虑却没有一个明确的原因。虽然,这些担心、焦虑与正常的、由现实危机引起的担心、焦虑很相像。比如,他们会成天为家里的经济情况而担忧,即使他们的银行账户上的存款远远超过了六位数;或者他们会成天为自己孩子的安全担心,生怕他在学校里出了什么事;更多的时候他们自己也不知道为了什么,就是感到极度的焦虑。

随着现代生活节奏的加快、信息变换的加剧以及老年人与晚辈在观念上存在的种种差异,老年人的焦虑心理也日益突出。焦虑症便成了老年期的一种常见病,主要是老年人担心失去控制和期待危险或不幸的到来,伴有紧张不安,注意力集中困难,记忆力差和精神无法松弛等。具体表现为:

(1) 主观感受:患者感到恐惧,害怕,为对未来可能发生的、难以预料的某种危险或不幸事件的经常担心,甚至出现怕失去控制而发疯或濒临死亡的威胁,注意力不能集中,有失去支持和帮助感;

(2) 认识障碍:在急性焦虑发作即惊恐发作时,可出现模糊感,担心即将晕倒,思考较为简单;

(3) 行为方面问题:因注意涣散而出现小动作增多,东张西望,坐立不安,甚至搓手顿足,惶惶不可终日,容易激惹,对外界缺乏兴趣,因此造成工作和社交中断;

(4) 躯体症状:躯体不适常是焦虑老年人最初出现的症状,可涉及任何内脏器官和自主神经系统,常有心悸、脉快、胸闷、透不过气、口干、腹痛、便稀、尿频和大汗淋漓等症状。

焦虑症的病因目前尚不明确,可能与遗传因素、个性特点、认知过程、不良生活事件、生化、躯体疾病等均有关系。任何年龄的人群都有可能患焦虑症。性格比较自卑,面对问题缺乏技巧的人更容易得病。人际关系、婚姻关系紧张,经常酗酒,长期滥用药物,经济条件差等也会使得病的机会增加。有些焦虑症患者往往认为自己可能得了某种疾病,到处看病,反复做各种检查和接受不恰当治疗,害怕出门,担心疾病发作。有些患者不能面对各种社交场合,失去朋友,丧失工作升迁的机会。因此焦虑症往往严重影响家庭关系、社交能力,慢性焦虑症可以导致功能性残疾。老年焦虑症有一般焦虑症所没有的特点。而且人们往往忽略这种心理疾病,而把原因归结到一些器质性疾病,比如心脏病、糖尿病中去。

得了老年焦虑症怎么办?

老年焦虑症患者应改变认知,增加自信。老年人对自己的一生所走过的道路要有满足感,对退休后的生活要有适应感。不要老是追悔过去,埋怨自己当初这也不该,那也不该。要保持心理稳定,不可大喜大悲。还要注意“制怒”,不要轻易发脾气。当患上焦虑症后,则要正确认识疾病的性质是功能性而非器质性,是可以治愈的，从心理上消除疑虑，尽量鼓励患者正确地安排生活，用一些有意义的活动来排解心中的焦虑。自信是治愈神经性焦虑的必要前提，应该相信自己每增加一分自信，焦虑程度就会降低一分，恢复自信，最终会从焦虑中摆脱出来。

轻微焦虑的消除，主要是依靠个人，当出现焦虑时，首先要意识到自己这是焦虑心理，要正视它，不要用自认为合理的其他理由来掩饰它的存在。其次要树立起消除焦虑心理的信心，充分调动主观能动性，运用注意力转移的原理，及时消除焦虑。当你的注意力转移到新的事物上去时，心理上产生的新的体验有可能驱逐和取代焦虑心理，这是一种人们常用的方法。

老年焦虑症患者感到焦虑不安时，可以运用自我意识放松的方法来进行调节，具体来说，就是有意识地在行为上表现得快活、轻松和自信。比如说，可以端坐不动，闭上双眼，然后开始向自己下达指令："头部放松、颈部放松"，直至四肢、手指、脚趾放松。运用意识的力量使自己全身放松，处在一个松和静的状态中，随着周身的放松，焦虑心理可以慢慢得到平缓。另外还可以运用视觉放松法来消除焦虑。

老年焦虑症患者必须进行自我反省，把潜意识中引起痛苦的事情诉说出来。必要时可进行发泄，发泄后症状一般可消失。也可在自我反省后采用"挑战忧虑性思维"的方法。各种片面或错误的想法将导致忧虑的恶性循环，使焦虑不断升级。挑战忧虑性思维是通过减少忧虑思维的负面作用，以缓解和摆脱焦虑。一般通过以下三个步骤即可：识别忧虑性思维；挑战忧虑性思维；寻找合理的思维方式代替忧虑性思维。

对老年焦虑症患者的护理，主要是应体谅患者的心境，给以关心和同情，并善于诱导和启发患者努力倾诉内心的痛苦，让其感到"关爱和温暖无处不在"。病情较轻的患者，应鼓励其积极参加工娱活动和体育活动。对因疾病折磨而产生消极悲观念头的老年患者，应及时予以劝慰和鼓励，进行必要的危机干预，防患于未然。护理应掌握以下原则：① 尊重患者，体贴、关心患者，以取得他们的信赖和配合。② 要以身作则，在各方面给患者以安全感，让他们感到护理人员既是亲人，又是可依赖的人。③ 要用和蔼、面带微笑的表情去接触患者，用词妥帖、得体，语气温和。④ 督促、指导患者进行生活料理（如个人卫生、增减衣物），而不应包办代替。

药物治疗老年焦虑症要注意哪些方面？

三环类抗抑郁药如丙米嗪对老年焦虑症有效，但这类药物具有较大的抗胆碱能和抗肾上腺能特性，会引起直立性低血压，一般不推荐老年人使用。新一代抗抑郁药(西酞普兰、氟西汀、帕罗西汀、舍曲林、文拉法辛)作用谱更广、副作用轻，已被逐渐用于老年焦虑症的治疗，并具有良好的疗效。新型抗抑郁药米氮平也能显著改善抑郁和焦虑，也可用于老年焦虑症的治疗。

老年焦虑症在药物治疗方面应该注意以下三点：① 根据所患疾病、躯体状况、原有药物使用情况以及现用药物副反应的不同，选择用药。新型抗抑郁药物对老年期广泛性焦虑症、惊恐障碍、社交恐惧和强迫障碍均有良好的疗效。苯二氮䓬类药物对强迫障碍无效，但有利于控制伴随的焦虑。许多躯体疾病限制了药物的使用，如前列腺肥大限制了三环类抗抑郁药的使用，痴呆限制了抗组胺药、三环类抗抑郁药、苯二氮卓类药的使用。治疗胃肠疾病的西咪替丁能强烈阻断肝脏的氧化代谢，会导致抗焦虑药物半衰期和血浓度的升高，合并用药时需注意抗焦虑药物的剂量。总体来说，选择性 5-羟色胺再吸收抑制剂类药物比三环类抗抑郁药物的副反应明显减少，更适用于老年人。② 抗焦虑药物宜从小剂量开始，缓慢加药，大剂量易引起老年人的中毒反应。如药物足量使用 4～6 周，仍无效，可考虑换药。③ 尽量不要合并用药，这有助于减少药物不良反应，同时可弄清患者的病痛究竟是由于药物副反应还是潜在的疾病所致。

健康教育对老年焦虑症有何好处?

一旦焦虑症诊断成立，就应该给予老年患者健康教育。在治疗的早期，医生就应该向患者解释焦虑症是怎么回事，并且告诉他可以采取一些什么步骤来控制症状。由于老年患者的焦虑症状往往是模糊的、不明确的，通过教育可以让他们认识到其症状符合已知的疾患类型，其他患者也会有类似症状，现有的治疗技术能够消除他们的病痛。这可以改善患者与医生的合作关系，有助于患者坚持治疗计划，提高依从性。

医生还应该了解患者的生活方式和风格，如睡眠卫生和饮食习惯。如果已经有酒精依赖，停止饮酒可以引发伴有焦虑的戒断症状。咖啡里的咖啡因可使焦虑恶化或诱发惊恐发作，烟草里的尼古丁也有类似作用。向患者推荐某些生活实践之道以减轻生活中的应激，提供有益的建议，如合理的饮食、适当的运动和休息等等。除了与老年患者交谈外，还可以发放有关的宣传手册和书籍，随时可供阅读，以获取相关知识。

如何预防老年焦虑症?

老年期焦虑与性格有密切关系,因此培养健全的人格、开朗的性格,是非常重要的,通过培养多种兴趣爱好,改善人际交往,以克服性格中的不稳定性及易焦虑紧张的特点。老年期焦虑与患者原来受到的应激也有密切的关系。因此,尽可能给老年人安排舒适、轻松和睦的家庭环境,避免家庭成员间的冲突与不和。多留一些时间陪老年人看电视、听音乐、逛街、打麻将,让其尽享天伦之乐,从而远离焦虑。预防老年焦虑症可以采取以下措施:

(1) 进行放松训练,通过各种固定的训练程序,反复练习,达到全身放松。

(2) 参加体育锻炼、文娱活动,以及我国的太极拳、印度瑜伽等,使自己置身于健康之中,转移注意力,从而减轻病态的体验。

(3) 服药对控制焦虑发作和惊恐发作效果较好,一定要坚持服药。

(4) 学习疾病的有关知识。改正自己错误的认知,增强战胜疾病的信心和决心。

什么是老年期强迫症?

老年期强迫症常见的强迫意念表现有强迫回忆、联想,即对自己经历过或做过的某些事以及自己或别人说过的话,不自觉地反复记忆,并进行联想。

(1) 强迫怀疑。即对于自己刚做过的事产生怀疑,如刚锁好的门,就怀疑没锁上。刚把信扔进邮筒,总怀疑自己没贴邮票。刚做完的作业,就怀疑漏做了或做错了。刚洗干净的手,却总感觉很脏。强迫怀疑患者常表现出疑虑不安,并做出一些强迫行为,如反复检查,反复洗手等。

(2) 强迫对立观念。简单而言,就是越想控制的念头,越不停地出现。这种念头或想法往往是不好的,违背道德观念的,是患者的潜在欲望的反映,因此,患者深感羞愧、紧张,害怕被别人看出来,并努力控制,但越想控制,诱惑力就越大,出现的频率反而越高,不断地加重患者的罪恶感和自卑感。

(3) 强迫性穷思竭虑。这种症状类似于钻牛角尖,患者会在一些毫无意义的问题上冥思苦想,纠缠其中不能脱身。这是典型的强迫性穷思竭虑的症状,患者的思维就像被强迫拉上了一辆没有终点的永不停歇的列车,最终身心俱疲。

(4) 强迫意向。患者反复体验到想要做某种违背自己意愿的动作或行为的强烈内心冲动。尽管患者明知这是荒谬的想法,自己也不会如此做,但却无法摆脱这种内心冲动。如站在桥上或坐火车时,有跳下去的冲动。或有骂粗话、喊反动口号的冲动等。

老年人有强迫症怎么办?

患者要注意心理卫生。由浅入深、由易入难地帮助患者分析他们的成就,提高他们对自己的评价,增强自信。让他们努力学习对付各种压力的积极方法和技巧,学会松弛紧张状态的技巧。如,遇到困难、挫折时应先压一压怒气或怨气,然后到亲朋或精神科医生那里倾诉苦衷,不能闷在心里。尽量让心情变得轻松、豁达,能忍受较大的矛盾冲突、精神刺激。

患者可多参加集体性活动及文体活动、多从事有理想有兴趣的工作、培养生活中的爱好可以帮助老年患者建立新的兴奋灶,以抑制病态的兴奋点,从而实现强迫症治疗目的。也可以试用这样的治疗方法:把患者置于严密监护下,当患者欲进行强迫动作或思维时,家人就以谈话或邀请参加某种活动的方法分散转移其注意力,以阻止强迫动作和思维发生。或者,对于以强迫观念为主要表现的患者,用声音进行注意力的转移,效果也较满意。

家庭应给予患者更多的关心和照顾,儿女要主动慰藉老年人,帮助老年人重新安排生活,使老年人活动范围扩大,重新回到社会的怀抱,避免老年人的孤独感,使他感到家庭的温暖。对较重的患者,特别是情绪消极悲观,有厌世念头的人,还要加强家庭护理。

老年人睡眠障碍怎么办?

睡眠障碍是指睡眠量不正常以及睡眠中出现异常行为的表现, 也是睡眠和觉醒正常节律性交替紊乱的表现。睡眠障碍可由多种因素引起,常与躯体疾病有关,包括睡眠失调和异态睡眠。睡眠障碍会导致中枢神经尤其是大脑皮质活动的失常,出现心理活动障碍。调查显示,很多老年人都患有睡眠方面的障碍或者和睡眠相关的疾病,65 岁以上人群中半数以上有睡眠障碍,如失眠或白天嗜睡;60~90 岁的境遇性(外因性)失眠或慢性失眠患病率高达 90%。老年人并非睡眠需要减少,而是睡眠能力减退。

引起睡眠障碍的原因很多:① 躯体因素:疾病或躯体不适通常可以导致睡眠障碍,如疼痛、瘙痒、剧烈咳嗽、气急、心悸、频繁夜尿、吐泻、过度疲劳引起的肢体酸痛等。② 环境改变：如出差、值班、更换住所、环境嘈杂、光线过强、生活习惯改变等。③ 心理因素：心理紧张、焦虑不安、恐惧、担忧等负性情绪是导致睡眠障碍的最常见原因。睡眠障碍也常常是某些心理疾病的首发症状之一。如抑郁症患者的睡眠障碍以早醒为特点，躁狂症患者的睡眠障碍则以睡眠需要减少、睡眠时间缩短为主。老年人的睡眠障碍常表现为白天欲睡而夜间难以入睡，并且夜间睡眠常呈间断性。④ 生物药剂因素：生物药剂因素也是常见的影响睡眠质量的原因之一。可分为三类：一是咖啡、浓茶、酒等饮料，因具有中枢兴奋作用，可影响睡眠；二是具有中枢兴奋作用的药物，如利他林、苯丙胺、麻黄碱、氨茶碱等都可引起失眠；三是镇静催眠药物的突然停用，可出现"反跳性失眠"。⑤ 其他：白天生活的影响、特殊的人格特征、自幼不良的生活习惯、遗传因素、脑功能的减退等，都可以成为持续睡眠障碍的原因。

对于各种不同原因引起的睡眠障碍，首先要针对原发因素进行处理。如果是疼痛或躯体不适引起的睡眠障碍，应先进行内、外科的诊治。如果是焦虑所致的睡眠障碍，可以进行心理治疗，进行肌肉放松训练，也可以用生物反馈技术控制焦虑；如果是抑郁症伴随的睡眠障碍，则应服用多塞平、阿米替林等抗抑郁药来改善睡眠。查不出原因的睡眠障碍，可以短期应用安眠药物进行治疗。但这类药物若长期使用，易于成瘾，利少弊多。睡眠障碍的非药物性治疗对于睡眠障碍的预防和治疗都是有益的。比如，改变晚上喝茶、喝咖啡、饮酒的习惯；建立有规律的生活作息制度；培养适合于自己的体育锻炼和入睡习惯等。松弛训练和安慰剂暗示治疗也有较好的疗效。

由于老年人中枢神经系统老化，睡眠结构亦随之而发生了改变，一般表现为深睡眠期明显减少，夜间醒觉次数增多，入睡时间延长，常感到睡眠不够，白天有明显疲乏感，伴有短暂小寐。由于睡眠时间减少，常很早上床睡觉，因而更加早醒。对于这类睡眠障碍的治疗，是否一定要采用催眠药，或采用其他治疗方法，还应进一步了解情况再做具体分析。

睡眠障碍常常由于长期的思想矛盾或精神负担过重、脑力劳动、劳逸结合长期处理不当、病后体弱等原因引起。患此病后首先要解除上述原因，重新调整工作和生活。正确认识本病的本质，起病是慢慢发生的，病程较长，常有反复，但预后是良好的。要解除自己"身患重病"的疑虑，参加适当的体力劳动和体育运动有助于睡眠障碍的恢复。

老年保健丛书

丛书主编　侯国新　谢英彪

老年疾病防治

主　编　赵　霞　戎　毅

副主编　徐晓明　主嘉佳

编　委　周明飞　何　镔　施　琴

卢　岗　徐　芳　赵翠英

东南大学出版社
SOUTHEAST UNIVERSITY PRESS

·南京·

图书在版编目(CIP)数据

老年疾病防治 / 赵霞,戎毅主编. —南京:东南大学出版社,2016.9

(老年保健丛书)

ISBN 978-7-5641-6695-3

Ⅰ.①老… Ⅱ.①赵… ②戎… Ⅲ.①老年病—防治 Ⅳ.①R592

中国版本图书馆 CIP 数据核字(2016)第 197482 号

老年疾病防治(老年保健丛书)

出版发行 东南大学出版社
社　　址 南京市四牌楼 2 号(邮编:210096)
出 版 人 江建中
责任编辑 褚　蔚(Tel: 025-83790586)
经　　销 全国各地新华书店
印　　刷 常州市武进第三印刷有限公司
开　　本 700mm×1000mm　1/16
总 印 张 48.5
总 字 数 815 千字
版　　次 2016 年 9 月第 1 版
印　　次 2016 年 9 月第 1 次印刷
书　　号 ISBN 978-7-5641-6695-3
总 定 价 120.00 元

本社图书若有印装质量问题,请直接与营销部联系,电话:025-83791830

《老年保健丛书》编委会

丛书前言

对于老年人的年龄划分有着不同的标准，国际上一般按照 65 岁划分，也有按 60 岁划分的。我国目前将 60 岁作为退休年龄，所以习惯上视 60 岁以上为老年人。

人口老龄化是指某个国家或者地区总人口中因为年轻人数量的减少、老年人数量的增加而导致的老年人口比例相对增高的一种动态过程。人口老龄化有两方面的含义：一是指老年人口相对增多，在总人口中所占比例不断上升的过程；二是指整个社会的人口结构呈现出一种老年状态，进入老龄化社会。

中国人口老龄化将伴随 21 世纪始终。早在 1999 年，我国就提前进入老龄化社会，目前是世界老年人口最多的国家，占全球老年人口总量的 1/5。第六次全国人口普查的数据表明，60 岁及以上人口占 13.26%，比 2000 年人口普查上升 2.93 个百分点，其中 65 岁及以上人口占 8.87%，比 2000 年人口普查上升 1.91 个百分点。中国人口年龄结构的变化，说明随着中国经济的快速发展，人民生活水平和医疗卫生保健事业的巨大改善，生育率持续保持较低水平，老龄化进程逐步加快。

在发展中国家中我国是第一个进入老龄化社会的国家，与其他西方发达国家相比，我国人口老龄化具有不同的特点。我国是世界上人口最多的国家，目前全国人口总数超过 13 亿，在这样一个人口基数庞大的国家，随着我国人口老龄化程度的不断加深，老年人口数量占全国总人口数量的比重将不断增长，老年人口基数日益庞大。我国的国土面积约为 960 万平方公里，由于受到地形、经济发展水平、气候等相关因素的影响，我国不同地区的人口老龄化呈现出发展不平衡的特点。我国人口老龄化的另一个显著特点是城乡老龄化倒置，乡村表示出比城市更为严重的人口老龄化。从 1982—2000 年，是我国人口年龄结构的一个转型时期，从成人型人口过渡到老年型人口，我国只花了不到 20 年的时间。从世界各国的人口老龄化历程来看，转变可以说是相当迅速的，中国是世界上人口老龄化速度最快的国家。我国人口老龄化呈现出高龄化趋势，越来越高比例的老年人口数量的增加，意味着医疗和社会养老保险的水平也会随之越来越高。

我国即将进入人口老龄化迅速发展时期，为适应中国社会老龄化的发展现状，我们特组织作者编写了“老年保健丛书”一套，共五本，分别是：《老年养生保健》、《老年饮食营养》、《老年心理保健》、《老年家庭护理》、《老年疾病防治》。

老年人的生活规律必须顺应四季的变化。《老年养生保健》在介绍了老年养生要领后，分别根据春暖、夏暑、秋燥、冬寒的气候特点来详解老年人的养生保健与防病治病方法。

老年饮食营养要根据老年人的饮食习惯选择食物和烹制方法，经常调换口味，促进老年人的食欲。《老年饮食营养》详述了老年人的合理营养与饮食抗衰老，阐明了老年人的饮食宜忌，细说老年病患者的饮食宜忌与饮食调养。

老年心理保健旨在提高老年人的生活质量，使老年人能度过一个愉快幸福的晚年。《老年心理保健》在介绍了老年人的心理健康常识之后，细说老年心理健康与长寿的关系，指出了老年人心理调适的一些方法，探讨了老年病患者如何保持心理健康，最后阐述了老年精神疾病患者的心理呵护。

开展老年人家庭护理，对于老年人及家人的健康教育和指导至关重要。《老年家庭护理》详细回答了老年人生活起居中的护理问题，并指导了老年人家庭合理用药，对老年常见病患者的家庭护理和康复护理中的常见问题作了认真解答，最后罗列了一些常见的家庭护理技巧，并针对高龄老年人的护理介绍了作者的一些经验。

人到老年，身体的各器官的功能减退，一些疾病也会随之而来。《老年疾病防治》针对老年内科病（包括呼吸系统疾病、消化系统疾病、心血管系统疾病、血液疾病、内分泌代谢障碍疾病、肾脏疾病、神经系统疾病、精神障碍疾病）、老年妇科病、老年泌尿外科病、老年五官科病和老年皮肤病中的100多种常见病介绍了病因、症状，重点详述了常用的防治方法。

“老年保健丛书”对老年养生的方方面面进行全方位的探讨，为老年人消除烦恼，希望能成为老年生活的好帮手。

作　者
2016年8月28日

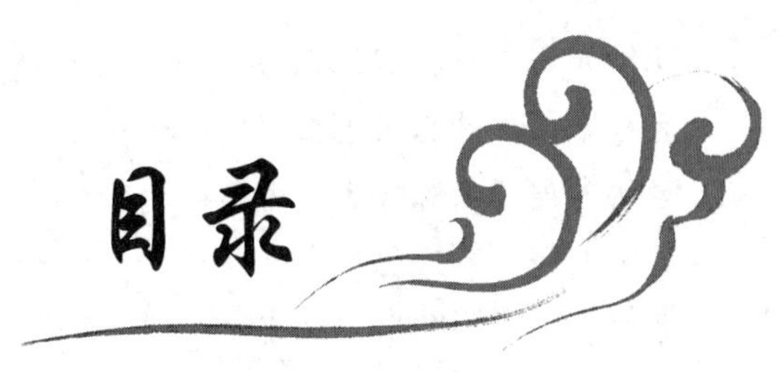

目录

一、老年内科病

二、老年妇科病

三、老年泌尿外科病

四、老年五官科病

五、老年皮肤病

一、老年内科病

（一）呼吸系统疾病

老人得了急性上呼吸道感染怎么办？

急性上呼吸道感染简称上感，又称普通感冒，是包括鼻腔、咽或喉部急性炎症的总称。广义的上感不是一个疾病诊断，而是一组疾病，包括普通感冒、病毒性咽炎、喉炎、疱疹性咽颊炎、咽结膜热、细菌性咽—扁桃体炎。狭义的上感又称普通感冒，是最常见的急性呼吸道感染性疾病，多呈自限性，但发生率较高。老年人抵抗力日趋下降，对外界适应能力较差，容易罹患本病，故应积极防治。

老年人预防急性上呼吸道感染的方法主要有：① 避免诱因：避免受凉、淋雨、过度疲劳；避免与感冒患者接触，避免脏手接触口、眼、鼻。年老体弱易感者更应注意防护，上呼吸道感染流行时应戴口罩，避免在人多的公共场合出入。② 增强体质：坚持适度有规律的户外运动，提高机体免疫力与耐寒能力是预防本病的主要方法。③ 免疫调节药物和疫苗：对于经常、反复发生本病以及老年免疫力低下的患者，可酌情应用免疫增强剂。目前除流感病毒外，尚没有针对其他病毒的疫苗。④ 中药：春季可用贯众汤（贯众、紫苏、荆芥各 10 克、甘草 3 克），水煎顿服，连服 3 天；夏季可服藿佩汤（藿香、佩兰各 5 克，薄荷 2 克），煎汤频服；流感流行季节，可用贯众 10 克、板蓝根（或大青叶）12 克、鸭跖草 10 克、甘草 6 克，煎汤服，每日 1 剂。经常感冒者，平时亦可常服玉屏风散，以益气固表，预防感冒。

急性上呼吸道感染的治疗方法主要有：

（1）对症治疗：病情较重或年老体弱者应卧床休息，忌烟，室内保持空气流通。患者宜进食高热量、低脂肪和维生素丰富并易消化的饮食，多饮水，洗蒸气浴，或用热水洗脚,都能促进感冒早愈。普通感冒患者除非夹杂细菌感染,一般不必应用抗生素治疗。如有发热、头痛,可选用复方阿司匹林1片口服,每日3次,但应避免出汗过多;或柴胡注射液4毫升肌肉注射,或服用消炎痛、去痛片等药。咽痛可口服消炎喉片、草珊瑚含片或瓜子金冲剂等。

(2) 抗菌药物治疗:如有细菌感染,可适当选用抗菌药物,如磺胺药物;或螺旋霉素每次0.3克,每日3～4次;或麦迪霉素,每次0.2～0.3克,每日3～4次。病毒感染一般不需用抗菌药物。

(3) 中医辨证治疗:风寒感冒,表现为恶寒重,发热轻,无汗,头痛,关节酸痛,鼻塞流涕者,可选荆防败毒散加减(荆芥10克、防风10克、羌活10克、独活10克、柴胡10克、前胡10克、川芎6克、枳壳10克、茯苓12克、桔梗6克、甘草6克)以辛温解表,宣肺散寒;风热感冒,表现为发热,微恶风寒,头痛,咽痛,口渴欲饮者,可用银翘散加减(银花12克、连翘10克、牛蒡子10克、荆芥10克、薄荷6克、桔梗6克、芦根15克、甘草6克)以辛凉解表,祛风清热。

(4) 中成药治疗:午时茶,每次水煎一袋,每日两次,适用于风寒感冒轻症;感冒退热冲剂,每次1～2袋,日服2～3次;银翘解毒片,每次4片,每日2～3次;板蓝根冲剂,每次1～2包,每日2～3次;感冒清片,每次3片,每日3次;病毒灵每次0.1～0.2克,每日3次。

(5) 饮食疗法:① 生姜粥:鲜生姜9克,切为姜末,大枣2枚,糯米150克,同煮为粥食用。② 紫苏粥:先以粳米500克煮稀粥,粥成入紫苏叶10～15克,稍煮即可,每日2次,用于风寒感冒效佳。

老人得了急性气管-支气管炎怎么办?

急性气管-支气管炎是由于生物性或非生物性致病因素引起的支气管树黏膜急性炎症,为一个独立病症,与慢性支气管炎不存在内在联系。本病属常见病,多发病,老年人尤为多见。多为上呼吸道病毒感染引起,受凉为主要原因,秋冬为本病多发季节,寒冷地区也多见,在流感流行时,本病的发生率更高。起病往往先有上呼吸道感染的症状,如鼻塞、流涕、咽痛、声音嘶哑等。流感病毒、腺病毒和肺炎支原体感染可有发热,伴乏力、头痛、全身酸痛等全身毒血症症状,而鼻病毒、冠状病毒等引起的急性支气管炎常无这些表现。

老年人预防急性气管-支气管炎的方法主要有:① 平日宜开展体育活动,如散步、跑步、拳术、气功、跳舞等，根据个人爱好进行，运动后不觉累为主。② 有意识地进行耐寒锻炼，增强体质，如冷水洗脸等，是积极预防呼吸道感染的有效措施。③ 戒烟，做好劳动保护，防止有害气体、酸雾、油烟和粉尘等空气污染，切实做好环保工作。④ 天气变化时，保护气道，防止异物对呼吸道侵袭，必要时可戴口罩。

急性气管-支气管炎的治疗方法主要有：

(1) 对症治疗：① 休息：病情较重或年老体弱者应卧床休息，忌烟、多饮水，室内保持空气流通。② 解热镇痛：如有发热、头痛、肌肉酸痛等症状者，可选用解热镇痛药，如复方阿司匹林、对乙酰氨基酚、吲哚美辛、去痛片、布洛芬等。咽痛可用各种喉片如溶菌酶片、健民咽喉片，或中药六神丸等口服。③ 减充血剂：鼻塞，鼻黏膜充血水肿时，可使用盐酸伪麻黄碱，也可用 1%麻黄碱滴鼻。④ 抗组胺药：感冒时常有鼻黏膜敏感性增高，频繁打喷嚏、流鼻涕，可选用马来酸氯苯那敏或苯海拉明等抗组胺药。⑤ 镇咳剂：对于咳嗽症状较明显者，可给予右美沙芬、喷托维林等镇咳药。

(2) 病因治疗：① 抗菌药物治疗：单纯病毒感染无需使用抗菌药物，有白细胞计数升高、咽部脓苔、咳黄痰等细菌感染证据时，可酌情使用青霉素、第一代头孢菌素、大环内酯类或喹诺酮类。极少需要根据病原菌选用敏感的抗菌药物。② 抗病毒药物治疗：目前尚无特效抗病毒药物，而且滥用抗病毒药物可造成流感病毒耐药现象。因此如无发热，免疫功能正常，发病超过两天的患者一般无需应用。免疫缺陷患者可早期常规使用。广谱抗病毒药物利巴韦林和奥司他韦对流感病毒、副流感病毒和呼吸道合胞病毒等有较强的抑制作用，可缩短病程。③ 诱发急性支气管炎的疾病应积极同时治疗。

老年人得了慢性支气管炎怎么办?

慢性支气管炎是气管、支气管黏膜及周围组织的慢性非特异性炎症。临床以咳嗽、咳痰为主要症状，每年发病持续 3 个月，连续 2 年或 2 年以上。需要进一步排除具有咳嗽、咳痰、喘息症状的其他疾病(如肺结核、尘肺、肺脓肿、心脏病、心功能不全、支气管扩张、支气管哮喘、慢性鼻咽炎、食管反流综合征等疾患)。慢性支气管炎多在冬季发作。病情若缓慢进展，常并发阻塞性肺气肿，甚至肺动脉高压、慢性肺源性心脏病。它是一种常见病，随着年龄增长，发病率增加，尤以老年人多见。

老年人预防慢性支气管炎的方法主要有：① 保持室内空气新鲜、流通。尽可能保持避免烟雾、粉尘和刺激性气体对呼吸道的影响，防止因此而诱发慢性支气管炎。② 锻炼身体，提高抗病能力。老年人较为适宜的体育锻炼是气功、太极拳、体穴按摩和一些简单的保健操，根据体力逐渐增加活动量。老年人的耐寒锻炼可从用冷水擦洗鼻子开始，逐步扩大到用冷水擦洗脸和颈部。呼吸锻炼主要指腹式呼吸的锻炼。③ 消除对呼吸道的刺激因素，在寒冷季节要注意保暖，避免受凉。衣着以保暖为度，但也不可穿得太厚实。天气寒冷时应有保暖设备，避免受凉。④ 养成不吸烟的良好习惯，已吸烟者要坚决戒烟。香烟含煤焦油、尼古丁和氰氢酸等化学成分。其中煤焦油可损害支气管黏膜上皮细胞；尼古丁使副交感神经功能亢进，引起腺体分泌增加（痰液增加），支气管平滑肌收缩；氰氢酸伤害支气管黏膜上皮细胞及其纤毛，削弱纤毛在呼吸道中的清除功能。在大量吸烟的人群中，慢支的患病率比不吸烟者高 4～8 倍。吸烟开始的年龄越早，烟量越大，发病率越高。戒烟后患者的症状可明显减轻。⑤ 注意劳逸结合，充足睡眠，增加营养，包括增加食物中维生素 A 和维生素 C 的摄入量等。慢性支气管炎患者由于长期咳嗽、咳痰，容易造成蛋白质丢失，这会导致胃肠缺氧、淤血，令食欲不振、消化不良，使患者体质虚弱，抵抗力降低。因此，应少食多餐，宜进低盐低脂、高蛋白、富含维生素和易消化的食物，如瘦肉、鱼、鸡蛋、豆制品及新鲜的蔬菜水果等，不要吃得太咸或太甜，酸辣等刺激性食物和油腻食物应少吃。⑥ 配备简单常用药品：如抗感冒药、止咳化痰平喘药，以备出现咳、痰、喘等临床症状时，能及时选用适当药物控制，防止病情加重和发展。

慢性支气管炎的治疗方法主要有：

(1) 急性发作期及慢性迁延期的治疗：以控制感染和祛痰、镇咳为主；伴发喘息时，加用解痉平喘药物。① 抗菌治疗：一般病例可按常见致病菌为用药依据。可选用复方磺胺甲噁唑(SMZ)每次 2 片，每日 2 次；阿莫西林每日 2～4 克，分 3～4 次口服；氨苄西林每日 2～4 克，分 4 次口服；头孢氨苄每日 2～4 克，或头孢拉定每日 1～2 克，分 4 次口服；头孢呋辛每日 1 克或头孢克洛每日 0.5～1 克，分 2～3 次口服。亦可选择新一代大环内酯类抗生素如罗红霉素每日 0.3 克，分 2 次口服。抗菌治疗疗程一般 7～10 天，反复感染病例可适当延长。经治疗 3 天后，病情未见好转者，应根据痰细菌培养药物敏感试验的结果，选择抗生素。严重感染时，可选用氨苄西林、环丙沙星、氧氟沙星、阿米卡星、奈替米星或头孢菌素类联合静脉滴注给药。② 祛痰镇咳药:可给沐舒坦 30 毫克,或羧甲基半胱氨酸 500 毫克,每日 3 次口服。溴己新、氯化铵棕色合剂等均有一定祛痰作用。当痰黏稠不易咳出时,可用枇杷叶蒸气吸入,或用超声雾化吸入,以稀释气道内分泌物。慢性支气管炎除刺激性干咳外,不宜单纯采用镇咳药物,因痰液不能排出,反而使病情加重。③ 解痉平喘药:喘息型支气管炎常选择解痉平喘药物,如氨茶碱 0.1～0.2 克,每日 3 次口服;美喘清 50 毫克,每日 2 次口服;博利康尼 2.5 毫克,每日 2～3 次口服;复方氯喘片 1 片,每日 3 次口服。慢性支气管炎有可逆性阻塞者应常规应用支气管舒张剂。如异丙托溴铵气雾剂、博利康尼都保(喘康速)等吸入治疗。

(2) 缓解期治疗:应采用气管炎菌苗,一般在发作季节前开始应用,每周皮下注射 1 次,剂量自 0.1 毫升开始,每次递增 0.1～0.2 毫升,直至 0.5～1.0 毫升为维持量。有效时应坚持使用 1～2 年。核酪注射液每周肌内注射或皮下注射 2 次,每次 2～4 毫升;或卡介苗素注射液每周肌内注射 3 次,每次 1 毫升,在发病季节前用药,可连用 3 个月,以减少感冒及慢性支气管炎的发作。必思添首次治疗 8 天,每日 2 毫克,停服 3 周;第 2 次治疗 8 天,每日 1 毫克,停服 3 周;第 3 次治疗 8 天,每日 1 毫克,连续 3 个月为一疗程。可预防慢性反复呼吸道感染。

老年人得了慢性阻塞性肺疾病怎么办?

慢性阻塞性肺疾病(COPD)是一种具有气流阻塞特征的慢性支气管炎和/或肺气肿,可进一步发展为肺心病和呼吸衰竭的常见慢性疾病。与有害气体及有害颗粒的异常炎症反应有关,致残率和病死率很高,全球 40 岁以上发病率已高达 9%～10%。慢性阻塞性肺疾病的气流受限进行性发展,与气道和肺脏对有毒颗粒或气体的慢性炎性反应增强有关,主要与肺部较长期对香烟烟雾、工业粉尘、废气等污染空气的异常反应有关,感染也是其发生发展的重要因素之一。气候变化,营养状况及神经功能失调也有可能参与慢性阻塞性肺疾病的发生和发展。

老年人预防慢性阻塞性肺疾病的方法主要有:① 戒烟:吸烟是导致慢性阻塞性肺疾病的主要危险因素,不去除病因,单凭药物治疗难以取得良好的疗效。因此阻止慢性阻塞性肺疾病发生和进展的关键措施是戒烟。② 减少职业性粉尘和化学物质吸入。③ 减少室内空气污染:避免在通风不良的空间燃烧生物燃料,如烧柴做饭、在室内生炉火取暖、被动吸烟等。④ 防治呼吸道感染:积极预防和治疗上呼吸道感染。秋冬季节注射流感疫苗;避免到人群密集的地方;保持居室空气新鲜;发生上呼吸道感染应积极治疗。⑤ 加强锻炼:根据自身情况选择适合自己的锻炼方式,如散步、慢跑、游泳、爬楼梯、爬山、打太极拳、跳舞、双手举几斤重的东西,在上举时呼气等。⑥ 呼吸功能锻炼:慢性阻塞性肺疾病患者治疗中一个重要的目标是保持良好的肺功能,只有保持良好的肺功能才能使患者有较好的活动能力和良好的生活质量。因此呼吸功能锻炼非常重要。患者可通过做呼吸瑜伽、呼吸操、深慢腹式阻力呼吸功能锻炼(可借助于肺得康)、唱歌、吹口哨、吹笛子等进行肺功能锻炼。⑦ 耐寒能力锻炼:耐寒能力的降低可以导致慢性阻塞性肺疾病患者出现反复的上呼吸道感染,因此耐寒能力对于慢性阻塞性肺疾病患者显得同样很重要。患者可采取从夏天开始用冷水洗脸、每天坚持户外活动等方式锻炼耐寒能力。

慢性阻塞性肺疾病的治疗方法主要有:

(1) 稳定期治疗:戒烟,运动或肺康复训练,接种流感疫苗与肺炎疫苗。

(2) 康复治疗:如理疗、高压负离子氧疗等对慢性阻塞性肺疾病患者肺功能的康复有利。

(3) 心理调适:良好的心情将有利于患者积极面对疾病、增加治疗的顺从性,并有利于建立良好的人际关系,这将更有利于疾病的恢复。

(4) 饮食调节:多吃水果和蔬菜,可以吃肉、鱼、鸡蛋、牛奶、豆类、荞麦。吃饭时少说话,呼吸费力吃得慢些。胖的要减肥,瘦的要加强营养,少食多餐。

(5) 长期家庭氧疗:如有呼吸衰竭建议长期低流量吸氧,每天超过 15 小时。

(6) 药物治疗:现有药物治疗可以减少或消除患者的症状、提高活动耐力、减少急性发作次数和严重程度以改善健康状态。吸入治疗为首选,教育患者正确使用各种吸入器,向患者解释治疗的目的和效果,有助于患者坚持治疗。① 支气管扩张剂:临床常用的支气管夸张剂有三类,β_2 受体激动剂、胆碱能受体阻断剂和甲基黄嘌呤,联合应用有协同作用。② 吸入糖皮质激素:有反复病情恶化史和严重气道阻塞,FEV1<50%预计值的患者可吸入糖皮质激素。③ 祛痰和镇咳:祛痰剂仅用于痰黏难咳者,不推荐规则使用。镇咳药可能不利于痰液引流,应慎用。④ 抗氧化剂:应用抗氧化剂如 N-乙酰半胱氨酸、羧甲司坦等可稀化痰液,使痰液容易咳出,并降低疾病反复加重的频率。

(7) 急性加重期治疗:① 吸氧:目标是维持血氧饱和度达 88%~92%。② 支气管扩张剂:吸入短效的支气管扩张剂,如异丙托溴铵、沙丁胺醇。③ 全身糖皮质激素：2014 年 GOLD 指南更新版推荐甲强龙，连续用药 5 天。④ 抗感染药物：以下三种情况需要使用：呼吸困难加重，痰量增多，咳脓痰；脓痰增多，并有其他症状；需要机械通气。

老年人得了支气管哮喘怎么办？

支气管哮喘是由多种细胞和细胞组分参与的气道慢性炎症性疾病，这种慢性炎症与气道高反应性相关，通常出现广泛而多变的可逆性气流受限，导致反复发作的喘息、气促、胸闷和/或咳嗽等症状，多在夜间和/或清晨发作、加剧，多数患者可自行缓解或经治疗缓解。

支气管哮喘的预防方法主要有：① 居室内禁放花、草、地毯等。② 忌食诱发哮喘的食物，如鱼、虾等。③ 避免接触刺激性气体、烟雾、灰尘和油烟等，禁止吸烟。④ 避免精神紧张和剧烈运动。⑤ 避免受凉和上呼吸道感染。⑥ 寻找过敏原，避免接触过敏源。⑦ 加强体育锻炼及深呼吸锻炼。

支气管哮喘的治疗方法主要有：目前尚无特效的治疗办法，但坚持长期规范化治疗可使哮喘症状得到良好控制，减少复发甚至不再发作。

(1) 治疗目标：① 完全控制症状；② 预防疾病发作或病情加剧；③ 肺功能接近个体最佳值；④ 活动能力正常；⑤ 提高自我认识和处理急性加重的能力，减少急诊或住院概率；⑥ 避免药物的不良反应；⑦ 防止不可逆性气道阻塞；⑧ 预防哮喘引起死亡。

(2) 哮喘防治基本临床策略：① 长期抗炎治疗是基础的治疗，首选吸入激素。② 应急缓解症状的首选药物是吸入 β_2 激动剂。③ 规律吸入激素后病情控制不理想者，宜加用吸入长效 β_2 激动剂，或缓释茶碱，或白三烯调节剂（联合用药）；亦可考虑增加吸入激素量。④ 重症哮喘患者，经过上述治疗仍长期反复发作时，可考虑做强化治疗。即按照严重哮喘发作处理（给予大剂量激素等治疗），待症状完全控制、肺功能恢复最佳水平和最大呼气流量昼夜波动率（PEF）正常 2～4 天后，渐减少激素用量。部分患者经过强化治疗阶段后病情控制理想。

(3) 综合治疗的治疗措施：① 消除病因和诱发原因。② 防治合并存在的疾病，如过敏性鼻炎，反流性食管炎等。③ 免疫调节治疗。④ 经常检查吸入药物使用是否正确和对医嘱的依从性。

老年人得了慢性肺源性心脏病怎么办?

慢性肺源性心脏病又称肺心病,是由肺组织、肺动脉血管或胸廓的慢性病变引起肺组织结构和功能异常,致肺血管阻力增加,肺动脉压力增高,使右心扩张、肥大,伴或不伴有右心衰竭的心脏病。我国绝大多数肺心病患者是在慢性支气管炎或肺气肿基础上发生的。肺心病是老年人的多发病、常见病,肺动脉高压是导致肺心病的主要因素。

老年人预防慢性肺源性心脏病的方法主要有:① 积极防治呼吸道疾病,防治感冒、支气管炎等病。② 居室环境既要通风又要避免直接吹风,注意保暖。注意环境卫生和改善劳动条件,广泛开展防烟、防尘工作,使气管炎、尘肺发病率降低。③ 不吸烟,加强体育锻炼,增强体质。④ 饮食宜清淡少盐,给予富含维生素、易消化的食物。

慢性肺源性心脏病的治疗方法主要有:除治疗肺部和胸部疾病,改善肺心功能外,还须维护各系统器官的功能,采取措施予以救治。控制感染,通畅呼吸道,改善呼吸功能,纠正缺氧和二氧化碳潴留,纠正呼吸和心力衰竭。

(1) 积极控制肺部感染:肺部感染是肺心病急性加重常见的原因,控制肺部感染才能使病情好转。在应用抗生素之前做痰培养及药物敏感实验,找到感染病原菌作为选用抗生素的依据。

(2) 通畅呼吸道:为改善通气功能,应清除口咽部分泌物,防止胃内容物反流至气管,经常变换体位,鼓励用力咳嗽以利排痰。久病体弱、无力咳痰者,咳嗽时用手轻拍患者背部协助排痰。如通气严重不足、神志不清、咳嗽反射迟钝且痰多、黏稠、阻塞呼吸道者,应建立人工气道,定期吸痰。湿化气道及痰液。可用黏液溶解剂和祛痰剂。同时应用扩张支气管改善通气的药物。

(3) 纠正缺氧和二氧化碳潴留:① 氧疗:缺氧不伴二氧化碳潴留(Ⅰ型呼衰)的氧疗应给予高流量吸氧(大于35%),使血氧分压提高到60毫米汞柱或血氧饱和度达90%以上。吸高浓度氧时间不宜过长,以免发生氧中毒。缺氧伴二氧化碳潴留(Ⅱ型呼衰)的氧疗应予以低流量持续吸氧。氧疗可采用双腔鼻管、鼻导管或面罩进行吸氧,以1~2升/分钟的氧流量吸入。② 呼吸兴奋药:呼吸兴奋药包括有尼可刹米(可拉明)、洛贝林、多沙普仑、都可喜等。嗜睡的患者可先静脉缓慢推注。密切观察患者的睫毛反应、意识状态、呼吸频率、动脉血气的变化,以便调节剂量。

③ 机械通气：严重呼衰患者，应及早进行机械通气。

(4) 纠正酸碱失衡和电解质紊乱：肺心病急性加重期容易出现酸碱失衡和电解质紊乱，常见呼吸性酸中毒、呼吸性酸中毒合并代谢性酸中毒或代谢性碱中毒。呼吸性酸中毒的治疗，在于改善通气，呼吸性酸中毒合并代谢性酸中毒时，pH 明显降低，当 pH 低于 7.2 时，治疗上除注意改善通气外，还应根据情况静滴碳酸氢钠溶液，边治疗边观察，呼吸性酸中毒合并代谢性碱中毒时，大多与低血钾、低血氯有关，应注意补充氯化钾。危重患者可能出现三重性酸碱失衡。电解质紊乱应连续监测，针对性治疗。除对钾、钠、氯、钙及镁等电解质监测外，还重视低磷血症问题。

(5) 降低肺动脉压：氧疗是治疗肺动脉高压的措施之一。肺动脉高压靶向药物治疗应根据肺动脉高压类型而定。

(6) 控制心力衰竭：肺心病心力衰竭的治疗与其他心脏病心力衰竭的治疗有其不同之处，因为肺心病患者通常在积极控制感染、改善呼吸功能后心力衰竭便能得到改善。但对治疗后无效或较重患者，可适当选用利尿、正性肌力药。① 利尿药：消除水肿，减少血容量和减轻右心负荷。应用原则是少量顿服法应用。② 正性肌力药：用药前纠正缺氧，防治低钾血症，以免发生洋地黄药物毒性反应。

(7) 脑水肿：肺心病因严重低氧血症和高碳酸血症常合并肺性脑病，临床上出现神经精神症状和颅内高压、脑水肿等表现。应尽快降低颅内压，减轻脑水肿，并控制其神经精神症状。① 脱水药：选用 20%甘露醇快速静脉滴注，1～2 次/天。用药期密切注意血电解质改变。② 皮质激素：必须与有效抗生素及保护胃黏膜药物，如枸橼酸铋钾（得乐）、复方铝酸铋（胃必治）等配合使用，以免发生呼吸道感染恶化和诱发上消化道出血。大多采用地塞米松、氨茶碱及尼可刹米加于 5%葡萄糖液中静脉滴注，视病情轻重，每天给予 1～3 剂，待肺性脑病症状缓解、脑水肿减轻后，可减量而至停用。

(8) 加强护理：严密观察病情变化，宜加强心肺功能的监护。翻身、拍背排除呼吸道分泌物是改善通气功能一项有效措施。

老年人得了肺炎怎么办?

肺炎是指终末气道、肺泡和肺间质的炎症。可由细菌、病毒、真菌、寄生虫等致病微生物，以及放射线、吸入性异物等理化因素引起。临床主要症状为发热、咳嗽、咳痰、痰中带血，可伴胸痛或呼吸困难等。引起肺炎的原因很多，如细菌、病毒、真菌、非典型病原体、理化因素等。按解剖部位可分为大叶性肺炎、小叶性肺炎、间质性肺炎。按病程分为急性肺炎、迁延性肺炎、慢性肺炎。老年人因体质较弱而容易患肺炎。

老年人预防肺炎的方法主要有:① 为增强体质,平素宜适当锻炼,增加耐寒能力,保持口腔卫生,勤漱口、刷牙,多饮水。注意营养,吃易消化的食物,对蛋白质、碳水化合物、脂肪、微量元素及维生素合理的搭配。适当多吃些滋阴润肺的食品,如梨、百合、木耳、萝卜、芝麻等。② 老年人的居室要经常通风换气,保持空气清新。天气晴朗时要多到室外呼吸新鲜空气,多晒太阳,并要注意保暖,以防寒邪侵袭,诱发感冒。要根据气温变化合理增减衣服,宁可穿暖和些也不能受凉。吸烟者要坚决戒烟。在感冒流行季节,老年人应少去人多拥挤的公共场所。③ 每天临睡前可坐在椅上,身躯直立,两膝自然分开,双手轻放在大腿上,头正目闭,全身放松,意守丹田,吸气于胸中,呼气时从上向下轻拍,约 10 分钟,然后用手背随呼吸轻叩背部肺俞穴,此法有清肺利气之效。④ 避免淋雨受寒、疲劳、醉酒等诱发因素。⑤ 有慢性病的老年人要积极治疗原有的慢性病,对长期卧床的老年患者应经常变换体位,拍背排痰,以免发生坠积性肺炎。⑥ 对年老体弱、经常容易发生呼吸系统感染的老年人还可通过注射流感疫苗来预防流感,接种肺炎球菌疫苗来预防肺炎的发生。通常采用多型组合的纯化荚膜抗原疫苗,有可能使肺炎链球菌肺炎的患病率降低。该疫苗注射于上臂外侧皮下,只需注射一次 0.5 毫升,保护期可达 5 年以上。疫苗接种后,少数人可在注射局部有轻微肿痛,极少数人会出现低热,通常在 2～3 天内可以恢复。

肺炎的治疗方法主要有:

(1) 患者除了卧床休息、大量饮水、吸氧、积极排痰外,肺炎治疗的最主要环节是抗感染。细菌性肺炎的治疗包括针对病原体治疗和经验性治疗。前者根据痰培养和药物敏感试验结果,选择体外试验敏感的抗菌药物;后者主要根据本地区肺炎病原体流行病学资料,选择可能覆盖病原体的抗菌药物。此外,还根据患者的年龄、基础疾病、疾病严重程度、是否有误吸等因素,选择抗菌药物和给药途径。

(2) 疑为肺炎,马上给予首剂抗菌药物。病情稳定后可将静脉途径改为口服治疗。肺炎抗菌药物疗程至少 5 天,多数患者要 7～10 天或更长疗程,体温正常 48～72 小时,无肺炎任何一项临床不稳定征象可停用抗菌药物。肺炎临床稳定标准为:① 体温≤37.8 ℃;② 心率≤100 次/分;③ 呼吸频率≤24 次/分;④ 血压:收缩压≥90 毫米汞柱；⑤ 呼吸室内空气条件下动脉血氧饱和度≥90%或血氧分压≥60 毫米汞柱；⑥ 能够经口进食；⑦ 精神状态正常。

治疗有效的临床表现为体温下降、症状改善、临床状态稳定、白细胞逐渐降低或恢复正常，而 X 线胸片病灶吸收较迟。如 72 小时后症状无改善，其原因可能有：① 药物未能覆盖致病菌，或细菌耐药。② 特殊病原体感染如结核分枝杆菌、真菌、病毒等。③ 出现并发症或存在影响疗效的宿主因素（如免疫抑制）。④ 非感染性疾病误诊为肺炎。⑤ 药物热。需仔细分析，做必要的检查，进行相应处理。

（3）重症肺炎：首选广谱的强力抗菌药物，足量、联合用药。初始经验性治疗不足或不合理，而后根据病原学结果调整抗菌药物，其病死率均高于初始治疗正确者。重症社区获得性肺炎选用 β-内酰胺类联合大环内酯类或氟喹诺酮类；青霉素过敏者用氟喹诺酮类和氨曲南。医院获得性肺炎可用氟喹诺酮类或氨基糖苷类联合抗假单胞菌 β-内酰胺类、广谱青霉素/β-内酰胺酶抑制剂、碳青霉烯类的任何一种，必要时可联合万古霉素、替考拉宁或利奈唑胺。

老年人得了间质性肺疾病怎么办?

间质性肺疾病（ILD）是以弥漫性肺实质、肺泡炎症和间质纤维化为病理基本病变，以活动性呼吸困难、X 线胸片弥漫性浸润阴影、限制性通气障碍、弥散功能降低和低氧血症为临床表现的不同种类疾病群构成的临床—病理实体的总称。部分间质性肺疾病病因是明确的，如药物（博来霉素、胺碘酮等）诱发、职业或环境有害物质（如铍、石棉等），或结缔组织病（如类风湿关节炎、系统性红斑狼疮等）的肺部表现等。大多数间质性肺疾病病因不清楚，通称为特发性间质性肺炎（IIP），包括特发性间质性肺纤维化（IPF）、非特异性间质性肺炎（NSIP）、机化性肺炎（OP 或 COP）等，还有一些肉芽肿 ILD（如结节病、韦格纳肉芽肿等）及少见的 ILD（如肺泡蛋白质沉积症、肺出血—肾炎综合征等）。

老年人预防间质性肺疾病的方法主要有：防寒保暖，戒烟忌酒，避免接触已知过敏的药物和饮食，离开有害物质污染的环境。

间质性肺疾病的治疗：在医生指导下，适当应用糖皮质激素为主，必要时辅以免疫抑制剂、非甾体抗炎药及缓解病情药。定期就医复查，用药的品种、剂量和疗程不可擅自轻易变更或停止。

老年人得了肺结核怎么办?

结核病是由结核分枝杆菌引起的慢性传染病,可侵及许多脏器,以肺部结核感染最为常见。排菌者为其重要的传染源。人体感染结核菌后不一定发病,当抵抗力降低或细胞介导的变态反应增高时,才可能引起临床发病。若能及时诊断,并予合理治疗,大多可获临床痊愈。肺结核患者主要通过咳嗽或打喷嚏等把含有结核菌的飞沫散播于空气中,健康人可因吸入含有结核菌的飞沫而感染结核。

老年人预防肺结核的方法主要有:① 平素保暖避寒,加强休息和营养,出门戴口罩,不随地吐痰。② 坚持遵从医嘱,全程规则地联合用药,定期就医复诊。③ 如伴发其他疾病(如糖尿病等),必须同时治疗,不可延误。④ 痰菌阳性患者,及时隔离,分泌物进行消毒;可用煮沸消毒法。

肺结核的治疗方法主要有:

(1) 一般治疗:营养,妥善安排工作与休息;有中毒症状者必须休息;有咯血现象应加强休息,减少活动乃至卧床休息。一般患者应劳逸结合,活动与工作根据病情决定之。患者在咳嗽或打喷嚏时,应用两层餐巾纸遮住口鼻,然后将纸带走进行焚烧。对痰菌阳性的患者,其居住的房间应经常通风和消毒。痰液应吐入带盖的痰杯内,加入等量1%消毒灵浸泡1小时,或用5%~12%煤酚皂溶液(来苏水)浸泡2小时后弃去。手接触痰液后,应用流动水冲洗双手。

(2) 抗结核治疗:以早期、规则、联合、适量、全程为原则。重点在早期发现、早期治疗、全程规范治疗。大多数病变是可逆的,必须在医师指导下坚持用药,不可间断用药或中途停药。① 方法:痰菌阴性肺结核不必住院,采用联合、短程化疗。② 标准化疗:一般强化期为2~3个月;巩固期4~10个月。强化治疗选用2~3种杀菌药加1~2种抑菌药;巩固期选用1~2种杀菌药加1~2种抑菌药,总疗程6~12个月,重症可延长至18~24个月。对老年患者选择药物及其剂量和疗程时,应考虑肝、肾功能状态而酌情决定,并定期复查。

(3) 对症治疗:① 咯血:脑下垂体后叶素(老年人慎用)、止血敏、云南白药等、各种止血药等。② 盗汗:碧桃干、浮小麦、糯稻根等中草药酌量加水煎服。③ 中毒症状严重时在强而有力的抗结核治疗下,可短期佐以糖皮质激素治疗。④ 咳嗽:祛痰剂、止咳药物可酌情选用,一般不宜轻易使用可能成瘾的麻醉性止咳药(如可卡因、吗啡)。⑤ 胸水多:抽胸水。

老年人得了肺癌怎么办?

肺癌是发病率和死亡率增长最快,对人群健康和生命威胁最大的恶性肿瘤之一。近50年来许多国家都报道肺癌的发病率和死亡率均明显增高,男性肺癌发病率和死亡率均占所有恶性肿瘤的第一位,女性发病率占第二位,死亡率占第二位。肺癌的病因至今尚不完全明确,大量资料表明,长期大量吸烟与肺癌的发生有非常密切的关系。已有的研究证明:长期大量吸烟者患肺癌的概率是不吸烟者的10～20倍,开始吸烟的年龄越小,患肺癌的几率越高。此外,吸烟不仅直接影响本人的身体健康,还对周围人群的健康产生不良影响,导致被动吸烟者肺癌患病率明显增加。城市居民肺癌的发病率比农村高,这可能与城市大气污染和烟尘中含有致癌物质有关。因此应该提倡不吸烟,并加强城市环境卫生工作。

老年人预防肺癌的方法主要有:① 禁止和控制吸烟。② 做好环境保护工作,大气污染、沉降指数、烟雾指数、苯并芘等暴露剂量与肺癌的发生率成正相关关系,保护环境、减少大气污染是降低肺癌发病率的重要措施。③ 做好职业防护,对开采含放射性元素矿石的矿区,应采取有效的防护措施,尽量减少工作人员受辐射的量。对接触致癌化合物的工人,必须采取各种切实有效的劳动防护措施,尽量避免或减少与致癌因子直接接触。④ 防治慢性支气管炎:由于慢性支气管炎患者的肺癌发病率高于无慢性支气管炎者,所以积极防治慢性支气管炎对预防肺癌有一定的意义。特别是要劝导患慢性支气管炎的吸烟者戒烟,因为患慢性支气管炎且吸烟人群的肺癌发病率更高。⑤ 对老年人每1～2年必须全身健康检查一次,以利早期发现。

肺癌的治疗方法主要有:

(1) 早期发现、早期诊断与早期治疗。治疗方案主要依据肺癌的组织细胞学及其临床分期决定。小细胞肺癌一般发现时已经转移,手术切除未必适宜,主要依靠化疗和放疗。非小细胞肺癌如尚属偏早期的局限性病变,可予手术切除及与化、放疗联合治疗。

(2) 放射线治疗(放疗):对于病变尚相对局限时采用之。

(3) 抗癌化学疗法:晚期癌不能手术者,可用化疗;也可与手术、放疗先后采用,抗癌化疗药物根据癌细胞类型选择之,如紫杉醇、多西紫杉醇、顺铂、卡铂、丝裂霉素、鬼臼乙叉苷、环磷酰胺、长春新碱、长春瑞滨、长春地辛、吉西地滨等。在应用抗癌化疗过程中，常有呕吐，肝、肾及骨髓功能的副反应，需适当给予对症和支持治疗。

(4) 靶向治疗：以肿瘤的特异性分子为靶点。目前代表药物有吉非替尼、厄洛替尼等。

(5) 免疫治疗和辅助治疗：左旋咪唑、卡介苗、胸腺素、转移因子、白细胞介素-2、小剂量干扰素、集落刺激因子(CSF)等。

(6) 对症治疗：镇痛剂、退热剂、抗菌素等。塞来昔布(西乐葆)和消炎痛对癌症引起的发热及疼痛有一定效果。

(7) 中医中药调理。

(二) 消化系统疾病

老年人得了急性胃肠炎怎么办？

急性胃肠炎是胃肠黏膜的急性炎症，临床表现主要为恶心、呕吐、腹痛、腹泻、发热等。本病常见于夏秋季，其发生多由于饮食不当，暴饮暴食；或食入生冷腐馊、秽浊不洁的食品。中医根据病因和体质的差别，将胃肠炎分为湿热、寒湿和积滞等不同类型。急性胃肠炎多发生在夏秋季节。本病起病急，常在食入不洁食物后24小时内发病。急性胃肠炎可分为急性胃炎、急性肠炎、急性胃肠炎三型。急性胃肠炎是一种十分常见的急性胃肠道疾病。其特点是有明显的饮食不当病史，发病突然，恢复也较快。

老年人预防急性胃肠炎的方法主要有：① 注意饮食卫生和个人卫生；饭前便后要洗手，不要喝生水，不要吃腐烂变质的食物；对于隔餐的饭菜和从市场买回来的熟食品，必须重新煮沸再吃。② 要经常打扫室内外环境卫生，消灭苍蝇、蟑螂。

急性胃肠炎的治疗方法主要有：

(1) 急性胃肠炎患者应卧床休息，注意保暖。

(2) 出现中毒症状时应立即就医，轻者可以对症处理。

(3) 急性期患者常有呕吐、腹泻等症状，失水较多，因此需补充液体，可供给鲜果汁、藕粉、米汤、蛋汤等流质食物，酌情多饮开水、淡盐水。

(4) 为避免胃肠道发酵、胀气，急性期应忌食牛奶等易产气的食物，并尽量少吃糖。忌食高脂肪的食物和煎、炸食物，忌食熏、腊的鱼肉，少吃含纤维素较多的蔬菜、水果，刺激性强的饮料、食物和调味品等。

(5) 呕吐时可给予胃复安(灭吐灵)，每次 10 毫克，一日 2～3 次肌注。腹痛时，654-2 每次 10 毫克、一日 3 次口服，或阿托品，每次 0.3 毫克，一日 3 次口服，或普鲁本辛，每次 15 毫克，一日 3 次口服。抗生素应用：因家庭无法测细菌菌种，可按常见细菌感染用药。病情重者，请去医院进行检查与治疗。中药治疗：可酌用肠胃舒灵方、保和丸、藿香正气丸。

老年人得了胃炎怎么办?

胃炎是多种不同病因引起的胃黏膜急性和慢性炎症，常伴有上皮损伤、黏膜炎症反应和上皮再生。胃炎是最常见的消化系统疾病之一。胃炎可分为急性和慢性两类。急性胃炎是指各种原因引起的胃黏膜急性炎症，大多数患者通过及时诊治能很快痊愈，但也有少数患者转化为慢性胃炎。慢性胃炎是指不同病因引起的各种慢性胃黏膜炎症。

老年人预防胃炎的方法主要有：① 生活起居要有规律，劳逸要结合，房事要节制，慎防风寒湿热；切勿贪凉，随气候着衣。适当参加体育活动，增强体质。② 戒烟忌酒，少饮浓茶。③ 积极治疗口咽部感染灶，勿将痰液、鼻涕等带菌分泌物吞咽入胃导致慢性胃炎。④ 平日不能贪食过度，暴饮暴食，超越了胃的承受能力，势必影响消化功能。三餐分配要合理，要选择易消化的食物，特别是老年人更应如此。食物应荤素搭配，以素为主，并应与季节、地区、环境配合，如冬天要多吃羊肉、鸡、葱、姜等温热性食物；夏天应多吃黄瓜、番茄，西瓜、扁豆等食物；秋天应多吃水果，如苹果、香蕉等。⑤ 过酸、过辣等刺激性食物及生冷不易消化的食物应尽量避免，饮食时要细嚼慢咽，使食物充分与唾液混合，有利于消化和减少胃部的刺激。饮食宜按时定量、营养丰富，多吃含维生素 A、B 族维生素、维生素 C 多的食物。忌服浓茶、浓咖啡等有刺激性的饮料。⑥ 剧烈劳动、运动后不要马上进食，应先休息一会。进餐前不要大量喝水或饮料，以免冲淡消化液和胃酸，降低胃的防御能力。⑦ 保持精神愉快：精神抑郁或过度紧张和疲劳，容易造成幽门括约肌功能紊乱，胆汁反流而发生慢性胃炎。⑧ 慎用、忌用对胃黏膜有损伤的药物。长期滥用药物会使胃黏膜受到损伤，引起慢性胃炎及胃溃疡。

胃炎的治疗方法主要有：

(1) 急性胃炎宜根据病情短期禁食，注意多饮些糖盐水，以避免发生脱水现象。

(2) 定期检查，特别是慢性胃炎，确有少数病例可能演变成胃癌。纤维胃镜或上消化道钡剂检查都能很好地发现早期癌变。

(3) 保护胃黏膜常用的药物有胶体次枸橼酸铋(CBS)、硫糖铝、麦滋林-S、氢氧化铝凝胶、胃膜素等。

(4) 调整胃肠运动功能药物上腹饱胀用多潘立酮等。打嗝、腹胀或有反流现象为主者，可用胃动力药。

(5) 如果胃镜检查发现幽门螺杆菌阳性，应服用抗生素，克拉霉素、羟氨苄青霉素等，都有清除 Hp 的作用，一般可选用两种，常与胃黏膜保护剂和抑酸剂联合应用。

(6) 制酸剂常用的药物有碳酸氢钠、氢氧化镁、氢氧化铝凝胶等。

(7) 上腹疼痛较重者可口服阿托品、普鲁本辛、颠茄片或 654-2，以减少胃酸分泌和缓解腹痛症状。

(8) 其他对症治疗药可用助消化药，如胰酶、酵母片、乳酶生、二甲硅油片等。如有反酸现象也可用抑酸药如西咪替丁、雷尼替丁、法莫替丁等。防止胆汁反流可服铝碳酸镁、消胆胺以吸附胆汁；有呕血便血者，甲氰米胍口服。

老年人得了消化性溃疡怎么办?

消化性溃疡主要指发生于胃和十二指肠的慢性溃疡，是多发病、常见病。溃疡的形成有各种因素，其中酸性胃液对黏膜的消化作用是溃疡形成的基本因素，因此得名。酸性胃液接触的任何部位，如食管下段、胃肠吻合术后吻合口、空肠以及具有异位胃黏膜的 Meckel 憩室，绝大多数的溃疡发生于十二指肠和胃，故又称胃-十二指肠溃疡。消化性溃疡的病因尚未完全明了，一般认为是黏膜的保护因素及损伤因素失去平衡，黏膜完整性难以维持，致使溃疡形成。损伤因素包括：胃酸、胃蛋白酶的消化作用，幽门螺杆菌感染，非甾体消炎药，应激状态，遗传等。另外，消化性溃疡跟吸烟、酗酒及压力也有关系。

老年人预防消化性溃疡的方法主要有：① 消化性溃疡的形成和发展与胃液中

的胃酸和胃蛋白酶的消化作用有关，故切忌空腹上班和空腹就寝。② 生活要规律，避免劳累，注意保暖。③ 长期抑郁可对胃黏膜造成损害，因此要保持乐观情绪，消除焦虑。④ 在短时间内（2～4 周）使溃疡愈合达瘢痕期并不困难，而关键是防止溃疡复发。溃疡反复发作危害更大。⑤ 戒除不良生活习惯，减少烟、酒、辛辣、浓茶、咖啡及某些药物的刺激，对溃疡的愈合及预防复发有重要意义。

消化性溃疡的治疗方法主要有：

（1）消化性溃疡属于典型的心身疾病范畴，心理—社会因素对发病起着重要作用，因此乐观的情绪、规律的生活、避免过度紧张与劳累，无论在本病的发作期或缓解期均很重要。当溃疡活动期，症状较重时，卧床休息几天乃至 1～2 周。

（2）在 H_2 受体拮抗剂问世以前，饮食疗法曾经是消化性溃疡的唯一的治疗手段。对消化性溃疡患者的饮食持下列观点：① 细嚼慢咽，避免急食，咀嚼可增加唾液分泌，后者能稀释和中和胃酸，并可能具有提高黏膜屏障作用；② 有规律的定时进食，以维持正常消化活动的节律；③ 当急性活动期，以少吃多餐为宜，每天进餐 4～5 次即可，一旦症状得到控制，应鼓励较快恢复到平时的一日 3 餐；④ 饮食宜注意营养，但无需规定特殊食谱；⑤ 餐间避免零食，睡前不宜进食；⑥ 在急性活动期，应戒烟酒，并避免咖啡、浓茶、浓肉汤和辣椒、酸醋等刺激性调味品或辛辣的饮料，以及损伤胃黏膜的药物；⑦ 饮食不过饱，以防止胃窦部的过度扩张而增加胃泌素的分泌。

（3）对少数伴有焦虑、紧张、失眠等症状的患者，可短期使用一些镇静药或安定剂。

（4）应劝阻患者停用诱发或引起溃疡病加重或并发出血的有关药物，包括：① 水杨酸盐及非类固醇抗炎药；② 肾上腺皮质激素；③ 利血平等。如果因风湿病或类风湿病必须用上述药物，应当尽量采用肠溶剂型或小剂量间断应用。同时进行充分的抗酸治疗和加强黏膜保护剂。

（5）降低对黏膜侵袭力的药物：① H_2 受体拮抗剂：能阻止组胺与其 H_2 受体相结合，使壁细胞胃酸分泌减少。国内常用的有三种，即西咪替丁、雷尼替丁和法莫替丁。② 质子泵阻滞剂：质子泵被抑制后，抑制胃酸分泌的作用远较 H_2 受体拮抗剂为强。常用的制剂是奥美拉唑或兰索拉唑。③ 制酸剂：是历史悠久的治疗消化性溃疡药物，由于新的有效药物不断涌现，现已较少使用。

（6）增强黏膜防御力的药物：近年已日益注意到加强黏膜防御力的重要性，这是在治疗上的一个重要认识。① 胶体次枸橼酸铋:具有覆盖保护溃疡面、促进上皮重建、加强胃黏膜屏障、杀灭幽门螺杆菌(Hp)等功能,溃疡愈合后复发率低。② 硫糖铝。在酸性环境下,能形成一覆盖溃疡的保护膜,有证据表明此药能促进内生前列腺素的合成。除能引起便秘外,副反应少。由于铝能被少量吸收,故肾功能衰竭者不宜长期服用。

(7) 消灭幽门螺杆菌:现已公认 Hp 与消化溃疡关系密切,故应予抗 Hp 治疗。现已认识到加用抗菌药物杀灭 Hp 可预防复发。通常以胶体铋或质子泵阻滞剂为基础,加用克拉霉素和甲硝唑或阿莫西林组成抗 Hp 三联疗法。

(8) 外科治疗:由于内科治疗的进展,目前仅限于少数有并发症者。手术适应证为:① 大量出血经内科紧急处理无效者;② 急性穿孔;③ 疤痕性幽门梗阻;④ 正规内科治疗无效的顽固性溃疡;⑤ 胃溃疡疑有癌变。

老年人得了上消化道出血怎么办?

上消化道出血是指屈氏韧带以上的消化道,包括食管、胃、十二指肠或胰胆等病变引起的出血,胃空肠吻合术后的空肠病变出血亦属这一范围。大量出血是指在数小时内失血量超出 1 000 毫升或循环血容量的 20%,其临床主要表现为呕血和(或)黑粪,往往伴有血容量减少引起的急性周围循环衰竭,是常见的急症,病死率高达 8%~13.7%。引起上消化道出血的原因很多,大致有以下几种:① 炎症与溃疡病:如急性糜烂性出血性食管炎或胃炎、胃溃疡、十二指肠溃疡等。② 机械性损伤:如食管裂孔疝,食管、贲门黏膜撕裂伤。③ 血管性疾病:食管胃底静脉曲张、肠系膜血管栓塞及血管瘤。④ 肿瘤:胃息肉、平滑肌瘤及癌肿等。⑤ 全身性疾病:血液病、尿毒症等。

老年人预防上消化道出血的方法主要有:① 减少诱发因素,提倡老年人的自我保健,避免吸烟、饮烈性酒,减少服用对胃有损伤性的药物,尤其是阿司匹林和激素。② 注意生活和饮食规律,保持心理平衡。③ 对有溃疡病史者,应经常作胃镜检查,并接受根治性治疗。

老年人上消化道出血,应立即住院,密切监测生命体征。治疗方法主要有:

(1) 补充血容量,纠正酸碱平衡失调。

(2) 止血。6-氨基己酸具有抗纤维蛋白溶解作用;生长抑素(善得定、施他宁)除了抑制胃肠道激素分泌外,还可减少内脏血流和降低门静脉压,具有良好的止血作用。

(3) 抑制胃酸分泌。这对控制胃及十二指肠出血具有重要作用,因为体液与血小板诱导的止血作用只有在 pH＞6 时才能发挥作用。奥美拉唑静脉注射具有良好疗效。

(4) 注意饮食。在休克状态下,应禁食。但对非大量出血的患者如消化性溃疡出血而无呕血者应尽早进食。饮食可中和胃酸,容易保持水和电解质平衡,维持营养。而且进食还可促进肠蠕动,胃内积血与饮食往下通行,可减少恶心呕吐。

(5) 内镜直视下止血:对于门脉高压出血者,可采取:① 急诊食管曲张静脉套扎术;② 注射组织胶或硬化剂如乙氧硬化醇、鱼肝酸油钠等。一般多主张注射后用 H_2 受体拮抗剂或奥美拉唑,以减少硬化剂注射后因胃酸引起溃疡与出血;对于非门脉高压出血者,可采取:① 局部注射 1/10 000 肾上腺素盐水;② 采用氩离子束凝固术(APC)电凝止血;③ 血管夹(钛夹)止血。

(6) 血管介入技术:对于食管—胃底静脉曲张破裂出血,经垂体后叶素或三腔气囊管压迫治疗失败的患者,可采用经颈静脉门体分流手术结合胃冠状静脉栓塞术。

(7) 手术治疗:经上述处理后,大多数上消化道大出血可停止,如仍无效可考虑手术治疗。胃、十二指肠溃疡大出血患者早期手术可降低死亡率,尤其是老年人不宜止血又易复发,更宜及早手术,如并发溃疡穿孔、幽门梗阻或怀疑有溃疡恶变者宜及时手术。

老年人得了功能性消化不良怎么办?

功能性消化不良又称消化不良,是指具有上腹痛、上腹胀、嗳气、食欲不振、恶心、呕吐等不适症状,经检查排除引起上述症状的器质性疾病的一组临床综合征。症状可持续或反复发作,病程超过一个月或在过去的十二个月中累计超过 12 周。功能性消化不良是临床上最常见的一种功能性胃肠病。一般认为,功能性消化不良的发病率为 20%～40%左右。

老年人预防功能性消化不良的措施主要有:① 进餐应定时。② 不要吃泡饭或和水进食,饭前或饭后也不要立即饮用大量液体。③ 进餐时不要争吵或讨论问题。这些讨论可在用餐 1 小时后进行。④ 不要在进餐时饮酒、餐后也不要马上吸烟。⑤ 不要穿着束紧腰部的衣裤就餐。⑥ 进餐时应保持轻松的心情,不要匆促进食,也不要囫囵吞食,更不要站着或边走边食。⑦ 避免大吃大喝,尤其是辛辣饮食和富含脂肪的饮食。⑧ 有条件可在两餐之间喝一杯牛奶,可避免胃酸过多。⑨ 少食过甜过咸的食品,过多吃糖果会刺激胃酸分泌。⑩ 进食不要过冷或过烫。

功能性消化不良的治疗方法主要有:

(1) 一般治疗:建立良好的生活习惯,避免烟、酒及服用非甾体抗炎药。无特殊食谱,避免个人生活经历中诱发症状的食物。注意根据患者不同特点进行心理治疗。失眠、焦虑者可适当予以镇静药。

(2) 药物治疗:无特效药,主要是经验治疗。① 抑制胃酸分泌药:一般用于以上腹痛为主要症状的患者,可选择性地用 H_2 受体拮抗剂或质子泵抑制剂。② 促胃肠动力药:一般适用于上腹胀、嗳气为主要症状患者。选择性地服用多潘立酮、伊托必利等。③ 根除幽门螺杆菌治疗:对于幽门螺杆菌阳性的功能性消化不良,根除治疗幽门螺杆菌要放在首要位置。④ 抗抑郁药:上述治疗疗效欠佳而伴随精神症状明显者可试用,常用的有三环类抗抑郁药;选择性抑制 5-羟色胺再摄取剂,氟哌噻吨美利曲辛片等,宜从小剂量开始,注意药物的不良反应。建议在专科医师指导下服用。⑤ 其他:可用黏膜保护剂,如氢氧化铝凝胶、铋剂、硫糖铝、麦滋林-S等。

老年人得了胃癌怎么办?

胃癌在我国各种恶性肿瘤中居首位,胃癌发病有明显的地域性差别,我国的西北与东部沿海地区胃癌发病率比南方地区明显为高,好发年龄在 50 岁以上,男女发病率之比为 2∶1。胃癌的预后与胃癌的病理分期、部位、组织类型、生物学行为以及治疗措施有关。胃癌的病因迄今尚未完全明了,通过对胃癌发病的地理分布以及与移民关系的研究发现,外界环境和饮食因素与胃癌的发生关系最为密切,人体中某些利于胃癌发生的条件,也是不容忽视的。胃癌流行病学调查发现,胃部疾患、亚硝酸胺及真菌毒素与胃癌的发病有关。胃癌的危险因素有高盐食物、霉变食物、不良饮食习惯、胃部疾患、家庭患癌史、精神创伤及性格抑郁等。另外,幽门螺旋杆菌及遗传基因与胃癌的发生也有一定关系。

老年人预防胃癌的方法主要有:① 多吃新鲜的蔬菜和水果,多饮牛奶。避免进食粗糙食物。少吃或不吃盐腌食品。少吃烟熏、油炸和烘烤食物。要按时进食,避免暴饮暴食;食物不能过烫,进食不宜过快;进食时要心情愉快,保持乐观情绪;

不饮烈酒，不抽烟。② 萎缩性胃炎与胃癌有较密切的关系，是癌前病变。由胃溃疡恶变的胃癌占5%～10%。胃多发性腺瘤性息肉癌变的几率较单发性息肉高。息肉直径超过2厘米显示有恶变倾向。恶性贫血与胃癌也有一定的关系。因此要积极治疗萎缩性胃炎、胃溃疡、胃腺瘤性息肉、恶性贫血等。③ 注意饮用水的卫生。环境污染地区，应饮用净化水。④ 注意精神生活的健康，保持精神乐观、开朗和愉快。

胃癌的治疗方法主要有：

(1) 手术治疗：① 根治性手术：原则为整块切除包括癌灶和可能受浸润胃壁在内的胃的部分或全部，按临床分期标准整块清除胃周围的淋巴结，重建消化道。② 姑息性手术：原发灶无法切除，为了减轻由于梗阻、穿孔、出血等并发症引起的症状而作的手术，如胃空肠吻合术、空肠造口、穿孔修补术等。

(2) 化疗：用于根治性手术的术前、术中和术后，延长生存期。

(3) 其他：包括放疗、热疗、免疫治疗、中医中药治疗等。胃癌的免疫治疗包括非特异生物反应调节剂如卡介苗、香菇多糖等；细胞因子如白介素、干扰素、肿瘤坏死因子等；以及过继性免疫治疗如淋巴细胞激活后杀伤细胞(IAK)、肿瘤浸润淋巴细胞(TIL)等的临床应用。抗血管形成基因是研究较多的基因治疗方法，可能在胃癌的治疗中发挥作用。

老年人得了结肠息肉怎么办?

凡从黏膜表面突出到肠腔的息肉状病变，在未确定病理性质前均称为息肉，按病理可分为：腺瘤样息肉、炎性息肉、错构瘤型息肉、增生性息肉和类癌等。临床上息肉可为单个或多个，以大肠息肉多见且症状较明显。老年人结肠息肉发病率较高，60岁以上发病率明显增加，男女之间差别不大。息肉越大，癌变机会越大。直径大于1厘米的息肉癌变的机会为11%。因此，老年人结肠息肉应及时切除。

老年人预防结肠息肉的方法主要有：① 有良好的心态应对压力，劳逸结合，不要过度疲劳。可见压力是重要的癌症诱因，中医认为压力导致过劳体虚从而引起免疫功能下降、内分泌失调，体内代谢紊乱，导致体内酸性物质的沉积；压力也可导致精神紧张引起气滞血淤、毒火内陷等。② 水果、蔬菜和全谷有助预防结肠息肉。这些食物富含纤维素，可以降低结肠息肉的风险。另外，水果和蔬菜还富含抗氧化剂，可以预防结肠癌症。③ 坚持体育锻炼，保持健康体重。控制体重可以独立降低结肠患病的风险。建议每周五次，每次至少30分钟的运动。如果每天能进行45分钟的中等强度的运动，则在降低肠癌风险方面效果更佳。④ 不要食用被污染的食物。如被污染的水，农作物，家禽鱼蛋，发霉的食品等，要吃一些绿色有机食品，要防止病从口入。

结肠息肉的治疗方法主要有：

(1) 手术治疗：① 单个息肉可行切除，加病检同时进行。② 多发息肉或息肉较大有恶变征，可经肛门肛窥肠镜病理活检，以除外恶变。③ 低位或长蒂脱出息肉，可用肠镜套扎或经肛门直接切除。④ 广基或多发息肉，可经腹、会阴、骶尾部行肠壁肠段部分切除。⑤ 高位息肉，可行纤维结肠镜高频电切。⑥ 息肉有癌变，应按肿瘤行根治性切除术。

(2) 药物治疗：① 一般小量出血，以口服抗生素及止血药或中药口服或灌肠为主。② 较大量出血除用止血药物和抗生素、输液补充电解质维生素外，应做好术前准备，如备血等。③ 出血量大于800毫升或血压不能维持，应及时输血并行剖腹手术治疗。

老年人得了与抗生素有关的结肠炎怎么办?

结肠炎是指各种原因引起的结肠炎症性病变。主要临床表现腹泻、腹痛、黏液便及脓血便、里急后重、甚则大便秘结、数日内不能通大便；常伴有消瘦乏力等，多反复发作。药物是引起老年人结肠炎的重要原因，其中尤以抗生素引起者最为常见。几乎所有的抗生素均可引起结肠炎。克林霉素、羟氨苄青霉素和氨苄青霉素最易导致结肠炎。老年人最好不要一有病就服用抗生素，抗生素并非万能良药。

老年人预防抗生素相关性结肠炎最好方法是避免滥用抗生素，对有指征的治疗尽可能缩短疗程。因为已有院内群发病例增长的报道，所以必须对感染患者粪便执行感染预防措施，特别要注意日常仔细洗手。对曾有难辨梭状芽孢杆菌感染的患者应该避免使用同样的抗生素，尽管还未证实这样的重复使用会导致该病的第二次发作。在抗生素的治疗期间试图通过口服乳酸杆菌制剂以维持粪便菌群的内稳态，尚无肯定的结果。

与抗生素有关的结肠炎的治疗方法主要有：

(1) 如果在抗生素治疗过程中出现明显的腹泻，应立即停用抗生素，除非该抗生素的使用是绝对必要的。应避免使用减少蠕动药(如苯乙哌啶)，因为其可延长抗生素与结肠黏膜接触的时间，从而拖延病程。

（2）无并发症的抗生素引起的腹泻，若无明显的结肠炎或毒性迹象，通常在停用抗生素后10～12天内自行缓解，不需要其他特殊的治疗。如有轻度的症状持续存在，则口服阴离子交换树脂消胆胺4克，每日3次，共10天可能有效。其机制可能是与难辨梭状芽孢杆菌毒素结合。

（3）治疗与抗生素有关的结肠炎一般不需要使用抗生素。适当补充正常菌群，如酪酸菌及地衣芽孢杆菌。这些细菌可与结肠内的双歧杆菌、乳酸杆菌等共存，并促进其繁殖，还能有效地抑制有害细菌的生长与减少毒素的产生。补充正常细菌是一项重要措施，应在医生指导下进行。

（4）顽固性或暴发性患者需要住院治疗。

老年人得了结肠癌怎么办？

结肠癌是常见的发生于结肠部位的消化道恶性肿瘤，好发于直肠与乙状结肠交界处，男女之比为(2～3)∶1。发病率占胃肠道肿瘤的第三位。结肠癌主要为腺癌、黏液腺癌、未分化癌。大体形态呈息肉状、溃疡型等。结肠癌可沿肠壁环行发展，沿肠管纵径上下蔓延或向肠壁深层浸润，除经淋巴管、血流转移和局部侵犯外，还可向腹腔内种植或沿缝线、切口面扩散转移。慢性结肠炎患者、结肠息肉患者、男性肥胖者等为易感人群。老年人结肠癌的发病率很高，发病部位大多在左半结肠，也就是直肠与乙状结肠，右半结肠较少。

老年人预防结肠癌的方法主要有：① 增加纤维素的摄入：膳食中纤维素的摄入量与结肠癌的发病率之间存在着负相关关系，即膳食纤维素量减少，结、直肠癌的发生率增加。从预防的角度出发，应当增加老年人膳食中的纤维量，其作用可能与增加大便量，稀释粪便中的致癌物质，减少粪便在肠内的停留时间，减少致癌物质与结肠接触机会，以及纤维素与致癌物质的直接作用有关。具体来讲饮食中应增加新鲜蔬菜、水果及粗粮。② 减少动物性脂肪的摄入：吃牛、羊、猪肉及动物性脂肪过多的人群结肠癌的发病率较高。因此，建议老年人减少食用含脂肪量过多的肉类，提倡多食家禽、鱼类。

结肠癌的治疗方法是以手术为主，辅以化疗、免疫治疗、中药以及其他支持治疗的综合方案，以提高手术切除率，降低复发率，提高生存率。手术治疗的原则：尽量根治，保护盆腔植物神经，保存性功能、排尿功能和排便功能，提高生存质量。

老年人得了直肠癌怎么办?

直肠癌是消化道最常见的恶性肿瘤之一,是指从齿状线至直肠乙状结肠交界处之间的癌。直肠癌位置低,容易被直肠指诊及乙状结肠镜诊断。但因其位置深入盆腔,解剖关系复杂,手术不易彻底,术后复发率高。中下段直肠癌与肛管括约肌接近,手术时很难保留肛门及其功能是手术的一个难题,也是手术方法上争论最多的一种疾病。我国直肠癌发病年龄中位数在 45 岁左右。

老年人预防直肠癌的方法主要有:① 减少能量摄入:能量摄入与结直肠癌发生有关。大部分的研究表明,总的能量摄入与结直肠癌危险性有关系,无论摄入的能量是蛋白质、脂肪还是碳水化合物。减少能量的摄入有可能降低结直肠癌的发病率。② 减少脂肪与红肉摄入:结直肠癌的发生与动物脂肪和肉类密切相关,有研究表明高脂摄入者结直肠癌发生风险是低脂者的 3.26 倍。而肉类中摄入红肉是结直肠癌发生的一个强的危险因素。减少食物中脂肪的含量,特别是尽量少吃煎烤后的棕色肉类,有助于减少结直肠癌的发生机会。③ 增加水果、蔬菜和膳食纤维:纤维素能增加粪便量,稀释结肠内的致癌剂,吸附胆汁酸盐,从而能减少结直肠癌的发生。流行病学资料表明,最高果蔬摄入者结直肠癌发生风险仅为最低者的一半。因此在平时的饮食中,应该尽量多摄入蔬菜、水果、纤维素,合理饮食,以减少结直肠癌的发生。④ 补充维生素与微量元素:有研究表明,补充维生素 A、C、E 能使腺瘤患者的结肠上皮过度增生转化为正常,但目前资料并不支持用抗氧化维生素来预防结直肠癌。叶酸能减少结直肠癌的发病,但具体机制尚不清楚。另有研究发现,增加钙和镁的摄入可能能降低结直肠癌发病率,但目前研究还不甚详细。⑤ 膳食抗癌:膳食中的大蒜、洋葱、韭菜、葱中含有的硫醚;柑橘类含有的萜;葡萄、草莓、苹果中含有的植物酚以及胡萝卜、薯蓣类,西瓜中含有的胡萝卜素,都被认为是能够抑制突变,具有抗癌作用。尤其是大蒜,有研究表明,大蒜是具有最强保护作用而使人们免患远端结肠癌的蔬菜。⑥ 运动:肥胖尤其是腹型肥胖、体力活动过少是结直肠癌的危险因素。减肥和锻炼能起到预防结直肠癌的作用。⑦ 戒酒和戒烟。⑧ 药物许多流行病学研究显示,长期服用非甾体类抗炎药者,结直肠癌发病率降低。但服用非甾体类抗炎药的用量、用药时间、长期应用所致的副作用也有待于进一步研究。⑨ 治疗癌前病变溃疡性结肠炎患者、有结直肠癌或腺瘤的个人或家族史者,结直肠癌发病风险增高,通过普查与随访,尽早切除腺瘤,治疗结肠炎，可降低结直肠癌的发病率、死亡率。

直肠癌的治疗需要以外科手术为主，辅以化疗、放疗的综合治疗。

老年人得了胰腺炎怎么办？

胰腺炎是由于胰管堵塞，管内压力增加及血循环不良等原因引起胰腺的炎症，但其本质则是致病因素使胰液外溢，并与胰实质接触及胰液中的消化酶被激活，发生胰腺自体消化，产生水肿、出血及坏死等病理改变。目前，多数人认为胰蛋白酶并不直接作用于胰腺实质导致自体消化，而是它激活了其他的酶才导致了急性胰腺炎的局部和全身变化。引起急性胰腺炎的常见诱因为胆石、胆道蛔虫及暴饮暴食、大量饮酒等。胰腺炎有急、慢性之分。多见者为急性胰腺炎，其症状为突发的持续性的腹疼，疼可窜向肩部及后腰。常伴恶心、呕吐、发热等。体检可发现上腹偏左明显压痛及肌紧张，腹胀及肠鸣减弱或消失等。化验血液和尿的淀粉酶常有升高。腹腔穿刺测淀粉酶及腹部 X 线检查、B 超及 CT 等，均有诊断或鉴别诊断价值。

老年人预防胰腺炎的方法主要有：① 预防的主要环节就在于注意饮食。不能吃得太饱，不能吃得太油腻，特别在晚上更要注意。已有慢性胰腺炎的人，当然更不能这样。而且，即使在平时也要少食多餐。同时积极治疗胆道疾病。② 病愈后，宜少食多餐，少食脂肪类食物，注意劳逸结合，防止疾病复发。③ 降低血脂，积极防治动脉硬化。④ 谨慎用药：激素、硫唑嘌呤、吲哚美辛、雌激素等药均可以诱发胰腺炎。

治疗则根据病情采用相应疗法。轻者一般采用非手术疗法，重者或非手术疗法无效者则应手术治疗。预防则应积极治疗胆石症、胆道蛔虫，以及不要过度饮酒和暴饮暴食等。

老年人得了胰腺癌怎么办？

胰腺癌是一种恶性程度很高，诊断和治疗都很困难的消化道恶性肿瘤，约90%为起源于腺管上皮的导管腺癌。其发病率和死亡率近年来明显上升。5 年生存率不到 1%，是预后最差的恶性肿瘤之一。胰腺癌早期的确诊率不高，手术死亡率较高，而治愈率很低。胰腺癌男性多见。高发年龄为 50～70 岁。胰腺癌的早期诊断极为困难，常常在晚期出现压迫或转移症状时才能确诊。

老年人预防胰腺癌的方法主要有:① 养成良好的生活习惯,戒烟限酒。首先,不吸烟,世界卫生组织预言,如果人们都不再吸烟,5 年之后,世界上的癌症将减少 1/3;其次,不酗酒。烟和酒是极酸的酸性物质,长期吸烟喝酒的人,极易导致酸性体质。② 不要过多地吃咸而辣的食物,不吃过热、过冷、过期及变质的食物;年老体弱或有某种疾病遗传基因者酌情吃一些防癌食品和含碱量高的碱性食品,保持良好的精神状态。③ 有良好的心态应对压力,劳逸结合,不要过度疲劳。可见压力是重要的癌症诱因,中医认为压力导致过劳体虚从而引起免疫功能下降、内分泌失调,体内代谢紊乱,导致体内酸性物质的沉积;压力也可导致精神紧张引起气滞血淤、毒火内陷等。④ 加强体育锻炼,增强体质,多在阳光下运动,多出汗可将体内酸性物质随汗液排出体外,避免形成酸性体质。⑤ 生活要规律,生活习惯不规律的人,如彻夜唱卡拉 OK、打麻将、夜不归宿等生活无规律,都会加重体质酸化,容易患癌症。应当养成良好的生活习惯,从而保持弱碱性体质,使各种癌症疾病远离自己。⑥ 不要食用被污染的食物,如被污染的水,农作物,家禽鱼蛋,发霉的食品等,要吃一些绿色有机食品,要防止病从口入。

胰腺癌由于恶性程度高,手术切除率低,预后不良。尽管手术仍然是首要的治疗方法,但由于胰腺癌常常发现较晚,而丧失根治的机会,因此需要对胰腺癌进行综合治疗。迄今同大多数肿瘤一样,还没有一种高效和可完全应用的综合治疗方案。现在的综合治疗仍然是以外科治疗为主,放疗、化疗为辅,并在探讨结合免疫和分子等生物治疗的新方法。

老年人得了肝炎怎么办?

肝炎是肝脏炎症的统称。通常是指由多种致病因素,如病毒、细菌、寄生虫、化学毒物、药物、酒精、自身免疫因素等使肝脏细胞受到破坏,肝脏的功能受到损害,引起身体一系列不适症状,以及肝功能指标的异常。通常我们生活中所说的肝炎,多数指的是由甲型、乙型、丙型等肝炎病毒引起的病毒性肝炎。

老年人预防肝炎的方法主要有:① 疫苗:肝炎能通过注射疫苗来预防,目前已经正式使用的肝炎疫苗为甲型肝炎与乙型肝炎的疫苗。乙型疫苗在我国已经列入儿童计划免疫的内容之中,注射乙肝疫苗,能使孩子获得对乙型肝炎的免疫力,可以免受乙型肝炎的传染。甲型肝炎的疫苗这些年来也在逐步推广中,对预防甲型肝炎有较好的作用。丁型肝炎是继乙型肝炎后跟上来的肝炎,所以预防了乙型肝炎便也就预防了丁型肝炎。② 戒酒:戒酒是保肝的一大重要因素。③ 限脂:可以通过控制饮食预防,如控制含糖类食品的摄入。另外还可以通过运动来消耗掉体内多余的脂肪。已经患了脂肪肝的人,如果能控制饮食、坚持体育锻炼,就能消耗体内热量,控制体重增长,而肥胖减轻之后,肝脏中的脂肪也会随之消退,肝功能恢复正常,无需药物治疗。④ 清洁:由于甲型肝炎与戊型肝炎是经消化道传染的,所以预防的方法主要是:注意饮食卫生,饭前便后洗手,不喝生水。

老年肝炎患者要根据病因、病程以及肝炎的轻重程度,采取不同的治疗原则及措施。

(1) 早期发现和隔离患者,加强饮食管理和诊疗器械的消毒、献血员的选择,保护易感人群。

(2) 树立良好的心态:慢性肝炎患者因生病时间长,久治不愈,有时会出现心情烦躁,易发脾气,有的则出现情绪低落,对治疗失去信心。这些情绪对肝病的恢复极为不利。

(3) 适当的注意休息:当肝功能尚未正常时,每餐后需卧床休息 1～2 小时。当症状消失、肝功能正常后,应按“动静结合,循序渐进”的原则活动,可根据个人的身体情况,每天参加一定时间的活动并逐渐增加活动量,同时观察自觉症状和肝功能变化。

(4) 合理膳食:采用适当热量的饮食,不宜特别强调高糖、高蛋白、高纤维素、低脂肪“三高一低”饮食。忌食油煎炸食品,禁烟、酒。

(5) 定期复查肝功能:对尚未痊愈者,半月至一个月检查一次;对病毒携带者,在一年内至少要检查一次肝功能、病毒标志物和 B 超。

(6) 急性期可给予干扰素抗病毒治疗。

老年人得了脂肪肝怎么办?

脂肪肝是指由于各种原因引起的肝细胞内脂肪堆积过多的病变。脂肪性肝病正严重威胁国人的健康,成为仅次于病毒性肝炎的第二大肝病,已被公认为隐蔽性肝硬化的常见原因。脂肪肝是一种常见的临床现象,而非一种独立的疾病。其临床表现轻者无症状,重者病情凶猛。一般说来,脂肪肝属可逆性疾病,早期诊断并及时治疗常可恢复正常。脂肪肝多发于中老年(40～60 岁),但近年来有年轻化趋势,老年发病有所减少,酒精性脂肪肝男性多见,女性以非酒精性脂肪肝为主,多数患者均无明显症状，大部分在体检或做影像学检查时发现。

老年人预防脂肪肝的方法主要有：① 合理膳食：每日三餐膳食要调配合理，做到粗细搭配营养平衡，足量的蛋白质能清除肝内脂肪。② 适当运动：坚持因人而异的适当的体育运动。运动不要搞突击，要持之以恒，贵在坚持、长久、有规律，运动方式不要强求一致，不要攀比，运动要量力而行。要从小运动量开始循序渐进逐步达到适当的运动量，以加强体内脂肪的消耗。③ 慎用药物：任何药物进入体内都要经过肝脏解毒，在选用药物时更要慎重，谨防药物的毒副作用，特别对肝脏有损害的药物绝对不能用，避免进一步加重肝脏的损害。④ 心情要开朗：不暴怒，少气恼，注意劳逸结合等也是相当重要的。⑤ 定期进行B超检查。⑥ 保持相对正常的血脂及血糖水平。

脂肪肝的治疗方法主要有：

(1) 一般治疗：① 找出病因，有的放矢采取措施。如长期大量饮酒者应戒酒。营养过剩、肥胖者应严格控制饮食，使体能恢复正常。有脂肪肝的糖尿病患者应积极有效地控制血糖。营养不良性脂肪肝患者应适当增加营养，特别是蛋白质和维生素的摄入。总之，去除病因才有利于治愈脂肪肝。② 调整饮食结构，提倡高蛋白质、高维生素、低糖、低脂肪饮食。不吃或少吃动物性脂肪、甜食(包括含糖饮料)。多吃青菜、水果和富含纤维素的食物，以及高蛋白质的瘦肉、河鱼、豆制品等，不吃零食，睡前不加餐。③ 适当增加运动，促进体内脂肪消耗。行走、仰卧起坐或健身器械锻炼都是很有益的。④ 补硒能让肝脏中谷胱甘肽过氧化物酶的活性达到正常水平，对养肝护肝起到良好作用，硒麦芽粉、五味子为主要原料制成的养肝片，具有免疫调节的保健功能，对化学性肝损伤有辅助保护作用，有养肝、保肝、护肝作用。

(2) 药物治疗：到目前为止，西药尚无防治脂肪肝的有效药物，以中药长期调理性的治疗较好。西药常选用保护肝细胞、去脂药物及抗氧化剂等，如B族维生素、维生素C、维生素E，卵磷脂、熊去氧胆酸、水飞蓟素、肌苷、辅酶A、还原型谷胱甘肽、牛磺酸、肉毒碱乳清酸盐、肝泰乐，以及某些降脂药物等。

老年人得了肝硬化怎么办?

肝硬化是临床常见的慢性进行性肝病，由一种或多种病因长期或反复作用形成的弥漫性肝损害。早期由于肝脏代偿功能较强可无明显症状，后期则以肝功能损害和门脉高压为主要表现，并有多系统受累，晚期常出现上消化道出血、肝性脑病、继发感染、脾功能亢进、腹水、癌变等并发症。

老年人预防肝硬化首先是要重视病毒性肝炎的防治。早期发现和隔离患者给予积极治疗。注意饮食，合理营养，节制饮酒，加强劳动保健，避免各种慢性化学中毒也是预防的积极措施。对于有明显病因而疑有肝硬化者应及时进行全面体检及有关实验室检查，争取在代偿期得到合理积极治疗，防止向失代偿期发展。定期体格检查，同时避免各种诱因，同时要预防和治疗可能出现的并发症。

肝硬化基本属于不可逆疾病。早期通过多方面综合治疗，尚可使病情有所控制，稳定。如果发展至晚期，治疗是相当困难的，尤其是出现并发症，虽已多方面治疗，仍难以挽救生命。由此可见肝硬化早期治疗相当重要。

(1) 首先注意适当的休息和适宜的营养，可能的话可做些轻微的锻炼，避免任何伤肝因素，及时治疗原发疾病。

(2) 加强支持治疗。以高热量、高维生素、低脂肪易消化的食物为主。有低蛋白血症、腹水的患者，应适当给予高蛋白、低盐饮食。维持水、电解质、酸碱平衡，必要时可给予复方氨基酸、支链氨基酸、人体白蛋白、血浆等治疗。

(3) 保肝，降酶，促进蛋白质合成，抑制肝纤维化：大黄䗪虫丸、水飞蓟、复方鳖甲软肝片、甘利欣及益气养阴、活血化淤的中草药。

(4) 代偿期乙肝肝硬化治疗目标是延缓和降低肝功能失代偿及肝癌的发生，目前主要是长期抗病毒治疗（拉米夫定、阿德福韦酯）。

(5) 调节免疫功能。香菇多糖，黄芪，猪苓多糖，α_1-胸腺肽。

(6) 有腹水可适当给予利尿剂。

(7) 病情稳定可以适当考虑手术治疗（脾切除，门腔分流术）。

老年人得了原发性肝癌怎么办？

原发性肝癌是我国常见的恶性肿瘤之一，高发于东南沿海地区。我国肝癌患者的中位年龄为40～50岁，男性比女性多见。其病因和发病机制尚未确定。随着原发性肝癌早期诊断、早期治疗，总体疗效已有明显提高。95%以上的原发性肝癌起源于肝细胞。原发性肝癌的发生可能是多种因素综合作用的结果。原发性肝癌与乙型肝炎病毒、丙型肝炎病毒、黄曲霉素等化学致癌物关系最为密切。

老年人预防原发性肝癌的方法主要有：① 可注射乙肝疫苗，积极防治病毒性肝炎(乙、丙型),以防止肝硬化的形成;② 注意饮食和饮水卫生;③ 防止食物霉变,保护水源,防止环境污染等。

原发性肝癌的治疗应根据不同阶段酌情进行个体化综合治疗,是提高疗效的关键;治疗方法包括手术、肝动脉结扎、肝动脉化疗栓塞、射频、冷冻、激光、微波以及化疗和放射治疗等方法。生物治疗、中医中药治疗肝癌也多有应用。中医中药治疗可采取辨证施治、攻补兼施的方法,常与其他疗法配合应用。以提高机体抗病力,改善全身状况和症状,减轻化疗、放疗不良反应。

随着原发性肝癌早期诊断、早期治疗和肝外科手术技术的进步,总体疗效有所提高。但肝癌即使获得根治性切除,5 年内仍有 60%~70%的患者出现转移复发,术后用 AFP 检测及超声波检查定期观察,以尽早发现肝癌的复发和转移。

老年人得了胆石症、胆囊炎怎么办?

胆石症、胆囊炎是老年人的常见病,并随着年龄增加而有增多趋势。男女发病率大致相同。老年人胆结石以胆色素结石为主。这是因为老年人胆道感染机会较多。从发病部位来看,老年人的胆管结石比胆囊结石多,并容易引起反流性胰腺炎。另外,老年人萎缩性胆囊炎的发病率也较高,尤其是老年妇女有萎缩性胆囊炎和胆石症者更容易发生胆囊癌。

老年人预防胆石症、胆囊炎的方法主要有:① 经常做一些体力活动,使全身代谢活跃起来,特别是脑力劳动和上班老是坐着不动的中年人,更要有意识地多做体力劳动,防止过度的肥胖,因为肥胖是胆囊炎或胆石症的重要诱因。② 讲究饮食卫生,切忌暴饮暴食,适当节制脂肪食物。特别是怀疑有慢性胆囊炎的人更要忌油腻。因为吃带脂肪的食物以后,会反射性的使胆囊收缩,一旦收缩过于强烈便导致胆绞痛的急性发作。有规律的进食是预防结石的最好办法,因为在禁食时胆囊中充满了胆汁,胆囊黏膜吸收水分使胆汁变浓,此时胆固醇/卵磷脂大泡容易形成,胆汁的黏稠度增加,终于形成胆泥。如果进食,当食物进入十二指肠时,反应性地分泌胆囊收缩激素,使胆囊收缩,这时大量的黏稠和含水量有胆泥的胆汁被排出到达肠内。因此可以防止结石的形成。③ 选择合理的饮食结构,避免高蛋白、高脂肪、高热量的饮食习惯。适当食用纤维素丰富的食物,以改善胆固醇的排泄,防止结石的形成。胆石症的形成与消化系统有关,而吃易消化的食物,减轻胆囊负担,就可以预防胆石症的生成。④ 怀疑有慢性胆囊炎的人,在日常生活中,要避免过多的震动腹部，不要长时间在崎岖不平的路上骑自行车。乘汽车时尽量要坐前排，以减震荡，防止诱发急性发作。⑤ 研究表明，胆囊结石病具有遗传倾向。因此，家族中有胆石症患者的，更应该注意合理饮食。同时，年龄、肥胖、高脂饮食和血脂异常是诱发胆石症发病的危险因素。定期检查腹部B超、血脂，就能及早发现胆石症，防患于未然。

胆石症、胆囊炎的治疗方法主要有：

(1) 急性发作时，以抗菌素控制感染，并结合利胆药物。中草药也有较好疗效，可配合应用。

(2) 有胆石嵌顿时，应急诊手术以解除梗阻。否则容易引起胆囊穿孔。

(3) 有条件的患者应尽可能在不发作时手术，即所谓"择期手术"。因为急性发作时，胆囊及周围组织水肿粘连较严重，手术效果较差。

(4) 采用溶石疗法。部分结石患者可采用熊去氧胆酸作溶石治疗，但必须符合：① 以胆固醇结石为主；② 直径小于1.5厘米；③ 胆囊造影应显影。我国老年人的结石大多为胆色素混合结石，溶石效果并不理想。

(5) 采用碎石疗法。即采用体外冲击波进行碎石。碎石成功率约为85%，但胆石粉碎后仍需经胆道排出，排石率较低。另外，碎石后一年的复发率为6%，2年后复发率为21.6%。

老年人得了胆囊癌、胆管癌怎么办?

胆囊癌、胆管癌是老年人常见的癌症，尤以60岁以上老年人最为多见。胆囊癌以老年女性最为多见，男女之比为1∶2.7。而胆管癌则与此相反，男性多于女性。老年人胆囊癌、胆管癌的病因目前尚不清楚。但是推测与胆石有关。因为50%以上的胆囊癌患者有胆石存在。胆石在胆囊癌变过程中起了促进作用。

老年人预防胆囊癌与胆管癌的方法主要有：① 有胆囊炎、胆石症的老年人应及时进行适当的治疗，身体条件容许的话，应尽早接受手术。预防性切除胆囊。② 减少动物性脂肪的摄入，增加新鲜蔬菜和水果。

老年人胆囊癌、胆管癌的预后较差。化疗效果很差。手术能切除者不多，而且手术死亡率较高，并发症的发生率也高。治疗方法主要是手术切除。

老年人得了腹股沟疝怎么办?

腹股沟区是位于下腹壁与大腿交界的三角区,腹股沟疝是指腹腔内脏器通过腹股沟区的缺损向体表突出所形成的疝,俗称"疝气"。根据疝环与腹壁下动脉的关系,腹股沟疝分为腹股沟斜疝和腹股沟直疝两种。腹股沟斜疝有先天性和后天性两种。腹股沟斜疝从位于腹壁下动脉外侧的腹股沟管深环(腹横筋膜卵圆孔)突出,向内下,向前斜行经腹股沟管,再穿出腹股沟浅环(皮下环),可进入阴囊中,占腹股沟疝的95%。右侧比左侧多见,男女发病率之比为15∶1。腹股沟直疝从腹壁下动脉内侧的腹股沟三角区直接由后向前突出,不经内环,不进入阴囊,仅占腹股沟疝的5%。老年患者中直疝发生率有所上升,但仍以斜疝为多见。若不及时治疗,容易引起严重并发症。

老年人预防腹股沟疝的方法有:① 戒烟:吸烟不仅可引起慢性咳嗽,导致腹内压升高,而且可抑制胶原纤维的合成,促进腹肌退行性变,是老年腹股沟疝的重要诱发因素之一。因此老年人最好不吸烟或减少吸烟量。② 保持大便通畅:便秘是导致腹压增加的重要原因之一故保持大便通畅是预防腹股沟疝的有效方法老年人应多食蔬菜水果,定量饮水养成定时排便的习惯等。③ 积极预防和治疗促使腹内压增高的疾病,如慢性支气管炎、肺气肿、前列腺肥大等。一般都应当手术治疗,即作疝囊高位结扎及疝修补手术,这种手术比较简单,不留后遗症,也能达到彻底治好的目的。

腹股沟疝的治疗包括保守治疗和手术治疗。腹股沟疝一旦不能回纳形成嵌顿可导致肠梗阻,甚至肠坏死、穿孔,甚至死亡。

(1) 保守治疗:保守治疗包括疝带、疝托、中医中药等,这些方法可以缓解症状或延缓疾病的发展,但不能治愈,一些不当的保守疗法还会加重病情。此法仅适用于2岁以下小儿、年老体弱或伴有严重疾病者,常用特制疝带压住疝环,缓解症状。

(2) 手术治疗:手术是治疗成人腹股沟疝的唯一可靠方法,较少复发。常规疝修补术后要卧床休息1周左右,无张力修补术后可以早期下床活动。术后三个月内避免剧烈体育活动和重体力劳动。

老年人得了便秘怎么办?

便秘是临床常见的复杂症状,而不是一种疾病,主要是指排便次数减少、粪便量减少、粪便干结、排便费力等。必须结合粪便的性状、本人平时排便习惯和排便有无困难作出有无便秘的判断。如超过 6 个月即为慢性便秘。

老年人预防便秘的方法主要有:① 养成定时排便的习惯。要确定一个适合自己的排便时间,到时候不管有无便意,或能不能排出,都要按时蹲厕所,只要长期坚持,就会形成定时排便的条件反射。② 调整饮食。老年人平时应多吃些含纤维素多的食物,如粗制面粉、糙米、玉米、芹菜、韭菜、菠菜和水果等,以增加膳食纤维,刺激和促进肠道蠕动。芝麻和核桃仁有润肠作用,老年人也可适当多吃一点。③ 适当多饮水。老年人每天早晨空腹时最好能饮一杯温开水或蜂蜜水,以增加肠道蠕动,促进排便。老年人平时也应多饮水,不要等到口渴时才喝水。④ 适当参加体育运动。老年人应适当地参加体育运动,特别是要进行腹肌锻炼,以便增强腹部肌肉的力量和促进肠蠕动,提高排便能力。对于因病长期卧床的老年人,家人可给其做腹部按摩,由右上腹向左下腹轻轻推按,以促进其肠道蠕动。⑤ 保持乐观的情绪。精神紧张、焦虑等不良情绪可导致或加重便秘。因此,老年人要经常保持心情愉快,不要动辄生气上火,以避免便秘的发生。⑥ 可进行药物治疗。老年人排便困难时可用药帮助,口服石蜡油、麻仁润肠丸、牛黄解毒片、乳果糖等,或用番泻叶冲水饮用,也可往肛门里置入开塞露或甘油栓,或用肥皂水灌肠等。中气不足的老年便秘者可适当服用补中益气丸。但是,经常便秘的老年人不宜长期使用药物导泻,以免形成依赖性,从而使肠蠕动的功能退化,加重便秘。

老年人得了肛裂怎么办?

肛即肛管,裂是裂开,肛裂是消化道出口从齿线到肛缘这段最窄的肛管组织表面裂开,反复不愈的一种疾病。肛裂最常见的部位是肛门的前后正中,以前正中为多。肛裂的病因尚不清楚,可能与长期便秘、粪便干结等有关。肛裂患者有典型的临床表现,即疼痛、便秘和出血。大便时疼痛剧烈,有时伴有便血、滴血或手纸染血。由于疼痛剧烈,患者惧怕解大便。若肛裂是由于大便干燥引起,会造成恶性循环,便秘加重,干硬的粪块使肛裂进一步加重。也有腹泻者,由于频繁解便,疼痛剧烈,苦不堪言。

老年人预防肛裂的主要方法有:① 要保持轻松愉悦的心态,积极治疗便秘。② 多吃富含纤维素的食物,有助通便。③ 注意肛门清洁卫生,养成便后及时清洗肛门的卫生习惯。④ 有肛窦炎、肛乳头炎、肛周湿疹、肛周皮肤病等肛周炎症性疾病应及时治疗。

老年人得了高脂血症怎么办?

高脂血症是指血脂水平过高,可直接引起一些严重危害人体健康的疾病,如动脉粥样硬化、冠心病、胰腺炎等。高脂血症可分为原发性和继发性两类。原发性与先天性和遗传有关,是由于单基因缺陷或多基因缺陷,使参与脂蛋白转运和代谢的受体、酶或载脂蛋白异常所致,或由于环境因素(饮食、营养、药物)和通过未知的机制而致。继发性多发生于代谢性紊乱疾病(糖尿病、高血压、黏液性水肿、甲状腺功能低下、肥胖、肝肾疾病、肾上腺皮质功能亢进),或与其他因素如年龄、性别、季节、饮酒、吸烟、饮食、体力活动、精神紧张、情绪活动等有关。

老年人预防高脂血症的方法主要有:① 少吃动物脂肪及内脏,多吃植物蛋白,多吃新鲜蔬菜和水果,多吃鱼虾类。② 减轻体重。③ 加强体育锻炼,有氧运动每周至少3次,每次30分钟以上。④ 戒烟,少量饮酒。⑤ 治疗影响血脂的其他疾病。

高脂血症的治疗方法主要有:

(1) 控制理想体重:流行病学调查表明,肥胖人群的平均血浆胆固醇和甘油三酯水平显著高于同龄的非肥胖者。除了体重指数与血脂水平呈明显正相关外,身体脂肪的分布也与血浆脂蛋白水平关系密切。一般来说,中心型肥胖者更容易发生高脂血症。肥胖者的体重减轻后,血脂紊乱亦可恢复正常。

(2) 运动锻炼:体育运动不但可以增强心肺功能、改善胰岛素抵抗和葡萄糖耐量,而且还可减轻体重、降低血浆甘油三酯和胆固醇水平,升高高密度脂蛋白-胆固醇水平。为了达到安全有效的目的,进行运动锻炼时应注意以下事项:① 运动强度:通常以运动后的心率水平来衡量运动量的大小,适宜的运动强度一般是运动后的心率控制在个人最大心率的80%左右。运动形式以中速步行、慢跑、游泳、跳绳、做健身操、骑自行车等有氧活动为宜。② 运动持续时间:每次运动开始之前,应先进行5~10分钟的预备活动,使心率逐渐达到上述水平,然后维持20~30分钟。运动完后最好再进行5~10分钟的放松活动。每周至少活动3~4次。③ 运动时应注意安全保护。

(3) 戒烟:吸烟可升高血浆胆固醇和甘油三酯水平,降低高密度脂蛋白-胆固醇水平。停止吸烟1年,血浆高密度脂蛋白-胆固醇可上升至不吸烟者的水平,冠心病的危险程度可降低50%,甚至接近于不吸烟者。

(4) 饮食治疗:血浆脂质主要来源于食物,通过控制饮食,可使血浆胆固醇水平降低5%~10%,同时有助于减肥。并使降脂药物发挥出最佳的效果。多数Ⅲ型高脂蛋白血症患者通过饮食治疗,同时纠正其他共存的代谢紊乱,常可使血脂水平降至正常。饮食治疗时机,主要取决于患者的冠心病危险程度和血浆低密度脂蛋白-胆固醇水平。一般来讲,冠心病的危险程度越高,则开始进行饮食治疗的血浆低密度脂蛋白-胆固醇水平就越低。高脂血症的饮食治疗是通过控制饮食的方法,在保持理想体重的同时,降低血浆中的低密度脂蛋白-胆固醇水平。饮食结构可直接影响血脂水平的高低。血浆胆固醇水平易受饮食中胆固醇摄入量的影响,进食大量的饱和脂肪酸也可增加胆固醇的合成。通常,肉食、蛋及乳制品等食物(特别是蛋黄和动物内脏)中的胆固醇和饱和脂肪酸含量较多,应限量进食。食用油应以植物油为主,每人每天用量以25~30克为宜。家族性高胆固醇血症患者应严格限制食物中的胆固醇和脂肪酸摄入。

(5) 药物治疗:以降低血清总胆固醇和低密度脂蛋白-胆固醇为主的药物有他汀类和树脂类。以降低血清甘油三酯为主的药物有贝特类和烟酸类。

(6) 重度血脂异常的非药物治疗:部分血脂异常的患者通过调整饮食和改善生活方式均可以达到比较理想的血脂调节效果,有极少数患者血脂水平非常高,多见于有基因遗传异常的患者,可以通过血浆净化治疗、外科治疗。基因治疗在未来有可能攻克顽固性遗传性的血脂异常。

血脂异常者往往伴有多种心血管危险因素。血脂水平的下降会使得心血管疾病的发生率和死亡率随着血清总胆固醇和低密度脂蛋白-胆固醇水平的下降而降低。

老年人得了食管癌怎么办?

食管癌是常见的消化道肿瘤,全世界每年约有30万人死于食管癌。其发病率和死亡率各国差异很大。我国是世界上食管癌高发地区之一,每年平均病死者约15万人。男多于女。食管癌多发于老年人,80%的食管癌患者发病在50岁以后。食管癌好发于三个部位:咽下部、食道中部及食道下部。病理分类多为鳞状细胞癌。

老年人预防食管癌的方法主要有:① 定期到医院检查。做胃镜检查和消化道造影检查,通过观察病变组织、病变部位、病变大不等来确诊。② 合理饮食,营养搭配。养成吃饭不挑食,少吃或不吃反季蔬菜,注重荤素搭配,多吃粗粮,每顿饭吃七分饱就可以。③ 细嚼慢咽,吃温食。食管癌患者多喜吃热食,吃饭急,吃饭快,很赶时间那种。外国人说“中国人是最急的人,等不得”,为了我们的健康还是希望你等等。因为这种饮食习惯对食管来说是一种长期的慢性刺激,一旦时间长,就很容易癌变。所以为了身体健康,吃饭要慢,不要急。④ 及时治疗癌前病变,如贲门痉挛、食管裂孔疝及食管贲门黏膜上皮重度不典型增生等。⑤ 少吃或不吃含亚硝酸盐过多的食物,如酸菜、泡菜、腌鱼、腌肉、熏肉等。⑥ 如发现有癌前病变,可以用一些食品预防进一步恶化,如大蒜及猕猴桃可阻断亚硝基化合物的合成,冬凌草、岩白菜能降低亚硝胺诱发食管癌的几率。

手术是治疗食管癌首选方法。若全身情况良好、有较好的心肺功能储备、无明显远处转移征象者,可考虑手术治疗。

介入治疗是近年来发展起来的新治疗方法,系采用食管支架放入食管狭窄部位。该支架是一个由镍钛记忆合金制成的网管,曾在 37 ℃成型。放入食管后,在体温的作用下,支架可将狭窄的食管部位撑开,使食管保持通畅。患者手术后即能顺利进食。如再配合放射治疗,往往可使患者得到较好的缓解。

老年人得了食管念珠菌病怎么办?

食管念珠菌病是一种老年人常见的真菌感染。食管的真菌感染以念珠菌最常见,其中又以白色念珠菌感染最多见。其他少见的真菌感染有曲菌、组织胞质菌、隐球菌和芽生菌等。在人的口腔中白色念珠菌属于正常寄生菌,受其他共生菌的制约,一般情况下不致病,当人体抵抗力或免疫力降低及食管黏膜损伤时,如晚期癌、糖尿病、长期应用广谱抗生素和免疫抑制剂,以及食管癌放疗后、反流性食管炎等,随着唾液咽下易引起食管炎。最常见的真菌感染性食管炎是念珠菌性食管炎。化脓性原发急性食管炎,虽有报道但极少见,亦可继发于上呼吸道的链球菌及白喉杆菌感染。

老年人预防食管念珠菌病的方法主要有:① 注意口腔清洁卫生,勤刷牙。② 避免长期使用大剂量激素、化疗药物及抑制胃酸药,如必须使用,则应在用药期间服用黏膜保护剂。③ 食用生大蒜有一定预防作用。

（三）心血管系统疾病

老年人得了高血压怎么办?

正常人的血压随内外环境变化在一定范围内波动。在整体人群,血压水平随年龄逐渐升高,以收缩压更为明显,但50岁后舒张压呈现下降趋势,脉压也随之加大。近年来,人们对心血管病多重危险因素作用以及心、脑、肾靶器官保护的认识不断深入,高血压的诊断标准也在不断调整,目前认为同一血压水平的患者发生心血管病的危险不同,因此有了血压分层的概念,即发生心血管病危险度不同的患者,适宜血压水平应有不同。医生面对患者时在参考标准的基础上,根据其具体情况判断该患者最合适的血压范围,采用针对性的治疗措施。

老年人预防高血压的方法主要有:① 减少食盐摄入量。高血压病患者每天摄入盐量应少于5克,大约小汤匙每天半匙,尤其对盐敏感的患者要更少。② 保证合理膳食。高血压病患者饮食应限制脂肪摄入,少吃肥肉、动物内脏、油炸食品、糕点、甜食,多食新鲜蔬菜、水果、鱼、蘑菇、低脂奶制品等。③ 有效控制体重。减肥、控制体重最有效的方法是节制饮食,减少每天摄入的总热量。④ 戒烟。烟中含有尼古丁,能刺激心脏,使心跳加快,血管收缩,血压升高。⑤ 限酒。大量饮酒,尤其是烈性酒,可使血压升高,有些患者即使饮酒后当时血压不高,但过后几天仍可呈现血压高于平常。⑥ 增加体力活动。适当的体育锻炼可增强体质、减肥和维持正常体重,可采用慢跑、快步、游泳、骑自行车、体操等形式的体力活动,每次活动一般以30～60分钟为宜,强度因人而异。⑦ 注意心理、社会因素。高血压病患者应注意劳逸结合、保持心情舒畅,避免情绪大起大落。⑧ 如果通过3～6个月的非药物治疗,血压控制良好,可继续维持。如无效,则应改用降压药物治疗,不能因为年轻或无明显症状而不用药。

治疗高血压病的目的,是把血压降低至正常水平(因人而异),减轻脑、心、肾损害,从而保护脑、心、肾等脏器功能,减少并发症,提高老年人的生活质量。

(1) 非药物治疗:非药物治疗是治疗高血压病的重要方法。它适用于两类患者:初发高血压而又无明显症状的老年人;另一类是80岁以上,血压略高于临界水平又无明显症状的老年人。非药物治疗一般需持续三个月,无效者采用药物治疗。① 饮食治疗。限制钠盐的摄入,增加钙、钾、镁的摄入。每日摄入的食盐控制在3~5克以下,适当增加钙、钾、镁的摄入,可使大多数轻度高血压、早期高血压患者血压降至正常。富含钙、钾、镁的食物有蔬菜,水果,奶制品,豆制品,海产品,木耳,香菇,瘦肉等。② 纠正不良生活方式,避免精神刺激,保持良好的心理状态,劳逸结合,保证充足的睡眠。③ 戒烟、戒酒。④ 适当参加体育活动,从事力所能及的体力劳动,如散步、打拳、做气功、游泳,打扫卫生、种花等。⑤ 控制体重,适度减肥。肥胖者高血压的患病率高于正常体重者3~4倍。肥胖患者体重减轻5%时,30%的患者可减少降压药的用量或停服降压药。⑥ 正规治疗与高血压病有关的疾病,如高脂血症、糖尿病、肾病等。⑦ 避免使用引起血压升高的药物。必要时,一定要在医生的监护、指导下使用。此类药物有肾上腺素、肾上腺皮质激素等。

(2) 药物治疗:① 钙拮抗剂:硝基地平、硫卓氨酮、氨氯地平等较常用。② 血管紧张素转换酶抑制剂:卡托普利、依那普利等。③ 利尿剂:双氢克尿噻、速尿、安体舒通等。④ β受体阻滞剂:普萘洛尔、氨酰心安、美多心安等。⑤ α_1 受体阻滞剂:哌唑嗪,特拉唑嗪等。

(3) 使用降压药应遵循的原则:① 用药要在就医后,由医生处方,在医生指导下服用。② 治疗初期坚持从小剂量开始。治疗效果不显著时,逐步加大剂量。应以最小的剂量达到治疗的目的。达到疗效后应用合理剂量维持治疗。③ 若条件允许,可测24小时血压动态变化,测得血压的高峰时刻,以利把药物安排在血压高峰出现前半小时至1小时服用,使疗效更好。④ 老年人最好用一日只服一次的长效、缓释降压药,好处是不易遗忘,效果稳定。⑤ 血压较高时,不要使血压下降幅度过大、下降速度过快,否则可导致心、脑、肾供血不足而加重损害或出现意外。不要在临睡前服降压药,以免夜间血压过低而发生不测。⑥ 不要自行减少用药剂量或停药,否则致血压“反跳”而出现心、脑、肾急危症状,后果严重。⑦ 服药期间注意观察血压变化,自行测血压一日数次。及时与医生联系,以便调整用药。

(4) 高血压的急、重、危症状处理:患高血压病的老年人在强烈的精神刺激、情绪激动、过度劳累、寒冷刺激、治疗不当等情况下,可突然出现头痛、恶心、呕吐;心慌、胸闷、心前区疼痛、呼吸困难、不能平卧,大汗、皮肤苍白或潮红,腹痛、尿频、排尿困难;烦躁不安、神志不清、昏迷不醒、抽搐、失语、偏瘫等。以上症状不是全部、同时出现,但老年高血压患者只要出现上述症状中的任何一组或一种,已足以表明病情严重。这时,患者家属或陪伴者必须保持冷静,首先让患者平卧,不能平卧者取半卧位,同时即刻呼叫急救中心,将患者转送医院救治。

老年人患高血压病后,只要坚持正规治疗,可把血压控制在适宜的水平。可使脑卒中(脑出血或脑血栓形成)的发生率和死亡率降低5%,使冠心病的发生率和死亡率降低10%～40%。

老年人得了冠心病怎么办?

冠状动脉粥样硬化性心脏病简称冠心病,是冠状动脉血管发生动脉粥样硬化病变而引起血管腔狭窄或阻塞,造成心肌缺血、缺氧或坏死而导致的心脏病,常常被称为“冠心病”。但是冠心病的范围可能更广泛,还包括炎症、栓塞等导致管腔狭窄或闭塞。世界卫生组织将冠心病分为:无症状心肌缺血(隐匿性冠心病)、心绞痛、心肌梗死、缺血性心力衰竭(缺血性心脏病)和猝死五种临床类型。临床中常常分为稳定性冠心病和急性冠状动脉综合征。

老年人预防冠心病的方法主要有:① 控制高血压:高血压患者应饮食清淡,防止食盐过多,多吃蔬菜、豆类等含钾高的食物及含钙高的食物,避免饮酒和肥胖,并适当运动,保持精神愉快。在选择降血压的药物时,要注意控制其他危险因素如高血脂、高血糖、纤维蛋白原升高及心电图不正常,这样就可收到对高血压防治的最佳效果,不仅使血压降到正常,还可使冠心病的发病率下降。② 降低血脂:较长时间地维持胆固醇于理想的水平,可达到预防冠心病的发病或不加重冠心病的目的。在膳食结构上,要保持传统的低脂肪、多蔬菜、素食为主的优点,改变低蛋白、低钙、高盐的缺点。对每升血液中总胆固醇水平在6.24毫摩尔以上者,应在医生指导下采取药物和非药物两种降脂措施。③ 戒烟:戒烟的关键是毅力,虽也可配合药物和针灸,但成败仍取决于决心和意志。④ 增加体力活动:运动是最有效的健康手段。活动身体的节律性运动如步行、上楼、跑步、骑自行车、游泳比其他种类活动更有益处。如能每日或至少隔日做20～30分钟的中等程度的活动(达极量的50%～70%)就能有效地增强心功能。⑤ 调节A型性格:A型性格具有时间紧迫感、争强好胜、易激怒、缺乏耐心等特点。研究表明,A型性格者冠心病发病率两倍于B型。所以,A型性格的人宜针对性地采用心理调整、气功、太极拳等方法加以调整。

冠心病的治疗方法主要有：

(1) 药物治疗：目的是缓解症状，减少心绞痛的发作及心肌梗死；延缓冠状动脉粥样硬化病变的发展，并减少冠心病死亡。规范药物治疗可以有效地降低冠心病患者的死亡率和再缺血事件的发生，并改善患者的临床症状。而对于部分血管病变严重甚至完全阻塞的患者，在药物治疗的基础上，血管再建治疗可进一步降低患者的死亡率。① 硝酸酯类药物：本类药物主要有：硝酸甘油、硝酸异山梨酯(消心痛)、5-单硝酸异山梨酯、长效硝酸甘油制剂(硝酸甘油油膏或橡皮膏贴片)等。硝酸酯类药物是稳定型心绞痛患者的常规用药。心绞痛发作时可以舌下含服硝酸甘油或使用硝酸甘油气雾剂。对于急性心肌梗死及不稳定型心绞痛患者，先静脉给药，病情稳定、症状改善后改为口服或皮肤贴剂，疼痛症状完全消失后可以停药。硝酸酯类药物持续使用可发生耐药性，有效性下降，可间隔 8～12 小时服药，以减少耐药性。② 抗血栓药物：包括抗血小板和抗凝药物。抗血小板药物主要有阿司匹林、氯吡格雷(波立维)、替罗非班等，可以抑制血小板聚集，避免血栓形成而堵塞血管。阿司匹林为首选药物，维持量为每天 75～100 毫克，所有冠心病患者没有禁忌证应该长期服用。阿司匹林的副作用是对胃肠道的刺激，胃肠道溃疡患者要慎用。冠脉介入治疗术后应坚持每日口服氯吡格雷，通常半年至 1 年。抗凝药物包括普通肝素、低分子肝素、璜达肝癸钠、比伐卢定等。通常用于不稳定型心绞痛和心肌梗死的急性期，以及介入治疗术中。③ 纤溶药物：溶血栓药主要有链激酶、尿激酶、组织型纤溶酶原激活剂等，可溶解冠脉闭塞处已形成的血栓，开通血管，恢复血流，用于急性心肌梗死发作时。④ β阻滞剂：β受体阻滞剂即有康心绞痛作用，又能预防心律失常。在无明显禁忌时，β受体阻滞剂是冠心病的一线用药。常用药物有：美托洛尔、阿替洛尔、比索洛尔和兼有α受体阻滞作用的卡维地洛、阿罗洛尔(阿尔马尔)等，剂量应该以将心率降低到目标范围内。β受体阻滞剂禁忌和慎用的情况有哮喘、慢性气管炎及外周血管疾病等。⑤ 钙通道阻断剂：可用于稳定型心绞痛的治疗和冠脉痉挛引起的心绞痛。常用药物有：维拉帕米、硝苯地平控释剂、氨氯地平、地尔硫草等。不主张使用短效钙通道阻断剂，如硝苯地平普通片。⑥ 肾素血管紧张素系统抑制剂：包括血管紧张素转换酶抑制剂、血管紧张素-2 受体拮抗剂以及醛固酮拮抗剂。对于急性心肌梗死或近期发生心肌梗死合并心功能不全的患者，尤其应当使用此类药物。常用血管紧张素转换酶抑制剂类药物有：依那普利、贝那普利、雷米普利、福辛普利等。如出现明显的干咳副作用，可改用血管紧张素 2 受体拮抗剂。血管紧张素 2 受体拮抗剂包括:缬沙坦、替米沙坦、厄贝沙坦、氯沙坦等。用药过程中要注意防止血压偏低。⑦ 调脂治疗:调脂治疗适用于所有冠心病患者。冠心病在改变生活习惯基础上给予他汀类药物,他汀类药物主要降低低密度脂蛋白胆固醇。常用药物有:洛伐他汀、普伐他汀、辛伐他汀、氟伐他汀、阿托伐他汀等。最近研究表明,他汀类药物可以降低死亡率及发病率。

(2) 经皮冠状动脉介入治疗:经皮冠状动脉腔内成形术应用特制的带气囊导管,经外周动脉(股动脉或桡动脉)送到冠脉狭窄处,充盈气囊可扩张狭窄的管腔,改善血流,并在已扩开的狭窄处放置支架,预防再狭窄。适用于药物控制不良的稳定型心绞痛、不稳定型心绞痛和心肌梗死患者。心肌梗死急性期首选急诊介入治疗,时间非常重要,越早越好。

(3) 冠状动脉旁路移植术(简称冠脉搭桥术):冠状动脉旁路移植术通过恢复心肌血流的灌注,缓解胸痛和局部缺血、改善患者的生活质量,并可以延长患者的生命。适用于严重冠状动脉病变的患者,不能接受介入治疗或治疗后复发的患者。手术的选择应该由心内、心外科医生与患者共同决策。

老年人得了心律失常怎么办?

心律失常是由于窦房结激动异常或激动产生于窦房结以外,激动的传导缓慢、阻滞或经异常通道传导,即心脏活动的起源和(或)传导障碍导致心脏搏动的频率和(或)节律异常。心律失常是心血管疾病中重要的一组疾病。它可单独发病亦可与心血管病伴发。可突然发作而致猝死,亦可持续累及心脏而致其衰竭。

心律失常是一种很常见的现象。很早以前就有医生断言:每个人都发生过心律失常。随着年龄的增长,发生心律失常的机会更多。多数情况下患者没有感觉或仅感到轻微不适。一般来说,每分钟只有几次早搏的人,其心脏血液的排出量仍是正常的。正常人在清醒安静状态下心率为每分钟 60～100 次,低于此值时叫心动过缓,高于此值时叫心动过速。但实际上当心率不低于每分钟 40 次或不高于每分钟 140 次时,心脏的排血量没有什么明显的改变。心律失常是否需要治疗,要看患者自觉症状的轻重。有的人每次早搏都有不适感,出现心前区上冲、下沉或扭动的感觉;有的人心率稍慢一些就感到头晕;有的人心率稍快一些就觉得心慌。对这些人,用一点药使症状减轻些当然也有好处。老年人的心律失常与年轻人不同,多为器质性疾病所致,功能性者少见。这也反映了老年心脏病患病率的增多,特别是冠状动脉疾病、高血压及心肌病。

老年人预防心律失常的方法主要有：① 生活要规律，保证充足的睡眠；② 居住环境力求清幽，避免喧闹，多种花草，有利于怡养性情；③ 注意劳逸结合，根据自身的情况选择合适的体育锻炼，如散步、太极拳、气功等，节制房事，预防感冒；④ 尽力保持标准体重，勿贪饮食，因为发胖或会使心脏负荷加重；⑤ 注意季节、时令、气候的变化，因为寒冷、闷热的天气，以及对疾病影响较大的节气，如立春、夏至、立冬、冬至等容易诱发或加重心律失常，应提前做好防护，分别采取保暖，通风、降温等措施；⑥ 饮食以易消化、清谈、营养丰富、少食多餐、低盐低脂、高蛋白、多种维生素、清洁卫生、冷热合适、定时定量为原则，心律失常患者禁忌浓茶、咖啡、香烟、烈酒、煎炸及过咸、过甜、过黏食品，少食细粮、松花蛋、动物内脏，兼有水肿者，应限制饮水量；⑦ 精神情志的正常与否，同心律失常发生关系密切，设法消除紧张、恐惧、忧虑、烦恼、愤怒等不良情绪刺激，保持正常心态；⑧ 患者除日常口服药外，还应备有医生开具的应急药品，如普萘洛尔、速效救心丸、心痛定、阿托品等。

心律失常的治疗方法主要有：

(1) 一般治疗：目前有通过异丙肾上腺素、阿托品等西药增加心肌自律性和(或)加速传导的，有通过心脏起搏器、电除颤、射频消融等非药物疗法治疗的。某些情况下，采用压迫眼球、按摩颈动脉窦、捏鼻用力呼气和屏气等方法，也能通过反射性兴奋迷走神经来缓解心律失常。

(2) 常用抗心律失常药物：现临床应用的抗心律失常药物已近50余种，至今还没有统一的分类标准。大多数学者同意根据药物对心脏的不同作用原理将抗心律失常药物分以下四类，以指导临床合理用药，其中Ⅰ类药又分为A、B、C三个亚类，Ⅰ类即钠通道阻滞药，ⅠA类适度阻滞钠通道，属此类的有奎尼丁等药；ⅠB类轻度阻滞钠通道，属此类的有利多卡因等药；ⅠC类明显阻滞钠通道，属此类的有氟卡尼等药。Ⅱ类为β肾上腺素受体阻断药，因阻断β受体而有效，代表性药物为普萘洛尔。Ⅲ类是选择地延长复极过程的药物，属此类的有胺碘酮。Ⅳ类即钙拮抗药。它们阻滞钙通道而抑制钙内流，代表性药有维拉帕米。

长期服用抗心律失常药均有不同程度的副作用，严重的可引起室性心律失常或心脏传导阻滞而致命。因此，临床应用时应严格掌握适应证，注意不良反应，以便随时应急。

老年人得了心力衰竭怎么办?

心力衰竭简称心衰,是指由于心脏的收缩功能和或舒张功能发生障碍,不能将静脉回心血量充分排出心脏,导致静脉系统血液淤积,动脉系统血液灌注不足,从而引起心脏循环障碍症候群,此种障碍症候群集中表现为肺淤血、腔静脉淤血。根据心脏循环障碍症候群的不同时期和不同程度。根据心脏循环障碍症候群的不同时期和不同程度。心力衰竭多发生于冠心病、高血压性心脏病、瓣膜病、心肌病以及严重贫血、肾衰竭等疾病。

老年人预防心力衰竭的方法主要有:① 积极治疗原发性心脏疾病,如严格控制高血压、心绞老年人急性心肌梗死时,心力衰竭的发病率是很高的,要特别注意。心功能不全需长期在医师指导下治疗。② 有效控制感染,防治心律失常。③ 祛除导致心力衰竭发生的诱因。要注意休息,避免劳累和情绪激动。饮食要高营养,易消化。患者要少吃多餐,生活要规律,忌烟酒,限制盐和水的摄入量,预防感染等。④ 老年心脏病患者的饮食要富有营养,易于消化,低盐,少食多餐。⑤ 生活要有规律,情绪要稳定,心情要开朗,忌烟酒。⑥ 长期使用利尿药可致洋地黄中毒或电解质紊乱等不良反应,要特别注意。⑦ 要定期就医。发现早期心力衰竭的症状,如劳力性心慌、气短、夜间不能平卧、阵发性咳嗽、呼吸困难,不明原因尿少、下肢浮肿等,均应警惕。需及时就医以明确诊断、及时治疗。⑧ 了解心力衰竭早期的一些表现,如劳力后出现心慌气短、夜间憋醒、阵发性咳嗽、呼吸困难、原因不明的下肢浮肿等,及时就医,明确诊断,及时治疗。

急性心力衰竭一旦确诊,应按规范治疗。慢性心力衰竭的治疗已从利尿、强心、扩血管等短期血流动力学/药理学措施,转为以神经内分泌抑制剂为主的长期的、修复性的策略,目的是改变衰竭心脏的生物学性质。

老年人得了低血压怎么办?

低血压是指体循环动脉压力低于正常的状态。由于高血压在临床上常常引起心、脑、肾等重要脏器的损害而备受重视,世界卫生组织也对高血压的诊断标准有明确规定,但低血压的诊断尚无统一标准。一般认为老年人上肢动脉血压低于90/60毫米汞柱即为低血压。根据病因可分为生理性和病理性低血压,根据起病形式可分为急性和慢性低血压。瘦弱的老年人易发生低血压。有以下疾病的老年人也易发生低血压:心力衰竭、心肌梗死,因腹泻、呕吐、发烧出大汗后脱水,贫血、出血,低血钠、低血钾、低蛋白血症等。老年人从卧位、坐位站立时,尤其快速站立时易发生低血压——体位性低血压(直立性低血压)。老年人发生体位性低血压最根本的原因是调节血压的感受器敏感性下降。

老年人预防心力衰竭的方法主要有:① 症状不明显、无器质心脏病者,改善营养、加强体育锻炼以增强体质。② 避免疲劳、紧张。睡眠要充足,床头可抬高 20～30 厘米。③ 体位变化不宜过快,尤以卧床起立时,应先在床边坐片刻然后起立。避免长期卧床和长久站立。④ 适当饮水,低钠者可适量补充钠盐。⑤ 积极治疗原发疾病,如心力衰竭、贫血、糖尿病等。⑥ 老年人慎用或不用镇静药、安眠药、抗抑郁药、扩血管药。当必须用以上药物时,仅能用成年人常规剂量的 1/3～1/2。⑦ 因血压低有明显症状者,要在医生的监护、指导下使用升高血压的药物。

老年人低血压的治疗方法主要有:

(1) 病因治疗:对体质虚弱者要加强营养;对患有肺结核等消耗性疾病者要加紧治疗;因药物引起者可停用或调整用药剂量。如高血压患者服降压药后血压下降过快而感到不适时,应在医生指导下调整给药方法和剂量;对体位性低血压患者,由卧位站立时注意不要过猛,或以手扶物,以防因低血压引起摔跤等。

(2) 适当加强锻炼:生活要有规律,防止过度疲劳,因为极度疲劳会使血压降得更低。要保持良好的精神状态,适当加强锻炼,提高身体素质,改善神经、血管的调节功能,加速血液循环,减少直立性低血压的发作,老年人锻炼应根据环境条件和自己的身体情况选择运动项目,如太极拳、散步、健身操等。

(3) 调整饮食:每餐不宜吃得过饱,因为太饱会使回流心脏的血液相对减少;低血压的老人每日清晨可饮些淡盐开水,或吃稍咸的饮食以增加饮水量,较多的水分进入血液可增加血容量,从而可提高血压;适量饮茶,因茶中的咖啡因能兴奋呼吸中枢及心血管系统;适量饮酒(葡萄酒最好,或饮适量啤酒,不宜饮烈性白酒),可使交感神经兴奋,加快血流,促进心脏功能,降低血液黏稠度。

（四）血液疾病

老年人得了贫血怎么办?

贫血是指人体外周血红细胞容量减少，低于正常范围下限的一种常见的临床症状。由于红细胞容量测定较复杂，临床上常以血红蛋白（Hb）浓度来代替。我国血液病学家认为在我国海平面地区，老年男性血红蛋白低于120克/升，老年女性血红蛋白低于110克/升就有贫血。对老年人贫血应该寻找出造成贫血的真正原因。

老年人预防贫血的方法主要有：① 注意膳食的均衡，食物中应有充足的新鲜蔬菜、肉类、奶类及蛋类制品。菠菜、芥兰、黑木耳、桂圆、红枣、海带、猪肝富含铁质，经常调配食用，对预防营养不良性贫血有较好的作用。对已查明并正在治疗原发病的贫血老人，有辅助配合治疗的效果。② 对老年人而言，许多急性、慢性疾病，特别是常见的感染性疾病都可引起继发性贫血，如肿瘤、慢性支气管炎、结核、胆囊炎、肾盂肾炎、前列腺肥大、泌尿系感染、糖尿病及慢性肝炎或肝硬化等。因此，积极有效地预防这些疾病，一旦患有疾病应及时进行治疗，不让疾病长期不愈，就可减少继发性贫血的发生率。

老年人贫血的治疗方法主要有：

（1）首先应进行病因治疗，如因慢性失血引起的贫血，应治疗出血。

（2）在日常生活中不滥用药物，严格掌握适应证。

（3）重度贫血患者或合并心肺功能不全的贫血患者应输红细胞，纠正贫血，改善体内缺氧状态；急性大量失血患者应迅速恢复血容量并输红细胞纠正贫血。对贫血合并的出血，感染，脏器功能不全应施予不同的支持治疗；多次输血并发血色病者应予去铁治疗。

（4）针对贫血发病机制的治疗。如缺铁性贫血补铁及治疗导致缺铁的原发病；巨幼细胞贫血补充叶酸或维生素 B_{12}；自身免疫性溶血性贫血采用糖皮质激素或脾切除术；范可尼贫血采用造血干细胞移植等。

老年人得了出血性疾病怎么办？

由于小外伤发生严重的、难以制止的出血，或自发性出血倾向，称为出血性疾病。正常生理性止血三个要素：① 血管因素。外伤时，局部小血管立即反射性收缩，使血流缓慢，以利止血。继有血小板释放的5-羟色胺和血栓烷 A_2 作用下，产生持久的血管收缩。② 血小板因素。在损伤血管内皮胶原组织的作用下，血小板黏附，聚集形成血小板栓子，并在释放的5-羟色胺和血栓烷 A_2 的作用，使血小板更多聚集，形成更大的血小板血栓，达到初期止血。③ 凝血因子。血浆内存在一系列凝血因子，正常血循环中呈无活性状态，在血管破损内皮细胞暴露，以及组织因子释放，它们即被激活，通过内、外凝血系统的激活，最终形成纤维蛋白，达到牢固止血。以上三个因素任何一种异常，都可以发生止血困难，临床上出现"出血"，前两者为立即出血，后者呈延缓性出血。

老年人的出血与其生理状态的变异、各种慢性疾病存在，以及环境的影响，易于发生继发性出血，而遗传性的出血性疾病罕见。老年人由于皮下脂肪萎缩，结缔组织变性，皮肤松弛，皮下血管容易破裂，称老年性紫癜，表现在前臂伸侧、手背无明显外伤下出现紫斑。血小板数量和质量均正常。

老年人预防出血性疾病的方法主要有：① 局部出血时应进行尽可能的局部止血。② 凡有出血倾向者，应防止诱发出血，不乱用药物，禁用影响血小板功能的药。避免创伤，不进行易于损伤的活动如骑自行车、剧烈体育运动。在拔牙或手术时必须先告诉医生，以免术后出血不止。③ 有明显出血倾向者，应请有关医生进行系统检查，明确出血原因，采取病因治疗。

老年人出血性疾病的治疗方法主要有：

(1) 局部止血。可以快速暂时止住流血，如鼻出血时局部填塞(棉花、凡士林纱布、止血海绵)等。口腔渗血应用凝血酶、立止血等局部涂布止血。胃和食道出血口服云南白药、凝血酶或立止血有助止血。近年主张在内镜下进行快速止血。

(2) 血小板性出血。止血敏、肾上腺皮质激素有暂时止血效果。重症患者或出血明显时，应输注血小板浓缩剂。

(3) 凝血障碍。治疗原发病，补充相应缺乏的物质，如维生素 K。

(4) 由于纤溶亢进者，需用抗纤溶药物如6-氨基己酸、止血芳酸、止血环酸等。

(5) 凡有出血倾向者，需注意防止致诱发出血的因素。如不用影响血小板功能的药物，防止外伤，不做无准备的手术等。

（五）内分泌代谢障碍疾病

老年人得了糖尿病怎么办？

糖尿病是一组以高血糖为特征的代谢性疾病。高血糖则是由于胰岛素分泌缺陷或其生物作用受损，或两者兼有引起。糖尿病时长期存在的高血糖，导致各种组织，特别是眼、肾、心脏、血管、神经的慢性损害、功能障碍，已成为严重威胁老年人健康的重要问题。老年糖尿病是指年龄 60 岁以上的糖尿病患者（西方国家大于 65 岁），包括 60 岁以前诊断和 60 岁以后诊断为糖尿病者。老年糖尿病绝大多数为 2 型糖尿病。

老年人预防 2 型糖尿病的方法主要有：① 老年人是糖尿病的高危人群，预防是关键。要从中年开始预防，对 45 岁以上人群应每年例行空腹及餐后血糖检查。② 老年人保持健康生活方式和生活习惯是预防糖尿病的基础，要防止和纠正肥胖，避免高脂肪饮食。③ 饮食要保证合理体重及工作、生活的需要。食物成分合理，碳水化合物以非精制、富含可溶性维生素为好，占食物总热量的 50％～65％，脂肪占食物总热量的 15％～20％（多不饱和脂肪酸与饱和脂肪酸比例大于 1.5），蛋白质占食物总热量的 10％～15％。多吃蔬菜。④ 增加体力活动，参加体育锻炼。⑤ 避免或少用对糖代谢不利的药物。⑥ 积极发现和治疗高血压、高血脂和冠心病。⑦ 戒除烟酒等不良习惯。⑧ 对老年人定期进行健康查体，除常规空腹血糖外，应重视餐后 2 小时血糖测定。

糖尿病的治疗方法主要有：

（1）一般治疗：糖尿病患者要懂得糖尿病的基本知识，树立战胜疾病的信心。糖尿病患者可以根据血糖水平随时调整降血糖药物的剂量。1 型糖尿病进行强化治疗时每天至少监测 4 次血糖（餐前），血糖不稳定时要监测 8 次（三餐前、后、晚睡前和凌晨 3:00）。强化治疗时空腹血糖应控制在 7.2 毫摩尔/升以下，餐后两小时血糖小于 10 毫摩尔/升，HbA1C（糖化血红蛋白）小于 7％。2 型糖尿病患者自我监测血糖的频度可适当减少。

(2) 口服药物治疗：① 磺脲类药物；② 双胍类降糖药；③ α 葡萄糖苷酶抑制剂；④ 胰岛素增敏剂；⑤ 格列奈类胰岛素促分泌剂。瑞格列奈为快速促胰岛素分泌剂，餐前即刻口服，每次主餐时服，不进餐不服。那格列奈作用类似于瑞格列奈。

(3) 胰岛素治疗：胰岛素制剂根据作用时间分为短效、中效和长效胰岛素，并已制成混合制剂，如诺和灵 30R，优泌林 70/30。

① 1 型糖尿病：需要用胰岛素治疗。非强化治疗者每天注射 2～3 次，强化治疗者每日注射 3～4 次，或用胰岛素泵治疗。需经常调整剂量。

② 2 型糖尿病：口服降糖药失效者先采用联合治疗方式，方法为原用口服降糖药剂量不变，睡前晚 10：00 注射中效胰岛素或长效胰岛素类似物，一般每隔 3 天调整 1 次，目的为空腹血糖降到 4.9～8.0 毫摩尔/升，无效者停用口服降糖药，改为每天注射 2 次胰岛素。

胰岛素治疗的最大不良反应为低血糖。

(4) 运动治疗：增加体力活动可改善机体对胰岛素的敏感性，降低体重，减少身体脂肪量，增强体力，提高工作能力和生活质量。运动的强度和时间长短应根据患者的总体健康状况来定，找到适合患者的运动量和患者感兴趣的项目。运动形式可多样，如散步，快步走、健美操、跳舞、打太极拳、跑步、游泳等。

(5) 饮食治疗：饮食治疗是各种类型糖尿病治疗的基础，一部分轻型糖尿病患者单用饮食治疗就可控制病情。

① 总热量：总热量的需要量要根据患者的年龄、性别、身高、体重、体力活动量、病情等综合因素来确定。首先要算出每个人的标准体重，可参照下述公式：标准体重(千克)＝身高(厘米)－105 或标准体重(千克)＝[身高(厘米)－100]×0.9；女性的标准体重应再减去 2 千克。算出标准体重后再依据每个人日常体力活动情况来估算出每千克标准体重热量需要量。根据标准体重计算出每日所需要热卡量后，还要根据患者的其他情况作相应调整。

② 碳水化合物：碳水化合物每克产热 16.7 千焦，是热量的主要来源，现认为碳水化合物应占饮食总热量的 55%～65%，可用下面公式计算：根据我国人民的生活习惯，可进主食(米或面)250～400 克，可作如下初步估计，休息者每天主食 200～250 克，轻度体力劳动者 250～300 克，中度体力劳动者 300～400 克，重体力劳动者 400 克以上。

③ 蛋白质:每克蛋白质产热量 16.7 千焦。占总热量的 12%～15%。蛋白质的需要量在成人每千克体重约 1 克。在儿童,孕妇,哺乳期妇女,营养不良,消瘦,有消耗性疾病者宜增加至每千克体重 1.5～2.0 克。糖尿病肾病者应减少蛋白质摄入量,每千克体重 0.8 克,若已有肾功能不全,应摄入高质量蛋白质,摄入量应进一步减至每千克体重 0.6 克。

④ 脂肪:脂肪的能量较高,每克产热量 37.7 千焦。约占总热量 25%,一般不超过 30%,每日每千克体重 0.8～1 克。动物脂肪主要含饱和脂肪酸。植物油中含不饱和脂肪酸多,糖尿病患者易患动脉粥样硬化,应采用植物油为主。

老年人得了低血糖症怎么办?

低血糖指由多种原因引起的血糖浓度过低所致的综合征。一般以血浆血糖浓度低于 2.8 毫摩尔/升,或全血葡萄糖低于 2.5 毫摩尔/升为低血糖。维持血糖在一个较小的范围内是人体健康所必需的。低血糖不是一种独立的疾病,而是由多种病因引起的一种临床综合征,而且病因很复杂,常见的有以下两大类:① 空腹(吸收后)低血糖:如患有胰岛 β 细胞瘤、胰腺外肿瘤后低血糖,肝源性低血糖;药物性低血糖,如服用磺脲类降糖药、胰岛素不当等。② 餐后(反应性)低血糖:如早期糖尿病由于胰岛素的延迟释放,造成餐后 3～4 小时的反应性低血糖;胃大部分切除术后吸收不良致低血糖等等。

老年糖尿病患者在用口服磺脲类,特别是优降糖或注射胰岛素后,在发生严重的低血糖时,与年轻人完全不同,可能不表现出肾上腺素释放增多的现象,许多人并未感到心悸、焦虑或者出汗,他们毫无预兆而突然意识丧失。但有精神异常的行动和离奇的动作,言语不清,全身惊厥,定向力丧失,意识混乱。有时可被误认为严重的脑动脉硬化。对于夜间性头痛,梦中喊叫,睡眠姿势反常以及不易唤醒等表现,都要引起极大的怀疑,这可能是未被识别的低血糖症所致。不少低血糖症可以通过适当处理预防发生。腺垂体功能减退及肾上腺皮质功能减退患者可用可的松治疗;甲状腺功能减退者可补充甲状腺片,以促进机体代谢,促进葡萄糖吸收,提高血糖水平;肝源性血糖过低症可采用高糖、高蛋白饮食,并于睡前加餐。

低血糖症的治疗方法主要有:

(1) 急症处理:轻者速给糖类食物或饮料,不能口服或症状严重者立即静脉注射 50%葡萄糖 50～100 毫升,继以 5%～10%葡萄糖滴注。对补充葡萄糖无明显反应者可能为：① 长期低血糖；② 低血糖伴有发热者；③ 内分泌机能减退的低血糖。须补充更大量的葡萄糖，并加用氢化可的松 100～200 毫克与葡萄糖混合滴注。还可用胰高糖素肌肉注射或静推。神志不清者，切忌喂食以避免呼吸道窒息。

(2) 病因治疗：功能性及反应性低血糖宜给低糖、高脂、高蛋白饮食，少食多餐，并给少量镇静剂及抑制迷走神经的药物。对于病理性低血糖症，如肿瘤一经明确，尽早手术治疗。对于肝源性低血糖患者，应积极进行保肝治疗，给予高碳水化合物饮食，最好在睡前或半夜加餐以免发生晨间低血糖。对于胃大部切除术后低血糖患者，应少吃多餐，避免高浓度糖类饮料。而对于老年性糖尿病患者，血糖控制标准应适当放宽，优降糖尽量少用，并时刻注意患者有无精神及行为的异常。对于反应性低血糖患者，可予饮食治疗，禁食甜类食品，多进粗纤维饮食，并密切随访，预防发展为糖尿病。如低血糖为胰岛 β 细胞瘤所致，诊断一旦明确，必须及早相应处理，从根本上解除低血糖的发生。

老年人得了痛风怎么办?

痛风是由单钠尿酸盐沉积所致的晶体相关性关节病，与嘌呤代谢紊乱和(或)尿酸排泄减少所致的高尿酸血症直接相关，特指急性特征性关节炎和慢性痛风石疾病，主要包括急性发作性关节炎、痛风石形成、痛风石性慢性关节炎、尿酸盐肾病和尿酸性尿路结石，重者可出现关节残疾和肾功能不全。痛风常伴腹型肥胖、高脂血症、高血压、2 型糖尿病及心血管病等表现。

老年人预防痛风的方法主要有：① 虽然食物中所含的嘌呤不是痛风发病的主要原因，但是无节制的饮食可使血尿酸浓度升高，引起发作，因此，要少吃含嘌呤高的食物。动物内脏含嘌呤量高，应尽量少吃。应多食碱性食物，如白菜、油菜、胡萝卜与瓜类等，可促进尿液中尿酸溶解，增加尿酸排出量，防止形成尿酸性结石。② 为促进尿酸排泄，宜多饮水。③ 严格忌酒，尤其不能酗酒。因啤酒含有大量的嘌呤，也不宜饮用。还应注意避免暴饮暴食或饥饿。不喝浓茶、咖啡等饮料。④ 避免诱发因素，禁用或少用影响尿酸排泄的药物，如青霉素、大剂量噻嗪类及氨苯喋啶等利尿药。⑤ 积极治疗与痛风相关的疾病，如高血压、高血脂、糖尿病和冠心病等。⑥ 注意劳逸结合，避免精神紧张、感染、手术。穿鞋要舒适，勿使关节损伤等。

痛风的治疗方法主要有：

(1) 急性发作期治疗：使用的药物有秋水仙碱、保泰松、消炎痛、布洛芬、萘普生、炎痛喜康、强的松等。其中秋水仙碱的疗效最佳。

(2) 间隙期及慢性期治疗：多饮水，戒烟少酒，避免进高嘌呤饮食如动物内脏、海味、鱼虾类、肉类、骨髓、蟹、豌豆、菠菜、鸡、鸭、鹅、鸽子、兔肉、羊肉、河鳗、黄鳝、动物胰脏、凤尾鱼、沙丁鱼等。药物治疗可使用丙磺舒、苯溴马龙、别嘌呤醇等，以及对症治疗。

不同的痛风患者病情发展的速度和严重程度有很大差异。有些患者一生中只有几次轻微发作，另一些患者可能在数年内出现大的痛风石沉积和严重的关节破坏，大多数患者缓慢地进行性加重。早期诊断和治疗对改善患者的预后有重要意义。痛风的治疗如能有效地控制急性发作预防复发，降低血尿酸水平，则已形成的痛风石可再溶解，并能遏止进行性的肾功能损害。因此，在疾病的早期能得到及时诊断和治疗，患者不会发生病残，也不会影响正常寿命。

老年人得了甲亢怎么办?

甲状腺功能亢进症简称“甲亢”，是由于甲状腺合成释放过多的甲状腺激素，造成机体代谢亢进和交感神经兴奋，引起心悸、出汗、进食和便次增多和体重减少的病症。多数患者还常常同时有突眼、眼睑水肿、视力减退等症状。中青年甲亢发病最多，老年人也不少见。老年人甲状腺功能一般有所下降，患甲亢时，虽然甲状腺素增加，但血液对甲状腺素结合力下降，组织对甲状腺素的反应能力减弱。老年甲亢患者多呈缓慢发病，常在患病数午后方得确诊。老年甲亢中，甲状腺不肿大者约占 30%；轻度肿大者约占 40%。其原因是老年人甲状腺随年龄增长而萎缩。当患甲亢时，甲状腺仅在原有基础上略有增大，故临床上检查往往肿大不显著。

老年人预防甲亢的方法主要有：① 一级预防：通过对各种病因的预防从而避免甲亢的发生，其中包括预防桥本甲状腺炎，避免缺碘及碘摄入过量，预防感染(肠道耶尔森菌感染)，避免精神刺激及创伤，可通过钓鱼、养花、书法、绘画来怡情养性，安神宁志，同时积极参加社会活动，充实老年生活，保持乐观、开朗的性格，忌终日忧思紧张，克服孤僻、悲观、厌世、狭隘、暴躁等不良性格及情绪，保持一个良好舒畅的心境。② 二级预防：即早期发现、诊断患病老人，定期(半年至 1 年)体检十分重要，尤其对高危老人，甲状腺功能测定、甲状腺彩超应作为常规体检项目，以便早发现早治疗。③ 三级预防：对于诊断明确的老人，正规系统治疗的同时应做好耐心的解释、安慰工作，防止患者情绪波动及外来的精神刺激，发病期间，要注意休息，早期应适当卧床，饮食以清淡、营养丰富且易于消化为宜，注意补充足够热量及营养，如糖、蛋白质及维生素 B 族等，以补充疾病对机体的消耗。

甲亢的治疗方法主要有抗甲状腺药物治疗、放射碘治疗和手术治疗。

老年人得了甲减怎么办?

甲状腺功能减退(简称甲减)，是由于甲状腺激素合成及分泌减少，或其生理效应不足所致机体代谢降低的一种疾病。按其病因分为原发性甲减，继发性甲减及周围性甲减三类。老年人随着年龄增高，甲状腺组织逐渐萎缩，生理性基础代谢率下降。许多老年人的甲状腺机能减退症(简称甲减)很难识别，直到病程后期都难以发现。据报道，老年甲减的发病率占老年人群的 3.8%，比甲亢多 2～6 倍，女性与男性的比例为 5∶1 以上。老年甲减最常发生于慢性淋巴细胞性甲状腺炎(桥本氏病)、^{131}碘治疗后和甲状腺次全切除术后。某些原因不明的甲减，病理检查大多为桥本氏病。

老年人预防甲减的方法主要有:① 一级预防:增强人们自我保健意识改善不良习惯，注意平衡膳食，微量元素、药物对甲状腺均有影响。预防各种感染因素，以防止启动自身免疫过程及直接感染甲状腺引起炎症病变。参加量力而行的体育运动增强体质。② 二级预防:对象是甲低患者，目的是防止出现甲低的各种并发症、及早确定诊断和合理治疗，使病情稳定。如可以防止甲状腺机能减退性心脏病、甲状腺机能减退性贫血、甲状腺机能减退症引起的精神异常。③ 三级预防:对已经出现甲亢并发症的患者，积极治疗使病情向好的方面转化，防止心衰、昏迷等的发生。降低由严重并发症所致的病死率、致残率。

老年性甲减的治疗方法主要有:

(1) 甲状腺制剂:终身替代治疗是唯一有效的方法，常用的有:左旋甲状腺素钠、三碘甲状腺原氨酸、甲状腺片。老年人由于体内甲状腺代谢逐渐减弱，故替代治疗剂量应比年轻患者小，应从小剂量开始，逐渐增加到适当剂量，直至奏效，药物剂量需个体化。

(2) 其他治疗:根据患者情况，适当补充铁剂、维生素 B_{12}、叶酸等营养成分，改善贫血。

老年人得了甲状腺癌怎么办？

甲状腺癌是最常见的甲状腺恶性肿瘤，约占全身恶性肿瘤的1%。除髓样癌外，绝大部分甲状腺癌起源于滤泡上皮细胞。甲状腺癌的病理分型有四种：乳头状腺癌、滤泡状腺癌、未分化癌和髓样癌。乳头状腺癌和滤泡状腺癌占较大比例。甲状腺癌的预后比较好，老年患甲状腺癌少见，但恶性程度高，预后不良。

老年人预防甲状腺癌的方法主要有：① 保持精神愉快，防止情志内伤，是预防本病发生的重要方面。② 甲状腺癌患者应吃富于营养的食物及新鲜蔬菜，避免肥腻、香燥、辛辣之品。③ 避免应用雌激素，因它对甲状腺癌的发生起着促进作用。④ 针对水土因素，注意饮食调摄，经常食用海带、海蛤、紫菜及采用碘化食盐。但过多地摄入碘也是有害的，实际上它也可能是某些类型甲状腺癌的另一种诱发因素。⑤ 对甲状腺增生性疾病及良性肿瘤应到医院进行积极、正规的治疗。⑥ 甲状腺癌术后放、化疗后，积极采用中西医药物预防治疗是提高疗效的有效方法。⑦ 积极锻炼身体，提高抗病能力。

（六）肾脏疾病

老年人得了急性肾功能衰竭怎么办？

急性肾功能衰竭(ARF)指各种原因引起的肾脏功能急剧丧失，如能及时诊断与正确治疗可使病情好转和肾功能恢复。但老年人恢复较慢，预后常较年轻人差。

老年人预防急性肾功能衰竭的方法主要有：① 定期健康体检。检查尿常规、肾功能，以便及时发现自己肾脏有无潜在性疾病与功能障碍。② 在感冒、腹泻以及手术、创伤等情况下，要注意不能发生脱水，要及时补足血容量。③ 要慎重应用药物，以防药物性肾损害、肾中毒。绝对避免滥用一些有肾毒性的药物，比如庆大霉素、卡那霉素、丁胺卡那、二性霉素等，慎用解热镇痛药、退烧药，尤其是不用消炎痛。对一些药物性能与副作用不太清楚的中西药物应用也得慎重。总之，老人用药应避免滥用，大多数药物效果与副作用同时存在，决不能有用药多多益善的错误想法，建议用药以简单为佳。有糖尿病、高血压、痛风、肾炎等病史者，要慎用造影剂，尽量减少造影剂的剂量，进行造影后，作水化治疗预防诱发急性肾功能衰竭。④ 发现尿少、浮肿，应立即就医，看肾科作有关检查，及时诊断。⑤ 一旦确诊肾衰，应立即住院治疗，若有关指标达到需透析的标准，就应及时进行血液净化透析治疗，决不能延误时机，否则会发生严重并发症，不能掉以轻心。

急性肾功能衰竭的治疗方法主要有：

(1) 病因治疗：比如治疗感染、休克、脱水，若怀疑肾中毒或肾药物过敏等应停药，后者可加小剂量强的松治疗。糖尿病、痛风应作相应治疗。

(2) 水、电解质、酸碱平衡治疗：① 水平衡：此时肾排水能力丧失，因此进水量需限制(含口服水分加静脉输液)，总进水量/日等于前一日尿量加皮肤、呼吸道丧失(约500毫升/日)，再加大便、引流物等损失。若不限制摄入会诱发与加重肺水肿。② 高血钾抢救：高血钾无特殊症状，但有引起心跳骤停的危险，当血钾高过6毫摩尔/升时，应给以10%葡萄糖酸钙10～20毫升静脉注射，加5%碳酸氢钠100～200毫升以及高渗葡萄糖加胰岛素静滴。另外患者禁止摄含钾高的食物，比如橘子、红枣、香菇、榨菜等，中草药含钾量也常高，应在少尿期免用。③ 代谢性酸中毒：处理要补充碱，比如碳酸氢钠，严重者要静脉补充。④ 氮质血症：可口服尿毒清、包醛氧淀粉、开同(复方α酮酸片)、金水宝等。

(3) 抗感染的治疗：主要是选择与调整抗菌素，选无肾毒性的抗菌素，如青霉素族：氨苄青霉素、氧哌嗪青霉素；三代头孢：罗氏芬、先锋必素、泰能等也在重症感染时选用。氨基甙类抗菌素禁用。在肾衰时，抗菌素剂量有的需调整和减量。

(4) 血液净化疗法：这是抢救急性肾衰的救命性手段。本疗法能全面快速地矫正水、电解质、酸碱平衡紊乱，使死亡率明显下降，起到了药物治疗不可取代的作用。血液净化的类型常用的有血液透析、腹膜透析和透析滤过。对于有多器官功能衰竭者(比如肾衰合并循环衰竭、呼吸衰竭、心衰等)，多用连续肾脏替代疗法(CRRT)，这是一项安全有效的救命性新技术，尤其适合于老年人，因为对血流动力学影响小，不引起标准血液透析的低氧血症、低血压等副反应。老年人单纯性急性肾功能衰竭的血液透析，应采用碳酸氢盐透析液，尤其是有糖尿病、肝损害、酸中毒、低氧血症时。急性肾功能衰竭若合并多器官障碍综合征，血液净化指征要放宽，有时仅为维持水平衡和/或消除炎症介质就需作连续肾脏替代疗法。

急性肾功能衰竭若由急性肾小管坏死引起，多数预后较好，能够恢复，但也有一小部分转为慢性肾衰，尤其是原有肾脏疾病的患者。若是肾小球疾病引起的急性肾功能衰竭，完全恢复的可能性较小。

老年人得了慢性肾功能衰竭怎么办？

慢性肾功能衰竭（CRF）又称慢性肾功能不全，是指各种原因造成的慢性进行性肾实质损害，致使肾脏明显萎缩，不能维持其基本功能，临床出现以代谢产物潴留，水、电解质、酸碱平衡失调，全身各系统受累为主要表现的临床综合征，也称为尿毒症。从原发病起病到肾功能不全的开始，间隔时间可为数年到十余年。慢性肾功能衰竭是肾功能不全的严重阶段。老年慢性肾衰的发病率在日益增长，年增长率已超过10%。

老年人预防慢性肾功能衰竭的方法主要有：① 老年人需定期体检，查尿常规和肾功能以便早期发现肾脏慢性疾病和了解功能状况。② 一旦发现有慢性肾脏疾病，应立即就医定期检查、复查以及作一些保健措施。③ 防止滥用伤肾药物，抗菌素不能乱用，止痛药也应慎用。④ 预防感冒、腹泻。一旦发生要及时治疗，防止脱水。⑤ 一旦诊断明确有慢性肾功能不全，早期就应作饮食治疗，限制蛋白质的摄入，以防加重肾脏负荷。⑥ 必须积极治疗高血压、糖尿病、慢性肾炎，可用血管紧张素转化酶抑制剂延缓肾功能恶化。

慢性肾功能衰竭治疗方法包括内科疗法，透析疗法及肾移植术。透析疗法和肾移植术无疑是终末期肾衰患者最佳治疗选择，但由于这些疗法价格昂贵和供肾来源有限往往并不为大部分患者所接受。某些肾脏病患者在进展至终末期肾衰之前，通过合理的内科疗法，可延缓其病程进展的进度，少数尚能完全逆转，因此，应重视慢性肾功能衰竭的内科保守治疗。

（1）原发病和诱因治疗：对于初次诊断的慢性肾功能衰竭患者，必须积极重视原发病的诊断，对慢性肾炎，狼疮性肾炎，紫癜性肾炎，IgA肾病，糖尿病肾病等，都需要保持长期治疗，同时，也应积极寻找慢性肾功能衰竭的各种诱发因素，合理纠正这些诱因有可能会使病变减轻或趋于稳定并较大程度的改善肾功能。

（2）饮食疗法：慢性肾功能衰竭的饮食疗法历年来被认为是其基本的治疗措施，为各国学者所推崇，继往的饮食疗法一般仅限于应用低蛋白饮食，但长期低蛋白饮食会影响患者的营养状况，研究表明慢性肾功能衰竭营养不良发生率高达20%～50%，严重营养不良现认为是CRF独立的危险因素，直接同患病率与死亡率呈正相关,因此,目前的饮食疗法更倾向于给患者制定更合理的营养治疗方案。

(3) 替代疗法:包括血液透析、腹膜透析、肾移植,各有其优缺点,在临床应用上可互为补充。

老年人得了糖尿病肾病怎么办?

糖尿病肾病是糖尿病患者最重要的并发症之一。我国的发病率亦呈上升趋势,目前已成为终末期肾脏病的第二位原因,仅次于各种肾小球肾炎。由于其存在复杂的代谢紊乱,一旦发展到终末期肾脏病,往往比其他肾脏疾病的治疗更加棘手,因此及时防治对于延缓糖尿病肾病的意义重大。

老年人预防糖尿病肾病的方法主要有:① 尽量避免肾毒性药物及碘造影剂:有些药物对肾脏有损害,应尽量避免使用,如:庆大霉素。碘造影剂也可加重原有的肾损害,糖尿病者应尽量避免进行静脉肾盂造影。② 高血糖是导致肾脏损害的根本原因,控制血糖不仅有助延缓糖尿病肾病的发生。③ 高血压也是造成肾损伤进展的原因之一,在降压药物的选择上首先考虑的应该是 ACEI 和 ARB 类降压药,这两类药物已经被证实能明显减少尿蛋白排泄,延缓肾脏病进程。④ 应定期监测蛋白尿状况和肾功能及进展,一旦确诊存在肾损伤,至少每半年至 1 年就应监测一次。⑤ 要保持良好的生活方式:戒烟、戒酒、避免应用止痛剂及其他容易造成肾损伤的药物,限制饮食中蛋白质的摄入,推荐成人每天摄入蛋白质以每千克体重 0.8~1 克为宜。典型的糖尿病肾病主要为肾小球硬化症。一般认为这种并发症为全身微血管病变的一部分,主要由于毛细血管基底膜增厚所致。糖尿病时有糖、蛋白质、脂肪代谢紊乱。葡萄糖经磷酸戊糖通路代谢活跃,促进基膜糖化蛋白合成,高血糖时非酶性糖基化蛋白合成增加,沉着于肾小球毛细血管基膜或直接和基膜结合,使其增厚。另外,这种微血管病变与遗传因素及糖尿病时生长激素升高有关。

糖尿病肾病的治疗方法主要有:

(1) 控制血糖:糖基化血红蛋白(HbAlc)应尽量控制在 7.0%以下。严格控制血糖可部分改善异常的肾血流动力学;至少在 1 型糖尿病可以延缓微量白蛋白尿的出现;减少已有微量白蛋白尿者转变为明显临床蛋白尿。

(2) 控制血压:糖尿病肾病中高血压不仅常见,同时是导致糖尿病肾病发生和发展重要因素。

(3) 饮食疗法:高蛋白饮食加重肾小球高灌注、高滤过,因此主张以优质蛋白为原则。蛋白质摄入应以高生物效价的动物蛋白为主,早期即应限制蛋白质摄入量至0.8 g/(kg·d),对已有大量蛋白尿和肾衰竭的患者可降低至0.6 g/(kg·d)。中晚期肾功能损伤患者,宜补充α-酮酸。另外,有人建议以鱼、鸡肉等部分代替红肉类(如牛肉、羊肉、猪肉),并加用多不饱和脂肪酸。此外也不必过分限制植物蛋白如大豆蛋白的摄入。

(4) 终末期肾脏病的替代治疗:进入终末期肾衰竭者可行肾脏替代治疗,但其预后较非糖尿病者为差。

(5) 器官移植:对终末期糖尿病肾病的患者,肾移植是目前最有效的治疗方法,在美国约占肾移植患者的20%。近年来尸体肾移植的5年存活率为79%,活体肾移植为91%,而接受透析者其5年存活率仅43%。活体肾特别是亲属供肾者的存活率明显高于尸体肾移植。但糖尿病肾病患者移植肾存活率仍比非糖尿病患者低10%。单纯肾移植并不能防止糖尿病肾病再发生,也不能改善其他的糖尿病并发症。

老年人得了慢性肾小球肾炎怎么办?

慢性肾小球肾炎简称慢性肾炎,系指蛋白尿、血尿、高血压、水肿为基本临床表现,起病方式各有不同,病情迁延,病变缓慢进展,可有不同程度的肾功能减退,具有肾功能恶化倾向和最终将发展为慢性肾衰竭的一组肾小球病。由于本组疾病的病理类型及病期不同,主要临床表现可各不相同。疾病表现呈多样化。

老年人预防慢性肾炎的方法主要有:① 限制食物中蛋白及磷的摄入量,水肿或高血压者应限制食盐。② 高血压可引起肾小球内高压,致高滤过,加速肾小球硬化,因此应积极控制高血压。但降压不宜过快、过低,以避免减少肾血流量。③ 感染、劳累及应用肾毒性药物(如氨基糖苷类抗生素等)均可损伤肾,导致肾功能恶化,应予以避免。④ 彻底治疗急性肾炎,增强体质,注意卫生,避免上呼吸道感染,清除上呼吸道病灶。

慢性肾炎的治疗应以防止或延缓肾功能恶化、防治严重并发症为主要目的。可采用下列综合治疗措施:

(1) 积极控制高血压和减少尿蛋白:高血压和尿蛋白是加速肾小球硬化、促进肾功能恶化的重要因素,积极控制高血压和减少尿蛋白是两个重要的环节。慢性肾炎常有钠水潴留，引起容量依赖性高血压，故高血压患者应限盐。药物可选用噻嗪类利尿剂，如氢氯噻嗪等。

(2) 限制食物中蛋白及磷入量：肾功能不全氮质血症患者应限制蛋白及磷的入量，采用优质低蛋白饮食或加用必需氨基酸或 α-酮酸。

(3) 糖皮质激素和细胞毒药物：鉴于慢性肾炎包括多种疾病，故此类药物是否应用，宜区别对待。但患者肾功能正常或仅轻度受损，肾脏体积正常，病理类型较轻(如轻度系膜增生性肾炎、早期膜性肾病等)，尿蛋白较多，如无禁忌者可试用，无效者逐步撤去。

(4) 抗凝、纤溶及抗血小板解聚药物：此类药物可抑制纤维蛋白形成、血小板聚集，降低补体活性，但疗效不肯定。

(5) 避免加重肾脏损害的因素：避免感染、劳累、妊娠及肾毒性药物(如氨基糖苷类抗生素、含马兜铃酸中药等)等可能导致肾功能恶化的因素。

老年人得了急性肾盂肾炎怎么办？

急性肾盂肾炎是指肾盂黏膜及肾实质的急性感染性疾病，主要是大肠杆菌的感染，另外还有变形杆菌、葡萄球菌、粪链球菌及绿脓杆菌等引起。这些细菌主要经生殖器上行感染，也可由血液、淋巴和直接蔓延等感染。尿液不畅、抵抗力下降、女性尿道短是病菌入侵的易感条件。本病好发于女性，老年妇女患病率较高。

老年人预防急性肾盂肾炎的方法主要有：① 注意个人卫生，提倡文明生活方式，避免乱交，慎用浴盆。月经期、妊娠期及婴儿要特别注意卫生，防止经生殖器上行感染。② 有慢性肾功能不全者，应注意吃优质低蛋白饮食，使用抗菌药物要避免对肾脏的损害。③ 加强体育锻炼和增加营养，提高机体抵抗力。

急性肾盂肾炎的治疗方法主要有：

(1) 一般治疗：急性肾盂肾炎患者伴有发热、显著的尿路刺激症状，或伴有血尿时应卧床休息，体温恢复正常，症状明显减轻后即可起床活动。一般休息 7～10 天，症状完全消失后可恢复工作。发热、全身症状明显者，根据患者全身情况给以流质或半流质饮食，无明显症状后改为普通日常饮食。高热、消化道症状明显者可静脉补液。每天饮水量应充分，多饮水，多排尿，使尿路冲洗，促使细菌及炎性分泌物的排出。

(2) 抗菌药物治疗：急性肾盂肾炎大多起病急且病情重。应根据患者症状体征的严重程度决定治疗方案。在采尿标本作细菌定量培养及药敏报告获得之前，要凭医生的经验决定治疗方案。鉴于肾盂肾炎多由革兰阴性菌引起，故一般首选革兰阴性杆菌有效的抗生素，但应兼顾治疗革兰阳性菌感染。

老年人得了慢性肾盂肾炎怎么办?

慢性肾盂肾炎多数由急性肾盂肾炎未能及时治疗转变而来，一般病程超过6个月以上者为慢性。本病多为细菌感染肾脏引起的慢性炎症，由于炎症的持续进行或反复发生导致肾间质、肾盂、肾盏的损害，形成瘢痕，以致肾发生萎缩和出现功能障碍。慢性肾盂肾炎病因同急性肾盂肾炎，以反复发作为特点。部分患者存在全身性因素，如糖尿病、高血压、长期低血钾、心力衰竭及许多慢性消耗性疾病。慢性肾盂肾炎是导致老年人死亡的重要的疾病。

老年人预防慢性肾盂肾炎的治疗方法主要有：① 三级预防：一级预防是指在慢性肾盂肾炎发生前即开始预防。应多喝水，饮食宜清淡，忌肥腻香燥、辛辣之品。注意会阴部卫生，注意适当休息，忌忍尿、纵欲过劳，要增强体质，提高机体的防御能力，是预防本病的重要方面。二级预防是早发现、早诊断、早治疗，通过流行病学筛查的对策，健全防治网。每年做1次尿常规、尿培养、肾脏超声检查。三级预防又称康复治疗。对已经发生的慢性肾盂肾炎应积极治疗，阻止其向慢性肾衰发展。对常再发者，可采用低剂量长期抑菌治疗。② 危险因素及干预措施：抗菌治疗的同时，特别是对疗效不佳或频频再发者，必须寻找并去除易感因素。积极寻找并去除炎性病灶，如男性的前列腺炎、女性的阴道炎及宫颈炎。减少不必要的导尿及泌尿道器械操作，如必须保留导尿，应预防性应用抗菌药物。

慢性肾盂肾炎的治疗方法主要有：

(1) 一般治疗：寻找并去除导致发病的易感因素，尤其是解除尿流不畅、尿路梗阻，纠正肾和尿路畸形，提高机体免疫功能等。必须指出，只有找出并去除了存在的易感因素后，才能彻底有效治疗而不再发。多饮水，勤排尿，增加营养等非常重要。

(2) 抗菌药物治疗：慢性期选用的抗菌药物与急性肾盂肾炎相似，但治疗较急性期困难，一旦处理不当，不仅疗效不佳，且易引起肾功能受损而影响愈后。

慢性肾盂肾炎如不伴有尿流不畅等复杂因素，感染容易控制而不易再发，病情进展缓慢，不易进入肾功能衰竭期；相反，复杂因素持续存在，慢性肾盂肾炎急性发作期难以治愈，慢性期疗效更差，细菌尿持续存在并常再发，肾功能损害日渐加重，愈后不良。

（七）神经系统疾病

老年人得了帕金森病怎么办?

帕金森病(PD)是一种常见的神经系统变性疾病,老年人多见,平均发病年龄为60岁左右,40岁以下起病的青年帕金森病较少见。我国65岁以上人群帕金森病的患病率大约是1.7%。大部分帕金森病患者为散发病例,仅有不到10%的患者有家族史。帕金森病最主要的病理改变是中脑黑质多巴胺能神经元的变性死亡,由此而引起纹状体多巴胺含量显著性减少而致病。导致这一病理改变的确切病因目前仍不清楚,遗传因素、环境因素、年龄老化、氧化应激等均可能参与帕金森病多巴胺能神经元的变性死亡过程。

老年人预防帕金森病的方法主要有:① 一级预防:加强环境保护和劳动保护。对一些能够产生毒物的工厂应进行严格治理,对废渣、废料、废水进行无毒化处理;改善工作环境和条件。注意饮食卫生,饮用井水比河水更为合理。预防和治疗某些可能引起帕金森综合征的疾病,如甲状旁腺功能减退、动脉硬化及脑部肿瘤。积极预防一氧化碳、二硫化碳、锰、氰化物的接触和中毒;尽量避免杜冷丁类药物的使用;严厉打击贩毒、吸毒。在老年人中积极开展有益于健康的体育活动、娱乐活动,增进健康状况。② 二级预防:关键是早期诊断,早期治疗。本病有着较长的代偿期。只有多巴胺能神经元破坏到一定程度,多巴胺的含量降低80%,才会出现典型的帕金森病症状。开展对中老年人的健康查体,尤其加强高危人群的监察,譬如有阳性家族史的人群、动脉硬化以及在有毒环境作业的人群,对肌张力、协调运动和稳定性有怀疑的人群进行随访追踪,以期尽早发现本病。对得到早期诊断的患者,采取神经保护剂、中医中药、医疗体育、气功等疗法来控制本病的发展;对失代偿期的早期轻型患者,宜早期应用小量左旋多巴制剂以缓解症状,维持生活和工作能力。在长期用药治疗过程中,如果出现疗效减退,可以加用多巴胺受体激动。本病合并其他疾病时,用药方面要注意避免加重帕金森病症状的药物,如利血平类、吩噻嗪类及丁酰苯类等。吩噻嗪类和丁酰苯类药物会阻断后突触的多巴胺、去甲肾上腺素等受体;利血平类药物可减少脑部多巴胺、去甲肾上腺素和5-羟色胺的储量,均可加重帕金森病的症状。对于早期患者尤其不可忽视运动疗法、物理疗法、心理疗法等,包括参加一定的体力劳动,加强日常生活中的运动、平衡机能的锻炼,关节活动范围、言语机能的锻炼。③ 三级预防:对于中、晚期患者,预防的主要目标是延缓致残的过程和威胁生命的并发症。鼓励患者多做主动运动,例如吃饭、穿衣、洗脸、刷牙等。运动虽然不能防止震颤,但是可以防止和推迟关节强直和肢体挛缩。还要注意用药的副反应,如体位性低血压等;克服情绪激动、紧张,保持愉快的心情。对于晚期卧床患者,加强翻身,被动肢体活动,防止关节固定、压疮、坠积性肺炎等。

帕金森病的治疗方法主要有:

(1) 一般治疗:① 活动。肢体经常的活动锻炼有助于缓解关节的不灵活,而长期不活动会造成肢体和肌肉的废用性萎缩。② 饮食。帕金森病患者容易出现便秘和皮肤油脂分泌过多,故在饮食上要多食富含纤维素和易消化的食物,控制脂肪的摄取。特别对那些伴有心脑血管病和糖尿病的患者来说,合理的饮食尤为重要。③ 心理卫生。很多患者在患病后会出现情绪不稳、焦虑、恐惧或自暴自弃,这些都是由于对疾病缺乏认识所致。患者心理状况的好坏会影响治疗效果,故医务人员和家属有责任向患者解释病情,增强患者战胜疾病的信心,患者也应树立乐观主义精神和积极的生活态度。④ 增强体质,包括打太极拳、做操、慢跑和练气功等,对缓解疾病进展大有裨益。

(2) 药物治疗:主要采取药物替代疗法。药物的使用不是简单给药和服药过程,有些问题需引起注意:① 纠正多巴胺能和胆碱能系统的不平衡,常可使用抗胆碱脂酶类药物(如安坦等),其目的在于缓解症状。但此类药可引起记忆障碍和精神退化,故不主张长期服用。② 左旋多巴是主要的抗帕金森病药物,在临床上使用很普遍。现在提倡早期使用。③ 小剂量原则。在服用左旋多巴类制剂时提倡从小剂量开始,逐渐增量,直至有效并维持。大剂量并不能大幅度提高疗效,反而使药物副反应增加。④ 联合用药。提倡联合用药的目的是从多角度治病,副反应也较小,能及时治疗并发症。

(3) 辅助治疗:包括针灸、理疗、按摩等,可能有助于缓解症状。

(4) 加强生活和心理护理:帕金森病患者的行动迟缓,生活不便,故生活护理十分重要。尤其针对生活不便容易造成的碰伤、摔伤及其他伤害，应采取相应措施，如降低床的高度，配备手杖等。针对患者容易出现便秘，应及时调整饮食结构。心理护理主要是精神上的关怀、鼓励和安慰。

(5) 定期复查：患者应及时到医院复诊，以便医生动态观察病情变化，及时调整药物，判断疗效。

老年人得了血管性痴呆怎么办?

血管性痴呆(VD)是指由缺血性卒中、出血性卒中和造成记忆、认知和行为等脑区低灌注的脑血管疾病所致的严重认知功能障碍综合征。我国血管性痴呆的患病率为1.1%～3.0%，年发病率在(5～9)/1 000人。

老年人预防血管性痴呆的方法主要有：① 积极防治高血压、高脂血症、高黏度血症、糖尿病等疾病。② 不吸烟、不酗酒。③ 注意合理饮食，生活有规律，劳逸结合，注意心理健康。饮食宜少盐、低脂、低胆固醇，多吃些鱼、豆制品、牛奶、新鲜蔬菜、水果、核桃、芝麻等。④ 从年轻时加强体育锻炼，防止过度肥胖。⑤ 始终保持积极向上的乐观情绪。

血管性痴呆的治疗方法主要有：

(1) 治疗原发性脑血管疾病：高血压治疗，一般认为收缩压控制在135～150毫米汞柱可改善认知功能；抗血小板聚集治疗，阿司匹林等可改善脑循环；2型糖尿病是血管性痴呆的一个重要危险因素，对糖尿病患者的降糖治疗对血管性痴呆有一定的预防意义；用他汀类药物可以降低胆固醇，对预防脑血管病有积极意义。

(2) 认知症状的治疗：维生素E、维生素C和银杏叶制剂等可能有一定的辅助治疗作用；胆碱酯酶抑制剂多奈哌齐对血管性痴呆可能有效；脑赋活剂如吡拉西坦、尼麦角林等有助症状改善。对患者出现的精神症状、各种不良的行为、睡眠障碍等，应进行相应的药物治疗。患者的康复治疗亦很重要，关系到其生活质量。

血管性痴呆的预后与引起血管损害的基础疾病和颅内血管病灶的部位有关。通过改善脑循环、预防脑血管病复发可减轻症状、防止病情进一步恶化。

老年人得了短暂性脑缺血发作怎么办?

短暂性脑缺血发作是由颅内血管病变引起的一过性或短暂性、局灶性脑或视网膜功能障碍。以反复发作的短暂性失语、瘫痪或感觉障碍为特点，每次发作持续数分钟，通常在 60 分钟内完全恢复，不留任何后遗症。

老年人预防短暂性脑缺血发作的方法主要有：① 应了解饮食治疗的意义和具体措施。例如，高血脂的患者应低脂饮食，严禁摄入动物油，尽量食用植物油，宜选用含脂肪少的食物，避免食用含脂肪多的食物如肥肉、鸭、鹅等，禁食油炸粘腻的食物。② 运动可减少脂肪堆积、降低血糖，提高心肺功能，加速血液循环，促进新陈代谢，提高身体综合素质。运动方式包括散步、慢跑、太极拳、乒乓球、游泳、划船、球类等。其中甩手倒退走、慢跑等运动安全简便，适合中老年人。患者在运动时要掌握好强度，循序渐进，每次 30～60 分钟，每日 1 次。③ 可在医生的指导下服用肠溶阿司匹林或潘生丁等，以改善脑循环。同时还可选用作用于血管平滑肌、增加脑流量的药物，如尼莫地平和脑益嗪等。伴有糖尿病者应积极有效控制血糖；伴有高血脂的患者除了调节饮食结构外，还应尽早使用降血脂药物。④ 正确认识疾病，以消除焦虑、紧张和恐惧等不良情绪，从而对治疗效果产生积极影响。⑤ 经过综合治疗，患者肢体的活动功能大多能恢复，但也要经常进行肢体功能锻炼。上肢的功能锻炼可将双手撑于身后，使髋部尽可能向前挺出，并伸展整个脊柱。下肢肌力的锻炼方法可步行上下楼梯，试着用足跟蹬地；仰卧时双腿可在空中蹬自行车，或臀部抬高做桥式活动等。⑥ 保持良好的生活习惯，按时作息，避免过度操劳，保持情绪稳定，调整心态，增添生活情趣；还要注意定期复查血压、血脂、血糖等。

老年人得了脑血栓形成怎么办?

脑血栓形成是脑梗死最常见的类型。是脑动脉主干或皮质支动脉粥样硬化导致血管增厚、管腔狭窄闭塞和血栓形成，引起脑局部血流减少或供血中断，脑组织缺血缺氧导致软化坏死出现局灶性神经系统症状。动脉粥样硬化是脑血栓形成的基本病因，导致动脉粥样硬化性脑梗死。患者常有高血压、吸烟、肥胖、冠心病、高血脂、糖尿病等病史。脑血栓形成多见于 50～60 岁以上老年动脉硬化者，病前可能有前驱的短暂脑缺血发作史。

老年人预防脑血栓形成的治疗方法主要有：① 注意控制血压：将血压控制在一定的水平上，但也注意不要将血压降得过低。因为低血压可引起脑供血不足，易导致脑血管栓塞。② 积极治疗基础疾病：对于已有高血脂、糖尿病、短暂性脑缺血发作以及有冠心病病史者，应长期预防治疗。③ 平时尽量不吸烟、不大量饮酒。④ 定期检查：最好每半年检查 1 次胆固醇和血脂和颈动脉超声。⑤ 健康饮食：如肥胖者应限制主食的摄入量，控制体重；少吃或不吃动物脂肪和动物内脏，如肥肉、肥肠、肚，因这些食品含有很高的胆固醇及饱和的脂肪酸，容易加重动脉硬化；适当吃优质蛋白质，如牛奶、鸭、鱼类、蛋类（少吃蛋黄）、豆制品，少吃猪、牛、羊肉，且以瘦肉为好；多吃富含维生素的食品，如富含维生素 C 的新鲜水果、西红柿、山楂等；富含维生素 B_6 的豆制品、乳类、蛋类；富含维生素 E 的绿叶蔬菜、豆类等；饮食应以清淡为主，避免过咸，最好不吃咸菜。因为吃得过咸，容易引起高血压。⑥ 其他：避免劳累熬夜生气，保持大便通畅。劳累上火容易导致便秘，可进食苦瓜等食物。

老年人得了脑栓塞怎么办？

脑栓塞是指血液中的各种栓子（如心脏内的附壁血栓、动脉粥样硬化的斑块、脂肪、肿瘤细胞、纤维软骨或空气等）随血流进入脑动脉而阻塞血管，当侧支循环不能代偿时，引起该动脉供血区脑组织缺血性坏死，出现局灶性神经功能缺损。脑栓塞常发生于颈内动脉系统，椎-基底动脉系统相对少见。脑栓塞约占缺血性脑卒中的 15％～20％。

老年人预防脑栓塞的方法主要有：① 积极治疗高血压、高血脂、心脏病、糖尿病等原发疾病，遵医嘱控制，定期体检。对高血压、糖尿病、心房纤颤和颈动脉狭窄等应尽早进行预防性治疗。抗血小板药阿司匹林、噻氯匹定对脑卒中二级预防有肯定效果。② 注意饮食调理，多食蔬菜、水果、纤维素丰富食物；避免摄入高脂肪、高胆固醇、高糖、高钠食物。③ 养成良好生活习惯，戒烟、可适量饮酒。吸烟会引起小动脉痉挛，减少脑血流量，加速动脉硬化。大量饮酒能使血压上升，造成心肌收缩力降低，损害心脑血管。④ 适量运动，控制体重，增强心血管功能。脑梗死患者应根据个人的身体情况选择，应进行适当适量的体育锻炼及体力活动，以不感疲劳为度。不宜做剧烈运动，如快跑、登山等，可进行慢跑、散步、柔软体操、打太极拳等有氧运动。⑤ 老年人晨间不要急于起床，最好静卧 10 分钟后缓缓起床，以防体位性低血压致脑血栓发生。⑥ 学会自我调节，保持乐观精神状态。⑦ 重视发病先兆，老年人应对日常发生的脑缺血症状，如突然一侧肢体运动障碍，感觉异常等引起警觉，及时到医院就诊。⑧ 脑栓塞患者再栓塞机会很大，因此必须采取预防措施。心房纤颤兼有高血压、或糖尿病或心脏衰竭患者，植入人工心瓣者，二尖瓣狭窄的慢性风湿性心脏病兼有心房纤颤患者也属高危人群，即使未发生脑栓塞也应采取预防措施。

老年人得了脑出血怎么办？

脑出血是指非外伤性脑实质内血管破裂引起的出血，占全部脑卒中的20％～30％，发生的原因主要与脑血管的病变有关，即与高血脂、糖尿病、高血压、血管的老化、吸烟等密切相关。脑出血的患者往往由于情绪激动、费劲用力时突然发病，早期死亡率很高，幸存者中多数留有不同程度的运动障碍、认知障碍、言语吞咽障碍等后遗症。脑出血多见于中老年，常于50岁以上发病，既往有高血压史。

老年人预防脑出血的方法主要有：① 控制治疗高血压是预防脑出血的有效途径，可在医生的指导下合理应用并调整降血压药物，定期进行血压监测，血压不能过高或者过低，既可避免血压波动对血管壁的损害，又可防止血压过低可能导致的脑灌注不足。饮食疗法上限制盐的摄入量、减轻体重、降低血脂、适度运动、生物反馈疗法等，可以巩固和促进药物的降压作用。② 养成良好的生活习惯，如按时作息，保证足够的睡眠和休息时间，文体活动力求适度和适量，保持大便通畅，不要用力搬抬重物。③ 不吸烟，限饮酒。④ 低盐低脂饮食，血脂水平达标。⑤ 患有高血压病的老年人，一旦突发头痛加重或由间断性变成持续性；突发头晕或原有头晕明显加重；突发一侧肢体或头面、舌部短暂性发麻、乏力或活动欠灵活；或突发嘴角流水漏气、舌头发硬、咬字不准、吐字不清；或突发血压持续升高不降等症状时，应尽快就医和采取正确的防治措施，以确保安全。

脑出血的治疗方法主要有：

(1) 一般治疗：安静休息，一般卧床休息2～4周。保持呼吸道通畅，防止舌根后坠，必要时行气管切开，有意识障碍、血氧饱和度下降的患者应予以吸氧。危重患者应予以心电监测，进行体温、血压、呼吸等生命体征的监测。

(2) 控制血压：脑出血患者血压会反射性升高，而过高的血压则会更加引起出血增加，而过低的血压又会影响到健康脑组织的血供，所以对于脑出血患者，应该选用较为有效的降压药物将血压控制在发病之前的基础血压水平。

(3) 控制脑水肿，降低颅内压：颅内压的升高可引起患者较为明显的症状如恶心、呕吐等，严重的还会引起脑疝导致生命危险。所以降低颅内压、控制脑水肿是脑出血治疗的必要措施，发病早期可用甘露醇脱水，并辅助以呋塞米进行脱水，同时注意监测患者肾功能，注意复查血电解质情况防止水电解质紊乱。

(4) 预防并发症：可预防性使用抗生素以及降低胃酸分泌的药物防止肺部感

染及上消化道应激性溃疡的发生。早期可行胃肠减压一来可观察是否存在应激性溃疡,二来可减轻患者胃肠道麻痹引起的腹胀,避免胃内容物因呕吐而发生吸入性肺炎。

(5) 外科治疗:目的是清除血肿,减轻脑组织受压,尽力保证神经功能,减少或防止脑出血后一系列继发性病理变化。外科治疗脑出血是较为明确的方法,术后需要有较为妥善的患者管理,应注意患者血压变化情况,控制性降压防止再次出血,术后应用脱水药物防止颅内压过高,防治并发症,监测患者的各重要脏器功能,加强术后护理,维持水电解质平衡。术后应早期行功能锻炼。

(6) 康复治疗,脑出血后,只要患者的生命体征平稳、病情不再进展,宜尽早进行康复治疗。早期分阶段综合康复治疗对恢复患者的神经功能,提高生活质量有益。

(八) 精神障碍疾病

老年人得了阿尔茨海默病怎么办?

阿尔茨海默病(AD)是一种起病隐匿的进行性发展的神经系统退行性疾病。临床上以记忆障碍、失语、失用、失认、视空间技能损害、执行功能障碍以及人格和行为改变等全面性痴呆表现为特征,病因迄今未明。65 岁以前发病者,称早老性痴呆;65 岁以后发病者称老年性痴呆。

老年人预防阿尔茨海默病的方法主要有:① 要注意以大米、面粉、玉米、小米等为主食,保证脑细胞的重要热能来源,要注意脂肪特别是必需脂肪酸的摄取。② 大量摄入维生素 B_{12} 和叶酸,有利于预防老年性痴呆。③ 要注意对大脑供给不可或缺的微量元素和常量元素。自由基是痴呆症的祸根。

阿尔茨海默病的治疗方法主要有:

(1) 对症治疗:目的是控制伴发的精神病理症状。① 抗焦虑药:如有焦虑、激越、失眠症状,可考虑用短效苯二氮草类药,如阿普唑仑、奥沙西泮、劳拉西泮和三唑仑。剂量应小且不宜长期应用。警惕过度镇静、嗜睡、言语不清、共济失调和步态不稳等副作用。增加白天活动有时比服安眠药更有效。同时应及时处理其他可诱发或加剧患者焦虑和失眠的躯体病，如感染、外伤、尿潴留、便秘等。② 抗抑郁药：阿尔茨海默病患者中约 20%～50%有抑郁症状。抑郁症状较轻且历时短暂者，应先予劝导、心理治疗、社会支持、环境改善即可缓解。必要时可加用抗抑郁药。去甲替林和地昔帕明副作用较轻，也可选用多塞平和马普替林。近年来我国引进了一些新型抗抑郁药，如 5-羟色胺再摄取抑制剂帕罗西汀、氟西汀，口服；舍曲林，口服。这类药的抗胆碱能和心血管副作用一般都比三环类轻。但氟西汀半衰期长，老年人宜慎用。③ 抗精神病药：有助控制患者的行为紊乱、激越、攻击性和幻觉与妄想。但应使用小剂量，并及时停药，以防发生毒副反应。可考虑小剂量奋乃静口服。硫利达嗪的体位低血压和锥体外系副作用较氯丙嗪轻，对老年患者常见的焦虑、激越有帮助，是老年人常用的抗精神病药之一，但易引起心电图改变，宜监测心电图。氟哌啶醇对镇静和直立性低血压作用较轻，缺点是容易引起锥体外系反应。近年临床常用一些非典型抗精神病药如利培酮、奥氮平等，疗效较好，心血管及锥体外系副作用较少，适合老年患者。

（2）益智药或改善认知功能的药：目的在于改善认知功能，延缓疾病进展。这类药物的研制和开发方兴未艾，新药层出不穷，对认知功能和行为都有一定改善，认知功能评分也有所提高。按益智药的药理作用可分为作用于神经递质的药物、脑血管扩张剂、促脑代谢药等类，各类之间的作用又互有交叉。① 作用于神经递质的药物：胆碱能系统阻滞能引起记忆、学习的减退，与正常老年的健忘症相似。如果加强中枢胆碱能活动，则可以改善老年人的学习记忆能力。因此，胆碱能系统改变与阿尔茨海默病的认知功能损害程度密切相关，即所谓的胆碱能假说。拟胆碱治疗目的是促进和维持残存的胆碱能神经元的功能。这类药主要用于阿尔茨海默病的治疗。② 脑代谢复活药物：此类药物的作用较多而复杂，主要是扩张脑血管，增加脑皮质细胞对氧、葡萄糖、氨基酸和磷脂的利用，促进脑细胞的恢复，改善功能脑细胞，从而达到提高记忆力的目的。

由于发病因素涉及很多方面，绝不能单纯药物治疗。临床细致科学的护理对患者行为矫正、记忆恢复有着至关重要的作用。对长期卧床者，要注意大小便，定时翻身擦背，防止压疮发生。对兴奋不安患者，应有家属陪护，以免发生意外。注意患者的饮食起居，不能进食或进食困难者给予协助或鼻饲。加强对患者的生活能力及记忆力的训练。

老年人得了头痛怎么办?

头痛是临床常见的症状,通常将局限于头颅上半部,包括眉弓、耳轮上缘和枕外隆突连线以上部位的疼痛统称头痛。头痛病因繁多,神经痛、颅内感染、颅内占位病变、脑血管疾病、颅外头面部疾病以及全身疾病如急性感染、中毒等,均可导致头痛。发病年龄常见于青年、中年和老年。

老年人预防头痛的治疗方法主要有:① 减少可能引发头痛的一切病因,包括避免头、颈部的软组织损伤、感染、避免情绪波动等。② 减少巧克力、乳酪、酒、咖啡、茶叶等易诱发疼痛的食物。同时口味饮食应清淡,忌讳辛辣刺激、生冷的食物,头痛发作期应禁食火腿、干奶酪、保存过久的野味等食物。③ 及时诊断及治疗继发头痛的原发性疾病。

头痛的治疗原则包括对症处理和原发病治疗两方面。原发性头痛急性发作和病因不能立即纠正的继发性头痛可给予止痛等对症治疗以终止或减轻头痛症状,同时亦可针对头痛伴随症状如眩晕、呕吐等予以适当的对症治疗。对于病因明确的继发性头痛应尽早去除病因,如颅内感染应抗感染治疗,颅内高压者宜脱水降颅压,颅内肿瘤需手术切除等。

老年人得了周围性面瘫怎么办?

周围性面瘫又称 Bell 麻痹或面神经炎,为面神经管内面神经的非特异性炎症引起的周围性面肌瘫痪。一般症状是口眼歪斜,无法完成抬眉、闭眼、鼓嘴等动作。它是一种常见病、多发病,任何年龄均可发病,男女发病率相近,绝大多数为一侧性,双侧者甚少。

老年人预防周围性面瘫的方法主要有:① 增强体质,可以做一些功能锻炼,如抬眉、双眼紧闭、鼓气、张大嘴、努嘴、示齿、耸鼻和嘴嚼练习等,可以有效防治周围性面瘫。② 防止病毒感染。③ 夏季不要因为贪凉而直接对着空调或者电扇吹,降低周围性面瘫的风险。尤其是患有高血压、关节炎等慢性疾病的老年人,更应该多加注意。④ 多吃一些新鲜蔬菜和粗粮,如黄豆制品、南瓜、玉米、苦瓜等。不要吃生冷油腻和辛辣刺激性的食物。⑤ 注意休息,保证睡眠充足,少看电视和电脑,避免精神刺激和过度疲劳,保持平和愉快的心境,以利于疾病的康复。

周围性面瘫的治疗方法主要有:

（1）急性期治疗：治疗原则是减轻面神经炎症水肿、改善局部血液循环与防治并发症。可用肾上腺皮质激素治疗，补充B族维生素，抗病毒治疗。在茎乳孔附近行超短波热透、红外线照射或局部热敷治疗，有利于改善局部血液循环、消除神经水肿。

（2）恢复期治疗：病后第3周至2年内以促使神经功能恢复为主要原则，可继续给予B族维生素治疗，同时采用针灸、碘离子透入疗法等治疗。面肌活动恢复时应尽早做功能训练，可对着镜子皱眉、抬额、闭眼、露齿、鼓腮和吹口哨等，每日数次，每日数分钟，辅以面部肌肉按摩。

（3）后遗症期治疗：少数患者在发病2年后仍留有不同程度后遗症，严重者可试用面-副神经、面-舌下神经或面-膈神经吻合术，但疗效不肯定。

（4）预防眼部并发症：因不能闭眼、瞬目，角膜长期暴露易发生感染，注意保护角膜、结膜，可采用抗生素眼药水、眼膏点眼，戴眼罩等方法。

本病约70％患者可完全恢复，20％部分恢复，10％恢复不佳。年轻患者预后好，老年患者伴乳突疼痛或合并糖尿病、高血压、动脉硬化、心肌梗死等预后较差。后遗症为面肌痉挛等。

老年人得了抑郁症怎么办？

抑郁症又称抑郁障碍，以显著而持久的心境低落为主要临床特征，是心境障碍的主要类型。临床可见心境低落与其处境不相称，情绪的消沉可以从闷闷不乐到悲痛欲绝，自卑抑郁，甚至悲观厌世，可有自杀企图或行为；甚至发生木僵；部分病例有明显的焦虑和运动性激越；严重者可出现幻觉、妄想等精神病性症状。每次发作持续至少2周以上、长者甚或数年，多数病例有反复发作的倾向，每次发作大多数可以缓解，部分可有残留症状或转为慢性。老年期是人生的一个特殊时期，由于生理、生理的变化，对生活的适应能力减弱，任何应激状态都容易引起抑郁障碍，应引起足够的重视。

有人对抑郁症患者追踪10年的研究发现，有75％～80％的患者多次复发，故抑郁症患者需要进行预防性治疗。发作3次以上应长期治疗，甚至终身服药。维持治疗药物的剂量多数学者认为应与治疗剂量相同，还应定期门诊随访观察。心理治疗和社会支持系统对预防本病复发也有非常重要的作用，应尽可能解除或减轻患者过重的心理负担和压力，帮助患者解决生活中的实际困难及问题，提高患者应对能力,并积极为其创造良好的环境,以防复发。

老年抑郁症的治疗要达到三个目标:① 提高临床治愈率,最大限度减少病残率和自杀率,关键在于彻底消除临床症状;② 提高生存质量,恢复社会功能;③ 预防复发。

(1) 治疗原则:① 个体化治疗;② 剂量逐步递增,尽可能采用最小有效量,使不良反应减至最少,以提高服药依从性;③ 足量足疗程治疗;④ 尽可能单一用药,如疗效不佳可考虑转换治疗、增效治疗或联合治疗,但需要注意药物相互作用;⑤ 治疗前知情告知;⑥ 治疗期间密切观察病情变化和不良反应并及时处理;⑦ 可联合心理治疗增加疗效;⑧ 积极治疗与抑郁共病的其他躯体疾病、物质依赖、焦虑障碍等。

(2) 药物治疗:药物治疗是中度以上抑郁发作的主要治疗措施。目前临床上一线的抗抑郁药主要包括选择性 5-羟色胺再摄取抑制剂(氟西汀、帕罗西汀、舍曲林、氟伏沙明、西酞普兰和艾司西酞普兰)、5-羟色胺和去甲肾上腺素再摄取抑制剂(文拉法辛和度洛西汀)、去甲肾上腺素和特异性 5-羟色胺能抗抑郁药(米氮平)等。传统的三环类、四环类抗抑郁药和单胺氧化酶抑制剂由于不良反应较大,应用明显减少。

(3) 心理治疗:对有明显心理社会因素作用的抑郁发作患者,在药物治疗的同时常需合并心理治疗。常用的心理治疗方法包括支持性心理治疗、认知行为治疗、人际治疗、婚姻和家庭治疗、精神动力学治疗等,其中认知行为治疗对抑郁发作的疗效已经得到公认。

(4) 物理治疗:有严重消极自杀企图的患者及使用抗抑郁药治疗无效的患者可采用改良电抽搐治疗。电抽搐治疗后仍需用药物维持治疗。近年来又出现了一种新的物理治疗手段——重复经颅磁刺激治疗,主要适用于轻中度的抑郁发作。

老年人得了焦虑症怎么办?

焦虑症又称为焦虑性神经症,是神经症这一大类疾病中最常见的一种,以焦虑情绪体验为主要特征。可分为慢性焦虑(广泛性焦虑)和急性焦虑发作(惊恐障碍)两种形式。主要表现为:无明确客观对象的紧张担心,坐立不安,还有植物神经症状(心悸、手抖、出汗、尿频等)。注意区分正常的焦虑情绪,如焦虑严重程度与客观事实或处境明显不符,或持续时间过长,则可能为病理性的焦虑。在老年人中的焦虑症患者以慢性焦虑状态为多见。

老年人预防焦虑症的方法主要有：① 进行放松训练，通过各种固定的训练程序，反复练习，达到全身放松。② 参加运动锻炼、文娱活动，以及我国的太极拳、印度瑜伽等，使自己置身于健康之中，转移注意力，从而减轻病态的体验。③ 服药对控制焦虑发作和惊恐发作效果较好，一定要坚持服药。④ 学习疾病的有关知识。改正自己错误的认知，增强战胜疾病的信心和决心。

焦虑症的治疗方法主要有：

(1) 药物治疗：医生一般会根据患者病情、身体情况、经济情况等因素综合考虑。一般建议服药1～2年左右。停药及加量请咨询医生，不可自行调整药物治疗方案。在服药期间，注意和医生保持联系，出现副作用或其他问题及时解决。① 苯二氮卓类药物：优点是见效快，多在30～60分钟内起效；抗焦虑效果肯定；价格较便宜。缺点是效果持续时间短，不适合长期大量使用；有可能产生依赖。常用药物：劳拉西泮、阿普唑仑，一天2～3次。属于短中效的安定类药物，抗焦虑效果好，镇静作用相对弱，对白天工作的影响较小。使用原则：间断服药原则，焦虑严重时临时口服，不宜长期大量服用；小剂量原则，小剂量管用就不用大剂量；定期换药的原则，如果病情需要长期服用，3～4周就更换另一种安定类药物，可以有效避免依赖的产生；换药时，原来的药慢慢减，新加上的药慢慢加。如果患者年龄偏大，服药剂量不大，疗效较好时，也可以不换药。只要安定类药物服用的剂量不增加，在正常范围内，疗效不减弱，就可以认为没有产生依赖性。② 抗抑郁药：因为焦虑的病因会导致机体神经—内分泌系统出现紊乱，神经递质失衡，而抗抑郁药可使失衡的神经递质趋向正常，从而使焦虑症状消失，情绪恢复正常。广泛性焦虑常用治疗药物是帕罗西汀(赛乐特)、艾司西酞普兰(来士普)、文拉法辛(博乐欣、怡诺思)、黛力新等。

(2) 心理治疗：是指临床医师通过言语或非言语沟通，建立起良好的医患关系，应用有关心理学和医学的专业知识，引导和帮助患者改变行为习惯、认知应对方式等。药物治疗是治标，心理治疗是治本，两者缺一不可。病程较短的焦虑症患者可用单纯的心理治疗可使其缓解，还可进行各种形式的松弛训练。对经心理治疗未能完全缓解的患者可服用安定等抗焦虑药物，但使用的时间不宜过长。部分患者可加用抗抑郁药物。

二、老年妇科病

女性得了更年期综合征怎么办?

妇女绝经的平均中间年龄约在50岁,一般认为40岁以后绝经者尚属正常。事实上绝经前的一个时期已显示出卵巢功能减退,即从有生育能力转入无生育能力的过渡时期称为更年期。一般认为妇女40岁即开始进入更年期。更年期的最早变化是卵巢功能衰退。卵巢的两大功能:排卵及分泌性激素,由于卵巢停止排卵,雌激素分泌减少,虽有三分之一的更年期妇女能通过神经内分泌的自我调节达到新的平衡而无自觉症状,但三分之二的更年期妇女则可出现一系列性激素减少所致的症状,称为更年期综合征。

更年期精神症状可因神经类型不稳定或精神状态不健全而加剧,故应重视心理健康,保持身心愉快,家庭和睦;积极参与公益活动;坚持体格锻炼,增加户外活动;摄取含钙的营养丰富的食物,如牛奶、海鲜、鱼虾等,有条件的对骨质疏松者注射降钙素。

更年期综合征的治疗主要是给予雌激素替代治疗,可有效地逆转更年期综合征症状和一些绝经期心血管病与脂肪代谢失衡的状况。为了提高老年妇女的生活质量,近年来我国各大、中城市的知识妇女纷纷率先接受了雌激素的替代治疗。接受雌激素替代治疗,必须在医生的指导下进行。

得了围绝经期功能失调性子宫出血怎么办?

围绝经期功能失调性子宫出血简称围绝经期功血。围绝经期指妇女绝经前后的一段时期,也就是卵巢功能开始衰退一直持续到最后一次月经后一年。此期主要以无排卵功能失调性子宫出血为主。围绝经期妇女在经历一段月经不规则的绝经过渡期后月经终止。50%的功血患者发生于绝经前期即更年期中,常表现为月经周期长短不一、经期延长、经量过多或不规则阴道流血。其中约85%的病例属无排卵性功血。因此绝经期前卵巢功能衰退,70%的绝经前妇女有月经紊乱的症状。

围绝经期功血患者多已无生育要求,治疗的原则是迅速止血,预防出血过频、过多,纠正贫血,改善一般情况,遏制子宫内膜因持续无排卵造成的增生过长,诱导绝经,防止癌变。

对发病年龄早、反复治疗多年或因生活工作条件不能长期治疗及观察者,超过40岁,可考虑手术切除子宫。此类患者常在40岁时发生子宫肌瘤,更是手术指征。近绝经妇女,多次诊刮提示内膜复杂性和非典型增生,合并子宫肌瘤、子宫肌腺症、严重贫血者也为子宫切除术的指征。若年龄达54～55岁,卵巢功能仍不衰退,阴道涂片雌激素水平仍高而不断出血者,为避免子宫内膜恶变应考虑切除子宫及卵巢。手术方法除传统的经腹、经阴道子宫切除术外,还有腹腔镜下全子宫或次全子宫切除,腹腔镜辅助的经阴道子宫切除术,宫腔镜下子宫内膜切除术等。对于围绝经期功血患者应尽可能选择创伤小的手术途径及手术方法。

老年人得了外阴瘙痒怎么办?

外阴瘙痒是妇女十分常见的症状,可以由许多疾病引起。外阴瘙痒好发于阴蒂及小阴唇附近,其次为大阴唇、会阴及肛门周围。瘙痒多为阵发性,夜间尤甚。外阴瘙痒的部位特殊,瘙痒难熬,不但给妇女带来了难言之苦,而且还严重影响睡眠和工作。

老年女性预防外阴瘙痒的方法主要有:① 每天用温开水清洗外阴,不宜用外阴消毒剂、高锰酸钾及肥皂。② 内裤及浴巾应经常煮洗、阳光暴晒。③ 忌酒及辛辣或过敏食物。

外阴瘙痒的治疗主要是针对原发病进行治疗,应认真寻找原因,予以根除,是防治的关键。对于不明原因的外阴瘙痒、局部无病变者,应加强心理治疗。

得了老年性外阴萎缩怎么办?

老年性外阴萎缩是由于皮肤营养障碍所致外阴皮肤黏膜全部或部分出现不同程度的皮肤组织减少及功能障碍而发生的萎缩性变化。老年性外阴萎缩由于衰老、内分泌障碍、营养不良、慢性感染、中毒、先天性异常或神经营养功能障碍等所致;也可以是机械性长期压迫、牵引或物理性因素如放射性损伤或化学性刺激所致。外阴萎缩与全身其他部位皮肤的老年性变化相同,是老年期的一种普遍性的皮肤萎缩,皮肤各层组织及皮肤附属器官发生相同程度的萎缩,阴唇可以退缩消失,但阴道口不一定狭窄,主要表现为外阴奇痒。

预防老年性外阴萎缩,要注意改善营养状况及给予充足的多种维生素,并可以服用小剂量雌激素。

老年性外阴萎缩的治疗大多主张采用非手术治疗,药物治疗能取得满意效果。但治疗后仍应随诊,以防发生癌变。

得了外阴白斑病怎么办?

外阴白色病又叫外阴白色病损、外阴白斑或外阴营养不良。所谓外阴白斑实际上是指外阴局部神经与血管营养障碍引起的组织变性与色素改变的疾病。临床上常常把外阴局部的皮肤与黏膜变白变粗或萎缩性疾病,统称为"外阴白斑病"。

老年人预防外阴白斑的方法主要有:① 积极治疗慢性病,如糖尿病、内分泌疾病及免疫系统疾病。积极治疗阴道炎、外阴炎及各种引起带下增多的疾病。② 有些女性过于清洁,每天有清洗外阴一次或几次的习惯,在此我们建议,由于女性外阴有自洁作用,一般一周清洗 2～3 次即可,清洗时不要用任何洗涤剂(因其一般均为碱性),只用温水清洗即可,切忌水温不可过烫。③ 日常生活中应穿宽松、透气性好的内衣裤,以纯棉制品为主,避免穿腈纶等化纤制品的内裤。④ 应保持患处干爽、通气、清凉;穿吸湿、透气、宽松、柔软、全棉的内裤,穿腈纶等化纤制品的内裤。⑤ 保持外阴清洁,减少刺激与摩擦,忌搔抓。⑥ 保持心情舒畅,日常生活中应注意生活压力及情绪的调节,保持情绪乐观,心情开朗及充足睡眠。这一点,患者家属应积极配合,使其树立战胜疾病的信心。⑦ 忌食辛辣刺激性食物,应多食含铁、铜、锰等含微量元素较多的如核桃、芝麻、香菇、豆腐、青菜、木耳、胡萝卜、瘦肉、猪血、牡蛎、海螺及海参等海产品。⑧ 劳逸结合,适当增加体质锻炼,提高机体免疫力。

得了外阴癌怎么办?

外阴癌是外阴的恶性肿瘤,并不太少见,约占女性生殖道恶性肿瘤的 5%。其中以原发性鳞状上皮癌为主,继发性恶性肿瘤少见。最常发生在大阴唇,其次是小阴唇、阴道前庭及阴蒂等处。首先出现局部结节或肿块，并逐渐增大、坏死、破溃及感染，分泌物增多，伴有瘙痒疼痛感。肿物可呈乳头状或菜花样，并可迅速扩大，累及肛门、直肠和膀胱等。外阴癌常见于 60 岁以上妇女。虽然绝大多数肿瘤生长在外阴皮肤表面，但仍有很多患者未能获得早期诊断和治疗。其原因或是患者不重视外阴部的症状，如瘙痒、结节状小赘生物等；或是医师不认识外阴症状的重要性，常没有先作活组织病理检查，明确诊断后对症治疗，而是先盲目按炎症任意给药以致延误医治。

老年人预防外阴癌的方法主要有：① 注意外阴部的清洁卫生，每日用水清洗外阴部；② 积极治疗外阴瘙痒；③ 外阴出现结节、溃疡或白色病变，应及时就医，明确诊断后应对症治疗；④ 及时治疗外阴不典型增生。

得了老年性阴道炎怎么办？

老年性阴道炎常见于绝经后的老年妇女，因卵巢功能衰退，雌激素水平降低，阴道壁萎缩，黏膜变薄，上皮细胞内糖原含量减少，阴道内 pH 值上升，局部抵抗力降低，致病菌易入侵繁殖引起炎症。主要症状为阴道分泌物增多及外阴瘙痒、灼热感。检查见阴道呈老年性改变，上皮萎缩，皱襞消失，上皮变平滑、菲薄。阴道黏膜充血，有小出血点，有时见浅表溃疡。若溃疡面与对侧粘连，阴道检查时粘连可被分开而引起出血，粘连严重时可造成阴道狭窄甚至闭锁，炎症分泌物引流不畅可形成阴道积脓甚至宫腔积脓，目前这种情况少见。

预防老年性阴道炎的方法主要有：① 老年妇女在生活中要特别注意自我护理，讲究卫生，减少阴道感染的机会。② 不要为了“消毒杀菌”就使用肥皂或各种药液清洗外阴。因为老年妇女的外阴皮肤一般干燥、萎缩，经常使用肥皂等刺激性强的清洁用品清洗外阴，会加重皮肤干燥，引起瘙痒，损伤外阴皮肤。清洗外阴时应用弱酸配方的女性护理液。③ 勤换洗内裤。④ 自己的清洗盆具、毛巾不要与他人混用。⑤ 由于老年妇女阴道黏膜菲薄，阴道内弹性组织减少，因此过性生活时有可能损伤阴道黏膜及黏膜内血管，使细菌乘机侵入。解决方法：可以在性生活前将阴道口涂少量油脂，以润滑阴道，减小摩擦。⑥ 外阴出现不适时不要乱用药物。因为引起老年性阴道炎的细菌多为大肠杆菌、葡萄球菌等，不像育龄期女性以霉菌性阴道炎、滴虫性阴道炎最多见。因此不要乱用治疗霉菌或滴虫的药物，更不要把外阴阴道炎当作外阴湿疹而乱用激素药膏，这样会适得其反。

老年性阴道炎的治疗方法主要有：

（1）增强阴道抵抗力：针对病因给予雌激素制剂，可局部用药，也可全身给药。妊马雌酮软膏局部涂抹，每日2次，或雌三醇乳膏，第1周内局部，每天使用1次，然后根据缓解情况逐渐减低至维持量（如每周用2次）。

（2）抑制细菌生长：用1%乳酸或0.5%醋酸液冲洗阴道，每日1次，增加阴道酸度，抑制细菌生长繁殖。阴道冲洗后，局部应用抗生素治疗。

得了真菌性阴道炎怎么办？

真菌性阴道炎是由白色念珠菌引起的。念珠菌是真菌中最常见的条件致病菌，又称假丝酵母菌，所以常说的霉菌性阴道炎也称为念珠菌性阴道炎。

老年人预防真菌性阴道炎的方法主要有：① 养成良好的卫生习惯，勤换洗内裤并放于通风处晾干。② 盆具、毛巾自己专用。③ 内裤与袜子不同盆清洗。④ 避免冲洗阴道、避免不必要的抗生素应用。

真菌性阴道炎的主要治疗方法有：

（1）改变阴道的酸碱度：如用碱性药物冲洗阴道，可用2%～4%苏打液冲洗阴道，以改变霉菌的生活环境。但其效果仍有争议。

（2）药物治疗：① 制霉菌素阴道栓，塞入阴道深部，早、晚各1次或每晚1次，共2周。亦可应用克霉唑栓或咪康唑栓。② 口服制霉菌素或氟康唑等。③ 复方制霉菌素冷霜或咪康唑乳膏等局部涂擦，每日2次。

得了子宫脱垂怎么办？

子宫从正常位置沿阴道下降，宫颈外口达坐骨棘水平以下，甚至子宫全部脱出于阴道口以外，称为子宫脱垂，子宫脱垂常合并有阴道前壁和后壁膨出。子宫脱垂者卧床后可自行消失，也有终日掉在外面，夜间须用手还纳方能复位。子宫脱垂影响行动，痛苦极大。老年妇女盆底组织萎缩退化，常易发生子宫脱垂。

预防子宫脱垂的方法主要有：① 产后不过早下床活动，特别不能过早地参加重体力劳动。② 避免长期站立或下蹲、屏气等增加腹压的动作。③ 保持大小便通畅。④ 及时治疗慢性气管炎、腹泻等增加腹压的疾病。⑤ 适当进行身体锻炼，提高身体素质。⑥ 增加营养，多食有补气、补肾作用的食品，如鸡、山药、莲子、大枣等。

子宫脱垂的治疗应因人而异，疗法以安全、有效和简单为原则。对一些轻症患者，可采用支持疗法，加强营养，适当安排休息和工作，避免体力劳动，经常保持大便通畅，积极治疗慢性咳嗽，还可服用中药补中益气汤之类。对那些子宫颈或宫体脱出阴道外口的患者，以采取手术疗法为宜。这种经阴道的手术一般老年妇女均可耐受，不必顾虑。除非那些高龄老年妇女或患有心肾功能不全者，可到医院配置合适的子宫托，以期改善生活质量。

得了子宫内膜癌怎么办？

子宫内膜癌是发生于子宫内膜的一组上皮性恶性肿瘤，是最常见的女性生殖系统肿瘤之一，每年有接近20万的新发病例，并是导致死亡的第三位常见妇科恶性肿瘤(仅次于卵巢肿瘤和宫颈癌)。其发病与生活方式密切相关，发病率在各地区有差异，在北美和欧洲其发生率仅次于乳腺癌、肺癌、结直肠肿瘤，高居女性生殖系统癌症的首位。在我国，随着社会的发展和经济条件的改善，子宫内膜癌的发病率亦逐年升高，目前仅次于宫颈癌，居女性生殖系统恶性肿瘤的第二位。子宫内膜癌多见于绝经期妇女，约占女性癌症总数的7%，占女性生殖道恶性肿瘤的20%～30%。

老年人预防子宫内膜癌的方法主要有：① 因子宫内膜癌病因尚不明确，目前尚不能预防其发生，因此，重点应放在早期发现、早期治疗上。对绝经后出血，更年期月经紊乱应注意排除子宫内膜癌的可能，对年轻妇女月经紊乱治疗无效者，亦应及时做B超检查和子宫内膜检查。重视子宫内膜癌的癌前病变，对已证实有子宫内膜不典型增生等癌前病变者，根据患者情况宜行全子宫切除术，有生育要求者应及时给予大剂量孕激素治疗并监测病情变化。② 严格掌握激素替代治疗的适应证，并合理使用，对更年期及绝经后妇女更应慎用。对有子宫的妇女，在应用雌激素的同时宜适当应用孕激素保护子宫内膜，并严密监测。③ 改变生活习惯，节制饮食，加强锻炼，通过控制高血压、糖尿病、肥胖等“富贵病”的发生减少子宫内膜癌的发病率。

子宫内膜癌的主要治疗方法有：

(1) 手术：是子宫内膜癌最主要的治疗方法。对于早期患者，手术目的为手术—病理分期，准确判断病变范围及预后相关，切除病变的子宫和可能存在的转移病灶，决定术后辅助治疗的选择。相当一部分早期子宫内膜癌患者可仅通过规范的手术即得以治愈，但对经手术—病理分期具有复发高危因素的或者晚期患者，术后需要给予一定的辅助治疗。由于子宫内膜癌患者常年纪较大，且有较多并发症，如高血压、糖尿病、肥胖以及其他心脑血管疾病等，因此对于具体患者需要详细评估其身体耐受情况，给予个体化治疗。

(2) 放疗：是治疗子宫内膜癌有效的方法之一。单纯放疗仅适用于年老体弱及有严重内科并发症不能耐受手术或禁忌手术者，以及Ⅲ期以上不宜手术者，包括腔内及体外照射。术前放疗很少采用，但对于阴道大量出血，一般情况差、并发症多、短期内无法耐受手术的患者可以先行放疗止血并控制疾病进展。待患者一般情况好转后可行全子宫＋双附件切除术。术前放疗以腔内放疗为主。术后辅助放疗在临床应用较多，术后放疗指征：手术探查有淋巴结转移或可疑淋巴结转移；子宫肌层浸润大于 1/2 或 G2，G3；特殊组织学类型，如浆液性癌、透明细胞癌等；阴道切缘癌残留等。上述前三种情况给予全盆腔照射，最后一种情况需补充腔内放疗。目前放疗多合并化疗增敏，又称为放化疗。

(3) 化疗：化疗很少单独应用于子宫内膜癌的治疗，多用于特殊类型的子宫内膜癌，如浆液性、透明细胞癌等；或是复发病例；或是具有复发高危因素的手术后患者，如 G3，ER/PR 阴性者。化疗中主要应用的药物有铂类、紫杉醇以及阿霉素类药物，如多柔比星等。目前多采用联合化疗，化疗方案有 AP、TP、TAP 等。

(4) 激素治疗：① 适应证：晚期或复发患者；保留生育能力的子宫内膜癌患者；保守性手术联合大剂量孕激素保留卵巢功能；具有高危因素患者的术后辅助治疗。② 禁忌证：肝肾功能不全；严重心功能不全；有血栓病史；糖尿病患者；精神抑郁者；对孕激素过敏者；脑膜瘤患者。目前尚无公认的孕激素治疗方案，一般主张单独应用大剂量孕激素，如醋酸甲羟孕酮、醋酸甲地孕酮、17-羟已酸孕酮、和 18-甲基炔诺酮等。一般认为应用时间不应少于 1～2 年。大剂量孕激素在病理标本免疫组化孕激素受体阳性者中效果较好，对保留生育功能者有效率可达 80%，对治疗晚期或复发患者总反应率为 15%～25%。对于孕激素受体阴性者可加用三苯氧胺，逆转受体阴性情况，提高治疗效果。孕激素类药物常见的副反应有轻度水钠潴留和消化道反应，其他可有高血压、痤疮、乳腺痛等。

(5) 中医药治疗：手术和放化疗后可给予患者中医中药治疗，固本扶正，提高患者的机体免疫力。

得了子宫颈癌怎么办?

宫颈癌是最常见的妇科恶性肿瘤。原位癌高发年龄为30～35岁,浸润癌高发年龄为45～55岁,近年来其发病有年轻化的趋势。近几十年宫颈细胞学筛查的普遍应用,使宫颈癌和癌前病变得以早期发现和治疗,宫颈癌的发病率和死亡率已有明显下降。一般认为,宫颈癌的发病与早婚、多次结婚、性生活紊乱、性生活过早、早年分娩、密产、多产,及经济状况、种族和地理环境等因素有关。研究表明,宫颈癌的发病可能不是单一因素,而是多种因素综合在一起。

老年人预防宫颈癌的方法主要有:① 普及防癌知识,是减少宫颈癌发病率的有效措施。凡已婚妇女,特别是绝经前后的妇女有月经异常或性交出血者,应警惕生殖道癌的可能,应及早就医。② 定期开展宫颈癌的普查、普治,每1～2年普查一次,做到早期发现、早期诊断和早期治疗。老年妇女本人更不应认为已停止性生活了即可忽视普查工作。③ 积极治疗中、重度宫颈糜烂。注意高危因素,重视高危患者,如有宫颈糜烂的人,同时是早婚、多育、有多个性伴侣者,应当列为高危人群,应引起重视。④ 及时发现诊断和治疗宫颈癌之前期宫颈上皮内瘤样病变,以阻断宫颈癌的发生。

宫颈癌的主要治疗方法有:

(1) 手术治疗:手术主要用于早期宫颈癌患者。常用术式有:全子宫切除术;次广泛全子宫切除术及盆腔淋巴结清扫术;广泛全子宫切除术及盆腔淋巴结清扫术;腹主动脉旁淋巴切除或取样。年轻患者卵巢正常可保留。对要求保留生育功能的年轻患者,属于特别早期的可行宫颈锥形切除术或根治性宫颈切除术。根据患者不同分期选用不同的术式。

(2) 放射治疗:适用于:① 中晚期患者;② 全身情况不适宜手术的早期患者;③ 宫颈大块病灶的术前放疗;④ 手术治疗后病理检查发现有高危因素的辅助治疗。

(3) 化疗:主要用于晚期或复发转移的患者,近年也采用手术联合术前新辅助化疗(静脉或动脉灌注化疗)来缩小肿瘤病灶及控制亚临床转移,也用于放疗增敏。常用化疗药物有顺铂、卡铂、紫杉醇、博来霉素、异环磷酰胺、氟尿嘧啶等。

预后与临床期别、病理类型等密切相关。有淋巴结转移者预后差。宫颈腺癌早期易有淋巴转移,预后相对较差。总而言之,早期治疗预后较好。

老年人得了卵巢肿瘤怎么办?

卵巢肿瘤是指发生于卵巢上的肿瘤,它是女性生殖器常见肿瘤之一。卵巢恶性肿瘤还是妇科恶性肿瘤中死亡率最高的肿瘤。虽然近年来无论在卵巢恶性肿瘤的基础研究还是临床诊治方面均取得很大的进展,但遗憾的是其5年生存率仍提高不明显。卵巢肿瘤的病因迄今尚未明了,但流行病学调查提示,原发性不孕、月经初潮早及绝经期晚、妊娠次数少、未孕未育妇女患卵巢肿瘤的危险性高。乳腺癌与子宫内膜癌患者合并卵巢肿瘤的风险增加,因此,凡有上述高危因素的妇女称为卵巢肿瘤的高危人群。

卵巢肿瘤的治疗方法主要有:① 加强体育锻炼。有研究证明,经常运动的妇女,一生中患卵巢癌的机会比起不运动的妇女低了27%。② 均衡日常膳食。经调查研究发现,平日饮食中含有过多饱和性脂肪的女性,比较容易患卵巢癌。因此减少饮食中的脂肪量,多摄取纤维,适当补钙,均衡饮食,多吃蔬菜、水果,这样得卵巢癌的机会将大大降低。③ 及时治疗妇科疾病,尤其是有盆腔炎性肿块。如怀疑盆腔结核或子宫内膜异位性肿块,经治疗无效,不能排除肿瘤时应手术探查。④ 定期进行妇科检查。卵巢癌早期并无明显症状,并且大量的资料表明,卵巢癌具有一定的遗传倾向,因此提醒广大女性(尤其是绝经后的女性)应该定期去医院做妇科体检,争取做到早发现、早治疗。

卵巢肿瘤的治疗方法主要有:

(1) 手术治疗:卵巢癌手术治疗可以明确临床诊断及临床分期,因为卵巢癌极易与腹腔内其他肿块相混淆,可通过腹腔镜、剖腹探查,以掌握病变部位、性质、附近器官及淋巴结有无转移,从而达到确诊和正确分期。卵巢癌手术治疗可以确定卵巢癌的组织学类型及细胞分级,从而有助于正确选择治疗方案。对于早期卵巢癌者可行根治性手术切除,以防止复发。对于晚期卵巢癌患者可尽量切除肿瘤,以便为手术后选择其他治疗创造条件。

(2) 化疗:是晚期卵巢癌的重要治疗措施,必须及时、足量和规范。化疗是手术疗效的保证,两种方法缺一不可。

(3) 放疗:是综合治疗卵巢癌的手段之一。放疗可使瘤体缩小,改善临床症状,为其他治疗创造条件。

老年人得了乳腺癌怎么办?

乳腺癌是女性最常见的恶性肿瘤,发病年龄以40～60岁居多。其发病与性激素的变化有很大关系,特别是雌激素在乳腺癌发病中具有重要作用。乳腺癌常以直接浸润、淋巴、血行三种途径转移。

老年人预防乳腺癌的方法主要有:① 建立良好的生活方式,调整好生活节奏,保持心情舒畅。② 坚持体育锻炼,积极参加社交活动,避免和减少精神、心理紧张因素,保持心态平和。③ 养成良好的饮食习惯。婴幼儿时期注意营养均衡,提倡母乳喂养;儿童发育期减少摄入过量的高蛋白和低纤维饮食;青春期不要大量摄入脂肪和动物蛋白,加强身体锻炼;绝经后控制总热量的摄入,避免肥胖。平时养成不过量摄入肉类、煎蛋、黄油、奶酪、甜食等饮食习惯,少食腌、熏、炸、烤食品,增加食用新鲜蔬菜、水果、维生素、胡萝卜素、橄榄油、鱼、豆类制品等。④ 积极治疗乳腺疾病。⑤ 不乱用外源性雌激素。⑥ 不长期过量饮酒。

乳腺癌的治疗方法主要有:

(1) 手术治疗:根治性手术长期以来是治疗乳腺癌的主要手段,并取得一定疗效。

(2) 化学疗法:化疗期间注意检查肝功能和白细胞计数。

(3) 放射疗法:对确无淋巴结转移的早期乳腺癌,不必常规放疗。如手术时已有转移,转移的淋巴结达到或超过4个,必须进行放疗。

(4) 内分泌治疗:由于乳癌的发生与雌激素有关,对雌激素受体阳性的患者可使用雌激素拮抗剂治疗,常用的有三苯氧胺。服药期间要定期进行妇科检查。

乳腺癌治疗疗效难以评价,原因之一是未经治疗的乳腺癌患者自然病程变化很大。在决定疾病转归的诸多因素中,肿瘤的病理类型、生物学行为是首要的,却是不可预测和不可控制的。

三、老年泌尿外科病

老年人得了尿频怎么办?

正常人一般白天排尿4～6次,夜间0～1次,超过此次数即为尿频。尿频是一种症状,并非疾病。由于多种原因可引起小便次数增多,但无疼痛,又称小便频数。尿频的原因较多,包括神经精神因素,病后体虚,寄生虫病等。对尿频患儿需除外泌尿系感染、外阴或阴茎局部炎症等。老年人由于水分经皮肤汗腺挥发量少,每天排尿次数会比中青年人多一些,一般夜间1～2次亦属正常。另外,每天的排尿次数受气候、饮水量、运动及排尿习惯等影响,分析症状时应注意排除以上因素。

老年人预防尿频的方法主要有:① 控制饮食结构,避免酸性物质摄入过量,加剧酸性体质。饮食的酸碱平衡对于尿频的预防有很大关系。② 经常进行户外运动,在阳光下多做运动多出汗,可帮助排除体内多余的酸性物质,多呼吸新鲜的空气,减少发病的几率。有助于人们的身体健康。③ 保持良好的心情,不要有过大的心理压力,压力过重会导致酸性物质的沉积,影响代谢的正常进行。适当的调节心情和自身压力可以保持弱碱性体质,使尿频远离大家。④ 生活要规律,生活习惯不规律的人,如彻夜唱卡拉OK、打麻将、夜不归宿等生活无规律,都会加重体质酸化。病毒容易入侵。应当养成良好的生活习惯,从而保持弱碱性体质,使病毒远离自己。⑤ 远离烟、酒。烟、酒都是典型的酸性食品,毫无节制的抽烟喝酒,极易导致人体的酸化。

治疗尿频的方法主要有:

(1) 膀胱训练疗法,增强神经系统对排尿的控制能力,降低膀胱的敏感性,扭转异常的排尿习惯。

(2) 配合药物治疗,采用消炎解痉、止痛、镇静、碱化尿液和利尿等。

(3) 局部用药,用2%硝酸银涂抹尿道和膀胱颈。

(4) 封闭疗法,在近端尿道或膀胱三角处作封闭治疗。

(5) 适当服用小剂量雌激素治疗。

老年人得了尿潴留怎么办?

尿潴留是指膀胱内充满尿液而不能正常排出。按其病史、特点分急性尿潴留和慢性尿潴留两类。急性尿潴留起病急骤,膀胱内突然充满尿液不能排出,患者十分痛苦。常需急诊处理;慢性尿潴留起病缓慢,病程较长,下腹部可触及充满尿液的膀胱,但患者不能排空膀胱,由于疾病的长期存在和适应痛苦反而不重。

治疗尿潴留的方法主要有:

(1) 急性尿潴留:治疗原则是解除病因,恢复排尿。如病因不明或梗阻一时难以解除,应先做导尿或耻骨上膀胱造瘘引流膀胱尿液解除病痛,然后做进一步检查明确病因。若经耻骨上膀胱区热敷或针刺等治疗仍不能排尿,可行导尿术,尿潴留短时间不能恢复者,应留置导尿管持续导尿,视情况拔除。急性尿潴留患者在不能插入导尿管时,行耻骨上膀胱穿刺造瘘,若无膀胱穿刺针,可手术行耻骨上膀胱造口术。如果梗阻病因无法解除,可永久引流尿液,定期更换造瘘管。急性尿潴留放置导尿管或膀胱穿刺造瘘引流尿液时,应间歇缓慢放出尿液,每次500～800毫升,避免快速排空膀胱,膀胱内压骤然降低而引起膀胱内大量出血。

(2) 慢性尿潴留:若为机械性梗阻病变引起,有上尿路扩张肾积水、肾功能损害者,应先行膀胱尿液引流,待肾积水缓解、肾功能改善后,针对病因解除梗阻。

老年人得了尿失禁怎么办?

老年尿失禁是由各种原因引起的膀胱贮尿功能障碍。尿失禁是老年人常见的病证,发生率为25%～40%,妇女较多,且随年龄的增长而程度加重,呈间断或持续性不自主的漏尿现象。

老年人预防尿失禁的方法主要有:① 防止尿道感染:养成大小便后由前往后擦手纸的习惯,避免尿道口感染。性生活前,夫妻先用温开水洗净外阴,性交后清洗外阴。若性交后发生尿痛、尿频,可服抗泌尿系感染药物3～5天,在炎症初期快速治愈。② 加强体育锻炼:加强体育锻炼,积极治疗各种慢性疾病。肺气肿、哮喘、支气管炎、肥胖、腹腔内巨大肿瘤等,都可引起腹压增高而导致尿失禁,应积极治疗该类慢性疾病,改善全身营养状况。同时要进行适当的体育锻炼和盆底肌群锻炼。最简便的方法是每天晨醒下床前和晚上就寝平卧后，各做 45～100 次紧缩肛门和上提肛门活动，可以明显改善尿失禁症状。③ 饮食要清淡，多食含纤维素丰富的食物，防止因便秘而引起的腹压增高。④ 早发现，早治疗。如果发现阴道有堵塞感，大小便或用力时有块状物突出外阴，阴道分泌物有异味或带血，排尿困难、不顺畅，尿频或失禁，腰酸、腹坠等症状，要及时就诊，防止盆腔器官脱垂。

治疗尿失禁的方法主要有：

(1) 盆底肌肉群的康复训练：① 盆底肌锻炼：提肛肌锻炼（即收缩肛门），每收缩一下持续 10 秒以上，每次至少进行 15～30 下，每日 3 次。耻骨肌锻炼为排尿过程中主动中断排尿，之后再继续排尿的重复锻炼，该方法有助于尿道括约肌功能的恢复。② 膀胱功能锻炼：按规定时间排尿，并逐渐延长排尿的时间间隔，以逐步增加膀胱容量；用意识控制膀胱的感觉刺激，重建大脑皮质对膀胱功能的控制，将排尿次数减少为每 3～4 小时 1 次。③ 盆腔生物学反馈治疗：根据患者的阴道大小分别置入不同规格的阴道圆锥，让患者收缩阴道将其夹持住，并逐渐增加圆锥的重量，以增强患者阴道的收缩力。生物学反馈治疗可外接测压装置，以对阴道收缩力进行测定，并通过测压装置屏幕显示给患者，直观地指导患者正确掌握收缩方法、提高盆底锻炼效果。这些方法简单、有效，坚持 3～6 个月后有效率可达 70%～100%，且无任何副作用。

(2) 雌激素替代疗法：世界各国专家都积极主张应用雌激素替代疗法补充更年期妇女体内雌激素不足，以防治老年性阴道炎、压力性尿失禁、冠心病、骨质疏松症等。有些已绝经的老年女性使用雌激素替代疗法初期，会出现少量"月经"现象，这属正常现象，仍可继续应用，稍后会逐渐消失。由于个体差异对雌激素敏感性不同，应该在经验丰富的专家指导下实行个体化用药。既往患过子宫内膜癌、乳腺癌、宫颈癌、卵巢癌的人则不宜使用或慎用。除此之外，尿道黏膜皱襞变平或消失后，防御致病微生物上行感染的免疫力随之下降。因此，压力性尿失禁患者并发泌尿系感染率极高，雌激素替代疗法和抗感染应同时进行，才可在短期内获得满意疗效。

(3) 手术治疗：保守治疗适于轻度尿失禁患者，对于中、重度的患者，必须采取手术治疗。

老年人得了血尿怎么办?

血尿是指离心沉淀尿中每高倍镜视野≥3 个红细胞，或非离心尿液超过 1 个或 1 小时尿红细胞计数超过 10 万，或 12 小时尿沉渣计数超过 50 万，均示尿液中红细胞异常增多，是常见的泌尿系统症状。原因有泌尿系炎症、结核、结石或肿瘤、外伤、药物等，对机体影响甚为悬殊。轻者仅镜下发现红细胞增多，称为镜下血尿；重者外观呈洗肉水样或含有血凝块，称为肉眼血尿。通常每升尿液中有 1 毫升血液时即肉眼可见，尿呈红色或呈洗肉水样。发现红色尿后，首先要分清是真性血尿还是假性血尿。有些药物可以引起红色尿，如氨基比林、苯妥英钠、利福平、酚红等；需与真性血尿区别。近年来无明显伴随症状的血尿有增多趋势，大多为肾小球性血尿，已广泛引起重视和进行研究。

治疗血尿的方法主要有：

(1) 血尿患者须卧床休息，尽量减少剧烈的活动。大量饮水加快药物和结石排泄。肾炎已发生水肿者应少饮水。应用止血药物，还可合用维生素 C。慎用导致血尿的药物，尤其是有肾脏病的患者。血尿由泌尿系感染引起，可口服和注射抗生素和尿路清洁剂。血尿病因复杂，有的病情很严重，应尽早去专科医院检查确诊，早期治疗。

(2) 积极治疗泌尿系统的炎症、结石等疾病。

(3) 在平时生活中，不能经常使膀胱高度充盈。感觉到尿意，即排尿，以减少尿液在膀胱存留时间过长。

(4) 注意劳逸结合，避免剧烈运动。

老年人得了泌尿系统感染怎么办?

泌尿系统感染是指尿道和膀胱感染，尿液从膀胱通到体外去的通道叫做尿道，尿道和膀胱二者紧密相连，尿道感染常会上行引发膀胱炎症。一般说来，泌尿系统感染多与卫生不良有关，大约 50％的女性至少患过一次泌尿系统感染，20％的女性则有多重感染——许多女性一年患 1～2 次是很常有的事。泌尿系统感染来源于大肠杆菌，大肠杆菌等细菌侵入泌尿系统，便引发多种泌尿系统感染，包括尿道炎、膀胱炎与肾盂肾炎等，其中尿道炎与膀胱炎被称为下泌尿系感染，肾盂肾炎被称为上泌尿系感染。老年人是泌尿系感染的高危人群，女性发病率为男性的 8～10 倍，因为女性尿道短约 3～5 厘米，细菌易上行侵入膀胱，且尿道口与寄生大量细菌的阴道口及肛门接近，为泌尿系感染提供了条件。女性更年期后尿道黏膜发生退行性变，抗菌力降低，也是易感染原因。男性反复发作的泌尿系感染与慢性细菌性前列腺炎有关。

老年人预防泌尿系感染的方法主要有:① 注意饮食的规律性和合理性,切勿暴饮暴食,随着年龄增长还须节制饮食,切忌过饱、蛋白过多,不吸烟、不酗酒。② 适量多喝水不憋尿,每天充分喝水随时排尿,尿路不易感染、亦不易患结石。③ 注意保暖,勿受凉,及时增添衣服。避免接触易感人群,预防感冒和感染。④ 注意锻炼身体,选择适合自己的运动方式坚持锻炼,以增强体质,提高免疫抗病能力。

得了老年肾病综合征怎么办?

肾病综合征是以大量蛋白尿、低蛋白血症、高脂血症及水肿为主要特征的肾小球病变。是肾小球疾病的常见表现。老年肾病综合征,临床上分为二大类,一类是原发性肾病综合征,是原发性肾小球疾病最常见的表现之一。另一类是由系统性疾病引起的,称为继发性肾病综合征。老年肾病综合征中继发性肾病综合征发生率高,其中以肾淀粉样变最高,约占全部老年患者肾病综合征的15%,其次是各种肿瘤,也常引起老年人继发肾病综合征,如胃肠道肿瘤,淋巴瘤白血病,肺癌发生率为11%,还有其他疾病,如老年糖尿病性肾病,乙型肝炎,某些药物(非特异性消炎药,金制剂,青霉胺),血管炎,冷球蛋白血症,巨球蛋白血症等。

老年人预防肾病综合征的方法主要有:① 加强身体锻炼,增强机体抗病能力,积极预防呼吸道、消化道感染及其他系统感染。一旦发现疾病,及早治疗,尽量避免使用对肾脏有损害的药物。② 注意休息,以静养为主,要避免过劳消耗体力而使病情加重。③ 适当进行轻松的活动,如散步、打太极拳等,可有助于增强抗病力及体质。④ 顺应四时气候变化的规律,适寒温,防止着凉感冒、中暑等疾病的发生。⑤ 节欲惜精,以防肾精过耗,导致亏虚。注意房事卫生,以免发生急性泌尿系统感染而加重病情。⑥ 注意饮食卫生,合理的调配膳食,应经常服食药膳食品来增强体质及辅助治疗。

治疗老年肾病综合征的方法主要有:

(1) 卧床休息:肾病综合征时应以卧床休息为主,卧床可增加肾血流量、尿量增加,预防交叉感染。但也应适当床旁活动,避免肢体血栓形成。当症状有所改善后,可适当增加活动。这样有利于降低血脂,减少并发症。但如有尿蛋白增加需减少活动。

(2) 饮食治疗:应进易消化、吸收的清谈半流饮食。因肾病综合征患者水肿时常伴有消化道黏膜水肿，消化功能受影响，在饮食成分中应注意。应注意钠盐、蛋白质和脂肪的摄入。

(3) 水肿：除限制钠盐的摄入和卧床休息外，可适当应用利尿剂。

(4) 高脂血症：以往对降脂治疗重视不够，近年来认识到，高脂血症使血液黏稠度增加。易形成血栓，加速冠心病发生。同时高脂血症能刺激肾小球系膜细胞增生，促进肾小球硬化。因此，除饮食注意外，降脂药有重要意义。

(5) 并发感染：老年肾病综合征易发生感染，特别是对于老年人患者可以采取预防措施，如肺炎球菌疫苗及注射高免疫血清球蛋白但预防用应在肾病缓解期进行，看法不统一。一旦发生感染，应及时选用敏感、强效及无肾毒性的抗菌药物治疗。

(6) 急性肾功能衰竭：特发性急性肾衰治疗。积极治疗基础病。血液透析，减轻组织及肾间质水肿，帮助度过少尿或无尿难关。应用髓襻利尿剂，有效者积极给予。碳酸氢钠、碱化尿液，以减少管型形成。

(7) 血栓形成：抗凝治疗，可阻止血栓扩展。

(8) 糖皮质激素和细胞毒类药物。

得了老年尿石症怎么办?

老年尿石症是泌尿系统的常见病之一。尿石可分为上尿路结石(肾输尿管结石)和下尿路结石(膀胱、尿道结石)，在结石部位、病因、年龄、性别、结石成分和预后方面都存在差别，可看作是结石的两种类型。尿石症是人体异常矿化的一种表现，即在正常情况下，不应发生矿化的部位形成或进行程度过高的矿化，它与全身细胞的活动和新陈代谢有密切的关系。尿石症也叫泌尿系统结石、尿路结石，也可按结石所在的不同部位分别称为肾结石、输尿管结石、膀胱结石或尿道结石。本病男性多于女性，老年人以膀胱和尿道结石多见。

老年人预防尿石症的方法主要有：① 养成多饮水的习惯，每日尿量 2 000～2 500 毫升，外观无色或淡黄色。根据结石成分和尿液分析结果选择食物。过度营养者降低热量，尤其减少动物蛋白，多食粗粮；吸收性高钙者限制乳制品。动物蛋白和糖；尿酸高者禁食动物内脏，少吃肉类。草酸高者禁食菠菜，少吃豆制品。② 药物防石：a. 降低结石盐或酸在尿中饱和度的药物：噻嗪类降尿钙和草酸，别嘌醇降尿酸，硫醇类降胱氨酸，正磷酸盐可间接降钙、镁，枸橼酸可络合尿钙，菌石通降感染时的尿氨和改变尿液的 pH 值。b. 增加尿抑制活性的药物：枸橼酸、正磷酸盐增加焦磷酸、外源性酸黏多糖，降低尿酸，可间接增加抑制力。c. 干扰尿黏蛋白聚合。③ 积极治疗原发病：对容易诱发尿石症的疾病，如甲状旁腺功能亢进、原发性高尿钙、痛风等，应积极、彻底地治疗。④ 心情要舒畅：调节情志，保持心情舒畅。⑤ 适度锻炼身体：平时要根据身体状况，坚持适度的运动锻炼。⑥ 防治泌尿系统感染：注意个人卫生，保持清洁，避免发生泌尿系统感染。

治疗老年尿石症的方法主要有：

(1) 急症处理：肾绞痛和感染常是急需处理的问题。感染须及时应用抗菌药物控制，严重者应住院静脉综合给药。排出结石解除梗阻是治疗肾绞痛的根本方法。采用利尿的方法可能将结石冲出的设想缺乏实验依据，这种做法增加肾内压力，不利于保护肾功能。使用药物应以解痉为主，可应用抗胆碱药物、黄体酮类药物、钙阻断药物等。吲哚美辛可抑制前列腺素的合成又可直接作用于输尿管壁，近年临床应用有一定效果，但口服后被肝脏分解，不能发挥很大作用，需肛门给药或静脉输入。因尿石症引起的梗阻性无尿患者，需紧急处理。处理原则是解除梗阻，畅通引流，防治并发症。对于一般情况允许的应手术解除梗阻或逆行插管引流或先行肾造瘘术。对于一般情况难于耐受手术者可先行透析治疗，待一般情况改善后及时解除梗阻。术前、术后应注意水电解质酸碱平衡，同时避免使用对肾功能有毒害作用的药物。对于因尿石症引起的梗阻性无尿患者在手术解除梗阻后应特别注意梗阻后利尿，后者一般经过 4 天后可自行减轻。这类患者处理上稍有误差，随时可出现意外。治疗上应遵循下列原则：① 术后数日内补充适量液体，绝对不能按相等尿量补液，否则易诱发心衰和延长多尿期；② 定期测量体重，假如每小时尿量超过 2 000 毫升，应特别警惕脱水；③ 注意低钾血症并及时纠正；④ 后期注意补充营养，促进恢复；⑤ 双侧上尿路结石梗阻者，如梗阻严重，时间过长或合并感染，肾单位严重破坏，手术解除梗阻后无明显多尿，经 3～4 个月观察无进步者，应按慢性肾功能不全处理。

(2) 择期处理：择期处理结石的原则应视是否存在必须去除的病因和并发症而定，并非所有结石都要积极处理。对无症状的肾盏小结石可暂不碎石，采用食疗、药物等姑息疗法继续观察。尿石引起梗阻，尤其是解除的成石原因当首先采取处理措施如施以甲状腺手术，停用成石药物等，并密切观察疗效。有明显梗阻原因的继发结石如肾盏输尿管连接部狭窄。前列腺增生等最好在手术取石的同时去除梗阻原因。肾鹿角状结石尤其孤肾结石应视情况进行手术取石或配合经皮肾镜取石及冲击波碎石，后者需严密观察。如患肾已萎缩无功能，碎石也难排出者应作肾切除手术，但术前要认真判断双侧肾脏功能慎重决定患肾有无保留价值。应该注意的是因尿路梗阻而致X线肾不显影者，梗阻解除后肾脏功能可能完全或部分恢复，因此肾不显影并非判断肾功的标志。应用B超检查和肾核素扫描对肾功能状态能够提供一些信息。对判定肾功能有困难的病例可先进行引流然后再判断减压后肾功能恢复的程度，以便正确处理。长期存在于输尿管的结石往往需要手术切开取石，合并癌变的结石应行根治性手术。

得了老年肾癌怎么办?

老年肾癌又称肾细胞癌、肾腺癌、透明细胞癌等，是最常见的肾实质恶性肿瘤，男性肾癌的发生率比女性高2.5～3倍。肾癌是肾原发肿瘤中最多见的，在中国，居泌尿及男性生殖系肿瘤的第二位，仅次于膀胱癌，占成人肾性肿瘤的3%左右。多发生于60岁以上的老年人，男女比例约2∶1。肾癌的病因至今尚不清楚。吸烟者肾癌的相对危险性增加，吸烟并暴露于镉工业环境者发生肾癌高于常人，肾癌有家族发病倾向，肾癌的发病率有地区差异，可能与城市化、饮食、生活习惯有关。老年肾癌早期可完全没有症状，患者的主诉和临床表现多变，容易误诊为其他疾病。往往由于体检或因其他如B超、CT等检查中偶然发现，有人称为偶发癌。血尿是老年肾癌最常见的症状，血尿的出现必须在肿瘤侵入肾盂的才有可能因此，已不是早期病状。

老年人预防肾癌的方法主要有：① 做好日常的饮食调理，日常饮食除了要保证营养，蛋白质、维生素等要合理搭配外，还要有目的的食用一些抗癌物质，如菌菇类、大蒜等。这是在对肾癌的预防中要注意的。② 禁食变质食物，所谓病从口入，一些发霉变质的食物切不可食用，日常也要少吃一些腌制的食物，比如咸菜、酸菜、腌肉等。③ 积极进行健身锻炼，增强机体抗病能力。④ 改变不良生活习惯。老年人更要多饮水，淡化毒素，不能憋尿。⑤ 患有前列腺肥大的老年男性，及时就诊解除梗阻症状，不使肾脏负担太重。⑥ 保持心情舒畅，尽量减少不良精神刺激和过度情绪波动。⑦ 积极早期治疗，积极治疗是针对肾脏其他疾病而言的，比如肾囊肿，这些病症若不及时治疗，很容易发生恶性病变，诱发肾癌。长期的临床研究也表明，肾脏本身有疾病的人要比正常的人患病几率高。⑧ 改善生活环境也是肾癌的预防措施之一，要注意保持环境中的空气流通，减少有毒有害气体的积聚。尽量避免跟一些化学性致癌物质的接触，加强对铅化合物接触的防护，减少肾癌的发病率。

肾癌的治疗一是根治，二是延长生存期，提高生活质量，减轻痛苦。为此，早期治疗、积极治疗、综合治疗是治疗肾癌的准则。其治疗方法有：手术治疗、化疗、免疫治疗、激素治疗；放射治疗、支持疗法、对症治疗和中医药辨证治疗。其中手术是根治的主要手段。

肾癌手术分为单纯性肾癌切除术和根治性肾癌切除术，目前公认的是根治性肾癌切除术可以提高生存率。

得了老年肾盂癌和输尿管癌怎么办？

肾盂癌和输尿管癌是指发生在肾盂、肾盏、输尿管被覆上皮来源的恶性肿瘤。尿路系统从上到下包括肾盂、肾盏、输尿管、膀胱及尿道，输尿管与膀胱交界处以上被称为上尿路，膀胱和尿道称为下尿路。因此，发生在肾盂、输尿管的肿瘤也就被称为上尿路肿瘤。在上尿路肿瘤中以肾盂或输尿管尿路上皮癌最为常见，约占所有上尿路上皮肿瘤的95%。因此，肾盂或输尿管尿路上皮癌几乎成为上尿路上皮肿瘤的代名词，通常所说的上尿路上皮肿瘤往往就是指肾盂或输尿管尿路上皮癌。肾盂和输尿管分属2个器官，但这2个器官所发生的在病因学、临床表现和诊断以及治疗方面相似，可以分别发生，也可以同时或相继相伴。

老年人预防肾盂癌和输尿管癌的方法主要有：① 戒烟酒：烟酒对人体有害，尤其是抽烟对健康影响很大，老年人更是要禁烟、戒酒。② 饮食卫生：不食用生霉变腐和熏腌制食品，宜用清淡食品，适当进食鱼、蛋及少量动物肉类。适当控制糖、盐的摄入。③ 加强体育锻炼：做些力所能及的活动，以提高自己的抗病能力。④ 保持乐观情绪：如听音乐、练书法、散步，心情愉悦则气血调畅，少生病。⑤ 避免放射线侵害：如接触放射源须做好防护。⑥ 慎用激素：激素能治疗疾病，但不合理应用弊大于利。⑦ 加强对铅化合物接触的防护：减少接触P-苯胺、联苯胺、4-氨联苯和2-乙酰氨基荧烷等有毒化学物质。⑧ 有病早治：老年人应定期检查身体，有病能及时发现和治疗。

至目前为止，肾盂或输尿管尿路上皮癌患者的标准治疗方法仍为外科手术治疗，切除范围包括患侧肾＋输尿管全长＋输尿管开口周围部分膀胱。但对于解剖性(先天孤立肾)或功能性(对侧肾脏无功能)的孤立肾或双肾同时患有肾盂或输尿管尿路上皮癌患者,如果肿瘤活检病理检查证实癌细胞属于低期低级,病变局限者可考虑行保留肾脏的手术,如内镜下电灼术、内镜下切除术、部分输尿管切除术。对于不能手术的晚期肾盂或输尿管尿路上皮癌患者可以考虑全身化疗,常用的化疗方案有:甲氨蝶呤、长春碱、多柔比星和顺铂和吉西他滨/顺铂方案是标准治疗方案之一。

得了老年膀胱癌怎么办?

膀胱癌是指发生在膀胱黏膜上的恶性肿瘤,是泌尿系统最常见的恶性肿瘤,也是全身十大常见肿瘤之一。占我国泌尿生殖系肿瘤发病率的第一位。2012 年全国肿瘤登记地区膀胱癌的发病率为 6.61/10 万,列恶性肿瘤发病率的第 9 位。膀胱癌可发生于任何年龄,高发年龄 50～70 岁。男性膀胱癌发病率为女性的 3～4 倍。老年膀胱癌的病因复杂,既有内在的遗传因素,又有外在的环境因素。较为明确的两大致病危险因素是吸烟和职业接触芳香胺类化学物质。吸烟是目前最为肯定的膀胱癌致病危险因素。

老年人预防膀胱癌的方法主要有:① 养成良好的生活习惯,戒烟限酒。吸烟,世界卫生组织预言,如果人们都不再吸烟,5 年之后,世界上的癌症将减少 1/3;其次,不酗酒。烟和酒是极酸的酸性物质,长期吸烟喝酒的人,极易导致酸性体质。不要食用被污染的食物,如被污染的水,农作物,家禽鱼蛋,发霉的食品等,要吃一些绿色有机食品,要防止病从口入。② 有良好的心态应对压力,劳逸结合,不要过度疲劳。可见压力是重要的癌症诱因,中医认为压力导致过劳体虚从而引起免疫功能下降、内分泌失调,体内代谢紊乱,导致体内酸性物质的沉积;压力也可导致精神紧张引起气滞血淤、毒火内陷等。③ 加强体育锻炼,增强体质,多在阳光下运动,多出汗可将体内酸性物质随汗液排出体外,避免形成酸性体质。多到空气新鲜的自然环境中去活动,少到或不到人多、空气污浊的公共场所,避免外感和呼吸道感染。④ 不要过多地吃咸而辣的食物,不吃过热、过冷、过期及变质的食物;年老体弱或有某种疾病遗传基因者酌情吃一些防癌食品和含碱量高的碱性食品,保持良好的精神状态。⑤ 生活要规律,生活习惯不规律的人,如彻夜唱卡拉 OK、打麻将、夜不归宿等生活无规律,都会加重体质酸化,容易患癌症。应当养成良好的生活习惯,从而保持弱碱性体质,使各种癌症疾病远离自己。⑥ 防止化学药品和放射线损伤:凡接触化学药品和放射源的工作人员,应加强劳动防护,并应定期检查身体。尽量避免不必要的放射检查和接触化学品,如砷、汞、氰化物等。

治疗老年膀胱癌的方法以手术治疗为主,放射治疗、化疗、免疫治疗等居辅助地位。原则上表浅膀胱肿瘤行保留膀胱的手术,浸润性癌行全膀胱切除。

膀胱癌的预后与肿瘤分级、分期、肿瘤大小、肿瘤复发时间和频率、肿瘤数目以及是否存在原位癌等因素密切相关,其中肿瘤的病理分级和分期是影响预后的最重要因素。浸润性膀胱癌患者行全膀胱切除术后5年生存率为60%~70%。

老年人得了前列腺增生怎么办?

良性前列腺增生又称前列腺肥大。前列腺增生症是老年男性的常见病,多见于50岁以上的男性。其发病率随年龄增长而递增,50~60岁者约50%,80岁时达80%~90%。其病因与年龄、睾丸激素、生长因子及生长抑制因子等有关。前列腺增生症主要发生于尿道周围腺体增生,而外周带及中央带被增生的腺体压扁,形成假包膜。前列腺增生后可引起下尿路梗阻,导致一系列病理生理变化。

老年人预防前列腺增生的方法主要有:① 防止性生活过度。② 积极治疗与前列腺增生有关的疾病,如慢性前列腺炎、尿道炎、膀胱炎等泌尿生殖系的炎症,因为前列腺的慢性炎症如久未治愈,势必会引起前列腺组织的纤维化和增生,而尿道炎和膀胱炎等由于与前列腺相邻,因此也常常会累及前列腺。③ 重视睾丸功能的保护,平时如能避免睾丸受伤,及时彻底治疗睾丸疾病,阴囊、睾丸部位尽量避免放射性物质接触或照射等,将有助于避免睾丸功能的衰退,以减少性激素代谢紊乱机会的发生,从而达到预防前列腺增生的目的。④ 饮食宜清淡,多食含纤维素的绿色蔬菜。过食肥甘厚味,易积湿生热;烈酒及辛辣食物使血循环加快,使前列腺充血,增加排尿阻力。多食含纤维素食物,保持大便通畅。不吃或少吃辛、辣、酸等刺激性较强的食物。戒酒、忌酒,尤其不要长期饮酒与酗酒。⑤ 气候变冷时,应注意保暖,不宜受寒、受湿,注意下半身保暖,避免感冒。游泳或冷水洗浴前,要充分活动,避免寒凉刺激下半身,引起旧病复发。⑥ 保持精神愉快。前列腺疾病病程长,不易治愈,常使人消沉悲观,甚至绝望,这种心情对身体极为不利。⑦ 平时不要憋尿,有了尿意不及时排尿,使膀胱过度充盈,超过膀胱收缩能力时,导致排尿无力。保持大便通畅。⑧ 避免对前列腺的压迫。少骑或不骑自行车,减少对前列腺的摩擦。⑨ 注意个人卫生。平时有条件时,要清洗前、后二阴,性生活前后也要清洗为好。⑩ 锻炼身体可以增强人的免疫力和抗病能力。

前列腺增生的治疗方法主要有：

(1) 一般认为，前列腺轻度增生无需治疗。

(2) 药物治疗：根据与前列腺增生症症状相关的三方面病理变化，目前治疗前列腺增生症的药物亦相应分为三类：① 作用于胆碱酯酶的药物：泌尿灵（盐酸黄酮哌酯），口服每次 0.2～0.4 克，每日 3 次。② α_1 受体阻滞剂：第一代 α_1 受体阻滞剂如酚苄明口服每次 5～10 毫克，每天一次，不良反应主要有口干、鼻塞、头晕、乏力及直立性低血压，停药后即可消失。第二代 α_1 受体阻滞剂如哌唑嗪，每次口服 2 毫克，每天 2 次。第三代 α_1 受体阻滞剂如哈乐，口服每次 0.2 毫克，每日 1 次，性能比前两种更好。③ 缩小前列腺体积的药：前列康，为花粉制剂，含有多种生物活性酶、微量元素和氨基酸等，通过调节性激素代谢以缩小前列腺体积和改善有关症状，口服每次 6 片，每天 3 次；甲帕霉素可抑制激素在肝肠循环的吸收，通过降低激素水平来改善症状，口服每次 1 片，每天 3 次；保列治为 5α-还原酶抑制剂，口服每次 5 毫克，每天 1 次；舍尼通为裸麦花粉提取物，可抑制双氢睾酮与其受体的结合，口服每次 375 毫克，每日 2 次；伯泌松，可同时抑制 5α-还原酶和磷脂酶 A2，可缩小前列腺体积，可抗炎抗水肿，口服每次 160 毫克，每日 2 次；通尿灵，为成纤维细胞及其生长因子抑制剂，为非洲殿果木提取物，口服每次 50 毫克，每天 2 次。

(3) 手术治疗：手术治疗是切除增生的前列腺组织。前列腺增生症患者系老年患者，术前、术中应注意心、肺、脑等功能检查。术后应多饮水，避免腹压增加，软化大便，应定期随诊。手术指征：膀胱残余尿量超过 50 毫升或曾有过急性尿潴留者，另外，还需根据患者全身情况等而定。

四、老年五官科病

老年人得了白内障怎么办?

凡是各种原因如老化,遗传、局部营养障碍、免疫与代谢异常,外伤、中毒、辐射等,都能引起晶状体代谢紊乱,导致晶状体蛋白质变性而发生混浊,称为白内障,此时光线被混浊晶状体阻扰,无法投射在视网膜上,导致视物模糊。多见于 40 岁以上,且随年龄增长而发病率增多。

老年性白内障的预防方法主要有:① 加强用眼卫生,平时不用手揉眼,不用不洁手帕、毛巾擦眼、洗眼。用眼过度后应适当放松,久坐工作者应间隔 1~2 小时起身活动 10~15 分钟,举目远眺,或做眼保健操。要有充足的睡眠,及时消除疲劳。研究发现,接受太阳光紫外线照射时间愈长,患白内障的可能性就愈大。如果外出时戴深色眼镜,可使眼睛受到的紫外线照射量大大减少,从而可以预防白内障。② 防止脱水:在发生脱水情况下,体内液体正常代谢紊乱,就会产生一些异常的化学物质,损坏晶状体,导致白内障的发生;而对已发生白内障的患者,脱水则可使病情加剧。因此,一旦遇到有可能引起脱水的情况如腹泻、呕吐、或在高温条件下大量出汗等,都应及时补充水分,满足代谢的需要。③ 摄入足够的维生素 C:人体中维生素 C 的含量大约比血液中高出 30 倍,随着年龄的增长,营养吸收功能与代谢机能逐衰退,晶状体营养不良,维生素 C 含量明显下降,久而久之引起晶状体变性,导致白内障发生,如果摄入足够量的维生素 C,则可以不定期地减弱光线和氧化对晶状体的损害,防止视力减退和老年性白内障的形成。④ 适当服用阿司匹林:老年性白内障患者体内氨基酸水平较高,其色氨酸及其代谢产物与晶状体结合变为棕黄色物质在晶状体沉积,形成白内障。而阿司匹林可减慢这一进程,从而可推迟白内障的形成。阿司匹林一般应饭后服用,以减小对胃黏膜的刺激。

白内障的治疗方法主要有:

(1) 药物治疗：药物治疗没有确切的效果，目前国内外都处于探索研究阶段，一些早期白内障，用药以后病情可能会减慢发展，视力也稍有提高，但这不一定是药物治疗的结果，因为白内障的早期进展至成熟是一个较漫长的过程，它有可能自然停止在某一发展阶段而不至于严重影响视力。一些中期白内障患者，用药后视力和晶状体混浊程度都未改善。近成熟期的白内障，药物治疗更无实际意义了。目前临床上常用的药物不下几十种，有眼药水或口服的中西药，但缺乏很好的治疗效果。

(2) 手术治疗：① 白内障超声乳化术：为近年来国内外开展的新型白内障手术。此手术目前主要集中在我国比较先进的大中城市开展。使用超声波将晶状体核粉碎使其呈乳糜状，然后连同皮质一起吸出，术毕保留晶状体后囊膜，可同时植入房型人工晶状体。② 白内障囊外摘除术：与老式的囊外摘除术不同，它需在手术显微镜下操作，切口较囊内摘出术小，将混浊的晶状体核排出，吸出皮质，但留下晶状体后囊。后囊膜被保留，可同时植入后房型人工晶状体，术后可立即恢复视力功能。因此，白内障囊外摘出已成为目前白内障的常规手术方式。③ 白内障囊内摘除术：是将混浊的晶状体完整地从眼内取出的一种手术。此手术需要较大的手术切口，因手术时晶状体囊一并被摘除，故不能同时植入后房型人工晶状体。

老年性白内障患者预后好，患者经抗炎治疗恢复正常的视觉功能。避免剧烈运动，尤其注意避免眼部及眼周围头部的碰撞伤。术后 3 个月后，有些患者需要做验光检查，有残留的屈光不正，需要配镜矫正。

老年人得了干眼症怎么办?

干眼症是指任何原因造成的泪液质或量异常或动力学异常，导致泪膜稳定性下降，并伴有眼部不适和(或)眼表组织病变特征的多种疾病的总称。研究表明，眼表面的改变、基于免疫的炎症反应、细胞凋亡、性激素水平的改变等是干眼症发生发展的相关因素，而各因素之间的关系尚未明了。病因可分为以下四类：① 水液层泪腺泪液分泌不足：是最常见的干眼角度原因；先天性无泪腺、老年性泪腺功能降低或是一些自身免疫性疾病造成泪腺发炎、外伤、感染、自律神经失调，长期点某些眼药水或服用某些药物都会造成泪液分泌不足；长期戴隐形眼镜者。② 油脂层分泌不足：由于眼睑疾病造成睑板腺功能不良。③ 黏蛋白层分泌不足：缺乏维生素 A_1 者、慢性结膜炎、化学性灼伤等。④ 泪液过度蒸发、泪膜分布不均匀：眼睑疾病造成眼睑闭合不良、眨眼次数减少、长时间停留在冷气房或户外强风燥热的环境中。

老年人预防干眼症的方法主要有：① 眼局部的按摩以及湿热敷；② 避免不良的工作环境；③ 养成适度眨眼的习惯；④ 在各种污染的不良环境中预防性使用人工泪液等。但抗生素眼液的使用须在眼科医生的指导下使用，因为其眼液中的抗生素和防腐剂对正常的眼表有毒性损伤作用。

干眼症目前尚无有效治疗，为了减少痛苦可频繁滴入生理盐水、人工泪液或抗生素眼膏；或用电烙封闭小泪点，以减少泪液的流出。对于眼睑闭合不全所致的眼球干燥，可行眼睑成形术。

(1) 局部治疗：① 消除诱因：应避免长时间使用电脑，少接触空调及烟尘环境等干眼诱因；睑板腺功能障碍者应注意清洁眼睑、应用抗生素等。② 泪液成分的替代治疗：应用自体血清或人工泪液，严重患者应尽量使用不含防腐剂的人工泪液。③ 延长泪液在眼表的停留时间：可戴湿房镜、硅胶眼罩、治疗性角膜接触镜等。④ 其他：避免服用可减少泪液分泌的药物，如降血压药、抗抑郁药、阿托品类似物等；有免疫因素参与的类型可加用免疫抑制剂或短期局部使用激素；手术治疗等。

(2) 全身治疗：主要是改善患者的营养状况，防止继发感染。食用含维生素 A 丰富的食物，如牛奶、鸡蛋、含胡萝卜素的蔬菜；口服鱼肝油等。

大部分干眼症经相应治疗后都可好转，但较易复发，需随时注意病情变化。

老年人得了翼状胬肉怎么办？

翼状胬肉是眼科常见病和多发病，一般认为是受外界刺激而引起的局部球结膜纤维血管组织的一种慢性炎症性病变，呈三角形，可侵犯角膜，单眼或双眼受累。因其形状酷似昆虫的翅膀故名为翼状胬肉，它是临床上最为常见的眼科疾病之一，也是最为古老的眼病。它不仅可以眼刺激征及外观缺陷，还可以不同程度地影响视力。

老年人预防翼状胬肉的方法主要是：针对环境因素进行预防，避开烟尘、风沙、日光、烟尘、花粉等刺激，注意眼部卫生，患沙眼或其他类型结膜炎应及时治疗，同时应注意睡眠充足，生活规律，避免大便干燥等全身情况的调整。

翼状胬肉的治疗方法主要有：

(1) 应尽量避免外来刺激，积极治疗眼部慢性炎症。

(2) 用抗生素眼药水以控制结膜炎症减轻充血。在充血较重时可加用皮质类固醇眼药水。为减少外界刺激,可戴适当的变色镜。

(3) 小而静止的翼状胬肉无需治疗。如胬肉为进行性或已接近瞳孔区影响视力或眼球转动受限时则可行于术切除。

(4) 用 40 ℃的冷冻头接触胬肉头部及颈部,破坏其新生血管并使之萎缩。用于较小和较薄的翼状胬肉。

虽然翼状胬肉在手术方法上曾进行多次的改进,但仍不能避免复发。一般认为术后采用适当的辅助治疗对减低其复发率是有一定效果的。

老年人得了泪溢怎么办?

泪溢是指由于泪道阻塞或狭窄导致眼泪不能正常排出。病因有:① 眼睑或泪点位置异常,如眼睑外翻;② 泪点狭窄、闭塞或缺如;③ 先天性、炎症、肿瘤、外伤等因素导致泪小管至鼻泪管的阻塞或狭窄。泪溢患者的表现为流泪,在寒冷或刮风气候加重,可伴有黏性或黏脓性分泌物。泪道冲洗时发现泪道阻塞。

老年人预防泪溢的方法主要是平时保持眼部清洁卫生,不用脏手揉眼,也不脏手帕擦眼睛。

泪溢的治疗方法主要有:

(1) 进行病因和对症治疗,可以全身用抗菌素,抗病毒药物治疗,局部热敷,理疗可以减轻炎症;

(2) 药物治疗,可以用抗菌素滴眼剂,也可以用生理盐水冲洗泪道;

(3) 不要是吃辛辣的食物,保持局部的清洁和卫生。

老年人得了角膜炎怎么办?

各种原因导致的眼角膜炎症反应通称为角膜炎。角膜炎时患者伴有明显的视力减退和较强的刺激症状,眼科检查可见角膜光泽消失、透明度减低、溃疡形成、睫状充血。

老年人预防角膜炎的方法主要有:① 养成良好的卫生习惯,随时注意清洁,常用肥皂洗手,并保持干燥。② 避免用手揉眼睛。用手揉眼睛害处很多,会把一些病菌带进眼里,引起眼睛发炎,有时也会把手上的沙粒揉进眼睛里。③ 流行期间尽量避免到人多的公共场所。④ 流行期间应尽量避免到公共游泳池去游泳。

⑤ 避免与患者握手及接触患者使用过的毛巾、肥皂、寝具及门把、水龙头等。⑥ 患者痊愈后，其用过的被子、毛巾应洗净，并经大太阳完全曝晒。⑦ 病患应保持身心健康、不晚睡、不喝酒、不抽烟等，才可有效预防或减轻症状。⑧ 要注意平时饮食营养健康。⑨ 避免过度用眼，常做眼保健操。

角膜炎的治疗方法主要有：

(1) 根据病因选用不同的滴眼液。如果分泌物较多，可用生理盐水或3%硼酸溶液，每日冲洗结膜囊3次或更多次数，以便将分泌物、坏死组织、细菌和细菌产生的毒素冲洗出去。这样，不但减少感染扩大的因素，同时也可保证局部上药的浓度不至减低。

(2) 严格掌握糖皮质激素使用适应证。糖皮质激素仅用于非溃疡型角膜基质炎。细菌性、真菌性、单纯疱疹病毒性角膜溃疡绝对禁止使用。

(3) 佩戴隐形眼镜者应严格按操作规程进行护理并定期更换护理液。

(4) 加强劳动保护。加强锻炼，增强体质，减少复发。

老年人得了原发性青光眼怎么办?

原发性青光眼是一种慢性眼病，而且多数患者需长期治疗，如不坚持治疗，也可导致不可逆性视功能障碍。因此，患者既不能麻痹大意，也不要悲观失望，要树立战胜疾病的信心，要仔细摸索眼压波动的规律和幅度，制定合理的点药方案，定期检查眼压。根据前房前角的形态及发病缓急，又分为急、慢性闭角型青光眼、开角型青光眼等。

原发性青光眼的患者应加强自我保健，生活要有规律，平时从以下几方面进行调养，有助于青光眼病情的控制。① 要保持足够的睡眠，在入睡前1～2小时内，应避免脑力劳动，使精神充分放松，避免因过度的脑力劳动而导致神经衰弱，因为在神经衰弱失眠的情况下，如睁眼不睡，常可导致闭角型青光眼发作，必要时可服安眠剂，但禁用安定，同时睡眠时应将枕头垫高，以减低眼压。② 患者不得在暗处阅读、工作。如必须在暗处停留，或看电影、电视时，应用匹罗卡品眼药加点一两次，应避免过久的低头工作，尽量采用头直立位看书看报，必须伏案书写时，要短暂休息，加以调节。③ 多在室外活动。如早起散步、做体操、打太极拳、练气功等。室外锻炼可增强眼部血氧交换，从而增强眼睛抗高眼压的耐力。有专家证明红色可使眼压上升，绿色能使眼压下降。因此，在室外活动时，最好选择绿化地段，必要时可将四周环境做相应安排。④ 患者应注意气候变化，随时增减衣服，以防感冒，以避免因感冒使头颈部充血而诱发青光眼，如患者同时患有高血压、糖尿病等，应积极治疗控制病情。⑤ 应保持心情舒畅，消除疾病的心理压力，要有乐观的情绪和战胜疾病的信心，尽量减少外界的精神刺激，因为情绪波动和心情压抑可使交感神经过度兴奋，引起瞳孔散大，而诱发青光眼的急性发作。

原发性青光眼的治疗首先选用药物，需要手术治疗的也应在术前用药将眼压降下来。

老年人得了继发性青光眼怎么办?

继发性青光眼是由于某些眼病或全身疾病，影响或破坏了正常的房水循环，使房水排出受阻而引起眼内压升高的一组青光眼，其病因比较明确。继发性青光眼也可根据前房角是关闭或开放而分为闭角型和开角型两大类。由于继发性青光眼已有较为严重的原发病变，所以治疗常比原发性青光眼更为复杂而且预后也较差。

继发性青光眼的治疗方法主要有：

(1) 虹膜睫状体炎继发性青光眼：急性虹膜睫状体炎时，应及时充分散瞳，防止瞳孔后粘连，当眼内压升高时可用降眼压药物。慢性虹膜睫状体炎所致者，多数需行手术治疗。

(1) 青光眼睫状体炎综合征：滴用噻吗心安、皮质类固醇。眼内压太高时可服用醋氮酰胺，忌用缩瞳剂。

(3) 白内障所致继发性青光眼：治疗原则为摘除白内障并植入人工晶体，如房角已有粘连，则作白内障和青光眼联合手术。白内障过熟期，晶状体皮质液化并漏入前房，被巨噬细胞吞噬，吞噬了晶状体蛋白的巨噬细胞或大分子晶状体蛋白均可阻塞小梁网，使房水外流受阻，眼内压升高。治疗为先用药物控制眼内压后，作白内障摘除术。

(4) 皮质类固醇性青光眼：停用皮质类固醇后，多数病例眼内压可逐渐恢复正常，少数病例眼压不能降至正常者，可按原发性开角型青光眼治疗原则处理。对于长期应用皮质类固醇者应监测眼内压，因此种继发性青光眼多无自觉症状，如眼内压升高未被及时发现常可导致严重视功能损害，甚至失明。

(5) 外伤性眼内积血继发性青光眼：治疗为先用药物控制眼内压，少数病例药物不能控制者，可手术冲洗前房积血或变性血细胞。

发生老视怎么办?

老视是一种生理现象不是病理状态也不属于屈光不正，是人们步入中老年后必然出现的视觉问题。随着年龄增长，眼调节能力逐渐下降，从而引起患者视近困难，以致在近距离工作中必须在其静态屈光矫正之外另加凸透镜才能有清晰的近视力，这种现象称为老视。老视眼的发生和发展与年龄直接相关大多出现在 45 岁以后，其发生迟早和严重程度还与其他因素有关，如原先的屈光不正状况、身高阅读习惯、照明以及全身健康状况等。

老视眼虽是老年人必然发展趋势，但如果注意用眼的卫生，保护视力，仍然可以延缓老视眼的发生时间。发生老视眼后的自我保健方法有：① 冷水洗眼法：清晨起床后，坚持用冷水洗脸、洗眼。首先将双眼泡于冷水中 1～2 分钟，然后再用双手轻轻搓脸部及眼肌 20～40 次。② 经常眨眼法：平时一有空就利用一开一闭的眨眼来振奋、维护眼肌。同时用双手轻度搓揉眼睑，增进眼球的滋润；闭眼时竭力挺起肩，两眼紧闭一会儿再放松。如此反复操作。③ 揉上睛明穴：闭目，用左右手大拇指腹按左右眉中点，眼眶向下，轻轻揉按。④ 挤按睛明穴：用大拇指与食指挤按鼻根，先向下按，再向上挤。⑤ 揉四白穴：先用食指与中指并拢，放在紧靠鼻翼两侧，大拇指支撑在下颏骨凹陷处，中指、无名指和小指内屈，由食指在面颊中央部(即眼眶下缘正中直下一横指处)揉按。⑥ 按太阳穴并轻刮眼眶：屈起四指，用左右手大拇指腹按太阳穴，以左右手食指第二节内侧面轻刮眼眶一圈，先上后下(即按内上、外上、外下、内下的方向运转)，使眼眶周围一些穴位，如攒竹、鱼腰、丝竹空、承泣等穴位受到按摩。⑦ 热水敷眼法：每天晚上临睡前，用 40～50 ℃的温热水洗脸。洗脸时先将毛巾浸泡在热水中，取出来不要拧得太干，立即趁热敷在额头和双眼部位，头向上仰，两眼暂时轻闭，约热敷 1～2 分钟，待温度降低后再拿水洗脸。⑧ 中药泡服法：自购中药枸杞子、草决明，每次各用 12 克，以刚开的沸水泡好，频频饮服以当茶水，可收到滋补肝肾、清肝明目的功效。

老视眼的治疗方法有：

(1) 佩戴老视眼镜：矫正老视眼的方法仍为佩戴老视眼镜，借凸透镜的力量代替调节从而把近点移到习惯工作的距离以内。为了能够把眼镜配得合适，首先要了解患者的工作种类及其习惯阅读距离并且要测定眼的屈光度和调节程度。根据这些情况给予适当的矫正镜片，不但要补足近距工作所需要的调节力还要有足够的保存力量。

(2) 凸透镜矫正:凸透镜矫正老视的原理:补偿晶状体调节力的不足从而达到矫正老视的目的,这其中包括传统的单光(单焦)镜以及最近几年出现的双光(双焦)、渐变多焦镜。

(3) 手术矫正:虽然通过手术矫正老视并不十分完善,但随着手术技术不断研究和进步,手术方式出现多样化的发展趋势。根据手术部位不同可分为角膜屈光术、可调节的晶状体植入和晶状体摘除手术以及巩膜屈光术。

老年人得了耳、鼻、咽喉恶性肿瘤怎么办?

据统计,在恶性肿瘤病例中,鼻咽部恶性肿瘤以40～49岁的发病机会最多,耳部恶性肿瘤以50～59岁的发病率高,喉部恶性肿瘤以60～69岁的最多。70岁以后耳、鼻、咽喉部恶性肿瘤随年龄增长,发病机会逐渐减少。老年人多源发癌高于青年人,多源发癌是指一患者同时或先后患有来自不同组织、器官而又非转移而来的原发癌。这可能与致癌因素长期刺激和老年人免疫功能低下有关。老年人癌转移,相对少于青年人,这可能是因其发病较晚,在未出现转移前已死于其他疾病。老年人患癌症的自觉症状多不明显,而且常与原有的慢性病症状相混淆或同时存在,故容易误诊。

老年人预防耳、鼻、咽喉恶性肿瘤的方法主要是参加适当的体育活动,以增强体质,平时注意合理的饮食,劳逸结合,心情舒畅,生活乐观,保持身心健康。有强健的身体才能做到既防病又有利于治病。

耳、鼻、咽喉恶性肿瘤的治疗方法主要有:

(1) 治疗原则与年轻患者相似,方法主要有放射治疗、手术治疗、化学治疗、全身支持疗法和综合治疗。但治疗时更应重视老年人的整体情况和尽可能保护正常的生理功能。

(2) 对患者所采用的治疗方法,取决于肿瘤的部位范围和患者的耐受性。一般来说鼻咽癌和原位(早期)喉癌以放射治疗为主。中期癌肿以彻底手术切除为好。化学治疗仅用于晚期患者;有远处转移,放疗后复发及不适应手术的病例。上颌窦癌多采用手术前后加放射治疗的综合治疗方法。若患者年老体弱,并且多病,以非手术治疗为宜。

(3) 手术治疗虽不受年龄限制,但对高龄老人作范围广泛切除应考虑到老年人的全身情况、适应证、禁忌证。术前准备、术后处理及护理至关重要。根据国外资料,65～95 岁在全麻下行头颈部大手术在术后 30 天内死亡率为 3.5%,其中 48%死于肺部并发症。所以对老年人行手术治疗前要慎重,术中要仔细,术后要细心护理。

得了老年性耳聋怎么办?

老年性耳聋是指随着年龄增长逐渐发生的进行性听力减弱,重者可致全聋的一种老年性疾病。通常情况下 65～75 岁的老年人中,发病率可高达 60%左右。人的老化程度可因人而异,有的 50 岁即呈现严重耳聋,有的 80 岁以上听力很好。老年性耳聋既是生理性的,也是病理性的,受内在机体和外在环境多种因素的影响。

预防老年性耳聋的方法主要有:① 防止噪声的损害。在噪声的长期刺激下,听觉器官长时间处于兴奋状态,易于疲劳。脑血管也会因此处于痉挛状态,致使听觉器官及脑供血不足。长此下去,势必会使听觉细胞萎缩,听力下降。遇到巨响,或燃放鞭炮时,用手捂耳,保护鼓膜。② 慎用耳毒性药物。耳毒性抗生素如链霉素、庆大霉素、卡那霉素、新霉素等,以及其他一些药物(阿斯匹林、速尿及奎宁等)都是易对听力造成损害的药物,因此,自己不可随便滥用,必需使用时,要在医师的指导下正确合理地体用。③ 注意保护耳道和鼓膜:不要使用火柴棒发夹等硬物挖耳道,以免造成感染损伤耳道和鼓膜,影响听力。游泳、洗头后要擦干耳内积水。④ 戒烟戒酒。烟中的尼古丁中毒及慢性酒精中毒,可直接损害听神经及神经中枢。烟酒造成的脑血管舒缩功能紊乱,可使内耳的血液供应不足,会严重影响听力。⑤ 要加强体育锻炼:如坚持长跑、舞剑、打太极拳等,这些活动能加快周身血液循环,改善内耳的血液供应,保证听觉器官处在正常的功能状态。⑥ 合理饮食。老年人要少食过甜、过咸及厚味肥腻之品,特别是要避免高脂肪、高胆固醇饮食,防止动脉硬化产生使内耳缺血,导致听力减退。⑦ 要重视慢性疾病的治疗。高血压、冠心病、糖尿病、慢性支气管炎等疾病,若不予重视,症状得不到控制,往往会影响内耳的血液供应,造成听细胞的损害。⑧ 按摩外耳及鼓膜。经常用手按摩耳壳并轻轻地用掌心向内耳挤压和放松,或用手指不停地挤压耳屏,可以对鼓膜起到按摩作用。

老年性聋属听觉系统的老年性不可逆的退行性变化,目前尚无确切的方法可以用来逆转听力老化的进展。常用的治疗药物有神经组织营养药如弥可保或 B 族维生素、维生素 E 和维生素 A 等，以及服用改善微循环的药物如凯时注射液、都可喜、三磷酸腺苷、辅酶 A、培他啶、复方丹参。中医用于补肾的中成药有六味地黄丸、耳聋左慈丸、愈风宁心片等，能延缓老年性聋的发生与进展速度。

老年性聋患者可以使用助听器。老年性聋患者若其听力损失为正常听力的专以上，则可选配适当的助听器以补偿损失的听力。配助听器，必须先找耳科医生确定听力损失的原因类型与程度，再找助听器选配人员选择功率、频率、价钱相宜的助听器，戴上助听器后再测试其效果是否满意。老年人听力的下降如果不是由于耳部病变，而是由于脑部病变（如肿瘤、动脉硬化、脑血管意外、脑缺氧、多发性硬化）造成大脑对声音或言语不能识别或理解时，这种情况不宜佩戴助听器。另外全聋（最大声音仍无反映）的人，佩戴助听器是无效的。

老年人得了耳鸣怎么办？

耳鸣是累及听觉系统的许多疾病不同病理变化的结果，病因复杂，机制不清，主要表现为无相应的外界声源或电刺激，而主观上在耳内或颅内有声音感觉。在临床上它既是许多疾病的伴发症状，也是一些严重疾病的首发症状。据调查，65岁以上老年人耳鸣的发病率为33.7％，伴耳聋者为36.7％，听力正常者约30％，其中50～65岁的发病率最高。

预防耳鸣的方法主要有：① 避免噪声污染：突然的巨大声响和长时间的噪声接触，均能导致听力下降和耳鸣产生，所以高危人群尤要注意噪声防护，如佩戴防护耳罩、耳塞等。此外，不要长时间、大音量的使用随身听耳机。② 避免精神紧张和疲劳：长期处于精神高度紧张或身体疲劳状态时，均易使耳鸣加重，因此适当调整工作节奏，放松情绪，都是有益的。③ 合理用药：耳鸣患者由于其他疾病就诊时，不要忘记告诉医师自己患有耳鸣。因为有些药物会使你已有的耳鸣症状加剧。④ 多食含锌食物：导致耳鸣、耳聋的因素很多，缺锌是一个重要原因。耳蜗内锌的含量大大高于其他器官，而60岁以上的老年人耳蜗内锌含量明显降低，从而导致听力减退。常见含锌丰富的食物如鱼肉、牛肉、鸡肉、鸡蛋、各种海产品、苹果、橘子、核桃、黄瓜、西红柿、白菜、萝卜等。⑤ 常吃有活血作用的食物：活血化瘀的食物能扩张血管，改善血液黏稠度，有利于保持耳部小血管的正常微循环。可常食用黑木耳、韭菜、红葡萄酒、黄酒等。⑥ 改变不良习惯：咖啡因和酒精常使耳鸣症状加重；吸烟可以使血氧下降，而内耳毛细胞又是一种对氧极其敏感的细胞，所以缺氧会对毛细胞造成损害。平时要注意少吃肥腻、甜食，以防积滞成痰，加重病情。肾虚耳鸣者，尤要减少温燥食物的摄入量。⑦ 多吃含铁丰富的食物：缺铁易使红细胞变硬，运输氧的能力降低，补铁能有效预防和延缓耳鸣、耳聋的发生。

耳鸣的治疗方法主要有：

(1) 病因治疗：治疗引起耳鸣的原发病，如颅内血管畸形、听神经瘤可手术治疗。高血压病、糖尿病等患者要治疗高血压、糖尿病等。

(2) 药物治疗：血管扩张药、钙离子拮抗剂、耳鸣抑制药、减轻耳鸣影响药物和神经营养药物等，均可获得一定疗效。

(3) 心理咨询和调适：分析耳鸣原因和病变情况，消除病人的担心，告诫病人要置身于声音充实环境中，主动接触自然界声音，争取与耳鸣共处，把耳鸣比作火车的轰鸣声、冰箱噪音等以适应和习惯这些声音，让病人尽力消除耳鸣引起的心理反应，抑制消极情绪，并树立耳鸣可以治疗的信心。

(4) 掩蔽治疗：利用外界声刺激或耳神经的自发性兴奋活动，使耳鸣减弱或消失，如伴耳聋的老人可戴用带有掩蔽器的助听器。

(5) 耳鸣再训练，习服疗法：目的是使病人对耳鸣适应和习惯，从而减轻耳鸣程度，解除耳鸣对病人所造成的身心障碍。该疗法在国外已广泛应用于临床，适用于长期、严重的耳鸣患者，主要包括咨询和声治疗。

(6) 中医疗法：掌握中医辨证论治的方法，使用中草药或针刺疗法，可使耳鸣症状缓解。常用的中成药见老年性聋的治疗，针刺治疗常用的穴位有耳门、听宫、听会、听灵、合谷、外关、中渚等。

老年人得了眩晕怎么办?

眩晕是因机体对空间定位障碍而产生的一种动性或位置性错觉，它涉及多个学科。绝大多数人一生中均经历此症。眩晕可分为真性眩晕和假性眩晕。真性眩晕是由眼、本体觉或前庭系统疾病引起的，有明显的外物或自身旋转感。假性眩晕多由全身系统性疾病引起，如心血管疾病、脑血管疾病、贫血、尿毒症、药物中毒、内分泌疾病及神经官能症等几乎都有轻重不等的头晕症状，患者感觉“飘飘荡荡”，没有明确转动感。眩晕不同于无运动幻觉的头晕，是日常老年人常见的主诉之一。因为眩晕病因复杂而它往往不是单一的疾病，这种易发生在老年人群中的眩晕或平衡功能障碍的综合征统称为“老年性眩晕”。

由于眩晕症状涉及多个学科、多种疾病，所以在疾病预防方面较为困难。往往眩晕的发作并无先兆，有些诱因尚不确切，如周围性眩晕前庭神经炎，30%有前期感冒病史，推测病毒性感染是其发病因素。但大多数感冒不一定引起前庭神经炎，所以发病前期并无良好的干预手段。

老年人眩晕的治疗方法主要有：

(1) 病因治疗：① 前庭功能尚属可逆损害性眩晕。这一类预后较好，如良性阵发性位置性眩晕，浆液性迷路炎等。治疗应针对病因，一旦病因解除，眩晕消失，前庭功能可恢复。② 前庭功能一次性损害不可逆转的眩晕征。如化脓性迷路炎、突聋、前庭神经元炎等，病因虽除，迷路或前庭功能完全破坏，前庭功能不能恢复，需依靠前庭中枢代偿消除眩晕。③ 病因难治的前庭功能波动性损害或不可逆性损害。如动脉硬化或高血压、颈椎病导致的眩晕等，治疗效果差。保守治疗无效者可行外科治疗。

(2) 康复训练：人体平衡障碍是多系统协调的组合，其一部分受损其他系统可逐渐代偿，在健康允许的情况下加强康复训练，能加速代偿，克服眩晕的幻觉。

(3) 心理治疗：对眩晕症状不了解者，应加强解释，告知眩晕仅是一种幻觉，消除对眩晕的恐惧，在积极治疗的同时，还需注意改善老年人的心理状态。

(4) 药物治疗：由于本病病因不明，不同的病因决定了不同的治疗方法，但在病因未明确之前不宜进行或长期应用抗眩晕药物，以免贻误病情。常用的药物有镇静剂及安定药，如异丙嗪、鲁米那、安定、利眠宁、乘晕宁、灭吐灵等。眩晕发作伴呕吐时，以肌肉注射用药为妥，症状缓解后改为口服。其他药物有维生素类药、血管扩张药、改善内耳微循环药以及中药等。

得了阻塞性睡眠呼吸暂停低通气综合征怎么办？

阻塞性睡眠呼吸暂停低通气综合征是一种病因不明的睡眠呼吸疾病，临床表现有夜间睡眠打鼾伴呼吸暂停和白天嗜睡。由于呼吸暂停引起反复发作的夜间低氧和高碳酸血症，可导致高血压，冠心病，糖尿病和脑血管疾病等并发症及交通事故，甚至出现夜间猝死。因此阻塞性睡眠呼吸暂停低通气综合征是一种有潜在致死性的睡眠呼吸疾病。

老年人预防阻塞性睡眠呼吸暂停低通气综合征的方法主要有：① 控制饮食、适量运动以减轻体重。② 睡眠时尽量采取侧卧位，可减少舌根后坠以减轻呼吸暂停症状。③ 乙醇可使肌肉松弛、张力降低而加重病情，故此类患者应少饮酒。

④ 积极治疗引起上呼吸道狭窄的疾病。

阻塞性睡眠呼吸暂停低通气综合征的治疗方法主要有:

(1) 非手术治疗:① 经鼻持续气道正压呼吸:是目前治疗中重度阻塞性睡眠呼吸暂停低通气综合征最有效的治疗方法,大部分患者通过经鼻持续气道正压呼吸治疗,都可以达到满意的治疗效果。② 口腔矫治器:睡眠时佩戴口腔矫治器可以抬高软腭,牵引舌主动或被动向前,以及下颌前移,达到扩大口咽及下咽部,是治疗单纯鼾症的主要手段或阻塞性睡眠呼吸暂停低通气综合征非外科治疗的重要辅助手段之一,但对中重度阻塞性睡眠呼吸暂停低通气综合征患者无效。

(2) 手术治疗:目的在于减轻和消除气道阻塞,防止气道软组织塌陷。

老年人得了慢性鼻炎怎么办?

慢性鼻炎是鼻黏膜及黏膜下层的慢性炎症。其主要特点是炎症持续三个月以上或反复发作,迁延不愈,间歇期亦不能恢复正常,且无明确的致病微生物,伴有不同程度的鼻塞,分泌物增多,鼻黏膜肿胀或增厚等障碍。根据慢性鼻炎的病理和功能紊乱的程度,可分为慢性单纯性鼻炎和慢性肥厚性鼻炎,前者是以鼻黏膜肿胀、分泌物增多为特征的鼻黏膜慢性炎症,后者是以黏膜、黏膜下层甚至骨质的局限性或弥漫性增生肥厚为特点的鼻腔慢性炎症。

老年人预防慢性鼻炎方法主要有:① 避免免疫力下降。防止过度劳累、睡眠不足、吸烟饮酒等。因为人体免疫力下降时,鼻黏膜的调节功能会减弱,防御功能会低下,将导致病毒侵袭。② 加强体育运动,增强抵抗力。提高人体对寒冷的耐受力(如晨跑和洗冷水澡等),提高人体对不良条件的适应能力,要持之以恒。同时,如果患有上呼吸道疾病及全身其他慢性疾患要积极治疗。③ 中草药预防。受凉后,要及早服用生姜红糖水驱除寒邪。感冒流行期间可服用荆芥、防风、板蓝根、生甘草等配成的中药,降低发病概率。在秋冬寒冷季节(或感冒流行期间),外出要戴口罩,并且避免出入人员集中的公共场所。如果室内被污染,可以白醋熏蒸空气消毒。④ 预防晨起时鼻塞。起床前可先在被窝里穿一件衣服,起床前或起床后喝杯热开水。⑤ 外出时戴口罩,防尘保暖一举两得。开车时将空调设在冷气或循环之处,并经常通风,以免车内外温差过大诱发气喘和过敏性鼻炎。

慢性鼻炎的治疗方法主要有:

(1) 病因治疗:找出全身、局部和环境等方面的致病原因,积极治疗全身疾病或排除之。对鼻中隔偏曲者进行矫正手术，积极治疗慢性鼻窦炎等。加强锻炼身体，改善营养状况，治疗全身慢性疾病，提高机体免疫力。

（2）局部治疗：① 局部糖皮质激素鼻喷雾剂可以在炎症的各个阶段都发挥强大的抗炎、抗水肿效应，并能促进损伤的纤毛上皮修复，是目前治疗鼻黏膜炎症性疾病的一线药物。对于“妊娠期鼻炎”的患者忌用减充血剂，局部慎用糖皮质激素鼻喷雾剂，妊娠终止后2～4周内鼻炎症状会得到缓解。② 减充血剂只有在慢性鼻炎伴发急性感染时才可使用减充血剂滴鼻，1～2次/天，并且一般应用时间不宜超过7～10天，此类药物长期使用可引起药物性鼻炎。儿童可短期应用浓度较低的此类药物。③ 封闭疗法：可作迎香穴和鼻通穴封闭；也可作鼻丘或双侧下鼻甲前段黏膜下注射。但此种方法目前已很少应用。④ 其他：鼻塞严重者可按摩迎香穴和鼻通穴位，还可应用淡盐水或海水冲洗鼻腔。

（3）全身药物治疗：① 如果炎症比较明显并伴有较多的分泌物倒流，可以考虑口服小剂量大环内酯类抗生素。② 可考虑中成药治疗。

（4）手术治疗：对于药物及其他治疗无效并伴有明显的持续性鼻塞的患者，可行手术治疗。

慢性鼻窦炎怎么办?

慢性鼻窦炎为鼻窦的慢性化脓性炎症。较急性者多见，常为多个鼻窦同时受累。慢性鼻窦炎影响病患的生活质量，加重患者的呼吸道感染症状，严重者有引起颅-眼-肺并发症的可能，导致视力改变，甚至感染加重而死亡。在药物、手术治疗下大多数慢性鼻窦炎患者可以治愈，少数伴过敏、哮喘、阿司匹林不耐受等特异体质的患者，疾病常反复发作。

老年人预防慢性鼻窦炎方法主要有：① 加强体育锻炼，增强体质，预防感冒。② 应积极治疗急性鼻炎（感冒）和牙病。③ 鼻腔有分泌物时不要用力擤鼻，应堵塞一侧鼻孔擤净鼻腔分泌物，再堵塞另一侧鼻孔擤净鼻腔分泌物。④ 及时、彻底治疗鼻腔的急性炎症和矫正鼻腔解剖畸形，治疗慢性鼻炎和鼻中隔偏曲。⑤ 患急性鼻炎时，不宜乘坐飞机。⑥ 妥善治疗变态反应性疾病，改善鼻腔鼻窦通风引流。

慢性鼻窦炎的治疗方法主要有：

（1）抗生素：大环内酯类抗生素虽然不可以清除细菌，但可以减少慢性细菌感染的毒性和减少细胞损害。在激素治疗失败的病例中，选择性的应用长期低剂量

大环内酯类抗生素治疗是有效的。具体起效机制不是很明确,但可能同局部宿主免疫反应的下调以及繁殖细菌的毒性较弱有关

(2) 血管收缩剂:能收缩鼻腔肿胀的黏膜,以利鼻窦引流。但血管收缩剂不宜长期使用,会有引起继发药物性鼻炎。

(3) 黏液促排剂:在标准的治疗方法上加入黏液促排剂可以获得更好的治疗效果,主要是可以减少治疗时间。

(4) 抗组胺药:尽管在慢性鼻-鼻窦炎的治疗中并没有建议使用抗组胺药,但在美国,一项研究显示在慢性鼻-鼻窦炎的治疗中,抗组胺药还是经常被使用,可以明显减轻喷嚏、流涕和鼻塞症状,但对鼻息肉的大小无明显影响。

(5) 高渗盐水:高渗盐水可以改善鼻黏膜纤毛清除率,有临床试验结果显示高渗盐水在咳嗽、流涕、鼻后滴漏综合征各个评价指标中均有明显效果。

(6) 理疗:一般用超短波透热疗法,以辅助治疗。

(7) 鼻窦置换法:鼻窦置换法。适用于多个鼻窦发炎及儿童。

(8) 手术治疗:鼻内镜下鼻窦手术为目前首选方法。在鼻内镜明视下,彻底清除各鼻窦病变,充分开放各鼻窦窦口,改善鼻窦引流,并尽可能保留正常组织,是一种尽可能保留功能的微创手术。

在药物、手术治疗下大多数患者可以治愈,少数伴过敏、哮喘、阿司匹林不耐受等特异体质的患者,疾病常反复发作。

老年人得了慢性咽炎怎么办?

慢性咽炎为咽黏膜、黏膜下及淋巴组织的慢性炎症。弥漫性咽部炎症常为上呼吸道慢性炎症的一部分;局限性咽部炎症则多为咽淋巴组织炎症。本病在临床中常见,病程长,症状容易反复发作。慢性咽炎的病因有:① 急性咽炎反复发作;② 各种鼻病及呼吸道慢性炎症,长期张口呼吸及炎性分泌物反复刺激咽部,或慢性扁桃体炎的影响;③ 烟酒过度、喜吃辛辣食物等生活习惯,长期有害气体及粉尘的刺激等引起;④ 全身因素如贫血、消化不良、下呼吸道慢性炎症、维生素缺乏等可引起。

老年人预防慢性咽炎方法主要有:① 避免急性咽炎反复发作。② 进行适当体育锻炼、保持健康规律的作息、清淡饮食、保持口腔清洁、避免烟酒刺激、保持良好的心态从而提高自身整体免疫力。③ 避免接触粉尘、有害气体、刺激性食物空气质量差的环境等对咽黏膜不利的刺激因素。④ 积极治疗可能引发慢性咽炎的局

部相关疾病：如鼻腔、鼻窦、鼻咽部的慢性炎症；慢性鼻炎、鼻中隔偏曲、慢性鼻窦炎、腺样体肥大、鼾症等阻塞性疾病；慢性扁桃体炎；口腔炎症；胃食管反流。⑤ 积极治疗可能引发慢性咽炎的全身相关疾病：如贫血，消化不良，胃食管反流，心脏病，慢性支气管炎，支气管哮喘，风湿病，肝、肾疾病等。⑥ 避免长期过度用声。⑦ 尽量避免接触导致慢性过敏性咽炎的致敏原。

慢性咽炎的治疗方法主要有：

(1) 去除病因：戒烟酒，积极治疗引起慢性咽炎的原发病（急性咽炎、鼻和鼻咽部慢性炎症、反流性胃食管疾病、改善工作及生活环境）。

(2) 生活方式改变：进行适当体育锻炼、正常作息、清淡饮食、保持良好的心理状态以通过增强自身整体免疫功能状态来提高咽部黏膜局部功能状态。

(3) 局部治疗：① 慢性单纯性咽炎：常用复方硼砂、呋喃西林溶液等含漱，保持口腔、咽部的清洁；或含服碘喉片、薄荷喉片等治疗咽部慢性炎症的喉片；中药制剂如对慢性咽炎也有一定疗效；局部可用复方碘甘油、5%的硝酸银溶液或10%的弱蛋白银溶液涂抹咽部，有收敛及消炎作用；超声雾化可以缓解慢性咽炎的症状；一般不需要抗生素治疗。② 慢性肥厚性咽炎：治疗较困难，可以参照慢性单纯性咽炎。除上述方法外，还可以对咽后壁隆起的淋巴滤泡进行治疗，可用化学药物或电凝固法、冷冻或激光治疗法等。化学药物多选用20%的硝酸银或铬酸溶液，烧灼肥大的淋巴滤泡。电凝固法因副作用较多，目前已很少采用，多采用激光或射频治疗仪治疗咽后壁淋巴滤泡。上述处理淋巴滤泡的方法可能会增加黏膜瘢痕，有加重症状的可能。此外，超声雾化疗法、局部紫外线照射及透热疗法，对肥厚性咽炎也有辅助作用。③ 萎缩性及干燥性咽炎：一般处理同慢性单纯性咽炎，但不可用烧灼法。可服用或咽部局部涂抹小剂量碘剂以促进黏膜上皮分泌增加；超声雾化治疗也可减轻干燥症状。服用维生素A、维生素B_2、维生素C、维生素E，可促进咽部黏膜上皮组织增长。对于干燥性咽炎的患者，考虑行扁桃体切除术时应慎重，以免术后病情加重。④ 慢性变应性咽炎：避免接触各种可能的过敏原，应用抗组胺类药物或肥大细胞稳定剂，局部或短期内全身应用糖皮质激素及免疫调节剂等。⑤ 慢性反流性咽炎：避免食用促进胃酸分泌的食物，如巧克力、辛辣刺激的食物等，减少咽喉部反流情况以减少对咽部黏膜的刺激；睡前3～4小时控制进食进水量。在慢性咽炎的一般处理基础上可用胃酸抑制剂及胃黏膜保护剂配合治疗，同时积极治疗胃部疾患。

慢性单纯性咽炎在控制各种致病因素、保持良好生活习惯及应用各种治疗后可以缓解直至治愈，否则可能迁延成为慢性肥厚性咽炎；慢性肥厚性咽炎及慢性萎缩性或慢性干燥性咽炎的治疗效果欠佳，症状易反复；慢性过敏性咽炎脱离致敏原后症状可缓解至消失；慢性反流性咽炎控制胃食管反流后症状可以明显缓解直至治愈。

老年人得了慢性喉炎怎么办?

慢性喉炎是指喉部黏膜的慢性非特异性炎症，病程超过 3 个月，可波及黏膜下层及喉内肌。慢性喉炎是造成声嘶的常见原因。根据患者的声音嘶哑、喉部分泌物增加、喉部不适感 3 个月以上的病史，结合间接喉镜、直接喉镜、纤维喉镜或者电子喉镜下见声带慢性充血肿胀、黏膜增厚或黏膜萎缩附有痂皮，可初步诊断为慢性喉炎。慢性喉炎的病因有：① 用声过度、用声不当，如教师、营业员等；② 长期有害气体或粉尘刺激；③ 急性喉炎长期反复发作或迁延不愈；④ 鼻腔、鼻窦或咽部慢性炎症扩展到喉部；⑤ 下呼吸道有慢性炎症，长期咳嗽及脓性分泌物刺激喉部黏膜。

老年人预防慢性喉炎的方法主要有：① 尽量避免急性喉炎反复发作。② 避免用声过度、发声不当。③ 积极治疗邻近器官(鼻、鼻窦、咽部、气管)的感染，减少甚至去除刺激喉部黏膜。④ 减少胃食管反流：避免食用促进胃酸分泌的食物，如巧克力，辛辣刺激的食物等来减少喉部反流情况以减少对喉部黏膜的刺激；睡前 3～4 小时控制进食进水量。在慢性喉炎的一般处理基础上可用胃酸抑制剂及胃黏膜保护剂配合治疗，同时积极治疗胃部疾患。⑤ 避免周围温度过高的环境、空气中的粉尘、环境中有害气体、烟酒过度等对喉部的刺激。⑥ 积极治疗全身疾病，譬如过敏性疾病、类风湿等。

慢性喉炎的治疗方法主要有：

(1) 去除致病因素：应积极治疗鼻腔、鼻窦、口腔、咽腔病灶，全身性疾病须予治疗；清除职业性致病因子，加强劳动保护；尽量避免接触导致慢性过敏性咽炎的致敏原；戒除不良嗜好(如烟酒过度)，养成良好的卫生习惯；进行适当体育锻炼、增强体质，保持健康和有规律的作息、保持良好的心态从而提高自身整体免疫力。

(2) 避免长期过度用声：发声休息为重要治疗方法，绝对休息不语最好。若系发声不当引起者，炎症控制后须进行正确的发声方法训练。

(3) 药物治疗：对萎缩性喉炎患者，可应用有轻微的刺激腺体分泌增多作用的含碘喉片和口服维生素类药物。

(4) 局部含片、雾化吸入：可以缓解喉部不适症状。

(5) 嗓音治疗：通过系统、科学的发声训练方法，纠正不正确的发声习惯和方法，减少发音时双侧声带之间的摩擦来达到逐渐改善甚至治愈慢性喉炎的目的。

(6) 手术治疗：对于慢性喉炎伴黏膜的不典型增生、喉厚皮病等癌前病变者，具有恶变倾向，如果病因治疗无效，可以考虑采用手术治疗。

老年人得了复发性口疮怎么办?

复发性口疮又称复发性阿弗他溃疡、复发性阿弗他口炎、复发性口腔溃疡，是口腔黏膜疾病中发病率最高的一种疾病，普通感冒、消化不良、精神紧张、郁闷不乐等情况均能偶然引起该病的发生，好发于唇、颊、舌缘等，在黏膜的任何部位均能出现，但在角化完全的附着龈和硬腭则少见。女性发病较多，一年四季均能发生。复发性阿弗他溃疡有自限性，能在10天左右自愈。该病具有周期性、复发性及自限性等特点。

老年人预防复发性口疮的方法主要有：① 注意口腔卫生，避免损伤口腔黏膜，避免辛辣性食物和局部刺激。② 保持心情舒畅，乐观开朗。③ 保证充足的睡眠时间，避免过度疲劳。④ 注意生活规律性和营养均衡性，养成一定排便习惯，防止便秘。

复发性口疮的治疗方法主要有：

(1) 局部治疗：主要目的是消炎、止痛，促进溃疡愈合。治疗方法较多，根据病情选用：① 含漱剂：0.25%金霉素溶液，1∶5 000 氯已定洗必泰溶液，1∶5 000 高锰酸钾溶液，1∶5 000 呋喃西林溶液等。② 含片：杜米芬含片，溶菌酶含片，氯已定含片。③ 散剂：冰硼散，锡类散，青黛散，养阴生肌散等是中医治疗口腔溃疡的主要药。此外，复方倍他米松撒布亦有消炎、止痛、促进溃疡愈合作用。④ 药膜：其基质中含有抗生素及可的松等药物。贴于溃疡上，有减轻疼痛，保护溃疡面，促进愈合的作用。⑤ 止痛剂：有0.5%～1%普鲁卡因液，0.5%～1%达克罗宁液，0.5%～1%地卡因液，用时涂于溃疡面上，连续2次，用于进食前暂时止痛。⑥ 烧灼法：适用于溃疡数目少、面积小且间歇期长者。方法是先用2%地卡因表面麻醉后，隔湿，擦干溃疡面，用一面积小于溃疡面的小棉球蘸上10%硝酸银液或50%三氮醋酸酊或碘酚液，放于溃疡面上，至表面发白为度。这些药物可使溃疡面上蛋白质沉淀而形成薄膜保护溃疡面，促进愈合。⑦ 局部封闭：适用于重型复发性阿弗他溃疡。以2.5%醋酸泼尼龙混悬液0.5～1毫升加入1%普鲁卡因液1毫升注射于溃疡下部组织内，每周1～2次，共用2～4次。有加速溃疡愈合作用。⑧ 激光治疗:用氦氖激光照射,可使黏膜再生过程活跃,炎症反应下降,促进愈合。

(2) 全身治疗:① 免疫抑制剂:若能经检查确定为自身免疫性疾病,采用免疫抑制剂则有明显疗效。常用药物为泼尼松(强的松)。为防止感染扩散,应加用抗生素。对严重贝赫切特综合征,给予氢化可的松或地塞米松和四环素,对有胃溃疡、糖尿病、活动期肺结核的患者应禁用或慎用。② 免疫调节剂和增强剂:左旋咪唑用于需增强细胞免疫作用者;丙种球蛋白适用于体液免疫功能减退者。不宜长期使用。③ 转移因子适用于细胞免疫功能降低或缺陷者。④ 维生素类药物可维持正常的代谢功能,促进病损愈合。在溃疡发作时给予维生素 C 0.1~0.2 克,一日 3 次,复合维生素 B 每次 1 片,一日 3 次。⑤ 女性激素女性发病与月经周期有关者可慎用雌激素。⑥ 微量元素血清锌含量降低者补锌后病情有好转,可用 1% 硫酸锌糖浆或硫酸锌片。

老年人得了口腔白斑怎么办?

口腔白斑病是指仅仅发生在口腔黏膜上的白色或灰白色角化性病变的斑块状损害,是一种常见的非传染性慢性疾病,口腔各部黏膜均可发生,但以颊、舌部最多。白斑的色泽除了白色以外,还可表现为红白间杂的损害。在组织病理上的变化,为癌前损害的特征——上皮异常增生。患者以中老年男性多见。

老年人预防口腔白斑的方法主要有:① 预防重点放在卫生宣教上,早发现,早治疗。② 去除局部刺激因素,如戒烟,禁酒,少吃辛辣、烫的食物。

老年人得了龋病怎么办?

龋病俗称虫牙、蛀牙,是细菌性疾病,可以继发牙髓炎和根尖周炎,甚至能引起牙槽骨和颌骨炎症。如不及时治疗,病变继续发展,形成龋洞,终至牙冠完全破坏消失,其发展的最终结果是牙齿丧失。龋病特点是发病率高,分布广,是口腔主要的常见病,也是人类最普遍的疾病之一,世界卫生组织已将其与肿瘤和心血管疾病并列为人类三大重点防治疾病。龋病发病随着年龄的增长而增加,因而老年人的患龋率更高,调查表明,60 岁以上老年人患龋率为 92.2%。虽然龋病的患病率很高,但由于其病程进展缓慢,一般不危及患者生命,因而不易受到人们的重视。然而实际上龋病给人类造成的危害甚大,当龋病向牙齿深部发展时,可引起牙髓病、根尖周病、颌骨炎症等一系列并发症,引起患者剧烈的疼痛和严重的感染,给患者带来很大的痛苦。另外，随着牙齿龋坏程度逐渐加重，牙冠缺损，最终成为残冠残根，以致牙齿丧失，严重破坏了咀嚼器官的完整性，致使咀嚼功能下降，消化系统负担加重，并发消化道疾病和营养吸收障碍，严重影响全身健康。有些老年人因咀嚼功能严重丧失，致使生活质量下降。

老年人预防龋病的方法主要有：① 早晚刷牙、养成饭后漱口的好习惯；② 少吃酸性刺激食物，临睡前不吃零食；③ 少吃含糖分高的食物，如糖、巧克力、饼干等；④ 不可吃太多的过于坚硬的食物，以免牙齿磨损；⑤ 常参加体育锻炼，定期检查口腔，一般 12 岁以上的人应每年查一次；⑥ 平时饮食应多摄入富含钙、无机盐等营养食物，尽可能食用高纤维粗糙食物。

龋病的治疗方法主要有：

(1) 药物治疗：在磨除龋坏的基础上，应用药物抑制龋病发展的方法，适用于恒牙尚未成洞的浅龋，乳前牙的浅、中龋洞。常用药物包括氨硝酸银和氟化钠等。

(2) 银汞合金充填术：对已形成实质性缺损的牙齿，充填术是目前应用最广泛且成效较好的方法，其基本过程可分为两步：先去除龋坏组织和失去支持的薄弱牙体组织，并按一定要求将窝洞制成合理的形态。然后以充填材料填充恢复其固有形态和功能。适用于充填后牙和隐蔽部位的前牙洞。

(3) 复合树脂充填术：适用于充填前牙和不承受咀嚼力量的后牙洞。

(4) 酸蚀法光敏复合树脂充填术：适应证同复合树脂充填术，还适用于牙体缺损较多、固位较差和遮盖变色牙等。

(5) 嵌体：用金属或其他材料制成与牙齿窝洞适合的修复体，镶嵌在洞内，称为嵌体；盖在合面的为盖嵌体。适用于：① 后牙合面较大的窝洞或后牙有折裂可能者；② 邻合面洞充填无法修复与邻牙的邻接关系者；③ 作为半固定桥基牙。

老年人得了牙髓病怎么办?

牙髓病是牙髓组织的疾病，包括牙髓炎、牙髓坏死和牙髓退变。牙髓组织处于牙体硬组织之中，只通过根尖孔、副根管与外界联系，牙髓急性炎症时，血管充血、渗出物积聚，导致髓腔内压力增高，使神经受压，加以炎性渗出物的刺激而使疼痛极为剧烈。

老年人预防牙髓炎的方法主要有：① 保持口腔卫生，早晚刷牙，饭后漱口是个重要环节；口腔良好的卫生环境可减少牙石的积聚和细菌的繁殖。正确的刷牙方法是:顺着牙缝的方向刷,上牙由上向下刷,下牙由下向上刷,根牙的里面、外面和咀嚼面都刷。② 定期清除牙石,保持牙清洁、光滑,食物残渣不易再附着。③ 加强身体锻炼,劳逸结合。

牙髓炎的治疗方法主要有:

(1) 急性牙髓炎最有效的治疗是立即打开髓腔引流,使炎症产物和脓液流出,降低髓腔内压力,迅速缓解疼痛。患牙髓炎的牙齿应施行手术摘除牙髓,达到保存患牙的目的,如不予适当的治疗,牙髓炎可发展为根尖脓肿,甚至颅骨骨髓炎,患牙就只有拔除。

(2) 年轻恒牙,当牙根尚未发育完成可采用牙髓切髓术,保留牙乳头,有利于牙根的形成。慢性牙髓炎急性发作应急处理后,采用根管治疗术,前牙采用去髓术,逆行性牙髓炎采用去髓术合并牙周治疗。

老年人得了根尖周病怎么办?

根尖周病是指发生在牙根尖周围组织,如牙骨质、根尖周围的牙周膜和牙槽骨等的疾病。病因主要是感染、创伤、牙源性因素和肿瘤等。急性根尖周炎按炎症发展过程可分为急性浆液性根尖周炎和急性化脓性根尖周炎。慢性根尖周炎包括根尖肉芽肿、根尖周脓肿、根尖周囊肿和致密性骨炎。

老年人预防根尖周病的方法主要有:① 正确地刷牙,应采取上下竖刷牙法,早晚刷牙,每个牙面刷 8～10 次;② 饭后漱口;③ 使用牙线清洁牙间隙;④ 每月换一支新牙刷;⑤ 每 6 个月进行一次口腔检查;⑥ 注意含氟牙膏的用量(尤其是儿童);⑦ 刷牙力度适当,所使用的牙刷如出现刷毛外翻就应更换。

根尖周病的治疗方法主要有:

(1) 开放引流:急性根尖周炎治疗首先是开髓引流,打开髓腔引流通道,打通根尖孔,使渗出液或脓液通过根管得以引流,以缓解根尖部压力,解除疼痛。为了不让食物杂质堵塞引流通道,洞内放置碘酊球开放。

(2) 切开排脓:炎症 4～5 天,主要针对骨膜下或黏膜下脓肿,切开与根管开放可同时进行。切开的位置正对脓肿,与前庭沟平行方向。

(3) 安抚治疗:对根管外伤、封药化学性刺激及根管不良充填引起的急性尖周炎,可考虑去除根管内容物,封消炎镇痛药物数日,待急性期过后再常规治疗,以避免外界污染或再感染。

(4) 调改咬合:当急性根尖周炎牙齿是活髓,处理应慎重。由创伤引起的,通过调合消除创伤性咬合,即可治愈。根尖孔大牙髓炎引起的急性根尖周炎,可在麻醉下予以去髓。调改咬合是治疗的常规措施,一方面减轻功能得以休息,促进愈合;另一方面可减少纵折机会。

(5) 消炎止痛:口服或注射抗生素药物或镇痛药物,局部封闭、理疗、针灸、中草药贴敷等。

(6) 急性期拔牙:无保留价值或重要病灶牙可以拔除患牙,通过牙槽窝引流。但急性期拔牙易引起炎症扩散,应先保守治疗再行拔牙。

(7) 根管治疗术:根管治疗术是根尖周病治疗最有效的方法。通过清除根管内和根尖周感染物质,进行适当的消毒,并严密充填根管,促进尖周病变愈合。

老年人得了牙周病怎么办?

牙周病是指发生在牙支持组织(牙周组织)的疾病,包括仅累及牙龈组织的牙龈病和波及深层牙周组织(牙周膜、牙槽骨、牙骨质)的牙周炎两大类。牙周疾病是常见的口腔疾病,是引起老年人牙齿丧失的主要原因之一,也是危害人类牙齿和全身健康的主要口腔疾病。牙周病的早期症状不易引起重视,造成牙周组织长期慢性感染,炎症反复发作,不仅损害口腔咀嚼系统的功能,还会严重影响健康。

老年人预防牙周病的方法主要有:① 关键是控制和消除牙菌斑,目前最有效的方法是每天坚持正确刷牙,按摩牙龈,促进牙龈血液循环,增强牙龈组织的抗病能力。注意锻炼身体,增强机体免疫力。② 除去局部刺激因素,清洁牙齿和刮除牙周的牙石、牙垢,矫正不良修复体及矫治食物嵌塞,基本可治愈。③ 补充含有丰富维生素C的食品,可调节牙周组织的营养,有利于牙周炎的康复。④ 牙周病发病后应积极治疗,初期疗效尚好,晚期疗效较差,可丧失牙齿。

牙周病的治疗方法主要有:

(1) 基础治疗:对牙周炎的治疗要从消除病因和减轻症状两方面入手。① 需要进行牙周基础治疗,如洁治、刮治、根面平整等。② 需要进行牙周手术治疗并配合药物治疗。经过上述治疗之后,大多数患者的牙周炎症可以得到消除,松动的牙齿得以稳固,患者的咀嚼功能未受到明显影响。

(2) 修复治疗:是牙周炎综合治疗的重要组成部分,主要包括调牙合、正畸疗法和牙周夹板固定等。

五、老年皮肤病

老年人得了皮肤瘙痒症怎么办?

瘙痒是一种仅有皮肤瘙痒而无原发性皮肤损害的皮肤病症状。根据皮肤瘙痒的范围及部位,一般分为全身性和局限性两大类。全身性瘙痒症常为许多全身性疾病的伴发或首发症状,如尿毒症、胆汁性肝硬化、甲状腺功能亢进或减退、糖尿病、恶性肿瘤及神经精神性瘙痒等。全身性瘙痒症的外因与环境因素(包括湿度、季节、工作环境中的生物或化学物质刺激)、外用药物、用碱性强的肥皂以及患者皮肤的皮脂腺与汗腺分泌功能减退致皮肤干燥等有关。局限性瘙痒症的病因有时与全身性瘙痒相同,如糖尿病。肛门瘙痒症多与蛲虫病、痔核、肛瘘等有关。女阴瘙痒症多与白带、阴道滴虫病、阴道真菌病、淋病及宫颈癌有关。阴囊瘙痒症常与局部皮温高、多汗、摩擦、真菌感染有关。瘙痒的发生主要是由化学介质如组胺、P 物质、激肽和蛋白酶等的释放所引起。老年性瘙痒症多发于老年人,常以躯干最痒,多因皮脂腺功能减退、皮肤干燥等因素所致,女性患者可能是绝经后综合征的一种表现。

定期洗浴是一种良好的个人卫生习惯,应该提倡,但过于频繁地洗浴尤其是使用碱性过度的肥皂则会走向反面,应该避免。冬季,在进行无大量出汗的运动时,以每周沐浴一次为宜,水不宜太烫,有条件者可用液体沐浴露代替常规使用的香皂,浴后应全身抹少量润肤露;平素在干燥的日子里也应隔几天使用一些润肤露,这对皮肤天生较干燥的老年人尤为重要。夏天多汗,以每日温水沐浴一次为宜,并尽可能少使用肥皂。

老年人得了手足皲裂怎么办?

手足皲裂是指由各种原因引起的手足部皮肤干燥和裂纹,伴有疼痛,严重者可影响日常生活和工作。本病既是一些皮肤病的伴随症状，也是一种独立的皮肤病。老年人皮肤中汗腺及皮脂腺的萎缩导致皮肤表面水分和皮脂含量的减少，皮肤相对更干燥，也就更容易开裂。操持家务过多的老人经常洗涤衣服、器皿或蔬菜，不断接触肥皂、洗涤剂或洗洁净等可去除皮脂的化学物品使其皮肤尤为干燥；如果同时患有手足湿疹或癣病，可造成局部角质层极度增厚，造成开裂的可能性也就更大。

老年人预防手足皲裂的方法主要有：① 积极治疗手足湿疹或手足癣病，避免掌跖部角质层过度增厚。② 尽量避免或减少直接接触碱性或刺激性洗涤剂，减少皮脂的丢失。③ 必要时可戴上市售的软橡胶手套洗涤物品。④ 保持手足部皮肤的清洁、干燥，冬季外出时使用油脂保护，并加强保暖。

手足皲裂的治疗方法主要有：

(1) 外用1%尿囊素乳膏，可去除角质、刺激上皮增生，减轻或解除疼痛。

(2) 外用愈裂贴膏、甘油搽剂、15%尿素软膏等药。

(3) 如果皲裂到出血、灼痛的程度，宜用热水将患处泡软使皮肤滋润，用刀片将角质过厚处削薄，然后再外用药物。

老年人得了带状疱疹怎么办？

带状疱疹是由水痘—带状疱疹病毒引起的急性感染性皮肤病。由于病毒具有亲神经性，感染后可长期潜伏于脊髓神经后根神经节的神经元内，当抵抗力低下或劳累、感染、感冒时，病毒可再次生长繁殖，并沿神经纤维移至皮肤，使受侵犯的神经和皮肤产生强烈的炎症。皮疹一般有单侧性和按神经节段分布的特点，有集簇性的疱疹组成，并伴有疼痛；年龄愈大，神经痛愈重。本病好发于成人，春秋季节多见。发病率随年龄增大而呈显著上升。

老年人预防带状疱疹的方法主要有：① 保持良好的生活习惯，避免过度疲劳。② 增强身体免疫力，避免和水痘、带状疱疹患者接触。

带状疱疹的治疗方法主要有：

(1) 药物疗法：① 抗病毒药物可选用阿昔洛韦、伐昔洛韦或泛昔洛韦。② 神经痛药物治疗：抗抑郁药主要有帕罗西汀（塞乐特）、氟西汀（百优解）、氟伏草胺、舍曲林等；抗惊厥药主要有卡马西平、丙戊酸钠等；麻醉性镇痛药以吗啡为代表的镇痛药物，可供选择药物有吗啡（美施康定）、羟基吗啡酮（奥施康定）、羟考酮、芬太尼

（多瑞吉）、二氢埃托菲、路盖克等。④ 非麻醉性镇痛药：包括 NSAIDs、曲吗多、乌头生物碱、辣椒碱等。

（2）神经阻滞：重度疼痛药物难以控制时即应考虑用直接有效的感觉神经阻滞疗法。阻滞定位的选择应取决于病变范围及治疗反应。总的原则应当是从浅到深，从简单到复杂，从末梢到神经干、神经根。

（3）神经毁损：射频温控热凝术行神经毁损是治疗最为直接有效的方法。神经毁损治疗还包括内侧丘脑立体定向放射治疗（伽玛刀或 X 刀），手术硬脊膜下腔脊髓背根毁损治疗、垂体毁损、交感干神经节毁损等。

老年人得了皮肤黏膜念珠菌病怎么办？

皮肤黏膜念珠菌病是念珠菌引起皮肤、黏膜的急性、亚急性或慢性炎症。念珠菌在正常情况下广泛分布于自然界和人体口腔、胃肠道、阴道黏膜及皮肤上，当机体的抵抗力低下或机体发生菌群失调时，即易繁殖致病，故称为条件致病菌，其中白色念珠菌是主要致病菌。

老年人由于牙齿脱落装上假牙，位置又不适当，或面部皮肤松弛造成口角下垂；均可使上唇过度叠压下唇以致口角处产生皱褶；另外，老年人牙槽骨萎缩造成口腔变浅，加上口腔轮匝肌松弛，使唾液容易外溢并滞留在口角皱折处，造成局部长期处于浸渍状态而继发白念珠菌感染。其表现为口角发白、糜烂、结痂、病程长者可出现角化、皲裂，常因疼痛而影响张口进食。

有些老年人特别是体胖多汗或糖尿病患者，其皮肤的皱折摩擦部位如腋窝、乳房下、腹股沟、臀沟或肛周等处容易受到白念珠菌感染而产生一种特殊的皮疹，称为间擦性念珠菌病。起初往往为小片红斑、小丘疹或小水疱，随后扩展融合成一片较大的红斑，可有轻度糜烂或渗出。特殊之处在于红斑周围可见一些像卫星围绕一样散在分布的红色丘疹或水疱，部分丘疹可呈现圈环状的鳞屑。这也是一种皮肤白念珠菌感染性疾病。

承担家务洗濯较多的老年人，尤其是手指比较粗胖者，其食指、中指、无名指或小指之间往往会发生一种瘙痒性红斑，边缘脱屑，遇水即浸渍发白，严重者发生糜烂渗出。这也是皮肤念珠菌感染。患者往往长时间浸泡在水中，离开水又不及时擦干，指间长期处于潮湿状态，造成白念珠菌感染。这种感染尤其多见于中指和无名指之间。由于生理解剖位置的关系，手部在松弛状态下该两指较其他各指间更紧靠，透气不良，易发生浸渍。这就是临床上所谓的指间念珠菌病。

经常操持家务、厨房劳作的老年人指甲根部皮肤所谓“甲沟”处经常会产生红肿。初起往往有局部轻度外伤，此后甲沟渐渐红肿，症状不明显或稍有痛感；很少化脓，偶见极少淡黄色或白色稀薄分泌物溢出；病程经过缓慢，很少会自愈。这是由于白念珠菌侵犯了甲沟造成的念珠菌性甲沟炎。严重者甚至影响患指的指甲，指甲呈白色混浊、甲板增厚、产生高低不平的沟纹，造成念珠菌性甲病。念珠菌性甲沟炎和细菌感染造成的化脓性甲沟炎不同，后者有明显的红肿热痛等症状，可有较多黄色脓液溢出，病程也相对较短，使用抗生素可使病变很快痊愈。

老年人预防皮肤黏膜念珠菌病的方法主要有：① 保持皮肤黏膜完整、清洁、干燥，注意口腔卫生：② 积极治疗诱发念珠菌病的有关疾病；③ 合理应用抗生素、糖皮质激素、免疫抑制剂和放射治疗；④ 注意饮食清洁，不吃变质的食物；⑤ 加强运动锻炼，提高机体抵抗力，及时控制引起机体免疫力下降的各类疾病。

老年人得了手足癣怎么办?

绝大部分患者是先患足癣再感染到手部。手癣多为单侧发生，亦可双侧。由于足部经常套着鞋袜，特别是夏季，易造成局部闷热、出汗难透的温湿环境，有利于致病真菌的生长、繁殖，以致足癣比手癣的患病率大约高出 10 倍。

手足癣在临床上分为 5 种类型：① 间擦型：指(趾)间潮湿，皮肤发白，自觉剧痒，皮肤搔破后，可见皮下潮红的糜烂面。② 水疱型：常见于掌跖、足缘部，呈群集或散落的小水疱，伴有瘙痒。如有细菌感染，就会变成脓疱，并引起淋巴结肿大。③ 鳞屑型：好发于手掌、指腹侧或足跖部。皮损以明显的小片鳞屑为主，伴有稀疏而较为干燥的小水疱，有时可蔓延至手足背部，也有时受到外界刺激(如碱类)，使皮肤更为干燥、粗厚，发展为角化型手足癣。④ 角化型：病变位于手掌、手指、足跟、足跖及足旁，常对称成片。有时严重发展后尚可波及整个足跖和手足背部。在发病初期，皮损与鳞屑型基本相同，渐而出现皮肤角化过度、粗糙无汗、纹理增宽加深。本型与其他型的最大不同点是很少引起瘙痒。⑤ 体癣型：不是独立存在的病型，多是在夏季手足癣发病季节，由其他病型，尤其是鳞屑型或水疱型发展而来。皮损位于手足背部，呈弧形或环形边缘，瘙痒，有的可播散至其他部位，引起体癣的同时发生。以上 5 种类型手足癣致病真菌均可侵犯指(趾)甲而引起甲癣的发生。甲癣的生成是一个慢性演变过程，手足癣的类型、病程的长短、病情的轻重，与甲癣的感染有着密切关系。临床上，鳞屑型及角化型是最为顽固的手足癣，感染甲癣更为多见。

老年人预防手足癣的方法主要有：① 要注意清洁，保持皮肤干燥，保持足部清洁，每天清洗数次，勤换袜子。② 洗脚盆及擦脚毛巾应分别使用，以免传染他人。③ 平时不宜穿运动鞋、旅游鞋等不透气的鞋子，以免造成脚汗过多，脚臭加剧。趾缝紧密的人可用干净纱布或棉球夹在中间或选择分趾袜，以利于吸水通气。④ 勿吃容易引发出汗的食品，如辣椒、生葱、生蒜等。⑤ 情绪宜恬静，兴奋和激动容易诱发多汗，加重足癣。⑥ 足癣是一种传染性皮肤病，应避免搔抓，防止自身传染及继发感染。

手足癣的治疗方法主要是注意个人卫生，勤换袜子，不与其他人共用浴具等，以免交叉感染。家庭中其他成员的手足癣要同时治疗。常用1%～2%的联苯苄唑、咪康唑、克霉唑、疗霉舒或酮康唑霜，每日局部外用1～2次，持续至损害消退后1周。亦可用角质剥脱药如5%水杨酸酒精、复方苯甲酸软膏（韦氏软膏或酊剂）等，与抗真菌药交替外用，每日1～2次；对于顽固泛发的患者，可选用系统抗真菌药治疗，如伊曲康唑、特比萘芬、氟康唑；对于合并细菌感染者，应内服抗生素，局部外用利凡诺糊、氧化锌油加氯霉素、诺氟沙星乳膏等抗生素制剂，待感染控制之后，再用抗真菌制剂；对于湿疹患者，可应用含抗真菌药物、类固醇皮质激素的复方外用制剂。阴股部皮肤较嫩，勿用刺激性过强的药物。

老年人得了毛囊炎、疖、痈怎么办？

毛囊炎为毛囊口化脓性炎症。疖是急性化脓性毛囊及毛囊周围的炎症。痈是指由两个以上的疖融合后形成的软组织感染。毛囊炎、疖和痈患者的表现为：① 毛囊炎：好发于头皮、颈部、胸背部及外阴或臀部。开始为毛囊口小脓疱，中间有毛发穿过，周围有炎性红晕，脓疱干涸或破溃后形成黄痂，痂皮脱落后痊愈，不留瘢痕。② 疖：疖好发于头面、发际、颈项部及臀部等。初发为圆锥形毛囊性炎性丘疹，基底明显浸润，以后增大形成坚硬结节，伴有红、肿、热、痛。数日后结节中央变软，顶部出现黄白色点状脓栓，脓栓脱落，排出血性脓液及坏死组织，以后炎症逐渐消退愈合。重者可伴有畏寒、发热及全身不适等。③ 痈：营养不良、糖尿病和长期使用激素者易患痈。好发于颈、背、臀和大腿等处。初期为红、肿、热、痛的斑块，表面光滑，边缘局限，5～7日后开始化脓，中心软化坏死，表面出现多个脓头。脓栓脱落后，留下多个带有脓性基底的深溃疡，如蜂窝状。多数患者有寒战、发热、全身不适、恶心、虚脱，也有因败血症而死亡者。

老年人预防毛囊炎、疖和痈的方法主要有：① 养成良好的作息习惯。充足的睡眠可以使人的神经放松，情绪饱满，心情愉悦，能够有效的调节内分泌，提高人体免疫力，减少毛囊炎发作的几率。② 养成良好的饮食习惯，尽量少吃或者不吃辛辣刺激性食物，不吃含糖量过高的食物或者饮品，多吃富含维生素的新鲜蔬果。③ 注意保持大便畅通，使身体能够及时的排出毒素，减少引发毛囊炎的诱因。④ 注意长有毛发部位的干净清洁。⑤ 加强体育锻炼，提高身体素质，加强肌肤免疫力和抗病能力。

毛囊炎、疖和痈的治疗方法主要有：

(1) 注意皮肤清洁卫生。

(2) 积极治疗营养不良、糖尿病等，增强机体免疫力。对于全身长期使用激素或免疫抑制剂者应尽量减量。

(3) 早期足量应用有效抗生素。首选大剂量青霉素，青霉素过敏或耐药者可用头孢菌素、泰利必妥等。必要时结合脓培养及药敏试验结果选用合适的抗生素。局部治疗早期外搽鱼石脂软膏、2.5%碘酊等。晚期脓肿成熟后可切开排脓，局部用凡士林纱条引流；用物理疗法，如紫外线、红外线、超短波等以缓解炎症。

老年人得了丹毒怎么办?

丹毒是一种累及真皮浅层淋巴管的感染，主要致病菌为A组β溶血性链球菌。诱发因素为手术伤口或鼻孔、外耳道、耳垂下方、肛门、阴茎和趾间的裂隙。皮肤的任何炎症，尤其是有皲裂或溃疡的炎症为致病菌提供了侵入的途径。轻度擦伤或搔抓、头部以外损伤、不清洁的脐带结扎、预防接种和慢性小腿溃疡均可能导致此病。致病菌可潜伏于淋巴管内，引起复发。

老年人预防丹毒的方法主要有：① 要积极预防和治疗足癣，这是预防小腿丹毒的一个重要环节，因为小腿部的丹毒多数是由足癣引起的。② 避免和纠正挖鼻的习惯，以预防面部丹毒。

丹毒的治疗方法主要有：

(1) 注意休息，避免过度劳累，并适当隔离。如病在下肢，则应卧床，抬高患肢。

(2) 系统治疗：首选青霉素，疗程 10～14 天。对青霉素过敏者可选用大环内酯类抗菌药物。复发性丹毒患者在淋巴管炎的活动期间，大剂量抗菌药物治疗有效，但需要继续以间歇性小剂量维持较长时间以取得完全效果。

(3) 局部治疗：皮损表面可外用各种抗菌药物。加压治疗可减轻淋巴水肿，有助于预防复发。可辅以物理疗法，如窄波紫外线照射等。

(4) 外科疗法：对以上治疗方案无效的持续性硬性水肿，可推荐用整形外科治疗。

(5) 物理疗法：有紫外照射、音频电疗、超短波、红外线等。

老年人得了疣怎么办?

疣是由人类乳头瘤病毒引起的一种皮肤表面赘生物。多见于儿童及青年，潜伏期为 1～3 个月，能自身接种扩散。病毒存在于棘层细胞中，可促使细胞增生，形成疣状损害。根据临床表现和部位，分为寻常疣、扁平疣、跖疣、生殖器疣(尖锐湿疣)、口腔疣、咽喉疣及疣状表皮发育不良。

老年人预防疣的方法主要有：① 积极治疗局部病灶，如足癣、手足皲裂等。② 保护皮肤、黏膜完整，避免外伤。

疣的治疗方法主要有：多数疣患者在发病 1～2 年内自行消退，不少患者即使采用深度破坏性方法，有 1/3 疣仍复发，因此需慎重选择，对一些能造成永久性瘢痕的疗法，不宜使用。

(1) 药物治疗：① 氟尿嘧啶软膏；② 博莱霉素皮损内注射；③ 0.7%斑蝥素；④ 0.1%～0.3%维 A 酸酒精溶液；⑤ 3%酞乙胺软膏或 3%酞乙胺二甲基亚砜搽剂；⑥ 0.5%鬼臼毒素；⑦ 5%咪喹莫特霜；⑧ 抗病毒药；⑨ 其他：水杨酸，普鲁卡因等均有报道。干扰素、转移因子、胸腺肽等免疫增强剂，全身或疣体注射。

(2) 光动力学疗法：系统或局部外用光敏剂，光照后引起局部细胞死亡，可治疗部分寻常疣、尖锐湿疣。

(3) 物理疗法：冷冻疗法、电灼疗法、激光治疗、红外凝固治疗适用于数目少的寻常疣和跖疣。

(4) 手术切除：个别巨大疣体可行手术切除术。

老年人得了鸡眼怎么办?

鸡眼系足部皮肤局部长期受压和摩擦引起的局限性、圆锥状角质增生。俗称“肉刺”。长久站立和行走的人较易发生,摩擦和压迫是主要诱因。鸡眼的发病与局部长期受挤及机械性摩擦有关。鸡眼的皮肤损害好发于足跖,尤其足前弓、小趾外侧等骨突出或易受挤压、摩擦处或两趾间。典型损害为境界清楚的淡黄色或深黄色圆形、椭圆形角质增生,如绿豆至蚕豆大小。平坦或稍隆起皮面。若用刀削去外层可见中心有坚硬角质栓塞,外周有一圈透明的淡黄色环,呈鸡眼状,故名。因角质栓尖端呈楔状嵌入真皮乳头层,站立或行走时压迫局部而有剧痛。

老年人预防鸡眼的方法主要有:① 鞋靴宜柔软合脚,鞋内可衬厚软的鞋垫或海绵垫,在相当于鸡眼处剪孔(有孔鞋垫)。② 足趾畸形者应进行矫治,如有足部外生骨疣应予手术治疗。

鸡眼的治疗方法主要有:外用腐蚀剂:鸡眼膏外贴或鸡眼软膏外敷,也可用10%水杨酸冰醋酸、30%水杨酸火棉胶及水晶膏等。外用腐蚀剂须保护周围皮肤,可将氧化锌胶布中央剪一小孔,大小与皮损相同,粘贴在皮肤损害处并使皮损露出,另用胶布细条搓成索状围住孔成堤状,然后敷药再以大块胶布覆盖,封包3～7天换药1次,直至脱落。

老年人得了湿疹怎么办?

湿疹是一种常见的表皮炎症,病因比较复杂,一般认为与变态反应有较密切的关系。湿疹的主要特点是剧烈的瘙痒,以小丘疹为主的多种形态的皮损,有渗出倾向,反复发作,容易慢性化。湿疹的病人可有多种过敏因素,如对鱼、虾、牛羊肉等过敏,吸入花粉、尘螨、羊毛和羽毛等也会发生过敏。患有慢性胆囊炎、扁桃体炎、齿龈炎、肠寄生虫病等,寒冷、湿热以及搔抓刺激等均可成为发病因素。

湿疹的治疗方法主要有:① 避免自身可能的诱发因素。② 避免各种外界刺激,如热水烫洗,过度搔抓、清洗及接触可能敏感的物质如皮毛制剂等。少接触化学成分用品,如肥皂、洗衣粉、洗涤精等。③ 避免可能致敏和刺激性食物,如辣椒、浓茶、咖啡、酒类。④ 有鱼虾过敏者,忌食鱼虾。⑤ 消除体内慢性病灶及其他全身性疾病。

湿疹的治疗方法主要有:

(1) 全身治疗：① 抗组胺类药物：如扑尔敏、赛庚啶、特非那丁、息斯敏、非那根等，选用1～2种，口服或肌肉注射。② 非特异性脱敏疗法：5%溴化钙、10%葡萄糖酸钙、硫代硫酸钠或维生素C注射液等静脉注射。③ 皮质类固醇激素：一般用于急性严重泛发性湿疹，采用其他治疗无效，又无使用皮质类固醇激素禁忌证时，可选用泼尼松、地塞米松口服或静脉用药。④ 抗生素：若伴继发感染宜配合使用抗生素，如红霉素、头孢氨苄类或双氯青霉素等。

(2) 局部治疗：① 急性湿疹：无渗出时，选用炉甘石洗剂，外搽，渗出较多时，可用3%硼酸溶液、0.5%醋酸铅或醋酸铝溶液，冷湿敷。有糜烂者，外涂氧化锌油或氧化锌糊剂。② 亚急性湿疹：外涂氧化锌油或氧化锌糊剂。也可用皮质激素类霜剂或无刺激软膏。③ 慢性湿疹：可选用皮质类固醇激素的霜剂或软膏、焦油类软膏、0.05%倍氟米松软膏、15%氧化锌软膏及10%黑豆馏油软膏等。对肥厚皮损用上药加塑料膜或玻璃纸封包治疗；或确炎舒松A加普鲁卡因局部封闭治疗。④ 湿疹继发感染时，可配合应用抗生素制剂，如新霉素软膏、红霉素软膏及百多邦等。⑤ 中药制剂：急性湿疹：渗液、糜烂明显者，以10%黄柏溶液湿敷或外洗，糜烂面外涂黄连油或紫草油；无明显渗液者，可用三黄洗剂外洗，或青黛散外撒；亚急性湿疹，用青黛散、麻油调涂或三黄洗剂外搽；慢性湿疹：外涂青黛膏、润肤膏。

对顽固的慢性湿疹，尤其是手部及外阴部慢性湿疹，皮肤肥厚粗糙，用其他方法无效时，可采用浅层X线照射治疗。

老年人得了荨麻疹怎么办?

荨麻疹俗称“风疹块”。是由于各种致敏因素，如药物、食品、花粉、感染等引起皮肤、黏膜小血管扩张及渗透性增加而出现的一种局限性水肿反应。皮损形态不规则，一般24小时内会消退，也可反复发作，迁延不愈。

老年人预防荨麻疹的方法主要有：① 力求找到引起荨麻疹发作的原因，并加以避免。如果是感染引起者，应积极治疗感染病灶。药物引起者应停用过敏药物；食物过敏引起者，找出过敏食物后，不要再吃这种食物。② 避免诱发因素，如寒冷性荨麻疹应注意保暖，乙酰胆碱性荨麻疹减少运动、出汗及情绪波动，接触性荨麻疹减少接触的机会等。③ 平时保持精神欢乐，心情舒畅。④ 加强体育锻炼。

荨麻疹的治疗方法主要有：

(1) 抗组胺类药物：① H受体拮抗剂：具有较强的抗组胺和抗其他炎症介质

的作用，治疗各型荨麻疹都有较好的效果。常用的 H_1 受体拮抗剂有苯海拉明、赛庚啶、扑尔敏等，阿伐斯汀、西替利嗪、咪唑斯丁、氯雷他定、依巴斯汀、氮卓斯汀、地氯雷他定等；单独治疗无效时，可以选择两种不同类型的 H_1 受体拮抗剂合用或与 H_2 受体拮抗剂联合应用，常用的 H_2 受体拮抗剂有西咪替丁、雷尼替丁、法莫替丁等。用于急、慢性荨麻疹和寒冷性荨麻疹均有效。剂量因人而异。② 多塞平：是一种三环类抗抑郁剂，对慢性荨麻疹效果尤佳，且不良反应较小。对传统使用的抗组胺药物无效的荨麻疹患者，多塞平是较好的选用药物。

(2) 抑制肥大细胞脱颗粒作用，减少组胺释放的药物：① 硫酸间羟异丁肾上腺素：为 β2 肾上腺受体促进剂，在体内能增加 cAMP 的浓度，从而抑制肥大细胞脱颗粒。② 酮替酚：通过增加体内 cAMP 的浓度，抑制肥大细胞脱颗粒，阻止炎症介质（如组胺、慢反应物质等）的释放。其抑制作用较色甘酸钠强而快，并可口服。③ 色甘酸钠：能阻断抗原抗体的结合，抑制炎症介质的释放。若与糖皮质激素联合作用，可减少后者的用量，并增强疗效。④ 曲尼司特：通过稳定肥大细胞膜而减少组胺的释放。

(3) 糖皮质激素：为治疗荨麻疹的二线用药，一般用于严重急性荨麻疹、荨麻疹性血管炎、压力性荨麻疹对抗组胺药无效时，或慢性荨麻疹严重激发时，静脉滴注或口服，应避免长期应用。

另外，降低血管通透性的药物，如维生素 C、维生素 P、钙剂等，常与抗组胺药合用。由感染因素引起者，可以选用适当的抗生素治疗。

老年人得了药物性皮炎怎么办？

药物性皮炎也称药疹，它是各种药物通过各种途径进入体内后，引起皮肤、黏膜的各种不同的炎症反应。药物性皮炎可发生在任何年龄，男女之比为 3∶2。药物性皮炎的发生与用药剂量大小、时间长短不成正比关系，药物性皮炎目前的治愈率较高，早确诊、早治疗是痊愈的关键。药物性皮炎的临床表现多种多样，同一药物在不同的个体可发生不同类型的临床表现，而同一临床表现又可由完全不同的药物引起。

老年人预防药物性皮炎的方法主要有：① 在治疗疾病时首先追问药物过敏史，对容易引起药物性皮炎的药物不要滥用。② 过敏体质者，尽量选用致敏性较低的药物。尤应注意复方制剂中含有的已知过敏药物要避免使用。引起过敏的药物要写在病历明显的地方，以引起医生的注意。医生应劝告病人避用该药或含有该药的一些成药和化学结构式相关而可可易引起交叉反应的药物。③ 青霉素破伤风抗毒素、普鲁卡因应用前必须做皮试，医院要备好一切急救所必备的药品及措施。在治疗疾病时，首先追问药物过敏史，或容易引起药疹的药物不要滥用。④ 注意药疹的前驱症状，如发热、瘙痒、轻度红斑、胸闷、气喘、全身不适等症状，及早发现，及时停药，避免严重反应的发生。

药物性皮炎的治疗方法主要有：

(1) 已确诊为药物性皮炎者，应将致敏药物记入病历首页，或建立患者药物禁忌卡片。要牢记每次看病时应告诉医生勿用该药。

(2) 停用一切可疑致敏药物以及与其结构相似的药物。

(3) 药物性皮炎患者要多饮水或输液促进体内药物的排泄。

(4) 轻症者给予应用抗组胺药物、维生素 C 及钙剂。重症者加用糖皮质激素。特别严重的药疹，及早采用各种措施。

(5) 预防和控制继发感染。

(6) 注意补液和维持电解质平衡等。

(7) 对伴黏膜损坏者要积极保护黏膜，尤其是眼结合膜，防止角膜浑浊及黏膜的粘连，小儿要注意龟头及包皮的糜烂，造成包皮狭窄。每日可用 3%硼酸水清洗或皮质类固醇类眼药滴眼，口腔注意清洁，经常漱口，可选用 2%碳酸氢钠溶液漱口。

(8) 对于轻型药疹可局部止痒，吸附糜烂面，保持清洁，迅速愈合即可，对于重症药疹，最好采用干燥暴露疗法(红外线灯罩下进行)或局部雷夫奴尔湿敷，空气消毒，使用无菌床单及被褥。

老年保健丛书

丛书主编　侯国新　谢英彪

老年家庭护理

主　编　郭秀君　李嫦英

副主编　施　琴　曹松美　赵翠英

编　委　戎　毅　主嘉佳　徐晓明

魏金荣

东南大学出版社
SOUTHEAST UNIVERSITY PRESS
·南京·

图书在版编目(CIP)数据

老年家庭护理 / 郭秀君,李嫦英主编. —南京:东南大学出版社,2016.9

(老年保健丛书)

ISBN 978-7-5641-6695-3

Ⅰ.①老… Ⅱ.①郭…②李… Ⅲ.老年人-护理 Ⅳ.①R473

中国版本图书馆 CIP 数据核字(2016)第 197483 号

老年家庭护理(老年保健丛书)

出版发行	东南大学出版社
社　址	南京市四牌楼 2 号(邮编:210096)
出版人	江建中
责任编辑	褚　蔚(Tel:025-83790586)
经　销	全国各地新华书店
印　刷	常州市武进第三印刷有限公司
开　本	700mm×1000mm 1/16
总印张	48.5
总字数	815 千字
版　次	2016 年 9 月第 1 版
印　次	2016 年 9 月第 1 次印刷
书　号	ISBN 978-7-5641-6695-3
总定价	120.00 元

本社图书若有印装质量问题,请直接与营销部联系,电话:025-83791830

丛书前言

对于老年人的年龄划分有着不同的标准,国际上一般按照 65 岁划分,也有按 60 岁划分的。我国目前将 60 岁作为退休年龄,所以习惯上视 60 岁以上为老年人。

人口老龄化是指某个国家或者地区总人口中因为年轻人数量的减少、老年人数量的增加而导致的老年人口比例相对增高的一种动态过程。人口老龄化有两方面的含义:一是指老年人口相对增多,在总人口中所占比例不断上升的过程;二是指整个社会的人口结构呈现出一种老年状态,进入老龄化社会。

中国人口老龄化将伴随 21 世纪始终。早在 1999 年,我国就提前进入老龄化社会,目前是世界老年人口最多的国家,占全球老年人口总量的 1/5。第六次全国人口普查的数据表明,60 岁及以上人口占 13.26%,比 2000 年人口普查上升 2.93 个百分点,其中 65 岁及以上人口占 8.87%,比 2000 年人口普查上升 1.91 个百分点。中国人口年龄结构的变化,说明随着中国经济的快速发展,人民生活水平和医疗卫生保健事业的巨大改善,生育率持续保持较低水平,老龄化进程逐步加快。

在发展中国家中我国是第一个进入老龄化社会的国家,与其他西方发达国家相比,我国人口老龄化具有不同的特点。我国是世界上人口最多的国家,目前全国人口总数超过 13 亿,在这样一个人口基数庞大的国家,随着我国人口老龄化程度的不断加深,老年人口数量占全国总人口数量的比重将不断增长,老年人口基数日益庞大。我国的国土面积约为 960 万平方公里,由于受到地形、经济发展水平、气候等相关因素的影响,我国不同地区的人口老龄化呈现出发展不平衡的特点。我国人口老龄化的另一个显著特点是城乡老龄化倒置,乡村表示出比城市更为严重的人口老龄化。从 1982—2000 年,是我国人口年龄结构的一个转型时期,从成人型人口过渡到老年型人口,我国只花了不到 20 年的时间。从世界各国的人口老龄化历程来看,转变可以说是相当迅速的,中国是世界上人口老龄化速度最快的国家。我国人口老龄化呈现出高龄化趋势,越来越高比例的老年人口数量的增加,意味着医疗和社会养老保险的水平也会随之越来越高。

我国即将进入人口老龄化迅速发展时期，为适应中国社会老龄化的发展现状，我们特组织作者编写了“老年保健丛书”一套，共五本，分别是：《老年养生保健》、《老年饮食营养》、《老年心理保健》、《老年家庭护理》、《老年疾病防治》。

老年人的生活规律必须顺应四季的变化。《老年养生保健》在介绍了老年养生要领后，分别根据春暖、夏暑、秋燥、冬寒的气候特点来详解老年人的养生保健与防病治病方法。

老年饮食营养要根据老年人的饮食习惯选择食物和烹制方法，经常调换口味，促进老年人的食欲。《老年饮食营养》详述了老年人的合理营养与饮食抗衰老，阐明了老年人的饮食宜忌，细说老年病患者的饮食宜忌与饮食调养。

老年心理保健旨在提高老年人的生活质量，使老年人能度过一个愉快幸福的晚年。《老年心理保健》在介绍了老年人的心理健康常识之后，细说老年心理健康与长寿的关系，指出了老年人心理调适的一些方法，探讨了老年病患者如何保持心理健康，最后阐述了老年精神疾病患者的心理呵护。

开展老年人家庭护理，对于老年人及家人的健康教育和指导至关重要。《老年家庭护理》详细回答了老年人生活起居中的护理问题，并指导了老年人家庭合理用药，对老年常见病患者的家庭护理和康复护理中的常见问题作了认真解答，最后罗列了一些常见的家庭护理技巧，并针对高龄老年人的护理介绍了作者的一些经验。

人到老年，身体的各器官的功能减退，一些疾病也会随之而来。《老年疾病防治》针对老年内科病(包括呼吸系统疾病、消化系统疾病、心血管系统疾病、血液疾病、内分泌代谢障碍疾病、肾脏疾病、神经系统疾病、精神障碍疾病)、老年妇科病、老年泌尿外科病、老年五官科病和老年皮肤病中的100多种常见病介绍了病因、症状，重点详述了常用的防治方法。

“老年保健丛书”对老年养生的方方面面进行全方位的探讨，为老年人消除烦恼，希望能成为老年生活的好帮手。

作　者

2016年8月28日

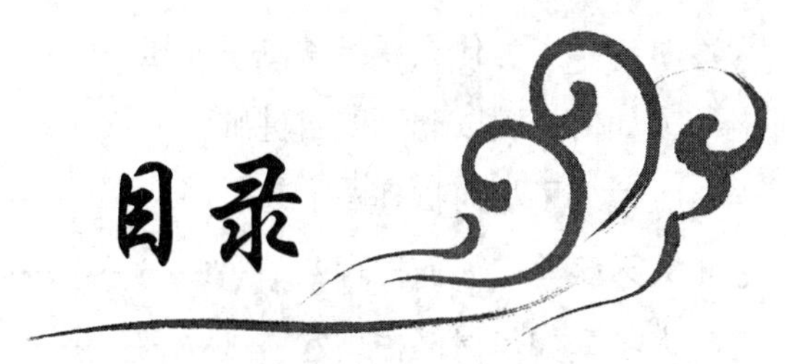

目录

一、老年生活起居与护理

二、老年人家庭用药与护理

三、老年常见病与家庭护理

四、老年病的康复与护理

五、家庭护理技巧与高龄老年人护理

一、老年生活起居与护理

人的基本需要有哪些？

老年人随着年龄增长、机体的老化，功能呈衰退性改变，免疫功能下降，易患各种疾病。这不仅对个体带来不幸，同时给家庭和社会增加负担，因此老年人的保健与健康值得重视。健康是一个人生理健康、心理健康、社会适应能力三者和谐、统一的完美状态。帮助老年人减少心身疾病，保持健康状态或恢复健康，不仅要精心的医疗，更需要良好的护理。

人的共同需要，有多种学说，人们常引用马斯洛的人的基本需要层次论解释人的基本需要，其通常分成五个层次：① 生理需求：人的生存的基本需求，如衣食住行，是指能满足个体生存所必需的一切物质方面的需要。它包括对氧气、水分、食物、排泄、温度、活动、休息和睡眠以及性等的需要。② 安全需求：是人们对生存环境稳定性和安全性的需求，包括确保人身和财产免于伤害，如人身安全、保险、社会秩序。安全需求包括生理上的安全和心理上的安全。前者指个体需要一些安全措施以防止身体受到伤害，如躁动患者需要床挡，以防止坠床；热水袋的温度应控制在 50～70 ℃，以防止烫伤。后者指个体需要一种心理上的安全感觉，如人们大多喜欢在熟悉、有序、可预知的环境下生活，而害怕陌生危险的环境。③ 感情和归属的需求：人有社会性，希望归属于某个群体或社团，作为其中一员进行交流并得到体恤和爱护，归属感、社交活动、友谊、爱情都属于此列。人需要获得亲人、家庭的爱和集体的接纳，同时也需要去爱别人。人渴望归属于某一群体，参与群体的活动，并在交往中建立良好的人际关系可恢复治愈疾病。④ 自尊的需求：自尊有双重含义，一方面要求得到社会尊重和承认，因此产生了对威信、认可、地位的需求；另一方面是满足自尊心，因此产生了提高自身的能力、自信心的需求。⑤ 自我实现需求：指人的潜力、才能、天赋能够得到持续实现。人在对自身潜质和外部环境认识的基础上产生理想和使命感，驱动自我发挥潜质，取得成就，实现理想。满足这一需要会使人感到最大的快乐。

在重视人的共同基本需要的同时，要重视人的个体差异。人的差异在于遗传、环境不同，情感、个性、意志以及年龄、性别、种族、文化教育、个人健康、经济情况等等，并且家庭和工作条件均不同。同为老年人，各人的需要、爱好也各不相同。人的需要和个人差异又和社会制度，物质、精神文明关系密切。

老年人的生理需要有哪些?

老年人的身体在结构上和功能上表现为进行性衰退变化，但关爱老年人、满足老年人的需要，可延缓老年人衰老，延长寿命。

(1) 合理平衡的饮食营养：影响老年人的健康因素很多，但合理平衡的饮食是共同点。老年人由于生理机能衰退，基础代谢比青壮年低10%～15%。老年人要通过膳食调整，维持体内营养动态平衡，这是老年人自我保健和护理，也是中医“七分养”的重要环节。

(2) 饮水的需要：水是维持生命不可缺少的物质，约占体重的65%～70%，水与人体所有的生理功能均有密切的关系。老年人应重视饮足量的水，因为水有预防疾病、延缓衰老的作用，如可预防脑血栓、心肌梗死等循环系统的疾病。血管中流动的血液中有55%是由红细胞、血小板等有形物质组成的，如果体内水分不足，血液浓度增加，正常流速受到干扰，就有可能堵塞血管，出现“凝固”趋势，从而引起循环系统的疾病。这种现象容易发生在早晨起床后3小时内，因此老年人起床后要喝水。

(3) 排泄：① 排便：老年人直肠肌萎缩，排便能力差。便秘是老年人常见的，十分苦恼。② 排尿：肾生成尿是一个连续不断的过程，而排尿则是间歇进行的。尿液由肾脏生成后，即经输尿管的蠕动，送入膀胱内贮存，只有达到一定量时，才能引起反射性的排尿动作，将膀胱内的尿液，通过尿道排出体外，成人约200～300毫升时即要排尿。排尿次数，因尿液生成情况而不同，每个人的排尿习惯也不同，有的人排尿频数、尿量少，有的人排尿间隔时间长、尿量多。强烈的心理因素如紧张、恐惧可导致排尿频数，甚至不自觉地排尿。咳嗽、打喷嚏使腹压增加时，可有不自觉的排尿。排尿次数增多又多饮多食时，要注意检查血糖、尿糖。排尿间隔时间过长且尿量少，要注意去医院检查。

(4) 休息与睡眠:这是恢复体力与精力的生理需要。失眠的老年人感到疲劳,烦躁不安,思维和记忆力、注意力减退,眼圈周围发黑,眼睑浮肿,眼球、结膜充血,严重时有头疼、恶心。睡眠过多,如白天经常打盹也不好,是衰老的迹象。老年人所需睡眠时间,因人而异,一般为6~8小时,适当增加午睡。年过60岁的老年人,入睡所需时间长,早晨醒得早,夜间醒来的次数多,可达5~6次。

(5) 活动与锻炼:老年人各有自己的爱好,这里仅谈步行和跳绳。走路是世界上最好的运动,不需要什么设备,只要有决心,人人都可以办到。它有助于肌肉重复不断地活动,有利于血液循环,并促进能量消耗。

(6) 老年人的性生活:健康状况良好的老年人,适度的性要求应得到满足,生理上能促进新陈代谢,心理上可振作精神,对老年人身心健康有益。性功能强弱,除受生理因素影响外,心理因素也是重要原因。不要一味怀疑性功能出现大问题,因而缅怀壮年时的性能力。须知道,老年人不能与壮年相比,否则只会永远得不到满足。因此,只要能够正常进行性事,就算一个月一次也是好样的。不要胡乱相信所谓的壮阳药物,日常食物营养才是最重要的。老年人可多进食含锌、锰及硒等增进性功能的食物,有助促进性生活质量。过度压抑性欲,只会令性功能提早衰退,相反,适量性生活有助性激素分泌,保持性器官正常运作,避免因极少运作而出现早衰的现象。

老年病患者的家庭护理有什么特点?

护理老年病患者必须掌握老年病的特点。老年人除了身体的外表发生变化外,突出表现在老年人的精神状态和器官机能降低,发生退行性改变,而且这种变化随着年龄的增长而会持续发展下去。老年人以高血压、冠心病、高脂血症、糖尿病、风湿症、支气管炎、肺气肿、胃病、视力和听力丧失等较为常见、多见。对患有这些慢性病的老年人,在护理上要针对其特点进行。

老年人常同时患有几种慢性疾病,有时在同一系统脏器内有几种病,互相交错,临床症状表现不典型,发病初期多无明显症状。而且老年人反应迟钝,记忆力减退,对疾病的反应不明显,往往不易引起重视。有时某个部位发生炎症,但体温却反应不上来,没有明显体征;或者开始发热不明显或不规则,若不细心观察,容易被忽略。因此,发现脉搏加快、体温并不高时要及时查找原因,注意观察体温、脉搏、呼吸和血压的变化。老年人心跳慢、体温偏低,不能用其他年龄组人员的体征来衡量。注意身体的变化还有一点容易做到，那就是每周要测量一次体重。

老年病患者机体衰弱，容易合并水和电解质紊乱。这是因为老年阶段细胞内液减少，细胞萎缩，再加上老年人口渴感觉反应迟钝，入水量不及出水量，自然体液减少。所以稍有腹泻、高热及呕吐都比年轻人容易引起脱水，出现水电解质的紊乱和其他并发症的发生，因此对老年病患者的失水要加以重视，及时到医院进行检查治疗。

老年人的新陈代谢低下，血液循环较差，既怕冷又怕热，对天气变化很敏感。所以在生活护理方面，应该注意到老年人的衣着。冬天应穿保暖性能强、暖和、轻松的衣服；夏天也应随气温的变化及时更换衣服，防止受凉。衣服和鞋袜应宽大柔软，穿脱方便，贴身的衣服不要有领子和钮扣，以免擦伤皮肤。老年人体温低，手脚易冷，要注意保暖。晚间睡觉时被窝内的温度应为 37 ℃。床尾可放置用布包裹着的热水袋取暖，但要避免热水袋与皮肤直接接触发生烫伤。保持合适的温度，可防止因受凉引起腿部肌肉痉挛。如发生肌肉痉挛，按摩局部，进行舒展活动，可逐渐缓解。

要注意结合老人平时的饮食习惯和爱好，调配和烹调色香味俱全的可口食物，促进食欲，使老人进食必需的营养物质。遇到拒食患者，应找出拒食原因，有针对性地调理、引导进食。食物要细碎，鱼肉要去骨。食物一进口有呃逆现象的患者，如果不加注意，食物会误入气管，引起吸入性肺炎，并可发生窒息意外，对这类病人，给食有形物质比流质好。吞咽困难者，食冷食或温食比热食容易。经口补充足够的水分几乎对所有老人都有益，要鼓励老人多饮水，不要因排尿次数增多或担心尿失禁而有意识地控制饮水。

老年病患者要注意每日保持大便通畅，这对养病十分重要。老年人由于肠管蠕动缓慢，进食量少以及活动量不足，容易发生习惯性便秘，排便困难，这不仅增加了患者痛苦，而且加重了患者精神心理压力，不敢进食，形成恶性循环。因此，养成定时排便的习惯十分重要。饮食中应有适量的蔬菜、纤维素及水果，以有助于排便。饭前饮凉开水或将青菜、水果制成浓汁服用，能促进肠蠕动，使粪便软化。对排便严重障碍者应及时就医，及时治疗。每天还要观察小便的量和颜色。患有糖尿病的老年人要注意尿是否有果糖味，自己在家应经常做尿糖定性试验，如发现尿有变化应及时采取相应的措施。对尿、便失禁患者要勤换被单，保持臀部、会阴部清洁干燥，并在臀部垫气垫，防止压疮发生。

老年人的感觉能力、调节能力和反射功能低下，记忆力以及视力、听力都相应的减退，特别是被慢性病长期折磨的老年人，容易产生暴躁情绪。要考虑到老年人的这些特点，耐心细致地观察病情变化，生活上热情地加以帮助和照顾，耐心解答提出的问题，使老年人不致于感到孤独无亲，从而对战胜疾病充满信心和希望。

口腔的护理也是服侍老年病患者很重要的一个方面。食物进口后最先用牙齿磨碎和嚼烂，老年人往往牙齿松动或脱落，有牙周炎、口腔黏膜病变等。因此，对老年人来说，保持口腔清洁，防止牙病的发生，以减少牙齿松动、落牙是很有意义的。要坚持刷牙漱口，早晚各刷牙一次，口腔有炎症时要增加刷牙次数，经常用口腔消毒剂漱口。平时进食后用温水漱口，以免食物残渣留在口腔内腐蚀牙齿，导致口腔发生疾病。对不能自理的患者，要分别用盐水和清水棉球轻轻擦洗牙齿及口腔各个部位，并用手电筒仔细检查是否擦洗干净。观察有无炎症、溃疡、糜烂等情况，如口腔黏膜有破溃，可涂2％甲紫溶液，口唇干裂时涂点油膏。

要注意老年人的皮肤、毛发和指甲的护理，定期洗澡、洗头、理发、剪指甲。老年病患者的活动较少，皮肤的新陈代谢低下，随年龄的增高，皮肤变薄、干燥易脱屑，加之皱纹多、弹性差，如不注意清洁使污垢堆积，不但刺激皮肤，发生瘙痒，而且还会给细菌造成繁殖的机会，引起局部和全身的炎症。定期洗澡和每日做按摩，可使皮肤洁净，皮肤表面的微细血管扩张，促进血液的循环，增强皮肤的新陈代谢。每次洗澡的时间不宜过长，水温应在45～50 ℃之间，最好洗淋浴并有专人护理。如感到头晕、心悸等应立即离开，否则容易发生虚脱和意外。洗完澡应当喝点糖水，立即在床上休息。对长期卧床的患者，应在床上擦澡，但要防止受凉。为了防止皮肤干燥，洗完澡最好涂一点保护皮肤的润滑剂。另外，也可涂擦50％～70％的酒精，在皮肤的皱褶处搽滑石粉等。长期卧床的患者应经常翻身，改变卧位，铺平床单皱褶，清扫床上的碎屑，对身体各骨节突出、承受压力较大的部位，涂上滑石粉，进行按摩，增加局部肌肉活动，促进血液循环。必要时在需要的部位垫上气圈和泡沫垫，以防止发生压疮。

照顾好老年病患者，除了必要的生活、医疗护理外，良好的环境会给人以舒适的感觉，对养病更为有利。所以室内要经常通风换气，物品摆放得要整齐，显得美观而整洁。对患有慢性支气管炎的老年人，应避免冷风和烟尘的刺激，以防止病情加重。冬季室温过低则易引起血管收缩，对冠心病、高血压都很不利。因此，室内必须保持适宜的温度，最好在20～22 ℃之间。要照顾到老年人好静的特点，保持家内安静，以利于休息和养病。

老年人身体衰退的最早表现是肌肉活力的衰退和体力活动能力的降低。这种情况，因各人条件和家庭营养条件等的不同，个体差异很大。患者一旦因病卧床，活动减少，非自然体位引起肌肉挛缩，关节强直变形，最终导致卧床不起的实例不少。因此，只要病情许可，就要鼓励病人自主活动，做自身的工作，自己穿脱衣服，增强老人自信心。经常活动肌肉和关节，防止功能丧失。瘫痪在床的患者要设法使其上、下肢保持在正常位置上，定时伸展上下肢，按摩肌肉和关节，防止体位性肌肉挛缩和关节强直。

老年人新陈代谢缓慢，吸收、排泄能力差，即使服用的是普通药物也容易在体内蓄积，引起毒副作用，造成脏器损害。因此，老年病人的用药必须始终在医生处方指导下进行，不要认为医生曾经处方过的药，自己可以从药店中购买随意服用，这是一种误解。用药的总原则是：任何药物使用不当都会有毒副作用，药物能不用应尽量不用，因病治疗用药必须遵照医嘱，无医疗常识者，不提倡自行非处方用药。

老年人如何自我监测健康？

老年人通过到医院体检及在家自我监测身体健康状况，尽早发现疾病征兆，及时预防，及时就医，以降低疾病的致死率、致残率。老年人每半年或一年有必要到医院去做一次全面体检，包括查内、外、妇、神经、五官和眼科；做X线胸片、心电图、B超检查；检验大便、尿、血常规，肝、肾功能，血糖，血脂等，也可根据自觉症状或体检情况做一些特殊检查，如CT、钡餐等。这往往可以及时发现致病的危险因素或疾病的早期症状。老年人在家可以通过简单的体检方法来了解自己的身体状况。

(1) 体温测量。体温是人的生命体征之一，它反映了人体疾病和健康的基本情况。体温常以“口温”、“腋温”、“肛温”来表示。人体温度一天之内是有微小变化的，并非恒定不变。一般晨间体温最低，称为基础体温；白天尤其午后略微高一点。正常范围为36.5～37.2 ℃，超过39 ℃时，应采取物理降温措施或去医院急诊。测量体温的量具是体温表，分口温表和肛温表两种。口温表头部比肛温表略细一些，使用时不可混淆。用体温表测量体温时要正确操作：① 用酒精棉球消毒体温表头部；② 手握体温表上部，头部朝下，轻甩体温表数下，直至水银指示线到35 ℃以下；③ 将体温表放在口内舌下，或者放在腋窝下；④ 3～5分钟后取出读数；⑤ 甩体温表指示线至35 ℃以下，消毒保存。为了使体温测量准确，测前应免喝热或冷开水，腋测要避免夹在衣服内。对测得结果怀疑者，可重测一次。由于测量部位不同，其测得结果也有差别。口温一般表示实际体温，肛温略高而腋温则略低。因此，肛温应减 0.5 ℃，腋温应加 0.3～0.5 ℃，才是实际体温值。

(2) 脉搏测量。通过触摸桡动脉等大动脉的搏动，了解自己心率是否正常，有无过快过慢，搏动是否均匀，有无停跳现象，以了解心脏情况。

(3) 血压测量。市售血压计有水银柱式血压计、气压表式血压计和电子血压计这三种。其中水银柱式血压计最为准确，而电子血压计因受电池影响，有时不稳定。测血压常取坐位，也可取卧位。将袖带均匀地绑在上臂上，袖带下沿距肘窝二指，将听诊器放在肘窝内侧血管搏动处，关紧气门，气囊慢慢打气，直至搏动声消失后，再慢慢放松气门，当听诊器听到第一声搏动声时的读数为收缩压。继续放气，搏动声消失时的读数即舒张压。水银柱式血压计用完后，应略向右侧倾斜，待水银完全入槽后关闭阀门，以防水银倒流。测血压最佳时间是晨间清醒未起床时。日间测量应避免剧烈运动和进食喝水后即测，这时结果和实际情况有偏差。成年人收缩压小于 140 毫米汞柱且舒张压小于 90 毫米汞柱为正常血压；收缩压大于或等于 140 毫米汞柱，且/或舒张压大于或等于 90 毫米汞柱为高血压。如连续 3 次(不在同一天)测得血压超过正常值，就认为可能患高血压病，应该及早去医院诊治。收缩压低于 90 毫米汞柱，舒张压低于 40 毫米汞柱，称为低血压。收缩压低于 80 毫米汞柱，且伴有四肢发凉、出冷汗、皮肤灰白、表情淡漠者，则为休克。收缩压大于或等于 200 毫米汞柱，和/或舒张压大于或等于 130 毫米汞柱，则要警惕高血压危象，应立即去医院诊治。

(4) 在日常生活中注意面部的变化。面部及眼睑有无浮肿，眼内有无发红、分泌物增多；鼻子是否流涕、鼻衄及嗅觉减退等；有无耳痛、耳鸣、耳痒及听力减退等。嗅觉减退及面部浮肿常为某种严重疾病先兆，一旦发现应查明原因。

(5) 注意观察颈部有无肿块。可经常触摸颌下、颈部等处有无结节或肿大的淋巴结，甲状腺部位有无结节。

(6) 注意口腔及咽部有无异常。如咽部有无发干、疼痛、异物感、声音嘶哑，咽部有无发红，扁桃腺有无红肿，口腔黏膜及舌有无红肿、溃疡，口腔有无异常气味、口腔周围疱疹等。

(7) 老年女性应经常触摸乳房，注意有无结节、疼痛等异常；注意有无阴道脓性、血性分泌物、异常气味等；男性应观察生殖器有无肿块、溃疡等异常。

(8) 注意腹部的变化，有无腹痛、恶心、呕吐、腹泻、便秘、腹胀或腹部包块，并注意包块大小、质地，是否有压痛，腹股沟有无肿大的淋巴结。

(9) 注意了解肩、肘、腕、膝、髋、脊椎和踝关节等有无疼痛、肿胀、变形以及活动是否灵活。

(10) 注意体表皮肤有无肿块、经久不愈的溃疡，或原有小结节、黑痣有无增大和出现溃疡、出血。

(11) 是否经常出现头昏、头痛，尤其是持续时间较长和伴有呕吐、视力障碍、肢体麻木等，发现时应随即测量血压；未发现高血压病者，亦应 3～6 个月测量一次血压。

(12) 注意观察自己的分泌物、排泄物的变化。排尿的次数、尿量、尿的颜色的变化，有无尿频、尿急、尿痛，有无排尿不畅、尿线变细或过黄、血尿等；大便次数、大便量、形状(如变细)、硬度、气味、排便有无困难或坠胀感，大便表面是否有脓血或混有黏液等；注意痰的量、颜色、气味，特别是痰中是否混有血丝等。

(13) 日常生活中还应注意自己的饭量、食欲、睡眠、性生活等的变化，如出现异常，是否能用目前所患疾病或正在服用的药物反应来解释，如无关系则应考虑有某种疾病存在，注意及时查明原因。

(14) 注意体重的变化，尤其是短期内无明显原因引起的体重减轻，应及时查明原因；体重不断增加，特别是超过理想体重[身高－110＝理想体重(kg)]30％者，应设法减肥及控制体重。

老年人宜选择什么样的居住环境?

老年人的居室应选择朝南，冬季室内能晒到阳光，夏季室内能吹进凉风。老年人因腿脚行动不便，居住的楼层不宜太高。卧室应简洁，物品放置应基本固定便于拿取，床要舒适偏硬，高度以下床不吃力为宜。地面宜地板地为佳。杂物勿放在室内，防绊倒老年人，以策安全。室内要留有空地，以方便老年人在室内行走和活动，家居摆放要适合老年人使用，并注意安全。卫生间马桶要稳，不宜蹲式，冬天马桶圈最好加套防冷。

适宜的温度是人体生理的需求。老年人适应外界环境变化调节自身温度能力相对减弱，对冷热刺激较为敏感，维持一个适宜的室内温度，不仅可以使老年人感到舒适，而且有利于机体新陈代谢，预防疾病。一般室温以 18～20 ℃为宜，冬夏季以 22～24 ℃为宜。老年人房间里备一个温度计可经常观察室内温度，这也是家人容易办到的。室内可设冷暖设备，冬季可用暖气、火炉取暖，使用火炉时应注意防止煤气中毒。夏季为使居室凉爽，应保持室内宽敞通风，有条件的可安装空调或配置风扇。

湿度是指空气中水分的含量，室内最佳湿度是 50%～60%。湿度与人体水分蒸发有关，湿度大则蒸发作用弱，抑制出汗，使人感到潮湿气闷，有心功能不全的老年人会感到憋气，此时应开窗通风，可开暖气空调或用电热器烤。湿度低时，空气过于干燥，人体会蒸发大量水分引起皮肤干燥，出现口干咽痛等不适，对患有呼吸系统疾病的老年人，干燥的空气使呼吸道黏膜干燥，痰不易咳出，增加肺部感染的机会。空气加湿器已逐步在家庭中普及，可有效地改善室内湿度。

一般老年人都喜欢安静，有心脏疾病、神经衰弱及容易失眠的老年人，安静则是一种治疗手段。有研究表明噪声在 50～60 分贝时一般人就会感到吵闹不安，强噪声甚至可致病。家庭不安静因素主要来自家人大声喧哗，拿放物品、走路关门声音大；小孩子玩耍、哭闹；电视、音响音量过大，等等，以上都应注意避免而防止噪声产生。创造一个整洁、安静舒适的环境有利于老年人的健康。

老年人房间的照明设备要能随意调节，以适应老年人的不同需要。走廊、卫生间、楼梯及拐角暗处要有一定亮度，防止老年人因视力障碍而跌倒。夜间室内也应保留一定亮度，以方便老年人起床如厕。

适宜的气流有利于体温调节和空气交换。通风能置换空气，从而降低空气中微生物密度。居室还应该直接采光，太阳光中的紫外线可进入室内对空气有杀菌消毒作用。经过通风及日照，居室内空气清洁新鲜。老年人居住的房间应每天定时开窗通风，每次 30 分钟即可。老年人视力减退，对色彩的分辨力弱，对红、橙、黄色的色觉好于对蓝、绿、紫色的色觉，故居室布置时应注意尽量避免以蓝、绿、紫色为背景。

对老年人如何进行家庭护理？

（1）心理护理：老年人一旦卸下繁重的工作负担，难免会产生心理和生理上的不适应，不利于健康，角色的转变可能有个过程，而家庭是个温暖的港湾，几代同堂、家庭和睦，是给老年人的一种安慰、一个精神支柱。空余的时间陪老年人聊天、散步是一种沟通，不应冷落老年人，应鼓励老年人参加力所能及的社会活动。不能忽视老年人的精神需要，使老年人老有所学、老有所为、老有所乐。外地的子女应常回家看看，电话问候老年人，这些都会让老年人感到欣慰，有利于老年人的健康，提高生活质量。这是心理护理必不可少的内容。

(2) 睡眠：充足有效的睡眠与老年人健康息息相关。健康睡眠的四个因素包括：① 睡眠的用具：清洁舒适的床和卧具；② 睡眠的姿势：以右侧弓形卧位为佳；③ 睡眠的时间：以晚上 10 时左右入睡为宜；④ 睡眠的环境：安静无噪声。

(3) 五官护理：有老年人的家庭需常备面巾纸，老年人的分泌物应及时清除，保持老年人口腔、面部清洁。注意室内照明，使老年人在光线明亮的环境中视物，眼疾患者协助点滴眼药水。使用助听器的老年人，要观察其疲劳程度，随时调节音量。警惕老年人鼻出血，鼻出血是多种疾病的征兆，高血压、动脉硬化都可出现鼻出血。出血随血压变化时应警惕发生中风，血液病患者鼻出血常见。一般鼻出血量不多，此时可让老年人躺下，手指捏住鼻翼上部鼻软骨部位，将鼻前庭夹住，鼻中隔前部按压 5～6 分钟，一般都能止血。若出血较多，可于额部、鼻根部放冷毛巾冷敷半小时，如效果差即送医院诊治。

(4) 老年人服药：老年人服药必须遵从医嘱，服什么药、剂量、服法、服药时间等，以使药物起到应有的作用。特别要注意配伍禁忌，应遵医嘱服用，安全用药。

(5) 压疮的预防和护理：完整、清洁的皮肤，具有良好的保护作用，可预防细菌的侵入。老年人的皮肤弹性减退起皱纹。如因病卧床，局部组织长期受压，血液循环障碍，持续缺血、缺氧、营养不良而致的软组织损害。初起时受压局部出现暂时性血循环障碍，引起红、肿、热、触痛，进而红肿向外浸润、扩大、变硬，表面皮肤由红转为紫色，常有小水泡形成，有痛感，形成浅度溃疡，感染后表面有脓液，软组织坏死，最后溃疡。压疮易发生在骨隆突及受压部位，如枕部、骶尾部、髋部、足跟等处。久坐老年人消瘦者，可在坐骨结节处发生。一旦形成压疮，老年人很痛苦，不易愈合，故重在预防。

老年人如何保持清洁卫生？

老年人的皮肤逐渐老化，皮肤抵抗能力下降，导致皮肤疾病增多，使老年人日常生活受到干扰。做好皮肤清洁护理，保持皮肤的完整性，讲究衣着卫生，可增强皮肤的抵抗力，尤其是长期卧床的患者，应预防压疮和感染的发生。

经常保持口腔清洁，除早、晚刷牙外，每次进食后必须漱口，并取出义齿，认真清除口腔内的食物残渣。

家人应协助老年人做好各项清洁卫生，经常梳头、洗发、按摩头部皮肤，可以刺激血液循环，促进头发的代谢。皮脂腺分泌较多者用中性洗发剂洗头，分泌过少者洗头次数不宜过多，以免头发干燥、脆而易断。要保持皮肤清洁卫生，特别是皮肤皱褶处，定期用温水洗涤或擦浴，避免碱性肥皂对皮肤的刺激，尤其不要用肥皂清洗会阴部，保持皮肤正常酸碱度。对于老年体弱者，洗澡时身边要有人照顾。皮肤干燥者不宜洗澡过勤。勤换内衣裤，最好穿宽松、透气、柔软及吸湿性良好的棉布内衣。

老年人穿衣要有利于身体健康，要注意衣着的安全性与舒适，应选择质地优良的布料为老年人做衣服，一般选择柔软、有吸水性、透气性、不刺激皮肤、可调节体温和耐洗的布料。棉制品为首选布料，特别是贴身内衣裤最好穿全棉为宜，因为化学纤维的衣服带静电，有刺激作用，更容易引起老年人皮肤瘙痒。鞋袜宜轻软合脚，保暖性好，鞋底要防滑，最好穿布鞋。衣着除了其穿着功能之外，款式和色调等也是一个人个性美和精神面貌的外在反映。

老年人无牙为什么也要刷牙?

老年人正是因为没有牙齿，对食物的咀嚼能力下降，口腔各种腺体的分泌功能也下降，更应该注意口腔卫生。此外，许多人不了解刷牙还可以预防老年性肺炎。老年人吞咽反射和咳嗽反射功能都有所下降，口腔中的异物易错吸入呼吸道，引起吸入性肺炎。

刷牙时，牙刷刺激牙龈、牙槽引起的兴奋传入中枢神经系统，可使中枢神经所支配的吞咽反射和咳嗽反射功能增强，有益于保持呼吸道的纯净。因此，老年人即使牙齿已完全脱落，也应该用柔软的牙刷刷洗牙龈、牙槽。

老年人应使用猪鬃做的柔软而又有弹性的牙刷，牙刷毛柔软，容易弯曲，可有效地除去软垢、食物残渣。牙刷头小，牙刷毛平齐的牙刷可以刷洗口腔的角角落落。牙刷使用后要彻底洗涤，尽量甩掉刷毛上的水分，因为潮湿的刷毛容易孳生细菌，然后将刷头向上置于干燥通风处，常用日晒消毒。

牙膏能帮助去污垢，消除口臭，使口腔爽快。疗效型牙膏在抑制病菌的同时，也抑制了部分口腔正常菌群生长，打乱了口腔内菌群的生态平衡，导致菌群失调；但长期使用也会使某些细菌产生耐药性。因此，为了保证口腔健康，应经常更换牙膏类型，更换时间以1个月为宜。一般无口腔疾病者，可将含氟牙膏与普通牙膏每月交替使用。

老年人的睡眠如何自我护理?

(1) 养成按时上床、起床的良好习惯。

(2) 睡前不看兴奋激动的电视、书报，不多谈话。

(3) 良好的躺卧姿势，保持脊柱处于正常生理弯曲状态。右侧卧如弓形，不压迫胸腹部，这种姿势有利于心跳、呼吸、胃肠蠕动，易于入睡，不做噩梦。

(4) 睡棕床或硬板床加厚软垫为宜，被要轻、软、暖，枕头松软、不要高。被具要经常日晒。

(5) 白天不要过分劳累，晚餐不要过饱，坚持睡前洗脸刷牙、热水泡脚。

(6) 平心静气，排除杂念，呼吸匀细，卧室安静、安全、避光。

(7) 学会用意念从头到脚顺序放松，吸气时意念集中、安静，呼气时意念放松，呼吸匀细，用自然呼吸法，呼吸时不用力，听其自然，逐渐达到柔和、均匀、舒畅。方法和气功相似，用于催眠效果很好。

(8) 使用安眠药，必须遵医嘱，不可随便服用。

老年人如何戒烟?

烟对人的精神有一定的兴奋作用，可产生一种情绪上的放松、轻快感，因此，有不少人养成了吸烟的习惯。但吸烟是有害身体健康的，对老年人的危害更大。从烟草的烟雾中可分离出30 000多种有害物质，如尼古丁、烟焦油等，不仅可使人体质下降，而且还能引起许多疾病并缩短寿命。

吸烟会刺激呼吸道黏膜，容易引起慢性咽炎、喉炎、气管炎；烟雾还能破坏口腔黏膜、牙齿，引起牙周炎；吸烟者容易患胃溃疡和十二指肠溃疡。卷烟中的尼古丁能使心跳加快、血管收缩、血压升高，使心脏对氧的需要量增加，引起动脉壁和心肌缺氧、冠状动脉痉挛，容易诱发心绞痛，严重的还促使心肌梗死、心律失常等。吸烟者每吸入1毫升烟雾，可带进人体50亿烟尘颗粒，直达细支气管和肺泡，慢性支气管炎长期不愈，就会发生阻塞性肺气肿和肥厚性心脏病。另外，据统计，吸烟的人患肺癌的几率要比不吸烟的人高10倍，吸烟者患咽癌、喉癌的几率也较高。

吸烟对人体是百害而无一利，有吸烟习惯的老年人应尽早戒烟，一时戒不了烟的，应限制在每天10支以下，然后逐渐减少，以减轻烟中有害物质对身体的毒害，现有采用戒烟糖、戒烟茶及针灸等方法来帮助戒烟。

老年人如何控制饮酒？

饮酒对人体有利有弊。饮酒可使人精神振奋、欣快，排除消积情绪；酒精还能扩张血管，加快心率，促进血液循环；啤酒和葡萄酒还含有多种维生素、氨基酸，可促进消化液分泌，增进食欲，帮助消化；饮酒还有助于睡眠，因此，少量饮酒对人体是有益的。

长期大量饮酒可使中枢神经受到抑制甚至麻痹，容易引起心绞痛、心肌梗死、心律失常等发生；也可引起老年人血压波动，并可诱发脑血管意外。若一次大量饮用高度的白酒，则强烈刺激可诱发急性酒精中毒性胃炎或胃出血，长期大量饮酒会引起慢性胃炎、胃及十二肠溃疡。此外，由于进入人体的酒精主要在肝脏氧化分解，长期饮酒会加重肝脏负担，发生脂肪肝甚至引起肝硬化。

老年人可适当饮酒，但应注意尽量少喝高度的白酒，可少量饮用啤酒或葡萄酒。所谓少量饮酒，其用量可因个体不同而有所差异，一般而言，应以一日内饮啤酒不超过1升，或葡萄酒不超过200毫升，或65%的白酒不超过50毫升为宜。要有节制，不可酗酒，饮酒速度也不宜太快，避免酒精浓度在体内急速上升而发生醉酒。切忌空腹饮酒而不吃饭菜，时间长了就会发生营养和维生素缺乏症，对健康影响极大。

老年人如何饮茶才好？

茶叶的主要成分有咖啡因和鞣酸、少量维生素C、维生素B1、维生素B2、维生素E、维生素P及叶酸等。咖啡因有兴奋作用，能提神，促进血液循环和呼吸。所以喝茶能兴奋大脑，消除睡意，振奋精神，使思维活动敏捷；对骨骼肌能起兴奋作用，有利于消除肌肉疲劳；兴奋心肌，使心率加快，心输出量增加，冠状动脉轻度扩张，改善心肌的血液供应；促进胃液分泌，增进食欲，帮助消化；对牙齿还有良好保护作用，尤其是红茶，含氟量较高，有较高的抗酸防龋能力；对胃肠道有收敛作用，肠道细菌感染时有抑菌、止泻作用。

鞣酸能使食物中的蛋白质凝结成块，使肠蠕动减慢，延长了粪便在肠道内潴留时间，粪便中水分过多地被吸收，致使大便干结形成便秘，尤其在饭后饮茶易引起便秘。饮用浓茶可产生过度兴奋，尤其在睡前饮用时，可造成失眠。另外浓茶还可引起心悸，使心脏负担加重，甚至导致心律失常。

老年人饮茶应以淡茶为宜，患有心脏病、高血压、胃及十二指肠溃疡，有便秘及胃肠机能紊乱者禁用浓茶，容易失眠者在睡前 4 小时内应停止饮茶。老年人饮茶要注意饮茶卫生，一般泡茶以 80 ℃左右开水冲泡为宜，随泡随喝，以免破坏茶叶中的有益成分。不要饮用隔夜茶水，因茶水放置久后容易被细菌污染，茶水成分也易变化，对身体有害。

运动对老年人的健康有何影响?

运动可加强心脏收缩力，增加心脏搏出量和心脏指数，增强心脏贮备，减慢心率，保持血压稳定。运动还可降低胆固醇，影响血脂成分，使高密度脂蛋白升高，低密度脂蛋白下降，可预防动脉粥样硬化、高血压等病症。

运动可使膈肌、肋间肌活动增强，使呼吸肌纤维变得粗壮有力，胸廓更加充分地扩张，肺活量增加，呼吸加深，呼吸次数减少，减少呼吸肌疲劳，使能量贮备及氧的利用增加，肺功能得到改善。

运动促进消化系统的代谢旺盛，使消化液分泌增加，胃肠蠕动加快，食欲增强，消化和吸收机能改善。同时，运动还能加速体内热量的利用，防止并减少体内脂肪的堆积，维持合适的体重。

肌肉、骨骼及关节运动使肌肉纤维变粗，肌力增强，能使骨密质密度增加，骨质更加坚固，延缓骨质疏松，防止骨折的发生。经常运动还可加强关节的韧性，提高骨关节的弹性和灵活性。

运动可使脑血流量增加，有利于脑代谢。神经细胞经常受到刺激和兴奋，可减缓退化和萎缩的进程，记忆力有所增强，机体对外界刺激的反应性明显升高，注意力和分析综合能力也有不同程度的改善。

运动可以提高淋巴细胞的转化能力，提高机体的免疫机能；增强巨噬细胞的吞噬机能，并有助于清除体内毒素；还可增强皮肤血液循环，促进新陈代谢，提高皮肤感觉的灵敏度和对冷热刺激的适应能力，从而提高防御疾病的能力。

运动有助于老年人保持心理健康，使老年人心胸开阔，情绪乐观，精力充沛。

适合于老年人的运动项目有哪些?

(1) 散步:散步具有良好的健身作用。它可调节大脑皮质的机能,消除疲劳,促进血液循环,锻炼肌肉,改善呼吸机能,还可促进新陈代谢,有益于老年人的身心健康。

(2) 慢跑:慢跑对锻炼心肺机能有好处。可加强心肌收缩力,使心率减慢,心输出量增加。同时,吸入的氧气增加,能改善和提高肺功能。此外,慢跑能消耗热量,降低体重,改善脂质代谢,降低胆固醇,可防治高脂血症、肥胖症等。

(3) 太极拳:太极拳可活动全身肌肉、关节,有利于延缓肌力衰退,保持和改善关节运动的灵活性,提高脊柱的活动能力,调节大脑皮质和自主神经系统机能,并可治疗多种慢性疾病,如神经衰弱、骨关节病等。

(4) 游泳:游泳是全身性健身运动,利用水的物理、化学刺激,对老年人的身心健康有良好作用。它可增强心肺机能,促进血液循环,促使肌肉发达,保持体型健美,延缓衰老。

(5) 跳舞:跳舞是舞蹈和音乐结合起来的一种有益于老年人身心健康的娱乐活动,使老年人在优美的音乐声中既愉悦了心情,又活动了身体。跳舞是全身性运动,可消除脑力疲劳和心理紧张,增强全身新陈代谢,使关节灵活性增加,适合于神经衰弱及长期患病精神负担较重的老年人。

老年人的健身运动原则是什么?

(1) 选择适宜的运动项目:老年人在进行运动锻炼前应做一次全身的体格检查,以对身体状况有正确的评估,确定是否可以参加体育活动,并根据身体的健康情况选择合适的运动项目。

(2) 要持之以恒:锻炼身体必须经常性、系统性、有规律地进行,不能半途而废或时断时续,应每天坚持锻炼,时间不少于 30 分钟,合理地安排锻炼时间,持之以恒。

(3) 要循序渐进:运动的强度应根据老年人的体质、健康状况、以往锻炼基础等综合分析,选择适宜的运动,遵照运动量由小到大、动作由简单到复杂,循序渐进的原则,不可无限制的增大运动量。

(4) 活动量要因人而异:体质强壮的健康老年人可选择运动量大的项目,如游泳、跑步等,体质差的老年人可选择运动量较小的项目,如太极拳、气功等,或者按照自己的健康条件和居住条件,选择登楼梯、原地踏步和蹲起运动等。

(5) 加强自我运动监测:定期对自己进行生理指标、运动成绩和自我感觉的检查和分析,了解选择的运动项目、运动强度、频率是否合适,锻炼效果如何,以便及早发现问题,及时采取措施。

老年人的锻炼强度一般以运动时心率的快慢作为反映运动强度的生理指标,例如 60～64 岁的老年人,运动后的心率以 112～128 次/分钟为宜,低于 112 次/分钟表明运动强度不够,高于 128 次/分钟则说明运动过量。

老年人健康运动时要注意什么?

运动应注意时间安排,应在清晨或傍晚时进行,尤其清晨空气新鲜,精神饱满,是锻炼的最好时机。一般饭后不要立即进行活动,以免影响消化和吸收,应以饭后 1～2 小时为宜,地点应选安静清幽,噪声和污染较少处。夏季避免在烈日下进行,防止中暑及高血压患者发生脑出血,冬季可适当增加室内锻炼,防老年人伤风着凉,春季应以户外活动为主。

运动可消耗人体大量的能量,因此要加强营养。运动后不要立即进食,应休息半小时左右,以利于食物的消化和吸收,同时适当补充水分,避免多吃冷饮发生胃肠机能紊乱,引起腹痛或腹泻。

老年人运动时如有不慎,易发生意外情况,如扭伤、跌倒或骨折等,因此锻炼时要量力而行,按科学的方法进行锻炼,同时加强自我保护。身体不舒适,如头痛、食欲不振、睡眠不良或感到体力不支、力不从心时,不要强行坚持运动和锻炼,可适当减量,必要时暂停运动。

老年人如何安排睡觉时间?

老年人因为新陈代谢减慢,体力活动减少,所需睡眠时间减少,特别是连续性睡眠的时间缩短。有些老年人虽然每日睡眠时间不比成年人少,他们在白天休息时易进入浅睡眠状态,但由于睡眠质量不佳,不能有效地消除疲劳、恢复体力。老年人每天至少应保证 8 小时的睡眠时间,中午还应有 1 小时左右的午睡。

老年人易患脑和心血管疾病,如脑血栓、心绞痛、心肌梗死等病,而且老年人感觉迟钝,症状往往不典型。因此,要经常注意观察老年人睡眠时的情况,若出现反常的呼吸声和鼾声，或该醒而未醒时，要警惕有无意外的发生。

老年人常因肾功能低下、前列腺增生，夜尿次数增多，夜间起床时，常因定向障碍、意识混乱、步履蹒跚而发生跌倒、碰伤等意外，故去卫生间的路上不宜放置障碍物。夜间卫生间最好有照明灯，对于行动不便的老年人，应在床前放置尿壶，以使老年人夜间小便时方便、安全。

如何促进老年人的有效睡眠？

(1) 生活规律：按时作息可养成良好的生活习惯，提倡早睡早起，养成午睡的习惯。

(2) 劳逸结合：脑力劳动者应增加体力活动，使身体产生轻度疲劳感，这不仅能增强体质，而且有助于睡眠。故老年人可适当进行体力活动或于睡前散步 20～30 分钟。

(3) 保持睡眠前情绪安定：临睡前应避免喝浓茶、咖啡等兴奋饮料，避免看刺激性的电影、电视、书或报纸等，避免激动或悲伤，保持情绪稳定，思想平静，以利于睡眠，音乐疗法对松弛情绪、诱导睡眠也有帮助。

(4) 适宜的环境：睡眠时应保证环境空气新鲜，温、湿度适宜，光线暗淡。

(5) 合理的饮食制度：人体每日摄取食物的时间应合理安排，晚餐时间最少在睡前 2 小时且晚餐应清淡少量，以避免消化器官负担过重，既影响消化，又影响睡眠。

(6) 睡前热水泡脚：热水泡脚，一方面可促进全身血液循环，使足部血管扩张，血流增加，间接减少头部的血液供应，使大脑皮质兴奋性降低，起到催眠的作用；另一方面可以保持脚的清洁卫生，减轻下肢浮肿，睡得安稳。

(7) 正确的睡眠姿势：良好的睡眠姿势应取右侧卧位，上、下肢半屈曲状。这样不仅可使机体大部分肌肉处于松弛状态，而且有利于心脏的活动和胃的排空。

(8) 舒适的睡眠用品：睡床应软硬适中，老年人最好选择木板床，上面铺柔软的褥子，以保持脊柱的生理正常状态。枕头高低适宜，一般高度以 8～15 厘米为好。被褥应轻柔舒适，厚薄适宜，尽量减少和避免对皮肤的刺激，有助于促进睡眠。

老年肥胖时如何综合护理？

肥胖常常是老年人罹患心脑血管疾病及糖尿病的前奏，因此老年人对肥胖切不可掉以轻心，应予以综合调理。患有肥胖症的老年人应在医生指导下，采取逐步降低热量的饮食疗法。

患者根据自己的肥胖状况适度降低主食量，并做到少吃糖果、点心、甜食、冷饮、肥肉和含油脂多的干果、油料子仁等。

限制食盐的摄入量。食盐能潴留水分，使体重增加。

由于限制主食，蛋白质也会相应地减少，故应补充富含蛋白质食物，如瘦肉、鱼类、黄豆及豆制品。每日每千克体重蛋白质的摄入量不应少于 1 克，有条件的每日可增加 100 克左右。

多吃些蔬菜和水果，这不仅会产生饱腹感，而且还能供给充足的无机盐和维生素。

由于老年人体内肝糖原随着年龄的增长而减少，各种代谢反应减慢，所以老年人不耐饥饿，易进食过量。为此老年人可安排一日 4～5 餐制。这种多餐次、小餐量的食法，可防止肥胖。

运动能帮助消耗体内的脂肪和糖类，从而使多余的脂肪被消耗掉，起到减肥的作用。如散步、打太极拳、跳老年舞等和力所能及的家务劳动。

天冷时老年人为什么要经常测量血压？

季节会影响血压的变动，老年人更是如此。研究表明，气温每降低 1 ℃，收缩压会升高 1.3 毫米汞柱，舒张压会升高 0.6 毫米汞柱。秋天温度下降，人体内的肾上腺素水平上升，体表血管收缩以减少热量的散发，同时肾上腺素又可使心率加快，会导致血压升高。

老年高血压病患者可以通过定时自测血压来确定降压效果，24 小时昼夜血压波动是很大的，由于体力和脑力活动的影响，24 小时血压波动可达到 50/20 毫米汞柱，而夜间血压最低。一般白天血压有两个高峰期，即上午 6～10 时及下午 4～8 时，在这两个时段测血压，可以了解一天中血压的最高点。测压前至少应休息 5 分钟以上。测压时，患者的身体要放松，血压计袖带须正确放置，且与心脏位置保持在同一水平线上。充气要快，放气时要缓慢，使用听诊器者，听诊器位置放在动脉上，听动脉音，读出血压值并记录下来。最好同时记录脉搏的次数。

一般情况下，服用长效降压药者，可在早上 6～7 时服药，因为此时患者刚起床，外界气温相对较低，可以起到预防作用。服用短效降压药者，除早上 6～7 时服一次药外，可在下午 4 时左右再服一次，天气渐凉的傍晚时分，药效刚好发挥作用。

患者及家属应特别注意因寒冷刺激导致的血压急剧上升而发生脑卒中，生活中应注意根据天气变化增减衣物，不宜进食生冷食物，多吃蔬菜水果。

老年人如何热敷以聪耳明目健脑？

热敷是用毛巾或净布浸热水中，轻轻绞去水，掩覆于患处，可以对寒湿聚集、气滞血瘀引起的疼痛等有较好疗效。老年人常采用头部热敷，还能起到防病保健的效果。

(1) 聪耳：用热水浸透过的毛巾掩盖在耳上，先掩左耳或右耳均可。每次交替重复做 3～5 遍，每天 1～2 次。其作用能增加耳部的气血流量，可预防耳部疾病及老年人常见的耳聋。

(2) 明目：将毛巾放入稍烫手的热水中，浸透折叠。然后将其放在合闭的双眼上，双手在毛巾上做轻柔地揉眼；毛巾稍冷后，用热水重新浸渍后再热敷摩揉。每次做时保持呼吸自然，心情放松，每次可做 3～5 遍，每天 1～2 次。能起到解除疲乏、保护视力的作用，对预防老花眼、近视也有效果。

(3) 健脑：将热毛巾放于枕骨左右两侧，两侧同时热敷或左右交替热敷均可，每次进行 4～8 遍，每天 1～2 次。能起到健脑作用，提高反应力和思维能力，对老年人常见的头晕、高血压等有一定防治效果。

热敷时温度不宜过高，以面部能耐受为度。热敷法需长期进行，少则 3 个月，多则 1 年方能取得满意效果。

老年人掉牙了如何护理？

人老要掉牙是自然规律，但只要加强口腔卫生，注意保护牙齿，还是可以延长其寿命的。因此，要想老来不掉牙或少掉牙，关键是做好护理。

(1) 选择好牙刷：牙刷的不宜太大，刷毛应柔软而富有弹性，不能一把牙刷用到头，以每两个月换 1 把为好。

(2) 多种牙膏交替使用：如果没有牙病，不宜长期使用药物牙膏。最好与普通牙膏交替使用，以免产生耐药性。

(3) 提倡上下旋转拂刷法。这种刷牙方法容易将牙缝里的食物残渣清除掉，还对牙龈有按摩作用。尽量做到每天饭后刷牙，每次至少 3 分钟，也可早晚各

1次,但饭后要漱口。

(4) 经常按摩牙龈,先洗净双手,然后用拇指或食指放在牙龈面,如同上下旋转拂刷法,早晚各1次,每次5分钟,这样能促进牙龈血液循环,防止牙龈萎缩。

(5) 叩齿、这是一种古老的牙齿保健方法。早晚各1次,每次5分钟(也有人在解小便时叩齿),可以防止牙齿松动,改善血液循环。

(6) 定期做口腔检查。每半年去医院检查一次,并做一次口腔清洁,一旦发现牙病,应及时治疗。

老年人牙龈萎缩如何护理?

牙齿用以咀嚼食物,并对消化起着重要的作用。人老了,齿龈易发生萎缩而致齿脱,牙齿脱落可影响发声,齿间漏风使语音不清。牙齿脱落后,口腔内环境发生变化,因而各种口腔疾患的发病率增加,这会进一步造成老年人牙齿的松动和脱落。从而间接或直接影响健康长寿。牙龈萎缩的产生,中医认为"肾衰则齿豁",故补肾生精乃是固齿的基本方法。此外,尚可按如下方法进行护理:

(1) 按摩牙龈。按摩牙龈的目的是促进牙周组织血液循环,提高局部的抵抗力。按摩的方法是,用手指由牙根部向切缘的方向按摩,从前往后反复数遍。也可以同样的方式用舌头按摩牙龈。

(2) 合理营养。多吃一些有一定硬度和粗糙食品,可使牙齿增强自洁作用和起到按摩牙龈的作用,咀嚼运动还能形成生理性刺激,可以增强牙周和牙体组织的抵抗力。如多吃些含维生素的新鲜蔬菜和水果等。

(3) 清洁口腔。"擦牙法":大贝母(去心)、核桃壳(炒炭)各30克,共研细粉末过筛,贮于有盖瓶内。每日睡前,倒少量于白纸上,用手的食指蘸粉擦牙,并按摩齿龈5～10分钟,最后用温茶水1杯漱口,冲净口腔粉末。"慈禧固齿散":旱莲草30克、川椒30克、青盐30克,共水煎去渣,留汁浓缩,加入枯矾15克、细盐60克,小火炒干,研成细粉末,刷牙时蘸用。

(4) 叩齿免病。早起、睡前各叩200次左右,可增加牙体组织的抵抗力。

老年人冬季如何保健护理?

冬季气温较低,老年人怕冷,抗寒能力差,容易发病,特别是心、肺疾患病人一感冒就会继发支气管炎等,所以保暖预防感冒显得特别重要。随着温度的变化应及时增添衣服，入冬以后就应及早穿戴保暖服装和鞋帽，特别是到户外活动，一定要戴好口罩系上围巾。老年人冬季衣服应选择保暖性能好的绒、羊皮、丝绵、新棉花做材料，以舒适柔软为准则。

冬季老年人宜吃一些高热量和高蛋白的食品以补充体内需求，增强机体免疫功能。食物可选用瘦肉、鸡蛋、炖鸡、鱼、豆制品等。一日三餐合理安排，荤素搭配，可多吃羊肉、狗肉等温补性食品。

老年人入冬前就应开始积极锻炼，持之以恒。实践证明，体育锻炼能增强体质，提高机体抵抗力、免疫力和对外界气候变化适应能力。锻炼时强度因人而异，项目可选择骑自行车、散步、打太极拳、跳交谊舞等，但不要锻炼时间过长。

冬季老年人住的房间要定时通风换气，温度、湿度适宜。一般每次通风的时间为 30 分钟，不宜太长，以免造成室温骤降。老年人住的居室绝对禁烟，尽量避免油烟和粉尘的污染。

老年人应保持 8～10 小时的睡眠时间，并应天天午睡，切忌熬夜过晚，睡前不要过于兴奋避免失眠。

在冬季有疾患在身的老年人不能随便停药，应按医嘱继续服用。另外老年人抗病能力差，一旦得病由于反应迟钝，症状多不明显而易延误。所以，家人需多观察、多询问，老年人稍有不适，就要去上医院诊治。

老年人噎食如何紧急护理？

噎食是老年人猝死的常见原因之一。常见的阻塞气管的食物有肉类、芋艿、地瓜、汤圆、包子、豆子、花生、瓜子等。噎食的发生往往具有以下特征：① 进食时突然不能说话，并出现窒息的痛苦表情；② 患者通常用手按住颈部或胸前，并用手指口腔；③ 如为部分气道阻塞，可出现剧烈的咳嗽，咳嗽间歇有哮鸣音。老年人预防噎食，除了及时治疗各种诱发疾病之外，还应注意做到食物宜软、进食宜慢、饮酒宜少、心宜平静。

有 80％的人噎食发生在家中，病情急重。抢救噎食的具体操作方法是：意识尚清醒的患者可采用立位或坐位，抢救者站在患者背后，双臂环抱患者，一手握拳，使拇指掌关节突出点顶住患者腹部正中线脐上部位，另一只手的手掌压在拳头上，连续快速向内、向上推压冲击 6～10 次（注意不要伤其肋骨）。昏迷倒地的患者采用仰卧位，抢救者骑跨在患者髋部，按上法推压冲击脐上部位。这样冲击上腹部，等于突然增大了腹内压力,可以抬高膈肌,使气道瞬间压力迅速加大,肺内空气被迫排出,使阻塞气管的食物(或其他异物)上移并被驱出。如果无效,隔几秒钟后,可重复操作一次,造成人为的咳嗽,将堵塞的食物团块冲出气道。

如果发生食物阻塞气管时旁边无人,可自己取立位姿势,下巴抬起,使气管变直,然后使腹部上端(剑突下,俗称心窝部)靠在一张椅子的背部顶端,突然对胸腔上方施加压力,也可将气管里的食物冲出。

习惯性便秘的老年人如何自我护理?

(1) 养成定时排便的良好习惯,即使没有便意也要去厕所,日久自成习惯。多数人晨起排便;也有人主张临睡前排便更好,在临睡前把结肠下段的粪便清理干净,以减少大肠吸收水分,可减少便秘,又可改善睡眠质量。

(2) 注意饮食,宜多渣、多纤维,少吃辣椒。晨起一杯水,傍晚一匙蜜,有利通便。

(3) 加强运动。老年人腹肌无力、肠道平滑肌松弛。持久、适当的运动可增加肌肉活动能力。如练仰卧起坐,做肛门收缩的活动,以增加肛提肌的能力。起床前平卧做腹部按摩,由脐部转向外遍及全腹,顺时针方向、逆时针方向各进行100～200次,有利增强腹肌、肠肌能力。打拳、做操、跳舞等爱活动的人多无便秘。运动是预防老年人便秘的好方法。

(4) 注意精神调摄。精神愉快可以改善植物神经对肠蠕动的调节,对排便大有好处。便秘者心情烦躁,容易发脾气,反过来又使便秘加重。老年人应保持心情舒畅,养成活动的习惯。

(5) 必要时遵医嘱服用麻仁润肠丸、牛黄上清丸或其他轻泻药;但不能常用,以防形成对药物的依赖性。粪便硬结停滞在肛门时,可用开塞露注入肛门内。此外,有些药物有致便秘的作用,如镇静止痛剂可卡因、吗啡、鸦片,解痉剂,含铝的药品如氢氧化铝胶,降压药如利血平,以及一些利尿剂,都可以引起便秘,应注意请医生停药或换药。如常年腹泻便溏,应及时就医,查出原因,积极治疗。粪便颜色、臭味、形状如有异常,应及时就医。

老年人的心理护理要注意什么?

(1) 保持积极的生活态度。感觉是一种主观东西,而生活就是一种感觉。人以什么样的态度感觉它、对待它，它就以什么样的姿势回报你，只要你热情、积极、乐观、进取，生活就会充满阳光。把半空的玻璃杯看成半满的，这对于我们的生活是十分有利的。

(2) 活到老学到老。要防止心理老、空虚和无聊，首先须让老年人具有好奇心和上进心。老年人要了解自己在生理及心理上可能发生的诸多变化及适应方法。对老年人易患疾病、意外事件以及心理困扰也要有认识，然后才能自我预防和治疗。

(3) 老有所用、老有所乐。虽然生老病死是不可抗拒的自然规律，人在生理上应服老、不要做自己力不能及的事，但在精神上不能服老、怕老，要老当益壮，老有所用。老年人可做一些力所能及、自己擅长而又不很紧张的工作，使精神有所寄托，人生价值得以体现。一些健康有趣的爱好，如书法、绘画、摄影、集邮、钓鱼等，都能使人做老有所乐。

(4) 维持良好的人际关系。具有一颗天真烂漫的童心，保持朴素纯真的感情，对维持老年人的健康、延缓其衰老是非常重要的。老年人要和晚辈和睦相处，不倚老卖老、以老压小，乐于接受现在的"被领导"地位是关键所在，同样，家庭和社会上的其他成员尊敬老年人，满足他们合理的各种需要，也是做好老年人心理保健的必备条件。

老年人常喊痛怎样护理?

患有慢性疼痛的患者常具有典型的行为和情绪特征:疼痛成了患者生活的中心和持久的注重点，患者总在设法试图搞清疼痛的原因、部位、性质等。患者还常有急躁、易怒的表现，有时又消极、悲观，特别不爱活动，常只因求医才出门。这类患者还有一个显著的行为特点就是总像在打盹，提不起精神来。

慢性疼痛一般是由有组织损伤的急性疼痛迁延而成。急性疼痛当组织恢复后，疼痛自然也就终止，但如果遇到下列因素时，就易发展为慢性疼痛。一是患者把疼痛看成是某种严重疾病的信号，因而出现焦虑、恐病、感到无助无望，进而行为紊乱、活动减少、滥用止痛剂；二是患者疼痛发作时，容易引起家庭、配偶、亲友、同事和医务人员的过度关心和重视，这些关心和担忧，让患者可感到生病的种种"好处"，使患者的疼痛行为不断得到强化。

上述两种因素是导致患者出现慢性疼痛的重要原因。对于这类老年人，在用传统方法治疗的基础上配合行为治疗，效果较好。具体行为治疗可由患者本人和患者家属共同来完成。

患者可通过深呼吸及自我催眠的方式来改变对疼痛的认识，知道疼痛是不用药物也可得到控制的，消除对慢性疼痛的无助无望心理，加速疼痛的缓解和消失。患者家属、亲友在患者疼痛发作时，表面上对患者不要太关心，即对患者想卧床、不想活动、爱服用止痛剂等行为不予理睬，有时甚至进行批评，而对他们的恰当行为进行奖励。通过这些方法，可让常喊疼痛的老年人快乐地走出慢性疼痛的阴影，幸福安度晚年。

老年人家庭护理有哪些误区？

(1) 有病乱投医。无论疾病如何危重都必须采取有科学依据的临床治疗方法，那些道听途说、感情用事的办法不仅会干扰正常的疾病治疗和恢复，还会增加痛苦，甚至造成不良的后果。

(2) 随意中断治疗。由于老年人感觉迟钝和神经反射功能减弱，不能以自我感觉好坏来衡量疾病的轻重，而随便停止用药，当发现症状又加重时再重新服药，这样断断续续的治疗和服药，只能使疾病发展，故应严格按医嘱用药，并定时去医院复查，以巩固治疗效果。

(3) 用药量大治愈就快。老年人对药物的代谢和排泄缓慢，因而易在体内蓄积，产生毒、副作用，所以老年人用药不应超过正常量的 3/4，特别在两种药物以上同时应用时。

(4) 止咳糖浆类药物用水冲服。糖浆类止咳药物，如棕色合剂、川贝枇杷膏、止咳糖浆等均对咽喉黏膜有安抚作用，在服用此类药物时，应先饮水后服药，且应含在口腔内 1～2 分钟后再缓缓吞咽，否则药效将大大降低。

(5) 以安眠药来帮助睡眠。60 岁以上的老年人常服安眠药，这会增加跌跤和发生骨折的危险。同时，还会直接影响老年人的头脑平衡和保持头脑清醒的能力。

(6) 盲目退烧。发热是很多疾病都有的症状之一，如：感冒、肺炎、痢疾、膀胱炎、胆囊炎……都可能引起发热。因此，发热时应及时去医院确诊，且不可盲目服用退烧药物，使患者大量出汗，体液消耗过多而加重病情。

为什么有些老年患者不宜长卧床?

心血管疾病患者卧床休息数小时后尿量会显著增加,导致血容量减少,血液黏稠度增高,使心绞痛、血栓性脉管炎等发生概率明显增加。心血管疾病常在夜间发作,某种程度上是长时间卧床休息引起的继发反应。从临床角度看,心力衰竭的患者需要采用坐位来减轻心脏负担,那么其他心血管疾病发作时为什么就一定要保持卧位呢?现在心肌梗死的康复治疗实际上就是从采用坐位开始的。许多患者担心体力活动会导致心肌破裂或加重心脏损害,其实,吃饭、洗脸、刷牙、穿衣、缓慢步行等活动的能量消耗比卧床只增加20%~50%,而科学、适量的活动对心理和精神状态的调节作用,则是被动卧床或休息的单纯药物治疗所无法代替的。

许多人以为呼吸疾病发作时,卧床休息可以减轻呼吸困难。其实卧位时的肺通气和血液灌留比例容易失调,结果使肺泡气体和血液之间的交换受限,同时卧位时横膈的活动受到限制。正是由于这个道理,呼吸系统疾病患者往往喜欢采用半卧位或坐位而不平卧。另外,长期卧床可导致肺炎的发生率增加。

要保持骨质密度,适当的运动极为重要。关节软骨主要依靠承受压力来进行营养物质交换,如果关节长期不承受压力,关节软骨便会发生营养不良,从而造成变性和关节功能障碍。

适当运动对心理和精神状态起调节作用,是被动卧床休息和单纯药物治疗无法替代的。但过分运动也会损害健康,患病后是运动还是制动,需要根据患者病情区别对待。

对消极老年患者如何护理?

(1) 对于一般消极老年患者安排在大病室内,以利患者与恢复期患者交往。严重消极者应安排在重病室内24小时重点监护,防意外发生。对随时有自伤、自杀行为的患者,必要时可用约束带保护,并请家属陪护。

(2) 对消极患者要做到心中有数,密切观察患者动态,防止意外发生。尤其在夜间、凌晨、交接班时。

(3) 对症状"突然好转"的消极患者更要警惕,须谨防患者伪装好转,伺机消极行动。

(4) 发药时要严防藏药,累积后吞服自杀,测体温时要防吞咬体温表,洗澡时防有意烫伤。

(5) 夜深人静时患者思维会高度集中，消极意念加重而易发生意外，要及时做好安眠处理。

(6) 针对病情给患者精神上温暖、支持、疏导、鼓励，帮助患者排解消极，自杀意念，树立自信心培养生活情趣。

(7) 鼓励患者参加娱乐活动，以转移、分散患者的消极自杀意念，调动患者情绪。

家庭如何为建立老年人健康档案?

将老年人的医疗保健资料整理归档，建立健康档案，可以提供准确的资料，帮助医生诊断和合理用药选择。

(1) 建立老年人健康档案袋:建立老年人健康档案袋，将保存好完整的病历、X线片或报告、心电图、B超、化验单、体检表等各种病历原始单据，逐次收集，防止丢失。食物过敏史、接触过敏史、药物过敏史，也要收入档案。老年人每次看病的病历应收好，按时间顺序整理好，包括在家里的病情记录，整理成健康档案，就诊时携带，可以迅速诊断并减少过多检查。另外老年人看病最好到一家医院，专科病最好同一医生，这样老年人的疾病状况，医生比较熟悉。

(2) 应准备随身病情卡:老年人可能发生路边、旅途意外，这时随身病情卡可起很大作用。如糖尿病患者可能发生酮症酸中毒、低血糖休克;心脏病病患者、冠心病患者可能出现心绞痛或心肌梗死;肝硬化患者可能出现大吐血，神志不清;癫痫患者出现全身肌肉剧烈收缩抽动，神志不清等。这些患者在家中发病，家人对他的病情有所了解，能够采取一些急救措施，如果在旅馆、饭店，甚至在马路旁发病，无医生在旁，陌生的人见了往往措手不及，有时会延误抢救时机。如果自己的口袋里或皮夹子中携带一张病情卡片，上面记载自己有什么病，会出现的什么情况，还可写上就地对自己进行简易急救的要点或请求，联系车辆、护送医院等事项，卡片之末注明自己的姓名和家庭地址、工作单位和电话号码等。这种随身病情卡将使老年人获得帮助的机会大大增加。

老年人如何就诊看病?

(1) 如果有可能预约，最好预约看病。现在国内看病往往达不到这个条件，但有的医院已经开始向这方面努力了，因为大部分医院人满为患，虽然对老年患者实行了部分优先政策，但老年人看病还是比较困难，所以有预约看病的最好预约看病，无预约的，到综合性医院看病，最好有子女陪伴，年事很高的老年人可以直接找门诊部护士长或主任安排，这样防备老年人在繁琐的看病过程中劳累、发生意外等。

(2) 老年人看病前应将以前的病历都带上，如果已建立健康档案的，应把档案和最近的观察记录一并带给医生，并如实将病情病史告诉医生，因为老年人一旦生病，往往是各个脏器都会累及的，以慢性疾病、综合性疾病为多，医生往往需要更多的资料帮助分析。另外有原病历也可以让医生有选择地进行一些检查，避免一些不需要的重复检查，以减轻老年人的经济负担以及身体痛苦，这一点非常重要。

(3) 陈述病情时，最好由家人陪伴，避免陈述不清，或夸大病情，或遗漏重要体征。

老年人身体出现不适，何时该看急诊？

老年人患某些小病小伤，可以在家自行处理，但是这种自我保健处理的能力是有限的，加之老年人患病，由于生理及病理等原因，其表现出来的症状与疾病的严重程度常常不完全一致，即所谓“表里不一”，这就给老年性疾病的及时正确诊断带来一定的困难，因此老年人身体出现不适时，应及时就医。一般来说，凡出现下列情况，应去医院看急诊：

(1) 高热：突然发高热，体温在 39 ℃以上，常表示患者已有病毒或细菌性感染，尤其是伴有神志改变、呕吐或呼吸困难者，应及时送医院治疗。

(2) 频繁心绞痛发作：以往无心绞痛史而突然频繁发作心绞痛，或原有心绞痛史现在频度增加或突然程度加重，并有出冷汗、面色苍白、恶心、呕吐等症状时，要想到心肌梗死的可能，应争分夺秒，尽可能平静地把患者用车或担架送去医院急诊。如病情危重，应立即打电话请急救中心或医院派医生来现场抢救，待病情稳定后再送医院继续治疗。

(3) 中风预兆：不论原来是否患有高血压病，如果突然出现一过性说话困难、视力模糊、眩晕或站立无力、嘴角歪斜，流口水，是暂时性脑缺血的表现，患者可能发展成脑血栓或脑出血，应尽快送附近医院急诊，运送途中要尽量避免颠簸，患者头偏向一侧，以防呕吐物被吸入气管引起吸入性肺炎或窒息。

(4) 大量出血:如发现有大量咯血、呕血或便血时,应急送医院。

(5) 急性腹痛:如腹痛较剧烈,持续时间较长,腹部较硬并有压痛,或伴有发烧、恶心、呕吐等症状时,常为急性阑尾炎、胃及十二指肠溃疡穿孔、腹膜炎、肠梗阻等急腹症引起,且老年人急腹症并发症多,病情凶险,应急诊入院治疗。

(6) 急性心力衰竭:患有心脏病者,突然(左心衰竭者常发生于夜间入睡后)出现心慌、气短、不能平卧、吐粉红色泡沫样痰、嘴唇及手指末端发紫,应尽快送医院抢救。

(7) 外伤骨折:老年人骨质疏松跌倒时,常可导致股骨颈骨折、胸腰椎骨折等,故老年人跌倒后出现髋部、腰部、手腕部明显疼痛、局部肿胀、肢体变形时,应高度怀疑骨折而急送医院治疗。

老年人看病要注意什么?

家人一定要陪老年人去看病。因为岁数大了,一些小病经常可能是大病的先兆,防患于未然。老年人生病本来心理负担就很重,检查过程又担心会查出什么病,所以很可能会有一些突发现象。

有些老年人因为经常和医院打交道,或是听别人说某种药效果好,一到医院就自己点名要药。但是由于疾病是不断发展变化的,其症状、病理、治疗对策也是千差万别的,各种药物的药性也是极其复杂的。因此,你究竟患了什么病,病情如何,该用什么药,该用多大的药量,只有医生才能做到对症下药、因症施治。点名要药,不但很难恰当用药,而且一旦出了事故,更难查清责任。

有些老年人凭着自己对疾病知识的一知半解,自行去药店购药治病,但往往因药不对症而效果不佳,甚至可诱发别的病,或使病情加重。此外,老年患者自看医书,对号入座,往往向最严重的症型和后果去对,造成心理压力越来越大,病情加重。

有些老年人患有慢性病,认为是老毛病了,没有什么好检查的,检查又多花钱,开药才是真治病,因此看病只肯花钱买药,不肯花钱检查化验,拒绝接受医务人员的必要检查。其实,不检查有时很难搞清楚病情的变化发展,病情不清,治疗就可想而知了。

有的老年人常常要求医生尽量少开药,开便宜药,甚至限定医生开药的药费数额,这样做也是很不妥当的。

也有些老年人习惯经常看医生，有疑病倾向，这类人约占内科门诊患者的10%。他们总觉得自己患有某种严重疾病，但经常去看病，说自己想象中的不舒服症状，但经医生检查，一般又没有器质性病变。因此，他们往往对检查结果不满意，频繁往返医院。其实，现在很多医院都开设了心理科，这类中老年患者不妨去看心理医生，对症治疗才有效。

老年人为什么要定期体检？

有很多疾病是在体检时被发现并得到及时治疗，所以每年做一次体检对老年人来说很重要，早发现早治疗是预防疾病的主要措施。

有许多疾病具有一定的遗传性或属于遗传性疾病。如糖尿病患者有阳性家族史者占20%以上。夫妇都患糖尿病其子女至少有1/4的机会发生糖尿病。所以凡是父母中有糖尿病、高血压、中风、癌症等病者，要特别重视定期体检。

中老年人还有必要定期进行血液流变检测，对预防或早期发现、早期治疗心脑血管疾病具有十分重要的意义。检测血液流变可以为某些疾病提供一定的预报性资料，甚至在尚无临床症状之时，就可从血液流变参数方面反映出来。如闭塞性血管疾病，测定血液流变性就可以在一定程度上说明血液流动异常、停滞与血栓形成等。因此，定期进行血液流变性检查应该成为中老年人保健的措施之一。

其他还需常做的体检项目，如测量体重、测血压、查眼底及肝功能测定等。男性注意做前列腺的检查，女性注意做乳腺、宫颈及其他妇科方面的检查。

老年夫妇如何互相做好健康监护？

老年夫妻之间互相细心观察对方身体的细微变化，能及时地发现许多严重的疾病征兆，可以做到早发现、甲治疗、早康复。老年夫妻之间起码应从以下几方面互相进行监护：

夫妻双方都要学习和掌握一些常见的医学保健知识，相互之间要注意心理上的变化，使思想上、感情上永远和谐，生活上互相谦让，老夫妻情深意笃。当对方出现心理矛盾时要及时给予疏导和解劝，想方设法使其尽早解脱，这样双方均可延年益寿，推迟衰老。

注意饮食是健康监护的重要内容，老夫妻一起生活多年，对方的饮食习惯、偏好、饭量等，彼此都十分了解；饮食的变化和异常往往恰是某些疾病发生的早期信号，切不可忽视。

大小便是人体健康的标志。尤其对老年人甚为重要，更是老夫妻之间健康监护必不可少的内容。一旦发现大小便异常应提醒、督促及时就医，以免贻误诊断，造成不良后果。

老年夫妻要互相鼓励外出晨练、室外散步、户外活动等，这也应列入老伴之间健康监护的内容。因为老年人常因体力减退，腿脚不灵而懒于活动，越不活动就越退化，所以彼此就更应该互相鼓励。

有些老年人常以为自己毛病多，个性强，怕影响对方而施行分居，这样不利于老年夫妻互相之间的健康监护，因为夜间往往比白天更需要监护。

二、老年人家庭用药与护理

药物的基本作用有哪些？

药物仅影响机体生物功能的进行速度而不能改变现存的自然生物过程或产生新的功能。例如，药物可加速或减慢引起肌肉收缩的生化反应、肾脏细胞对水、钠潴留和排除的调节、腺体的分泌（如黏液、胃酸或胰岛素），以及神经对信息的传递等。药物作用的强弱一般取决于靶部位的反应。老年人对药物的代谢慢于儿童和青年人。肝肾病患者对药物的清除也比正常人困难。

由于老年人患病的多病性、多种药物联合使用的普遍性，同时，人体内环境的变化对药物的药代动力学、药效动力学、毒性等方面都会产生相当的影响，因此关心老年人药理学，掌握老年人的一些基本用药知识显得尤为重要。

药物能影响机体机能活动的方式很多，从它对人体生理功能的影响来看，有增强和减弱两种，前者称兴奋，后者称抑制。药物的兴奋作用有苏醒、强壮等；抑制作用则有镇静、安定、解痉、麻醉等。药物的兴奋和抑制作用常常不是单一出现的，在同一机体内药物对不同器官可以产生不同的作用，如肾上腺素对心肌呈兴奋作用，对支气管平滑肌起松弛抑制作用。兴奋和抑制作用，也不是恒定不变的，过度的兴奋最后也可转入抑制甚至还可出现麻痹而致死，例如酒醉后致死者。有一类药物主要起杀灭和抑制寄生虫或肿瘤细胞的分裂繁殖作用，这类药物称为化学治疗药物。药物有的起局部作用，有的则在吸收后分布全身各个局部组织产生全身的作用。

药物的治疗作用和不良反应有哪些？

药物的治疗作用是药物针对治疗目的所发生的作用；药物的不良反应是指某种药物导致的躯体及心理副反应、毒性反应、变态反应等非治疗所需的反应，可以是预期的毒副反应，也可以是无法预期的过敏性或特异性反应。在物质使用中，包括用药所致的不愉快的心理及躯体反应。

药物的治疗作用和不良反应又可随着用药目的的不同而可互相转化，例如用阿托品松弛平滑肌解除胆道痉挛，但它同时也加快心率引起心悸，抑制腺体分泌引起口干，后者就成为它的副作用；而阿托品的加快心率作用，在治疗心动过缓和心脏传导阻滞时，则加快心率是治疗作用，而口干和尿潴留就是它的副作用；当然利用阿托品的抑制腺体分泌作用为治疗作用也是常见的，例如在手术麻醉时使用阿托品就是为了减少分泌，以防止气道阻塞。

药物的毒性反应是指在用药剂量过大或用药时间过长时，出现的对人体有害的反应，例如某些药物造成的耳鸣、耳聋或者引起白细胞减少、肝功能损害等。药物的变态反应也称过敏反应，与药物剂量大小无关，而与个体特异体质有关，常见变态反应有荨麻疹、药物热、剥脱性皮炎、过敏性休克等。

每种药物都存在出现不良反应的可能，医生在开写处方时必须权衡利弊。利大于弊才有应用价值，但是利与弊很难用数学公式来表达。用药要考虑治疗疾病，还要考虑对病人生活质量的影响，如轻微咳嗽、感冒、肌肉痛，频发性头痛可用非处方药治疗，副作用小，非处方药治疗这些轻微的不适，安全性很大，但如同时服用其他药会增加不良反应。相反，对于严重疾病甚至危及生命的情况如心肌梗死、肿瘤、器官移植排异反应，就必须用药，即便药物可引起严重不良反应。

影响老年人用药的因素有哪些？

(1) 年龄、性别因素：不同的年龄对药物的反应及耐受性差异很大，同一种药物在体内的代谢过程，老年人比青年人要慢，因此相同剂量的药物，其血浆浓度和半衰期要增加。另外，器官的受体和组织中载体含量也都与年龄增长呈相关的改变。人体一般到40岁以后，体质和功能趋向衰退，解毒和排泄功能也开始降低，60岁以后变得更为明显，因此用药剂量和用药时间均需酌减。以性别而言，女性的用药量较男性相对要小些，妇女用保泰松、冬眠灵及扑热息痛等药物较男子容易发生粒细胞减少症，老年妇女的用药量要考虑适当减小剂量。

(2) 药物吸收及体内分布的因素：老年人胃肠道功能降低，表现在胃肠排空时间延长，药物在胃肠道内的停留时间增加1～2倍，从而使药物在胃肠道内的吸收时间延长，吸收量相对较多。因此老年人对药物的吸收与青年人相比，服同一剂量的药物，吸收入血液的药量，老年人并不比青年人少，有些药物甚至要略多些。药物在体内的分布，由于老年人一般体内水分减少，脂肪量相对增多，故水溶性药物的分布容积减少，而脂溶性药物的分布容积增加。例如一个60岁的老年人，若静脉注射0.1～0.2毫克/千克吗啡后，其血浓度比一个50岁以下者高70%～80%，这是因为水溶性药物分布减少之故。老年人的血清白蛋白较青年人降低，又因老年人易患多种慢性疾病、营养不良等原因，体内的血清白蛋白更趋减少，致使药物的蛋白结合率下降，药物的游离部分增多。而真正起药效的是药物的游离部分，因此药物作用增强，这也是易致老年人药物不良负反应的一个因素。例如：老年人使用杜冷丁、华法林，体内游离的杜冷丁、华法林较青年人高许多，容易招致这类药物的不良负反应。

（3）药物在肝脏内代谢的因素：吸收人体内的药物均要在肝脏内进行代谢，主要通过肝脏的酶系统发生生物化学反应，使脂溶性化合物转化为水溶性化合物，后者易经肾脏排泄。老年人由于肝细胞减少，脂褐素和纤维素增多，肝脏的体积和血流量减少，代谢药物的能力降低，例如地西泮、保泰松、扑热息痛等药物在肝脏内代谢延缓，半衰期增加。地西泮在青年人的半衰期为20小时，而到70～80岁老年人，地西泮的半衰期增至80～90小时，故不良负反应的发生率也相应增加。例如：70岁者每日服地西泮1.5毫克，不良负反应的发生率可达2%；每日服用3毫克，不良负反应的发生率可达39%。又如普萘洛尔、三环抗抑郁药（如多虑平）肝内的生物转化速度，在老年人也相应减慢，用药剂量应该酌减。当有心脏病发生心力衰竭时，肝脏常常有充血反应，肝脏转化药物的能力更趋下降，用药剂量更要注意安全。

（4）药物经肾脏排泄的因素：老年人肾小球单位数量减少，肾功能必然减退。60岁以后肾小球的滤过率减少38%～46%，一些低脂溶性药物，其清除率主要取决于肾小球滤过率。高脂溶性药物由肾小管吸收，须经肝脏将其转化为水溶性，再从肾脏排出。肾血流量、肾小球滤过率、肾小管分泌与再吸收能力均可影响药物的排泄，随着年龄的增长，肾血流量、肾小球单位减少，肾功能减退，主要经肾脏排泄的药物如地高辛、青霉素、头孢霉素、四环素、链霉素、庆大霉素、普鲁卡因酰胺等药物的半衰期均延长，产生药物不良负反应的可能性均会增加。

（5）多种药物相互作用的因素：由于老年人常常同时服用多种药物，故药物相互作用的问题比较重要。药物相互作用可以多种形式发生，三环抗抑郁剂（如多虑平、氯丙咪嗪)有抗胆碱能作用,使胃肠动力降低,减慢胃肠道蠕动,因而影响合用药物的吸收;四环素、碱性药物以及亚铁类补血剂可形成肠道不吸收的复合物,从而降低药物的药理作用;有些药物竞争血清蛋白结合点,例如保泰松可使磺胺类药物(如抗菌素或降糖药)从蛋白结合物释出,进而引起毒性反应或低血糖;保泰松、苯妥英钠、水杨酸类可使华法林从蛋白结合物中释出,因而增强华法林的抗凝作用,容易招致出血;有些药物则竞争受体,如抗组胺药、吩噻嗪类药可阻滞 α 受体而引起低血压;有些药物可激活某些酶系统,而加速其他药物的转化或分解,如水合氯醛、眠尔通可加速苯妥英钠、巴比妥类药物的转化,从而影响后者的药理作用;另外,在治疗心脏病心力衰竭的过程中,若先用利尿剂引起低血钾的情况下,再使用地高辛极易引起地高辛的中毒反应。

老年人用药有何特点?

老年人身体的各项生理功能会慢慢退化,身体的抵抗力会下降,因此很容易感染一些疾病,吃药便成了最为平常的事,但老人由于内部器官功能衰退,血液供应不足,肝脏解毒功能老化,对药物的耐受性相应减弱,因此,大多数给药途径均存在药物吸收减慢的现象。

(1) 不宜先服药后就医,而应先就医后用药,以免药物掩盖病情,延误诊断,影响治疗。

(2) 老年人胃黏膜萎缩、胃酸缺乏的发生率明显增加,而某些药物解离型的不易被吸收,未解离型的则易被吸收。小肠是大多数药物的吸收部位,老年人多有胃排空减慢,延长了药物到达小肠的时间,使肠溶片药物的吸收受影响。老年人胃肠黏膜的结构功能和血流量随增龄而发生的改变也会影响药物的吸收。

(3) 除口服给药外,临床上还有许多其他给药方式,如肌内注射、舌下含服、直肠及局部给药等。老年人由于血流量减少,局部血液循环不如正常成年人,因此这类给药方式的起效时间也会受到影响。

(4) 不宜立即肌注或静脉滴注,而应口服用药。口服用药比注射用药安全、方便。

(5) 在人体内影响药物分布容积的主要因素是机体组成成分和血浆蛋白结合率。在老年人随增龄而发生的身体构成的改变引起药物在体内分布容积的改变,进而影响了药物的疗效和毒性。

(6) 老年人由于同时患有多种疾病而应用多种药物，应注意药物间的相互作用。

(7) 老年人肝微粒体内的药物氧化酶活性下降，应注意用药剂量和用药时间间隔，注意监测血药浓度。

(8) 多数药物及其代谢产物主要经肾脏排泄。由于老年人肾血流量减少，药物的肾清除率下降，药物易在体内蓄积，药物的不良反应增多，更易出现毒性反应。

(9) 用药种类不宜过多。药物用得多容易发生药物相互作用，产生毒副反应。

(10) 用药的剂量不宜过大。老年人的肾脏对药物排泄功能降低和肝脏对药物代谢能力变慢，容易发生蓄积中毒。

(11) 用药的时间宜短不宜长，以免产生对药物的依赖性、耐受性和成瘾性。

(12) 药性不宜过剧。老年人气虚体弱，对于是药性剧烈的药物常因抗不住而发生虚脱、休克等。

(13) 不宜大量用西药，而应尽量用中药调养。尽量做到攻补兼施。一般认为：中药比西药安全，毒副作用要小得多。

(14) 不宜贪新求贵，迷信“特效药”，而应使用自己熟悉适应的常用药。

(15) 不立用药补，而应用食补，药补不如食补。

老年人的用药有哪些注意事项？

(1) 尽量减少用药品种：一般而言，老年人用药应尽量简单，少用药或用以前用过的药，一次同时用药最多不超过 4～5 种。老年人除了服用一些必要的治疗性药物之外，还常服用一些保健性的药物，如人参、鹿茸、多种维生素等，对于这些保健药物目前品种繁多，良莠不齐，服用时不应是多多益善，而只能是选择其中的 1～2 种，针对自己个体情况需要而服用。

(2) 剂量由小而大，避免大剂量用药：为了减少药物毒性，老年人用药应当比中青年剂量要少，由小剂量开始，渐达有效治疗剂量，适当维持，再减量停药。用药时间不宜过长，一般采取短期用药，以免蓄积中毒。除紧急情况外，一般应避免大剂量用药。

(3) 要区别轻重缓急，选择用药途径。一般说来，胃肠道给药方便、经济、安全，这是适合老年人用药需要的。但是口服给药，吸收缓慢而不规则，某些药物在胃肠道易被破坏，故对病情紧急、昏迷或呕吐患者，应采用肌肉注射或静脉滴注的给药方法。

(4) 注意药物管理和用药监督：一些生活不能自理的老年人，特别是对一些智力有所下降、判断能力减退者，需要别人帮助和监督，对于用药要反复多讲，交代清楚，看其服药下肚，或者做好记录，以免发生意外情况。

(5) 注意个人差异，合理选用药物：为减少老年人用药的不良副反应，对瘦小老年人特别是老年妇女，以及对那些既往有过敏史，或者患有多种脏器慢性疾病的老年人，特别是肾脏或大脑功能有障碍的老年人，用药应特别慎重，以防不良反应发生。

(6) 补药和保健品：补药和保健品一般是对一些维生素、氨基酸、葡萄糖、微量元素、中药补益药等的俗称。老年人应根据自身的身体状况，宜在医生指导下科学选择补药和保健品。补药和保健品绝对不是多多益善，长寿并非靠药物实现。适量服用一些补药和保健品可以增强体质，预防疾病，提高生活质量和自理能力，健康地安度晚年。老年人不能滥用补药和保健品，更不能跟着广告走，过度服用或盲目服用会适得其反，影响健康。例如维生素 A 服用过量会引起头痛、恶心、呕吐等症状；维生素 E 服用过量可能引起血管炎等反应；人参若用于热证、实证患者可引起眩晕、鼻出血、血压增高等表现，故人参长于补虚，中医专治虚证患者。

老年人用药之后如何进行自我监测？

使用药物后应当进行自我监测，这是因为用药后不仅要了解药物是否有效及疗效高低，还需了解药物是否产生毒副作用，以决定是否继续用药或更换药物。因此用药后的“自我监测”直接关系到疾病能否治愈及身体康复的快慢。

首先，药物的治疗效果一般从两个方面可以反映出来：一是自我感觉症状是否减轻或消失；二是通过仪器检查或化验的方法判断。比如，痢疾患者服用氯霉素或复方新诺明等抗菌消炎药物后，腹痛、腹泻、发烧、恶心的症状减轻或消失，大便中的红、白黏冻物减少或消失，说明药效良好，要继续使用。同时还要化验大便，看看脓细胞是否减少，最后还要看大便中的痢疾杆菌是否也消失了。口服药需经胃吸收后才会发挥作用，一般需 0.5～1 小时。当然，对药物有效与否的判断，还要结合具体病情。比如，感冒发烧，服用退热药会很快降下来；而癫痫病，常常服 1～2 个月的药仍不能完全控制症状，但这并不能说明药物无效，更不能据此随便停药、换药。

其次，药物的副作用是指在正常剂量下，伴随药物的治疗作用而发生的有害反应。如阿托品可治疗肠痉挛引起的剧烈腹痛，但同时可引起听、视力模糊，眼压升高等副作用；毒性反应是药物引起身体功能和组织结构的病理改变，常由用药剂量过大引起；后遗反应是停药后出现的反应，如长期使用肾上腺皮质激素，一旦停药，由于肾上腺皮质萎缩，数周内难以恢复，而出现功能低下现象；特异质反应是指少数人出现的与药理作用完全无关的反应，主要是由体内缺乏某种酶引起的。

因此，要了解药物的上述反应，必须从开始服药至停药后的一段时间内进行细致的自我监测。一旦出现与疾病无关的症状，应及时与主治医师说明，进行必要的诊断，以免给身体带来更大的危害。

老年人如何弄清药物的相互作用？

两种或两种以上药物同时应用所产生的效应，包括药效增强或不良反应减轻，也可使药效减弱或出现不良反应，甚至中毒反应。作用增加的称为药效的协同或相加，作用减弱的称为药效的拮抗。非处方药中的复方制剂，都是选择作用彼此增强、相互抵消或减少不良反应的原则配伍组成。现代治疗很少使用单一药物，几乎都是少则 2～3 种，多则 6～7 种同时应用。难免发生药物相互作用，如近几年来，许多抗过敏药如特非那丁、阿司咪唑等，与咪唑类抗真菌药、大环内酯类抗生素并用后可发生严重心脏毒性，少数人甚至致死。为此，要求生产厂家在说明中尽量把“相互作用”注明，中药更强调“忌口”，这实际上是药物与食物间的相互作用。消费者在用药时一定要仔细阅读说明书。

服药品种愈多，往往毒副作用愈严重，以下这些药不能同时吃：吲哚美辛与阿司匹林；优降糖与阿司匹林；泼尼松与阿司匹林；胃舒平与多酶片；解热止痛药与速效伤风胶囊、感冒清等一类的中西混合药；四环素与牛黄解毒丸、清热解毒丸与盐酸黄连素同服可降低药效；红霉素与中药穿心莲；磺胺类与酸性中药神曲；痢特灵与麻黄；广谱抗生素切忌与浓缩的维生素 A 同服等。

另外还要注意服药后不宜吸烟，因为吸烟能增加肝脏的活力，从而加速药物的分解过程，使药物有效成分能达到血液的只有一小部分。因此服药后不要马上吸烟，实在需要，也应在半小时后。刚服完药也不宜马上平躺或就寝，这样容易使药物滞留在食道上，来不及进入胃中。待药物溶解后，导致食道黏膜受腐蚀，造成食道溃疡。情况轻微的只是吞咽疼痛，严重者可能伤及血管而引发出血。服药后至少应站立一会儿或坐一会儿。

老年人为什么不能乱用药?

过去,医师对老年患者开药都按照成年患者的剂量,现在看来,把老年和青壮年同样看待是不合适的。由于老年人的体质、体力、免疫力、吸收排泄、解毒能力等的降低,以及血液循环,细胞膜和血管的通透性,身体的适应能力,水和盐类的代谢,神经和内分泌等的活动能力都减低,自然对各种化学药物以及中药里的一些生物碱等,在体内作用缓慢,容易蓄积,毒性反应增加。因此对老年患者就不能按中青年一样的剂量给药,应当坚持下列几项用药原则:

(1) 选药要慎重:针对病症选用疗效确切,没有毒性,没有反应,安全可靠的药物。中药能解决的不用西药。

(2) 用药要小量:要按成人剂量的小量应用,还要根据年事越高剂量越偏小的原则,输液速度要慢,剂量不要过多。

(3) 用药要单纯:能用一种药解决的不用两种,必须用两种能治好的不必用三种,如用两种药物时,要比单用一种药量要小。

(4) 急症要注射:对老年重危患者,口服、肌肉注射吸收缓慢,多应用静脉滴注提高疗效。

(5) 疗程要适当:用药疗程要适当,症状恢复即停止用药,用药时间不可过长,适可而止。还要采取综合治疗,加强营养,注意扶正,不单纯依靠药物,也不可迷信药物。

老年人为什么要注意不能重复用药?

老年人因肝肾功能减退,导致机体对药物的吸收、分布、代谢和排泄等能力减退,所以其不良反应率要比年轻人高 2～3 倍,只有充分认识这一问题,合理用药,方能达到用药安全有效和防病治病之目的。

导致重复用药的原因还有很多,所表现出的主要问题一是患者有多种疾病,临床症状多,病因复杂,加之求治心切,常先后在多家医院或不同科室就诊,出现处方药物相同或相似,而患者又不懂,结果就会重复用药;二是目前治疗常见病的合成药物不少,其中治同一种或同一类疾病的合成药中的主要成分大同小异,但药名不同,患者自行购药,买回后又不仔细读药品说明书,结果将几种药名不同但成分相近的药物同服，也是重复用药的突出现象。

重复用药最大的危害是增加药物不良反应，严重时可致生命危险，因此，一定要在医师指导下用药并坚持少而精的原则，尽量避免重复用药所带来的危害。

老年人如何合理使用安眠药？

失眠者选用安全的安眠药更利于身体健康和治疗失眠，无成瘾性的催眠药和安全性高的安眠药更能成功治疗失眠且有利于人体健康，避免失眠严重危害。凡能快速诱导睡眠、延长总睡眠时间及深度睡眠过程的药物，均有助于治疗失眠。目前常用治疗失眠的药物有镇静催眠药、抗抑郁药、抗组胺药（已极少用于催眠）和中药。

老年人睡眠不好，常常借助安眠药入睡，但是在一部分老年人中，其实不一定需要服用，只要安排好生活，即可入睡，如下午 4 点过后避免服用浓茶、咖啡，临睡前不看易令人激动的影视、书报；定时睡眠，摒除心理上的焦虑不安，临睡前放松自己，可以短暂散步，温热水泡脚，按摩足底或内关穴、神门穴等，往往对入睡有助益。采取上述措施仍然不能入睡时，可以选用地西泮片 2.5～5 毫克、舒乐安定 1～2 毫克、水合氯醛 15 毫升（口服或肛门保留灌肠）、速眠安 15 毫克，也可采取联合用药的方法，如选用抗过敏的药物苯海拉明或扑尔敏 1 片，加上 1 片地西泮。中药柏子养心丸、健脑补肾丸、眠安宁糖浆等亦有一定效果。

老年人如何合理使用抗抑郁药？

抗抑郁药是指一组主要用来治疗以情绪抑郁为突出症状的精神疾病的精神药物。与兴奋药不同之处为只能使抑郁病人的抑郁症状消除，而不能使正常人的情绪提高。抗抑郁药于 20 世纪 50 年代问世，在此前抑郁性疾病并无合适的药物治疗手段，常仰仗电休克治疗。20 世纪 50 年代以后，抗抑郁药已成为抑郁病人的首选治疗手段，很大程度上取代了休克治疗。

抗抑郁药是众多精神药物的一个大类，主要用于治疗抑郁症和各种抑郁状态。常见的第一代抗抑郁药物有两种，即单胺氧化酶抑制剂和三环类抗抑郁药。由于新药发展很快，新药层出不穷，如万拉法星、萘法唑酮等，但目前仍以选择性 5-羟色胺再摄取抑制剂为主，临床应用这类药物也最多最广。而某些抗精神病药如舒必利、抗焦虑药阿普唑仑、罗拉、丁螺环酮和中枢兴奋药哌甲酯的抗抑郁作用尚存在争议。

有轻度抑郁的老年人，应尽力培养一些个人爱好，如钓鱼、做气功、打太极拳、种花、养鸟，从事一些公益性活动，与有共同语言的人经常聚在一起，畅谈交流思想，走访亲戚，逛书市或商品市场等，通过这些活动往往可不必再服用药物或减少用药量。抗抑郁药一般需在精神科医师指导下服用，可以选用氯丙咪嗪、多虑平，近几年推出的百忧解、西乐特、左乐福等对抑郁症患者带来了福音，不少患者因此而摆脱疾病的痛苦。

老年人如何合理使用降压药？

降压药又称抗高血压药，是一类能控制血压、用于治疗高血压的药物。降压药主要通过影响交感神经系统、肾素-血管紧张素-醛固酮系统和内皮素系统等对血压的生理调节起重要作用的系统而发挥降压效应。

高血压在老年人中的发病率比较高，在服用抗高血压药物之前必须观察一段时间，并采取一些非药物的治疗措施，如适当休息、降低劳动强度、去除精神紧张因素、减少脂肪及食盐的摄入量、戒除烟酒等，在采取上述非药物治疗措施后，隔日测定血压，仍在160/95毫米汞柱以上者，则可以采用抗高血压药物治疗。目前抗高血压药物有上百种之多，分有利尿性降压药、血管扩张性降压药、β受体阻滞类降压药、血管紧张素转换酶抑制类降压药几个大类。一般可选用心痛定、双克、倍他乐克或开搏通等药物中的一种，由较小剂量起步，逐渐加大剂量至允许的治疗剂量。单种降压药物不理想时，可联合其他种类的1～2种，直至血压降至接近正常的水平。近年来，市场上不断有长效降压药问世，一般一天口服一次即可，既省事方便，又可获得24小时血压的平稳降低，因此是一种比较理想的也适合老年人使用的降压剂，例如降压乐、拜心通、波依定、络活喜、洛汀新、悦宁定、雅施达、蒙诺、科索亚、海捷亚、代文、安搏维、美卡素等，可在医师指导下选用其中的1～2种。

老年人如何合理使用降低血黏度的药物？

血液黏滞度增高在脑梗死及心肌梗死的发生发展中，起着十分重要的作用，因此如何降低血液黏滞度在防治心脑血管疾病中，成为一个重要的问题。日常生活中，应坚持清淡饮食，每餐不过饱，平时多饮温开水，适当降低体重，降低高血脂或高血糖水平等。药物防治可采用肠溶阿司匹林75毫克，每晚口服一次，藻酸双酯钠片 50～100 毫克口服，每日 3 次，潘生丁 25 毫克口服，一日 3 次。近年来市场上问世一种新的降血黏度药物——抵克力得（力抗栓），是一种明确有效的降低血小板黏附的药物，在防治脑梗死、心肌梗死、不稳定心绞痛等疾病中是值得采用的药物，一般口服 250 毫克，一日一次或隔日一次。

老年人如何合理使用泻药？

泻药是能增加肠内水分，促进蠕动，软化粪便或润滑肠道促进排便的药物。临床主要用于功能性便秘。分为容积性、刺激性和润滑性泻药三类。

老年人胃肠蠕动减慢，易致便秘，故常服泻药，结果使许多养料和维生素也同时丧失，如果妥善地安排好生活，在食物中增加新鲜蔬菜、粗粮和水果，多喝温开水，养成排便习惯，形成条件反射，往往能促进自然排便，不必服用泻药。比较好的导泻食物有香蕉、红薯、芹菜、麻油等，也可选用下述药物中的一种：麻仁丸、苁蓉通便口服液、上清丸、果导、番泻叶、便塞停等。

不少老年患者按医嘱或者自行长期、连续服用各种泻药，其实一次泻药将结肠完全排空后，需要 3～4 天才能重新充满，因此连续用药是不妥当的。一般泻药口服后 6～8 小时发生作用，故合理安排服药时间应该为睡前，这样，次晨或早餐后排便，更符合生理规律。治疗便秘，尤其是习惯性便秘，首先应从调节饮食、养成定时排便习惯着手。多吃蔬菜、水果等常能收到良好效果。

老年人应根据不同情况选择不同类型泻药。如排除毒物，应选硫酸镁、硫酸钠等盐类泻药；一般便秘，以接触性泻药较常用；老人、动脉瘤、肛门手术等，以润滑性泻药较好。腹痛患者在诊断不明情况下不能应用泻药。年老体弱不能用作用强烈的泻药。

老年高血压患者为何要慎用利血平？

利血平是临床上应用广泛的一种抗高血压药。其降压作用的特点为缓慢、温和、持久，口服 1 周以上才出现作用，2～3 周作用达高峰，停药后可持续 3～4 周。对轻度至中度的早期高血压，疗效可靠，稳定。常与其他降压药组成复方，治疗各种类型的高血压。但长期服用易引起诸多不良反应，所以，老年高血压患者，尤应慎用。

由于老年人长期使用利血平可引起中枢神经系统和胃肠道反应。中枢安定作用常表现嗜睡、乏力、疲倦，有时引起噩梦。长期服用小剂量（小到每日 0.25 毫克）也可引起精神抑郁，严重者甚至企图自杀。因此，老年人如原有精神抑郁史者禁用。如大剂量长期应用利血平，偶可发生锥体外系症状，类似帕金森氏症，表现为肌肉震颤，此系由于中枢基底神经节多巴胺耗竭之故。胃肠道反应主要表现为引起胃酸分泌增多、腹泻等，故老年人患胃溃疡应禁用利血平。老年人应用利血平后还可能出现鼻塞、心率减慢等症状。长期应用可因水钠潴留导致水肿。据专家们进行的药物不良反应调查分析时，发现长期服用利血平的老年女性患者，其乳腺癌的发生率比未服药的同龄妇女高 3～4 倍。老年人如在应用利血平的同时服用洋地黄类药，还容易突发心跳停止或各种复杂的心律失常。此外，长期使用利血平可抑制性功能，使老年人心情变坏，情绪低落。因此，老年高血压患者应慎用或不用利血平，尤其是有消化道溃疡、抑郁症病史及心功能衰竭的高血压患者，应禁用利血平降压。

老年人如何合理使用降糖药？

目前常用的降糖药物按作用的机理共分为八种，主要有胰岛素及其类似物、磺脲酰类促泌剂、二甲双胍类、α-葡萄糖苷酶抑制剂、噻唑烷二酮类衍生物促敏剂、苯茴酸类衍生物促泌剂、GLP-1 受体激动剂、DPP-4 酶抑制剂和中成药九大类、多个品种。

糖尿病是一种因胰岛素绝对或相对不足，或者靶细胞对胰岛素敏感性降低引起的以糖代谢紊乱为主的慢性综合性疾病，其中 2 型糖尿病的发生是外周胰岛素抵抗和 β 细胞功能缺陷共同作用的结果。当糖尿病患者经过饮食和运动治疗以及糖尿病保健教育后，血糖的控制仍不能达到治疗目标时，需采用药物治疗。

降糖化学药可大致分为口服降糖药物和注射降糖药物。目前国内常用的口服降糖药物分为促胰岛素分泌剂类、二甲双胍类、α-糖苷酶抑制剂类、噻唑烷二酮衍生物等；其中促胰岛素分泌剂类又分为磺脲类和非磺脲类（格列奈类）。注射降糖药物有胰岛素及类似药物、GLP-1 受体激动剂和 DDP-4 酶抑制剂等。

老年人中患 2 型糖尿病者有日益增多的趋势，如果仅仅轻度血糖增高或糖耐量下降，一般不必服用降糖药物，而应首先采取饮食控制，除了不宜食用甜品之外，应适当减少大米、面粉类食品的摄入量，可以适当增加豆类、肉、鱼、奶制品及蔬菜等。如果经过饮食控制一段时间后，空腹血糖和餐后 2 小时血糖仍然高于正常时，应口服降糖药物，服降糖药物时，应随时监测血糖水平，以便调整降糖药物的剂量。

注射用胰岛素制剂目前开发进展迅速，对口服降糖药物不够理想的患者，可选用胰岛素注射。老年人宜选用预混胰岛素，其优点是这种制剂已事先混合好短效和中长效的胰岛素，使用安全方便，注射次数少，每日只需注射 1～2 次，能达到 24 小时的降糖效果，如伏泌林、诺和灵等。

老年人药物治疗有何限度？

药物治疗不能解决患者的所有问题，更不能解决老年人的所有疾病。致病的社会因素只能从解决社会问题入手，而药物既不需要也不可能解决它。今天的药物治疗解决不了所有的疾病，甚至有时用药的不良负反应比疾病本身给老年人带来的危害性更大。各种药物之错综复杂，同时使用药物的药代动力学就有改变，药物与不同病理状态的关系也很复杂。有些药物会有意想不到的长期影响，如长期应用抗震颤的药物会产生骨软化症，止痛药如非那西汀等会产生肾脏损害等。因此迄今医药虽然有了长足的进步和发展，但还没有一个完全十分理想的药物来治疗某一种疾病，也没有一个药物是没有任何副作用的，更没有一个药物可以用来作为长生不老药。人类要保持健康长寿，除了注重生物医学的保健外，更值得注意心理的、社会的医学保健。

老年人用药为什么要谨慎？

有人统计，60 岁以上的老年人用药后的不良反应是青壮年的 2.5 倍，80 岁以上老年人用药后的副作用发生率更是急剧上升。老年人的肾功能减退，肾小球滤过率更是随年龄的增长而减低，80 岁以上的老年人减低更为显著。老年人肝脏对于某些药物的代谢很慢。由于肾脏对药物排泄功能的减低和肝脏代谢的延迟，故老年人易有药物蓄积的倾向。所以在一般的情况下，70 岁的老年人用药量应酌情减少，80 岁以上的就更应注意。对于副作用较大的药物，应从小剂量开始使用，逐步增加。

现在因为利益驱动与药品商品化等原因，很多药品说明书只强调作用而忽视副作用，还有因大家对健康的关注，各种保健书很多，老年人比较受这两方面的影响，喜欢照广告用药，按保健书看病，容易出现问题，正确的办法是如果有不适，首先去医院检查，确诊疾病，按医生的指导用药，虽然保健书可以为老年人提供医疗护理方面知识，但老年人疾病比较复杂，诊断老年人疾病应该全面、综合诊治，不能简单地按本治病，会发生生命危险的。

按医嘱用药也要有家人协助监督服用以确保用药安全。还有部分老年人，按医嘱取得药，服了几次感觉症状好转即自行停药，往往酿出后患。例如，感冒引起的支气管炎，抗生素用了 2 天，症状好转，自行停药，结果病情反复，感染加重。

老年人滥用药物有何危害?

老年人常常患有多种疾病，治病心切，往往要求服用多种药物。其实用药的种类愈多，时间愈长，副作用也越多。老年人的器官解毒能力差，药物带来的副作用就越大。因此，对那些患有多种慢性病的老年人，必须服药，就要充分注意服药的副作用，尽量在医生的指导下少用药。

(1) 安眠药：长期使用会出现昏沉、嗜睡、乏力等不良反应，久服还会出现药物依赖性和成瘾。

(2) 抗菌药物：使用前要明确是不是细菌感染，是哪一种类型的细菌感染，然后有选择地使用敏感抗生素，切忌无目的地长时间滥用，更不提倡预防性使用抗生素，因为二者均会导致耐药菌群的产生而使治疗失败，或导致菌群失调，甚至双重感染，加重病情，还会产生很多副作用。

(3) 止痛药：止痛药的滥用会将病情掩盖，因为老年人对疼痛的敏感性本来就低，出现疼痛时病情多比较严重，一味止痛可能会延误疾病的诊断。此外，很多常用的止痛药如去痛片、阿司匹林、消炎痛、布洛芬还会对胃黏膜屏障产生破坏作用，多服、久服均可能引起上消化道出血或胃穿孔。

(4) 中成药、补药：有许多老年人迷信中成药和补药，以为它们对人体有益无害。其实不然，是药都有三分毒，中药也不例外。而且许多补益的药，如人参、鹿茸正常人吃了会引起血压升高、鼻腔、牙龈出血、胸闷、腹胀等不适。所以即使是补药也要对症使用。

(5) 泻药：滥用、久用泻药不仅会影响机体各营养素的平衡，导致维生素缺乏和电解质的紊乱，而且还会使胃肠蠕动进一步减慢，一旦不服用泻药便秘会加重，另外还有报道部分泻药还有致癌作用。

老年人应用抗生素要注意什么？

老年人一旦发生感染，应尽早明确诊断，什么病原菌，从何处侵入人体(器官、系统)，药物敏感及耐药详情，应尽早应用合适抗菌药物治疗，选择毒性较低、不良反应较少、安全系数较大的杀菌剂，如干扰细菌细胞壁合成的青霉素类、β-内酰胺类等，选择适当抗菌药物进行先期经验性治疗，待细菌培养及药敏试验明确后，即采用适当调整，选用合适的药物和疗程。

老年人对抗生素一般都能耐受，但几乎所有的抗生素都有不同性质和程度的副作用。人们常常注意药物对小孩的副作用，往往忽视老年人。老年人肝肾功能减退，同时老年人常有肝肾功能不全和某些退行性疾病，所以应用抗生素而发生的副作用，往往比青壮年多并且严重。例如常用的庆大霉素，对老年人的毒性比年轻人至少大3倍。老年人的听力，大多数已有不同程度的减退，链霉素、卡那霉素、庆大霉素、新霉素等可能引起听神经和前庭神经的药物，在应用时要特别小心，尤其肾功能不全的老年患者。上述药物都容易引起前庭功能和听力丧失，所以应当注意。

一般情况差的老年人使用抗生素时间过长，可能发生二重继发感染，如白色念珠菌病，真菌感染，葡萄球菌肠炎等，这些病往往比原来的疾病危险性大，死亡率高，应当注意，不要盲目迷信抗生素的作用或大量过量使用抗生素。

老年人选用抗菌药物尽量避免毒性大的，优先选用针对致病菌最敏感的杀菌剂，宜使用方便，疗效可靠，治疗指数高，毒副作用小，性价比高，剂量、疗程适当，避免过大剂量和过长疗程。

服用西药是否需要忌口？

吃中药需要忌口，而吃西药也须忌口，这可能许多人不知道。如钙片忌与菠菜同吃，因菠菜中的草酸能与钙结合，生成不溶性沉淀草酸钙而失效；服磺胺类药(复方新诺明)如与食醋和酸性水果同服，可使药物在泌尿系统形成结晶而损害肾脏；碳酸钙和碳酸氢钠忌牛奶，因为服用此类抗酸药时又喝牛奶，可使患者出现腹痛、厌食、恶心、呕吐、腹泻等高钙血症状；服氨茶碱时忌吃高蛋白饮食，如烤牛肉等，以免降低疗效，同时也不能喝咖啡，因为咖啡能增强氨茶碱的作用，从而出现药物中毒症状；服异烟肼不能进食金枪鱼、油筒鱼等富含组胺的食物。若同时服用，进入体内的组胺不被破坏，易引起心悸、头痛、皮肤痒疹等过敏性症状；服用单胺氧化酶抑制剂，如优降宁、痢特灵、盐酸苯乙肼等，不可与含胺较高的食物如蚕豆、扁豆、香蕉、奶酪、咸鱼、巧克力、动物肝、酵母、啤酒、葡萄酒等同吃，因为这些食物的胺最后可形成去甲肾上腺素，在缺少单胺氧化酶破坏的情况下，可使去甲肾上腺素蓄积过多导致血压突然异常升高；服用维生素C时不能与虾同吃，否则，两者在体内会形成类似砒霜的毒物而导致中毒，严重导致死亡。

如何正确对待服用补药和维生素？

老年人的五脏六腑逐渐虚衰，常有阴阳失调、气血亏虚、津液不足等衰老表现。对于老年虚弱者，一般首先使用饮食调补，食补应用得当，有时甚至可收到药物所不易达到的好效果，因此，古代医家常强调“药补不如食补”。对于虚象比较显著的，可以服用一些滋补剂，但也要经中医辨证使用补药，即：气虚补气，血虚补血，阳虚补阳，阴虚补阴，这样才能得到良好的效果。但对无虚象的老年人切勿乱服补药，补药应用不当，不仅无益，还可能使病情加重或复杂化。

有很多老年人都认为吃补药和补品可以延年益寿，殊不知，药物是老年人最危险的朋友。据有关报道，很多医院经常都要收治因滥用补药而引起的药物中毒、过敏的老年朋友。如果盲目地服用补药、补品，有的还会加重高血脂、高胆固醇等病症的病情，对身体是有害无益的。即使需要服用补品，也应在医生的指导下有选择地服用。

只要食物摄入量充足，无偏食习惯，老年人一般都不会缺乏维生素。但如果食欲不佳或消化吸收功能不良，可以适量补充一些维生素，不过剂量不宜过大，否则，不仅浪费药物，还会引起不良反应。例如维生素C，一般每日剂量0.3克，如果每日剂量超过1.5克，就可能引起胃部不适；易造成泌尿系统结石的形成；对糖尿病及心血管病产生不良的影响等。再例如，维生素A是防治夜盲症的良药，但长期大量服用，就会出现毛发干枯或脱落，皮肤干燥瘙痒，食欲不振，体重减轻，恶心呕吐等中毒症状，所以把维生素作为补品药服用是没有好处的，正确的办法是在医生的指导下服用。

老年人如何服药？

（1）老年人服药时宜采取站立位、坐位或半卧位，以避免卧位服药易发生的误咽、呛咳情况。服药前先饮一小口水以湿润口腔，药片用温开水吞服后，还要多饮几口水，确认药片到胃内，以免药片沾于食管壁，使局部黏膜受刺激，且影响药物吸收。

(2) 服药时多喝水，除能减少对食管的刺激外，还可减少胃酸对药物的破坏作用。有些药如磺胺药，服药时多喝水使排尿增多，避免磺胺类药物的代谢物在尿道中析出结晶尿、血尿，甚至引起尿道结石。因此服磺胺类药期间每天喝水至少在 1 500 毫升。但有些药只需少量水，有的甚至不要喝水，如麦滋林颗粒冲剂，每袋只需 15～30 毫升水，思密达只须 50 毫升水，而棕色合剂咳嗽糖浆类则要求喝药后不能喝水。另外有慢性肾病、高血压及水肿者也不宜多喝水。服药时只能用温开水送服，而不能用果汁、牛奶、茶水等饮料送服，服药期间尽量避免饮酒。因为酒精可以加重药物毒性。

(3) 家人可以将每日口服药按次数分别包好，标明服药时间，以防发生误服事件。

(4) 医嘱上“饭前服用”是指吃饭前 15～30 分钟服用，“饭后服用”是指饭后两小时内服用；“睡前服用”是指睡前 30～15 分钟时服用；特殊时间一般医生会特别交代，老年人应该叫家人协助提醒。每日 3 次是指一天 24 小时平均分配 3 次，可结合家庭中个人的作息规律安排。每日 2 次或每日 4 次的安排也遵循同样原则，因为药物在血液中的有效浓度持续时间长，用药间隔时间就越长。应按时服药。

(5) 服药后症状好转不能擅自停药，因为老年人大部分疾病都属慢性病，尽管症状消失但有关检验指标等并没有正常，如过早停药易导致复发或加重病情，所以应及时复诊，在医生指导下服药。例如，高血压患者血压正常后不能随意停药，应遵医嘱及时调整降血压药，否则易发生意外。

(6) 服用胶囊类及肠溶类药，不能拆开胶囊和嚼碎肠溶片，以保持疗效并保护胃与食管黏膜。服用胃舒平、干酵母等助消化药，要嚼碎后服，这样能增大药物与胃酸的作用面积，发挥药效。硝酸甘油、草珊瑚含片等则需要含服。

如何正确点眼药？

(1) 了解滴眼药在眼内的作用、眼药与眼睛的关系，有助于理解正确滴眼药水。首先，正常人的结膜囊有 10 微升的正常泪液，最多还能容纳 20 微升的药液，多余的药液在与泪液混合前已大部分溢出眼外，所以，一次给予两滴以上的眼药水,并不能增加正常人结膜囊内的眼药液量。其次,结膜囊内已与泪液混合的眼药水,只有一小部分通过角膜进入眼内,大部分随泪液从泪道排出,所以眼药的生物利用度甚小,而随泪道排出的药物可以由鼻咽部黏膜吸收,产生全身吸收后的作用。老年人对药物代谢或排泄的功能有所减退,在使用阿托品等药物后,必须轻按泪囊部以减少药物的全身吸收,否则容易产生毒性作用。

(2) 使用眼药前必须检查药液有无混浊、变色以及保质期,眼药如果颜色改变,表示成分起了变化,请不要再使用。

(3) 使用时为避免污染,眼药水瓶口应避免与眼睫毛接触。使用眼药前,请先把手洗干净。药瓶的开口不要接触到任何东西,包括眼睛在内,也不要冲洗,以免眼药受到污染,甚至引起眼睛的伤害与感染。

(4) 不必过于频繁地使用滴眼药,某些药物如抗菌药、抗病毒药、治沙眼药、激素和抗青光眼药等,会影响泪液膜功能和角膜上皮的完整性。除特殊要求外,就是在治疗急性炎症时,还是建议最多每小时滴眼1次。

(5) 如果是眼药水,请在使用前摇晃均匀。如果是眼药膏,请先握在手掌心几分钟,让眼药膏温热变软后,比较容易挤出来。

(6) 点眼药后,可能会暂时引起视力模糊,请暂时避免需要看得清楚的活动,例如驾驶车辆,或使用可能造成伤害的工具与机器。

滴眼药的具体方法:先把头向后仰或是平躺,然后看着上方。不要碰到睫毛,轻轻地把下眼睑拉起来,形成一个小窝,再直接把眼药倒在眼睛表面。滴第一滴眼药水的时候,请先向上看,滴落之后再往下方看几秒钟,然后把下眼睑慢慢放掉,闭上眼睛一两分钟。轻轻按着鼻根靠近眼角处,避免眼药水经由鼻泪管流失。挤眼药膏之后,向各方向旋转眼睛,眼皮不要闭得太紧,以免眼药膏流出来。使用眼药后不要揉眼睛,也尽量不要眨眼睛,以免眼药流失。如果使用后,感到视力变差、刺激、痒或灼热,请马上停用,并且告知医师。

皮肤病患者如何使用外用药?

(1) 选择合理的剂型:不同的剂型对皮损的作用亦不同,并直接影响疗效。如急性湿疹的渗出期,以选择水剂湿敷为宜,如选用软膏反而会使炎症加剧,渗出增加。

(2) 选择适宜的浓度:必须根据皮肤病的性质和病期,选用适宜的药物浓度。

在急性进行期，皮肤敏感性高，一般应避免使用刺激性较强和浓度较高的药物。在皮损恢复期，宜选用性质缓和、浓度较低的药物。皮肤外用药的浓度不同，其作用也不同，如水杨酸浓度在3%以下有止痒、恢复上皮及轻度角质促进作用，5%～10%的浓度则有使角质剥脱、杀真菌等作用。

(3) 掌握正确的使用方法：例如湿敷时，应掌握敷料的厚度与更换敷料的时间并保持潮湿和清洁；搽涂药膏时，要注意范围大小。水粉剂一天可涂多次，软膏一天涂2次。

(4) 注意不同个体、不同部位对药物的反应性：一般颜面、颈部、外阴、四肢屈侧的皮肤较敏感。老年人的皮肤多有不同程度的萎缩，用药的浓度应较青壮年低。

(5) 一旦发现过敏或有刺激，应立即停用，改用其他药物。一种药物久用后，可更换另一种性质相同的药物，以免产生副反应和细菌耐受性。

家庭用药如何管理？

(1) 保存药物要讲究清洁、立生、阴凉、干燥，不宜轻易换瓶。

(2) 避免潮湿：装药的容器应当密闭，如是瓶装必须盖紧，必要时应当用蜡质封口。如果发现受潮、发霉、黏结、结块、显著变色、松散或变形者，生虫、异味即不能再用。

(3) 避光：要求避光的药物，包装时要用棕色或蓝色容器来装。因此，配来的药物不宜换瓶，应以原瓶保存。如果袋装应用黑色或深色纸袋包装。

(4) 防高温：有些药不能在较高温度下存放。例如青霉素、链霉素、各种预防疫苗等生物药品，应当放冰箱冷藏室或放特别阴凉处，但也不能冰冻。有些注射剂或眼药水，如发现变色、浑浊、沉淀等即不宜再用。

(5) 注意药物的有效期：有相当数量的药包括抗生素，生物制品(酶，胰岛素，血清，疫苗，抗毒素，绒毛膜促性腺激素)的稳定性不够理想，无论采用何种贮藏方法，若放置时间过久，都会产生变化，降低疗效，增加毒性或刺激性。因此，对不稳定的药须规定有效期，以免失效或诱发不良反应。药品的有效期应以药品包装说明上标明的有效期限为准。对规定有有效期的药品，应严格按照规定的贮藏条件加以保管，尽可能在有效期内使用完。过期的药物不宜再用。为了保证其质量，在有效期内使用时，要随时注意检查它们的性状，一旦发现有不正常现象，即使在有效期内，也要停止使用。

老年人用药有哪些总的注意事项？

(1) 明确诊断和用药指征，采用合理的用药方案，防止多用、滥用。

(2) 严格遵守剂量个体化原则。

(3) 选用疗效肯定、副作用少、不良反应轻的药物，尽量不用补药。

(4) 选用的药物种类应尽量减少，合并用药时最好不超过3～4种。

(5) 避免使用不适合老年人应用的药物，如氨基糖苷类药物。

(6) 从小剂量开始逐渐增加至最合适的剂量，即使用最低有效剂量。

(7) 根据客观实际选用适当的剂型。

(8) 疗程适当，适时调整或停药。

(9) 做好用药记录，密切观察不良反应。

(10) 药物包装开启方便，药物名称、剂量、服用方法应醒目。

(11) 加强协助、监督，提高用药的依从性。

(12) 口服药物时和服药后应多饮水(止咳糖浆类除外)。

(13) 同时服用多种药物时应最后服用止咳糖浆。

(14) 助消化药及对胃黏膜有刺激性的药物应饭后服用。

(15) 口服药物时应采用站立、坐位或半坐位，尽量避免卧位。

(16) 家庭用药时应定期检查，适时取消和增补药物。

(17) 夜间服用安眠药应以热水送服为宜。

(18) 每日服用的药物最好按次分装、醒目标明服用时间。

三、老年常见病与家庭护理

老年人常见病的家庭护理要点有哪些?

高血压冠心病是我国老年人常见的心血管疾病，对心、脑、肾各重要脏器有严重损害。服用降压药应从小剂量开始，逐渐加量。同时，密切观察疗效，如血压下降过快，应调整药物剂量。在血压长期控制稳定后，可按医嘱逐渐减量，不得随意停药。某些降压药物可引起体位性低血压，在服药后应卧床 2～3 小时，必要时协助患者起床，待其坐起片刻，无异常后方可下床活动。避免劳累提倡适当的体育活动，但需注意劳逸结合，避免时间过长的剧烈活动。将服药和生活中的某些必做的事相联系，将药物放在醒目的位置，用醒目的字体标明用药剂量和服药时间，让老年人易于识辨。根据患者特点，有针对性地进行心理疏导。同时，让患者了解控制血压的重要性，帮助患者训练自我控制的能力，参与自身治疗护理方案的制订和实施，指导患者坚持服药，定期复查。饮食上应选用低盐、低热能、低脂、低胆固醇的清淡易消化饮食，鼓励患者多食水果、蔬菜、戒烟、控制饮酒等刺激性食物。肥胖者应限制热能摄入，控制体重在理想范围之内。

病情不重的糖尿病老年人，只需要饮食加以控制，口服一种降糖药片就可以了。若出现并发症则应及时就医。糖尿病患者饮食要按患者的身高、体重、性别、和血糖、尿糖的变化来定，再按工作性质、生活习惯计算出每天总热量和三餐分配，并按食物成分转为食谱。这些应由医师和医院营养师提出，有家庭护理遵守实施。为了测定血尿糖变化家庭护理者要学会使用尿糖试纸。

老年震颤患者的震颤症状与精神因素、心理状态密切相关，应避免刺激和情绪激动。无论是患者还是其家属，都应对这一疾病有充分的认识和思想准备，应始终保持精神愉悦、情绪稳定。肌肉的震颤、关节功能的障碍，家人应给予多方面的照顾。患者服药时，要事先为其准备好开水；穿着选择容易穿脱的拉链衣服及开襟在前、不必套头的衣服。刮胡子使用电动刮须刀，使用纸杯或塑料杯刷牙。进餐时不要催快吃快喝，喝冷饮可选用有弹性的塑料吸管，喝热饮用有宽把手、且质轻的杯子。在患者的碗或盘子下放一块橡皮垫以防滑动。由于治疗所用的药均有一定的副作用，因此必须强调按时、定量服用，不要轻易停止或自行改用其他药或加大剂量。对于中晚期患者应把药物送至患者口中，看着他服下。

对于老年痴呆者的唠叨不要横加阻止或指责，不能使用伤害感情或损害老年人自尊心的语言和行为，不能侮辱人格，或采用关、锁的方法来处理。可以把患者的姓名，地址，电话写在卡片上，放在他的口袋里。加强安全防范措施，老年人所服药品要代为妥善保管，送服到口，看着服下；睡床要低，必要时可加栅栏。进食缓慢，防止呛咳引起吸入性肺炎。保持皮肤清洁干燥，防止压疮发生。

老年人的心理危机几乎每个老年人身上都有，只是程度不同而已。要充分了解老年人的个性脾气，做到有的放矢，因时而变，合理适度。帮助老年人正视现实，鼓励老年人要有新的人生追求，要不断加强自我修养，胸怀坦荡，情绪乐观。同时要多关心老年人物质和精神需要，与其共享天伦之乐。老年人处境特殊，常因生活中细小事件引发不良情绪，因此，护理中要注意细微观察，尽量满足老年人的物质及精神需求。督促和帮助老年人注意仪表整洁，将衰老的不良刺激降低到最小限度。另外，在老年人面前尽量避免谈论家里或个人不愉快事件，避免谈论死亡话题，减少不良心理反应。

老年人患感冒时如何护理？

老年人的感冒不能掉以轻心，因为老年人的感冒会诱发很多的并发症，如可继发细菌感染引起支气管炎、肺炎、心脏病等，甚至有生命危险。所以老年人要加强自身保健，生活规律、劳逸结合、科学饮食、随气候变化着衣，坚持体育锻炼，注意室内空气新鲜，减少患感冒的机会 。老年人感冒后协助患者排痰，保护呼吸道通畅，严密观察体温、呼吸等病情变化，必要时送医院诊治，不可延误。

老年人患感冒时的护理措施有：

(1) 避免受凉、劳累：睡眠不足、劳累以及各种不良刺激都会使机体抵抗力下降，容易引起感冒。应合理安排生活，保证充足的睡眠、合理的营养，劳逸结合，减少感冒的发生。

(2) 保持房间空气清新：经常开窗通风，房间内还可以用食醋熏蒸，方法是每立方米约用食醋 2～5 毫升熏蒸一次，预防感冒的发生。

(3) 坚持锻炼：根据身体情况选择合适的运动项目，入冬后应坚持体育锻炼，增加抗寒能力及抗病能力。

(4) 增加机体抵抗力：有慢性支气管炎或容易患感冒的老年人，可以在冬季注射核酪、胸腺肽、丙种球蛋白等，增加呼吸道与机体的抵抗力。

(5) 感冒的护理：病发初期周身酸痛、鼻塞流涕、咽痛咳嗽、乏力、不思饮食。这时应当让患者赶紧卧床休息，多喝水，对症服用一些药，例如泰诺、清热解毒冲剂、复方阿司匹林，板蓝根冲剂以及华素片或草珊瑚含片等，可以减轻些症状和不适感。

(6) 饮食：注意补充易消化的高维生素、高蛋白质饮食。感冒后要给予清淡、易消化、高蛋白、高维生素饮食，蛋白要选鸡蛋或豆制品，暂不食肉类、鱼、虾；多吃青菜、水果，最好温食，或煮水饮，忌食生、冷；辅以蜂蜜润肺通便。如周身酸痛、咳嗽，可用梨、枣、姜、冰糖共煮水冲鸡蛋，早、晚各 1 次，服后休息。

(7) 其他：如果出现咳嗽、咳痰、扁桃体红肿或有脓点，发热 38～39 ℃，应立即去医院就诊，在医生指导下进行治疗。老年人发高热时使用冰袋冷敷头部，或用 50%酒精擦浴降温，如用退热药，剂量不宜过大，以免因大量出汗造成体温骤降，导致血压下降、脉搏微弱、出现虚脱或休克。对“感冒”发汗，要见汗即止，不可太过。不能一烧就发汗，如汗流不止，既耗散阳气，又损耗阴精，尤其老年人容易虚脱。不要常规用抗生素：感冒一般用解表药即可解除，如高烧、咳嗽严重可到医院，经检查有针对性地用抗生素。不可在家中随便取用。

老年人患流感时如何护理？

流行性感冒简称流感，是流感病毒引起的急性呼吸道感染，也是一种传染性强、传播速度快的疾病。其主要通过空气中的飞沫、人与人之间的接触或与被污染物品的接触传播。典型的临床症状是：急起高热、全身疼痛、显著乏力和轻度呼吸道症状。一般秋冬季节是其高发期，所引起的并发症和死亡现象非常严重。该病是由流感病毒引起，可分为甲、乙、丙三型，甲型病毒经常发生抗原变异，传染性大，传播迅速，极易发生大范围流行。本病具有自限性，但老年人患流感后容易并发肺炎等严重并发症而导致死亡。

(1) 可以通过注射流感病毒疫苗来预防，但因病毒有不同型，打预防疫苗针时,要有针对性。这种预防疫苗使人体产生的免疫力只能维持一年,因此每年都得再进行预防注射才行。

(2) 流感患者是直接的传染源,通过口、鼻喷出的飞沫传染他人。被传染后约数小时至两三天内便会发病。要尽可能地隔离患者,发病开始的两三天内,传染性最强,所以要戴口罩,减少飞沫传染他人的机会。冬春之交是流感的发病季节,应避免到人群拥挤的地方去,如公交车辆、商场、戏院、医院等。

(3) 加强身体锻炼,增强体质是最主要的预防措施。平日常在户外活动或运动,让肌肤适应气温变化的刺激。

老年人患急性支气管炎时如何护理?

老年人呼吸道抵抗力低下,每年的季节转换时,老年人容易因感冒、流感而并发急性气管-支气管炎。治疗不及时又可导致肺炎、心血管疾病等,因此注意预防与护理很重要。

(1) 增加机体抵抗力:锻炼身体,促使生理功能活跃,免疫力增强;经常到空气清新的环境散步,多做深呼吸运动,增强呼吸系统的功能;入冬后可服用些鱼肝油丸或维生素 A 丸,增强支气管黏膜的抵抗力,多方面加强营养等。

(2) 避免不良气体刺激呼吸道;把好口、鼻通气关口,冬天外出要戴上口罩保暖防护。遇到灰尘也应临时用手巾掩护口鼻;室内空气不要太干燥,用加湿器使室内空气湿润。坚决戒烟,气管发炎时不要饮酒,若有过敏症状出现,要忌口,勿食鱼虾海鲜等,避免接触污染的空气或可能的过敏原。

(3) 及时咳痰,防止气体交换障碍:气管发炎时,需要多喝些开水,尤其是发热出汗多时,应及时补充体液,同时维持气道水化,使黏液稀薄,痰容易咳出;必要时用生理盐水雾化吸入。家庭没有雾化吸入器具的可以自制器具,如用大杯容器倒上热开水(加盐)用热蒸汽熏口鼻,使痰液易咳出。还可以进行全背拍背协助排痰,具体办法是用空掌从背后从下到上轻轻叩击,以帮助痰液咳出。

(4) 消炎化痰:倘若咳嗽加剧,痰液增多变黄,要去医院诊治,在医生指导下,服用抗菌消炎和止咳的药物,防止病情发展。适当止咳固然需要,但不能过分抑制,因为咳嗽是有益的生理病理反应,起着排出痰液的作用。

(5) 加强生活调理,注意饮食、休息。

老年人患慢性支气管炎时如何护理?

(1) 注意保暖:在寒冷的季节或气候变化时,注意保暖,避免受凉,预防感冒。外出时及时增加衣服,冬末春初不要过早减少衣服。

(2) 增加抵抗力:预防措施可以采取核酪注射液肌内注射,时间应在进入冬季之前进行。还可服用中药以提高身体抵抗力。

(3) 坚持适当的体育锻炼和医疗体操锻炼:如散步、太极拳、腹式呼吸锻炼和呼吸操等,可以增强体质,改善呼吸功能,提高呼吸道抗病能力。寒冷季节气候骤然变化时,要特别注意保暖,尤其要注意"暖头、暖背、暖足",避免受凉,以防感冒。因为感冒是引起慢支发作的重要诱因。

(4) 戒烟:主动吸烟或被动吸烟对身体都有害,尤其是对呼吸系统的直接损害。吸烟与慢支的发生、发展有密切关系,吸烟时间越长,烟量越大,患病率就越高;戒烟则可使症状减轻,病情缓解。

(5) 注意选用具有健脾、补肾、益肺、理气、止咳、祛痰的食物:如梨、橘子、枇杷、百合、莲子、白木耳、核桃、蜂蜜等。这些食物既能强身又有助于症状的缓解,可轮换食用。

(6) 饮食合理搭配:慢性支气管炎患者由于病程长,长期咳嗽、咳痰造成蛋白质的消耗;胃肠道缺氧、淤血又可引起食欲不振、消化不良,这些因素均可导致患者体质虚弱,免疫功能降低,容易发病。因此应少食多餐,宜进食低盐、低脂肪、高蛋白、富含维生素和容易消化的饮食,适量吃些瘦肉、禽、鱼、奶、豆制品及蔬菜水果等,少吃辛辣煎炸及刺激性强的食品。

慢性支气管炎由于病程长,反复发作,每况愈下,给患者和家庭带来较重的经济负担,可能会出现烦躁、抑郁,不利于呼吸功能的恢复,此时应注意心理调节,保持乐观情绪,树立战胜疾病的信心。

老年人患支气管哮喘时如何护理?

老年人支气管哮喘多伴有炎症,或受凉刺激等。症状重时患者憋气胸闷,甚至呼吸道堵塞,应在医生的指导下及时平喘消炎治疗。老年人患支气管哮喘时的护理措施有:

(1) 经常开窗通风换气。由于很多老年哮喘患者都知道受凉感冒容易诱发呼吸道感染，所以在冬季，房间总是门窗紧闭，轻易不出门。要适当增加开窗通风换气的次数，使室内空气保持流通、新鲜是非常重要的。

(2) 房间保持适宜的温湿度。老年哮喘患者居住的房间室温应相对稳定，冬季应该有取暖设施。用煤炉取暖时，切忌把室温搞得时高时低，使患者受凉感冒，加重病情。

(3) 外出时要系围巾、戴帽子。双脚受凉会引起鼻黏膜血管收缩，以致感冒，所以，一定要避免双脚着凉。

(4) 切忌猛烈运动，可适当地散步、慢跑、做操或打太极拳，提高抗寒能力。

(5) 切忌吸烟。吸烟是引起咳喘的最常见的原因之一，必须戒除。冬天室内要适当通风，并注意不要在室内生火盆取暖。

(6) 饮食切忌大鱼大肉，应以清淡，易消化为宜。此外，适当地多吃些奶类、蛋类、瘦肉、豆浆、豆制品及萝卜、梨、橘子等。

(7) 避免有害及刺激性气体刺激。老年哮喘患者的居室应特别注意避免有害及刺激性气体如烟雾、粉尘、煤气等对呼吸道的刺激。

(8) 严密观察病情，寻找发病规律和发作诱因，找出可能发病的因素，寻找过敏原，避免给予引起哮喘发作的食物。如牛奶、蛋、鱼、虾等。注意发作前兆症状，如有喉头发痒，胸部发紧，呼吸不畅，干咳无痰，精神紧张，可立即给予少量缓解支气管痉挛药物，如喘息定、舒喘灵喷雾剂等，以抑制哮喘发作。

(9) 合理使用镇咳药。老年哮喘患者通常咳痰无力，这时如单纯使用镇咳药物，痰液不能排出反而会加重病情。所以，按医嘱服药十分重要。

老年人患肺炎时如何护理？

肺炎是老年人感染性疾病中最常见的疾病，也是老年患者致死的重要原因。肺炎应早确诊、早治疗，避免引起严重后果。有发热、体温高达 39～40 ℃，持续较长时间，伴有寒战。有的老年人病情虽较重，但由于机体反应较迟钝，体温可能正常甚至体温不高。可以根据痰的性质初步判断是哪种致病菌所致。肺炎球菌肺炎为白色黏液痰；金黄色葡萄球菌肺炎为黄色脓性痰；厌氧菌引起的肺炎为脓性痰并有恶臭味。克雷白杆菌性肺炎的痰为胶冻状。当深呼吸或咳嗽时胸痛加重，肺部感染的位置较低时还可能表现为腹痛。病情较重时可表现为呼吸困难、发绀(指甲口唇发紫)、食欲下降、恶心、呕吐、腹泻。同时还表现精神萎靡、嗜睡、甚至昏迷。

病情较重时,应及时到医院诊治,在医生指导下选择作用强、不良反应较小的抗生素,用药疗程要给足够。用药时注意观察疗效、不要盲目频繁更换抗生素。有发绀、呼吸困难等缺氧症状时要及时吸氧;高热时可以行酒精擦浴,即用30%～50%酒精擦拭颈部两侧、腋下、腹股沟大小腿内侧等处,注意保暖。其他护理同支气管炎疾病护理。

老年人患肺炎时的护理措施有:

(1) 吸入性肺炎者应谨慎进食和抬高头部,防止再次误吸。加强口腔护理,指导老年人注意口腔卫生,坚持漱口刷牙,防止口腔细菌繁殖。

(2) 补充营养与水分,给予清淡易消化的高热量、高蛋白食物,必要时遵医嘱静脉补充。

(3) 老年人咳嗽无力和失水使痰液黏稠,容易阻塞支气管,加重感染,故应补充足量水分,使痰液稀释,指导有效的咳嗽技巧,深呼吸、翻身拍背,促进痰液排出。必要时按医嘱应用祛痰剂、超声雾化或理疗。

(4) 及早使用有效抗生素是治疗老年肺炎的关键,首选氨基糖甙抗生素或加头孢菌素等,注意观察药物疗效和副反应。避免发生二重感染,如长期大量应用广谱抗生素可诱发真菌感染,应注意患者口腔中有无鹅口疮,痰中有无真菌,鼓励从口进食,注意口腔护理。

(5) 抗感染治疗宜早期、足量、联合、静脉给药。抗休克有效的指标为神志逐渐清醒,表情安静,皮肤转红,脉搏变慢有力,呼吸平稳规则,血压回升,尿量增多。

(6) 增加营养摄入,保证充足的休息时间,增加机体对感染的抵抗能力。老年人尤其要注意天气变化,随时增减衣服,注意保暖,避免受凉、过劳等诱因,预防上呼吸道感染。宣传肺炎的基本知识,注意锻炼身体,加强耐寒锻炼。积极治疗原发慢性肺部疾病和心、脑血管疾病。老年人可去医院注射肺炎免疫疫苗。

老年人患肺结核时如何护理?

老年人肺结核缺乏典型的结核病症状,如低热、盗汗、咳嗽、咳痰、消瘦等。常合并有其他慢性肺部疾病或全身性慢性病。老年人肺结核复发率高,复治病例多。相当一部分老年肺结核患者,既往患肺结核未经治疗或治疗不彻底、不正规而形成慢性病,加之老年人免疫功能低下、脏器功能减退、并发症多等原因,大大增加了治疗难度,治愈率低。由于老年肺结核患者症状不典型,缺少结核病中毒症状和体征。

老年人患肺结核时的护理措施有：

(1) 开放性、活动性肺结核病的患者，症状较重，应住院隔离治疗；如为不排菌、病灶较稳定且较轻的患者，须在痰中结核杆菌连续三次阴性的情况下，才可在家庭中进行治疗和休息；但如果患者仍有发热、消瘦、盗汗、血沉显著增快，还须继续查痰，必要时作痰结核杆菌培养。

(2) 痰中未查到结核杆菌，但症状明显，血沉显著增快、肺部病灶较大且边缘不清的患者，应戴口罩，独居一室，食具、茶具单独使用，房间及用物定期消毒，每天开窗换气，让阳光照入室内或用紫外线照射，用具可用“84 消毒液”或 0.5%过氧乙酸液浸泡。

(3) 观察患者全身状况及饮食情况，注意体温变化和呼吸状态。观察患者咯血量、出血速度和生命体征，给予心理安慰，消除紧张情绪。

(4) 鼓励患者多饮水，定期测量体重并记录。协助患者制定营养饮食计划，以高热量、高蛋白质和高维生素为原则，保持体内水、电解质平衡，合理搭配饮食，增进食欲，创造安静、舒适的进餐环境。

(5) 盗汗者及时用温毛巾擦干身体和更换潮湿的衣被。结核毒性症状一般化疗 1～2 周内即可消退，不需特殊处理。体温高于 38.5 ℃者，应多休息，并给予物理降温，必要时可给予小剂量解热镇痛药。指导患者进行有效咳嗽，适当给予止咳祛痰剂。

(6) 小量咯血者静卧休息，大咯血者绝对卧床休息，协助患者取平卧位或患侧卧位，头偏向一侧，防止病灶向健侧扩散，且利于健侧通气。大咯血者常用垂体后叶素，老年人有高血压、冠心病者忌用，可采取其他止血措施。老年患者慎用镇静剂，禁用吗啡，以免抑制呼吸中枢；慎用镇咳剂。

(7) 遵照医嘱服药治疗，一般采用二联或三联抗结核药物，如利福平＋异烟肼；利福平＋异烟肼＋乙胺丁醇；利福平＋链霉素；利福平＋异烟肼＋链霉素等。要按时、长期用药，剂量要足，配伍要得当，不要轻易更换治疗方案。

(8) 观察化疗药物副反应。督促患者按医嘱坚持服药，完成全程化疗，加强护患交流，让患者了解抗结核药物治疗的原则及用药的重要性，熟悉抗结核药物剂量、不良反应，并密切观察，发现异常及时向医护人员反映。

(9) 坚持晨练，选择深呼吸运动、太极拳、气功疗法、保健操、小跑步等方法，晨起呼吸新鲜空气十分重要。

(10) 肺结核是消耗性疾病,通常给予高热量、高蛋白,高脂肪、高维生素饮食,每天热量在3 000千卡以上,可分鸡、鸭、鱼、肉、虾、甲鱼、黄鳝、水果、新鲜蔬菜、豆类及制品等调剂食谱,注意色香味,刺激食欲。

(11) 戒烟酒,避免刺激性食物,以减少咳嗽。

(12) 可做胸透、摄片、血象和血沉检查,以观察病情变化、药物疗效。

(13) 做好结核病的消毒、隔离工作。被褥、书籍在烈日下曝晒4～6小时;注意个人卫生,严禁随地吐痰,最好将痰吐在纸上烧掉;餐具、痰杯煮沸消毒或用消毒液浸泡。

老年人患肺心病时如何护理?

肺心病即是慢性肺源性心脏病,是由于支气管、肺、胸廓或肺动脉的慢性病变导致压力增高、右心负担加重所致右心室肥厚,进而发展为以右心衰竭为主的心脏病。肺部病变时血液循环发生障碍,有80%～90%的肺心病是由慢性支气管炎及肺气肿引起。老年人患肺心病时的护理措施有:

(1) 提供安静舒适的环境,保持空气新鲜,每日定时通风,每次15～30分钟,注意保暖;给予清淡易消化饮食,无心力衰竭者,应鼓励患者饮水,以利于湿化呼吸道、排除痰液、防止便秘;有心力衰竭者应适当限盐,控制输液量及速度,但在大量出汗、应用排钠利尿剂时,注意补充盐分,防止发生低钠、低渗。

(2) 生活护理:肺心病患者应注意随气候变化增减衣物,以免引起感冒而加重病情。每早可食冷饮,以锻炼耐寒能力;要保持居室整洁安静,无烟尘。冬季应注意居室的温度、湿度,定时开窗通风,保持空气流通新鲜。保持舒适体位,注意卧床休息,减少机体耗氧量,改善肺、心机能。鼓励卧床患者做缓慢的肢体肌肉舒缩运动,定时翻身、更换姿势;能下床活动者,注意搀扶或提供助行器,保证安全。

(3) 老年人生活自立能力差,又长年有病,易产生自卑感,家人一时照顾不周时,往往更加重失落失望的感觉,以至对治疗丧失信心,所以要做好患者的心理疏导,指导患者既要正确对待自己,也要理解别人。另外根据个人爱好,可参加一些娱乐活动。保持良好的情绪和乐观的精神状态。树立战胜疾病的信心,有利于疾病向健康方面转化。

(4) 保持呼吸道通畅;定时更换体位,叩击背部排痰。

(5) 坚持锻炼:患者应根据个人情况,作一些适当的活动,以提高机体的抗病能力。例如清晨散步、打太极拳、做深呼吸运动。可增强体质,锻炼心肺功能,但锻炼时应注意量力而行,避免过分劳累。

(6) 患者宜摄入高蛋白、高维生素、高热量易消化的食物。鼓励患者坚持戒烟,教会患者咳嗽、咳痰、体位引流的方法。积极防治呼吸道疾患,避免各种诱因。积极开展家庭内氧疗,坚持呼吸机能锻炼。根据肺、心机能状况及体力强弱适当进行体育锻炼,如散步、气功、太极拳等,以增强体质,改善肺、心机能。

(7) 增强免疫力:可适量注射胎盘球蛋白、转移因子等免疫增强剂。也可用中医扶正固本的方剂,提高机体的免疫功能。

(8) 合理用药:不滥用抗生素,病情好转且稳定后应停用抗生素。不应长期服用抗生素,以免出现耐药性或发生其他病菌的感染。

老年人患肺癌时如何护理?

肺癌是发病率和死亡率增长最快,对人群健康和生命威胁最大的恶性肿瘤之一。近50年来许多国家都报道肺癌的发病率和死亡率均明显增高,男性肺癌发病率和死亡率均占所有恶性肿瘤的第一位,女性发病率占第二位,死亡率占第二位。肺癌的病因至今尚不完全明确,大量资料表明,长期大量吸烟与肺癌的发生有非常密切的关系。城市居民肺癌的发病率比农村高,这可能与城市大气污染和烟尘中含有致癌物质有关。

(1) 老年人患肺癌时,要密切观察患者的呼吸、脉搏、血压。

(2) 肺癌患者晚期呈恶病质表现,应加强饮食护理,提供高热量、高蛋白、高维生素、易消化饮食,合理搭配,取得家属的密切配合,安排品种多样化,保持口腔清洁卫生,增进食欲,依据病情不同采取口喂、鼻饲等。

(3) 鼓励患者表达自己的心理感受,给予不同的沟通和支持。在未确诊前,劝说患者接受各种检查,确诊后根据患者心理承受能力决定是否向其透露真情,及时给予心理援助。帮助患者面对现实,树立信心,应对癌症的挑战。建立良好的社会支持网。鼓励亲朋好友探视患者,激发患者珍爱生命,克服恐惧、绝望心理,保持积极乐观情绪,顽强与疾病作斗争。

(4) 减轻患者临终阶段身心痛苦,提高生命质量。并发阻塞性肺炎或胸腔积液的患者,呼吸困难明显,可给予吸氧。在抗感染治疗基础上,按医嘱给予止咳化痰药，注意湿化呼吸道，定时进行深呼吸，配合拍背，鼓励患者有效咳嗽，使呼吸道保持通畅。

(5) 化疗期间应少量多餐，避免过热、粗糙、酸、辣刺激性食物，以防损伤胃肠黏膜。治疗前、后 2 小时内避免进餐。

(6) 宣传吸烟对人体健康的危害性，提倡戒烟愈早愈好。

老年人患慢性胃炎时如何护理？

慢性胃炎系指不同病因引起的各种慢性胃黏膜炎性病变，是一种常见病，其发病率在各种胃病中居首位。自纤维内镜广泛应用以来，对本病认识有明显提高。常见慢性浅表性胃炎、慢性糜烂性胃炎和慢性萎缩性胃炎。后者黏膜肠上皮化生，常累及贲门，伴有 G 细胞丧失和胃泌素分泌减少，也可累及胃体，伴有泌酸腺的丧失，导致胃酸，胃蛋白酶和内源性因子的减少。部分患者浅表性胃炎因失于治疗或不注意生活调理，极易发展为慢性萎缩性胃炎而致胃癌，后果严重，因此应重视预防和护理。

(1) 让患者取舒适体位，增加休息时间，避免精神紧张和一切刺激。与患者进行心理沟通与交流，关心安慰患者。鼓励患者说出引起疼痛加重或缓解的因素，转换其注意力，减轻疼痛。

(2) 可用热水袋热敷上腹部，减轻胃肠痉挛。或针灸内关、合谷、足三里等穴位。必要时可给索密痛片，缓解腹痛。

(3) 鼓励患者多进食高蛋白、高热量、高维生素易消化饮食，以软食为宜。增进食物的色香味和品种，养成规律的进食、生活习惯，少量多餐，细嚼慢咽。避免过热、过冷、粗糙坚硬的食物，戒烟酒，不吃浓烈辛辣刺激性食物，避免对胃黏膜的损害。减少食盐的摄入，尽量不吃烟熏、腌制的食物。多吃蔬菜和水果。

(4) 有恶性贫血时注射维生素 B_{12}，对胃黏膜肠化和不典型增生者，应给患者耐心解释，消除其恐癌心理。多进 β 胡萝卜素、维生素 C、维生素 E 和叶酸等抗氧化维生素，以及锌、硒微量元素。

(5) 照顾患者晨起、睡前、餐前饭后刷牙，漱口，保持口腔清洁。有义齿者饭后一定要取出刷洗清洁，以增进食欲和减少感染机会。

(6) 保持平时生活规律，劳逸结合。纠正不良的饮食、生活习惯，加强饮食卫生和饮食营养，注意饮食清淡，避免吃对胃有刺激的饮食，避免暴饮暴食，戒除烟酒。避免刺激和精神紧张。注意气候变化,防止受凉,避免劳累。停服某些对胃黏膜有损害的药物,特别是阿司匹林等非甾体类消炎药。

(7) 按时服用抗生素和保护胃黏膜药等,并告之可能出现的副反应,如有异常,及时就诊。本病易复发,病程迁延,少数病例可有癌变倾向,故应积极消除病因,定期复查,加以防治。

(8) 积极治疗可导致慢性胃炎的其他疾病,如肝、胆、胰、心、肾疾病及内分泌疾病等。

老年人患消化性溃疡时如何护理?

老年人患消化性溃疡主要发生在胃和十二指肠壶腹部(球部)。溃疡病史一般较青年患者短(约48%小于一年),多表现为上腹部不适、重压感、膨胀感等,临床上约有34%无症状,其中60岁以上者占48%,有些病例以出血或穿孔作为溃疡病首发症状。

老年人患消化性溃疡时的护理措施有:

(1) 老年人因缺少与子女或他人的沟通而孤独,加之疾病的慢性反复发作而出现焦虑。医护人员应给予心理支持与安慰,关心尊重老年人,通过交流沟通,鼓励其说出焦虑的原因。给患者讲解溃疡疾病的病因、诱因等有关知识,告诉老年人保持轻松平和的心情可使胃黏膜缓解于应激状态。

(2) 老年人对疼痛反应较迟钝,所以应该仔细观察评估患者腹痛、嗳气、反酸、恶心及呕吐等表现。注意疼痛性质、部位、特点,以及使患者疼痛加重或缓解的因素。

(3) 保持平和心态,促进身心休息,缓解胃肠痉挛。帮助患者消除诱因,如停用非甾体类抗炎药,避免食用刺激性食物,劝其戒烟酒,减少对黏膜损伤。

(4) 可采用局部热敷、按摩或针灸止痛措施。

(5) 选用少渣、柔软清淡易消化食物,急性发作期选流质或半流质饮食,待症状减轻,恢复正常时,主以面食为主,或软饭、米粥、米汤,可适量摄取脱脂牛奶。

(6) 规律饮食,少量多餐,定时定量,每餐不宜过饱,以免胃窦部过度扩张而发生危险。

(7) 忌酒,尽可能戒烟,不喝浓茶、咖啡、可乐等饮料,避免过咸、酸、辛辣、生冷坚硬及刺激性食物,以免加重黏膜损伤。

(8) 遵医嘱给抗酸剂、抗菌治疗,保护胃黏膜。

老年人患上消化道出血时如何护理?

上消化道出血是指屈氏韧带以上的消化道,包括食管、胃、十二指肠或胰胆等病变引起的出血,胃空肠吻合术后的空肠病变出血亦属这一范围。大量出血是指在数小时内失血量超出 1 000 毫升或循环血容量的 20%,其临床主要表现为呕血和(或)黑粪,往往伴有血容量减少引起的急性周围循环衰竭,是常见的急症,病死率高达 8%~13.7%。老年人一旦出现上消化道出血,就应引起注意,应迅速送往医院处理。

老年人患上消化道出血时的护理措施有:

(1) 让患者卧床休息,轻者可下床大小便,重者绝对卧床。出血时平卧位休息,小量出血可自行停止。大量出血时绝对卧床休息至出血停止,取平卧位或下肢略抬高。呕吐时根据病情让患者侧卧位或半坐卧位,头偏向一侧,以免误吸。协助患者取舒适体位,并定时更换体位,动作轻柔,待病情稳定后逐步增加活动量。

(2) 照顾患者日常生活起居。嘱患者坐起、站起时动作缓慢,有人扶持,以免引起晕厥、摔伤。床旁加床栏,协助患者梳洗、刷牙、上厕所、沐浴及进食等日常生活。病房内设壁灯,洗手间。

(3) 修剪指甲,避免搔抓,保持皮肤、口腔清洁卫生,增进食欲,减少感染的机会,勤换衣服、床单。卧床老年人尤其应注意预防压疮。排便次数多者注意肛周皮肤清洁和保护。

(4) 耐心细致地做好解释工作,安慰体贴患者的疾苦,消除紧张、恐惧心理。烦躁者给予镇静剂,肝病患者、门脉高压出血者烦躁时慎用吗啡、巴比妥类药物。便血者大便次数频繁时,每次便后应擦净,保持臀部清洁、干燥,以防发生湿疹和压疮。

(5) 大出血期间禁食;出血停止后按序给予温凉流质、半流质或易消化的软饮食,避免吃粗糙坚硬刺激性食物,以免引起再出血;出血后 3 天未解大便者,慎用泻药。禁食者可静脉补充营养,增强抵抗力。待出血停止后,再过渡到流质、软食。

(6) 呕血时应随时做好口腔护理,每日 2 次清洁口腔,保持口腔清洁、无味。及时清除口咽、鼻腔及地上的积血块,污染被服应随时更换,以避免不良刺激。给氧,保持呼吸道清洁通畅,注意保暖。

(7) 帮助老年人保持良好的心境和乐观主义精神,正确对待疾病。注意饮食卫生、合理安排作息时间。适当的体育锻炼、增强体质。禁烟酒、浓茶、咖啡,避免粗糙及生冷坚硬等对胃有刺激的食物。对一些可诱发或加重溃疡病症状,甚至引起并发症的药物应忌用如水杨酸类、利血平、保泰松等。积极治疗原发病。

老年人患便秘时如何护理?

据调查,65 岁以上的老年人便秘的平均发生率为 11.5%。便秘一般可分为功能性和器质性两种类型。功能性便秘主要是指由肠蠕动无力、不良的饮食和排便习惯、过敏性大肠症候群、痉挛性大肠炎或情绪波动等因素引起的排便困难,这类便秘采取相对应措施即可治愈。器质性便秘常由肠粘连或肿瘤、肛门或直肠狭窄、炎症等疾病所致大便通路麻痹或机械性梗阻造成,须及时到医院就医。

老年人患便秘时护理措施有:

(1) 老年人身体虚弱,自理能力差,加之原发病及便秘对其身心的损害加重,易产生自卑、焦虑、恐惧的心理变化,应做好其思想疏导工作,促进疾病恢复,提高生存质量。家庭和睦、子女孝顺可给老年人营造一个良好的生活氛围。

(2) 老年人便秘以功能性多见,应慢慢建立起良好的排便习惯,养成定时上厕所蹲 10 分钟,练习排便的习惯,即使无便意,也应坚持锻炼。

(3) 每天中等量活动十分必要,如散步、打太极拳、气功、做操,卧床者可做主动或被动锻炼,可自我按摩腹部,方法是取仰卧位,屈膝,放松腹肌,两手掌重叠,自右向左沿升结肠、横结肠、乙状结肠方向按摩,当按摩至左下腹时,可加强指的压力,以不感觉疼痛为宜,促进肠蠕动,增强腹肌紧张度,促进排便。轻压肛门或做排便动作练习,以增加肛提肌的收缩力。肥胖者可适当加强锻炼,减轻体重,增强腹肌。

(4) 由于老年人肠胃系统的消化功能会随着年龄的增加而日益减退,当咀嚼能力变差时,会使纤维性食物摄取减少,各种消化液分泌减少,胃肠蠕动减缓,所以应鼓励老年人适当增加流质及含纤维素较高的食物,如薯、洋葱、黄豆、萝卜等以刺激肠蠕动,多食黑芝麻、蜂蜜等,润滑肠道的食物,少吃或不吃刺激性食物,如辣椒、咖啡等。

(5) 每晨早起空腹饮一杯蜂蜜水,一天之中也要多饮水,因为水分能间接增加肠蠕动,并能使大便软化,同时对排便有刺激作用,反射性地引起排便。

(6) 避免药物等诱因,如镇静剂、吗啡等。积极治疗前列腺增生、肠道肿瘤、神经性疾病,给予心理关怀和支持,保持心情乐观,避免精神紧张,减轻心理压力和痛苦。

(7) 对顽固性的便秘者,可以口服麻油或蜂蜜;缓泻药如果导片、新清宁片,大黄苏打片、麻仁丸等应在医生的指导下服用,因为长期服用缓泻药可造成低血钾、维生素缺乏、肠道炎症等。

(8) 严重者外用开塞露,必要时予以灌肠或戴手套协助抠出硬结大便,以缓解便秘。还有一种甘油灌肠器,也非常好用。但应注意长期使用缓泻药物或灌肠会使肠道丧失正常的排便功能。

老年人患腹泻时如何护理?

任何因素引起的肠蠕动增快,导致排便次数增多、粪便稀薄而不成形或呈水样,称为腹泻。老年人因消化功能减退以及抵抗力下降,例如牙齿老化,消化腺分泌减少,受凉等原因都容易引起老年人腹泻。当肠内有某种刺激因素存在时,为促使有害或刺激性物质排出体外,腹泻则是一种保护性反应。但严重腹泻可造成大量胃肠液丧失而发生水、电解质及酸碱平衡的紊乱,而引起严重并发症甚至导致生命危险。因此,老年人应重视腹泻。

老年人腹泻时的护理措施有:

(1) 出现腹泻应注意观察、记录粪便的性质、颜色及其次数,同时留取标本,尽快去医院化验以明确诊断。

(2) 如果确诊是非传染病菌痢等,可以在家卧床休息,减少肠蠕动,注意腹部保暖,及时给予补充水分。

(3) 鼓励饮水,吃流质或无渣半流质食物,摄取营养丰富、易消化吸收、少油少渣的食物。腹泻严重者,可给予口服补液盐,若出现脱水症状者,如手指按压皮肤凹陷,应去医院就诊。

(4) 频繁腹泻者,应注意保护肛门周围皮肤,便后用软纸揩拭,尽量减少机械刺激,用温水清洗,涂油膏于肛门周围,以保护局部皮肤,注意保持会阴部清洁,并保持干燥。

(5) 长期卧床的老年人肛门周围皮肤清洁后涂以5%鞣酸软膏或氧化锌软膏,必要时局部烤灯(可利用室内台灯)并确保安全,每次20分钟左右,保持局部皮肤干燥。

(6) 疑患传染性疾病,应做好床边隔离(专人专用,用后或接触后消毒),确诊患传染疾病后应送入院治疗。患者用过的东西彻底清洗消毒。

老年人反酸时如何护理?

日常生活中,有些人胸部常出现“烧心”,感到有一股“酸气”从口腔涌出,严重时酸水直冲喉部、口腔,非常难受,这种现象在医学上通常称为“反酸”。一般来说,饱餐后有可能出现反酸现象。如果经常发作,则是食管下括约肌松弛、关闭无力的表现。正常人的胃与食管连接处有一类似“阀门”样的结构:其功能是允许食物通过食管进入胃内,防止胃内食物、胃酸、胃蛋白酶、胆汁等反流到食管。一旦这一“阀门”失灵,胃内容物(食物、酸性和苦味液体)就容易倒流到食管乃至口腔(称之反流)。而体内的胃酸、胃蛋白酶等对食管黏膜则是一种“强腐蚀剂”,经常反酸可引起食管下段黏膜炎、溃疡甚或狭窄、称为反流性食管炎。患者常有胸骨后烧灼痛、钝痛及吞咽困难的感觉。在餐后,躺卧或腹压增加时尤为明显,长期频发的患者有可能引起食管癌变。据研究,抽烟、酗酒、摄入过多的脂肪、巧克力及使用吗啡药物等,均可使食管下括约肌松弛无力,造成反酸。

老年人反酸时的护理措施有:

(1) 戒烟、酒,避免摄入可诱发此病的食品,如咖啡、高脂饮食等。

(2) 饮食上注意少吃多餐,多进食清淡、高维生素的新鲜蔬菜和水果,每餐不要过饱,尤其是在睡前。

(3) 在进食后的2小时采取半卧位,即将床头抬高10～20厘米,以减少胃肠内容物反流的机会。肥胖者应限制饮食,以期减轻体重,降低腹腔压力

(4) 要选择合适的睡姿。睡倾斜床(头侧的床脚用物垫起15～20厘米)可大大减少夜间胃内容物反流。尽可能减少生活中增加腹压的活动,即不穿太紧的内衣。

(5) 一旦出现泛酸,特别是胃内容物倒流到口腔,应立即用清水漱口,口服温开水。

(6) 在医生指导下给患者服用能中和胃酸、保护胃黏膜的氢氧化铝凝胶及镁乳等药物,每次口服20毫升左右,于进食后2小时及睡前服用;亦可服用甲氧氯普

胺 10 毫克，餐后服；西咪替丁 0.2 克，每日 3 次。

（7）如果症状加重又出现疼痛、出血、黑便等情况，要警惕癌变，应去医院进一步检查治疗。

老年人腹部胀气时如何护理？

正常时胃肠道内只有 100～150 毫升气体，超过这个量就会引起腹胀，肠道内气体有 3 个来源：一是随饮食而吞入的空气；二是肠道内细菌分解食物和食物发酵而产生的；三是血液中弥散进入肠道的。因此，老年人腹部胀气时的护理要注意以下几点：

（1）少吃容易产气的食物，如豆类食品含有不能被胃肠道内酶消化吸收的糖类，但易被结肠细菌酵解；牛奶中的乳糖也不能被完全吸收，所以应少吃黄豆、赤豆、番薯、栗子、花生及奶制品、啤酒和汽水等食品。

（2）吃饭时不要狼吞虎咽，这样可避免吞入过多的气体。另外饮食不宜过饱，饭后不要马上平卧。

（3）不要故意诱发打嗝，因为这样做反而会使气体更多地吞入胃内，加重腹胀。

（4）经常参加体育锻炼，锻炼腹肌；也可以做内养功，以仰卧式腹式呼吸为主，促进胃肠蠕动能力，使气体容易排出体外。

老年人患脂肪肝时如何护理？

脂肪肝，是指由于各种原因引起的肝细胞内脂肪堆积过多的病变。脂肪性肝病正严重威胁国人的健康，成为仅次于病毒性肝炎的第二大肝病，已被公认为隐蔽性肝硬化的常见原因。脂肪肝是一种常见的临床现象，而非一种独立的疾病。其临床表现轻者无症状，重者病情凶猛。一般而言，脂肪肝属可逆性疾病，早期诊断并及时治疗常可恢复正常。

老年人患脂肪肝时的护理措施有：

（1）去除病因：戒酒；肥胖者应控制饮食，减肥；糖尿病患者应积极治疗，控制血糖，尽量避免长期、大量应用皮质激素。

（2）调整饮食：坚持高蛋白、适量脂肪和糖类的饮食；肥胖或超体重者应节制饮食和鼓励喝水，每日 3～4 升不含热量的饮料可减少饥饿感觉。水果和果汁也提供热量，不可忽视，也要适当限制；禁食含高胆固醇食物，如动物内脏、蛋黄等。

(3) 加强身体锻炼：每小时步行 6 千米才能减轻体重，达到减肥目的。

(4) 定期检查：进行肝功能检测，有肝功能异常的要进行保肝治疗，定期进行 B 超检查，及时发现有无肝硬化等病变。

老年人患慢性肝炎时如何护理？

慢性肝炎是指由不同病因引起的，病程至少持续超过 6 个月以上的肝脏坏死和炎症，如感染肝炎病毒（乙肝病毒、丙肝病毒），长期饮酒，服用肝毒性药物等。临床上可有相应的症状、体征和肝生化检查异常，也可以无明显临床症状，仅有肝组织的坏死和炎症。病程呈波动性或持续进行性，如不进行适当的治疗，部分患者可进展为肝硬化。由于老年人组织器官有不同程度的退化，同时老年人可能还伴有糖尿病、高血压、肺心病、胆结石等，护理时应特别注意以下几点：

(1) 注意休息：有症状和肝功能异常的慢性肝炎应适当休息、动静结合。体力活动可以影响到慢性肝炎的病程，降低药物疗效。患病初期应绝对卧床休息 1～3 个月。在自觉症状或肝功能好转后，在医生的指导下，可适当地增加活动，但是必须保证充足的睡眠。病情稳定后可以适当地劳动，但需注意劳逸结合，以不引起疲劳为度。

(2) 合理安排饮食：注意营养，膳食宜荤素搭配和多样化，提供足够的高蛋白、高热量、高维生素饮食。若过分加强营养，吃得过多，也会增加肝脏负担，反而不利。每餐食入多少，应根据个人的食欲和消化能力而定，以餐后没有腹胀感为宜。当诊断明确并确定发病原因为药物或酒精引起的慢性活动肝炎时，应立即停药和戒酒。

(3) 坚持药物治疗：常用的治疗药物有抗病毒药、免疫抑制剂和免疫刺激药。抗病毒药主要适用于慢性乙型肝炎，常用的药物有干扰素、阿糖胞苷、拉米夫定等。免疫抑制剂主要适用 HbsAg 阴性（非乙型肝炎），症状和肝病变明显的自身免疫性慢性肝炎，常用药物有泼尼松。免疫增强剂有转移因子。

(4) 慎用药物：患有慢性肝炎的老年人中大多服用保肝药，加之现在医疗市场有时鱼目混珠，受利益驱动等，治疗肝病药物的广告很多，值得注意的是很多保肝药并无肯定疗效，多用反而会增加肝脏负担，尤其一些广告夸大疗效，使得一些患病老年人不仅没治好病反而增加了经济与身体负担，得不偿失。应在正规医院医生的指导下选用一两种药即可,还可以与B族维生素、维生素C同用。

老年人肝硬化时如何护理?

肝硬化是临床常见的慢性进行性肝病,由一种或多种病因长期或反复作用形成的弥漫性肝损害。在我国大多数为肝炎后肝硬化,少部分为酒精性肝硬化和血吸虫性肝硬化。病理组织学上有广泛的肝细胞坏死、残存肝细胞结节性再生、结缔组织增生与纤维隔形成,导致肝小叶结构破坏和假小叶形成,肝脏逐渐变形、变硬而发展为肝硬化。早期由于肝脏代偿功能较强可无明显症状,后期则以肝功能损害和门脉高压为主要表现,并有多系统受累,晚期常出现上消化道出血、肝性脑病、继发感染、脾功能亢进、腹水、癌变等并发症。老年肝硬化患者常出现悲观失望,应多关心患者使其保持乐观的精神状态,安心养病。

(1) 注意合理安排休息,减少能量的消耗,减轻肝脏的负担,增加肝脏的血流量,有利于肝细胞的恢复。代偿期可以适当做一些轻度工作和家务劳动,失代偿期应绝对卧床休息。

(2) 饮食上给予高热量、高蛋白、高维生素、低脂肪食物。禁食刺激性和粗糙的食物以及焦硬食物等,吃鱼、鸡时避免将鱼刺或鸡骨头咽下而引起食管或胃底静脉破裂出血。多吃蔬菜和水果,保持大便通畅防止便秘,以减少有害物质对肝脏的损害。

(3) 避免应用对肝脏有害的药物。

(4) 注意保暖,防止感染,出现并发症应及时就诊,定期检查肝功能。

(5) 若有腹水,患者可采取半卧位,使膈肌下降,增加肺活量,减轻呼吸困难。限制水、盐的摄入,大量腹水且利尿效果不佳时,应去医院采取腹腔穿刺的方法放出腹水,减轻呼吸困难等症状。

老年人患胆石症时如何护理?

胆囊结石主要见于成人,女性多于男性,40岁后发病率随年龄增长而增高。结石为胆固醇结石或以胆固醇为主的混合性结石和黑色胆色素结石。胆囊结石与多种因素有关。任何影响胆固醇与胆汁酸浓度比例改变和造成胆汁淤滞的因素都能导致结石形成。个别地区和种族因素、女性激素、肥胖、妊娠、高脂肪饮食、长期肠外营养、糖尿病、高脂血症、胃切除或胃肠吻合手术后、回肠末段疾病和回肠切除术后、肝硬化、溶血性贫血等因素都可引起胆囊结石。我国西北地区的胆囊结石发病率相对较高,可能与饮食习惯有关。

(1) 一般无症状的胆囊结石患者,只做观察;对于慢性结石性胆囊炎的患者,若能在老年前期做择期手术则更为安全。对急性胆石症的患者应首先采取积极有效的非手术治疗,严密观察16~24小时得不到改善应立即手术治疗。对重症老年人急性胆石症伴胆囊炎决定手术时,家属与患者不能犹豫不决,老年人手术固然存在一定危险,但仍然应积极的治疗,否则会延误时机,对患者不利。

(2) 改变生活习惯,讲究个人卫生。有资料显示,不吃早餐的人容易患胆石病,因为清晨空腹时人胆汁中的胆固醇饱和度高,所以提倡吃早餐,适当吃植物油,利于胆囊排空,预防胆固醇结石。另外讲究个人卫生,养成饭前洗手的习惯。

(3) 保持心情舒畅,能促使胆汁正常疏泄。中医认为,绝大多数的胆石症患者有肝郁气滞的症候。说明情志抑郁的人易患胆石症。

(4) 注意劳逸结合。大部分胆石症患者有过度疲劳的病史,因此注意饮食起居,防止过劳。

(5) 老年人胆石症手术后的护理。首先强调术后的早期主动及被动排痰;早期半卧位,鼓励和帮助患者翻身,术后加强营养。

老年人患胰腺炎时如何护理?

胰腺炎是胰腺因胰蛋白酶的自身消化作用而引起的疾病。胰腺有水肿、充血,或出血、坏死,临床上出现腹痛、腹胀、恶心、呕吐、发热等症状,化验血和尿中淀粉酶含量升高等。

(1) 养成良好的饮食习惯,禁止暴饮暴食、酗酒等不良习惯。

(2) 积极治疗胆系疾病。

(3) 定期健康查体,不明原因有消化道症状做B超及血、尿淀粉酶检查。

(4) 诊断明确的,应禁食,必要时胃肠减压;重型者,应在重症监护室观察治疗,可选用腹膜透析、换血、经皮穿刺引流或手术切除病灶等方法。

(5) 迅速止痛,常用哌替啶50毫克或异丙嗪肌内注射。

(6) 补液、维持水电介质及酸碱平衡。

老年人肠梗阻手术前后如何护理?

任何原因引起的肠内容物通过障碍统称肠梗阻。它是常见的外科急腹症之一。有时急性肠梗阻诊断困难,病情发展快,常致患者死亡。目前的死亡率一般为5%～10%,有绞窄性肠梗阻者为10%～20%。水、电解质与酸碱平衡失调,以及患者年龄大合并心肺功能不全等常为死亡原因。粘连性肠梗阻经非手术治疗病情不见好转或病情加重;或怀疑为绞窄性肠梗阻,特别是闭襻性肠梗阻;或粘连性肠梗阻反复频繁发作,严重影响患者生活质量时,均应考虑手术治疗。

(1) 术前护理:术前12小时禁食水;术前给予泻剂和清洁灌肠,以使肠内粪便尽量减少,以利于手术进行;对于结肠、直肠手术者,术前给予肠内抗菌药物以降低肠道细菌感染机会及防止术后感染。

(2) 术后护理:术后应持续胃肠减压,减轻胃肠胀气直到肠鸣音恢复后再拔取胃管;术后注意患者腹胀、腹痛是否减轻,能否自行排气;开始进食时,注意患者有无恶心、呕吐、腹胀等梗阻复发症状。

(3) 出院后注意事项:长期使用抗高血压药物或利尿剂,可引起低血钾而使小肠梗阻,若出现恶心、呕吐、腹胀、便秘等,应及时就诊;养成定时大便的习惯,肠功能恢复后,多摄取高纤维食物及足够的水分,少食煎炸食物、少渣食物,以预防便秘;定期复诊,并按医嘱服药。

老年人患痔疮时如何护理?

痔疮是一种位于肛门部位的常见疾病,任何年龄都可发病,但随着年龄增长,发病率逐渐增高。在我国,痔疮是最常见的肛肠疾病,素有“十男九痔”、“十女十痔”的说法。年老体弱,饮酒吸烟,饮食过辛辣等都能诱发痔疮发病,痔按发生部位的不同分为内痔、外痔、混合痔。在肛管皮肤与直肠黏膜的连接处有一条锯齿状的可见的线叫肛管齿状线,在齿状线以上的为内痔;在齿状线以下为外痔;兼有内痔和外痔的为混合痔。

老年人患痔疮时的护理措施主要有:

(1) 饮食护理:饮食以清淡为主,避免辛辣刺激性食物,多吃蔬菜水果,如西瓜、香蕉、番茄等都有润肠的作用。在夏季尤其应该多饮盐开水,避免汗液排泄过多。

(2) 起居护理:生活规律化,每天定时排便,保持大便通畅,经常清洗肛门,并要保持干燥,必要时服用缓泻剂。对于脱垂型痔,注意用手轻轻托回痔块,阻止再脱出。避免久坐久立,进行适当运动,睡前温热水(可含高锰酸钾)坐浴等。

(3) 药物调理:可以用朴硝,花椒以 10∶1 的比例加开水冲泡熏洗。也可以每日大便后坚持用温水洗浴,外敷九华膏,五倍子散或黄连膏等。

(4) 运动护理;适当的运动可以减低静脉压,加强心脑血管系统的功能,消除便秘,增强肌肉的力量。这对痔疮的防治很有作用。

老年人患消化系统肿瘤时如何护理?

(1) 老年人可能会出现悲观、绝望、抵触情绪,不接受检查和治疗护理,不按时吃药,不愿与人沟通交流,因此,家属要多与患者沟通,关心鼓励患者,劝说患者接受各种检查,增强患者对疾病和治疗的信心。消除不良习惯,改善饮食生活条件,合理安排休息,补充足够营养,增强抵抗力。

(2) 保持环境安静、舒适,避免嘈杂、刺激,给予心理支持和关怀,减轻压力,减少活动,促进患者身心休息。

(3) 患者要放松紧张情绪,指导做深呼吸,转移注意力,听轻柔音乐,针灸、刺穴位,减轻疼痛。

(4) 药物镇痛方面,采用世界卫生组织推荐的三阶梯止痛疗法,效果较好。分别为:第一阶梯止痛药为非鸦片类制剂,如阿司匹林、双氯芬酸、对乙酰氨基酚等;第二阶梯止痛药,如第一阶梯止痛药不能奏效,可用弱鸦片类制剂,如美沙酮、可待因、布桂嗪等;第三阶梯止痛药,若第二阶梯止痛药仍不能控制,可加用强鸦片类制剂,如吗啡、哌替啶等。注意药物用法、剂量、疗效、副反应,严格遵医嘱用药。

(5) 根据医嘱采取镇痛措施。最新镇痛方式为患者自控镇痛,即应用特制泵,连续输注止痛药。患者可自行控制,采取间歇性投药。

(6) 能进食者鼓励进食易消化、营养丰富流质或半流质软食,多吃富含纤维食物,补充维生素,多吃蔬菜、水果,保持大便通畅。保持口腔清洁卫生,要有良好的进食环境,增进食欲。不能进食者,静脉补充营养,维持机体代谢。

(7) 戒烟酒,少进咸菜、腌制品、霉变食物和含钠高的食物。

老年人患高血压病时如何护理?

(1) 早期患者宜适当休息,尤其是工作过度紧张者。生活上要有规律,劳逸结合;要保持心情愉快,思想开朗,注意控制情绪,避免精神刺激。避免大喜大悲,兴奋过度,导致血压突然升高,血管破裂而发生意外。

(2) 应适当控制钠盐及动物脂肪的摄入,食盐每天以5～10克为宜,避免高胆固醇食物。多食含维生素、蛋白质的食物,适当控制食量和总热量,以清淡、无刺激的食物为宜。按需进食,食不过饱。米面粗粮搭配,要杜绝吃用盐腌制的食品和富含胆固醇的食品,如肥肉、内脏等。要经常吃一些保护血管壁的食物,如新鲜的瓜果、蔬菜等。戒烟限酒,因为烟会使血管痉挛收缩,有百害无一利;酒以喝少量葡萄酒为好。

(3) 患有高血压的老年人必须注意自我观察病情,做好记录。一般要自备血压计,请老伴或子女帮忙,电子血压计也可以自己操作。在安静状态下或活动后休息30分钟测量脉搏和血压,每日2～3次,同时测量体重,并做好记录。以便将测量的数值作为医生调整药物的参考。定期检查血脂,控制高脂肪饮食,肥胖者需控制体重。

(4) 从卧位到立位时不能太快,以防发生直立性低血压。

(5) 适量运动,血管会相对地不易老化,这是预防高血压的基本措施。常用冷水洗脸沐浴,对肌肤血管的收缩扩张也是很好的锻炼。

(6) 患者要培养稳定而乐观的情绪,避免激动,保持心态平和。

(7) 降压治疗可提高生活质量。老年高血压患者经有效治疗后,每一项健康指征均提高,焦虑、抑郁反应减轻,生活质量有改善。可在医生指导下,选择适合自己病情的药物服用。宜服用作用平缓的药物,剂量不宜过大,血压不可骤降。服降压药决不能吃吃停停,达不到治疗的目的。而且,血压平稳后,还得长期服用维持量,保持不再波动。

(8) 当患者出现明显头痛,颈部僵直感、恶心、颜面潮红或脉搏改变等症状体征时,应让患者保持安静,并设法去除各种诱发因素。

(9) 对有失眠或精神紧张者,在进行心理护理的同时在医生的指导下配以药物治疗或针刺疗法。

(10) 冬季应注意保暖,防止寒冷刺激,避免逆风走路,夜间不宜到屋外上厕所或久蹲用力大便等。室内保持一定的室温，洗澡时避免受凉。

老年人患高脂血症如何饮食护理?

高脂血症是诱发动脉硬化的重要因素，而动脉硬化又是心、脑血管疾病的重要并发症，而老年人死于动脉粥样硬化者约占80%。高脂血症还可导致脂肪肝等。在查出血脂高时许多老年人连肉都不敢吃了，其实，除了在医生的指导下服用一些降血脂的药外，应在饮食护理上注意以下几点：

(1) 减少高胆固醇食物，摄入优质蛋白质：不可完全禁荤，含胆固醇高的食物，如蛋黄、奶油、动物内脏，以及蟹黄等尽量不吃；蛋白质是增加机体抵抗力，防治冠心病的物质基础，因此应多增加鱼、虾以及牛奶等优质蛋白质。

(2) 限制饱和脂肪酸高的食物：由于胆固醇只存在饱和脂肪酸中才能在动脉内膜中沉积形成粥样硬化，所以应少食。含饱和脂肪酸高的食品大多是动物脂肪，如黄油、猪油、鸭油、羊油、牛油等。含不饱和脂肪酸的大多是植物油、鱼油，如葵花子油、花生油、芝麻油、豆油、深海鱼油等，这些不饱和脂肪酸对人体有益，应多补充。

(3) 补充维生素：维生素有加强血管弹性降低血管脆性的作用。维生素C含量高的食物有山楂、橘子、芦柑、猕猴桃、红枣等，B族维生素含量高的食物有糙米、牛奶、豆类、酵母、鸡蛋等。

(4) 增加高纤维素食物：食物纤维在肠道内与胆固醇的代谢物胆酸结合形成粪固醇排出体外，达到了降低胆固醇的作用。因此要注意补充玉米、南瓜、薯类以及绿色蔬菜等高纤维素食物。

(5) 注意补充微量元素：如矿泉水、坚果、茶叶等。

老年人患动脉粥样硬化时如何护理?

动脉粥样硬化是一组动脉硬化的血管病中常见的最重要的一种。高血压是促进动脉粥样硬化发生、发展的重要因子，而动脉因粥样硬化所致的狭窄又可引起继发性高血压。因此二者之间互相影响、互相促进，形影不离。高血压促进动脉粥样硬化，多发生于大、中动脉，包括心脏的冠状动脉、头部的脑动脉等这些要塞通道。高血压致使血液冲击血管内膜，导致管壁增厚、管腔变细。管壁内膜受损后易为胆固醇、脂质沉积，加重动脉粥样斑块的形成。

（1）饮食总热量不应过高，应避免进食过多的动物性脂肪和富含胆固醇的食物，如肥肉、奶油、肝、脑、肾等内脏和骨髓、鱼子、蛋黄、椰子油等。超重者应减少每日总热量，并限制糖类食物。饮食宜清淡，多进富含维生素的蔬菜、水果和富含蛋白质的食物，如瘦肉、豆类及其制品等，并尽可能以豆油、菜油、麻油或玉米油作为食用油。

（2）体力活动量需根据原本身体情况而定，要循序渐进，不宜勉强做剧烈运动，对老年人提倡散步、做保健操和打太极拳等。

（3）合理安排工作及生活，应注意劳逸结合，生活规律，保持心情愉快。

（4）建立良好的生活方式，提倡不吸烟，可少量饮酒。

（5）如患有糖尿病，应及时控制血糖，包括饮食控制。2 型糖尿病的降糖药物应以不引起高胰岛素血症为宜如达美康等；如有高血压则应给降压药，使血压降至适当水平，如有血胆固醇增高，则应控制高胆固醇适当给予降脂药物。目前最有效的药物是甲基羟戊二酰辅酶 A 还原酶抑制剂如洛伐他汀等，应长期使用。为改善血液循环，可使用抗血小板药物，如阿司匹林、双嘧达莫、抵克立得等，用药中应注意防止出血并发症。

老年人患冠心病时如何护理？

冠心病病程长，恢复慢，易复发，受凉、饱餐、激动和劳累等都可以诱发心绞痛与心肌梗死，因此老年人一经诊断为冠心病就应该积极治疗，家庭护理上应注意：

（1）保持情绪稳定，避免情绪较大波动：情绪变化的不稳定性情志失调是本病发病不可忽视的因素；作为家人应注意安慰、解释、疏导，消除紧张、恐惧、急躁等情绪，避免情绪较大波动引起发病。

（2）保持室内温度适宜：天气变化时或外出时，要注意增减衣服，以免寒邪乘虚而入导致发病。

（3）注重休息与适当运动相结合：过度紧张和劳累会加重心脏负担，以至引起心绞痛发作。因此注意休息，尤其发作期要卧床休息。冠心病严重者经住院治疗出院后，应长时间在家中调养，如有胸闷、疲劳、上腹胀痛等，应立即卧床休息；病情稳定后要适当进行身体锻炼，因为运动可改善心血管功能，有助于预防血小板聚集，防止血栓，促进侧支循环的建立。运动量的大小，时间长短，要因人而异，循序渐进，以不感到疲劳为度。最好选择太极拳、散步等。

(4) 注意饮食调节:养成良好的生活习惯,脾胃弱者可少食多餐,冷热软硬适中,勿过饱和暴饮暴食,禁忌吸烟喝酒。心肌梗死的患者应少量多餐,每日进食的总热量不宜过高,应选低脂肪、低胆固醇食物,肥胖或超重者尚需限制糖的摄入。多吃维生素丰富的新鲜蔬菜、瓜果、豆制品等,减少动物脂肪及动物内脏的摄入。

(5) 家庭备用急救药品:日常生活中应准备一个保健盒,内放一些防治扩张冠状动脉的常用药,如硝酸甘油、心痛定、消心痛等,将其放在随手可得之处,以便发病时及时用药。缓解心绞痛的药物大多是使血管扩张,用药后会出现面色潮红、头晕、心动过速等。冠心病严重者必要时家庭配备氧气氧疗,以改善心肌缺血缺氧,缓解症状。

(6) 定期复查;了解疾病的诱发因素,学会自救的急救措施和自我保健知识。减少发病因素,及时治疗高血压病等。

老年人患心绞痛时如何护理?

心绞痛是冠状动脉供血不足,心肌急剧的、暂时缺血与缺氧所引起的以发作性胸痛或胸部不适为主要表现的临床综合征。特点为前胸阵发性、压榨性疼痛,可伴有其他症状,疼痛主要位于胸骨后部,可放射至心前区与左上肢,劳动或情绪激动时常发生,每次发作持续 3～5 分钟,可数日一次,也可一日数次,休息或用硝酸酯制剂后消失。本病多见于男性,多数 40 岁以上,劳累、情绪激动、饱食、受寒、阴雨天气、急性循环衰竭等为常见诱因。

(1) 心绞痛发作时应立即就地休息、停止活动。急救方法:① 发作时,立即停止活动,在舌下含化硝酸甘油 0.3～0.6 毫克或复方硝酸甘油 1 片,在 2 分钟内即能缓解。或含服消心痛 1～2 片,5 分钟内奏效,但会有头晕、头胀、头痛、面红及心悸等副作用,有青光眼患者忌用。② 中药速效救心丸 10 粒或冠心苏合丸一粒口服,也可起到急救作用。③ 若当时无解救药,也可掐内关穴(前臂掌侧横纹上 2 寸,两条筋之间),可起急救作用。④ 同时呼叫急救中心,或稍平稳后就近到医院做进一步检查治疗。

(2) 饮食上给予高维生素、低热量、低动物脂肪、低胆固醇、适量蛋白质、易消化的清淡饮食,少量多餐,避免过饱及刺激性食物与饮料,禁烟酒,多吃蔬菜、水果。保持大便通畅。

(3) β受体阻滞剂可减慢心率、降低心肌收缩力、降压而降低心肌耗氧量,另可防治心律失常，抑制血小板聚集。常用普萘洛尔、阿替洛尔、美多洛尔等。这类制剂开始剂量宜小，逐渐加量，病情控制后要逐步停药。对心功能不全，病态窦房结及支气管哮喘者则禁忌。

(4) 钙通道阻滞剂可扩张冠脉及解除冠脉痉挛，减低心肌张力，扩张小动脉减轻后负荷。常用维拉帕米、硝苯吡啶、硫氮䓬酮。

(5) 血小板抑制剂可用阿司匹林或双嘧达莫，血管紧张素转换酶抑制剂多用卡托普利。

(6) 饮食护理不可忽视。要控制食物脂肪及胆固醇的摄入量，限制饮食热能，进食足量的绿叶蔬菜和新鲜水果，多食用含粗纤维的食物，选用富含维生素 E 的食物，避免过饱，严禁烟酒。

老年人患心律失常时如何护理?

心律失常在老年人中十分常见，其中，心房颤动、室性心律失常、病态窦房结综合征和房室传导阻滞最常见。心房颤动是心房呈无序激动和无效收缩的房性节律，在老年人中十分常见。心房颤动的病因很多，多种病理或生理状态均可导致，但主要为心脏本身的疾患，如冠心病、高血压病、心肌疾病的心瓣膜病等，老年人也可由于隐匿的甲腺机能亢进症或房间隔缺损所致。

老年人患心律失常时的家庭护理措施有：

(1) 应密切观察患者的病情变化，尤其是并发栓塞并发症。

(2) 解除患者的紧张和焦虑情绪。

(3) 药物复律中观察和防治奎尼丁中毒。

老年人患心力衰竭时如何护理?

心力衰竭简称心衰，是指由于心脏的收缩功能和或舒张功能发生障碍，不能将静脉回心血量充分排出心脏，导致静脉系统血液淤积，动脉系统血液灌注不足，从而引起心脏循环障碍症候群，集中表现为肺淤血、腔静脉淤血。家庭护理措施有：

(1) 根据病情适当安排患者的生活，活动和休息。轻度心力衰竭患者，可仅限制其体力活动，以保证有充足的睡眠和休息。较严重的心力衰竭者应卧床休息，包括适当的脑力休息。当心功能改善后，应鼓励患者根据个体情况尽早逐渐恢复体力活动。

(2) 减少钠盐的摄入,可减少体内水潴留,减轻心脏的前负荷,是治疗心力衰竭的重要措施。在中、重度心力衰竭患者应限制钠盐在每日 0.5～1.0 克,相当食盐 1～2.5 克,心力衰竭控制后可给予低盐饮食,钠盐摄入量限制在每日 2～3 克(相当食盐 5～7 克),在大量利尿的患者,可不必严格限制食盐。

(3) 利尿剂可使体内潴留过多的液体排出,减轻全身各组织和器官的水肿,使过多的血容量减少,减轻心脏的前负荷。利尿剂的选择应根据病情而定,轻度心力衰竭可选用噻嗪类利尿剂,同时补钾,中度心力衰竭可首选噻嗪类加潴钾利尿剂,如无效再选用袢利尿剂。重度心力衰竭则应首选袢利尿剂加潴钾利尿剂,疗效不满意者可加肾上腺皮质激素。

(4) 发生栓塞时,鼓励患者作床上肢体活动或被动运动,当患者肢体远端出现肿胀时,应及时检查及早诊断处理。

(5) 心功能Ⅰ级,患者应适当休息,保证睡眠,注意劳逸结合。心功能Ⅱ级,应增加休息,但能起床活动。心功能Ⅲ级,限制活动,增加卧床休息时间。心机能Ⅳ级,绝对卧床休息,原则上以不出现症状为限。

如何护理安装有心脏起搏器的老年人?

心脏起搏器是一种植入于体内的电子治疗仪器,通过脉冲发生器发放由电池提供能量的电脉冲,通过导线电极的传导,刺激电极所接触的心肌,使心脏激动和收缩,从而达到治疗由于某些心律失常所致的心脏功能障碍的目的。安装心脏起搏器的老年人往往忧心忡忡,护理时须注意以下几点:

(1) 术后绝对卧床休息 24 小时,手术切口处压沙袋 12 小时,切口处疼痛严重时应给予止痛;术后第一周尽量平卧位或左侧卧位,防止导管电极脱落。

(2) 注意保护埋藏式心脏起搏器的局部皮肤,保持局部清洁干燥。生活要有规律,情绪要乐观,如不适应强烈的心脏跳动时,身边最好有人陪伴,以防意外发生。避免精神过度紧张与劳累。

(3) 每天测量脉搏 2 次,以桡动脉为主。如果你测得的脉搏数与医生检查时告诉你的心跳次数相差 5 次,就应该去医院做必要的检查,看看是电池的问题还是电极导线脱位或其他原因。

(4) 定期复查,第一次复查在术后 1 个月内,以后每 3～6 个月复查一次,平时出现不舒服症状时应随时去医院诊查。

(5) 安装起搏器的老年人不宜接触高压电场、电针治疗，去医院治疗其他疾病时应主动告诉医生身上有起搏器，避免各种干扰起搏器的电疗等。

(6) 远离防盗器等装置，尽量避免在防盗装置处逗留。

老年人患病态窦房结综合征时如何护理?

病态窦房结综合征是由于窦房结的冲动形成障碍或窦性冲动向心房的传导受阻而引起窦性心动过缓、窦房阻滞性停搏。各种年龄均可发病、老年人更多见，高峰在51～70岁。早期表现为心悸、胸闷、疲乏、健忘；病情进一步发展时可因严重的心动过缓或长时间窦性停搏而出现心、脑、肾等脏器明显供血不足的表现，如心前区疼痛、眩晕、黑蒙、晕厥及少尿、胃肠道不适等；晚期可出现心力衰竭，极严重时可因较长时间的心脏停搏或心室纤颤而发生死亡。

老年人患病态窦房结综合征时的家庭护理措施有：

(1) 密切观察病情变化。

(2) 对于偶发、无器质性心脏病的心律失常，不需卧床休息，注意劳逸结合，对有血液动力学改变的轻度心律失常患者应适当休息，避免劳累。严重心律失常者应卧床休息，直至病情好转后再逐渐起床活动。

(3) 避免情绪波动，戒烟、酒，不宜饮浓茶、咖啡。

(4) 坚持服药，不得随意增减或中断治疗。

(5) 加强锻炼，预防感染。

(6) 安装人工心脏起搏器患者应随身携带诊断卡和异丙肾上腺素或阿托品药物。

老年人患急性心肌梗死时如何护理?

老年人心肌梗死是由于严重的、持续时间较长的急性心肌缺血所引起的部分心肌坏死。心肌梗死表现为剧烈的胸痛，但有一部分老年人并没有明显的胸痛而突然发生阵发性呼吸困难，疼痛持续时间长，硝酸甘油含服不缓解，同时伴有恶心、呕吐、大汗、心率及节律改变。临床上疑为心肌梗死先兆或急性心肌梗死者，应密切观察病情变化，并及时送医院急救。

(1) 老年人心肌梗死患者要卧床休息，尽量少搬动患者。室内保持安静，切不可啼哭喊叫，以免刺激患者加重病情。同时要立即拨打“120”急救电话。在等待救护车期间，若发现老年人脉搏细弱，四肢冰冷，提示可能将发生休克，应轻轻将老年人头部放低，足部抬高，以增加血流量。如果发生心力衰竭、憋喘、口吐大量泡沫以及过于肥胖的老年人，头低足高位会加重胸闷，只能扶老年人取半卧位。让老年人含服硝酸甘油、硝酸异山梨醇酯或苏合香丸等药物，烦躁不安者可服地西泮等镇静药，但不宜多喝水，应禁食。解松老年人的领扣、腰带，有条件的给予氧气吸入。注意保暖。

(2) 卧床休息 2 周，保持环境安静，减少探视，防止不良刺激，解除思想负担。病情稳定无并发症者，2～3 周后可坐起，4～6 周后可逐渐下床活动。

(3) 最初几日间断或持续通过鼻管面罩给氧。

(4) 饮食不宜过饱，少量多餐。以清淡易消化、低钠、低脂不胀气食物为宜，但须给予必需的热量和营养。保持大便通畅，避免用力，便秘者可用缓泻剂。

(5) 早期发现急性心肌梗死，突然严重的心绞痛发作或原有心绞痛程度加重，发作频繁，时间延长或含服硝酸甘油无效并伴有胃肠道症状者，应立即通知医师，并加以严密观察。

(6) 有条件的患者应置于单人抢救室或心血管监护室给予床边心电、呼吸、血压的监测，尤其在前 24 小时内必须连续监测，室内应配备必要的抢救设备和用物，如氧气装置、吸引装置、人工呼吸机、急救车，各种抢救机械包以及除颤器、起搏器等。急性心肌梗死患者应完全卧床休息 3～7 天，一切日常生活由护理人员帮助解决，避免不必要的翻动，并限制探视，防止情绪波动，从第二周开始，非低血压者可鼓励患者床上作四肢活动，防止下肢血栓形成。2 周后可扶患者坐起、病情稳定患者可逐步离床，在室内缓步走动，对有并发症者应适当延长卧床休息时间。

(7) 饮食基本按心绞痛患者饮食常规，但第一周应给予半量清淡流质或半流质饮食，伴心机能不全者应适当限制钠盐。

(8) 注意劳逸结合，当病程进入康复期后可适当进行康复锻炼，锻炼过程中应注意观察有否胸痛、呼吸困难、脉搏增快，甚至心率、血压及心电图的改变，一旦出现应停止活动，并及时就诊。

老年人猝死如何家庭急救?

发现老年人猝死时，立即使患者平卧，迅速清理口鼻腔内的呕吐分泌物等。使头部充分后仰，同时将其下颌推向前上方，拇指压下唇，使口张开，这样可防止舌根下坠而阻塞呼吸道。

人工呼吸是维持气体交换保证血液中氧含量的重要措施。方法是在保证患者呼吸通畅的情况下，施救者跪在患者头部的右侧，一手捏住患者鼻孔，深吸一口气，对其嘴或鼻，将气吹入，形成患者的吸气；吹毕，放松鼻部，借助肺和胸廓的自行回缩将气体排出。呼吸频率保持在16～20次/分钟，吹气量以看到患者胸廓起伏并感到有气体逸出为宜。

发现老年人心跳突然停止后，要毫不犹豫地握“空心拳头”叩击胸骨中央处2～3次，之后立即改用胸外心脏按压，以求迅速建立有效的血液循环，保证重要脏器的供血。方法为患者仰卧位，平躺在坚硬的木板或地面上，急救者跪在患者右侧，双手重叠放在胸骨下段，手掌长轴与胸骨长轴平行，用力向下按压，一般使胸骨下陷3.8～5厘米为适度，然后放松。如此反复规律地下压、放松，频率为60～80次/分钟。注意用力均匀，避免用力过猛发生肋骨及胸骨骨折。人工呼吸及胸外心脏按压应相结合同时进行，频率依2:15比例进行，中途不能间断，一直持续至生命恢复。现场抢救成功后，再将患者送至医院继续进一步的救治。

老年人脑出血如何家庭急救？

老年人脑出血是由于长期高血压，脑实质深部动脉血流减少，血管阻力增大，管壁缺氧，形成微动脉瘤，当情绪激动、剧烈活动、血压波动较大时，微动脉瘤破裂而发生脑出血。老年人脑出血患者会突然发生头痛、呕吐、瘫痪、失语及不同程度的神志障碍，多数昏迷、呼吸深慢或不规则，出现鼾声、大小便失禁、瞳孔发生改变。本病发病率高、致残率高、死亡率高，是严重威胁老年人生命的疾病。

老年人脑出血时要保持安静，避免不必要的搬动，尤其应避免头部的震动而加重病情。老年人脑出血患者要绝对卧床休息，床头可抬高成30°角，以利颅内静脉回流，从而减轻脑水肿，可在头部放置冰袋或冷水袋以降低大脑耗氧量。

要确保呼吸道通畅，解开衣领，使患者头部偏向一侧，以免分泌物、呕吐物吸入呼吸道或舌后坠而引起窒息。一旦口腔内有分泌物、呕吐物应立即清除干净。如果老年人装有义齿，应及时取出。

有条件者给予氧气吸入。并迅速拨打“120”电话，向急救中心呼救。

脑卒中患者压疮如何防治与护理?

脑卒中患者由于长期卧床,局部组织受压过久,引起神经营养紊乱,血液循环障碍,局部组织缺血、缺氧而发生软组织损伤,导致正气虚弱,气血运行不畅而形成压疮。

(1) 有效的、间断性的解除压迫,恢复受压部位的血液供应。定时翻身,每2~4小时变换体位1次,病情稳定后可增加翻身次数。翻身时动作要轻,避免拖、推等动作,以免擦伤皮肤。对骨突出部位要放置气圈、海绵垫或棉垫,使受压部位悬空,以防继续受压。对出现瘫痪或偏瘫的患者,要特别注意肢体位置,并协助选择合适的体位。如仰卧位易引起骶骨、足跟处压疮,侧卧时易引起左或右大转子部位的压疮等。

(2) 保持患者皮肤清洁干燥:每天用温水擦洗受压部位1~2次。对昏迷、瘫痪、大小便失禁、出汗及呕吐的患者,衣服、被褥污湿后要及时更换;保持臀部背部、会阴部清洁干燥,用温水擦洗浸渍部位,洗净后局部用六一散(滑石、甘草)或凡士林涂擦。

(3) 定时按摩受压部位:根据病情,每天按摩2~4次,对骨骼隆起部位,每次至少需按摩3~5分钟,以活血通经。按摩时可选用50%红花酒精、当归活络酒、滑石粉等。如皮肤干燥,可涂5%硼酸软膏,以免干裂出血。

(4) 压疮一旦形成,可根据压疮分期进行适当的治疗护理。

怎样综合护理瘫痪卧床的脑卒中患者?

不少脑卒中患者度过急性期后瘫痪的肢体一时不能恢复,有的甚至长期瘫痪卧床。在这种情况下,对患者的护理显得特别重要。

由于患者长期卧床,心理上有很大负担。一方面对疾病的康复可能失去信心,另一方面总怕因为自己拖累别人,因此心情往往压抑,消极悲观的情绪充斥内心。这种消极情绪往往会影响患者全身各系统的机能,出现食欲不振、腹胀便秘、心慌气短、胸闷及失眠等症状;而且还影响患者的主动运动,减缓康复的进程。身体上的不适反过来又会加重心理负担,如此形成恶性循环。所以应当采取各种措施,尽量使患者保持良好心境,树立战胜疾病的信心。

应给患者创造良好的休养环境,特别要注意被褥的清洁、柔软和舒适。要强调定时翻身，一般2小时一次，同时按摩部位的皮肤。注意口腔卫生，经常给患者清洁口腔和鼻腔。饮食既要注意营养，又要易于消化，多食富含纤维素的食物，以利大便通畅。在处理大、小便时特别要注意保持会阴部的清洁干燥。诸如此类生活上的护理虽然繁琐，但总可以找到适合患者的规律。只要坚持去作，就会得心应手。与此同时，别忘了在可能的范围内尽量发挥患者的主观能动性，不要一概包办代替。

老年人患脑梗死时如何护理？

脑梗死又称缺血性卒中，系由各种原因所致的局部脑组织区域血液供应障碍，导致脑组织缺血缺氧性病变坏死，进而产生临床上对应的神经功能缺失表现。脑梗死依据发病机制的不同分为脑血栓形成、脑栓塞和腔隙性脑梗死等主要类型。其中脑血栓形成是脑梗死最常见的类型，约占全部脑梗死的60%，因而通常所说的脑梗死实际上指的是脑血栓形成。

(1) 密切观察患者血压、脉搏、呼吸、体温、神志及瞳孔等变化，评估患者语言能力、肢体机能障碍程度和生活自理能力。观察皮肤有无破损。

(2) 保证足够热量、蛋白质、维生素和水的摄入，以满足机体消耗和康复的需要。急性期昏迷患者48小时内应禁食，此后若无上消化道出血者可给予鼻饲流质。意识转为清醒、咳嗽反射良好、呕吐反射和吞咽机能正常时可拔出胃管，鼓励经口进食。

(3) 定时让患者使用便盆或尿壶，保持会阴部干燥，尽可能避免留置导尿管；鼓励多饮水，适当增加食物中纤维素成分，防止发生便秘，必要时给予软便剂，禁止灌肠。大便失禁或腹泻者，每次便后用温水软布清洗肛周并拭干或暴露通风。

(4) 告知患者早期活动的必要性和重要性，教会患者保持关节机能位置，尽早开始瘫痪肢体按摩和关节主动、被动运动等机能锻炼，防止关节变形。

(5) 协助患者完成日常生活，如穿衣、洗漱、如厕等。给患者容易穿脱的衣服，训练其自行穿脱；鼓励患者用健侧手自行进食、完成个人清洁卫生等。

(6) 主动活动健侧肢体，并用健肢协助患肢做关节机能锻炼；协助患者维持身体平衡和进行行走训练；协助排便排尿训练。

(7) 鼓励语言沟通障碍患者以语言表达个人的感受，为患者提供安静的交流环境。家属要多与患者交流，或利用收听广播、阅读等方式训练患者发音。

(8) 定期为患者翻身,每2小时1次。患者和家属都要学会锻炼和翻身技巧,训练平衡和协调能力,防止压疮。

(9) 因肢体活动障碍,语言障碍,患者易产生自卑、消极的心理,性情急躁、易怒,应主动关心患者,给予物质和精神支持,帮助患者树立战胜疾病的信心。

老年人患蛛网膜下腔出血时如何护理?

蛛网膜下腔出血是指颅内动脉瘤及动静脉畸形血管破裂后,血液流入蛛网膜下腔。老年人常见病因主要为动脉硬化。患者起病急骤,常因突然用力或情绪兴奋诱发。在数分钟至数小时内发展至最严重程度。老年人临床表现常不典型,头痛、呕吐、脑膜刺激征不明显,而意识障碍及精神障碍较重,少数可很快进入深昏迷,出现去大脑强直,形成脑疝而死亡。

(1) 严密观察患者的意识状态、呼吸、血压、瞳孔变化。注意有无脑疝先兆,如患者剧烈头痛、频繁呕吐、意识障碍突然加重、呼吸慢而不规则、两侧瞳孔不等大等,应立即通知医师,配合抢救。

(2) 嘱患者绝对卧床休息,病房宜安静,避免刺激,床头抬高15°～30°,头偏向一侧,防止误吸窒息。

(3) 迅速建立静脉通路,按医嘱正确使用脱水剂、止血药等,如甘露醇应快速滴入,防止漏入组织,引起组织坏死。注意观察药物的疗效和副反应。

(4) 限制液体摄入量,输液不宜过多过快。

(5) 保持大便通畅,防止便秘,以免排便用力时导致颅内压增高,必要时给予缓泻剂。

老年人患糖尿病时如何护理?

糖尿病是一组以高血糖为特征的代谢性疾病。高血糖则是由于胰岛素分泌缺陷或其生物作用受损,或两者兼有引起。糖尿病时长期存在的高血糖,导致各种组织,特别是眼、肾、心脏、血管、神经的慢性损害、功能障碍。1型糖尿病即"胰岛素依赖型",患者多为儿童及青年;2型糖尿病即"非胰岛素依赖型",患者多为40岁以上中老年人。糖尿病的一般典型症状为:"三多一少"症状(吃得多、喝得多、尿多、体重少),饥饿感、口渴、口干、口苦、易疲倦、多尿、体重减轻、皮肤或会阴部瘙痒、皮肤或其他创口久不愈合等。但是老年人常常是症状不明显,常通过体检可以发现，因此老年人体检时应加强血糖的检测。

（1）适当节制饮食可减轻β细胞负担，对于年长、体胖而无症状或少症状的轻型病例，尤其是血浆胰岛素空腹时及餐后不低者，往往为治疗本病的主要疗法。饮食中必须含有足够营养及适当的糖、蛋白质和脂肪的分配比例。

（2）参加适当的娱乐活动、体育运动和体力劳动，可促进糖的利用、减轻胰岛负担，为本病有效疗法之一。除非患者有酮症酸中毒、严重心血管病等并发症，否则糖尿病患者不必过多休息。一般患者每周至少锻炼5～6次，每次约半小时左右，锻炼时合适的心率每分钟约为170减去年龄的余数。锻炼后应有舒畅的感觉。老年人散步是最好的运动。

（3）口服降糖药物用药过程中要注意观察疗效，注意是毒副反应，包括低血糖反应以及消化系统、肾损害等方面的副反应。在应用药物时，因饮食不配合，运动过量，药物剂量过大易诱发低血糖反应，尤其多见于老年患者，并可能在停药后仍反复发生低血糖，持续1～2天。消化系统副作用有消化不良、恶心、黄疸和肝机能损害。

（4）符合胰岛素应用适应证的1型和2型患者，应在饮食治疗的基础上使用胰岛素。胰岛素制剂选择及使用必须密切结合病情考虑，剂量必须个体化。

（5）糖尿病患者要充分认识预防并发症是治疗的最终目的，积极配合严格控制好血糖、血压、血脂和体重，掌握病情变化与饮食、用药之间的关系，树立自我保健的信念。糖尿病患者抵抗力差，易并发感染，应指导患者注意个人卫生，勤洗澡、更衣，尤其是口腔、皮肤、会阴的清洁，预防感染。

（6）老年糖尿病患者要定期进行足部感觉测试，及时了解患者足部的感觉功能有无减退，对于预防足部溃疡、坏死等并发症具有重要意义。糖尿病患者足部感染可并发下肢神经病变和血管病变，造成下肢坏死甚至截肢，称糖尿病足。老年糖尿病患者要经常用温水泡脚，用润肤膏搽抹脚部，增加保护作用，避免穿凉鞋，以防脚趾受伤，修剪指甲不要过短；要经常检查脚部，如有损伤，立即到医院诊治。选择鞋子要宽紧适中，太宽容易绊倒，太紧会擦伤脚部。用料要柔软舒适，方便步行；选择平底鞋，鞋底防滑，避免摔倒；鞋头要宽阔，令脚趾有较多活动空间。

（7）老年糖尿病患者出现低血糖反应的主要原因是因为没有掌握好饮食、运动和药物治疗之间的规律导致体内血糖过低而产生的症状。低血糖反应的症状一般出现得非常快，您可能只会出现部分症状，如头晕、头痛，心慌、手抖；过度饥饿感、出汗,面色苍白、打冷战;行为改变或异常(如烦躁、哭喊、易怒、富有攻击性)口唇麻木、针刺感,全身乏力、视物模糊。严重者还可能出现神志不清、全身抽搐,昏睡甚至昏迷,危及生命。出现低血糖反应时应立即吃"糖"增加血糖水平,只要能够快速吸收,吃任何形式的糖制品都可以,如:一杯普通饮料(雪碧、可乐、果汁等);糖果(水果糖、奶糖、巧克力糖)糖水(温开水冲白糖或葡萄糖 25～50 克);口服葡萄糖片;一勺蜂蜜或果酱等。请注意:不要用低热量饮料或甜味剂食品治疗低血糖,糖尿病患者必要时身边口袋里随身携带含糖食品。

(8) 注意个人卫生,加强口腔及皮肤护理,以防感染,注意保暖,预防上呼吸道感染及肺部并发症,防止泌尿系感染。

(9) 轻型糖尿病应鼓励其参加适当的体力劳动和体育活动,但重症者如酮症酸中毒及其他并发症,应绝对卧床休息,待病情好转,视患者情况,逐步增加活动量。

老年人患泌尿系感染时如何护理?

泌尿系感染根据感染部位分为上泌尿系感染和下泌尿系感染。泌尿系感染常多发于女性,尤其多发于性生活活跃期及绝经后女性。

(1) 缓解不适。急性期泌尿系统症状明显时,应卧床休息,保持环境安静舒适,空气清新流通,避免劳累,减少刺激。对肾区明显疼痛的患者嘱其尽量不要弯腰、站立或坐直,以减少对肾包膜的牵拉力,利于疼痛减轻。还可指导患者对疼痛部位进行局部按摩与热敷。让患者阅读、听轻音乐等以分散注意力,减轻疼痛。鼓励多饮水以增加尿量,每天饮水 20 000 毫升以上,冲洗膀胱和尿道,促进细菌和炎症渗出物的排出。指导进食营养丰富、半流质易消化无刺激食物,有足够的热能和维生素。协助患者日常生活护理,保持皮肤、口腔、会阴部、肛周清洁,勤换内衣,保持床单、被套清洁、平整。避免不必要的器械检查和损伤。发热患者可给予物理或药物降温措施,注意皮肤出汗及时擦干,更换衣服、床单。观察体温变化和病情改变。

(2) 心理支持。指导患者放松,勿过于紧张,告诉患者急性尿感大部分愈后较好。给予心理支持与安慰,解释疾病的病因与诱因。向患者解释各种检查的意义和方法,协助做好清洁中段尿培养标本采集和送检。

(3) 用药护理。遵医嘱及早使用抗菌药物,培养结果出来后选择敏感药,如头孢菌素，氨苄西林，头孢哌酮钠等，让患者了解药物的作用、用法、疗程的长短。注意治疗期间和停药后复查尿常规和尿菌培养。还可通过碱化尿液来缓解刺激和增强以上抗生素的疗效，如口服碳酸氢钠每日3次，每次1克。

老年人患前列腺增生时如何护理？

(1) 患者不要在短时间内大量快速饮水，因饮水过量会使膀胱急剧扩张而导致膀胱紧张度的丧失，避免喝酒或有利尿作用的饮料，以免增加膀胱胀满不适，引起尿潴留。当有尿意时，不要憋尿，应马上排尿。老年人动作缓慢，视力较差，在环境上应考虑患者的舒适与安全。夜间病房内需有壁灯，防止患者跌倒摔伤，细心照顾患者生活。

(2) 避免受凉、劳累、饮酒、性生活。慎用影响排尿的药物如阿托品、颠茄及抗心律失常药物如奎尼丁等。及时排尿，避免膀胱过度充盈，减少诱发急性尿潴留的因素，预防复发。避免不必要的导尿、器械检查。

(3) 协助患者用药，如α受体阻滞剂、激素、降胆固醇以及自主神经药等，改善排尿机能，注意用法、疗效和副反应观察。

(4) 严密观察皮肤、尿道口以及肺部有无感染征象等，保持皮肤、衣物、床单清洁、干燥，穿宽松、柔软、舒适易解易系的衣裤。给予口腔、泌尿道、肛周护理，热水坐浴，减少前列腺充血。必要时应用抗生素治疗。

(5) 梗阻严重的前列腺增生患者，应根据医生的建议考虑手术治疗。

老年人患尿毒症时如何护理？

尿毒症是肾脏组织几乎全部纤维化，导致肾脏功能丧失的结果。肾脏纤维化是在肾脏损伤早期启动的，所以凡是肾脏疾病都要引起高度重视，及时规范治疗，防止尿毒症危重症的发生。

(1) 合理饮食，限盐控水：饮食上给予高热量、高维生素、低蛋白饮食。蛋白质的供给一般选择动物精蛋白为主。如牛奶、鱼、鸡肉、虾等，每日蛋白质不超过每千克体重0.5克。控制植物蛋白质摄入，如豆类等，因为加重肾脏负担。做透析的患者严格按医嘱控制水与钠的摄入。每日饮水不超过600毫升。

(2) 注意休息，避免疲劳：减少活动量，以减轻心脏和肾脏的负担，有利于疾病的恢复。同时注意保暖，防止受凉，预防感冒。

(3) 皮肤护理:当患者有尿素霜时,因奇痒而搔抓,易引起继发感染。每日用温热水擦洗,剪短指甲,以免抓破皮肤。勤翻身,对受压处进行皮肤摩擦,预防压疮和继发感染的发生。

(4) 口腔护理:由于尿量减少,代谢产物可经呼吸道排泄,呼吸时有臭味,影响食欲。饭前饭后要漱口,生活不能自理时,协助患者每日口腔擦洗 2 次。擦洗动作要轻,防止牙龈出血。

(5) 预防感染:机体的免疫功能下降,抗感染能力较差,容易引起肺部感染和泌尿系感染。因此注意观察,积极治疗。

(6) 预防心力衰竭的发生:尿毒症患者往往并发心力衰竭,是因为透析不规律,控制饮食不当引起体内钠水潴留,毒素未及时清除所致。发现患者胸闷、呼吸困难应及时送医院急救。

老年人患慢性肾衰竭时如何护理?

(1) 协助患者日常生活护理,如梳头、洗漱、进食、如厕。给舒适、安静的环境,减少刺激,给予良好的心理支持与关怀,促进患者身心休息。

(2) 慢性肾衰竭者在饮食上应特别注意蛋白质的合理摄入,既要防止加重氮质血症,又要防止低蛋白血症和营养不良。早期可通过限制蛋白饮食,给予优质蛋白,给予必需氨基酸,降低血尿素氮,改善肾机能。估计一日蛋白总量,由牛奶、鸡蛋、少量肉类、米饭、面粉提供。同时,可进新鲜蔬菜、水果,尽量少摄入植物蛋白,如花生、豆类及其制品。每日提供足够热量,主要以糖类、脂肪提供。家属要制订合理饮食,调理色香味,提供舒适的进食环境,少量多餐。

(3) 如有水肿、高血压,则严格限制钠盐,每日食盐 2 克左右。严格控制入液量为前一天尿量加 4 000～7 000 毫升,遵医嘱用利尿剂、扩管药,注意用法和副反应,观察水肿、血压、尿量等。若早期无浮肿,可多饮水,促进代谢废物排泄。

(4) 补充钙,低磷饮食,高钾血症者严格限制钾的摄入。不吃罐装、腌制食品,不吃含钾高的食物,如香蕉、橘子、西瓜、葡萄、梨和白菜等。

(5) 晚期可考虑透析疗法。纠正水、电解质和酸碱紊乱,减轻代谢废物聚积。但老年人因血管硬化,效果较差,易发生并发症,出现意外。

(6) 注意观察老年人有无感染发生,如体温升高、寒战、乏力、食欲下降、呼吸改变、咳嗽、咳痰、尿频、尿急、尿痛及白细胞增高,并及时报告医生。

老年肾移植患者如何家庭护理?

慢性肾衰竭是指各种原因造成慢性进行性肾实质损害,致使肾脏明显萎缩,不能维持基本功能,临床出现以代谢产物潴留,水、电解质、酸碱平衡失调,全身各系统受累为主要表现的临床综合征。

(1) 按医嘱定时服药:肾移植术后患者需要终身服用免疫抑制剂,靠药物保护肾脏,预防排斥反应。

(2) 预防感染:由于服用大量免疫抑制剂控制排斥反应,机体抵抗力下降容易导致感染,感染易诱发排斥反应,一旦感染要尽早就诊。

(3) 身体锻炼保持体重平衡:肾移植术后各功能恢复正常加上激素的应用,患者食欲好应在注意营养的同时,控制体重增加。因短时间内体重增加过快可导致脂质代谢紊乱,增加冠状血管和周围血管疾病,以及肾功能损害。

(4) 掌握自己的病情变化:做好观察与记录,定期复诊,并注意观察下列情况:① 有无肾区疼痛、疲乏无力;② 体温变化,体温是感染及排斥反应的敏感指标;③ 血压:定时测量血压,维持血压在正常水平;④ 小便情况:注意尿的颜色、量的变化,夜尿增多、蛋白尿、血尿是排斥反应的信号。

(5) 保持乐观情绪:遇有问题要正确对待,以乐观的情绪配合治疗,树立战胜疾病的信心。

老年性阴道炎如何护理?

老年性阴道炎又称萎缩性阴道炎。据统计有近 1/3 的老年女性患有不同程度的老年性阴道炎。老年性阴道炎表现为阴道分泌物增多,为黄水样,严重者有臭味,伴有外阴瘙痒,阴道灼热,性生活时有出血或疼痛。护理措施为:

(1) 保持外阴清洁,勤换内裤,每晚清洗外阴一次,要用专用的毛巾和盆器,定期对用物进行消毒。禁忌盆浴,尤其是公共场所的浴室,尽量洗淋浴。

(2) 应用抗生素和雌激素。常用的抗生素有栓剂、洗剂,如青霉素、螺旋霉素。值得注意的是抗生素虽可以杀灭乳酸杆菌,但更加降低外阴的自净作用,故不能滥用,应在医生的指导下使用。雌激素常用的是已烯雌酚栓剂,每晚塞入一次,连续使用 2 周。不要长期使用雌激素药物。如有性生活不适,可用液体石蜡等作为润滑剂。

(3) 为增加外阴的酸度，可用 0.2%醋酸或用 0.5%乳酸溶液进行阴道冲洗，每晚一次。

(4) 白带多有炎症时，可用 1∶1 500 的高锰酸钾热水坐浴每晚一次，坐浴完后将药物塞入阴道内。

(5) 定期健康检查。

老年性子宫脱垂如何护理?

由于生育过多或消瘦等原因，老年妇女存在子宫脱垂现象，给老年人生活带来痛苦。子宫从正常位置沿阴道下降或子宫全部脱出于阴道口外，称子宫脱垂。轻者有腰骶部疼痛或下坠感，行走、劳动时下坠感加重。由于子宫长期脱垂，子宫颈长期慢性炎症及血液循环不良而造成肥大，长期摩擦形成溃疡，引起阴道分泌物增多引起出血。子宫脱垂根据病情的发展分为三度，应根据不同程度的病情给予护理。护理措施包括：

(1) Ⅰ度子宫脱垂：子宫轻度脱垂，子宫颈距离处女膜少于 4 厘米。患者无不适症状，不需要特殊处理。此时应注意保持大小便通畅。避免增加腹压和重体力劳动。

(2) Ⅱ度子宫脱垂：子宫颈脱出阴道口，子宫体仍在阴道内，部分患者子宫颈及部分子宫体脱出阴道外。此时应注意保持外阴清洁，预防感染，子宫颈脱出阴道口外时每天用清洁温水清洗外阴。平时勤换内衣、内裤，内外裤要肥大，质地柔软，严禁擦破脱出的子宫颈黏膜。平卧时脱垂的子宫颈可以自行还纳，若不能还纳者可以用清洁的手轻轻推入阴道，以改善局部血液循环。

(3) Ⅲ度子宫脱垂：子宫颈和子宫体全部脱出阴道口外。可以行手术治疗。若不做手术时护理上应以预防感染为主。保持脱垂的子宫颈、子宫体清洁干燥。可以使用子宫托，将子宫托盘对着子宫颈放入阴道穹窿部，使子宫还纳，阻止宫颈下降。在使用子宫托前排尽大、小便，并将手洗干净。检查子宫颈边缘是否平滑并涂以润滑剂。外阴有溃疡时可涂 1%的龙胆紫，或在医生的指导下配合使用药物治疗。

老年人患痛风时如何护理?

痛风性关节炎是由于尿酸盐的沉积和刺激而引起的，以男性多见，多到中老年时才发病。大多数患者的发病是以侧脚的拇趾疼痛开始，这是痛风的特征。随后关节及周围的软组织出现红肿热痛，由于病情的发展，跖、趾、踝、膝、指、腕、肘关节也会被累及。

（1）急性期患者疼痛剧烈，应让患者卧床休息，抬高患肢，关节制动，尽量保护受累部位免受损伤；消除应激状态，避免紧张、过度疲劳、焦虑，强烈的精神创伤时易诱发痛风；告知患者要劳逸结合，保证睡眠，生活要有规律，以消除各种心理压力。

（2）避免受冷、过度疲劳、感染、外科手术、进餐过饱、饮酒等诱发因素。

（3）控制摄入含嘌呤的食品。患者以肥胖者居多，因此必须控制饮食，降低体重。适当限制蛋白质的摄入，以减轻肾脏排泄蛋白质代谢产物的负担。本病系嘌呤代谢紊乱所致，故每个患者应熟知各种食物中所含嘌呤的多少。富含嘌呤的食物有动物内脏、骨髓、鱼子、沙丁鱼。含嘌呤较多的食物有贝壳类水产品、鲤鱼、牛肉、羊肉、猪肉、肉汤、鸡汤、鸭、鹅、鹌鹑、小扁豆、糙谷类主食。含嘌呤较少的食物有鸡、鳝鱼、虾、白鱼、龙须菜、菠菜、食用菌、豆类。含嘌呤极少或不含嘌呤的食物有精粮、一般蔬菜、水果、花生米、牛奶、奶制品、蛋类。在痛风的急性发作期应选基本不含嘌呤的低脂食物；慢性期和无症状期可适当地“放宽”限制。

（4）脂肪具有阻碍肾脏排尿酸的作用，故应限制饮食中的脂肪摄入。

（5）禁酒，尤其是啤酒。有人做过试验，剧烈活动后饮一瓶啤酒，可使血中尿酸浓度成倍增高。

（6）尽量多饮水。必须使每天尿量至少保持在 2 000 毫升以上，以利尿酸的排泄，保护肾脏。在炎热的夏季，尿量往往较少，故更应注意多饮水。

（7）合理的烹调方法，可以减少食品中含有的嘌呤量，如将肉食先煮，弃汤后再行烹调。此外，辣椒、咖喱、胡椒、芥末，生姜等食品调料，均能兴奋自主神经，诱使痛风急性发作，应尽量避免应用。

（8）适当运动可预防痛风发作，减少内脏脂肪，减轻胰岛素抵抗性。运动量一般以中等运动量为宜。50 岁左右的患者运动后心率能达到每分钟 110～120 次，少量出汗为宜。每日早晚各 30 分钟，每周 3～5 次。运动种类以散步、打网球、健身运动等耗氧量大的有氧运动为好。剧烈运动使有氧运动转为无氧运动，组织耗氧量增加，无氧酵解乳酸产生增加以至 pH 下降等，可诱使急性痛风发作，故应尽量避免。

老年人患更年期综合征时如何护理?

更年期是女性身体变化的生理过程,但多数女性对更年期综合征、抑郁症产生了恐惧心理。40岁以后的女性一有不适,马上就会自我诊断更年期。事实上,绝经是体内生理的改变,身体会作出调整,虽有些不适,也无需紧张,即使症状较重也是有办法解决的。并且更年期也并不是长期存在、纠缠不休的,真正绝经之后,女性会进入一个生理心理状态相对平衡的时期。所以要解除顾虑,正确认识更年期,科学对待更年期。

(1) 处于更年期的患者易产生苦闷、忧虑和悲伤的情绪,常常表现为烦躁易怒、血压不稳。稍遇烦恼就可能发怒,血压迅速升高,发生眩晕。这类患者参加一些他们自己喜欢的娱乐活动,例如下棋,练习气功,太极拳,看书报、看电视等等,帮助解决各种心理矛盾和冲突。其家庭的配合也极为重要,家属、亲人应针对患者的具体思想情况,多安慰,多解释,帮助患者消除疑虑。

(2) 更年期综合征患者的饮食调节一要避免偏食,二是清淡为主,三要注意营养平衡。适当地多摄取钙质和维生素D,可减少因雌激素降低所致的骨质疏松。不要吃刺激性食物,如辣椒、咖啡等。不宜吃甘肥味厚、难以消化的食物,以避免湿热内生加重病情。要多食蔬菜水果,保持大便通畅。还可配食适当的淡水鱼、豆浆等高蛋白质食物。忌暴饮暴食,要做到饮食有节,使机体营养达到平衡,才能强身健骨,老而不衰。

(3) 更年期综合征的诸症表现因人们的体质情况、生活条件、工作环境的不同,临床上表现各有差异,但都要保持正常的生活规律。要按时起居,养成早睡早起的习惯,做到有劳有逸,才能气血平和。

(4) 适当补充性激素有助于缓解更年期综合征,提高生活质量。患者要了解用药目的、药物剂量、适应证、禁忌证和用药反应等。凡长期服用雌激素的人,绝不可突然停药,需要停药时,应逐渐减量后停用。以防当雌激素水平突然下降时,血管收缩,引发心血管危象。

(5) 适量补充维生素,如金维他、维生素B_6、维生素E等。

(6) 适当服用谷维素、地西泮,以控制心慌、烦躁等症状。

(7) 坚持晨练,方法有太极拳、气功、太极剑、强壮功、广播操等,晨起作扩胸运动、深呼吸运动及跑步等,也适用于男性更年期综合征者。

(8) 用艾条灸足三里、三阴交、内关等穴位，每晚一次，每次选用一侧穴位中的1～2个穴位即可。

更年期妇女外阴瘙痒时如何护理?

外阴瘙痒指外阴不同疾病引起的外阴瘙痒的症状，但也可以发生在外阴外观正常者，瘙痒严重时，坐卧不安。外阴瘙痒是妇女较正常的症状，从幼儿到老年人均可发生，但更多见于更年期妇女。常发生瘙痒的部位是阴蒂和小阴唇内外侧，重的可波及整个会阴部、大阴唇以至肛门周围。多半是阵发性的，突然出现，稍过一段时间又消失或减轻。外阴部温度过高、刺激性食物如辣椒以及烟、酒等可使局部充血，瘙痒加重。外阴不洁，内裤过紧，或穿化纤的内裤均会刺激外阴，引起瘙痒及皮肤反应。而过分注意，造成条件反射，尤其反复搔抓，则更易加重症状。其护理措施为;

(1) 经常清洗，防止尿液、汗液及肛门分泌物的刺激;穿棉质内裤，不可过紧，有分泌物注意更换，保持内裤干洁。

(2) 饮食中补充注意富含维生素 A 和维生素 B 族的食物。

(3) 治疗和控制黄疸、糖尿病等疾病。

(4) 避免外阴直接接触一些刺激性肥皂、外阴用药等，使用避孕器具或胶冻也会引起外阴严重瘙痒，以致皮炎，因此外阴瘙痒时万万不可自己随便用药，最好让医生查清原因再按医嘱治疗。

老年人患帕金森病时如何护理?

帕金森病是一种慢性疾病，患者在遭受身体病痛的同时还要承受很大心理负担，因此常常出现情绪不稳、焦虑、恐惧或自暴自弃等心理问题。患者亲属应帮助患者保持心情愉快轻松、乐观向上。帕金森病患者因活动能力受限，在生活上往往也需要更多的帮助。

(1) 尽量使患者保持坐位进食、饮水，如手颤厉害可协助患者进食。

(2) 提供营养可口、制作精细、黏稠、不易反流的食物，少量多餐，多食水果与蔬菜等。可多为患者准备谷类和蔬菜瓜果。为了不影响白天的用药效果，建议喝牛奶安排在晚上睡前;要限制患者蛋白质的摄入，可每天摄入 50 克瘦肉或鱼肉或蛋类。

（3）补充足够的营养，每周测体重一次，动态观察体重变化，随时调整饮食计划。

（4）鼓励生活自理能力缺陷患者的自我护理，做自己力所能及的事情，如进食、穿衣、移动等。协助患者做好生活护理：给患者足够的时间去完成日常生活活动；鼓励患者每天活动各关节2～3次，加强主动运动，若不能独立完成时，可协助患者完成；移开环境中障碍物，指导并协助患者移动，克服胆怯心理；行走时协助启动和终止，防止跌倒。

（5）肢体经常的活动锻炼有助于缓解关节的不灵活。爬山、打太极拳、做操、在直线跑道上慢跑和练气功等运动，对缓解疾病进展都是大有裨益的。但在运动时，患者家属应注意看护，防止患者意外受伤。

（6）患者要遵医嘱正确服药，注意观察药效及不良反应。左旋多巴的副作用有：消化系统常为恶心、呕吐、腹部不适、肝机能变化等；心血管系统有心律失常、直立性低血压等；泌尿系统有尿潴留、血尿素氮升高等；神经系统有运动障碍和症状波动，运动障碍亦称异动症，是舞蹈样、手足徐动样或简单重复的不自主动作。服用期间忌服单胺氧化酶抑制剂等。老年患者不宜用抗胆碱能药物，因其影响记忆机能。有肾机能不良、癫痫病史者禁用金刚烷胺。

（7）晚期症状严重的患者，可能发生运动障碍，丧失生活自理能力。这时就要帮助其被动活动，如按摩等，但按摩时力度要轻柔和缓。因为帕金森病患者行动迟缓，生活不便，还容易出现碰伤、摔伤及其他意外伤害，家庭护理时应采取相应措施，如降低床的高度，配备手杖等。

老年痴呆如何护理？

除了就医治疗，做好老年痴呆患者的家庭护理也十分重要。

（1）重视病前调护，预防或减缓痴呆的发生。老年痴呆是缓慢发生的疾病，多数患者说不出明显的发病日期，而且目前尚无特效药物治疗。因此应积极防治导致痴呆的各种危险因素，如不良的生活方式和饮食习惯、情绪抑郁、环境污染等。老年人在离退休后，应积极参加社会活动，广交朋友，培养兴趣，从事力所能及的脑力和体力活动，与子女生活在一起，不脱离家庭，不脱离社会。

（2）帮助料理患者的日常生活。痴呆老年人在卫生、饮食、大小便、起居等日常生活方面自理能力差，需要家属督促或协助。安排患者合理而有规律的生活，要求他们按时起床和就寝，进餐，使之生活接近正常规律，保证足够的休息和睡眠时间。维持良好的个人卫生习惯，可减少感染的机会。个人卫生包括皮肤、头发、指甲、口腔等的卫生，要求早晚刷牙、洗脸，勤剪指甲，定期洗头、洗澡，勤换内衣、被褥。给予卫生指导，采取措施制止不卫生行为，如随地大小便、捡地上东西吃等。根据天气变化及时添减衣被，居室常开窗换气，被褥常晒太阳。长期卧床者要定期翻身、拍背，预防压疮等护理。对病情较重的患者，要协助料理生活，照顾营养饮食、衣着冷暖和个人卫生。白天尽量进行一些有益于身心健康活动，如养花、养鱼、画画、散步、太极拳、编织等，另外，也可读报、听广播、选择性看一些文娱性电视（忌看恐怖、惊险及伤感的节目），使患者充分感受生活的乐趣，保持轻松、愉快的心情。患者往往有睡眠障碍，要为患者创造入睡条件，周围环境要安静，入睡前用温水洗脚，不要进行刺激性谈话或观看刺激性电视等。不要给老年人饮酒、吸烟、喝浓茶、咖啡，以免影响睡眠质量。对严重失眠者可给予药物辅助入睡，夜间不要患者单独居住，以免发生意外。

（3）加强患者的功能训练。培养和训练痴呆老年人的生活自理能力。必须强调，帮助患者料理个人生活，并不是什么都去帮患者做，也不是看着患者自己去做就不管了，其含义是进行督促、检查和指导，其目的是为了保障患者生活上的需求，训练生活自理能力，延缓智能衰退。人的大脑、躯体、四肢的功能都是用则进、不用则退。对轻度痴呆的老年人，要督促患者自己料理生活，如买菜做饭、收拾房间、清理个人卫生，鼓励患者参加社会活动，安排一定时间看报、看电视，使患者与周围环境有一定接触，以分散病态思维，培养对生活的兴趣，活跃情绪，减缓精神衰退。对中、重度痴呆老年人，家属要花一定时间帮助和训练患者的自理生活能力，如梳洗、进食、叠衣被、入厕，并要求其按时起床；家人或照顾者陪伴患者外出，认路、认家门；带领患者干些家务活，如擦桌子、扫地；晚饭后可让患者看一会儿电视。坚持一段时间后，有些患者生活可以基本自理。注意，切不可图省事，一切包办，那样反而会加速痴呆的发展。家属应多与患者交流，鼓励患者广交朋友和参加社会活动。加强思维、记忆、计算能力等训练。有言语障碍者进行口语锻炼和训练。通过交谈，患者的言语、思维等能力得到训练。瘫痪的患者要加强肢体功能康复训练，防止关节挛缩、肌肉强直。鼓励活动，保障睡眠。可根据患者平时爱好，鼓励其多活动，但活动量不宜过大，外出活动时要有人伴随，以防撞车、撞人、跌倒或与人争执。每天应保证有 6～8 小时的睡眠，夏天尽量午睡。

（4）饮食护理。一日三餐应定量、定时，尽量保持患者平时的饮食习惯，老年痴呆患者多数因缺乏食欲而少食甚至拒食，直接影响营养的摄入，对这些患者，要选择营养丰富、清淡宜口的食品，荤素搭配，食物温度适中，无刺、无骨，易于消化。保证其吃饱吃好，对吞咽有困难者应给以缓慢进食，不可催促，以防噎食及呛咳。对少数食欲亢进、暴饮暴食者，要适当限制食量，以防止其因消化吸收不良而出现呕吐、腹泻。

（5）注意安全护理。对中、重度痴呆患者要处处事事留意其安全。不要让患者单独外出，以免迷路、走失，衣袋中最好放一张写有患者姓名、地址、联系电话的卡片或布条，如万一走失，便于寻找。行走时应有人扶持或关照，以防跌倒摔伤、骨折，对居住在高层楼房的痴呆老年人，更应防止其不慎坠楼。洗澡时注意不要烫伤。进食时必须有人照看，以免呛入气管而窒息死亡，吃鱼注意被鱼刺卡住。患者所服药品要代为妥善保管，送服到口，看服下肚。睡床低，必要时可加栅。不要让患者单独承担家务，以免发生煤气中毒、火灾等意外。老年人的日常生活用品，放在其看得见、找得到的地方。家里的药品、化学日用品、热水瓶、电源、刀剪等危险品应放在安全、不容易碰撞的地方，防止患者自杀或者意外事故发生。最好时时处处不离人，随时有人陪护。

（6）改善家庭环境。家庭设施应便于患者生活、活动和富有生活情趣。家庭和睦温暖，使患者体会到家人对他的关心和支持，鼓励患者树立战胜疾病的信心，避免一切不良刺激。

（7）注意预防和治疗躯体疾病。痴呆老年人反应迟钝，不知冷暖及危险，很容易发生躯体疾病，患病后又不能主诉身体不适。所以对老年痴呆患者要密切观察，注意其饮食、起居、二便变化，如发现有异常，应及时送往医院进行检查和治疗。如未及时发现而致病情加重，患者可能因合并躯体疾病而死亡。

老年人精神障碍时如何护理？

老年人的精神障碍大部分是因脑器质性病变引起的，有些则是年轻时曾患过精神疾病，在进入老年期时又复发，如精神分裂症、抑郁症等。对老年人精神障碍的护理要从心理及生理两方面入手，同时也应注意生活方便的护理。

心理护理是疾病康复的重要条件，与患者充分的接触，了解患者的精神及躯体情况，以便于更好与老年人沟通，帮助他们排遣不良情绪，是精神障碍康复的基础。

具体的心理护理措施则应根据老年人的个人情况制定。

老年人精神障碍时的生活护理主要从以下几个方面入手：

(1) 多数患者生活不能自理，因此应定期协助其做好个人卫生，加强晨晚间的护理，使患者感到清洁、舒服。

(2) 要保证足够的营养、水分摄入，饮食应易于消化，忌暴饮暴食及刺激性食物。

(3) 保证患者的睡眠质量对巩固治疗，稳定情绪起着重要作用，应养成良好的休息习惯，保持环境的安静、整洁、避免不利的因素刺激。

(4) 一定要保证及时、正确的服药，坚持服药对老年人精神障碍的治疗起着决定性的作用。

老年人患肩周炎时如何护理？

肩关节周围炎简称肩周炎，又名冰冻肩，是老年人常见病之一，因多在50岁左右发病，故又称“五十肩”。肩周炎是由于肩关节及其周围软组织退行性病变引起的肌肉、肌腱、韧带、关节囊等肩关节周围软组织广泛性慢性炎症。主要表现为肩关节疼痛，疼痛可以急性发作，但大多数是慢性的，夜间加重；肩关节活动范围受限，肩上抬、穿衣、脱衣、梳头等动作困难。

老年人患肩周炎时的护理措施主要有：

(1) 克服怕痛心理，多活动使肩部血液循环加强，粘连组织分离预防肩部肌肉萎缩。

(2) 功能锻炼：① 甩手：两臂轻轻前后、左右摆动；耸肩：肘关节屈90°，两肩上耸。② 旋肩：也称划圈，垂臂弯腰，两臂由前向后或由后向前划圈；扩胸分肩：两手放于胸前，手背向上，两肘与肩平，扩开胸，分开双肩。③ 面壁爬墙：面对墙壁，手沿墙壁缓缓做向上爬行动作，使上肢尽量上抬，然后缓缓回到原处。并做好标记，力求“天天向上”。④ 吊拉滑轮：把一只穿上绳子的滑轮固定于高处，两手各执绳子的一端，健侧使劲往下拉，使患侧手能高高举起。

(3) 制作棉垫肩，防止入睡后肩部受寒，功能锻炼必须持之以恒，循序渐进，才能取得效果。

老年人因颈椎病而眩晕时如何护理?

颈椎病是最常见的一种骨质增生症。一般认为,60 岁以上的老年人 90%以上有颈椎骨质增生。而经常参加运动的人,颈椎病却很少。颈椎病患者如果能持之以恒地锻炼身体,可以减缓颈椎病的发展,减轻临床症状。

老年人因颈椎病而眩晕时的护理措施有:

(1) 适当运动可以使颈椎的椎间孔和椎间隙扩大,缓解对神经系统和血管的压迫和刺激,减轻临床症状,减少患者痛苦,因此,头颈部运动的动作,均可以适当选用。按摩的方法简单,疗效明显,但是手法要柔和,切忌猛烈。有人倡导“穴位”自我按摩,这也是一种很好的运动方式。取合谷、少海、肩井、风池等穴位,按压后出现酸、麻、胀的效应时为得气,每天 1～2 次,1～2 个月为 1 个疗程。每天作数次颈前后屈、侧屈、旋转等运动,对颈椎病患者的康复也是十分有益的。

(2) 加强颈部保健,转头时不宜过快过猛,宜缓慢;加强颈部锻炼及颈部保暖,枕头不宜过高;有颈椎退变的患者应在骨科医师的指导下治疗。

(3) 起床不宜过快,应休息片刻才缓慢起身以免脑供血不足引起直立性低血压。

(4) 马桶应选坐位,旁边应有扶手,避免久蹲起身眩晕。一旦发生眩晕,应立即靠一支撑物站立,闭目扶持物体。如无物可扶,则应慢慢蹲下,防止摔倒,有条件应立即躺下,待好转后再缓慢行走。也可随身携带药品,发作时及时服用。

(5) 睡眠时枕头不宜过高。一般选择 20～30 厘米枕头为益。

老年人急性腰扭伤时如何护理?

急性腰扭伤俗称“闪腰”,为一种常见病,多由姿势不正、用力过猛、超限活动及外力碰撞等造成软组织受损所致。伤后立即出现腰部疼痛,呈持续剧痛,次日可因局部出血、肿胀、腰部活动受限,不能挺直;俯、仰、扭转感困难,咳嗽、打喷嚏、大小便时可使疼痛加剧。家庭护理措施有:

(1) 早期冷敷:伤后 24～48 小时内应用冰块冷敷,避免出血与水肿加重,禁用热敷。其他理疗方法按摩与热敷都应在急性期过后才能进行。

(2) 按摩:患者取俯卧姿势,家人用双手掌在脊柱两旁,从上往下边揉边压,至臀部向下按摩到大腿下面、小腿后面的肌群,按摩几次后,再在最痛的部位用大拇指按摩推揉几次。

(3) 热敷:用炒热的盐或沙子包在布袋里,热敷扭伤处,每次半小时,早晚各一次,注意不要烫伤皮肤。

(4) 药物外敷:取新鲜生姜,将内层挖空,把研细的雄黄放入生姜片盖紧,放瓦上焙干,把生姜焙成老黄色,放冷,研细末,撒在伤湿膏上,贴患处,痛止去药。

老年人腰椎间盘突出症手术后如何护理?

腰椎间盘切除术后,可即刻解除神经根压迫症状,产生近期疗效,但可破坏腰椎的内源性稳定,使其在承受负重时不能维持正常位置而产生异常活动。如忽视出院后腰背肌锻炼和腰部的继续制动,可能引起术后局部瘢痕形成及蛛网膜粘连等并发症。因此患者及亲属等应了解椎间盘切除术后的注意事项(出院前应向医生护士咨询清楚),以利于出院后对患者给予生活、工作上的帮助、支持和理解。术后护理注意点:

(1) 患者手术后前两周内须平卧,翻身时腰保持直位,不能弯曲,俗称"扁担腰"翻身。

(2) 患者出院时如需远途乘车返回的,最好取侧卧位,可起到缓冲脊椎手术部位受颠簸震荡的外力作用,还能消除因颠簸引起的脊柱横向运动。若条件限制只能坐位返回时,必须用腰围保护。因坐位时,椎间盘内压力最高。带充气腰围时,椎间盘内压力平均减少约24%,带普通腰围可以减少椎间盘压力的15%~24%。佩戴腰围,还有增加腰部力量、避免上下车时弯腰动作的作用。

(3) 回家后,要保证患者的正常饮食,防止因饮食不当引起便秘,少吃或忌吃辛辣,多吃蔬菜、水果。

(4) 保持脊柱的稳定。出院后做到3个月内不负重、不弯腰,并佩戴腰围。起床后、工作前适当活动腰部,以增加腰肌的协调性和脊柱关节的灵活性。搬重物时,物体要靠近身体,取下蹲屈髋屈膝姿势。恢复期不能参加过重劳动,防止腰部再次受伤。

(5) 平时应加强腰背肌的功能锻炼,力求练成自身的"肌肉腰围",以加强脊柱的外源性稳定。同时应正确使用腰围,即每天间断佩戴腰围,睡觉、吃饭时取下腰带。恢复后期腰带只用于久坐和弯腰负重时,防止腰背肌萎缩。

(6) 出院后仍应卧硬板床,3个月内尽可能多卧床,这样利于术后康复。术后一年内，提举东西时必须十分小心；避免因咳嗽、打喷嚏等而增加腹压。

老年人患股骨颈骨折时如何护理？

(1) 保持乐观的态度，做到既来之则安之，让身体慢慢恢复抵抗力。要想到，虽然情况严重，但是只要自己配合、护理得当，6 周左右是可以明显好转的。

(2) 老年人一般都有骨质疏松，这时发生骨折或骨裂，是非常不容易愈合的。所以强调保持平卧硬板床，尽量减少体位变动非常重要；要保持患侧下肢中立位(股骨粗隆间骨折时为外展位)，避免髋关节内收，一定不能坐起，特别在前 6 周，要准备使用在医院用的卧式便器，学会躺着排大、小便。当排便时可以把健侧的肢体弯曲。每天可以用万花油按摩臀部、腰骶部容易压迫摩擦的部位，防止压疮发生；如果已经发生压疮要每天清洗换药，尽快控制感染。每天要为患者进行肢体被动按摩，避免肌肉萎缩，导致以后难以行走；肢体被动按摩的另一个重要作用是促进局部血液循环，防止血栓形成。

(3) 加强营养，注意补钙。可以多吃虾米皮、鲜牛奶、骨头汤、芝麻酱、鱼等含钙较多的食品。老年人户外活动少，容易缺少维生素 D，不利于钙质吸收和骨折或骨裂处的愈合，可以给患者注射维生素 D。一天可以吃一个鸡蛋，也要多吃新鲜的蔬菜水果，适量蜂蜜水，保持大便通畅。

(4) 每天要为患者轻轻拍胸部，从胸部下方开始向上拍，拍出振动感，嘱咐患者配合深呼吸，咳出痰液，防止坠积性肺炎的发生。如果不慎受凉感冒或有咽炎，要及时治疗。

(5) 可以配合服用接骨的中药，如骨折挫伤散、龙血竭胶囊等。

老年人患骨性关节炎时如何护理？

老年骨性关节炎又称骨关节病或退行性关节炎，是老年人常见的慢性疾患，主要症状是关节疼痛，关节腔积液，但无明显的全身症状。

在患者可忍受的情况下，尽可能活动膝关节，蹲下起立活动，每日 3 次，每次 10 分钟。可做医疗体操、健美操、打拳等，经锻炼症状减轻，以免发生关节僵硬，可更好地保持关节活动范围。

蜡疗、热敷、按摩、针灸等有一定的效果。局部也可以用红花油擦剂、扶他林乳剂等治疗。若疼痛明显，还可以做封闭治疗，但必须到医院治疗，以免引起感染。

疼痛明显，可服用布洛芬、氨糖美辛等药，消炎止痛。但不要服激素，服药量应按医生要求服用。

症状严重，影响关节功能，可考虑手术，做人工膝置换术。但做手术应特别慎重，多咨询，与患者症状相符，由医生决定是否手术。

老年人患骨质疏松症时如何护理？

预防骨质疏松对改善生活质量的意义，同时，定期到医院或社区检查身体，并积极参加健康普查，及早发现问题，及时治疗防患于未然。

(1) 四肢乏力、腰腿痛、下肢肌肉痉挛的老年人应去医院进行骨密度及相关检查，及早确诊及早治疗。

(2) 通过改善照明，保持地面干燥，穿舒适的鞋等，减少跌倒的危险，可避免疏松的骨骼骨折。此外，适量的运动对增加肌肉张力及协调能力有益，有人使用髋部护垫，避免外力直接作用于髋部而减少骨折机会。

(3) 提倡老年人多参加户外活动，增加日晒量；每日运动应定量，注意加强身体各部肌肉及关节锻炼，如步行、健骨操等，每周 5～7 天，每次 30～60 分钟，强度因人而异。即使长年卧床的老年人，也应每天尽可能离床 1 小时，使骨组织承受身体的负荷，使肌肉多收缩活动，推迟或延缓骨质疏松进程。

(4) 运动是预防骨质疏松最有效的方法之一。绝经期妇女机体功能下降，内分泌衰退，运动可使内分泌发生正性改变，提高雌激素分泌，促进骨骼生长发育，使骨质增厚，促进钙的保留和沉积，可增加骨内血流量，促进骨细胞活性升高，进而促进骨组织钙化。

(5) 饮食上要注意进食鱼松、全脂牛奶、黄豆等含钙丰富的食物，定时定量，每天有 1 个粗纤维菜或水果，多饮水，保持大便通畅，可增加摄食，促进钙的吸收。同时指导患者进食补肝肾之品，如龟板、芝麻、核桃、花生、羊肉、猪腰等。总之，骨质疏松症已成为成年妇女特别是绝经妇女的常见病和多发病，其最大的危害是容易发生骨折。因此，骨质疏松症的防治，已成为中老年妇女保健的重要课题，应当引起患者以至整个社会人群的高度重视。

(6) 补充钙制剂及维生素 D 类等防治药物；骨折后应注意体疗康复，可以在医护人员指导下做康复锻炼，也可以去专门的康复医院治疗康复。

(7) 对于绝经后妇女，过去曾采取雌激素替代疗法防治骨质疏松，但近年来美国研究机构的研究表明中风、心脏病发作、乳腺癌、静脉血栓的危险性增加。美国已停止这方面的治疗方式。我们应审慎权衡这种治疗方法。

(8) 绝经期妇女情绪很不稳定,尽可能学会自我控制情绪,善于化解苦恼,转移不愉快的情绪,寻找适合自己的良好生活方式,充实生活内容,达到良好的心态。

老年人骨折后如何选择拐杖?

(1) 拐杖是骨折患者离床活动的支撑工具,最好选择质量好、扶手牢固、高度可调试、拐头有防滑装置的轻便拐杖,通常铝合金制品最佳。

(2) 扶拐行走的原则与时机:下地过早过晚都会对骨折的愈合及康复造成不良影响。下地时机最好掌握在骨痂形成期,此期局部疼痛消失,肿胀消退,软组织已修复,骨折断端已初步稳定,内外骨痂已开始形成,特别是患者经过几周的床上锻炼,肌肉收缩有力,当踝关节背伸时,患肢抬高足不发颤,即可以让患者开始离床扶拐练习步行。

(3) 扶拐的方法:拐杖的高度应根据患者的身高调适,一般高度是患者双手扶拐,拐顶距离腋窝 5～10 厘米,与肩同宽。因为扶拐的力在双手而不是靠腋窝支撑身体,否则容易造成臂丛神经麻痹,一旦发生虽经休息可以恢复,但会影响患者的情绪及功能锻炼的进程。

(4) 扶拐的步法:扶拐行走时首先嘱患者站好姿势,使双足与双拐头呈等腰三角形,先迈患肢,足尖不可超越双拐头连线,站平稳后,双手撑拐同时健肢向前迈移 30 厘米,站稳后抬患肢,同时提拐向前移动同等距离,足与拐头同时落地,但足尖仍然落于双拐头连线内,如此逐步前移。患者初次下床扶拐走路时应有人保护,有的患者步幅过大,重心后移,易摔倒,及时调整,使患者在锻炼的过程中充满信心。

(5) 拐杖的使用原则:所有下肢骨折患者在骨痂形成期后开始离床下地锻炼均应扶双拐,不负重或轻负重行走。如果骨折部在股骨中上段,扶拐行走时患肢应保持外展 30°,股骨下段及小腿骨折扶拐行走时,患肢应保持中立位。步幅不宜过大,速度不宜过快,每分钟不超过 25 步,双下肢骨折离床活动应在骨折达到临床愈合期,一般在 8 周左右,而且下地活动最好有外固定保护。在下肢骨折临床愈合期后,可由双拐改用单拐行走锻炼。其原则是:股骨干中上段,股骨下段或小腿骨折有轻度向外成角者,应先去患侧拐,以保持在行走时患肢外展,纠正和防止成角加大,这是因为股骨中上段骨折有一向外成角倾向,其他情况应先去健侧拐杖。骨折愈合后应该及时弃拐。弃拐过早会导致骨折畸形甚至钢板弯曲或折断,影响患者的康复,可以造成双下肢力不平衡而不利于患肢的康复。弃拐的原则是骨折部达到骨性愈合。

老年人患白内障时如何护理?

(1) 避免视力过度疲劳:平时注意用眼姿势、距离、光源等恰到好处,每用眼一小时左右,可采用闭目养神、走动、仰望远处等,不要长时间在昏暗的环境下阅读和工作。

(2) 严禁长期过量地接触辐射线:长时间地接触长波紫外线,可导致慢性蓄积性晶状体损伤,诱发或促进白内障的生成和发展。因此,应尽量避免在烈日、强烈灯光或其他射线下工作和学习;户外活动应戴上有色眼镜和遮阳用具。

(3) 坚持定期按摩眼部:可采取眼保健操的方式进行按摩,以加速眼部血液循环,提高眼球的自身免疫力。

(4) 注意饮食调节:白内障的形成与晶体内维生素 C、维生素 B_6、谷胱甘肽、氨基酸及某些微量元素有关,故应多吃含上述物质的蔬菜、水果、鱼、肉(动物肝脏)及蛋类物质。少食辛辣香燥、油腻而又不好消化的食物。

(5) 节制房事:老年性白内障大多肝肾不足,精血亏损,若再加纵欲,往往会加重晶体浑浊,视力模糊。

(6) 保持乐观情绪:避免过多的情志刺激和波动,保持乐观情绪,利于康复。

老年人患青光眼时如何护理?

青光眼是一种严重的眼病,主要是眼内压力增高给眼球组织视力功能带来一系列的损害,如不及时治疗,往往引起难以挽救的失明。

(1) 保持大便通畅:大便秘结可使眼压升高,所以每天要保持大便通畅,可服纯蜂蜜 100 毫升,加温开水少许,既能通便,又能降低眼压。同时也可多食富含维生素的蔬菜水果,多吃胡萝卜、少吃肉类糖类食品,因肉类糖类食品不含纤维素,会减弱胃肠蠕动。尽可能不吃或少吃刺激性食物,如辣椒、生葱、胡椒、生大蒜等。

(2) 控制饮水量:饮水一次不要过多,可以把一天要喝的水量分成几次喝,每次饮水量最好不要超过 500 毫升,因为在短时间内大量饮水会造成血液稀释,眼内房水就要增多,眼压容易增高。浓茶、咖啡尽量少喝或不喝。

(3) 戒烟限酒:由于烟中的尼古丁可影响视神经的血液循环,一氧化碳阻断氧的供给,焦油也对视神经有毒害作用。吸烟可引起一过性眼压增高,会加重加速青光眼的视神经损害。另外,含酒精浓度高的饮料与酒要加以限制。低浓度的啤酒可以饮,但不宜过量。

(4) 暗室不宜久留:因为在暗处停留过久,瞳孔散大,造成前后房之间的交通发生一时性阻塞,使房水的流通受阻,诱发急性青光眼。因此室内光线要充足,多到室外活动。若因特殊原因需要在暗室停留,或在看电影、电视时,应先滴缩瞳剂。

(5) 不宜戴墨镜:戴墨镜可产生类似暗室的散瞳反应,时间一长可引起眼胀、不适,甚至眼压升高,未行手术的青光眼患者最好不戴。

(6) 禁止口服或肌注阿托品类药物:如遇腹痛、手术等特殊情况,应及时告诉医生,改用其他药物。

(7) 防止复发:由于寒冷刺激使血管一过性收缩,引起血管舒缩功能失调;天气闷热,人常感到胸闷发憋,情绪急躁,加上睡眠不好等多种因素而诱发青光眼。因此青光眼患者在冬季要注意防寒保暖,尤在气候突变时要注意防护。炎热天要安静休息,尽量保证睡眠,以减少发作。

(8) 定期复查:对一些生活有规律、能按时点眼药、眼压始终维持在正常水平的青光眼患者,可以每1~2个月到医院测量一次眼压,6个月复查一次视野及检查眼底,有条件时最好每年进行眼底照相一次,观察视盘的变化。对一些生活和情绪控制不好、眼压不稳定、用药后眼压时高时低并在劳累或睡眠不足后升高者,应每2周左右复检一次眼压,每月检查一次眼底。如患者自觉视野进行性缩小、视力减退明显时应立即就诊。

老年人耳聋时如何护理?

老年人听力下降时,有"听其声,不解其意"的现象,听几个人同时讲话分辨能力差,对有口音的生人听其讲话更吃力,越劳累时听力越差,同时伴有耳鸣等。老年性耳聋与日常生活环境及不良习惯有密切关系,例如长期的噪声刺激、多年的吸烟饮酒、高血压动脉硬化、肾脏疾病或使用耳毒性药物等。如果早一点及时对生活方式进行科学调整,老年性耳聋是完全可以预防的。

老年人耳聋时的护理措施有:

(1) 正确判断听力障碍的程度,观察有无以下情形:① 说话习惯有改变,倾向于大声说话或希望别人大声说话。② 经常要求重复讲过的话。③ 置身人群中说话减少或不参与谈话，显得忽视周围发生的一切。④ 对人们告诉的事常常表示怀疑。

(2) 仔细检查有无耳垢堆积。如有则滴入油剂，软化耳垢，再予以清除。不要用尖锐的耳挖来清除耳垢，应用棉花棒之类的无菌并柔软的物体来清除耳垢。在高度噪声环境下时，应用耳罩、耳塞保护耳朵。

(3) 戴助听器需要一个适应过程。长期耳聋，习惯了周围的“寂静”，戴上助听器以后会感到吵闹不适，一段时间以后就会养成习惯了。初戴助听器的老年人在戴助听器之前应学会助听器各种开关的使用方法。使用时音量不要过大，以刚好能听到对方声音为止。使用过程中要学会电池的安装，使用助听器时，要倍加爱护，保持助听器及其部件清洁干燥，避免受潮湿、磕碰，耳塞要经常擦拭，以免耵聍堵塞影响效果。注意保护导线和插头，不要用力拉拽，不用时关掉电源，长时间不用应将电池取出，这样可以延长助听器的寿命。

(4) 定时接受医生检查和诊治。听觉衰退与人沟通产生困难，领悟力因而减低，选择佩戴助听器帮助听觉。选用助听器应去医院做电测听检查，理想的助听器要根据听力损失的类型及频率和响度改变的程度而定。要在医护人员的帮助下正确选用。

(5) 加强体育锻炼能促进周身血液循环，改善内耳的血液供应。有一种耳保健功，即用双手指敲打耳乳突部数下，用手举按耳一下，如此反复数十次。这种活动持之以恒可以促进耳局部血液循环，可以试试。

(6) 外出时，因听觉迟缓，老年人横过马路时，容易发生交通意外。因此家人应尽量陪伴外出，横过马路时，也应尽量注意交通灯或过斑马线，年轻人应协助例如横过马路。

(7) 老年人要积极治疗高血压、糖尿病等慢性疾病，应尽量避免使用可引起听力障碍的药物，如链霉素、庆大霉素等。

(8) 必要时在沟通中可采用书面交谈或手势等非语言交流技巧辅助交谈，以表达意图。

(9) 老年人可用手掌按压耳朵和用手指按压，环揉耳屏，每日 3～4 次，以增加耳膜活动，促进局部血液循环，防止听力下降。

(10) 衰老是正常生理现象，消除精神心理障碍。如让家庭和社会对患者给予关怀和帮助，同时护士也经常与患者进行沟通交流，尊重和重视患者，使老年人树立生活的勇气。

老年人拔牙及佩戴义齿时如何护理?

牙痛时千万不能随便拔牙，现在牙科技术和牙用材料发展很快，有许多患牙经过完善的治疗和修复不影响美观及咀嚼功能。另外老年人常常有多种疾病，尤其心血管疾病，在拔牙前要做好体检，并在有抢救条件的医院拔牙。

(1) 拔牙护理：拔牙前应根据老年人自身情况，决定是否耐受拔牙，例如感冒及其他急性病，应等身体康复后再行拔牙。有心脏病老年人应经检查，医生同意方能行拔牙。6个月内心脏病发作的患者应禁止拔牙，有高血压的患者，应于当日服用降压药物，测量血压在160/90毫米汞柱以下，才可以拔牙。在拔牙前应正常进餐，以防止注射麻醉药物时因血糖过低而晕厥。要消除紧张情绪，积极配合医生，避免紧张而导致晕厥。拔牙后咬紧棉球或纱布卷，30～40分钟后吐掉，以达到压迫止血的目的。其次拔牙后当日不要漱口及舌舔或吮吸拔牙创面。拔牙窝内的血块起到覆盖创面的作用，如拔牙窝内无血块充填，易引起伤口感染。拔牙当日如唾液中有少量的血丝，属于正常现象，不用惊慌，可进食些较凉的软食。如果拔牙前有炎症，则术后可适量用些抗生素以防止感染。

(2) 佩戴义齿的护理：戴义齿会有异物感，语言不清晰，唾液分泌增加、恶心等现象，应耐心使用，逐渐习惯；初戴时应反复练习、咬合和发音，咀嚼一段时间后再开始吃软食，尽量少用门牙部位的义齿啃苹果、梨等食物，以防止义齿脱下。义齿一般承受力为2～3千克，因此最好不要吃各种带硬壳的东西。糯米、软糖之类黏性的食品要少吃，防止将义齿黏住，使之脱离牙床。如果实在想吃最好量少一些，并分多次咀嚼。冷油条等食物可能会嵌入义齿，又易黏落义齿，应避免食用。保持义齿的清洁卫生，做到每餐后刷牙清洗，晚上睡觉时脱下，早上洗刷干净再置入口中。洗刷时应放点牙膏用牙刷顺齿缝刷。义齿在初戴1～2个星期内若有疼痛、不适，应立即去修改。全口义齿每隔3～6个月要去医院检查一次。如义齿不慎折断应将各部分保管好，带到医院修理，一般可以恢复原样。

老年人患牙齿过敏症时如何护理?

牙齿过敏症是指牙齿遇到冷、热、酸、甜、硬物等刺激，所引起的一种异常的酸软疼痛的感觉,这会给老年人生活带来痛苦,应及早预防。

(1) 尽量避免咀嚼坚硬食物,改变经常一侧咀嚼习惯。因为老年人长期用牙,而且牙质硬度下降,使牙齿最外一层珐琅质过度磨损。交替双侧用牙,对保护牙齿有利。

(2) 保持口腔清洁。提倡早晚刷牙,饭后漱口,定期清除牙石。因为老年人唾液分泌减少,口腔自洁作用差,如不能保持口腔清洁,微生物就会大量繁殖,造成牙周病,因而使牙龈萎缩,牙龈暴露,引起牙齿过敏症。

(3) 选择合适的牙刷,保持正确的刷牙方法。牙刷不宜过大,毛束不宜过密,毛质不宜过硬,这样才能既有利于牙齿的清洁,又不至于损伤牙龈。刷牙时要顺着牙缝方向刷,不要用力过大,这样既有利于牙齿间隙内食物残渣及菌斑去除,又有利于牙齿珐琅质的完整。否则,容易损伤牙龈,造成牙颈部形成楔状缺损,发生牙齿过敏症。

老年人患带状疱疹时如何护理?

带状疱疹的治疗以止痛、消炎、防止继发感染和缩短病程为治疗原则。

家庭护理的主要措施是:① 告诉老年患者注意休息,避免弄破水疱。② 皮肤护理应保持局部清洁,应穿柔软、干净的内衣,避免摩擦而引起疼痛,以免水疱破裂继发感染。已破水疱可外涂龙胆紫液,继发感染时用抗生素软膏。③ 用含 40%疱疹净的二甲亚砜溶液湿敷,每日 2 次,可减轻疼痛、缩短病程。④ 发现神经痛可遵医嘱给患者用阿司匹林、吲哚美辛等,可以配合针灸及理疗。⑤ 剧烈疼痛可用曲安奈得溶于普鲁卡因或利多卡因局部浸润麻醉,一次总量不超过 0.25 克。⑥ 眼部损伤可用疱疹净滴眼液点眼,并以阿托品滴眼扩大瞳孔,以防发生粘连。⑦ 遵医嘱给予无环鸟苷静脉缓慢滴注,每日 15 毫克/千克,7 天为一疗程,可抑制病毒复制,减轻急性疼痛。⑧ 病情较重者给予高维生素的清淡饮食,鼓励患者多饮水。⑨ 关心体贴患者,耐心解释疾病的特点,以增强患者战胜疾病的信心,积极配合治疗。

四、老年病的康复与护理

老年病的康复护理内容有哪些?

(1) 控制原发疾病及功能障碍。譬如,对脑血管意外、糖尿病、冠心病等首先是尽早稳定病情,阻止功能障碍的继续发展。因此,对这些患者要密切注意观察分析和预测病情变化,并给予及时处理。

(2) 预防继发性的并发症。老年患者常见的继发性并发症有抑郁、肺炎、压疮、大小便失禁、肌肉失用性萎缩、静脉血栓形成以及心理性依赖等。这些并发症大多是因长期卧床、缺少活动、得不到精神安慰、缺乏保健指导和良好心理护理等所致。护理人员应针对原发疾病,采取必要的措施加以预防。

(3) 恢复已丧失的进行功能性活动的能力。采用各种物理治疗、作业疗法、语言疗法、心理治疗、营养治疗、康复工程学、临床康复等康复医疗的手段,改善功能障碍,促进全面康复。在康复过程中,患者主动参与和积极配合,是康复成功的关键。要帮助患者克服心理障碍,调动积极性,主动配合,以达到康复的目的。

(4) 帮助患者重返社会。在改善和恢复功能的基础上,以重返社会为目标,进一步实施身体和心理上的适应性训练,或学习新的技能,使老年患者能适应外界环境要求,参加家庭生活和一定的社交活动。伤病和残疾使人暂时离开社会生活,住院治疗或卧床在家,康复护理就是要帮助患者恢复机能,重新走出家门,重返社会。

(5) 适当调整改变周围环境,适应患者的机能状况。有些残疾患者经过这样或那样的康复仍可能会留下永久性的机能性缺陷或残疾,而且这些缺陷或残疾无法适应通常的环境,需要对环境做出必要改变。如家庭房间的布局,通道和出入口宽松以便轮椅通过等。

(6) 家属要积极配合与参与康复护理,对于稳定患者的情绪,鼓励患者坚持训练、配合康复治疗等均起到至关重要作用。

老年病的康复服务方式有哪些？

世界卫生组织提出康复服务的方式有三种：

（1）康复机构的康复：包括综合医院中的康复科、康复门诊、专科康复门诊、康复医院（中心）、专科康复医院（中心）等等。这种康复机构有较完善的康复设备，有经过正规训练的各类专业人员，工种齐全，有较高专业技术水平和经验，能解决复杂的康复问题。康复服务水平高，但病、伤、残者必须来院，方能接受康复服务。

（2）上门康复服务（ORS）：具有一定水平的康复人员，离开康复机构到病、伤、残者家庭或社区进行康复服务。服务内容有一定限制。基本服务方式：① 家庭病床式的上门治疗，包括有药物治疗、针灸、推拿、理疗等。② 指导家庭训练员，帮助患者进行简单的机能训练。③ 上门直接指导患者进行家庭康复，并提供有关康复咨询。

（3）社区康复：依靠社区资源（人力、财务、技术）为本社区病、伤、残者就地服务。强调发动社区、家庭和残疾者、残障者参与，以医疗、教育、社会、职业康复（全面康复）为目标，并建有固定的转诊系统，解决当地无法解决的康复问题。三种服务是相辅相成的关系，并不互相排斥，没有良好的“康复机构的康复”建设，就难有良好的社区康复；没有社区康复，康复机构的康复无法解决占人口7%～10%残疾、残障者的康复问题。

老年人如何进行功能训练？

（1）骨盆底肌肉运动训练：双腿分开坐在椅子上，双脚触地，身体向前，紧缩尿道及肛门附近的肌肉，如同阻止尿液排出状，维持5秒钟，然后放松，休息5秒钟后再重复进行。此练习可以随时随地做，可加强骨盆底肌肉锻炼，防止老化引起的小便失禁等排泄方面的健康问题。

（2）叩齿锻炼：晨起和入睡前口腔清洁后张大嘴巴上下牙用力叩齿100次左右，或1～2分钟，可加强口腔肌肉，并预防牙周病，减少牙脱落等疾病，维护口腔健康，使老年人更好地享受生活。

（3）自我保健按摩强身法：操作简便，效果良好，值得一试。

① 头面部：a. 运舌：口唇轻闭，舌体在口腔内、外卷伸运动，约30余次。b. 擦脸：两手掌在脸颊部上下做“洗脸”动作式的来回摩擦，不用毛巾，不用水，约20余

次。c. 梳头:手指(除拇指)微微弯曲呈爪状,从前额沿头顶至脑后梳刮头皮,或直接用木梳反复梳刮头皮,20～30 次。d. 点迎香穴:在鼻翼两旁揉压迎香穴,每次同时揉压 3～5 秒钟,作 5～10 次。e. 揉太阳穴;两拇指掌面分别按揉太阳穴,共 5～10 次。f. 理眉:两手中指掌面分别自眉间开始,向外沿着眉弓反复理抹,共 5～10 次。

② 胸腹部:a. 擦胸:用手指掌面在前胸皮肤上下顺序摩擦,共 30～40 次。b. 揉腹;右手掌放脐部,左手放右手背上,在腹部作顺时针方向揉压旋转 30～40 次。c. 叩腰:取坐位,两手半握拳,以拳眼轻叩腰背或肾俞穴,共 30～40 次。

③ 四肢:a. 摩拳:一手握拳,另一手掌包拳以摩擦,左右交互进行,同时旋转手,共 40～50 次。b. 揉合谷:合谷位于两手虎口,以另一手拇指按压合谷穴,同时揉压 3～5 秒钟,两手交替进行,共 40～50 次。

饮食动作的训练有哪些内容?

(1) 维持坐位平衡训练:先坐起,坐稳,或以靠背支撑坐稳;再训练无靠背,自行坐稳。由坐在靠椅上到坐在凳子上,并学会在坐位作前后、左右改变重心的练习。

(2) 抓握餐具训练:开始先抓握木条,继之用匙、筷子、刀叉等。丧失抓握能力者无法使用普通餐具,需将食具加以改造,如将碗、碟固定在桌上,使用特制横把、长把匙等。

(3) 进食动作训练:先模仿进食,训练手部的协调动作,然后准备易被拿取的食物,练习进食。

(4) 咀嚼和吞咽训练:吞咽困难者在意识清楚并能顺利喝水时,可以试着自己进食。先从糊状食物稀粥开始,继之半流食,从小量过渡到正常饮食量。

如何训练老年偏瘫患者脱、穿衣服和清洁、修饰?

(1) 脱、穿衣服训练:穿衣时,先穿患肢;脱衣时,先脱健肢。这样容易完成穿脱动作。如患者功能活动范围受限,穿脱一般衣服困难,则需设计特别服装。如前面宽大,前面开合式衣服,必要时使用拉链、按钮、搭扣、松紧带等。

(2) 清洁、修饰动作训练:根据患者残疾情况,尽量训练患者洗漱、梳头等个人卫生活动自理。偏瘫者可先训练健侧手代替患侧手操作,再训练患侧手操作,健侧手辅助。必要时也可设计辅助器具，如改造牙刷。在日常生活能力训练中，沐浴消耗体力较大，容易跌倒，危险性较大，对老年人来说是最困难的问题。首先，沐浴以起居移动动作的稳定为前提，利用淋浴椅，可根据需要在墙壁上安置扶手。

移动动作的训练有哪些内容?

移动训练是帮助因某种功能障碍而不能移动的老年残疾者，借助手杖、拐杖等学会独立完成日常生活活动，其目的主要是防止肢体废用萎缩，尽快恢复患肢机能。因此移动训练宜早期进行，主动训练，逐渐增量。

(1) 床上移动：偏瘫的老年人可将双手指交叉在一起，上肢伸展，先练习前方上举，并练习伸向侧方。在翻身时，交叉的双手伸向翻身侧，同时屈曲的双腿倒向该侧，至侧卧位，然后返回仰卧位，再向另一侧翻身。每日多次地进行，必要时训练者可给予帮助。注意翻身时头一定要先转向该侧。

(2) 立位移动：当患者能平衡站立时即可训练，扶持行走训练时先将两脚保持立位平衡状态，行走时一脚迈出，身体就要向前倾斜，重心转移到对侧下肢，两脚交替迈出。

(3) 应用助行器训练：主要指需要拐杖辅助行走的老年患者，在使用拐杖前需先进行必要的肌力训练与平衡训练。经过必要的准备训练后再根据患者特点选用适当的步法，训练用拐杖行走。用拐行走的常用步法有：① 4 点交替法：先动左拐，再动右足；继动右拐，再动左足。② 3 点法：双拐及患腿同时前移；然后健腿上前一步。③ 2-2 法：先迈左腿，再迈右腿，两拐不动以负重；然后两拐分别或同时摆向前。④ 3 点支撑法：将两拐稍向前移；然后将两腿拖至拐后。⑤ 摆动步法：利用腰背力量将两腿摆至拐前或拐后，然后两拐前移。⑥ 单拐步法(拐在患侧)：健腿前出一步，然后患腿与拐同时上前一步。

(4) 上下楼梯的训练：能够熟练地在平地行走后，可进行上下楼梯的训练。① 扶栏上下楼训练：偏瘫者健手扶栏，先将患肢伸向前方，用健足踏上一级，然后将患肢踏上与健肢并齐。下楼时亦是健手扶栏，患足先下降一级，然后健足再下与患足并齐。② 扶杖上下楼训练：上楼时先将手杖立在上一级台阶上，健肢蹬上，然后患肢跟上与健脚相并。下楼时先将手杖置于下一级台上，健肢先下，然后患肢再下。

老年人如何选用轮椅?

轮椅是一种重要的康复代步用具。老年人虽能行走,但体力较差;或因关节、肌肉、神经系统等疾患行走困难,虽借助其他工具能行走,但均需用轮椅作为长距离活动的代步工具。使用轮椅,老年人可以完成日常活动,进行身体锻炼,参与社会活动。这不但提高了他们的生活质量,也使他们在生活中实现了自我,有助于身心的健康。

(1) 乘坐轮椅必须舒适,能维持良好的姿势,操作方便、安全,要求尺寸与使用者身体适当。

(2) 便于移乘:为了方便老年人由侧方从轮椅上移到床上、椅上、便器上,最好使轮椅尽可能地靠近目的物。

(3) 要有良好的制动器:老年人体力弱可选择杠杆式的刹车。室外用时可选择直接式刹车。

(4) 轮椅要便于搬动、存放,折叠式轮椅要轻便。

(5) 轮椅的驱动有多种方式:一般老年人用的以他人手推式的为好。如老年人体力、上肢肌力较好者可以选用自己操作,不宜选用电力驱动。

(6) 选用轮椅宜向康复医师咨询,决定轮椅类型、尺寸、然后按医生要求选用。

(7) 如老年人有下肢机能障碍(偏瘫、截肢等)者,拟自己驱动轮椅,使用前应经过训练。

如何训练从床上转到轮椅上?

(1) 偏瘫患者转移步骤:患者平卧于床上,用健手将患侧上肢从腕部提起,再将其横放在自己的腹部。将自己的健足放在病侧腿的膝部下面,然后健足向下滑动直至患侧踝部。此时用健侧腿和足使患侧腿稍屈曲并抬起,保持这种足支撑位,用健手抓住床的扶手将两腿滚到健侧,同时向健侧翻身,准备坐起。当患者将腿移过床沿时,抓紧并拉住床扶手,将自己的躯干摆动到坐位。要指导患者充分利用重力和惯性,连贯地完成这些动作。陪伴家属则应在旁密切监护。特别是在初学时,应加强保护,以防意外发生。坐起后,将两足分开,稳固地踏到地上,以维持平衡。将轮椅置于健侧,与床成 30°～45°角,轮椅面向床尾,关好刹车。将脚踏板移向一边。

患者坐在床边，躯干向前倾斜，同时用健侧手足向下撑而移向床边。然后健膝屈曲超过 90°，并把健侧足移到病侧足的稍后方，这样便于两足的自由转动。抓住床扶手（若平衡不稳，则抓住较远的轮椅扶手的中部），此时是准备站立体位。以健手撑起身体，将身体大部分重量在健腿上站立。健手放在轮椅的远侧扶手上，以健腿为轴心旋转身体坐在轮椅上，患者在轮椅上调好自己的位置。松开刹车，轮椅后退离床，将脚踏板摆到原来位置，用健侧手将患腿提起，将足放到脚踏板上。

（2）双下肢瘫痪患者转移步骤：轮椅直角对床，关好刹车。患者背向轮椅而坐，用双手掌在床上撑起，将臀部移向床边，紧靠轮椅。以双手握住轮椅扶手中央，用力撑起上身，向后使臀部落在轮椅内。打开刹车，挪动轮椅离床，直至足跟移到床沿，再关好刹车，将双足置于脚踏板上。

如何训练从轮椅上转到床上或马桶上？

（1）从轮椅转到床上：轮椅朝向床头，关好刹车，以健手提起患足。将搁脚板移向旁边。躯干向前倾斜并向下撑而移到轮椅的前缘，直至双足下垂，使健侧足稍后于患足。抓住床扶手，身体前移，用健侧上、下肢支持体重而站立。转身坐到床边，推开轮椅，将双足收回到床上。

（2）从轮椅转到马桶：马桶最好高于地面 50 厘米。厕座的两侧必须安装扶手。首先将轮椅靠近厕座，关好刹好，足离开搁脚板并将搁脚板旋开，解开裤子。以健手握轮椅扶手站起，然后握住墙壁上的扶手，旋转身体坐在厕座上。乘坐轮椅的训练包括上下轮椅、操纵轮椅、乘坐轮椅的耐力训练，患者需有足够的力量以抬起和移动身体，亦需有一定平衡和协调能力。

使用轮椅移动时有哪些注意事项？

（1）使用方法应由老年患者根据身体情况选定，尽量使患者残存的机能发挥作用。

（2）反复训练，循序渐进，要多锻炼肢体的柔韧性和力量。

（3）开始训练时应有人保护，以免发生意外。

（4）感觉消失、截瘫患者乘坐轮椅可能因软组织受压发生压疮，故应每隔 10 分钟左右，可指导其按住扶手，将身体抬高几秒钟，以去除压力，改善血液循环。此外可嘱患者经常改换体位或在受压处垫以软垫，防止发生压疮。

老年病患者在日常生活活动训练中要注意什么?

(1) 在日常生活活动训练中,应仔细观察老年患者实际的活动能力,思考如何提高其活动能力,制定出最容易、最切实可行的康复训练计划。

(2) 训练应按医嘱进行,注意循序渐进,切忌急躁,注意保护,以防意外。

(3) 患者在完成一项作业时,可能要花费很长时间,护理人员要有极大的耐性。对患者的每一个微小的进步,都应给予肯定和赞扬。

(4) 由于残疾程度不同,适当的辅助用具常给患者以极大帮助,故护理人员要为患者选用适当的辅助用具。必要时需对环境条件作适当的调整。如为轮椅使用者将台阶改为斜坡,除去门栏等障碍物等。

(5) 康复训练失败的原因,常常是因为残疾者对自己各种生活活动能力的恢复缺乏信心。如能早期就对一些生活上的小动作开始训练,患者看到进步,就可树立起独立生活的信念,从而对康复治疗充满信心,完成康复训练计划。心理护理在训练的全部过程中,都会起到重要作用。

老年病患者的运动处方有哪些?

运动处方就是以增进健康,增强体质为目的而制定的一系列与个人身体状况相适应的、行之有效的科学运动方法,即用医生处方的形式规定健康运动参加者或体疗患者锻炼的内容、运动量和运动强度。运动处方包括的主要内容有:运动强度,运动时间,运动频率,运动种类等。制定老年人的运动处方,应以其体质状况为基础,在安全有效的范围内,根据实践情况不断地调整修订,并坚持持之以恒和循序渐进的原则。

(1) 运动强度:按健康水平、日常活动量、年龄、性别而定,基础体力越好,训练强度应越大,强度达到70%～85%的最大心率时,则可产生训练效应。老年人应根据个人运动试验结果而定,最初可小运动量,以后逐渐加强。各种机能锻炼都要以肌肉不痛、人不感到疲劳为度。

(2) 运动时间:每次训练时间应根据全面情况而定,即锻炼的强度、频率和健康水平,强度大,时间要相应减少。70%的最大心率时可持续20～30分钟有效,对于老年人及慢性患者可以每次5分钟,每日3次。训练在高强度下进行,每次时间超过45分钟则有害,易造成损伤。

(3) 运动频率:每周 1 次训练无效,每周 3～4 次效果最好,每周 5 次以上有副作用。

(4) 运动种类:以肌肉等张收缩为主的大骨骼肌的运动最为理想。如散步、快步行走、跑步、自行车、游泳等,根据老年人的爱好和条件进行选择。

(5) 运动禁忌:发热、感冒、自觉疲劳、失眠、头晕、脏器功能失代偿,一切疾病急性期都不宜运动。

(6) 运动监护:为确定运动量是否对老年人合适,一般根据心率、血压检查和运动后老年人的反应来做出评价,经过调整制定出科学的运动处方。老年人在运动前要做好活动,可采取散步、小跑及体操等全身性活动形式,时间可根据季节气候而定,一般为 10～20 分钟,以身体微微出汗为宜。准备活动后应休息几分钟再进行训练。在运动过程中,老年人一定要学会自我监督和自我保护。若出现呼吸困难、胸痛、头晕、脸色苍白及大量出汗,则应随时停止运动。运动之后应做必要的整理活动,以加速代谢产物的清除,加快体力恢复。老年人运动后做整理活动还可预防突发性死亡事故。整理活动的主要内容:1～2 分钟的缓步慢跑或步行,下肢的柔软体操和全身的伸展体操,下肢肌肉群的按摩或自我抖动肌肉的放松动作。

老年病患者如何进行腹式呼吸训练?

老年人患慢性支气管炎、慢性阻塞性肺气肿较多,肺气肿后肿大的肺泡使胸扩张、膈肌压低,患者多采用胸式呼吸。这种呼吸改善肺通气机能甚微,却增加了氧的消耗,因此,护理人员要训练患者恢复腹式呼吸。方法如下:

(1) 放松训练:抬肩(耸肩)或收缩胸肌,然后放松,进一步全身放松,要消除紧张情绪。

(2) 缩唇呼气:呼气时将嘴唇缩紧呈口哨状,使气体缓慢地通过缩窄的嘴唇,徐徐吹出。

(3) 腹肌训练:呼气时要使腹部下陷,吸气时要鼓腹,不要在吸气时收缩腹肌。常采用暗示法,即以一手按在上腹部,呼气时腹部下沉,此时该手再稍加压用力,使腹压进一步增高,迫使膈肌上抬。吸气时,上腹部对抗该手压力,将腹部徐徐隆起。呼吸时保持吸气 2～3 秒钟,呼气 4～6 秒钟,使呼气与吸气的时间比为 2∶1。腹式呼吸训练可分为坐位、站立、行走顺序进行。行走训练时,步调要配合呼吸,吸气时两步,呼气时四步。腹式呼吸训练时应注意:训练时呼吸次数应控制在每分钟 8 次左右。每次训练5～7次呼吸，休息后再练。

老年卧床患者如何做保健操？

大部分家庭老年人都体弱行动不便，因此对卧床休养或疾病恢复期老年患者，宜在床上进行自我运动，并在起床时及时活动。长期卧床会产生很多并发症，例如出现肌萎缩、关节挛缩、骨质疏松、腰背酸痛、肩周炎，还会发生体位性低血压、深部静脉血栓、肺栓塞、坠积性肺炎、水肿、压疮、便秘及体温低下，精神上出现抑郁、无欲、拒食、睡眠障碍及假性痴呆，此外，还易发生泌尿系感染、泌尿系结石。因此，卧床休养或疾病恢复期老年患者，只要在床上可以自行活动，应该尽可能锻炼，可做卧床保健操。冬季锻炼时应穿衣、穿袜，注意保暖。做操时，要注意以下几点：

(1) 卧床以硬板床为宜，锻炼时间最好安排在早晨醒后或睡前半小时。每个动作做10～15次，重复1～2遍。

(2) 运动量大小要视各人的年龄、体质而定。锻炼后，身体微微出汗，尚有余力，有轻松、舒适和灵活的感觉，这种运动量最适宜。

(3) 要遵照循序渐进的原则。初练时，动作要柔缓连贯，不要用强力，可以选择其中的几节做。待体质增强，动作熟练后，可增加节数和重复次数，增大幅度和速度。

(4) 做操时要配合呼吸，吐故纳新，这能加强血液循环，增大肺活量。

慢性阻塞性肺病如何康复护理？

慢性阻塞性肺病呼吸功能的康复护理措施主要有：

(1) 通过对患者呼吸功能的评价，设定康复目标，通过康复技术训练，从而改善患者的健康状态。

(2) 进行康复护理：基本技术训练常见的有以下几种。① 腹式呼吸训练(膈肌训练)：吸气时要鼓腹，呼气时使腹部下陷。进行腹式呼吸的训练可以增加横膈的上下活动，呼吸深长缓慢，这样可以明显地改善通气功能及换气功能，对肺气肿患者是十分有利的。患有肺气肿的患者，只要持之以恒地练习，就会收到显著的效果。② 运动疗法：包括呼吸体操和耐力训练。进行运动疗法，可改善患者的肺功能，提高吸氧量及体力活动的耐受性，增强体质。运动的原则为：找到适合患者自身条件的运动方式和速度，运动量要从少量开始，量力而行，应逐渐增加运动的耐受量，锻炼时以出现轻度呼吸气促并于停止运动后 10 分钟内完全恢复平静为度。肺气肿患者应多在室外活动，如散步，或能快速行走则快速行走，即使在室外太阳光下坐一坐也有好处。平时每天坚持做保健按摩，尤其对迎香穴(鼻翼两侧)、人中穴、风府穴(枕后正中凹陷处)、合谷穴，按逆时针方向各按摩 60 次。冷水洗脸、洗鼻有益于人的健康，在肺气肿患者中更值得提倡。③ 呼吸体操：在熟练掌握腹式呼吸方法的基础上，做扩胸、弯腰、下蹲、伸展四肢等运动。④ 耐力训练又称有氧训练法：运动项目有行走、健身跑、自行车、游泳、划船等。训练通常先从平地行走开始，根据患者的反应，以及医生规定和自身的体力选取。⑤ 有效咳嗽训练：对有大量痰液者，鼓励用正确的咳嗽方法将痰液咳出。⑥ 正确的咳痰方法：先深吸气，然后关闭喉头，在胸腔内维持约 1 秒钟时间，再收缩腹肌做咳嗽动作，同时将喉头打开，即可将痰液随喷出气流排出。不宜进行无效咳嗽。

(3) 心理康复护理：由于病程长，经多方治疗不能痊愈，且病情有逐渐进展的趋势，往往对药物治疗缺乏信心，极易产生焦虑、孤独、抑郁、恐惧等不良心理。因此必须不断地鼓励患者要有良好的心态对待疾病，积极配合医护人员进行康复治疗，循序渐进地开展康复锻炼。

心肌梗死患者出院后如何康复护理?

(1) 正确认识心肌梗死，既不要失去安全感，整日担心，不敢活动，心情抑郁，也不要产生无所谓的心理。保持乐观、愉快的情绪，树立战胜疾病的信心。

(2) 心肌梗死患者应解除思想顾虑，不宜长期卧床休息。长期卧床休息不但会减弱心肌的收缩力，还会引起激发性血栓的危险。要在有人陪伴的情况下散步，打太极拳，做保健操，练气功等。但不要逆风行走及快步登高，秋冬季活动时要注意保暖。运动要适度，活动时保持心率不超过 110 次/分钟；无胸痛、呼吸困难或过度疲劳；无心慌、胸闷；心电图无进一步心肌缺血的改变；收缩压上升不超过 15～20 毫米汞柱。如有异常情况，应继续保持安静。患者可根据自己体力恢复情况，3～4 个月以后，酌情恢复部分体力活动，以后可恢复全天工作。

(3) 合理饮食安排：应少食多餐，避免暴饮暴食；应选择低脂肪、适量的蛋白、水果、高维生素、高纤维素的流质或半流质饮食；应调节饮食预防便秘；尽量少食盐、茶、咖啡，忌烟酒。

(4) 坚持药物治疗：切忌擅停服药，定期门诊咨询、体检，听从医生指导用药。

半身瘫痪老年人如何康复护理?

(1) 保持功能位：保持瘫痪肢体功能位，是保证肢体功能顺利康复的前提。仰卧或侧卧位时，头抬高 15°～30°。下肢膝关节略屈曲，足与小腿保持 90°，脚尖向正上。上肢前臂呈半屈曲状态，手握一布卷或圆形物。

(2) 功能锻炼：功能锻炼每日 3～4 次，幅度次数逐渐增加。随着身体的康复，要鼓励患者自行功能锻炼并及时离床活动，应严防跌倒踩空。同时配合针灸、理疗、按摩加快康复。① 上肢功能锻炼：护理者站在患者患侧，一手握住患侧的手腕；另一手置肘关节略上方，将患肢行上、下、左、右、伸曲、旋转运动；护理者一手握住患肢手腕，另一手做各指的运动。② 下肢功能锻炼。护理者一手握住患肢的踝关节，另一手握住膝关节略下方，使髋膝关节伸、屈、内外旋转、内收外展。护理者一手握住患肢的足弓部，另一手做各趾的活动。

(3) 日常生活动作锻炼：家庭护理的最终目的是使患者达到生活自理或协助自理。逐渐训练患者吃饭、穿衣、洗漱、如厕及一些室外活动，由完全照顾过渡到协助照顾，直至生活自理。

老年人脑外科术后如何康复护理?

神经外科术后的家庭康复护理非常重要，往往能改变老年人的生存质量。家庭康复护理要点为：

(1) 功能锻炼：① 语言康复训练：采用渐进教学法，从发音器官训练开始到发单音节、单字、单词，认人、物品名称，反复读、认，巩固效果。同时利用各种刺激法，强化患者的应答能力，根据失语不同类型及程度，给予针对性指导。② 肢体功能锻炼：卧床期间，鼓励做主动活动，做站立练习时，开始在有依靠下站立，如背靠墙、扶拐等，每次 10～20 分钟，同时指导坐、站练习，依靠站立，逐渐过渡到步行。患侧上肢主要做各关节的主动练习，加强掌指关节活动与拇指的对指练习，以促进手功能顺利康复。在此过程中，给予详细指导，及时纠正，达到逐步康复。

(2) 生活自理能力训练：这是获得独立生活的主要方法，以上肢练习为主。首先学习用手提物、放下，逐步提放较大和较小物件，如皮球、筷子、笔、纸等。练习各种捏握方法，学习使用匙、梳、刷子等。在学好抓握基础上练习自己洗脸、刷牙、梳头、洗澡，开始时有人帮助，特别是洗澡。

(3) 其他：如果气管切开者重点气管切开护理，按时清洗内套管。患者休息及外出时用双层湿纱布覆盖套管口。对认知障碍者，做好智能及心理康复。经常给予听、视等刺激，有意识让患者记忆、判断，促进脑功能恢复。对留置导尿者，让患者多饮水，并进行夹管训练，以期尽早拔管。

老年人化疗后如何康复护理?

老年癌症患者实施化疗方案后，一般采用医院—院外—再次入院化疗的过程，在进行下一轮化疗之前，老年人在家休养。护理上应注意下列几点：

(1) 保持稳定的情绪，以满足感情上的需要，尊重其生活习惯，激发患者的各种兴趣，给予充分理解、支持，使患者树立战胜疾病的信心。

(2) 老年患者的胃肠功能趋于减退，化疗期间又出现胃肠反应，导致能量摄入减少，但基础代谢、肿瘤细胞的生长也都需要能量。恢复被放射性或抗癌药物损害的正常细胞，常需要摄入超过普通饮食 50%左右的蛋白质和 20%热量。应鼓励患者进易消化、富有营养、维生素高的食物，应少量多餐，保持大便通畅，避免刺激性、腌制品等食物，禁止饮酒、吸烟。

(3) 定期服药。老年患者在院外休养期间，常用药不规则，或因年老健忘不能及时定期服药。所以家人必须督促遵医嘱服药。

(4) 适当的活动。患者在休养期间早、中期不可长期卧床，应适当鼓励其活动及在身体条件许可下增加户外活动，保证充分的睡眠时间，必要时适当应用镇静药，使动静合理结合，有利于提高化疗的效果，延长患者的生命。

(5) 避免感染。该类患者由于化疗后免疫功能受损，受凉后易引起肺部感染，因此指导患者要定期返院检查血常规，若白细胞低于正常值时要及时治疗。勤刷牙、勤洗澡、勤换内衣裤，保持皮肤的完整性，防止创伤。平时合理的起居，应注意季节变化，增减衣服尤为重要。勿到电影院、剧院等公共地方，以防病情变化，影响下一阶段的化疗。

(6) 定期复诊。按医生要求定期复诊。

老年癌症患者的康复护理有何对策?

(1) 精神疗法:老年癌症患者家庭成员、子女要倍加关心,给老年人营造一份良好的家庭氛围,帮助老年人选择切合实际的治疗方案和生活安排,从精神上让他们做到转移癌症的不良影响,从而鼓起生活勇气,与往常一样,生活起居,劳逸结合,这样有益于康复。

(2) 营养疗法:肿瘤患者因激素与肿瘤的需要而静息能量消耗量增加,额外的能量消耗每日可达 630~1 260 千焦,而此时患者由于各种原因不能正常进食,必须劝患者多吃一点。在给患者配制菜谱时,除有刺激性食物外,只要合口味,想吃便吃,不必太多禁忌,能吃就是一种有效的治疗,吃好则营养得到改善,抗病能力增强,身体恢复,生存的信心也会明显提高。

(3) 对症治疗:患病期间,难免疼痛、恶心,由于免疫力低下,常伴并发症的发生,需要对症治疗,减轻他们的痛苦。对老年癌症患者应从精神上予以关照,生活上饮食上加强,从而真正在有限的时光里,快快乐乐享受每一天。如果做到这一些,老年癌症患者是有可能转危为安、化险为夷得到康复的。

老年性痴呆患者如何康复护理?

(1) 反复强化记忆:痴呆患者记忆力不好,所以不要让患者外出,以免走失。还要帮助患者逐渐适应自己居住的环境,如患者不知厕所、饭厅及自己的房间,要反复带患者辨认,说明房间的特点,还可做些一目了然的标记,如图画,数字等,帮助患者记忆。另外,有的患者年轻时喜爱音乐、跳舞等文艺活动,应鼓励患者多参加娱乐活动。对会讲外语的患者,多跟他说外语,也可以逐渐地帮助他恢复以前的记忆。有的患者不认识自己的亲人,应让家属多探望,聊家常,以强化他的回忆。

(2) 帮助患者生活自理:生活有规律,避免白天睡,夜晚有精神,吵闹他人。如每天早上 6 点起床,带患者洗脸、刷牙、吃早点、活动。午饭后,休息一会儿,下午让患者干些力所能及的劳动,如擦桌子、扫地等。晚饭后,看会儿电视,有家人陪着聊聊家常最好,8 点以后吃药、洗漱、休息。天天这样强化训练,使患者逐渐适应新的作息时间,做些力所能及的事,逐渐做到生活自理。

(3) 保证营养:保证患者每天定时、定量饮食,以确保营养的摄入。患者不知饥饱，到吃饭时间，要让患者吃饭，并让患者吃饱。每次吃饭后，告诉患者吃的食物是什么，如吃面条，告诉患者吃的是面条，以强化患者记忆。还要告诉患者什么东西能吃，什么东西不能吃，以避免患者随便拣脏东西吃。

(4) 用药护理：凡经医生诊断为老年痴呆的患者，无论病程长短，常常需要接受药物治疗，一般以口服给药为主。服药应注意以下几点：① 痴呆老年人常忘记吃药、吃错药，或忘了已经服过药又过量服用，所以老年人服药时必须有人在旁陪伴，帮助患者将药全部服下，以免遗忘或错服。② 对伴有抑郁症、幻觉和自杀倾向的痴呆患者，家人一定要把药品管理好，放到患者拿不到或找不到的地方。③ 痴呆老年人常常不承认自己有病，或者常因幻觉、多疑而认为家人给的是毒药，所以他们常常拒绝服药。这就需要耐心说服，向患者解释，可以将药研碎拌在饭中吃下，对拒绝服药的患者，一定要看着患者把药吃下，让患者张开嘴，看看是否咽下，防止患者在无人看管后将药吐掉。④ 痴呆患者服药后常不能诉说其不适，家属要细心观察患者有何不良反应，及时调整给药方案。⑤ 卧床患者、吞咽困难的患者不宜吞服药片，最好研碎后溶于水中服用。昏迷的患者要插鼻饲管，由胃管注入药物。

(5) 记忆锻炼：① 瞬时记忆锻炼：可以念一串不按顺序的数字，从三位数起，每次增加一位数，念完后立即让患者复述，直至不能复述为止。② 短时记忆锻炼：给患者看几件物品，令其记忆，然后请他回忆刚才看过的东西。③ 长时记忆锻炼：让患者回忆最近到家里来过的亲戚朋友的姓名，前几天看过的电视的内容，家中发生的事情。④ 平时日常生活中随时注意患者的记忆锻炼：可以指导患者制定生活作息时间表，让患者主动关心日期、时间的变化，督促患者按规定的时间活动和休息。鼓励患者关心家中的事情，多与家属成员和邻居交谈。患者的日常生活用品的放置有规定的地方，尽量让患者自己取放。陪同患者外出也尽量让患者自己辨别方向，或告诉患者该如何走。对于言语困难患者，可在经常接触的用品上贴上标签，帮助读出物品的名称。多培养、鼓励患者参加各种兴趣活动，如果由于病情发展，原有爱好已不适合，可培养新的爱好。老年人种花是项很好的活动，对于花的种植、养护、观察都需要有记忆的参与，而且有益于身心健康。

五、家庭护理技巧与高龄老年人护理

常用的急救复苏方法有哪些?

老人因病或突发意外而致心跳、呼吸停止,家属应进行必要的现场抢救,这往往可在医务人员到来之前为抢救赢得宝贵的时间,增加了生还的希望。

(1) 人工呼吸:主要用于呼吸停止者。判断呼吸是否停止可观察胸部、腹部有无起伏,也可将棉花丝放在鼻孔察看。一旦确定呼吸停止,则应立即施行人工呼吸,使之呼吸恢复。① 首先必须保持呼吸道畅通,这是人工呼吸成功之前提。在实施人工呼吸前,应迅速清除患者口腔异物,包括义齿、食物、分泌物、呕吐物。同时采取仰头抬颏法,即一手加压患者额部使头后仰,另一手食指、中指托起下颏,使下颏前移,舌根离开咽后壁,使气道畅通。② 口对口人工呼吸,这是最简便有效的方法。病人取仰卧位,术者一手放在病人前额上,拇指、食指掐紧病人鼻孔,另一手分开口唇。先深吸一口气,以自己口唇贴紧病人嘴唇,用力吹气,使病人胸廓隆起;然后松开鼻孔,让病人自动呼出气体。如此反复进行,每分钟 12～16 次左右。对牙关紧闭、面部受伤不宜口对口呼吸的病人,可以同样的要求和方法,进行口对鼻的人工呼吸。若心跳也停止者,在进行人工呼吸的同时,应配合胸外心脏按压。一般每压心脏 4～5 次,进行一次人工呼吸。

(2) 心脏复苏:心跳停止者可实施心脏复苏术。判断心跳停止与否可用听诊器听或用手触摸颈部动脉有无搏动感。① 心前区叩击。术者握拳以中等力量叩击患者胸骨中下 1/3 交界处。方法是距胸壁上方 20～25 厘米高度突然垂直往下叩击,可产生一定的生物电能,有助于心脏复跳。若连击 3～5 次仍无反应者,则应改为胸外心脏按压。② 胸外心脏按压。患者应平躺硬板床或地上,头部平放不抬高。术者左手放在患者胸骨中下 1/3 处,右手压在左手背上,垂直适度用力,有节奏地按压,应使胸骨下陷 3～4 厘米,每分钟约按 60～70 次。注意用力不能太猛,以免胸骨、肋骨骨折;但也不可太轻,轻了达不到复苏目的。

老年人的生命体征如何观察?

生命体征包括体温、脉搏、呼吸、血压、瞳孔等,这些体征的变化往往反映病情的变化。

(1) 测量体温:常用有玻璃水银柱式体温计、电子体温计。玻璃水银柱式体温计在使用前用酒精棉球擦拭消毒,将水银柱甩到 35 ℃以下置于测温部位,测好后读数。手不能接触温度计的水银柱槽端,以免手的温度影响体温读数。测口温时将温度计置于舌下热窝处,用鼻呼吸,不能说话,需要 3 分钟。测腋下应先将腋下汗液擦干,需要 5～10 分钟。电子体温计现在也使用广泛,如果经济许可,电子体温计对老年人更合适,电子温度计使用简单,测量时将探头插入塑胶护套置于测量部位,当温度计发出蜂鸣声 3 秒钟后即读数。测温前应避免进食、饮水、热敷、洗澡、坐浴、灌肠、降温以及剧烈运动;口腔测体温时,万一咬破水银柱式温度计,应立即清除口腔内玻璃碎屑,用清水漱口,再口服鸡蛋清或牛奶,以保护消化道黏膜并延缓汞的吸收,多食用粗纤维食物增加大便排泄。一般根据热度可划分低热:37.5～37.9 ℃;中等热 38～39 ℃;高热 39～40.9 ℃;超高热 41 ℃以上。不管什么程度的发热,老年人都应该及时就诊,明确诊断,尽快治疗。如果体温超过 39 ℃,在家可用冷毛巾冰袋头部冷敷并立即送医院诊治。

(2) 测量脉搏:脉搏是指在身体浅表动脉上可以触摸到的搏动,是由心脏节律性收缩和舒张引起动脉血管壁的相应扩张和回缩产生的。正常情况下,脉率和心率是一致的。观察脉搏可以观察到心脏功能的情况。正常成年人的脉搏为每分钟 60～100 次,可随活动和情绪等因素而变动。一般选择测量桡动脉。测量时,将食指、中指和环指的指端放在桡动脉表面,用力大小以清楚摸到波动为准,位置大约在腕关节近心端 2 厘米,靠近大拇指侧。注意不要用大拇指测脉搏,以免大拇指自身手指小动脉的搏动影响测量结果。一般数 30 秒钟,所得结果乘 2 即得每分钟脉率。心脏病患者则数一分钟。如怀疑患者是心搏骤停或休克时,应选颈动脉和股动脉等较大血管测量脉搏数。偏瘫者应选健侧肢体。

(3) 测量呼吸:正常呼吸表现为胸壁自动,频率和深度均匀平稳。有节律的起伏,一吸一呼为一次呼吸。成人在安静时每分钟 16～20 次,呼吸率与脉率之比约为 1∶4。呼吸可随运动、情绪等因素的影响而发生频率和深浅度的改变。劳动和情绪激动时呼吸增快；休息和睡眠时较慢。观察患者胸部或腹部起伏次数，一吸一呼为一次，观测时间1分钟；危重患者呼吸微弱不易观察时，用少许棉花置于患者鼻孔前，观察棉花被吹动的次数。

（4）测量血压：血压是指血液在血管内流动时对血管壁的侧压力一般指动脉血压，在无特别说明时均指肱动脉血压。正常成人收缩压为90～140毫米汞柱，舒张压为60～90毫米汞柱。一般来说，血压随年龄的增长而升高，尤其是收缩压，40岁以后每增长10岁，收缩压升高10毫米汞柱，而舒张压无年龄变化。对老年人心血管疾病的监测关键依靠对血压的监测，所以有老年人的家庭最好备用血压计并学会使用。一般常用有三种血压计：汞柱式、表式和电子式。汞柱式、表式测量方法：将袖带平整缠于上臂中部，下缘距肘窝2～3厘米。松紧以能插入一个手指为宜，摸到肱动脉波动处，将听诊器胸件置于该处，一手扶住，戴好听诊器，另一手关闭气门，充气至肱动脉搏动消失，再升高20～30毫米汞柱后拧开气门，缓慢放气，观察汞柱或血压表上所指刻度。听到第一声搏动时，为收缩压的数值；以后搏动音渐强，当搏动音突然变弱或消失时，为舒张压的数值。汞柱式和表式血压计测量方法家人不容易掌握，最好在护士或医生帮助下掌握测量方法，可在家为老年人监测血压，否则血压测不准容易掩盖病情。电子血压计现在质量越来越好，使用简便，不需要使用听诊器，按动充气式按钮，按照机器提示读取数值。所以家庭使用最方便的是选择质量过硬的电子血压计。老年人自己也可以很快地掌握。

（5）观察瞳孔变化：瞳孔变化是许多疾病病情变化的重要指征，特别是颅脑疾病、药物或食物中毒等。正常瞳孔在自然光线下为2.5～3.5毫米，两侧等大、等圆。边缘整齐，对光反应灵敏。当光线照射瞳孔时双侧瞳孔立即缩小，移去光源后又迅速恢复原态。当一侧瞳孔受到光线刺激后，对侧也立即缩小。瞳孔小于2毫米为缩小，大于6毫米为扩大，均属异常。不同病情可引起瞳孔的不同变化。双侧瞳孔扩大，常见于颅内压增高、颅内损伤、颠茄类药物中毒；双侧瞳孔缩小，常见于有机磷农药、吗啡、氯丙嗪等药物中毒；双侧瞳孔忽大忽小，可为脑疝的早期症状，因颅内占位性病变对脑干的压迫，而引起瞳孔大小异常；一侧瞳孔扩大、固定表示同侧硬脑膜外血肿、硬脑膜下血肿或沟回疝的发生，危重患者瞳孔突然扩大，常是病情急剧变化的标志。以拇指和食指分开上下眼睑，露出眼球，用电筒光直接照射瞳孔，以观察瞳孔对光线的反应是灵敏、迟钝或消失。危重或昏迷患者，对光反应迟钝或消失。

老年人的神志变化如何观察?

神志表示大脑皮质功能状态,反映疾病对大脑的影响程度,是病情严重与否的表现之一。神志清楚表示正常;神志不清则表示病情恶化,又称意识障碍,依轻重程度可分为:

(1) 意识模糊:是轻度的意识障碍,表现为对自己和周围环境漠不关心,答话简短迟钝,表情淡漠,对时间、地点、人物的定向力完全或部分发生障碍。注意观察意识变化及患者的安全,保持休息环境的安静,供给足够的营养及水分。

(2) 谵妄:是意识模糊伴知觉障碍和注意力丧失,表现为语无伦次、幻想、幻听、定向力丧失、躁动不安等。注意床旁要设床档,防止坠床摔伤。

(3) 嗜睡:病理性的持续睡眠,能被轻度刺激和语言所唤醒,醒后能正确答话及配合体格检查,但刺激停止后又复入睡。注意观察嗜睡性质、发作时间、次数及夜间睡眠情况,唤醒进食,以保证营养。

(4) 昏睡:是中度意识障碍,患者处于深睡状态,需强烈刺激或反复高声呼唤才能觉醒,醒后缺乏表情,答话含糊不清,答非所问,很快入睡。注意血压、脉搏、呼吸及意识的变化,防坠床、跌伤。

(5) 昏迷:是高度意识障碍,按其程度可分为:① 浅昏迷:随意运动丧失,对周围事物及声光刺激均无反应,但对强烈的刺激如压迫眶上切迹可出现痛苦表情。角膜、瞳孔、吞咽、咳嗽等反射均存在。呼吸、血压、脉搏等一般无明显改变。二便滞留或失禁。病情危重,注意监测生命体征,保持呼吸道通畅,维持营养,保持二便通畅。② 深昏迷:意识完全丧失,对任何强烈刺激均无反应,腱反射、吞咽、咳嗽、瞳孔等反射均丧失,四肢肌肉松软,大小便失禁,生命体征亦出现不同程度的障碍,呼吸不规则,有暂停或叹息样呼吸,血压下降。随时有生命危险,应注意生命体征的观察监护。

如何观察老年人排泄物变化?

(1) 痰液的观察:肺、支气管发生病变、呼吸道黏膜受到刺激,分泌物增多,可有痰液咳出。如大叶性肺炎咳铁锈色痰;肺水肿患者咳出粉红色泡沫痰,支气管扩张患者痰量多,每日可达数十到数百毫升,多为黄色脓性痰,静置后可分为三层。因此,观察痰液的性质、颜色、气味和量对疾病的诊断有一定的帮助。

(2) 粪便的观察：正常人每日排便1～2次，粪便量的多少与食物种类、数量及消化器官功能状况有关，进食肉类者较素食者量少。消化不良者因食物未完全消化吸收，粪中可见大量脂肪滴、淀粉粒或未完全消化的肌肉纤维，致使量和次数增加。正常人粪便为成形软便。当消化不良或患急性肠炎时，因肠蠕动快，吸收水分少，排便次数可增多；便秘时因粪便滞留在肠内时间过久，水分被吸收，使粪便干结有时呈栗子样；直肠、肛门狭窄或部分肠梗阻时，粪便常呈扁条形或带状。正常粪便因含胆色素，呈黄褐色。由于摄入的食物和药物种类不同，颜色可发生不同的变化。食叶绿素丰富的蔬菜，粪便呈绿色，摄入血、肝类食物或服含铁剂的药物，粪便呈酱色，服用炭粉、铋剂等药物，粪便呈无光样黑色；服钡剂后呈灰白色。在病理情况下，如上消化道出血，粪便呈漆黑光亮的柏油样便；下消化道出血粪便呈暗红色；胆道完全阻塞时，因胆汁不能进入胆道，缺乏粪胆原，粪便呈陶土色；阿米巴痢疾或肠套叠时，可出现果酱样便；排便后有鲜血滴出者，多见于直肠息肉或痔疮出血者。粪便的气味是由食物残渣与结肠中的细菌发酵而产生的，并和食物种类及肠道疾病有关。消化不良者，大便呈酸臭味；柏油样便呈腥臭味；直肠溃疡或肠癌者，大便呈腐臭味。正常粪便含有极少量混匀的黏液，它有润滑肠道、保护肠黏膜的作用。大量的黏液则常见于肠道炎症，伴有血液者常见于痢疾、肠套叠等，脓血便则常见于痢疾、肛门周围脓肿及直肠癌等。发现异常情况及粪便内有寄生虫时，应立即留取标本送验。

(3) 尿的观察：正常情况下，排尿受意识支配，无痛，无障碍，可自主随意进行。成人每24小时排出尿量1 000～2 000毫升，日间排尿3～5次，夜间0～1次，每次尿量200～400毫升。尿量多少与饮水、饮食、气温、运动、精神因素等有关。正常尿液呈淡黄色、澄清、透明。24小时尿量经常超过2 500毫升者称多尿。如糖尿病患者，24小时内尿量可达2 500～6 000毫升。尿崩症患者，由于垂体后叶抗利尿激素分泌不足，使肾小管重吸收发生障碍，也表现多尿。24小时尿量少于400毫升者为少尿。见于心脏、肾脏疾病者，由于体内钠、水潴留形成水肿，故尿量减少。24小时尿量少于100毫升或12小时内无尿，称无尿或尿闭。见于肾炎晚期、急性肾功能衰竭的无尿期，由于肾脏严重、广泛性病变所致的泌尿功能丧失，故出现无尿现象。膀胱刺激症表现为每次尿量少，且伴有尿频、尿急、尿痛及排尿不尽等症状。常见于膀胱炎患者，泌尿系感染患者。泌尿系结石、急性肾炎等患者可出现红色尿；传染性肝炎、黄疸患者可出现黄褐色的胆红素尿；丝虫病患者可出现乳白色的乳糜尿；血红蛋白尿为酱油色或浓茶色。尿中有脓细胞、红细胞、大量上皮细胞、黏液、管型等，可致尿液混浊。新鲜尿有氨臭味，提示疑有泌尿系感染；糖尿病伴酸中毒时，尿液呈烂苹果味，因尿中含有丙酮；有机磷农药中毒者，尿液有大蒜臭味。

老年人出现恶心、呕吐时如何护理？

恶心是上腹部一种特殊的不适感觉，常伴有迷走神经兴奋症状，如四肢厥冷、皮肤苍白，血压降低、脉缓、头晕、唾液分泌等。呕吐是指胃的内容物及部分小肠内容物不自主地经贲门、食管逆流出口腔的复杂的反射现象。

呕吐时的表现往往具有临床意义，如颅内压增高时呕吐呈喷射状，呕吐常无恶心等前驱症状而突然发生。另外由于强刺激传入延髓呕吐中枢或胃及肠管，使之扩张，也会反射性地引起呕吐，如心肌梗死、肝炎、幽门梗阻等。

为协助诊断，应注意观察患者呕吐的次数及呕吐物的性质、量、色、味、记录并留取标本送验。一般呕吐物含有消化液及食物，正常成人胃可容纳 1～2 升食量，如呕吐量超过一般胃容量，应考虑有无幽门梗阻或其他异常情况。如果呕吐物是鲜红色是由于急性大出血，血液在胃内时间较短，尚未来得及与胃酸内容物发生反应；若是咖啡色则是由于血液在胃内滞留时间较长；黄绿色提示胆汁反流，呕吐大量米泔水样者，应警惕霍乱、副霍乱等肠道传染病。一般呕吐物呈酸味。苦味多由于胆汁反流；腐败味多见于幽门梗阻。粪臭味见于肠梗阻。

对呕吐患者应给予关怀、同情、不嫌脏臭，减轻其紧张，焦虑情绪，呕吐后，清醒患者给予温开水或生理盐水漱口，呕吐前有恶心的患者常有迷走神经兴奋的症状，表现为低血压、头晕、目眩、出冷汗及软弱无力，同时伴有紧张不安的情绪，护理者应及时发现，安慰患者，解除其紧张心情。

重症、体力差或昏迷患者发生呕吐时应侧卧，头偏向一侧，迅速取容器接取呕吐物。协助给予口鼻清洁，保持呼吸道通畅，防止呕吐物呛入气管，引起窒息。喷射样呕吐伴有突然昏迷的老年人以及呕吐大量鲜血者，应及时呼叫救护车尽快送医院急救。

老年人出现疼痛时如何护理？

疼痛是一种复杂的病理生理活动，是人体对有害刺激的一种保护性防御反应。疼痛是由于现有的或潜在的组织损伤而产生的一种令人不快的感觉和情绪上的感受。按病情可分急性疼痛和慢性疼痛，老年人慢性疼痛一般由骨质疏松、关节退变、关节炎以及老年人肿瘤引起的疼痛。我们着重介绍危急重症而引起的急性疼痛。

(1) 头痛:可为某些疾病的主要症状，有时也是某些急症的信号应引起注意。剧烈全头痛或枕后部一般见于脑压升高性头痛，如果老年人有高血压病史，就应引起重视，如果家里有血压计，及时测血压。

(2) 胸痛:老年人突发的胸前区压榨性窒息性剧烈疼痛应考虑心绞痛或心肌梗死。一般在用力或精神紧张等情况诱发、呈阵发性疼痛、一般持续 1～5 分钟即止，不超过 30 分钟，应考虑心绞痛。舌下含服硝酸甘油可缓解。若绞痛持续，甚至 1 小时以上，同时伴有面色苍白，大汗淋漓等休克症状应考虑心肌梗死。应立即送往医院抢救。胸痛伴咳嗽、呼吸困难等可考虑心包炎、自发性气胸等。沿肋骨走向的刺痛，可因呼吸、咳嗽而加重，并伴有胸部大水疱属于带状疱疹引起的。右侧下胸部及背部痛并伴右上腹压痛考虑胆囊炎、胆石症。心窝部、左前胸、背部并左上腹持续剧痛，常有饮酒过量史或饱餐、进食油腻食物史可考虑急性胰腺炎。上述各种胸痛都应引起重视，应迅速送医院诊治。

(3) 腹痛:老年腹痛一般以肠梗阻、胆石症、胆囊炎、急性阑尾炎、胃肠炎等疾病较常见，有时心肌梗死也可表现不典型的腹痛。

(4) 牙痛:痛在牙齿，病在异处。在生活中，常常看到一些人因牙痛自服止痛片，这样做容易延误病情，甚至危及生命。有些人因为牙痛就诊，医生让查心电图等，老年人不大理解，其实，有一些疾病往往痛在牙齿，病在异处，不能忽视，如高血压:外周小动脉硬化、痉挛，可使牙组织出现缺血性营养不良，牙神经萎缩，引起牙痛。有少数不典型心绞痛患者的早期表现为一侧或上下多个牙齿同时疼痛，含服硝酸甘油等扩冠状动脉药物后，牙痛可得到缓解。三叉神经的一个分支在脸颊部位，三叉神经炎可使相应侧的牙齿剧烈疼痛。鼻腔的上颌窦靠近牙齿，上颌窦的急性化脓性炎症或慢性炎症可使牙齿发生胀痛、阵发性跳痛。某些神经衰弱者常常表现牙齿疼痛，因为牙神经敏感，容易接受外界刺激。

老年人发热时怎样护理?

人的体温是由大脑中的体温调节中枢来控制的。老年人由于机体免疫功能下降，抵抗力降低，当身体受到外来刺激或病毒、细菌侵袭时，就更容易发热。引起发热的主要疾病有感冒、肺炎、扁桃体炎、风湿热、结核病等。因此，老年人发热时要及时请医生诊治，按医生要求服药。除服药外，做好家庭护理也非常重要。

(1) 若体温高达 39～40 ℃，且一时难以退烧时，可用凉水浸过的毛巾敷在头部。注意勤换，同时可以用温水擦擦胸、背及腿部，使皮肤浅表血管扩张，有助于退烧。

(2) 要保证有充足的睡眠，让患者睡在舒适的床上，穿的衣服要宽松一些。房内空气要新鲜，注意通风换气，不要吸烟，房间要保持安静。

(3) 服药后可能会出汗，这时盖得不要太厚，以免出汗过多而引起虚脱。出汗以后要及时擦干，并及时更换内衣，防止着凉。

(4) 要多喝开水。老年人发热，所需的水分比平时多，这是因为机体代谢率增高，出汗多，水分消耗大，血液相对浓缩，血流缓慢，心跳无力。因此，要给患者补充足够的水分。要鼓励患者多饮水，可多喝糖盐水、绿豆汤、菜汤、西瓜汁、果汁及蜂蜜兑水等。

(5) 发热的患者，一般胃口都比较差，此时，要想办法给患者做些容易消化而营养丰富的食物，如小米粥、大米粥、豆浆、豆腐脑、牛奶、酸奶、藕粉、鸡蛋汤、酸汤面条、蒸蛋羹等，并注意少食多餐。同时，要让患者多吃一些水果，增加营养素的摄入，以利于早日康复。

(6) 要注意口腔清洁，吃饭后要漱口，早晚刷牙，使口腔清爽，感觉舒服，促进食欲。

老年人呼吸困难时怎样护理?

老年人呼吸困难时主观上感到呼吸费力；客观上可见呼吸用力，张口抬肩，鼻翼扇动，辅助呼吸肌也参加呼吸运动，呼吸频率、深度节律也有改变，可出现发绀。根据表现临床上可分为：① 吸气性呼吸困难：吸气费力，吸气时间明显长于呼气时间，辅助呼吸肌收缩增强，出现三凹征(胸骨上窝、锁骨上窝、肋间隙凹陷)。多见于喉头水肿、喉头有异物者。② 呼气性呼吸困难：呼气费力，呼气时间明显长于吸气时间。多见于支气管哮喘、肺气肿。③ 混合性呼吸困难：吸气和呼气均费力，呼吸的频率增加而表浅。多见于肺部感染和肺水肿、胸膜炎、气胸、心功能不全等。

老年人呼吸困难时的护理措施有：① 调节室内空气，调整体位，保持呼吸道通畅。② 在医生指导下服用药物，酌情给予氧气吸入，必要时可用呼吸机辅助呼吸。

③ 有针对性地做好患者的心理护理，消除其恐惧与不安。

老年人突发急症时如何救护？

患心脏病的老年人如果因劳累、情绪激动等突然出现心慌、气短、胸闷或胸部压榨样痛等症状时，应立即打电话向“120”急救中心求救。在医生未到之前，家人可给患者舌下含服消心痛或硝酸甘油片；患者心跳呼吸骤停时，家人可采取人工呼吸、胸外心脏按压等复苏急救措施，但对患者切不要随便搬动或变换体位，以免加重心脏病变，甚至导致心跳骤停。

脑出血的患者大多数都有心绞痛、高血压或脑血管病史，如果在突然发病搬运过程中颠簸太厉害就可能加重脑出血。所以发生脑出血的老年人应立即平卧、避免震动、就近治疗，不宜长途搬运；待病情稳定后再转院治疗，如果必须搬运应尽量保持车辆、担架平稳，保持头部不要晃动，同时还应将患者的头歪向一侧，以便使呕吐物流出，以免气道阻塞引起窒息。

因脑血栓形成的脑梗死等，大多在夜间睡眠血流减慢时发生，有些患者仅有言语不清或肢体轻瘫，且老年患者多数意识清楚。家人因看到患者意识清醒，往往认为其病情不急，就等到天亮再送诊。事实上，正确的做法是应尽量在患者发病 6 小时之内送到医院救治。因为发病 6 小时内是治疗缺血性脑卒中的宝贵时机，如超过 6 小时就失去了溶血栓药物治疗的宝贵时机，脑组织可能因为缺血时间过长而发生各种后遗症。

患哮喘的老年人因支气管痉挛、通气量不足常有呼吸困难。如果采用背的方式运送患者，其往往会因胸腹部受压加重呼吸困难，甚至引起呼吸、心跳骤停。家人应将患者置于半卧位或坐位，为其解开衣领扣，放松裤带，及时清除口腔痰液，保持呼吸通畅，用靠背椅扶持患者以坐姿转送到医院。

老年人昏迷的护理常规是什么？

(1) 按照一般疾病护理常规。

(2) 密切观察病情变化，根据需要或按医嘱定时观察血压、脉搏、呼吸及瞳孔大小、对光反应。经常呼唤患者，以了解意识情况，如有病情变化，应及时报告医生。

(3) 预防意外损伤。躁动不安者，须安装床栏，必要时应用保护带，以防坠床。

用热水袋时严防烫伤,有痉挛抽搐时,应用牙垫以防舌咬伤。如有活动义齿,以防误入气管。经常修剪指甲,以防抓伤。

(4) 预防肺炎。定时翻身拍背,并刺激患者咳痰或予吸痰。患者平卧时,应将头转向一侧,口中有分泌物或呕吐物时,应及时吸出。注意保暖,避免受凉。

(5) 预防口腔炎。每日早晨及饭后,用生理盐水清洗口腔,口唇干燥时,涂以润滑油。

(6) 预防角膜损伤。患者眼睑不能闭合时,应涂以抗生素软膏,加盖湿纱布,经常保持湿润及清洁。

(7) 预防压疮。

(8) 预防泌尿道感染。

(9) 长期昏迷者应预防肢体畸形、挛缩,促进功能恢复。

(10) 给予高营养饮食。不能进食时,按医嘱给予鼻饲。三天未解大便的老年人,可按医嘱使用缓泻剂或开塞露。

老年人排大便失禁如何护理?

长期卧床老年人大便失禁是由于肛门括约肌失去控制能力,排便不受意识支配,因此,要理解患者心情,给予精神安慰。

(1) 腹泻会使营养大量流失,水分和电解质丢失过多,造成老年人身体虚弱,故应卧床休息,减少活动,减少能量的消耗。

(2) 饮食上应进食营养丰富、易消化和吸收的少渣少油食物,以减轻胃肠道的负担。腹泻严重时应禁食,通过静脉输液补充营养,恢复期可先给予清淡易消化的流质饮食如米汤、果汁等,逐步恢复到半流质如稀粥、面条等,待病情好转后给予软食。

(3) 失水严重时,应鼓励大量饮水或用补液方法及时补充,防止水、电解质失衡。

(4) 使用尿布垫或一次性尿布,一经污染立即更换,有条件时可使患者卧于有孔的病床上,以减少床褥污染。

(5) 保持肛门周围皮肤清洁,发现有粪便污染,即用温水清洗,并涂油膏于肛门周围皮肤,谨防压疮发生。

(6) 了解患者排便规律,适时放置便盆。在可能情况下,在医生的指导下,每日定时为患者用导泻剂或灌肠，以帮助建立排便反射。

（7）密切观察老年人的生命体征变化及意识、尿量、腹泻的情况，观察大便的性质、颜色，尽早采集标本送检，明确诊断，及时治疗。

（8）做好皮肤护理，保持会阴部及肛门周围皮肤的清洁、干燥，防止发生破溃。及时更换尿垫、床单，经常用温水清洗会阴、肛周皮肤，必要时使用油膏或消炎药膏涂擦，还可用烤灯进行局部治疗。

（9）掌握卧床老年人排便的规律，定时给予便盆设法接便，可保持皮肤、被服的清洁干燥，帮助患者进行盆底肌收缩运动锻炼，以逐步恢复肛门括约肌的控制能力。

老年人尿潴留如何护理？

尿液大量留在膀胱内而不能自主排出，称尿潴留。当尿潴留时，膀胱容积可增至 3 000～4 000 毫升，膀胱高度膨胀，可至脐部，造成下腹胀痛。根据造成尿潴留的原因，如属机械梗阻，需在治疗原发病的基础上给予对症处理；如属其他原因，可采取以下预防及护理措施：

（1）做好心理护理，消除老年人紧张和忧虑情绪。

（2）老年人有尿意时应及时排尿，不应憋尿。长时间外出，应事先排空膀胱，到一处新的环境，注意先了解厕所位置。和老年人一起外出的年轻人应照顾到老年人这一特殊情况。

（3）卧床老年人若因不习惯卧床排尿而引起尿潴留，在病情允许的情况下，可协助老年人以习惯姿势排尿，鼓励老年人放松，做深呼吸，缓解紧张情绪。

（4）预防并及时治疗前列腺疾病。出现尿潴留时及时导尿。

（5）对接受某些手术或病情需绝对卧床的老年人，应事先有计划地指导和督促其进行床上排尿训练，防止发生尿潴留。

（6）安慰患者，消除其焦虑和紧张情绪。利用条件反射诱导排尿，如听流水声或用温水冲洗会阴；或用温热毛巾热敷下腹部。也可请中医师采用针灸方法，刺激排尿。

（7）协助患者取适当体位，如扶患者坐起或抬高上身，尽可能使患者以习惯姿势排尿。

（8）如果病情允许，可用手适当按压膀胱协助排尿，即用手掌自患者膀胱底部向尿道方向推移按压,直至排尿为止。切记不可强力按压,以防膀胱破裂。

(9) 行动不便的老年人,应协助其排尿,老年人排尿时,等候者不要催促,以免加重老年人心理负担,夜间为方便老年人排尿,应在床边放置便器。

(10) 利用条件反射诱导排尿,如让老年人听流水声或用温水冲洗会阴部,刺激膀胱肌肉收缩,促进排尿。

(11) 各种处置无效时,可采用导尿术。导尿时应严格无菌技术操作,手法轻柔,老年人一次导尿以不超过 800 毫升为宜,以避免膀胱内迅速减压而出血。应尽量避免留置导尿管,防止发生泌尿道感染。

老年人尿失禁如何护理?

尿失禁给老年人造成很大压力,也会给生活带来不便。所以出现尿失禁除应进行治疗外,家庭护理工作也是很重要的,应该做到以下几点:

(1) 尊重老年人的人格自尊,给予安慰和鼓励,使其树立信心,积极配合治疗和护理。

(2) 保持皮肤清洁干燥,床上使用吸湿性能好的衬垫。每次排尿后及时用温水清洗会阴部,经常更换内衣,定时按摩受压部位,防止压疮的发生。

(3) 养成良好的排尿习惯,指导老年人有尿意即应及时排出,不要憋尿。

(4) 多饮水能够促进排尿反射,并可预防泌尿道感染。不要因为有尿失禁症状而不敢喝水,这样不仅不利于促进排尿反射,还会带来其他危害。一般每天应饮水 2 000 毫升,但入睡前要限制饮水,以减少夜间尿量,让老年人有充分的时间睡眠。适量饮水,还能减少泌尿系感染和结石的形成。

(5) 掌握老年人的排尿规律,协助接尿。指导进行膀胱机能训练,尽量让老年人设法憋住尿液,每隔 1～2 小时排尿一次,有助于盆底肌收缩帮助恢复膀胱机能。做骨盆底部肌肉的锻炼,以增强控制排尿的能力。具体方法:取立位、坐位或卧位,试做排尿动作,先慢慢收紧盆底肌肉,再缓缓放松,每次 10 秒钟左右,连续 10 次,每日 5～10 次。

(6) 长期卧床老年人必要时采用接尿装置引流尿液。女性老年人可用女式尿壶紧贴外阴接取尿液或选用“尿不湿”类尿垫。男性老年人可用尿壶接尿,要避免尿液流在皮肤上而发生压疮。

(7) 对长期尿失禁患者,可请医护人员采用留置导尿管,定时放尿,定时更换尿管、尿袋，避免泌尿系感染。

(8) 顽固尿失禁的老年人，应给予留置导尿管，导尿操作时及留置尿管处置应严格无菌操作，防止泌尿系统感染。

(9) 老年人要建立良好的生活习惯，嘱穿宽松、柔软、舒适且易解系的衣裤，减轻对腹部的压力，定时开门窗，通风换气，除去不良气味，保持室内空气清新。

老年人发生一氧化碳中毒时如何家庭急救？

老年人因寒冷在家中使用煤炉，若室内门窗紧闭，火炉无烟囱或烟囱堵塞、漏气、倒风以及在通风不良的浴室内使用燃气热水器沐浴都可发生中毒。一氧化碳中毒的老年人可有头晕、乏力、恶心、呕吐、神志不清及烦躁，甚至出现大小便失禁、惊厥、呼吸抑制、心律失常以及急性肾衰竭。

老年人发生一氧化碳中毒时的急救措施主要包括：

(1) 立即打开门窗或迅速将老年人移至空气新鲜处。

(2) 解开领口，注意保暖。

(3) 呼吸、心搏骤停者，立即进行心肺脑复苏。

(4) 家中若有氧气，及时给予吸入。

(5) 昏迷者应注意保持呼吸道通畅，清除口鼻腔分泌物。

(6) 及时送往医院抢救，防止更严重并发症的发生。

老年人中暑时如何家庭急救？

老年人因体温调节机能减退，当外界环境气温高达一定程度时，体内热调节不当，体温升高引起中枢神经系统兴奋，致使机体内分泌腺机能亢进，新陈代谢加快，机体产热增加，体温急剧升高达 40 ℃，导致中暑发生。中暑的老年人会出现发热，肛温可超过 41 ℃，皮肤干燥无汗、呼吸浅快、脉搏细速、烦躁不安、谵妄及逐渐转入昏迷并伴有抽搐，严重者可发生心机能不全、肺水肿及肝肾功能损害。

老年人中暑时的急救措施主要包括：

(1) 迅速将老年人搬离发热环境，安置到通风良好的阴凉处，有条件者最好移至温度保持在 20～25 ℃的空调房间内。

(2) 解开或脱去外衣，取平卧位。

(3) 尽快反复应用冷水擦面部、四肢或全身的物理降温措施，并密切观察体温变化,直至体温降至 38 ℃以下。

(4) 给予缓慢饮入含盐的冰水或清凉饮料。

(5) 若出现休克者,应采取头偏向一侧,保持呼吸道通畅。

(6) 发热惊厥者,应防止坠床和碰伤。

(7) 及时送医院进一步治疗。

老年人睡眠异常时如何护理?

睡眠过多是指睡眠时间过长或长期处于昏昏欲睡的状态。正常成年人的睡眠时间是 7～8 个小时。老年人一般较少,为 5～6 个小时,睡眠过多如发生在老年人身上,则提示有可能患脑部疾病。

失眠是指夜间睡不着或醒后不能再入睡。其表现有很多种,包括入睡困难、睡眠不稳(易醒、多梦、睡眠不深)和早醒。经常是两三种情况同时出现,主要是深睡眠不足,即使入睡,醒后也仍感觉疲惫。失眠不仅影响老年人健康,也影响老年人正常生活、情绪甚至导致意外伤害。

睡觉打鼾与阻塞性睡眠呼吸暂停综合征,打鼾是睡眠时上呼吸道振动引起的,打鼾严重者会引起阻塞性呼吸暂停综合征。阻塞性呼吸暂停综合征是指口、鼻气流停止 10 秒钟以上,每晚 7 个小时睡眠中,呼吸暂停在 30 次以上,如需确诊还要参考呼吸紊乱指数等。呼吸暂停的次数越多,危险性就越大,可导致低氧血症,引发肺心病、心血管疾病等。一般肥胖的老年人易发生。检查常发现患者颈短、口咽狭小、腭垂粗长、扁桃体肥大,有些还可合并鼻炎、鼻息肉、下颌后缩或小颌畸形等。发病过程为睡眠时上气道狭窄,呼吸气流通过狭窄气道引起咽壁颤动,发出鼾声。鼾声与呼吸暂停间歇交替发作,窒息后而憋醒。有些患者自身不知道,但常常被家人发现,所以睡眠时打鼾严重者或已经发现有呼吸暂停现象的老年人应及时去医院就诊。

老年人睡眠异常时的护理措施主要有:

(1) 查清病因:发现老年人睡眠过多并出现白天嗜睡,记忆力下降,注意力不集中等现象要及时去医院检查。

(2) 注意观察:特别注意睡觉打鼾老年人的睡眠情况,如发现在睡眠期间出现呼吸暂停现象,且暂停次数在每小时 4 次以上,应及时到医院诊治,否则会危及生命。同时要注意减轻体重。

(3) 睡眠环境:尽可能减少或消除居住环境中造成心情烦乱或使睡眠中断的因素,例如拉好窗帘,电话关闭,停止噪声干扰,选择合适时间入睡,避免临睡前饮用咖啡与浓茶等。

(4) 睡前准备:适当限制入睡前饮水,以防夜尿多影响睡眠。睡眠前应温水泡澡或热水泡脚,同时喝一杯热牛奶(无糖尿病老年人可以喝热的含糖牛奶),也可以适当散步等都能促进睡眠。

(5) 调整睡眠时间:坚持参加力所能及的体力活动,如步行、健美操、家务劳动及社会交往等。限制白天睡眠时间,最多不超过 1 小时,同时缩短卧床时间,以保证夜间睡眠时间。

怎样给患病老年人安排适宜的护理环境?

适宜的护理环境可促使老年人在安全环境中逐渐康复,在安排过程中要考虑四周环境的设计和家具的选择以及安全。

(1) 营造轻松和谐的家居气氛:如注意老年人和其家人的关系。调解家庭烦恼和问题。

(2) 维持舒适的休息环境:如定时开窗通气以保持空气流通;经常打扫保持整洁,避免异味和尘埃飞扬;利用暖气、风扇或空调等维持恒温,一般为 23～25 ℃。

(3) 选择适当的家具与用具:如采用简单及易于清理的家具;采用轻巧、多用途的家具以方便工作;改造浴室、厨房以利于老年人护理。

(4) 保障老年人的安全:如充足的光线;避免过多的家具什物以保持通道畅通和留有足够的活动空间;利用屏障保持老年人的隐私;留意及避免各种家庭意外。

日常生活无障碍的老年人进食时如何护理?

(1) 姿势应舒适且容易进食,坐姿时背部不要悬空以免疲乏。

(2) 进食前餐具、茶水、调味料、饭后药等准备齐全。

(3) 与家人在一起愉快的气氛中进食,不使其孤独。可专门为老年人准备一两个易消化的菜。如无人陪伴也要想出自己高兴的进食方法,看电视也是一个方法。

(4) 开始吃饭时以及进食中间都应喝汤或水,便于食物下咽。最后喝茶起到口腔清洁的作用。

（5）饭后按时服药。

（6）饭后刷牙或漱口，保护残存的牙。有的老年人可能嫌麻烦，应利用一切机会告之清洁口腔的重要性。

身体虚弱老年人进食时如何护理？

根据虚弱老年人的疾病，活动强度来定营养需要量，应少量多餐。独居老年人或家庭无人协助购物者，因嫌麻烦一次做的多，甚至几天吃同样食品，这样容易营养不全，而且容易因吃腐败变质而发生疾病。因此要充分发动家人和社会资源来帮助虚弱老年人。在进食中应注意以下几点：

（1）为了防止吃饭时跌倒或误咽要采取座位，脚下垫上东西使其有稳定感。

（2）尽可能保持其自立功能，即使有些功能障碍将餐具加以改良达到老年人自己能进食。

（3）卧床老年人的饮食帮助。躺者进餐，食物容易进到气管，会呛着，因此尽量要让老年人保持坐位，可以用坐垫或靠椅垫帮助老年人，床上要铺毛巾，以免弄脏床单；如果必须躺着进餐，则让老年人侧卧，用毛毯卷紧、倚在背后、慢慢地喂饭，在喂饭之前，让老年人看一眼要吃的食物，诱发他们的食欲。一勺一勺慢慢地往嘴里喂，尽量干稀交替，避免噎食，喂饭时不要沉默不语，要和老年人说说话，问问他们，好吃吗？要吃什么等，要注意老年人的情绪，营造吃饭的良好气氛。饭后要用水漱口，同时检查口内有无食物，如果食物留在口中睡觉的话，有可能发生窒息。睡得迷迷糊糊时，不要让老年人吃东西或喝东西。

（4）护理者姿势要正确，坐在被护理者床旁。为促使胃液、唾液分泌应先给予饮料等，并告诉为他准备的爱吃的食物。

（5）对进食量少的老年人，应先喂食有营养的食品，如蛋白质、维生素等。

（6）用吸管给予流质食品时，从口角进入口腔不易误吸，并应注意温度，如过热有引起咽部、食管烫伤的危险。并把吸管放置食具的底部，以免吸入空气而引起腹胀。如食两种流质应各使用一根吸管免得味道混合。

（7）筷子、叉、勺尽量不与牙齿接触，其大小应合适。喂食物放在舌的中央，若有一侧肌肉稍弱时应将食物放在肌肉较强的一侧，还应注意食物是否黏在上腭。喂饭时注意食物不要放在口腔深处。

（8）卧位进食的老年人比坐位或自己能吃的老年人一口的食量要少，速度也慢，所以喂食时间必须要有一定的间隔，不要催促，而且一次喂入的量到咽下是因人而异的。喂饭时应注意观察。如老年人不想喝汤也应在给固体食物3～4次后给予汤或饮料，以便食团通过食管。

(9) 饭后用饭巾将口周擦干净，并将手洗干净，将残余食物与餐具撤下，并将周围清理干净，饭后使其右侧位30分钟左右便于食物的消化。

卧床老年人如何护理？

卧床患者的床设置应尽量考虑患者的方便、舒适、安全等条件，床的宽度，视患者的病情需求、生活习惯等而定，通常较一般用床宽10～30厘米，床旁应留有放日常用物(如眼镜、手表、收音机、梳子、小镜子、痰杯等)之处。

(1) 晨间护理：可促使老年人血液循环和保持口腔卫生，使患者感到清洁舒适，有利于预防并发症；能通过观察疾病的进展情况，为诊断、治疗和制定护理计划提供依据。内容包括：口腔、脸、手、足、皮肤、床单位的清洁，以及头发梳理(男患者剃须)和按摩受压处。

(2) 晚间护理；可使患者舒适、清洁，促进睡眠。在晚饭后为患者做一次晚间护理。内容包括：除重复晨间护理内容外，给患者擦背与臀部、用热水泡脚；女患者冲洗会阴、剪指(趾)甲(修剪指甲形状应与指尖相同，足趾甲应平剪，剪后应用锉刀磨平)、整理床铺，注意保暖。

(3) 日常进餐的护理：先排尿、洗净双手，用棉被或大枕头托住患者腰部，双手放在床的餐桌上，协助患者进餐，餐后洗手并整理用物。对于不能取坐位进餐者，可采用侧卧位进食方法。

卧床老年人如何护理口腔？

(1) 用物准备：弯盘或用筒状方便容器简单地作成漱口盆，牙膏，牙刷(不能用牙刷的，可用棉棒或手指缠上纱布擦洗牙齿)。塑料布、干毛巾，各类外用药和漱口溶液(酌情选用)、电筒，必要时备张口器。

(2) 方法：将老年人头侧向操作者，取干毛巾围颈下，置弯盘于口角旁。观察口腔黏膜有无出血点、溃疡、真菌感染及青苔性质，有活动性义齿，取下妥善保管。将漱口液倒入药碗，蘸上漱口液，由内至外擦净牙齿各面及颊部、舌面、软腭等。擦洗完毕，漱口，擦干面颊。酌情处理口腔疾患，口唇干裂者，可涂润唇剂。

(3) 注意事项:① 擦洗动作要轻柔,避免损伤口腔黏膜及牙龈,擦洗舌面及软腭勿过深,以防恶心。牙缝牙面应纵向擦洗。② 昏迷患者禁漱口,需用张口器时,应从磨牙处放入,牙关紧闭者不可用暴力使其张口。不能过湿,以免漱口液吸入呼吸道,防止棉球遗留在患者口腔内。③ 有活动义齿应清洗后给患者戴上或浸于清水中备用,不可浸泡在酒精或热水中。

卧床老年人如何护理头发?

(1) 床上梳发:生活不能自理的患者,帮助梳发可按摩头皮,促进头皮血循环。除去污秽和脱落的头皮,使长期卧床人清洁、舒适、美观。护理者协助患者抬头,将毛巾铺于枕头上,将头转向一侧;取下发夹,将头发从中间分为两股,左手握住一股头发,由发梢梳至发根,长发或遇有发结时,可将头发绕在食指上,以免拉得太紧,使患者感到疼痛,如头发已纠结成团,可用50%酒精湿润后再慢慢梳顺;一侧梳好再梳对侧。长发可编成发辫,用橡皮圈结扎;取下毛巾,将脱落的头发缠紧包于纸中,整理用物,归还原位。

(2) 床上洗头:可增进头皮血循环,除去污秽和脱落的头屑,预防和灭除虱虮,保持头发的清洁,使患者舒适。① 通过使用简易头垫床上洗头。② 扣杯洗头法:准备脸盆、搪瓷杯2个,大、中、小毛巾各1条,橡皮单,纱布,棉球2个,洗发膏或肥皂,梳子,内盛热水(40～45 ℃)的水桶,污水桶。备物移至床旁,移开桌椅,将热水桶和搪瓷杯放在椅上,另一搪瓷杯扣放脸盆内,杯底部用折好的小毛巾垫好(折成1/4大)。患者仰卧,解开领扣,将橡皮单、大毛巾铺于枕头上,移枕头于肩下,将床头的大毛巾反折,围在患者颈部,头下放脸盆,将头部枕在扣杯上。取下发夹,梳通头发,双耳塞棉球,用纱布盖患者双眼或嘱患者闭上双眼。用水将头发湿透,再用洗发膏(肥皂)揉搓头发,按摩头皮,然后用热水边冲边揉搓。盆内污水过多时,用右手托起患者头部,左手将扣杯放于橡皮单上,将盆内污水倒净后,将患者头部枕在扣杯上,也可利用虹吸原理将污水排出(将橡皮管放在盆内灌满污水,用止血钳拉出一端放于污水桶内,污水即自动流至污水桶)。洗毕,取出脸盆,将肩下枕头移至头部,将患者头放在大毛巾上,取下纱布、棉球,用热毛巾擦干面部,用大毛巾轻揉头发、擦干,用梳子梳顺、散开,必要时可用电吹风吹干头发。长发者可予以编辫,清理用物,整理床单。洗发过程中注意调节水温与室温,以免着凉。防止污水溅入眼、耳内。注意观察病情,如发现面色、脉搏、呼吸异常时应停止操作。身体虚弱不宜床上洗头者，可用酒精擦洗头发除去头屑和汗酸味，并有止痒和使患者舒适的作用。

卧床老年人如何使用便器？

当老年人需在床上排尿、排便时，正确使用便器对方便老年人生活与舒适安全起着重要作用。

（1）便盆：便盆有搪瓷、塑料和金属三种，使用方法如下：便器必须清洁，气候寒冷时应先用热水冲洗（使之温热，盆内留少量水，或铺好纸，使大便后易清洗，并可减少气味），将便盆外面擦干，携至床旁备用。协助患者脱裤，能配合的患者，嘱其抬起背部，屈膝，双脚向下蹬在床上，同时抬起臀部，护理者一手抬起患者臀部，另一手将便盆置于臀下。如患者不能配合，应先将患者转向一侧，把便盆对着患者臀部，护理者一手紧按便盆，另一手帮助患者向回转身至便盆上。病情允许时，可抬床头，以减少患者背部之疲劳。女患者可用手纸折成长方形，放于耻骨联合上方，以防尿液溅出污染被褥。给男患者递便盆时，应同时递给尿壶，禁用掉瓷便盆，以免损伤患者的皮肤。大便完毕，放平床头，嘱患者双脚蹬床，抬起臀部，擦净、取出便盆。协助患者穿裤，整理病床。及时倒掉排泄物，用冷水洗净便器（热水清洗，可使蛋白质凝固，不易洗净便器），放回原处，协助患者洗手，开窗通风。

（2）尿壶：尿壶有搪瓷和塑料二种。专为卧床男患者准备（女患者可用广口女式尿壶），使用方法如下：能自行排尿者，向其交代使用方法，取出尿壶时，要将壶颈向上倾斜，以防尿液溅出污染床单。使用后的尿壶处理与便盆相同。对尿失禁患者，每2～3小时递送便器一次，帮助患者有意识地引起排尿，并指导患者作会阴部肌肉锻炼，每日数次使其收缩及放松，以增强尿道括约肌收缩功能。未插留置导尿管的患者，采用合适的接尿器。对此类患者每日应清洁、消毒外阴部。

卧床老年人如何床上擦洗？

用热毛巾擦拭身体，这和洗浴同样可以保持身体清洁，促进血液循环，如果与按摩相结合效果会更佳，可以预防卧床并发症压疮的发生。但是发热、脉搏过速、血压高时不要擦洗，要根据老年人的身体情况调整擦洗次数。

（1）准备：关门窗，冬天备取暖设备（禁用煤炉取暖，以防煤气中毒）。

（2）用物：备毛巾、浴巾、清洁衣被、爽身粉、剪刀或指甲钳、梳子、50%酒精、弯盘、量水罐、洗脸、洗足盆、皂液、水桶2只(一桶盛热水，一桶盛污水)、便盆及盖巾，所有用物放于一处。

(3) 操作要点:① 将患者面盆放于床边桌上，视病情放平床头及床尾支架。② 试水温一般50℃，以患者耐受性及季节调温。③ 将擦洗毛巾折叠成手套形，浴巾铺于擦洗部位下面，擦洗次序为眼、鼻、耳、脸、上肢、双手、胸腹、背部、臀部、下肢、会阴部，手脚可直接浸泡在盆内。

(4) 擦洗方法:① 先用擦上肥皂的湿毛巾擦洗。② 清洁湿毛巾擦净肥皂。③ 拧干毛巾后再次擦洗。④ 大毛巾边按摩，边擦干。

(5) 穿脱衣方法，先脱近侧，后脱对侧；肢体有疾患时，先脱健肢，后脱患肢，穿衣裤则反之。

(6) 骨隆突处擦洗后用50%酒精按摩。

(7) 必要时梳发、剪甲，换清洁衣裤。

(8) 洗时注意要点:注意保暖，每次只暴露正在擦洗的部位。沿肌肉分布走向擦洗，仔细擦净颈部、耳后、腋窝、腹股沟皮肤皱褶处。擦洗过程中，及时更换热水及清水。如患者出现寒战、面色苍白等病情变化时，立即停止擦洗，及时给予处理。

长期卧床的老年人如何防止功能性损害及失用性萎缩

(1) 预防手足畸形:长期卧床会使手指僵硬伸屈不利。足会发生足下垂，又称垂足畸形。足部应给予支持，如使用足板托、枕头等物，使足与腿成直角。冬季保暖时，应注意到棉被对足部压迫，可用支架或干净硬纸盒支撑被子，避免压迫足背。指导和帮助患者锻炼踝关节，避免肌肉萎缩和关节僵直。

(2) 膝关节畸形的预防:膝关节下放垫子，可防止膝关节肿胀和关节过度伸展(膝反张)，时间不可过长。每日数次去垫平卧，防止膝关节屈曲挛缩。

(3) 肩、髋部关节畸形的预防:① 平卧:肩关节下方放垫子，以防止肩关节脱位；腿、臀外侧放毛巾卷，防止髋关节外展、外旋。防止床垫太软，臀部凹陷，使得臀部长期处于屈曲位而发生屈髋畸形，一旦患者可以离床站立时，身体的各关节屈曲而不能站立。② 偏瘫患者健侧卧:患侧上肢内收于胸肘下放置垫子；患侧下肢屈曲，腿下放置垫子；背后放置枕头，防止躯干痉挛。③ 偏瘫患者患侧卧:患侧上肢伸展位，健侧上肢屈曲于胸，患侧下肢屈曲，足下放置垫子。④ 半坐位:两臂离开躯干，上肢微屈，肘部下放置垫子，防止肩关节内收畸形。

(4) 运动锻炼;运动可防止关节僵直、肌肉萎缩、失用性萎缩。应根据老年人的病情设定关节运动计划:患者不能进行主动运动时,进行床上被动操的锻炼。进行各关节(上肢:肩、肘、腕、指关节,下肢:髋、膝、踝、趾关节),各方向(前、后、左、右、上、下)活动;活动顺序由大关节至小关节;运动幅度(屈、伸、旋)从小到大。各关节各方向运动3~5遍,每日1~2次;速度宜缓慢,手法轻柔,循序渐进同时配合按摩。在病情允许的情况下,对不限制活动的部位都要保持主动运动,进行锻炼。因运动可促进血液循环,是保持关节软骨面生理功能的基本因素,是预防关节面发生退行性变的有效方法。按照生理活动范围,鼓励患者积极活动,手关节做手操用力握拳和充分伸展手指,并经常保持手的精细动作的训练,如书写、用筷子进餐等动作。足关节做踝用力背屈,足趾伸屈活动。

长期卧床的老年人如何预防呼吸道感染?

卧床患者体弱、免疫力减退,抵抗力降低,呼吸道和肺部的防御功能减低或减退,易发生吸入性、坠积性肺炎。

(1) 做好口腔护理:长期卧床的患者,口腔内的细菌携带者比正常人多,口腔内的条件致病菌的携带率也比正常人高。口腔是病原微生物侵入机体的途径之一,口、咽部细菌的吸入是产生细菌性肺炎的主要途径。

(2) 翻身拍背,促进呼吸道分泌物咳出,防止坠吸性肺炎。

长期卧床的老年人如何预防压疮?

(1) 避免局部组织长期受压。经常更换体位:使骨骼突出部位交替地减轻压迫。老年人身体虚弱,压迫持续时间过长即可引起压疮。因此,应帮助长期卧床的老年人常翻身,每2~3小时翻身1次,最长时间不超过4小时,必要时每小时翻身1次。翻身时尽量将患者身体抬起,避免拖、拉、推以防擦伤皮肤。保护骨隆突处和支持身体空隙。患者体位安置妥当后,可在身体空隙处垫软枕或海绵垫,酌情在骨隆突处和易受压部位垫橡胶气圈、圆垫子、水袋,使受压部位悬空,必要时可用护架抬高被毯等。以避免局部受压。使用气圈时,应充气1/2或2/3满度,套上布套,布套应平整无折,气门向下放于两腿之间,以免压迫局部组织。水肿和肥胖者不宜使用气圈。因局部压力重,用气圈反而影响血液循环,妨碍汗液蒸发而刺激皮肤。可选其他支持物。有条件时,可使用喷气式气垫,其结构分气垫与气泵两部分，中间由导管相连。气垫经气泵充气后，支撑患者身体，可分散体重，减轻对局部表面的压迫，防止血循环障碍。使用时打开电源 15 分钟后，气垫膨胀，气垫表面有许。多小孔，能自动喷出微风，使患者身体周围的床铺温度下降，保持皮肤干燥。流动的空气还可阻止化脓性细菌的繁殖，起到防止和治疗压疮的作用。另外，也可使用交替充气式床垫、水褥、翻身床等。使用石膏、夹板或其他矫正器械者，衬垫应松紧适度(松则易移动，起不到固定作用。重则影响血液循环)尤其要注意骨骼突起部位垫，应仔细观察局部和肢端皮温的变化情况，给予及时调整。

(2) 避免局部受刺激。保持床铺清洁、平整、无皱褶，干燥、无碎屑。有大小便失禁、呕吐、出汗者，应及时擦洗干净，衣服、被单随湿随换；伤口若有分泌物，要及时更换敷料，不可让患者直接卧于橡皮单上。使用便器时，应选择无破损便器，抬起患者腰骶部，不要强塞硬拉。必要时在便器边缘垫上纸或布垫，以防擦伤皮肤。

(3) 促进血液循环：经常进行温水擦浴，局部按摩，定时用 50%酒精或红花油按摩全背或受压处，达到通经活络，促进血液循环，改善局部营养状况，增强皮肤抵抗力的作用。做全背按摩时，协助患者俯卧或侧卧，露出背部，先以热水进行擦洗，再将药液少许倒入手掌内作按摩。按摩者斜站患者右侧，左腿弯曲在前，右腿伸直在后，从患者臀部上方开始，沿脊柱旁向上按摩(力量要足够刺激肌肉组织)。至肩部时，手法稍轻，转向下至腰部止，此时左腿伸直，右腿弯曲，如此反复有节奏地按摩数次。再用拇指指腹由骶尾部开始沿脊柱按摩至第 5 颈椎处。做局部按摩时，蘸少许 50%酒精，以手掌大小鱼际肌部分紧贴皮肤，作压力均匀的向心方向按摩，由轻到重，由重到轻，每次 3～5 分钟，如局部已出现压疮的早期症状，按摩时不要在该处加重压力，可用拇指指腹以环形状动作由近压疮处向外按摩。电动按摩器是依靠电磁作用，引导治疗器按摩头振动，以代替各种手法按摩。操作者持按摩器，根据不同部位，选择适用的按摩头，紧贴皮肤，进行按摩。

(4) 改善营养状况：长期卧床或病重者，应注意全身营养，根据病情给予高蛋白、高维生素膳食。不能进食者给予鼻饲，必要时需加支持疗法，如补液、输血、静脉滴注高营养物质等，以增强抵抗力及组织修复能力。

长期卧床的老年人发生压疮后如何护理？

根据压疮的分期来护理。根据压疮的发展过程，轻重程度不同，可分为三期：

(1) 淤血红润期：局部皮肤受压或受潮湿刺激后，出现红、肿、热、麻木或触痛，有的无肿热反应。此期应采取积极措施，防止局部继续受压，使之悬空，避免摩擦潮湿等刺激，保持局部干燥，增加翻身次数。

(2) 炎性浸润期：如果红肿部继续受压，血液循环得不到改善，受压表面皮色转为紫红，皮肤因水肿变薄而出现水疱，此时极易破溃，显露出潮湿红润的创面。护理重点是保护皮肤，避免感染。除继续加强上述措施外，对未破的小水疱应减少摩擦，防感染，让其自行吸收；大水疱用无菌注射器抽出水疱内液体(不剪表面)后，表面涂以2%碘酒或用红外线照射，每次15分钟，保持创面干燥。

(3) 溃疡期：静脉血液回流受到严重障碍，局部淤血致血栓形成，组织缺血缺氧。轻者浅层组织感染，脓液流出，溃疡形成；重者坏死组织发黑，脓性分泌物增多，有臭味。感染向周围及深部扩展，可达骨骼，甚至引起败血症。此时应清洁创面，可适当用药，促其愈合，根据伤口情况给予相应处理。

(4) 药物治疗：① 碘酊具有使组织脱水促进创面干燥、软化硬结构的作用。将碘酊涂于创面，加烤灯照射10分钟(或电吹风吹干)，每日2次。② 多抗甲素：它能刺激机体的免疫细胞增强免疫功能，促进创面组织修复。对创面较大者，先用生理盐水清创，然后用红外线灯照射20分钟，创面干燥后用多抗甲素液湿敷，再用红外线灯照射10分钟，最后用灭菌紫草油纱布覆盖，对渗出液多者，每日换药3次。③ 甲硝唑(灭滴灵)：对杀灭厌氧菌有特效，并能扩张血管，增强血液循环。用此药冲洗后，湿敷创面，加红外线灯照射20分钟，每日3～4次。④ 中药：将桉树叶制成的烧伤粉，用生理盐水调成糊状，加地塞米松5毫克涂于压疮创面，每日2次。

(5) 物理疗法：① 鸡蛋内膜覆盖：新鲜鸡蛋内膜含有一种溶菌酶，能分解异种生物的细胞壁，杀灭活体，起消炎、杀菌的作用。将鸡蛋内膜平整紧贴于创面上，加红外线灯照射10分钟，每日更换1次。② 白糖覆盖：在高渗环境下可破坏细菌生长，减轻伤口水肿，有利于肉芽生长，促进伤口愈合。清创后，将食用白糖撒于创面上，用无菌纱布敷盖。③ 氧疗：利用纯氧抑制创面厌氧菌的生长，提高创面组织中氧的供应量，改善局部组织代谢。氧气流吹干创面后，形成薄痂，利于愈合。方法：用塑料袋罩住创面，固定牢靠，通过一小孔向袋内吹氧，氧流量为每分钟5～6升，每次15分钟，每日2次。治疗完毕，创面盖以无菌纱布或暴露均可。对分泌物较多的创面，可在湿化瓶内放75%酒精，使氧气通过湿化瓶时带出一部分酒精，起到抑制细菌生长，减少分泌物，加速创面愈合的作用。

(6) 外科手术：对大面积、深达骨质的压疮，上述保守治疗不理想时，可采用外科治疗加速愈合，如手术修刮引流，清除坏死组织，植皮修补缺损等。外科手术修复适用于因机体抵抗力差，压疮迁延不愈，易造成全身感染的患者。采用手术修复可缩短压疮的病程，减轻痛苦，提高治愈率。

如何采用简易方法为老年人通便？

采用简而易行、经济有效的措施协助患者排便，解除便秘。常用于老年人、体弱及久病的便秘患者。所用的通便剂为高渗液和润滑剂所制成，具有吸出组织水分、稀释、软化粪便和润滑肠壁刺激肠蠕动的作用。常用的简易通便方法有以下几种：

(1) 开塞露通便法：开塞露由50%甘油或小量山梨醇制成，装于密闭的塑料胶壳内。用时将顶端剪去，先挤出药液少许起润滑作用，然后轻轻插入肛门，将药液全部挤入，嘱患者忍耐5～10分钟，以刺激肠蠕动，软化粪便，达到通便目的。

(2) 甘油栓通便法：甘油栓是由甘油明胶制成，为无色透明成半透明栓剂，呈圆锥形，具有润滑作用。使用时将甘油栓取出，操作者戴手套或手垫纱布，捏住栓剂较粗的一端，将尖端插入肛门内6～7厘米，用纱布抵住肛门口轻揉数分钟，利用机械刺激和润滑作用而达到通便目的。

(3) 肥皂栓通便法：将普通肥皂削成底部直径1厘米，长3～4厘米圆锥形，蘸热水后插入肛门(方法同甘油栓通便法)，由于肥皂的化学性和机械性刺激作用引起自动排便。

(4) 禁忌：肛门黏膜溃疡、肛裂及肛门有剧疼痛者，均不宜使用。

如何人工为老年人取便？

人工取便法是用手指取出嵌顿在直肠内的粪便，由于大量的粪便堆积在直肠内，加之肠腔吸收水分过多，而粪便形成粪石，久之嵌顿在肠内，经灌肠或通便后仍无效时，可采取人工取便法以解除患者的痛苦。

(1) 用物：治疗盘内备无菌手套1只，弯盘，橡胶布及治疗巾各1块(或一次性尿布垫)，肥皂液，卫生纸，便盆。

(2) 操作方法：向患者说明目的，消除紧张、恐惧心理，以取得合作。嘱患者左侧卧位，右手戴手套，左手分开患者臀部，右手食指涂肥皂液后，伸入直肠内，慢慢将粪便掏出，放于便盆内，取便完毕后，给予热水坐浴，以促进血液循环，减轻疼痛。

整理用物，洗手，做好记录。

(3) 注意事项：动作轻柔，避免损伤肠黏膜或引起肛门周围水肿。不要使用器械掏取粪便，以避免误伤肠黏膜而造成损伤。取便时，注意观察患者，如发现其面色苍白、出冷汗、疲倦等反应，必须暂停，休息片刻后再操作。

什么是大量不保留灌肠法？

大量不保留灌肠适用于肿瘤病人顽固性便秘，灌肠可用于软化粪便、清洁肠道、稀释和清除肠内毒素、对癌性发热不能控制者灌肠可降低体温以及某些特殊检查及手术前的准备。

(1) 用物：灌肠筒一套，肛管，弯盘，止血钳，石蜡油，棉签，手纸，水温计，橡胶布和大毛巾（或一次性尿布），便盆、输液架；老年人用量为 500～800 毫升生理盐水或温开水，温度 39～41 ℃；降温用温度 28～32 ℃，中暑患者还可用 4 ℃等渗冰盐水。

(2) 操作方法：协助患者取左侧卧位，脱裤至膝部，右腿屈膝，左腿自然伸直，臀部移至床边，将橡胶布和毛巾（或一次性尿布）垫于臀下，弯盘置臀边。勿暴露患者下肢，盖好被子。挂灌肠筒于架上，液面距肛门 40～60 厘米，润滑肛管前端，将肛管与灌肠筒上的玻璃接管相接，放出少量液体，排出管内气体，用止血钳夹紧橡胶管，左手持手纸分开患者臀部，显露肛门，嘱其张口呼吸，使肛门括约肌放松，插肛管，肛管前端涂石蜡油润滑，轻轻插入直肠 10～15 厘米，松开止血钳，固定肛管，使溶液缓缓流入。观察内液面下情况，如溶液流入受阻，可稍移动肛管，必要时检查有无粪块阻塞。若患者有便意，应将灌肠筒适当放低，减慢流速，并嘱患者深呼吸，减轻腹压。待溶液将流尽时，夹住橡胶管，用卫生纸包住肛管拔出放入弯盘内，擦净肛门。嘱患者平卧尽可能保留 5～10 分钟后排便，以利粪便软化。不能下床的患者，给予便盆，将卫生纸放在患者易取处。便毕，协助虚弱患者揩净肛门，清洗会阴，取出便盆、橡胶单和治疗巾。帮助患者洗手，整理床铺，开窗通风。

(3) 注意事项：一般老年人灌肠时，溶液不得超过 500 毫升，压力要低（液面距肛门不得超过 30 厘米）。灌肠过程中注意观察患者的反应，若出现面色苍白、出冷汗、剧烈腹痛、脉速、心慌气急，应立即停止灌肠，及时和医生联系。

(4) 禁忌证：急腹症、消化道出血和各种严重疾病晚期患者不可灌肠。

什么是小量不保留灌肠法?

年老体弱者采用小量不保留灌肠,目的是促进排便、排出积气、减轻腹胀等。

(1) 用物:治疗盘内备注洗器,药杯或量杯盛指定溶液,肛管,温开水 5～10 毫升,弯盘,卫生纸,橡胶布和治疗巾,润滑油,止血钳,便盆,屏风。常用溶液按 50%硫酸镁 30 毫升、甘油 60 毫升、温开水 90 毫升混合配制,温度为 38 ℃。油剂,即甘油 50 毫升加等量温开水或者现在临床使用的甘油灌肠剂。

(2) 操作方法;润滑肛管前端,用注洗器吸取溶液,连接肛管,排气后夹住肛管,轻轻插入直肠内 10～15 厘米,松开止血钳,将溶液缓缓注入,灌毕,将肛管末端抬高,使溶液全部注入,然后反折肛管,轻轻拔出,放于弯盘内。嘱患者平卧尽可能保留 10～20 分钟后排便。

(3) 注意事项:灌肠中如有便意,嘱其做深呼吸。灌肠液中注意观察病情,如有脉速、出汗、面色苍白,心慌气急,剧烈腹痛,应立即停止,对症处理。

什么是保留灌肠法?

保留灌肠法是将药物自肛门灌入,保留在肠道内,通过肠黏膜吸收,达到治疗目的。常用于镇静、催眠及应用肠道杀菌剂等。

(1) 常用溶液:① 镇静、催眠:用 10%水合氯醛,剂量遵医嘱加等量温开水或等渗盐水。② 肠道杀菌剂;用 2%小檗碱(黄连素),0.5%～1%新霉素及其他抗生素等,剂量遵医嘱,药量不超过 200 毫升,温度 39～41 ℃。③ 肠道营养剂:用 10%葡萄糖溶液或牛奶等。

(2) 用物:同小量不保留灌肠,选择较细肛管。

(3) 操作方法:① 备齐用物携至患者床边,向患者解释,以取得合作。② 保留灌肠前嘱患者排便或给予排便性灌肠一次,以减轻腹压及清洁肠道,便于药物吸收。③ 肠道病患者在晚间睡眠前灌入为宜,灌肠时臀部应抬高 10 厘米,利于药液保留,卧位根据病变部位而定,如慢性痢疾病变多在乙状结肠和直肠,故采用左侧卧位为宜,阿米巴痢疾病变多见于回盲部,应采取右侧卧位,以提高治疗效果。④ 其他操作同小量不保留灌肠,但插入肛管要深,约 15～20 厘米,溶液流速宜慢,压力要低(液面距肛门不超过 30 厘米),以便于药液保留。⑤ 管拔出后,用卫生纸在肛门处轻轻按揉,嘱患者保留 1 小时以上,以利药物吸收,并做好记录。

(4) 注意事项:① 灌肠时间最好在晚上睡觉前。灌肠前需排净大小便。② 灌肠前了解病变部位,以便选用适当的卧位和插入肛管的深度。③ 为提高疗效,灌肠前嘱患者先排便,掌握“细、深、少、慢、温、静”的操作原则,即:肛管细,插入深,液量少,流速慢,温度适宜,灌后静卧。④ 肛门、直肠、结肠等手术后患者,排便失禁者均不宜做保留灌肠。⑤ 每次配制的灌肠液量以 30 毫升为宜,量过大不易于在直肠内较长时间存留而影响疗效。

什么是肛管排气法?

肛管排气法是将肛管由肛门插入直肠,排除肠腔内积气,减轻腹胀。

(1) 用物:治疗盘内备肛管(26 号),玻璃接管,橡胶管,玻璃瓶(内盛 3/4 水),瓶口系带,润滑油,棉签,弯盘,卫生纸,胶布条(1 厘米×15 厘米)。

(2) 操作方法:① 助患者仰卧或左侧卧位。② 将瓶系于床边,橡胶管一端插入水中,玻璃接管与肛管连接,润滑肛管前端后插入直肠 15~20 厘米,以胶布交叉固定于臀部,橡胶管须留出足够长度,供患者翻身。③ 观察排气情况,如排气不畅,可帮助患者转换体位、按摩腹部,以助气体排出。④ 保留肛管一般不超过 20 分钟,拔管后,清洁肛门,整理用物。⑤ 长时间留置肛管,会减少肛门括约肌的反应,甚至导致括约肌永久性松弛,必要时可隔几小时后再重复插管排气。

(3) 注意事项:① 尽量减少暴露病人得肢体,防止受凉。② 做好解释工作,指导病人取左侧卧位,不要随意变动体位。③ 插入肛管动作要轻柔,固定肛管,以防脱出。④ 观察病人排气情况及病人反应,如有不适,及时报告医生处理。

如何为老年人翻身?

翻身的目的是使卧床患者安全、舒适,预防压疮等并发症,适用于不能自理的患者。

(1) 一人节力翻身法(平卧翻左侧卧位):① 护理者立于病床右侧,两腿距离 10~15 厘米以维持平衡,重心恒定。将患者左右手交叉置腹部。② 移上身(上身重心在肩背部)。右手将患者右肩稍托起,左手伸入肩部,用手掌及手指扶托颈项部;右手移至对侧左肩背部用合力抬起患者上身移向近侧。③ 移下身(下身重心在臀部)。左手伸入患者腘窝,右手扶于足背,屈膝双下肢;右手沿腿下伸入达尾骶部,左手移至对侧左臀部用合力抬起患者下身移向近侧。④ 调整体位。左手扶背，右手扶双膝，轻翻转患者，抬起患者右腿，拉平裤子，托膝使患者屈髋膝置于床旁；抬左腿拉平裤子放于床中。平整衣服，以软垫支持患者背部和双腿，取舒适卧位。⑤ 侧卧翻平卧，护理者立于患者左侧，步骤同上，两手动作相互调整。

(2) 两人节力翻身法(平卧翻侧卧位)：对于身体胖重且不能活动者，如截瘫、偏瘫、昏迷等患者则宜采用两人协助翻身。① 两位护理者站在病床的同侧，一个托患者两手放于腹部，托其颈肩和腰部，另一人托臀和腘窝部，两人同时将患者抬起移向床缘，分别扶托肩、背、腰、膝部位，轻推，使患者转向对侧。② 对有导管者，应先将导管安置妥当，翻身后检查导管，保持通畅。颈椎和颅骨牵引者，须使头、颈、躯干保持在同一水平翻动。

如何为老年人温水擦浴和酒精擦浴？

(1) 温水擦浴：用于高热患者降低体温。用 32～34 ℃温水擦浴。擦浴前先放冰袋于头部以助降温，并防止擦浴时表皮血管收缩，血液集中到头部引起充血；放热水袋于足部，使患者舒适并加速擦浴的反应。擦浴时力量要均匀，并轻轻按摩以促进血管扩张。擦至腋窝、腹股沟、腘窝等血管丰富处，停留时间应稍长，以助散热。四肢和背部各擦 3～4 分钟，全部擦浴时间为 20 分钟左右，擦浴中注意观察病情，如患者发生寒战，或脉搏、呼吸、神色有异常变化，应立即停止擦浴并报告医师。

(2) 酒精擦浴：是一种简易有效的降温法。常用酒精浓度为 30%～50%，温度为 32 ℃，100～200 毫升。擦浴方法同温水擦浴。

(3) 注意事项：禁擦胸前区、腹部、后颈项，这些部位对冷的刺激较敏感，冷刺激可引起反射性的心率减慢、腹泻等不良反应。擦浴完毕，为患者穿好衣服。半小时后测量体温。若体温降至 39 ℃以下，可取下冰袋。

什么是家庭冷疗法？

家庭冷疗是指用温度较低的物质接触皮肤，使组织温度降低，从而达到减轻局部充血或水肿，减轻炎症的反应，缓解疼痛和降低体温的作用。如老年人高热；中暑以及扭伤、外伤早期等。家庭冷疗主要使用冰袋降温，可以购买冰袋。

(1) 方法：准备冰袋及套，冰块、盆、锤子、帆布袋。首先检查冰袋有无破损，将冰块装在帆布袋内砸碎后，放在盆内，用水冲去棱角，冰袋内装水约 1/2，排尽空气，夹紧袋口，擦干倒置检查无漏水后装入布套。将冰袋放置所需部位，如果是发热患者，半小时后测体温，降温至 38 ℃以下，取下冰袋。冰袋用后，将水倒弃，晾干，吹气，旋紧塞子，放于阴凉处。家庭冰箱应常备冰块，即使没有冰袋也可以用塑料袋制成简易冰袋。

（2）禁忌证：局部血液循环明显不良时，慢性炎症或深部有化脓病灶时，枕后、耳郭、阴囊处忌用冷疗法。对冷敏感、心脏病及体质虚弱者应慎用。

什么是家庭热疗法？

家庭热疗方法很多，有热水袋、烤灯、红外线灯、鹅颈灯、热湿敷等、热水坐浴等，烤灯、红外线灯、鹅颈灯，必须在专业人士指导下进行。

（1）热水袋使用法：首先检查热水袋有无破损，将罐内水倒入热水袋约 1/2 或 2/3，因老年人感觉迟钝，因此调节罐内水温至 50 ℃，放平排气，旋紧塞子，擦干，倒提抖动无漏水，套上布袋。将热水袋放在所需部位，应用热水袋时需多包一层包布，或放于两层毯子中间，使热水袋不直接接触患者的皮肤。要经常查看，如有皮肤潮红，应即停止使用，并在局部涂凡士林以保护皮肤。需持续用热水袋时，应经常注意保持热水袋温度，及时更换热水。用毕热水袋应将水倒弃，晾干，吹气，置阴凉处。

（2）热湿敷：准备小盆热水，敷布 2 块（大小以热敷面积为准），镊子 2 把，凡士林纱布，棉签，小橡皮单，大毛巾，热水袋，必要时备用热源。热敷部位下面垫橡皮单，暴露治疗部位，局部涂凡士林（应大于热敷面积）盖上一层纱布；用镊子拧干敷布（以不烫手、不滴水为宜），折叠后敷于患处，上盖棉垫，以维持温度，如患者感到烫热，难以忍受，则可揭开敷。布一角散热；如患部不忌压，也可用热水袋放在敷布上，以保温再盖以大毛巾进行湿热敷，一般湿热敷持续时间为 15～20 分钟；热敷完毕，揭开纱布，擦去凡士林，盖好治疗部位，清理用物，归至原处。患者面部热敷，敷后半小时方可外出，以防感冒；热敷时，应随时观察皮肤颜色、感觉，防止烫伤。

（3）热水坐浴：具有减轻疼痛、温暖、舒适、清洁伤口等作用，常用于会阴部、肛门疾患、有消除炎症、充血、水肿和解痛作用。准备坐浴椅上置消毒浴盆、温开水（水温 40～45 ℃），水温计，毛巾，必要时备换药用物，常用溶液 1∶5 000 高锰酸钾溶液，生理盐水；备坐浴盆内放入 1/2 或 2/3 溶液。嘱患者先排空大小便后，洗净双手，准备坐浴。协助患者脱去裤子至膝盖部，露出臀部，浸坐于浴盆中 10～20 分钟，为保持水温，必要时添加热水；坐浴完毕，用纱布擦干臀部，如有伤口，浴盆及溶液均需无菌，坐浴后应给予伤口换药，更换敷料。在患者坐浴时，应观察脸色，脉搏有无异常，如有异常，立即停止坐浴并进行处理；冬天应注意室温和保暖。

怎样使用尿糖试纸?

尿糖试纸具有快速、方便、价廉的优点，通过尿糖试纸检查，可自我掌握尿糖变化情况，以利控制病情发展。

试纸的正确使用；首先将尿糖试纸浸入尿液中，湿透约 1 秒钟后取出，等待 1 分钟，观察试纸的颜色，并与标准色板对照，即能得出测定结果。

化验结果表明：根据尿中含糖量的多少，试纸呈现出深浅不同的颜色变化。由于试纸的颜色变化各异，故得出的化验结果也不一样，有阴性与阳性之分。如试纸呈蓝色，说明尿中无糖，代表阴性结果，符号为(－)；呈绿色，为一个加号，记做(＋)，说明每 100 毫升尿中含糖量为 0．5～1 克；尿糖试纸呈橘红色，为 3 个加号，记做(＋＋＋)，说明 100 毫升尿中含糖量为 1～2 克；尿糖试纸若呈砖红色，为 4 个加号，记做(＋＋＋＋)，说明 100 毫升尿液中含糖量在 2 克以上。

尿糖控制标准：轻型糖尿病，24 小时尿糖减到微量或测不出含量。中、重型糖尿病控制满意者，24 小时尿糖定量在 5 克以下；一般控制不理想的，24 小时尿糖量也应控制在 10～20 克，不超过 25 克，这样虽然疗效不理想，但不会导致严重的并发症或危及生命。

老年人在家中输液时要注意什么?

随着药物的不良反应以及药物过敏的增加，我们一般不主张老年人在家里输液，但癌症晚期以及临终患者营养治疗以及临终关怀治疗都有可能在家里输液，在输液中我们必须注意下列问题。

(1) 应先准备好“输液架”，可利用衣服架、铁丝或绳。“输液架”必须牢固、高度适宜。同时备好抗过敏性休克药物与抢救物品。

(2) 输液操作前的准备工作要求要切实可行，措施得当，并取得患者和家属的支持和帮助。最好在护士未到患者家前，提前按要求准备好，这样可节省时间(室内清洁度，温度、湿度可根据患者家庭中的条件制定)。

(3) 液体加温问题：冬季输甘露醇需要给液体加温，冬季有些液体也可以加温，以防低温输液给患者造成不良反应(如寒战等)。冬季室内温度一般较低，再为其进行低温输液是危险的。

(4) 滴速:家庭输液按要求保持稳定滴速,对老年人和患心肺疾病等患者尤其重要。家属或家中其他人员学会数滴数,对可引起滴速改变的行为或动作,如大小便、进食、饮水等,要注意尽量保持输液针头与滴管的距离和高度,活动度不可过大,必要时可使用硬物如夹板等进行保护性固定,以防针头滑出血管而造成药液外溢。

(5) 静脉输入抗生素,应根据抗生素的半衰期采取分组给药。两组不同的药液需分开滴入时,当滴完第一组药液后应加入适量的5%葡萄糖溶液或生理盐水以冲洗输液管。在药液将滴完时应再滴入适量的5%葡萄糖溶液或生理盐水,以保证血管内不留有药液。因液体滴完即行拔针、加压,在穿刺部血管就留有一定量的药液,该药液(特别是刺激性强的药物)由于加压而形成血液片刻不流动,药物将对血管产生刺激,造成人为的血管破坏。

(6) 静脉拔针;在静脉穿刺过程中形成了两个穿刺点,即皮下,静脉,它们之间有一定距离。应采用两点连线式(顺式)压迫止血拔针法,以减少淤血,保护血管。

如何护理好高龄老年人?

高龄老年人是指年龄在80岁以上(含80岁)的老年人。高龄老年人是老年人群中生理机能和生活能力最为脆弱的一个群体,最需要得到国家、社会和家庭的关心和照料。

高龄老年人的生活照料形式有集中式照料和家庭照料两种。

集中生活照料的优点是:① 生活照料易于科学化和规范化;② 节约人力和物力;③ 便于老年人间互相交流;④ 减轻家庭的负担和压力。内容包括:① 对生活完全不能自理的高龄老年人,负责全面的生活照料,如洗漱、穿(脱)衣、喂饭、如厕、帮助老年人室内外活动等;② 对部分生活不能自理的老年人,应给予适当的生活照料,并鼓励老年人尽量完成通过努力能够做到的事情,这样有利于提高老年人的生活自理能力;③ 对高龄老年人的生活照料要做到耐心和细心,尤其是要有爱心,充分为高龄老年人着想,才能更好地解决更多的实际问题。

高龄老年人的家庭照料是对高龄老年人照料的一种主要形式,可以使老年人既得到良好的照顾,又能与家人朝夕相处,从而得到精神上的享受和满足。但是,目前我国家庭人口结构发生了很大的变化,可能出现一个家庭中只有一个子女却有多个老年人的情况，加上年轻人由于工作劳动和养育子女的压力，一般无力抚养老年人或出现对老年人照料不周的现象。随着社会养老保障的不断完善和健全，对高龄老年人的照料任务会逐渐由家庭转向社会，家庭养老将退居次要地位。不过有条件的家庭可根据高龄老年人的具体情况进行不同形式的照料。但无论采取何种形式，都要以照料到位为目的，绝不能让高龄老年人独居，否则有可能造成严重的后果。

如何给高龄老年人提供医疗护理?

(1) 一般治疗护理：高龄老年人一般均患有多种疾病，故对医疗护理的需求也是多方面的。应配备具有丰富经验的医护人员，通过合理的治疗护理，使老年人的病情得到控制，并在最大限度上使老年人得到一定的康复。

(2) 预防压疮：生活不能自理的高龄老年人尤其是瘫痪的老年人，需长期卧床。为避免局部组织长期受压，导致皮肤破溃，应注意：① 在病情允许情况下，定时为老年人更换卧位，缩短局部受压时间；更换体位时避免拖、拉、推等动作，要先抬起后翻动，防止损伤皮肤。还可用50%乙醇或红花油对骨隆突处等压疮好发部位进行按摩，促进局部血液循环；② 床单和被褥要保持清洁、干燥、平整和无碎屑；③ 保持皮肤清洁，大小便失禁的老年人要及时更换衣服、被褥，并用温水清洗皮肤，必要时涂擦药物软膏或用红外线灯照射；④ 若皮肤出现水泡，应以无菌方法吸出泡液，使其干燥，或局部敷以无菌纱布并对其周围完整皮肤进行按摩，促进血液循环。

(3) 大小便问题及护理：大小便问题也是生活不能自理老年人的常见问题，应做好预防和处理工作。

(4) 个人卫生护理：包括老年人口腔、头发、皮肤等清洁卫生护理。

(5) 对长期卧床的老年人，除做好皮肤护理和压疮预防外，还要做好肢体训练，主动和被动活动相结合，训练抬举、伸屈、内收外旋、按摩等动作，足踝关节保持90°，防止肌肉萎缩和足下垂。

(6) 心理护理：多倾听老年人的诉说，满足其心理的渴望，用美好的语言对老年人进行耐心的解释和疏导，消除不必要的顾虑和误解。尽量创造条件使老年人之间有更多的时间在一起交流，交流是老年人消除孤独、忘记烦恼的有效方法。

怎样协助高龄老年人排痰?

老年患者长期卧床,因体质衰弱、咳嗽无力、痰液黏稠,很容易引起呼吸道感染和肺炎。有时黏痰壅塞咳不出来,可出现青紫及呼吸困难,甚至影响生命。因此保持呼吸道通畅,可减少呼吸道并发症。

(1) 适当多饮水;饮食以清淡为主;避免着凉,预防感冒。

(2) 经常改变身体位置,定时拍背。特别是早晚患者阵咳前,鼓励患者做深呼吸,以便将痰咳出。

(3) 蒸气吸入:将开水倒入茶杯或装有菊花、青果、胖大海等中药的茶缸中,口对杯中吸入热蒸气,每次 15～30 分钟,每日 2～4 次,可湿润咽喉,稀释痰液,有利排痰。

(4) 简易吸痰器:适于痰液壅盛时,用一根较粗的消毒导尿管接在 100 毫升的注射器上,将导尿管一端插入患者口腔深部,吸出痰液;另置一碗清水,随时冲洗导尿管,以防止黏痰堵塞。

(5) 患者突然黏痰堵塞、影响呼吸时,要分秒必争,立即用手绢或纱布包住食指,伸向患者咽部,掏出痰液;或口对口吸出痰液。

怎样为卧床高龄老年人擦澡?

需要准备的器物有:清洁衣裤、大毛巾、热水、水桶、毛巾、肥皂、脸盆。

关好门窗,移开桌椅,盛热水 3/4 盆,松开盖被,将大毛巾半垫半盖在老年人擦洗部位,先用湿毛巾擦,然后用蘸肥皂的毛巾擦洗,再用湿毛巾反复擦净,最后用大毛巾擦干。擦洗部位的先后顺序如下:

(1) 松开领口,给老年人洗眼、鼻、脸、耳、颈部等处,注意洗净耳后。

(2) 脱去老年人上衣(先洗健侧,后洗患侧),擦洗两臂。注意洗净腋窝部。帮助老年人侧卧,面向护理者,将脸盆放于床侧的大毛巾上,为老年人洗净双手。

(3) 解开老年人裤带,擦洗胸腹部,注意乳房下及脐部,帮助老年人翻身,擦洗背及臀部。

(4) 脱去长裤,擦洗两腿、两侧腹股沟、会阴。将盆移于足下,床上垫大毛巾,洗净双足,穿好裤子。

(5) 整理床铺，按需要更换床单，清理所用物品。

如何给高龄老年人提供临终关怀护理?

对临终患者或生命晚期的老年人，临床治疗已居于次要的位置，更重要的是对患者进行全面的关怀照顾，用爱心、耐心、细心和同情心体现出珍重生命、尊重患者的尊严和权利，使患者在心理和躯体两方面感到舒适并获得支持。

对临终老年人进行适度治疗是非常必要的。适度治疗虽然更多地属于安慰治疗，但可使被疾病折磨的老年人减轻痛苦，改善生命的质量，使其感到舒适直至安详地死去。

研究发现，临终期患者往往会经历五个心理反应阶段，即否认期、愤怒期、协议期、抑郁期和接受期，应按照不同时期的问题对老年人采取针对性的护理措施。另外，临终老年人的心理状态还与社会地位、文化程度、宗教信仰、对目前健康状况的了解程度、对自己一生经历的满意程度、对死亡的态度及准备程度及支持体系的有效程度等有关。因此，应根据临终老年人的具体情况进行心理治疗和护理。

对于临终老年人，要给予极大的尊重和高度的同情。尊重临终老年人就是对老年人整个生命价值的肯定。无论老年人对自己的病情是否已经了解，医护人员在任何情况下都不可流露出厌烦或消极、失望情绪，直至最后都要使老年人一直抱有希望。只要老年人的生命延续一天，就要满腔热情地为其提供全方位的服务。

对临终老年人如何进行躯体护理?

(1) 改善循环与呼吸机能:密切观察生命体征变化，病情允许者采取半坐卧位或抬高头与肩，根据缺氧程度给予吸氧。神志不清者采取侧卧，或仰卧头偏向一侧，以利于呼吸道分泌物引流，必要时吸痰，以保持呼吸道通畅。

(2) 控制疼痛:应观察疼痛的性质、部位、持续时间及程度，帮助老年人选择最有效的止痛方法如按摩、听音乐、取舒适的体位及敷热水袋等，必要时使用止痛药物。

(3) 改善营养状况:为提高老年人生活质量应了解老年人饮食习惯，在符合治疗原则的前提下，适量喂食喂水，必要时鼻饲或采用完全胃肠外营养，保证老年人营养的供给。

（4）做好口腔及皮肤护理：尽可能保持老年人的个人卫生，每天做口腔护理、洗脸、梳头，衣服被褥清洁平整，以保持老年人较好的情绪和生活质量。帮助采取舒适的体位，按时翻身，经常按摩受压部位，大小便失禁者保持会阴部皮肤清洁、干燥，预防压疮的发生。

（5）减轻感知觉的影响：为老年人提供单独病室，环境安静，光照适宜，以增加安全感。如双眼半睁，应用手轻轻将其眼睑闭合，定时涂眼药膏，并用生理盐水的湿纱布覆盖。当老年人视力丧失时，应用语言和触觉与其保持联系。听力往往最后消失，所以讲话应清晰、语气柔和，不要在床旁讨论老年人病情或失声痛哭，避免不良刺激。

如何做好临终关怀护理？

（1）病室的环境舒适美观：备有电视、书报，电话、收录机、衣柜及桌椅，到处可见鲜花、绿色植物。在墙上粘贴患者喜欢的画、工艺品、相片等，使患者在舒适的、温馨的环境中度过有限的时光。

（2）帮助临终患者面对现实：临终是整个生命的重要部分，是任何人都逃避不了的现实。患者很想知道病情，国外学者认为，隐瞒和欺骗的方法会对患者的生活造成不良影响。作为临终关怀的实施者应该帮助患者和家属共同面对现实，正确认识疾病，了解死亡是人生命中的客观规律。通过与患者及家属推心置腹的交流、讨论，使患者对疾病的现状、发展和治疗做到心中有数，同时也增强了患者对医护人员的信任感、安全感，从而提高自身的抗病能力，在有限的时间里尽量提高生活质量，维护患者的尊严。

（3）控制癌症晚期患者的疼痛：重视对患者疼痛的护理，以提高生活质量。减轻疼痛是显示仁慈的最好行动。根据患者的症状确定给药方式，给药时间。药物有海洛因及吗啡类。通常是以时间为基础，仔细地平衡药物的剂量，也就是说，计算好时间，在疼痛出现之前给药，最大限度地保持患者无疼痛与清醒之间的平衡。尽管病情的恶化无法控制，但可使患者在没有痛苦、非常舒适、安静的状态下离开人间。

（4）满足患者生理需要：患者有选择生活方式的自由。如果患者在医院愿意回家住上一夜，应该给予满足。患者夫妇应该有机会享受夫妻间的亲密，只要他们希望那样做，哪怕在最后几小时也要允许，因为首先他们是人，其次才是患者。

(5) 满足亲情需要：为满足临终者很想知道自己在亲人心目中的价值的愿望，家属和好友做患者喜欢的特殊食品。和患者在宁静而又温馨的气氛中进行聊天及情感上的交流，从而使患者感受到亲朋好友对他的爱和关心，产生被重视、被认可的亲切感、满足感，增加愉快心情，延长濒死过程。

(6) 满足患者爱好需要：经常陪同患者做手工、编织、绘画等，给患者提供展示和发挥爱好兴趣的机会。对有宗教信仰的患者，临终前需要向神父缅怀往事，忏悔过去及安排后事。

弥留之际如何护理？

对老年人的临终护理，不仅停留在医学层面上，而应涉及医学、心理学、社会学、护理学、伦理学等学科，它涵盖了所有的生理、心理、社会、精神的需要护理。这就要求我们在护理模式上由过去的单纯生物模式转变为现代的生物—心理—社会模式，减轻其精神和身体上的痛苦，使其在有限的日子里过得舒适、有意义；从心理学角度缓解、解除患者对死亡的恐惧和不安，使其从容地面对死亡；从社会学角度指导患者理解自己生命弥留之际生存的意义；从生命伦理学角度使患者认识到生命的价值，体会到在濒死之际受到了社会和亲人的关注。

对于人来说，死亡是不可避免的。一般认为，老年患者在经过积极治疗后仍无生存希望，直到生命结束之前，这段时间称为“临终”。临终老年患者一般经过否认期、愤怒期、协议期、抑郁期、接受期，难免会产生对生的渴望和死的恐惧，难免会产生巨大的悲伤和痛苦，为了让其乐观地面对，家庭护理应注意以下几点：

(1) 营造温馨的环境：临终老年患者应安排单人房间，室内要清洁、安静、光线充足、温湿度适中、空气新鲜、避免噪音。房间的布置应该符合老年患者的心理特点和需要，同时，对老年患者室内东西不要做过多的限制，其目的是让老年患者安静舒适的休息，最大限度地为老年患者创造良好的休养、治疗环境，让老年患者在舒适的环境中度过最后时光。

(2) 给予爱的抚摸及表示：来自许多调查表明，在患者意识丧失，昏迷的状态下，听觉是依然存在的，此时可以尽管放心地去说一些他想听到的话，如“真遗憾，我不能代替你”等。如患者出现烦躁症状时，亲人安静地坐在患者床边陪伴并轻轻地抚摸，他会慢慢地安静下来。但对有的人，抚摸可能是一种干扰，在护理时应注意因人而异。家人要及时了解老者真实的想法，随时掌握其心理变化情况，帮助其正确认识和对待生命和疾病，从对死亡的恐惧与不安中解脱出来，以平静的心情面对即将到来的死亡，较舒适地度过临终过程的各个阶段。如对处于“否认期”老年人，要认真倾听谈话，经常出现在他/她的身边，让他/她感到人们的关怀；对处于“愤怒期”的老年人，要谅解、宽容、安抚、疏导；对处于“协议期”的老年人，应尽可能地满足其需要，即使难以实现，也要做出积极努力的姿态；对处于“抑郁期”的老年人，应允许其诉说，并鼓励与支持其增加和疾病作斗争的信心和勇气；对处于“接受期”的老年人，应尊重其信仰，延长护理时间，让他/她在平和、安逸的心境中走完人生之旅。

(3) 做好基础护理:弥留之际的患者不再有吃的欲望，家属及工作人员不应强迫患者吃，不能按照自己的愿望增加患者的痛苦，当患者特别口干时，应给予湿润，经常用手指缠上纱布，擦除口腔黏液，保持口腔清洁，增加舒适感。要给患者提供舒适的卧位，定时翻身，保持床单、褥、衣服的干燥、舒适，维持患者的尊严。用热毛巾进行擦浴，晚期老年人皮肤干燥的可先用橄榄油搓揉全身，再进行擦洗，使老年人舒适，并及时消除临终前所散发的特殊异味。

(4) 严密观察生命体征变化，给予对症护理，例如减轻疼痛，缓解呼吸困难等。晚期患者因血液循环不好手脚会发凉，可采用在脚下放暖手袋等。